AF494842

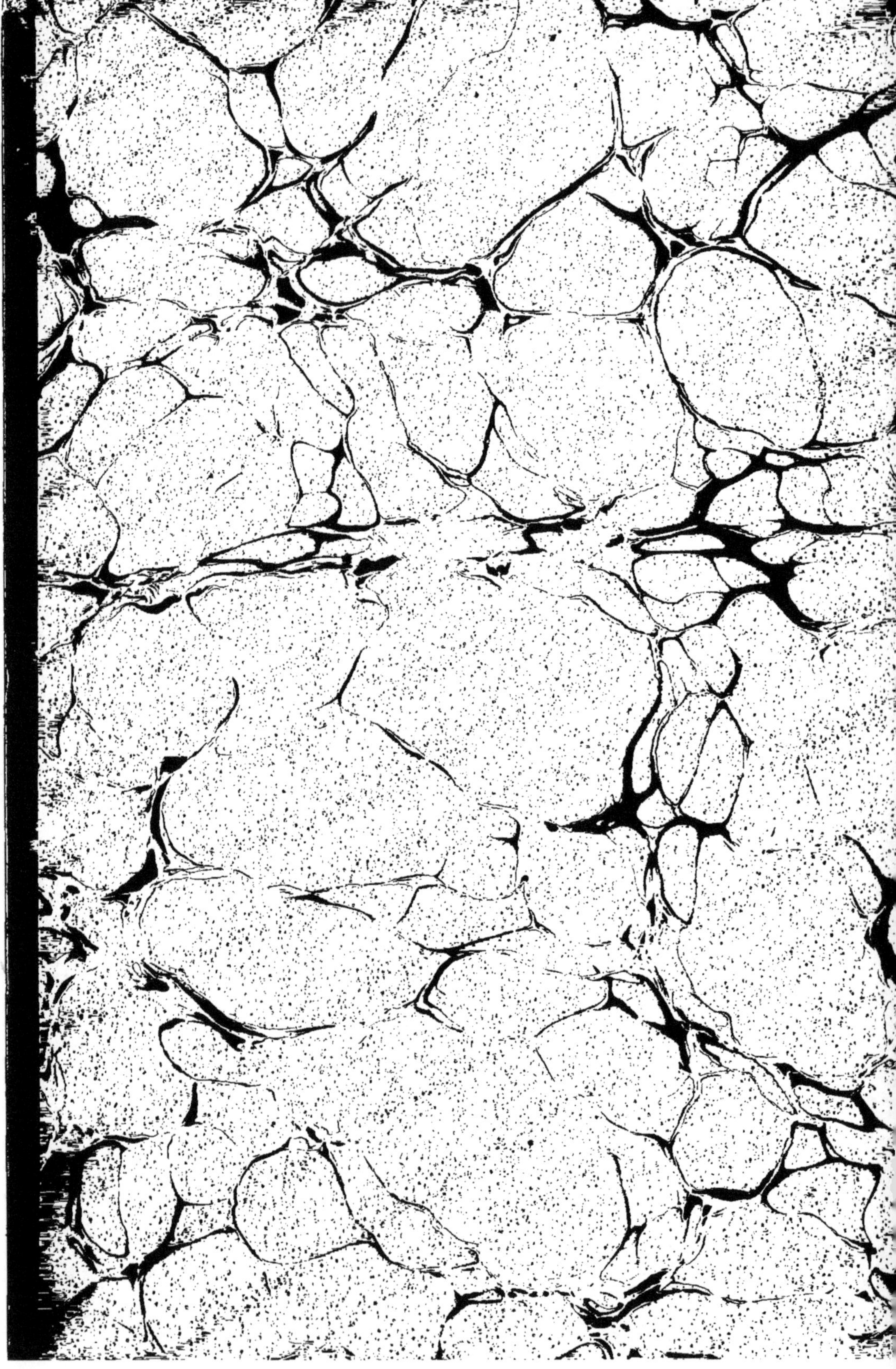

PHYSIOLOGIE SPÉCIALE

DE L'EMBRYON

RECHERCHES

SUR LES PHÉNOMÈNES DE LA VIE AVANT LA NAISSANCE

PAR

W. PREYER

PROFESSEUR DE PHYSIOLOGIE A L'UNIVERSITÉ D'IÉNA

TRADUIT DE L'ALLEMAND

Par le Dr WIET

Ex-préparateur de physiologie à la Faculté de médecine de Paris

AVEC FIGURES DANS LE TEXTE ET 9 PLANCHES COLORIÉES HORS TEXTE

PARIS

ANCIENNE LIBRAIRIE GERMER BAILLIÈRE ET Cie

FÉLIX ALCAN, ÉDITEUR

108, BOULEVARD SAINT-GERMAIN, 108

1887

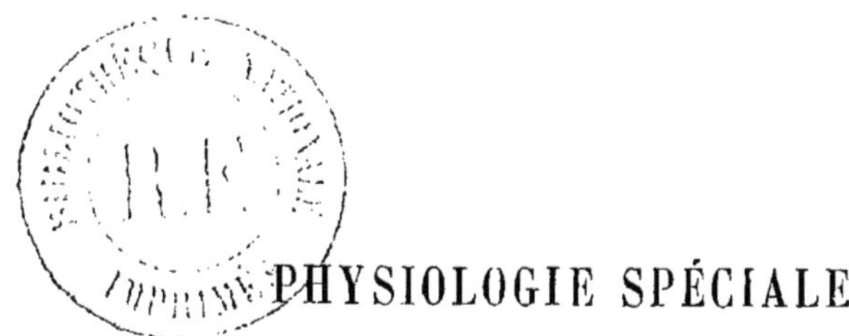

PHYSIOLOGIE SPÉCIALE

DE L'EMBRYON

A LA MÊME LIBRAIRIE

AUTRES OUVRAGES DE M. LE PROFESSEUR PREYER

(TRADUITS EN FRANÇAIS)

Éléments de physiologie générale, traduit par M. Jules SOURY. 1 vol. in-8. 5 fr.

L'âme de l'enfant. Observations sur le développement psychique des premières années, traduit par H. DE VARIGNY. 1 vol. in-8. 10 fr.

AUTRE OUVRAGE DE M. LE Dr WIET.

Contribution à l'étude de l'élongation des nerfs. 1 vol. gr. in-8, avec fig. 4 fr.

BURDON-SANDERSON, FOSTER et LAUDER-BRUNTON. **Manuel du laboratoire de physiologie**, traduit de l'anglais par M. MOQUIN-TANDON. 1 vol. in-8, avec 184 figures dans le texte. 14 fr.

BAIN (Alex). **Les sens et l'intelligence.** 1 vol. in-8, traduit par M. CAZELLES. 10 fr.

BASTIAN (Charlton). **Le cerveau, organe de la pensée**, chez l'homme et chez les animaux. 2 vol. in-8, avec 184 figures, cartonnés à l'anglaise 12 fr.

BERNARD (Claude). **Leçons sur les propriétés des tissus vivants**, recueillies par M. Émile ALGLAVE, avec 94 figures dans le texte. 1 vol. in-8. 8 fr.

BERNSTEIN. **Les sens.** 1 vol. in-8 avec figures, 2e édit. Cart. 6 fr.

DUMONT (Léon). **Théorie de la sensibilité.** 3e édition. 1 vol. in-8, cart 6 fr.

FERRIER. **Les fonctions du cerveau.** 1 vol. in-8, traduit de l'anglais par M. H. DE VARIGNY, avec 68 figures dans le texte. 10 fr.

LONGET. **Traité de physiologie.** 3e édition. 3 vol. grand in-8 avec figures. 36 fr.

LUYS. **Le cerveau, ses fonctions.** 1 vol. in-8, 5e édition, avec figures. Cart. 6 fr.

MAREY. **La machine animale.** 1 vol, in-8, avec figures dans le texte, 4e édition augmentée. 6 fr.

MAREY. **Du mouvement dans les fonctions de la vie.** 1 vol. in-8 avec figures dans le texte 10 fr.

MEYER (H. de). **Les organes de la parole**, et leur emploi dans la formation des sons, du langage. 1 vol. in-8. Cart. 6 fr.

RICHET (Ch.). **Physiologie des muscles et des nerfs.** 1 fort vol. in-8. 15 fr.

ROSENTHAL. **Les nerfs et les muscles.** 1 vol. in-8 avec 75 figures. 2e édition, cart. 6 fr.

SULLY (James). **Les illusions des sens et de l'esprit.** 1 vol. in-8 avec figures. Cart. 6 fr.

VULPIAN. **Leçons sur l'appareil vaso-moteur** (physiologie et pathologie), recueillies par le Dr H. CARVILLE. 2 vol. in-8. 18 fr.

WUNDT. **Éléments de psychologie physiologique**, traduit de l'allemand par le Dr ROUVIER. 2 forts vol. in-8, avec de nombreuses figures dans le texte. 20 fr.

Journal de l'Anatomie et de la Physiologie, fondé par Ch. ROBIN, professeur à la Faculté de médecine; dirigé par G. POUCHET, professeur au Muséum d'histoire naturelle (23e année, 1887). Paraissant tous les deux mois (avec de nombreuses figures dans le texte et quarante planches en lithographie hors texte par an.)

Un an, pour Paris	30 fr.
— pour les départements et l'étranger	33 fr.
La livraison	6 fr.

BOURLOTON. — Imprimeries réunies, B, rue Mignon, 2.

PHYSIOLOGIE SPÉCIALE

DE L'EMBRYON

RECHERCHES

SUR LES PHÉNOMÈNES DE LA VIE AVANT LA NAISSANCE

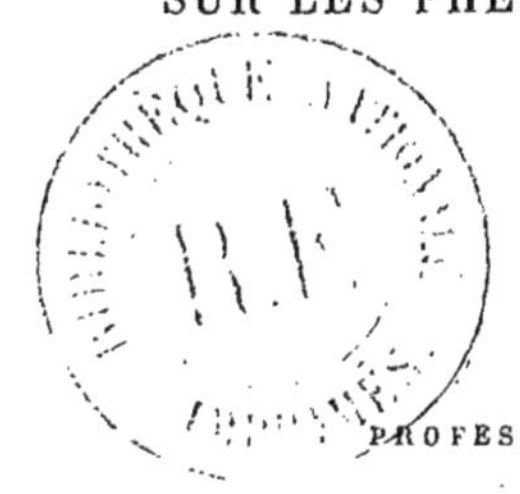

PAR

W. PREYER

PROFESSEUR DE PHYSIOLOGIE A L'UNIVERSITÉ D'IÉNA

TRADUIT DE L'ALLEMAND

PAR LE DR WIET

Ex-préparateur de physiologie à la Faculté de médecine de Paris

---

AVEC FIGURES DANS LE TEXTE ET 9 PLANCHES COLORIÉES HORS TEXTE

PARIS

ANCIENNE LIBRAIRIE GERMER BAILLIÈRE ET Cie

FÉLIX ALCAN, ÉDITEUR

108, BOULEVARD SAINT-GERMAIN, 108

1887

PHYSIOLOGIE

DE L'EMBRYON

INTRODUCTION

Tandis que l'étude morphologique du développement de l'embryon dispose d'une quantité d'ouvrages excellents qui comprennent aussi bien le développement des organes en particulier et des systèmes, que le développement de la forme générale du corps, les travaux qui traitent de la physiologie de l'embryon n'ont été produits qu'incidemment et se trouvent disséminés de part et d'autre.

Jusqu'à présent, il n'est ni une seule fonction qui ait été suivie, dans l'ordre chronologique, depuis le moment de son apparition dans l'œuf fécondé jusqu'à son parfait développement, ni un organe dont dérive cette fonction qui ait été étudié à partir du moment de son origine, au point de vue de ses modifications chimiques et des phases de son développement. Cependant, la connaissance de la chimie biologique et de la physiologie de l'embryon est nécessaire pour la compréhension des fonctions de l'homme et des animaux après leur naissance.

De même qu'on ne comprend l'organe, le tissu et la cellule que quand on en a étudié la genèse, de même on ne peut comprendre la fonction que grâce à l'étude de ses phases. Il est évident que celle-ci suppose la connaissance de l'évolution morphologique et doit y être liée étroitement. Mais cette étude démontre l'autonomie de la fonction, en tant qu'il ne peut être contesté que la forme de l'organe se modifie d'après la fonction et non pas seulement la fonction d'après l'organe, comme cela semble se passer dans l'organisme tout à fait formé. Ce qui le prouve le mieux c'est l'influence des modifications de la fonction sur la morphologie de l'organe. Exerce-t-on, par exemple, particulièrement un membre, ses fibres musculaires et nerveuses prennent un grand développement. Que l'on maintienne sous l'eau l'embryon de la salamandre et du triton, il se développera de grandes branchies.

Dans l'étude du développement physiologique de chaque être, il ne s'agit pas tout d'abord de cette action réciproque de la fonction sur l'organe, mais de l'étude de l'évolution des fonctions à partir du moment où l'embryon n'est pas encore appréciable jusqu'à sa transformation par la naissance.

Ce travail est des plus difficile parce que les *sujets* sont très rares, que les embryons soumis aux expériences sont d'un maniement difficile et que la connaissance des tissus de l'embryon au point de vue morphologique présente les plus grandes lacunes, précisément dans ces questions de l'histologie dont la solution importe le plus aux physiologistes.

Pour ce qui est des *sujets* il faut presque renoncer tout d'abord à ce qui est le plus intéressant.

Car bien qu'il soit déjà très rare de se procurer des embryons humains, morts mais entiers, dans les premières phases de leur développement, il est encore bien plus rare de s'en procurer de vivants.

Quand un avortement a lieu, les circonstances sont presque toujours telles que l'on ne doit pas se livrer à l'étude du produit expulsé. Il est de règle de s'occuper si bien de la femme, que l'œuf ne peut être étudié que longtemps après qu'il s'est refroidi et que l'embryon est mort. En outre, après l'avortement, ces œufs qui ont été expulsés rentrent non dans le domaine de la physiologie, mais dans celui de la pathologie auquel ils appartenaient déjà auparavant dans beaucoup de cas. Cependant cette difficulté ne justifie pas la négligence apportée jusqu'ici à l'examen exact et physiologique des produits expulsés dans les avortements. Cet examen, même l'observation, en apparence de peu d'intérêt, de mouvements possibles, peut devenir par comparaison avec d'autre faits connus, d'une haute importance. Puisqu'il est avéré qu'un fœtus humain expulsé à quatre mois remue dans l'œuf lorsqu'il est intact, on a le droit de s'attendre à constater des manifestations de la vie en dehors de l'utérus dans un embryon expulsé à un moment bien moins avancé de son développement.

Si les produits de l'avortement n'arrivent que rarement au laboratoire dans un état qui permette de les étudier avec profit, il est, au contraire, souvent bien plus facile d'observer le *fruit d'une naissance prématurée* dès le moment où il se détache de la mère, et il est vraiment étonnant que l'on ait si peu mis à profit cette circonstance pour faire des découvertes. L'état des fœtus de sept et huit mois, durant les premières semaines de la vie extra-utérine, est d'une importance toute particulière pour l'étude du développement fonctionnel, parce qu'il est fort vraisemblable qu'il peut être considéré, en maints points essentiels, comme le fœtus intra-utérin de sept à huit mois, du moins sous le rapport du fonctionnement de beaucoup d'organes. De même la vitalité moins grande des enfants venus avant terme et principalement de ceux qui proviennent de *fausses couches*, donne maintes indications sur l'état physiologique qu'ils présentaient dans les dernières semaines de la grossesse. L'accoucheur, quand l'occasion se présente, doit observer avec la plus grande exactitude l'état des *anencéphales* vivants et des *acéphales* ainsi que de tout enfant né avec une anomalie. Chez l'homme, de tels cas remplacent la vivisection.

Et parfois, si l'on n'a pu maintenir longtemps à la vie l'enfant sans cerveau, il faut attribuer ce fait à des préoccupations diverses.

Mais encore ces sujets sont-ils très rares. Les accouchements prématurés, naturels ou artificiels, ne sont pas assez fréquents pour qu'on puisse en observer les produits systématiquement et de près, et en faire le sujet d'expériences, abstraction faite des difficultés souvent insurmontables qu'on rencontre quand on veut prendre le nourrisson à sa mère ou à la garde. Par conséquent on ne peut mettre que par hasard la main sur les embryons humains et les enfants venus avant terme, de même que sur les avortons vivants.

L'étude des sujets paraît beaucoup plus favorable à une période de leur développement plus avancée, puisque les *nouveau-nés à terme* ne font pas défaut dans les grands établissements d'accouchements. Cependant celui qui connaît le nombre et la complexité des appareils la plupart du temps nécessaires aux physiologistes expérimentateurs, même quand ils ne touchent qu'aux questions fondamentales, par exemple quand ils veulent déterminer la vitesse de la propagation de l'influx nerveux chez le nouveau-né ou étudier les premiers produits des échanges qui surviennent dans les tissus de l'enfant, celui-là ne trouvera pas étonnant que les observateurs aient peu dirigé leur activité dans cette direction. En outre, des empêchements d'ordre purement extérieur, la difficulté d'amener des enfants, à leur naissance, dans les instituts de physiologie, et le peu de facilité pour le transport d'instruments souvent difficiles à déplacer, dans les maisons des accouchées, font échouer bien des recherches en ne permettant pas de faire des expériences méthodiques sur les nouveau-nés.

Il serait à souhaiter que des expériences, les plus simples principalement, fussent faites en grand nombre et pratiquées dans plusieurs de ces nombreux établissements d'enfants trouvés et d'accouchements, pour fournir matière à des travaux de statistique. Jusqu'ici les rapports des statisticiens sur les nouveau-nés n'ont touché qu'exceptionnellement aux questions de physiologie; ils s'étendent davantage sur l'anatomie et la pathologie. La longueur du corps, le poids, la position, la grosseur de la tête, etc., ont souvent été déterminés; beaucoup de maladies des nouveau-nés ont été décrites. Cependant, dans tous ces rapports, les observations sur l'activité cardiaque font défaut, à coup sûr, ainsi que sur la respiration, la digestion, la composition de l'urine, l'excitabilité réflexe, les sens, les mouvements propres du nouveau-né. Dans ce champ les médecins praticiens pourraient aussi, sans avoir besoin de trop d'appareils, trouver beaucoup de choses nouvelles en peu de temps.

Incontestablement les recherches physiologiques faites sur le nouveau-né renseignent insuffisamment sur l'état du fœtus dans l'utérus; car, au moment de la naissance l'être humain souffre, dans son intérieur et dans son voisinage le plus immédiat, de changements plus profonds qu'il n'en aura jamais à subir dans la suite. Ces changements sont tellement considérables, tellement subits, que ce semble presque merveilleux qu'un si grand nombre d'hommes survivent à leur naissance sans en souffrir de dommage. De tous les êtres animés l'homme est certainement celui qui naît au milieu des plus grandes difficultés. Tout à l'heure il se trouvait depuis longtemps, absolument séparé de l'atmosphère et plongé dans un liquide, si bien que l'entrée de l'air aurait assurément suffi à le tuer; maintenant il ne peut que durant un infime laps de temps être privé de l'air atmosphérique, sans danger pour son existence; tout à l'heure sa nourriture était directement portée dans la masse du sang, sans fatigue pour lui, par le cordon ombilical; maintenant il est obligé de la prendre avec un temps et des fatigues disproportionnés, par la bouche, l'estomac et l'intestin; tout à l'heure il demeurait dans des ténèbres impénétrables, maintenant il est à la lumière du monde; tout à l'heure dans l'immobilité et le silence, maintenant au milieu de la société bruyante; tout à l'heure au sein d'une chaleur constante, maintenant dans un air plus froid et d'une température variable; tout à l'heure il se mouvait sans volonté, comme endormi, trouvant de tous côtés une barrière insurmontable, maintenant il est libre, hors de la cavité utérine où il se trouvait enfermé. De tels contrastes montrent combien il est indispensable d'étudier le fœtus vivant dans son milieu naturel, ou tout au moins d'observer les manifestations de sa vie, autant qu'il est possible, pendant qu'il continue à se développer dans l'utérus. Mais ces premières recherches dans l'espèce humaine ne sont qu'imparfaitement praticables, à cause de l'opacité de la cloison de l'utérus et des parties environnantes. Cependant grâce à la palpation et à l'auscultation, l'examen du fœtus peut être pratiqué, et il l'est; c'est sur ces données que s'appuient, conformément à la règle, les accoucheurs et les sages-femmes, sans que cependant leurs observations aient eu jusqu'ici beaucoup d'importance au point de vue physiologique.

On pourrait facilement trouver matière à une étude fondamentale dans les mouvements remarquables du fœtus durant la seconde moitié de sa vie intra-utérine, par exemple pour ce qui concerne ses relations avec différentes conditions de la mère, sa vivacité et ses rapports avec la position de l'enfant, sans qu'il y ait là une difficulté particulière, même en partie, dans l'observation scrupuleuse des mouvements d'élévation et d'abaissement *apparents* de l'abdomen de la mère. Ces mouvements de l'enfant ne constituent pas seulement, au point de vue pratique, un signe sûr de l'existence de la grossesse, mais ils ont de l'importance aussi au point de vue physiologique car ils sont au nombre des rares symptômes qui prouvent l'existence indépendante du fœtus dans l'organe maternel et permettent de la constater sans qu'il y ait lésion de cet organe. Un autre symptôme analogue à ceux-ci est le battement du cœur fœtal perceptible à l'ouïe.

Plaçons ici ce phénomène maintes fois observé, à savoir que lorsqu'on pratique le toucher sur une femme en travail, on constate que l'enfant opère la succion du doigt introduit, s'il se trouve à portée de sa bouche.

Mais en somme les observations et les recherches — c'est le cas pour ce dernier phénomène — qu'on peut observer sur l'enfant avant sa naissance, sont nécessairement très limitées.

Puisque dans l'espèce humaine les sujets d'étude qu'on peut obtenir, en dehors des nouveau-nés à terme, sont fort peu nombreux, on est obligé de prendre surtout les *fœtus des grands mammifères*.

On peut certes y ajouter, dans une certaine limite, les fœtus d'animaux plus petits, particulièrement de chiens, de chats, de lapins, de cobayes, de souris blanches qu'on trouve à toutes les époques de l'année; mais ici également on n'arrive que rarement à obtenir un sujet d'études bien fécond, parce que, dans la plupart de ces recherches, la mère est sacrifiée. En outre, il est de la plus haute importance de connaître de la façon la plus exacte possible l'âge des embryons. La taille ou le poids seuls ne fournissent pas des renseignements suffisants. C'est pourquoi il faut établir le moment exact du coït fécondant, dans tous les cas où il s'agit de préciser l'âge.

Ce n'est qu'avec difficulté qu'on peut noter ce moment, car il n'est pas facile d'observer sans interruption, pendant de longues heures, les mâles et les femelles enfermés ensemble; de plus, lorsqu'on ne les accouple que par intervalles, le rapprochement sexuel souvent ne se produit pas.

En outre, chez beaucoup d'animaux le coït se pratique très rapidement, par exemple, chez les cobayes que j'ai de préférence employés dans mes expériences. Pour arriver à la connaissance des différentes phases du développement de l'embryon, chez l'un de ces animaux, il est nécessaire de faire féconder, le même jour, plusieurs femelles qu'on marque ou qu'on sépare, puis de les ouvrir l'une après l'autre, à intervalles égaux, pour en extraire les embryons, ou encore de les faire avorter afin de leur conserver la vie quand c'est possible.

On sait cependant depuis longtemps qu'il n'y a pas de rapport absolu entre la durée du développement, calculée depuis le moment de l'accouplement, et le degré de développement auquel arrive le produit. La meilleure preuve en est fournie par l'inégalité du poids et de la taille des différents embryons d'une seule et même femelle de cobaye. La durée de la gestation pour un même individu n'est pas égale non plus. Un éleveur de chiens, que je connais parfaitement, a noté pour mon compte cette inégalité de la durée de la gestation chez une chienne de basse-cour. Elle porta la première fois pendant soixante et un jours, la deuxième pendant soixante-quatre, la troisième pendant soixante-cinq et la quatrième pendant soixante-trois jours.

Les cobayes qui, après de nombreux croisements, peuvent produire jusqu'à six petits par portée, paraissent d'après mes expériences, à la suite d'une culture consanguine,— accouplement entre frère et sœur, entre la mère et le fils, entre le père et la fille, etc., — fournir un nombre inférieur de petits, mais ces derniers sont d'un volume beaucoup plus considérable : ils pèsent jusqu'à 148 grammes, quart du poids de la mère ; c'est un fait à noter pour les recherches physiologiques.

Les résultats obtenus sur les embryons d'animaux doivent être, sous un autre point de vue, envisagés avec une grande précaution. Les fœtus, que l'on obtient au moyen de l'incision du ventre de la mère ou d'un avortement provoqué, ne se trouvent pas dans des conditions normales. Il est vrai qu'ils peuvent être tenus à l'abri de l'air, que l'abaissement de leur température peut être combattu si on les tient plongés dans une solution de sel de cuisine très étendue et maintenue à la température du sang, mais leurs rapports avec la mère, même quand à la suite de l'extraction les embryons restent intacts, ne sont plus les mêmes qu'auparavant, et il est difficile d'éviter que l'atteinte portée par l'ouverture de l'utérus ne détermine une perturbation dans la circulation sanguine. De plus, le fœtus de l'animal se comporte autrement que celui de l'homme ; cette dissemblance existe pour les différentes espèces animales. Les animaux dont il a été précédemment parlé ainsi que ceux d'espèces plus grandes, dont la durée de la gestation est plus considérable, par exemple la vache, la jument, l'ânesse, présentent dans le mode d'évolution de leur embryon des différences avec la femme dont la station verticale et la position pendant le repos (décubitus dorsal) exercent déjà une influence importante sur le fœtus et contribuent à rendre l'accouchement difficile. En tout cas c'est avec réserve qu'on devra appliquer à l'homme ce qu'on aura trouvé chez les autres mammifères.

Cette règle a encore plus d'importance pour les *embryons d'oiseaux*. Si les embryons de mammifères ne sont, en vérité, pas rares, bien qu'on puisse ne pas les trouver en abondance, par contre, il est facile de se procurer un nombre plus que suffisant d'œufs couvés de poules, canes, dindes et oies au printemps et en été; et la courte durée de leur évolution procure ici l'avantage de pouvoir suivre une fonction quelconque depuis son origine jusqu'au moment de la naissance, c'est-à-dire au moment de l'éclosion de l'œuf. Grâce au maintien constant de la température convenable de la couveuse artificielle, l'observateur peut s'affranchir de l'intervention de la mère et celle-ci n'est pas sacrifiée.

A ces avantages qu'offrent pour l'étude les embryons d'oiseaux, s'ajoute encore la certitude que l'on a de connaître exactement leur âge. Le poulet, dans l'œuf, met vingt et un jours à se parfaire, si sa température ne descend pas au-dessous de 37°, et ne monte pas au-dessus de 39°, et si l'œuf n'a pas été pondu trop longtemps avant le commencement de l'incubation, conditions qui diminuent ou prolongent la durée de celle-ci. Il est nécessaire, pour pouvoir assigner à l'incubation une durée normale, de porter l'œuf fraîchement pondu et chaud encore dans la couveuse. On doit de même inscrire sur la coquille le jour et l'heure de cette mise en incubation ainsi qu'un numéro d'ordre. Si, avant cette opération, on a laissé séjourner l'œuf dans un endroit froid, il s'écoulera plusieurs heures avant qu'il ait atteint la température primitive, nécessaire à son évolution première, à la formation des feuillets du blastoderme et de l'embryon.

Le développement sera donc, par cela même, retardé. Par contre, si les œufs restent pendant un espace de temps plus long, avant le commencement de l'incubation, dans une chambre à la température ordinaire, ils subissent déjà en partie des transformations semblables, quoique plus lentes, à celles qui se passent dans l'atmosphère chaude de la couveuse. L'air s'insinue entre les deux feuillets de la membrane coquillière à l'une de ses extrémités (l'extrémité obtuse pour la plupart des œufs), et constitue de cette façon la chambre à air; il se produit une diminution du poids de l'œuf grâce à l'évaporation de l'eau et le processus de différenciation peut alors commencer à se produire. Il arrive que des œufs dans ces conditions donnent issue à leurs poulets un jour ou deux avant l'époque normale. On a remarqué que des œufs de poules, pondus depuis trois semaines, éclosent deux jours plus tôt que les œufs frais. Toutefois Colasanti a trouvé que les œufs de poule âgés de plus de trois semaines « soumis à une température la plus uniforme possible » (à Rome) ne se développent que rarement d'une façon normale. Poselger et Dareste (1883) font la même observation. Mais il est à remarquer que pour assigner une limite aussi exacte à la durée de la vie embryonnaire, il faut une température absolument constante. Les œufs non couvés perdent plus d'eau et d'acide carbonique et absorbent plus d'oxygène, à la chaleur qu'au froid. Donc dans un milieu froid les œufs perdent vraisemblablement beaucoup moins vite que pendant les chaleurs de l'été leur aptitude à la germination.

Seulement dans les cas où il ne s'agit pas de préciser l'âge des embryons, ces circonstances peuvent être négligées.

On peut à volonté se servir de la couveuse artificielle ou de la poule pour pratiquer l'incubation. L'appareil artificiel a cependant sur la mère l'avantage de couver sans interruption, d'une façon plus constante, sans danger de prolonger la durée de l'incubation.

Il est reconnu que, parmi les animaux domestiques, c'est la dinde qui couve le mieux.

Quelles sont les meilleures couveuses artificielles? Les avis sont partagés à cet égard. Tandis que l'emploi du système français. — échauffement de l'œuf par en haut au moyen de l'air chaud — ne me donnait pas de résultat favorable, probablement parce que dans ce cas la partie supérieure s'échauffe plus vite que la partie inférieure, d'autres expérimentateurs avec un appareil semblable (celui de Wenger) disent avoir fait avec succès arriver à maturité 92 œufs sur 100, fait apparemment très rare.

D'un autre côté, par l'emploi d'une simple boîte en zinc à double paroi que j'ai fait construire, je suis arrivé très facilement à des résultats les plus satisfaisants. Les œufs reposent sur du sable *s* qui est chauffé en dessous et sur les côtés par de l'eau *w* contenue entre les deux parois métalliques *mm* et maintenue à une température de 37 à 39 degrés (Fig. 1).

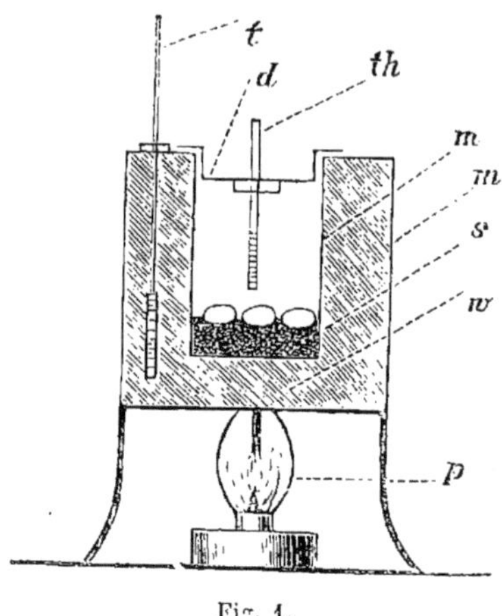

Fig. 1.

L'entrée de l'air s'effectue seulement par en haut. La chaleur est obtenue au moyen d'une petite lampe à pétrole *p* qui brûle avec une flamme constante. Au moyen d'un thermomètre *t*, et d'un deuxième thermomètre *th*, on contrôle la température de l'eau et du sable. Le sable est maintenu à un certain degré d'humidité (au moyen d'une éponge); l'aération s'effectue par l'enlèvement du couvercle qui d'ailleurs ne ferme pas hermétiquement, quand on dépose des œufs dans l'appareil ou qu'on en retire. De plus les œufs doivent « être retournés » une fois par jour, opération qu'exécute avec ses pattes, comme on le sait, la poule poussée par un instinct remarquable. J'ai obtenu deux fois des poulets présentant un squelette asymétrique, sans doute parce que les œufs n'avaient pas été retournés. Les embryons étaient, il est vrai, vigoureux et pleins de vie ; mais, à mesure qu'ils prenaient de l'âge, il survenait chez eux une déséquilibration qui les faisait distinguer des poulets ordinaires.

Ceux qui se rapprochent le plus des œufs de toutes espèces d'oiseaux sont les œufs de reptiles; ceux des tortues et des couleuvres notamment peuvent être utiles, mais on a plus de peine à s'en procurer que des œufs d'amphibies. Parmi ces derniers la première place appartient au frai de grenouille.

Il est facile d'expérimenter sur les œufs de la grenouille, et les embryons des amphibies dépourvus d'écailles, malgré leurs petites dimensions, fournissent aux physiologistes un sujet de recherches extrêmement favorable.

Grâce aux établissements de pisciculture, il est facile de se procurer des embryons de poissons dont l'étude est également commode. J'ai reçu de l'établissement de pisciculture de Zwätzen près d'Iéna, et je le dois à la bonté de M. Amtmann Gräfe, un grand nombre d'œufs de saumons, de truites et d'ombres, et j'ai trouvé que les œufs de ces derniers, grâce à leur grande transparence, devaient être employés de préférence pour l'étude des mouvements, des pulsations du cœur, etc., dans l'œuf intact.

Parmi les mollusques, les planorbes et les escargots de nos bois fournissent beaucoup d'œufs utilisables. Les arthropodes offrent une immense diversité dans les formes de l'embryon. Enfin la faune pélagique produit des embryons abondants et variés. Les animaux de cette catégorie sont fournis aux recherches expérimentales par les aquariums établis le long de la mer et parmi ceux-ci la station zoologique de M. Dohrn, à Naples, est à recommander spécialement aux physiologistes.

Cependant la plupart des embryons des groupes énumérés en dernier lieu, à cause de *leurs petites dimensions*, ne sont favorables aux recherches physiologiques que dans une certaine limite.

Déjà l'embryon de poulet ne se prête pas facilement aux expériences, durant les premiers jours, à cause de son exiguïté, juste au moment des transformations les plus importantes. Toutefois, la plupart du temps, l'emploi de la loupe suffit, dans ce cas, à faire reconnaître les premiers mouvements. Par contre, l'examen de la circulation du sang, dans les embryons de grenouilles qui n'ont pas encore quitté leur œuf à enveloppe transparente, réclame déjà le microscope composé. Il est inutile de démontrer combien il est aléatoire de vouloir faire des expériences sur un sujet aussi petit.

Outre leur exiguïté, la *fragilité* et l'*instabilité* des embryons durant la première période du développement est encore un sujet d'embarras. Un embryon de poulet de quelques jours meurt habituellement, aussitôt qu'on le sort de l'œuf. Il est évident que pour pouvoir étudier son état normal, c'est dans l'œuf même qu'il faut faire les recherches. Avant tout, la température doit être maintenue à un degré constant.

Pour les embryons de mammifères on peut, dans ce but, employer la solution physiologique de sel de cuisine (0gr,6 de chlorure de sodium pour 100gr d'eau distillée) que l'on maintient à la chaleur constante de 38° et dans laquelle on expérimente. Dans ce cas la solution saline remplace l'eau de l'amnios. Cependant lorsque les fœtus sont plus mûrs, on les extrait facilement de l'utérus et de l'amnios; on sectionne le cordon ombilical et on les sèche dans de la ouate chaude. Alors ils respirent et n'ont plus besoin que d'être préservés d'un refroidissement rapide. Mais si l'extraction ne se fait pas avec une attention et une rapidité suffisantes, ils aspirent de l'eau de l'amnios et n'arrivent plus à aspirer de l'air parce que leurs bronches sont remplies de liquide.

Les œufs de poule en incubation une fois ouverts ne doivent pas être tenus chauds dans cette solution saline parce que l'accès de l'air atmosphérique s'en trouverait empêché et l'embryon asphyxié. De même je ne conseillerais pas de rééditer les expériences de quelques auteurs, lesquelles consistaient à faire des observations sur des embryons de poulet plongés dans de l'eau à 40° environ, même en remplaçant l'eau par une dissolution chaude de sel dilué à 0,6 p. 100, parce que ces conditions sont très différentes de celles qui se rencontrent dans l'œuf.

Il est plus possible, dans les premières phases de son évolution, d'examiner dans ce bain de chlorure de sodium maintenu chaud, le contenu entier de l'œuf débarrassé de sa coquille; mais l'arythmie des battements du cœur, qui a lieu alors, démontre déjà à elle toute seule qu'on a beaucoup trop modifié les conditions de l'évolution. C'est pourquoi on emploie du sable à gros grains, maintenu à une température convenable, pour l'échauffement de l'œuf, et on plonge de temps en temps un tout petit thermomètre dans l'intérieur de l'œuf pour s'assurer que cette température n'est ni inférieure à 37° ni supérieure à 39°. La combinaison suivante d'un bain de sable et d'un bain d'eau que j'ai employée est très favorable aux recherches physiologiques sur les embryons d'oiseau dans l'œuf : *a* représente une boîte en zinc contenant de l'eau à environ 50° dans laquelle se trouve une auge *b* renfermant du sable (Fig. 2). La boîte

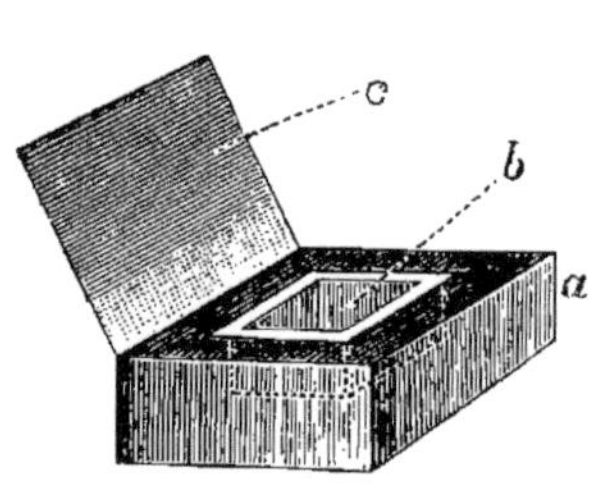

Fig. 2.

extérieure n'a qu'une ouverture, celle du haut, qui sert à introduire l'auge, et cette ouverture ainsi que celle de l'auge sont fermées à la fois par le couvercle *c*, lorsqu'on interrompt les observations. On dépose sur le sable l'œuf ouvert qui se trouve alors à la même température que son lit. L'œuf se maintient chaud pendant des heures, parce que l'auge plonge dans l'eau. En renouvelant l'eau chaude où, grâce à un bec de gaz chauffant un coin de la boîte, on peut maintenir facilement la température au degré voulu, en appliquant sur les bords de petites plaquettes de bois pour appuyer les mains qui n'ont pas alors à souffrir de la chaleur du métal, on peut mener à bonne fin l'examen de l'embryon vivant.

Mais pour pouvoir contrôler si l'état de l'embryon de poulet est normal ou non, dans cette boîte à œufs, par exemple si l'introduction de l'air n'a pas déjà provoqué chez lui des mouvements qu'il n'exécute pas à l'état normal, il est nécessaire d'observer l'embryon dans l'œuf non ouvert. Tous les efforts faits pour rendre transparente la coquille de l'œuf, soit en éliminant les sels de chaux au moyen des acides, soit en combattant par différents liquides l'opacité de la membrane délicate qui se trouve immédiatement au-dessous de la coquille, se heurtent à l'action nocive de ces réactifs sur l'embryon, lors même qu'on n'occasionnerait qu'une obturation partielle des pores qui livrent passage à l'air atmosphérique. Les œufs de poule sans coquilles, qui se rencontrent assez fréquemment, ne peuvent d'après mes recherches être couvés. Ils pourissent très vite sous l'influence de l'échauffement, malgré les précautions antiseptiques.

Heureusement les œufs d'oiseaux, intacts et non colorés, particulièrement ceux de poule, sont si translucides qu'on peut reconnaître distinctement à l'aide d'un foyer lumineux suffisamment intense, même sans combattre l'opacité de la coquille, l'embryon avec ses membres, sa tête, l'amnios, les vaisseaux allantoidiens. On se sert, pour cet objet, d'un instrument fort simple que j'ai imaginé, l'*embryoscope*, dont la disposition schématique est donnée par la figure ci-contre (Fig. 3) :

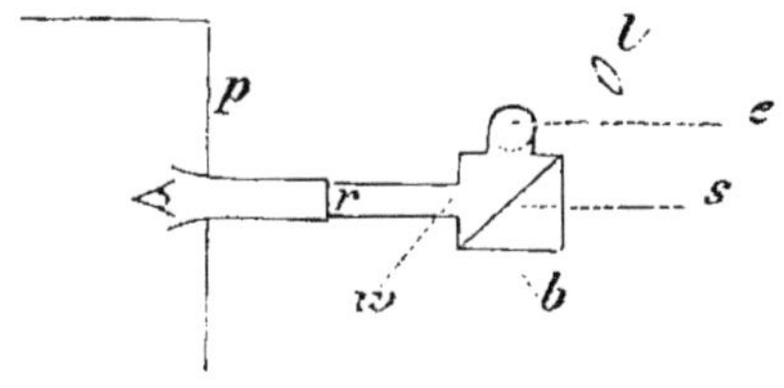

Fig. 3.

S représente un miroir incliné à 45° sur le fond *b* d'une chambre cylindrique noircie à l'intérieur et qui a $0^m,05$ de hauteur et de diamètre. La chambre a une ouverture dans le haut; cette ouverture découpée dans un morceau de cuir noir sera hermétiquement fermé par l'œuf *e*. Sur le côté *w*, qui est opposé à la face du miroir, la chambre a encore une ouverture ronde d'un diamètre d'environ deux centimètres à laquelle s'adapte un tube. Sur celui-ci s'ajuste un tube d'observation *r*, grâce au glissement duquel l'expérimentateur peut se mettre à son point, et qui porte à son extrémité oculaire un grand écran *p* recouvert d'une toile noire pour éviter tout rayon lumineux autre que les rayons réfléchis qui arrivent à l'œil de l'observateur par le tube *r*, après avoir traversé l'œuf. Ainsi donc l'œuf seul doit éclairer le champ visuel. Pour le rendre le plus possible lumineux, le mieux est d'utiliser directement la lumière du soleil et de n'employer qu'en cas de besoin la lumière du magnésium, du gaz ou du pétrole. Il ne m'a pas été donné d'employer la lumière électrique; mais elle serait nécessaire pour des observations plus étendues, sans quoi ces dernières dépendraient toujours de l'état du temps. La lumière solaire peut être concentrée par une lentille convexe *l* sur une partie quelconque de la portion supérieure de l'œuf. On peut aussi établir un réflecteur derrière et au-dessus de l'œuf pour augmenter l'éclairage et faire traverser les rayons verticalement. Le tube de vision doit être, comme la chambre du miroir, noirci soigneusement à l'intérieur pour éviter toute réflexion diffuse.

Avec cet instrument si simple, on peut suivre jour par jour, et dans le même œuf, l'évolution de l'embryon de poulet, à partir du troisième jour, et voir jusqu'à la fin, grâce à ses mouvements propres ainsi qu'à la coloration rouge de son sang, s'il est vivant ou mort. Seulement l'épaississement croissant des tissus de l'embryon et la diminution de l'albumen rendent, à partir des onzième et douzième jours, le champ visuel de l'embryoscope si sombre, en certains endroits, qu'on ne peut plus reconnaître alors que certaines particularités. Mais du quatrième au dixième jour l'observation n'est pas difficile, surtout quand on a reposé auparavant l'œil pendant quelques minutes dans l'obscurité, ou qu'on opère dans une chambre suffisamment noire.

On reconnaît avec facilité les yeux grâce à leurs mouvements, et les mouvements de la tête. De plus, au sixième jour, l'embryon est même en totalité reconnaissable dans ses contours, et beaucoup de vaisseaux superficiels apparaissent avec leurs grandes ramifications comme un réseau rouge sous l'écale. La chambre à air, à l'extrémité des autres parties parfaitement éclairées, se présente sous l'aspect d'une poche en forme de disque, à contours nettement limités. La périphérie de cette poche s'accroît avec la durée de l'incubation et au vingt et unième jour, peu avant l'éclosion, on peut même assister à la perforation par l'embryon de la membrane qui sépare l'air de l'intérieur de l'œuf.

Quand on doit pendant un long laps de temps examiner un œuf à l'*ooscope*, on doit s'entourer des précautions nécessaires pour combattre son refroidissement. Elles exigent l'emploi d'un petit réservoir en zinc (Fig. 4 et 5), percé de part en part, ren-

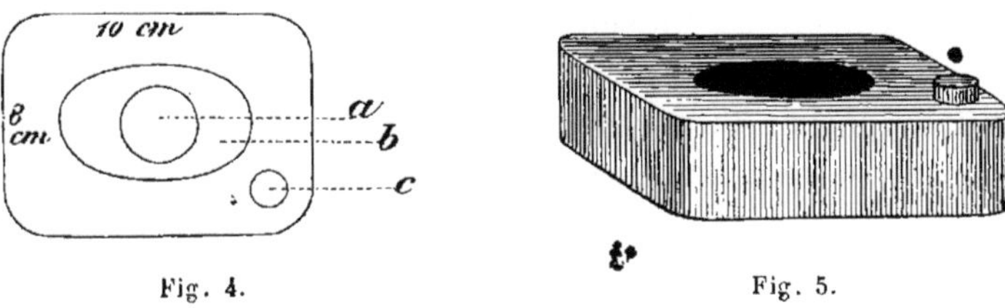

Fig. 4. Fig. 5.

fermant de l'eau chaude et dont l'ouverture supérieure est en rapport avec la chambre du miroir : *a* représente l'ouverture inférieure de forme circulaire pour l'entrée des rayons lumineux ; *b*, l'excavation où l'œuf doit être éclairé ; *c* l'orifice d'entrée et de sortie de l'eau. Ce chauffoir doit être utilisé en cas de déplacement.

Comme ces expériences démontrent la concordance absolue entre les conditions de l'embryon dans l'œuf ouvert et dans l'œuf intact, on peut accépter avec confiance les résultats obtenus sur l'embryon mis à nu, et reprendre, à nouveau, les essais antérieurs consistant à suivre le développement d'un seul et même poulet dans l'œuf ouvert.

De telles expériences ont été faites, il y a plus de cent vingt ans, par un observateur français du nom de Béguelin. Il ouvrait la coquille à sa partie obtuse et faisait tourner l'œuf avec précaution, sans déchirer la membrane vitelline, jusqu'à ce que la vésicule germinative ou le jeune embryon vînt se placer immédiatement à la partie supérieure de l'œuf tenu droit. Alors il recouvrait l'œuf avec la moitié de la coquille d'un autre œuf et le plaçait verticalement dans une couveuse construite par lui-même avec une peine indicible; toutes les fois qu'il voulait faire ses observations, il n'avait qu'à ôter la coquille qui servait de couvercle. Il put ainsi conserver des embryons vivants pendant plusieurs jours, l'un d'eux même pendant quinze jours, et arriva à montrer, jour par jour, les progrès de l'évolution et les mouvements de l'embryon, au dauphin de France dont il était le professeur. La destruction de l'embryon paraît avoir été causée par la moisissure. De telles recherches pourraient être reprises avec les moyens antiseptiques actuellement si faciles à appliquer, avec l'emploi notamment de l'acide salicylique et du thymol.

Si l'on porte avec précaution sans la coquille le contenu entier d'un œuf fraîchement fécondé, dans un vase en verre préalablement désinfecté au moyen du thymol, on peut suivre l'évolution jusqu'à la fin du deuxième jour, et le thymol, en ce cas, paraît empêcher la corruption; car bien des jours après il n'y a pas encore trace de décomposition sur des œufs ainsi maintenus dans la couveuse. Mais il reste à établir si en même temps le moyen antiseptique a entravé le développement. Il est vraisemblable que l'accès de l'air qui n'était possible qu'à la partie supérieure n'est pas suffisant.

On peut aussi laisser les embryons se développer, pendant un certain temps, dans un œuf sur lequel on a pratiqué une fenêtre, si l'on recouvre l'ouverture de l'écale avec un verre mince ou une plaquette de mica, de quelques centimètres carrés, mais qui la ferme hermétiquement. Mais comme il ne s'agit pas seulement de l'inspection des embryons et que, de plus, malgré toutes les précautions, les résultats obtenus sur des œufs ainsi ouverts ne sont pas en rapport avec la peine occasionnée par la manipulation, j'ai dû renoncer après plusieurs essais à ce procédé. Il est cependant utile pour la démonstration. J'ai aussi remarqué que l'évolution s'accomplit normalement si, cassant une portion de la coquille, au niveau de la chambre à air, on bouche l'orifice avec du papier, fait que j'avance ici pour réfuter l'opinion ancienne et souvent répétée qui consiste à croire que les œufs absolument intacts sont seuls capables de se développer.

Par quelque moyen qu'on se soit procuré des embryons vivants et qu'on les ait mis en expérience, il faut les contrôler avec soin en les comparant à la manière de se comporter du plus grand nombre possible de fonctions de l'être parfait. Les moyens usités à cet effet méritent une description spéciale pour chaque cas particulier.

Cependant au point de vue de la *morphologie*, il faut avouer que, si la connaissance des transformations morphologiques est nécessaire à une étude consciencieuse, ce serait trop dire qu'il faille l'envisager comme indispensable en toutes ses parties à la physiologie de l'embryon, car celle-ci commence avec l'embryon lui-même. Donc nous laissons de côté, tout d'abord, aussi bien la formation de l'œuf, sa genèse, sa maturation et sa maturité avant la fécondation, que la segmentation, la formation des feuillets du blastoderme et la première phase de l'embryogenèse, bien que les auteurs qui s'occupent de morphologie aient précisément le plus écrit sur ce sujet.

D'un autre côté, la physiologie de l'embryon n'a aucun rapport avec les nouveau-nés. Dès que l'embryon a quitté l'œuf, il ne s'appelle plus embryon ni fœtus : c'est un être « né » ou « éclos ». Pour fixer cette limite et préciser cette étude d'une façon nette, je lui ai assigné comme terme le moment de la première absorption de nourriture après la sortie de l'œuf. Donc les modifications de la circulation sanguine immédiatement avant la naissance, les premiers mouvements respiratoires, les premières excrétions du nouveau-né, sa température première, ses premiers mouvements, les premières manifestations sensorielles de son existence seront décrites comme appartenant encore au domaine de la physiologie du fœtus; mais il n'en sera pas de même pour la nutrition du petit mammifère. Parmi les animaux, le petit qui a pris de la nourriture en dehors de l'œuf ne rentre plus dans le cadre de nos recherches, que ce soit la petite sarigue, incomplètement développée et pendue à la mamelle, ou le têtard, ou le poulet, ou la chenille, ou une larve quelconque. De cette façon notre étude est naturellement limitée.

Nous ne la donnons pas comme un tout entier, ce ne sont que de premières recherches, par conséquent, imparfaites.

Bien que j'aie compulsé, pendant des années, les travaux faits sur cette question, je n'ai pas eu le bonheur de voir toutes les études dispersées à travers les littératures physiologique, gynécologique, anatomique, zoologique, embryologique, agronomique, qui traitent des manifestations vitales, c'est-à-dire des fonctions physiologiques de l'homme et de l'animal avant la naissance. Cependant la bibliographie qui se trouve à la fin de l'ouvrage peut être consultée utilement.

J'ai dû renoncer à une exposition de la physiologie générale de l'embryon que j'avais l'intention de faire, physiologie qui aurait embrassé toutes les manifestations de la vie commune à tous les embryons, parce qu'une pareille étude comporte plus de détails qu'on n'en a recueilli jusqu'ici. C'est pourquoi, dans cet ouvrage, je me renferme dans la physiologie spéciale de l'être avant sa naissance.

Je commence par la circulation du sang dans l'embryon. A cette fonction s'ajoutent la respiration de l'embryon, sa nutrition, avec les sécrétions et la production de calorique. A leur suite vient l'étude des phénomènes électriques, de la motricité, de la sensibilité chez l'embryon. Je termine l'ouvrage par quelques recherches sur la croissance de l'embryon et des considérations générales. J'ai essayé dans un autre ouvrage intitulé l'*Ame de l'enfant* (Leipzig 1882) d'exposer les manifestations psychiques, et les facultés du nouveau-né, dans l'espèce humaine, et la marche de son évolution psychique. La seconde édition de ce livre a été publiée en 1884.

Ces deux ouvrages sont destinés à éclaircir l'origine des manifestations de la vie de l'homme par leur comparaison avec les fonctions des animaux, à démontrer que les méthodes physiologiques peuvent être appliquées aux êtres non encore développés, et enfin à montrer le fruit qu'on peut retirer des observations sur la genèse de l'individu pour la physiologie, la morphologie, la pathologie, la pédagogie et la psychologie, en un mot pour la connaissance de l'homme.

1. *L'Ame de l'enfant* a été traduit en français par M. H. de Varigny, et publié dans la *Bibliothèque de philosophie contemporaine* (Félix Alcan, éditeur).

PREMIÈRE PARTIE

LE MOUVEMENT DU SANG DANS L'EMBRYON

CHAPITRE PREMIER

L'ACTIVITÉ CARDIAQUE DE L'EMBRYON

Pour l'étude des pulsations cardiaques, les embryons des animaux inférieurs n'offrent que peu de données.

En examinant le cœur déjà divisé en oreillette et ventricule d'un embryon de *planorbe* avancé, présentant de nombreux faisceaux de fibres musculaires striées, dont les expansions formaient un réseau par leur entrelacement, Rabl le vit d'abord battre doucement et d'une manière comparable à des essais « timides » avec de longues pauses irrégulières et absence de rhythme réel. Plus tard, les pulsations devinrent un peu plus régulières et se suivirent de plus près. Il trouva que leur nombre, chez les embryons développés, était d'environ 90 par minute, mais que cependant le rhythme ne se produisait pas tout à fait d'une façon aussi constante que chez des animaux plus élevés dans l'échelle. Le ventricule se contractait en systole très fréquemment mais incomplètement, et restait en demi-systole ; de même il ne se développait pas complètement en diastole, de telle façon qu'il balançait un certain temps entre la systole et la diastole complètes.

A ce cœur d'embryon manque, par conséquent, un régulateur, et ses fibres musculaires se contractent irrégulièrement.

J'ai vu battre rapidement, régulièrement et entièrement le cœur de l'embryon de *truite*, le quarante-quatrième jour qui suit la fécondation, à travers la masse vitelline transparente de l'œuf intact, en examinant sous un bon éclairage et avec une forte loupe, l'œuf déposé dans un verre de montre plein d'eau. Pendant ce temps, sous l'influence de la température de la pièce, la fréquence des pulsation s'accrut jusqu'au nombre de 120 environ par minute (on en compta 80 en quarante secondes). Depuis quelques jours déjà, les vaisseaux étaient d'un rouge vif. Il est donc probable que le cœur avait commencé à battre beaucoup plus tôt. Malheureusement il n'y a pas moyen de faire cette constatation dans un œuf ouvert sans arrêter l'activité cardiaque, et dans un œuf intact, l'image est, à cette période, encore confuse. J'ai examiné, à cet effet, de préférence des œufs de truites, au moment de l'éclosion, quand le petit animal n'était encore qu'en partie hors de l'enveloppe de l'œuf. Mais j'ai constaté des différences remarquables dans la fréquence des battements, différences restant constantes pour une température uniforme. Un premier embryon me donnait de 71 à 72 systoles par minute; tandis que le deuxième en donnait 96, un troisième 50, un quatrième 55. Grâce à la transparence du sujet, on peut voir le cœur se remplir et se vider, et assister à un magnifique spectacle de la circulation complète dans les arcs aortiques ainsi que dans les artères, les veines et les vaisseaux omphalo-mésaraïques. Au moyen d'une loupe on peut ainsi voir nettement le mouvement du sang dans les vaisseaux, même dans ceux du tronc, et reconnaître la progression par saccades des globules rouges du sang dans les artères. Immédiatement après l'éclosion, sous l'influence des mouvements précipités et rhythmiques des ouïes, l'observation des mouvements du cœur se trouve considérablement gênée. J'ai cependant pu compter, le soixante-neuvième jour après la fécondation, 57 systoles par minute sur un œuf intact, 55 sur un œuf rompu et 65 sur un embryon en train d'éclore, avec des mouvements intermittents des ouïes. Chez un individu déjà fort pigmenté, dont la vésicule ombilicale s'était amoindrie d'une façon sensible, le cœur (au quatre-vingt-huitième jour) avait 75 battements et plus par minute.

Le nombre des observations est encore trop petit pour qu'il soit permis de conclure. Les battements du cœur paraissent être moins fréquents à la fin de l'évolution dans l'œuf que peu de temps après l'éclosion, moins fréquents aussi que dans le milieu ou dans le deuxième tiers de cette même évolution intra-ovulaire. Cependant des modifications de la fréquence surviennent très souvent sans cause appréciable.

Comme dans mes observations la température de l'eau peut avoir été inconstante (elle était cependant, dans tous les cas, très peu élevée), on peut imputer en partie à cette influence peut-être inévitable de la température, les changements observés dans la fréquence des battements du cœur dans l'œuf.

J'ai vu une fois seulement battre le cœur d'un embryon de *reptile*, peu après la ponte; c'était dans un œuf de couleuvre, le 8 janvier 1882. L'embryon couché dans son œuf à coque blanche et membraneuse avait la queue trois fois et demie contournée en spirale, laquelle laissait percevoir dans sa profondeur, grâce à la coloration rouge du sang, la circulation artérielle. Son cœur battit à la température de l'air dans lequel on laissa l'œuf pendant quelques heures (il s'y trouvait peut-être depuis une heure seulement) très régulièrement et avec force trente-cinq fois par minute. Les yeux de l'embyron étaient déjà pigmentés. Les battements du cœur de la salamandre dans l'œuf (d'après Allen Thompson) sont encore moins fréquents le sixième jour.

Ces recherches ont été faites en nombre considérable sur l'*œuf de poule* couvé. Dans celui-ci le phénomène est évident le deuxième jour de l'incubation, et dans la généralité des cas, dans la deuxième moitié du deuxième jour.

Dans les cas favorables même, le cœur primitif devient nettement visible quelques heures après la première journée, et commence immédiatement à battre, bien que la plupart des observateurs n'aient vu le cœur commencer à battre qu'au bout de trente-six heures. Les différences à cet égard tiennent probablement à l'inégalité de la température et à l'inégal accroissement de la température de l'œuf. Si l'on porte dans la couveuse un œuf encore chaud qui vient d'être pondu, les premières traces de l'embryon apparaîtront quelques heures plus tôt que si l'œuf avait eu le temps de se refroidir.

Par contre, si on laisse des œufs à l'air pendant plusieurs jours, à une température moyenne, l'évolution commence avant l'incubation; en prenant comme point de repère le début de l'incubation, la formation du cœur est alors relativement précoce. Abstraction faite de ce qui précède, il est déjà extrêmement difficile de fixer le temps de la première contraction du cœur; car, dans l'expérience, on n'est jamais sûr, à cause du traumatisme inévitable, de ne pas avoir arrêté l'action du cœur peut-être en activité déjà. Aussi, selon toute vraisemblance, la première systole a lieu plus tôt que la plupart des observateurs n'ont pu la constater.

Les recherches faites dans mon laboratoire par le docteur Guido Sonnenkalb (1872), pour déterminer d'une façon plus exacte le moment de la première contraction, ont dû probablement leur échec à cette circonstance. Il n'a pu rencontrer aucune contraction, sur des œufs, au bout de vingt-six, vingt-huit, vingt-neuf heures; et sur d'autres, même après quarante-quatre, quarante-cinq et quarante-sept heures, le cœur ne battait pas.

Je n'ai pu trouver moi-même de battements du cœur avant la trente-sixième heure de l'incubation, dans l'œuf en voie de développement.

Laborde et Laveran sont arrivés, en tout cas, très près de l'extrême limite; ils affirment qu'on peut voir le cœur se contracter à partir de la vingt-sixième heure de l'incubation. Si les travaux de Carpenter s'accordent avec ces derniers, en fixant à la vingt-septième heure les premiers battements du cœur, il n'en est pas de même pour les auteurs qui placent le premier mouvement entre la trente-huitième et quarantième heure.

Harvey a constaté, à l'aide de la loupe, à la fin du troisième jour, la première apparition du *punctum saliens*, de la στιγμὴ κινουμένη d'Aristote, « ce point rouge échappant presque à la vue pendant la systole ».

Haller a remarqué les premières contractions du cœur de la quarante-cinquième à la cinquante et unième heure de l'incubation, Baer vers la fin du deuxième jour, Remak au milieu du deuxième jour.

Prévost et Dumas ont trouvé la même chose, puisqu'ils ont aperçu le mouvement du sang dans le cylindre cardiaque de la trente-sixième à la trente-neuvième heure.

Déjà Harvey savait que le développement marche beaucoup plus rapidement dans certains œufs que dans d'autres. Mais des différences d'une journée entière doivent être imputées au perfectionnement des moyens d'observation; on a saisi la première systole cardiaque d'autant plus tôt que ceux-ci ont été perfectionnés davantage. Il est à remarquer que de bons observateurs aussi, comme Éverard Home (1822), qui a vu le cœur au bout de trente-six heures, ne font pas, à cette période, mention de ses pulsations.

D'ailleurs constater que la contraction et l'expansion rhythmiques du cœur n'ont lieu qu'après la fermeture du canal cardiaque mettant en mouvement ce liquide incolore qui sera le sang, est plus important que de fixer le moment du premier battement.

Tout d'abord le cœur primitif est, comme on le sait, un canal droit, avec l'ébauche, à son extrémité postérieure, des veines omphalo-mésentériques, et, à son extrémité antérieure, des deux arcs aortiques.

Vers la fin du deuxième jour, ce cylindre cardiaque se courbe, à sa partie moyenne, vers la droite et en avant et prend la forme d'un S.

Un léger étranglement seul marque l'origine du ventricule qui s'incline fortement à droite et en avant, et se termine par une partie tournée à gauche et en haut, le bulbe de l'aorte. Ce dernier à son tour est séparé par un étranglement du ventricule, et donne naissance, à l'avant, aux deux aortes primitives. C'est ainsi que les portions auriculaires, ventriculaires et aortiques se trouvent constituées.

A ce moment — fin du deuxième et commencement du troisième jour — le cœur commence à battre, irrégulièrement tout d'abord, avec lenteur et à de rares intervalles, puis avec plus de régularité, plus de vivacité et plus de fréquence.

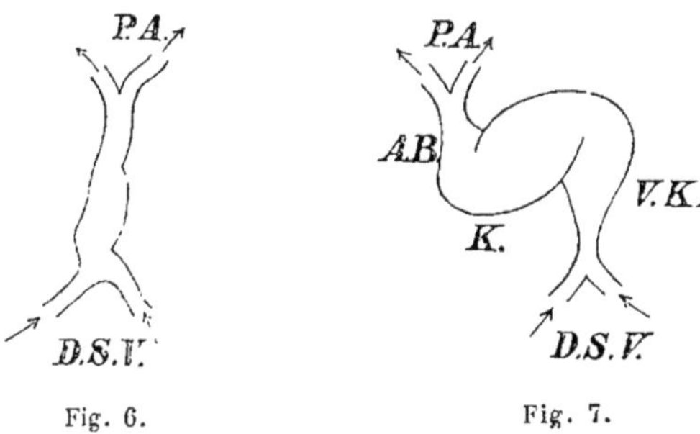

Fig. 6. Fig. 7.

Le mouvement du sang dans le cœur de l'embryon de poulet, à cette période primitive, a lieu de la façon suivante :

Dès son apparition, le cœur en forme d'utricule chasse, en se contractant, le sang que lui ont apporté dans sa partie postérieure les deux veines vitellines ou omphalo-mésentériques, dans les deux aortes primitives qui sont à son extrémité antérieure (Fig. 6). Par conséquent, durant cette période, au second jour, le sang retourne dans l'aire vasculaire dont il provient, sans grande transformation. Le canal cardiaque sert à entretenir le courant qui va de l'aire vasculaire dans l'ébauche de l'embryon.

A la fin du deuxième jour, le cœur a commencé à s'infléchir en forme d'S. Le sang veineux se rend par l'oreillette V K dans le ventricule K et, par le bulbe aortique A B, dans les deux aortes primitives (Fig. 7). Ce sang vient tout fraîchement de l'aire vasculaire et y retourne, après avoir nourri la partie antérieure de l'embryon.

Seulement il ne peut être encore que très peu modifié par les mouvements du cœur. Dans l'aire vasculaire il se charge de nouveaux matériaux et le troisième jour, il retourne déjà en grande partie dans des vaisseaux fermés, jusqu'au cœur, par les veines omphalo-mésentériques.

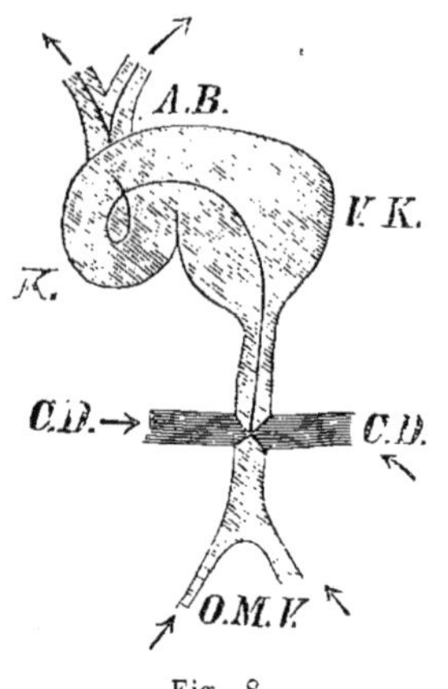

Fig. 8.

Le troisième jour, le sang veineux du corps de l'embryon se déverse dans le segment veineux allongé du cœur par le double conduit de Cuvier C D (Fig. 8) et, se mêlant au courant nouvellement amené par le tronc veineux omphalo-mésentérique O M V, se rend avec lui dans l'oreillette V K puis dans le ventricule K et le bulbe aortique. De là il passe dans les arcs aortiques. Le quatrième jour intervient la veine cave inférieure U H V (Fig. 9), le segment veineux reçoit d'elle le sang veineux du corps ainsi que des canaux de Cuvier C D et le sang frais des veines ombilicales N V et des veines omphalo-mésaraïques D S V. Tout ce sang se rend, à travers l'oreillette, dans le ventricule et le bulbe aortique, etc., comme plus haut. Seulement ce dernier s'est en quelque sorte isolé comme l'oreillette du ventricule qui lui-même présente déjà un commencement de cloison de séparation. Les oreillettes commencent aussi à se dédoubler.

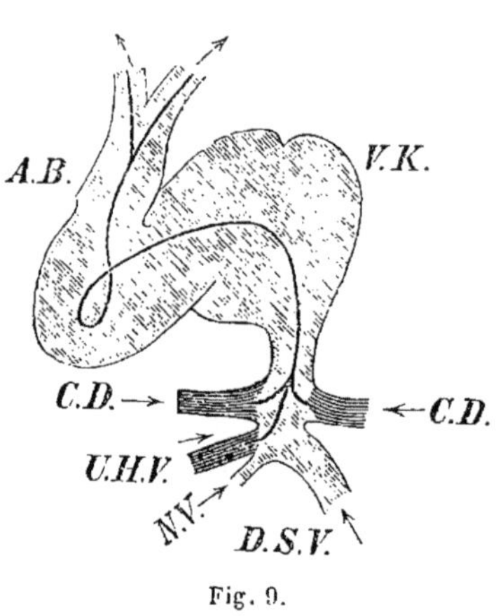

Fig. 9.

His (1868) croit que les contractions se succèdent au début avec la même régularité qu'elles auront plus tard; il attribue l'irrégularité à la réfrigération qui survient d'autant plus vite que l'embryon est plus petit, tandis que Baer et, après lui plusieurs auteurs, ont trouvé que les contractions irrégulières à l'origine se régularisaient plus tard. Je n'ai pu moi-même, en maintenant une température constante, observer, même au commencement du troisième jour, la même régularité qu'à une époque plus avancée et je suis arrivé à cette conclusion que, en général, dans différents œufs, les premières contractions du cœur ont lieu à intervalles très inégaux; que, dans les uns, elles se comportent régulièrement avec un rhythme constant, et que, dans les autres, il y a absence de rhythme, indépendamment des modifications qui surviennent sous l'influence de la température. Dans tous les cas l'énergie des contractions est beaucoup plus faible au début que dans la suite. Les toutes premières contractions du cœur de l'embryon peuvent être imperceptibles, et ce que l'on a désigné jusqu'ici comme les premiers battements du cœur était peut-être le millième ou tout au moins le centième, et ce premier battement est produit par une accumulation d'excitations. Ceci ne s'applique pas moins aux œufs de poissons qu'aux œufs d'oiseaux. Mais je ne trouve nulle part des travaux concernant le temps qui s'écoule entre le complet développement du cœur et la première contraction perceptible. Aussi Foster et Balfour disent-ils seulement que le cœur de l'embryon de poulet commence à battre *bientôt* après son apparition, à sa portion veineuse d'abord. Les contractions gagnent alors régulièrement la portion artérielle.

Ces toutes premières contractions du cœur de l'embryon ont, par la même, un intérêt physiologique extrêmement important; car elles s'établissent et ont une grande énergie déjà, à une époque où il n'est pas possible de trouver *la moindre trace ni de fibres musculaires ni d'éléments nerveux.* Les deux parties qui constituent l'organe cardiaque, à savoir l'endothélium (la tunique interne) et la plaque cardiaque mésodermique (partie externe), ne sont composées que de simples cellules. Ces cellules doivent se mouvoir toutes ensemble ou presque toutes, à chaque systole, en vertu de leur contractilité propre.

Comment se produisent les premières contractions du cœur de l'embryon?

Il n'est pas probable que leur cause soit la même que celle de la systole du cœur complètement formé. Car si His a été porté à admettre, dans cette période éloignée, non seulement des cellules musculaires, mais des cellules ganglionnaires même dans le cœur de l'embryon, il est en contradiction avec tous les autres observateurs. Le cœur, à son origine, ne serait pas, comme le voulait Eckhardt, qu' « une masse indivise de protoplasma ». A l'inverse, His a reconnu dans le cœur, à une période précoce de ses battements déjà, la présence de lignes de démarcation entre les cellules, ce qui ne veut pas dire que ces dernières soient des fibres musculaires.

Il est plus que probable que la condition — non pas la cause — la plus favorable à la contraction de l'endocarde, qui se développe dans l'utricule cardiaque, réside dans le sang en voie de formation. Qu'il soit incolore, qu'il soit primitivement d'une couleur jaunâtre, un liquide sanguin, une espèce d'hémolymphe préexiste toujours, au premier battement du cœur. Que les globules existent ou non, au moment de la première systole, c'est une question de second ordre ; le point capital est la préexistence d'un liquide qui parvient dans le cœur et excite sa membrane endothéliale à se contracter. Déjà Baer avait reconnu qu'en premier lieu le sang est attiré dans le cœur et qu'il en est expulsé ensuite : c'est ce que j'ai souvent observé moi-même, d'une façon évidente, sur de tous jeunes cœurs d'embryons et sur des sujets mourants ou refroidis. Dans ces cas le stade de remplissage du cœur s'effectue beaucoup plus lentement, et ce n'est que quand il a atteint un degré plus élevé que survient une contraction vidant l'organe.

Cette opinion sur la nécessité de l'intervention d'un liquide comparable au sang, pour la production de la première contraction, a été établie par le docteur Robert Wernicke, qui faisait des recherches dans mon laboratoire sur le cœur de l'embryon de poulet, durant les premiers jours de l'incubation. Il intercepta l'arrivée du sang dans des cœurs de trois à quatre jours, en sectionnant les veines omphalo-mésentériques ou en les brûlant avec un fil de platine rougi ou bien en exerçant simplement une compression sur elles. Chaque fois le cœur rouge pâlissait aussitôt ; ses mouvements devenaient sur-le-champ beaucoup plus rares, et quand l'interception était complète, la contraction s'arrêtait tout à fait, cela au bout de quelques minutes au plus. Il n'est pas douteux que les contractions reprendraient si on pouvait amener de nouveau l'accès du sang. Comme je l'ai trouvé, et Vulpian (1857) l'a aussi remarqué pour les cinq ou six derniers jours de l'incubation, les vaisseaux qui amènent le sang au cœur, à une période plus avancée, peuvent être amenés à de fortes contractions sous l'influence de courants induits interrompus (d'après mes expériences on arrive jusqu'à la disparition complète de la coloration rouge) ; c'est là, semble-t-il, un moyen simple pour empêcher l'arrivée du sang au cœur de l'embryon et en ramener l'accès. Mais toutes les expériences de cette sorte échouent devant la petitesse du sujet et devant l'état insuffisant de la contractilité pendant la première semaine. Le cœur de l'embryon arrivé à un degré plus élevé de développement bat absolument comme celui de l'animal après sa naissance, même assez longtemps sans le secours du sang, pourvu qu'il soit maintenu chaud, pas trop cependant. On peut même, comme l'a parfaitement remarqué Schenk, détacher un cœur d'embryon de poulet et le diviser en morceaux ; chacun de ces morceaux battra plusieurs minutes si on lui conserve seulement sa chaleur. Il est clair que ces contractions, qui sont évidemment déterminées par une forte excitation, n'infirment pas la nécessité de l'intervention du sang pour provoquer le mouvement du cœur dans l'œuf au début. Car il s'agit pour ce cas d'une excitation artificielle qui fait défaut dans l'œuf pendant un stade d'une durée relativement courte.

Les difficultés que cette étude a à vaincre encore sont relatives bien plutôt au premier afflux de l'hémolymphe dans le cœur, quel que soit d'ailleurs le nom qu'on veuille bien donner à ce premier suc nutritif. Mais elles se laisseront lever sans doute quand on aura observé avec exactitude les courants, vus déjà par Baer, qui existent dans l'œuf avant la première systole. Le premier rudiment de l'embryon est situé à la partie supérieure de l'œuf et s'applique dans la concavité de la coquille. Le cœur vient se placer tout en haut, de sorte que si l'échauffement produit des courants, ceux-ci doivent se diriger principalement dans la direction du cœur. Le suc dans les vaisseaux prend la direction *cordipète*, c'est-à-dire vers le cœur; quand une systole se produit, il prend la direction *cordifuge*, c'est-à-dire qu'il s'éloigne du cœur.

Le premier mouvement du sang dans les vaisseaux n'est donc pas dû à leur contraction; mais, au contraire, il est passif, grâce à l'échauffement.

Une fois les mouvements du cœur établis, ils se maintiennent jusqu'à la mort; mais ils n'ont pas la même *fréquence* chez l'embryon à toutes les époques. Pour le commencement déjà, les travaux des auteurs sont en grand désaccord. Remak comptait seulement 40 systoles dans une minute, Baer en comptait jusqu'à 150, Kölliker en donne de 40 à 60 pour le début. Probablement ces grandes différences tiennent à des inégalités de température.

Pour les premiers jours, R. Wernicke a trouvé dans des conditions normales, toujours en opérant durant la première minute et, en réalité, pendant les trente secondes qui suivaient l'ouverture de l'œuf, les nombres suivants pour une minute :

2e moitié	du 2e jour	90			observés sur	1	œuf.
2e	» 3e »	90	jusqu'à	146	»	10	»
1e	» 4e »	96	»	172	»	21	»
2e	» 4e »	90	»	176	»	32	»
1e	» 5e »	112	»	180	»	8	»
2e	» 5e »	128	»	176	»	3	»

Je me suis souvent servi, dans mes essais sur l'excitation, du nombre des battements du cœur, pour vérifier la constance de la température durant plusieurs minutes après l'ouverture des œufs, puisque la fréquence diminue déjà sous l'influence d'un léger refroidissement.

Voici quelques nombres, pris dans des conditions normales, sur des embryons vivants tout nouveaux, pendant la première minute qui suivit l'ouverture de l'œuf. Pour chacun de ces nombres un œuf a été pris et cent battements comptés.

Jours.	Pulsations en une minute.									
4.	101.	120.	125.	130.	139.	—	—	—	—	—
5.	—	—	—	130.	—	—	—	—	—	—
6.	83.	128.	132.	133.	140.	150.	—	—	—	—
7.	—	120.	—	—	—	—	154.	162.	—	181.
8.	—	—	—	—	139.	150.	154.	—	—	—
9.	—	—	—	—	—	—	154.	162.	167.	—
11.	—	—	—	—	—	—	—	—	167.	—

Je réunis, dans le tableau suivant (p. 29), mes chiffres et ceux obtenus par Wernicke sur des embryons normaux. Ici aussi chaque nombre est donné pour un œuf particulier et pour la première minute seulement écoulée après l'ouverture de l'œuf avant que la température de l'incubation ait pu être modifiée.

J'ai aussi cherché à compter, à l'aide du microphone, les battements du cœur dans l'œuf intact, particulièrement dans les derniers jours de l'incubation. Mais ces tentatives ont toutes échoué. (Je n'ai pu davantage établir à l'aide du microphone aucun nombre exact sur des cobayes au moment de la naissance naturelle et provoquée.)

Fréquence des battements du cœur du poulet dans l'œuf :

Jours.	Petite : au-dessous de 120.			Moyenne : de 120 à 150.					Grande : au-dessus de 150.			
2.	90	—	—	—	—	—	—	—	—	—	—	
3.	90	108	112	120	130	146	—	—	—	—	—	
	—	—	114	122	130	—	—	—	—	—	—	
	—	—	—	—	136	—	—	—	—	—	—	
4.	90	101	110	120	130	134	140	150	152	160	172	
	96	—	112	120	130	134	140	150	156	160	172	
	—	—	118	120	132	136	140	—	156	162	172	
	—	—	—	125	132	136	144	—	156	162	172	
	—	—	—	126	132	136	148	—	158	164	176	
	—	—	—	—	132	136	148	—	—	166	178	
	—	—	—	—	132	136	—	—	—	166	—	
	—	—	—	—	132	139	—	—	—	168	—	
	—	—	—	—	134	—	—	—	—	168	—	
	—	—	—	—	134	—	—	—	—	168	—	
5.	—	—	112	128		130	142	—	—	164	176	180
	—	—	—	128		—	144	—	—	166	—	—
	—	—	—	—		—	144		—	168	—	—
6.	86	—	—	128		132	140	150	—	—	—	—
	—	—	—	—		133	—	—	—	—	—	—
7.	—	—	—	120		—	—		154	162	—	181
8.	—	—	—	—		139	—	150	154	—	—	—
9.	—	—	—	—		—	—	—	154	162	—	—
	—	—	—	—		—	—	—	—	167	—	—
11.	—	—	—	—		—	—	—	—	167	—	—

Si le nombre des bonnes observations contenues dans ce tableau n'est pas suffisant pour donner une explication sûre des modifications qui surviennent dans la fréquence des pulsations pendant la première moitié de l'incubation, il montre cependant avec une grande clarté que cette fréquence augmente jusqu'au cinquième jour et qu'ensuite elle ne diminue pas.

En outre, les chiffres des minima et des maxima (86 et 181) sont si rares que les nombres des pulsations plus élevés ou plus faibles, survenant constamment à la suite de l'intervention d'agents artificiels, sont attribuables auxdits agents.

Nous avons, R. Wernicke et moi, fait agir de diverses manières ces agents artificiels; voici les résultats principaux de nos observations. Ils se rapportent, dans tous les cas, à des œufs couvés remontant à une période qui varie entre la quarante-sixième et la cent soixante-dixième heure de l'incubation, la plupart du temps au quatrième jour. Les méthodes ont déjà été publiées en 1876.

1° Le cœur de l'embryon, ainsi qu'Harvey l'avait vu déjà, est excessivement sensible aux *changements de température*, en ce que sa fréquence diminue au moindre refroidissement et augmente au moindre échauffement. Si l'on modifie la température de l'œuf avant de briser la coquille, on obtient un résultat semblable à celui que produit l'influence de la température après l'ouverture de l'œuf.

A un refroidissement inférieur à 10°C., cependant, on obtient un arrêt complet en diastole, dans l'œuf ouvert, tandis que dans l'œuf intact le refroidissement peut être poussé plus loin sans que la contractilité disparaisse.

Le cœur qui s'est arrêté, après un refroidissement complet même, peut, comme Ernest-Henri Weber l'a observé et comme moi-même je l'ai confirmé par mes observations, recommencer à battre, même avec plus d'énergie et de rapidité, à une température tant soit peu plus élevée qu'à l'ordinaire. Mais la faculté de se contracter cesse complètement entre 49°,5 et 50° et même aussi à la suite d'un échauffement élevé graduellement dès 38°,6 pendant une heure environ, si l'œuf a été ouvert et maintenu dans une solution aérée de sel de cuisine étendue dans les proportions physiologiques. Un échauffement soudain jusqu'à 43° environ provoque aussitôt une augmentation de la fréquence qui monte à un chiffre incalculable, ou bien arrête, dans l'embryon mourant, la marche rapide de la diminution de la fréquence. Une tétanisation calorique n'a pas lieu si le cœur de l'embryon dans l'œuf reste exposé à l'air.

Schenk, par contre, a vu s'arrêter nettement à 41° le cœur d'un embryon de poulet de trois jours qu'il venait d'*isoler*, mais reprendre de nouveau ses pulsations dès que le refroidissement avait atteint 32°. Si l'on portait ce cœur à la température de 45°, il ne pouvait recouvrer ses pulsations par le refroidissement. Il était totalement immobilisé par la chaleur. Le refroidissait-on jusqu'à 8°, des contractions se présentaient en élevant la température à 34°. Le cœur isolé, de même que tous les autres organes arrachés à leurs rapports naturels, se comporte autrement que dans son état normal, cela à cause des différentes atteintes qui lui sont portées.

2° L'*électricité* influe d'une façon très particulière sur le cœur de l'embryon de poulet, dans la première période déjà, dès que ses pulsations ont commencé, ainsi que les jours suivants.

L'action de courants induits interrompus, d'une intensité moyenne, augmente la fréquence; des courants plus forts provoquent une diminution notable de la durée de la diastole, et produisent enfin, pendant toute la durée de l'excitation, un arrêt systolique continu, ou tétanos cardiaque. Cet état ne commence pas immédiatement au début de l'excitation et ne cesse que quelques secondes après la cessation du courant. L'augmentation de la fréquence ne peut être obtenue par l'excitation d'aucune autre partie de l'embryon, si les aiguilles des électrodes ne sont pas dirigées sur la ligne qui correspond au cœur. Après l'excitation, le cœur peut battre longtemps encore normalement s'il n'a pas été lésé par l'électrolyse.

Au contraire, les courants galvaniques constants, faibles ou forts, n'ont aucune influence, pendant les premiers jours, ni sur la fréquence ni sur le battement lui-même.

Le cœur des embryons de cobaye, qui ne sont pas proches encore de la maturité, mais qui présentent cependant des dents et des poils, immédiatement après l'excision, paraît se comporter autrement sous l'influence d'un courant constant. J'ai vu, pour le moins dans deux cas, avec un élément de Grenet ordinaire, la fréquence des mouvements du cœur augmenter nettement après la fermeture du courant, tant que l'organe n'était pas refroidi. Mais sous l'influence de courants induits interrompus, ces cœurs de fœtus se comportent comme ceux des jeunes embryons de poulet et se tétanisent complètement quand l'excitation est suffisamment forte. Si les courants sont faibles, on constate aussi chez eux une augmentation de la fréquence qui passe par des oscillations dès que ceux-ci augmentent, comme je l'ai observé avec évidence (en février 1883) sur six embryons (de deux animaux).

3° Au *contact* d'une petite pointe, le cœur de l'embryon se montre sensible, comme Harvey l'a parfaitement remarqué, à tel point qu'un contact de courte durée détermine l'augmentation de la fréquence. Mais si on laisse plus longtemps la petite pointe en contact avec le cœur, cette opération cesse d'agir alors comme une excitation, et il se produit bientôt une diminution du nombre des battements. D'un autre côté, quand l'activité du cœur a été arrêtée par le refroidissement, on peut encore souvent ramener des contractions rien que par le toucher. Comme l'ont démontré les expériences faites dans mon laboratoire par le docteur G. Sonnenkalb, l'augmentation de la fréquence, après un contact avec une petite aiguille d'ivoire, ne s'élève pas au-dessus de dix battements (calculés pour soixante secondes) et disparaît chaque fois rapidement.

4° La *perte de l'eau*, par l'évaporation du liquide de l'œuf, entraîne régulièrement une diminution de fréquence. Mais si l'on verse dans l'œuf de l'eau distillée, à sa température, il semple que l'on ne provoque ni accélération, ni diminution de la fréquence. L'addition de l'eau retarde toujours la diminution, parce qu'elle empêche le dessèchement.

Dans le cas où l'eau qu'on ajoute est plus froide que l'œuf, les mouvements du cœur se ralentissent soudainement et ne reviennent que graduellement à la normale. Si parfois cependant on a constaté, à la suite de cette addition, une faible augmentation de fréquence, elle était sans doute occasionnée par une excitation mécanique ; car il se produit régulièrement une prompte diminution.

Si l'eau qu'on ajoute est plus chaude que l'œuf, le nombre des battements monte tout d'un coup pour ne redescendre que lentement.

Ainsi l'addition d'un peu d'eau froide ou chaude produit le même effet qu'un refroidissement et un échauffement rapides.

Donc si l'entrée, dans l'intérieur de l'œuf, de l'eau à une température égale à la sienne, n'altère pas la fréquence des battements, on peut affirmer que celle-ci, quand elle se trouve modifiée par l'addition de différents agents chimiques en solutions aqueuses, ne doit ses altérations qu'à ces derniers : les conditions sont donc favorables pour étudier l'excitation chimique.

5° Les recherches sur l'*excitation chimique* montrent que le *nitrate de potasse* est aussi un poison violent pour le cœur de l'embryon ; car une très petite quantité de ce sel en solution dans l'eau paralyse le cœur, tandis que les *azotates de soude et d'ammoniaque* le laissent indifférent.

C'est ainsi qu'a été prouvée, pour la première fois, cette énorme différence d'action, sur les fibres contractiles qui ne sont pas encore des fibres musculaires, des sels de soude et de potasse (1876). Mais le chlorure de sodium, porté en substance sur le cœur, détermine une rapide diminution de la fréquence (observation faite par le docteur G. Sonnenkalb dans mon laboratoire, 1872).

L'*alcool éthylique* en faible proportion produit déjà une énorme augmentation de la fréquence du cœur (jusqu'à 240 pulsations à la minute) tandis qu'en grande quantité, il provoque brusquement un arrêt en diastole.

L'action de l'*éther éthylique* est beaucoup moins énergique tandis que l'*hydrate de chloral* et l'*aldéhyde* sont de violents poisons du cœur. L'un et l'autre paralysent.

Parmi les alcaloïdes, l'*atropine* et particulièrement la *nicotine* sont reconnues comme de violents poisons cardiaques qui paralysent rapidement le cœur de l'embryon, semblables en cela à l'ammoniaque liquide.

L'action de la *quinine* est encore plus énergique, alors que la *curarine* en proportions égales n'exerce aucune influence sur la fréquence du cœur.

Le tableau suivant montre combien sont petites les doses de poisons cardiaques qui amènent l'arrêt du cœur. L'arrêt du cœur est provoqué par l'addition de :

5 milligr.	de nitrate de potasse	en	12 minutes.
5 —	d'hydrate de chloral	—	1 minute.
2 —	d'aldéhyde	—	6 minutes.
1 —	de sulfate d'atropine	—	1 minute 1/2.
1 —	de nicotine	—	2 minutes.
4/10 de —	de chlorhydrate de quinine	—	5 —

Il est à remarquer que les quantités de poison nécessaires pour produire un effet doivent être en réalité bien plus petites que les proportions employées, car ces dernières se répandent dans la totalité de l'œuf.

La dose suffisante pour exciter chimiquement le cœur d'un jeune embryon qui n'a pas encore complètement sa texture musculaire, est en conséquence beaucoup plus petite que pour un tissu contractile bien différencié.

Les acides pris en quantité minime agissent aussi, comme Schenk l'a trouvé, d'une façon mortelle sur le cœur de l'embryon de poulet de trois jours. Dans une solution d'*acide borique* à 2 p. 100, il observa des contractions comme dans une solution de chlorure de sodium à 1 p. 100, de même dans le sérum *iodique* étendu. Par contre, dans l'eau distillée, le cœur isolé bat avec moins de constance, et des *vapeurs ammoniacales* introduites dans l'œuf en incubation depuis trois jours occasionnent aussitôt l'arrêt du cœur.

6° Tandis que l'embryon *se meurt*, la fréquence des battements diminue généralement; mais si la mort vient lentement, chaque fois une *augmentation* de courte durée se manifeste, augmentation qui rappelle l'accroissement passager de l'excitabilité des nerfs chez l'animal mourant, après sa mise au jour.

Même si l'on place sous un verre un œuf ouvert, pour le préserver du refroidissement et de l'évaporation, la mort du cœur survient encore, mais bien plus tard que si l'on n'employait pas ce moyen de protection. Si l'on est parvenu à observer les transformations d'un embryon dans un œuf ouvert pendant quinze jours dans la couveuse, il n'est pas douteux qu'avec des précautions plus grandes, principalement avec des antiseptiques, le cœur battra encore plus longtemps dans l'œuf ouvert.

Chez l'embryon plongé dans une solution physiologique de sel de 38° à 39° survient une irrégularité remarquable des battements cardiaques, une arythmie avec de très fortes oscillations (par exemple: de 164 à 104 puis à 144 dans l'espace de 3 minutes).

Si l'on observe avec plus de précision le cœur, au moment de la mort, on s'aperçoit suivant la règle que plus les pauses sont longues entre deux systoles, plus chaque contraction dure de temps et plus l'évacuation s'accomplit complètement, quelle que soit d'ailleurs l'excitation. Ces différences de temps sont faciles à constater à l'aide du métronome.

Les résultats de ces premières recherches expérimentales, soigneusement faites sur les cœurs d'embryons d'oiseaux, méritent d'être contrôlés sous tous les rapports, poursuivis plus loin et étendus à d'autres cœurs d'embryons. Si l'on compare ces résultats avec ceux qu'a obtenus J. Dogiel dans ses recherches sur le cœur de la larve de la *Corethra plumicornis*, on trouve quelques concordances intéressantes.

Chez les deux se produisent :

Augmentation de la fréquence.	Diminution de la fréquence.
par	par
Excitation mécanique.	Refroidissement.
Échauffement.	Nitrate de potasse.
Courants électriques intermittents (allant chez les deux jusqu'au tétanos).	Hydrate de chloral.
Éther éthylique.	Atropine.

La larve de la mouche n'est pas un embryon ; son cœur allongé et facile à voir avec ses fibres musculaires, ses valvules et ses ganglions, est bien plus différencié que celui de l'embryon de poulet de trois à quatre jours; mais les concordances données plus haut demandent qu'on fasse de plus amples expériences comparatives pour permettre de tirer une conclusion sur la propriété de la substance contractile. D'après mes observations (1880) le cœur de la corèthre, qui se contracte dans le sens de la longueur et à la fois dans tous les points presque jusqu'à la disparition du canal, se comporte autrement que la poche cardiaque primitive de l'embryon d'oiseau, car cette dernière a des mouvements péristaltiques plus marqués. Précisément la comparaison entre la contraction du cœur et les mouvements péristaltiques particulièrement, est facile dans la larve transparente de la corèthre, parce qu'on a chez elle immédiatement à côté du cœur le tube intestinal qui se contracte et s'allonge péristaltiquement. On voit dans cet intestin tout d'abord le rétrécissement circulaire commencer en un point, puis se continuer en un autre et ainsi de suite, tandis que la partie contractée d'abord se dilate de nouveau. Au contraire le cœur fait voir, sous l'oculaire, des contractions en beaucoup de points à la fois; il est donc indéniable que les mouvements péristaltiques réguliers, tels que je les ai constatés moi-même dans la partie antérieure du cœur, concourent aussi à mettre le sang en mouvement.

D'ailleurs, le mode de contraction du cœur de la corèthre se comporte en tout cas d'une façon différente puisque des cellules nerveuses président à ses mouvements sans compter que ce sont des fibres musculaires striées qui, d'après Dogiel, composent la paroi cardiaque. La systole secondaire que j'ai observée avec évidence sur le cœur de la corèthre, succédant à la première systole après une pause *systolique* de courte durée, et si intense que la cavité du cœur rétractée disparaît presque complètement, fait absolument défaut dans le cœur de l'embryon. Ce phénomène remarquable paraît avoir échappé à Dogiel.

Chez les *embryons de mammifères*, d'après Hensen et Kölliker, le cœur est, à son origine, double, comme celui du poulet; ainsi, chez le lapin, les deux moitiés du cœur complètement séparées se rapprochent insensiblement l'une de l'autre et se fondent ensemble. Au bout de neuf jours, d'après Kölliker, chaque moitié est déjà infléchie et réunie par sa face convexe à l'autre moitié, et chacune laisse voir déjà les trois segments qui composeront plus tard le cœur quand il sera unifié : le bulbe de l'aorte, le ventricule et l'extrémité veineuse. Le dixième jour, les deux moitiés du cœur réunies ne forment plus qu'un seul organe qui présente déjà la forme d'un S, comme chez les embryons d'oiseaux. A cette période l'inflexion de la tête est déjà bien marquée et le cœur déjà en mouvement. Bischoff a vu, en effet, dans l'œuf de lapin, le neuvième jour qui suivit la fécondation, le cœur se contracter, même trois heures après son ablation de l'utérus. Avant la fin du huitième jour, il n'y avait pas trace de canal cardiaque; le dixième jour, la première circulation était manifeste.

Il est vraisemblable que la première systole ne survient pas avant la soudure complète du cœur, mais bientôt après elle. En tout cas on ne peut distinguer l'aspect musculaire du cœur de lapin que le neuvième jour, immédiatement après la réunion de ses deux moitiés. Le dixième et le onzième jour, on peut voir aussi le tronc de l'aorte primitive jusqu'à sa division avec une couche musculaire qui s'atrophie vers le quatorzième jour. Ce moment n'est d'ailleurs pas encore établi suffisamment, car Kölliker a dessiné un embryon de neuf jours et trois heures avec un cœur formé de deux moitiés séparées, et un autre de neuf jours et deux heures avec les deux moitiés du cœur réunies. Au onzième jour, dans ce cœur primitif encore simple et formé d'une seule cavité, on distingue déjà bien les valvules artérielles et veineuses.

Le neuvième jour, les cellules musculaires, et le dixième jour, les striations de leurs fibres sont apparentes.

Dans l'*embryon de biche*, Harvey a vu (1633) le 18 et au plus tard le 20 novembre, le cœur commencer à battre et ce n'est cependant qu'en faisant tomber obliquement la lumière directe du soleil sur cette petite poche rouge qu'il put en constater les oscillations. Comme dans l'embryon de poulet, le cœur isolé battait encore longtemps. Fin décembre, le cœur battait avec force, il faut bien le remarquer parce qu'avant Harvey il était admis que le cœur de l'embryon de mammifère ne commençait à battre qu'à la naissance, quoique déjà Galien eût eu connaissance du pouls du cordon ombilical. Même Michel Servet (de Villanova), qui a découvert la circulation pulmonaire, considère comme immobile le cœur de l'embryon. Assurément on trouve la plupart du temps absence des mouvements du cœur chez les embryons de mammifères, quand ce cœur isolé a été refroidi. Mais les expériences réitérées que j'ai faites sur des embryons de cobayes montrent combien il est facile de ramener ces battements par le réchauffement, expériences qui m'ont démontré que les mouvements du cœur, qui ont cessé à la suite d'un refroidissement d'environ 10°, peuvent être ramenés par un réchauffement rapide ou lent, comme dans l'embryon de poulet, pourvu que l'arrêt n'ait pas eu une trop longue durée.

Le 23 décembre 1879, j'ai enlevé à une femelle de *cobaye* pleine trois embryons pesant ensemble 66 grammes, ils étaient encore nus et sans dents et, au début, les battements de leur cœur étaient forts et fréquents. Ayant introduit dans le thorax de chacun d'eux une épingle à insectes très fine, pour rendre le battement du cœur plus évident, après avoir sectionné les trois cordons ombilicaux, j'ai laissé les petits animaux à l'air se refroidir jusqu'à 10° C. La section n'avait déterminé aucune perte de sang. Après trente-cinq minutes je ne pus reconnaître un seul battement dans l'espace de cinq minutes. Alors les trois embryons, toujours avec leurs épingles, furent portés dans de l'eau et cette eau fut chauffée. Au bout de quatre minutes, l'eau ayant atteint 25° C., l'épingle chez deux d'entre eux commennça à manifester la reprise des pulsations d'abord lentes, irrégulières et faibles, puis tout à fait régulières et fortes, quatre-vingt-deux fois en une minute, à 38° C., douze minutes après le commencement du réchauffement. Le troisième embryon indiqua aussi, bientôt après les deux autres, la reprise régulière des battements de son cœur. L'eau ayant été refroidie, la fréquence tomba et remonta avec un nouvel échauffement. Une excitation périphérique, comme l'introduction de la cuvette d'un thermomètre dans l'arrière-bouche, semble n'avoir eu aucune influence sur cette fréquence. Dès que les mouvements du cœur eurent repris, les vaisseaux ombilicaux commencèrent à répandre un sang abondant. Le cœur projetait évidemment le sang au dehors, ce qui amena la mort au bout d'une heure. D'ailleurs l'épanchement sanguin était lent et incomplet.

Le 24 décembre 1879, j'ai enlevé à une femelle de cobaye trois embryons qui pesaient ensemble 99 grammes, I à 2h 25m, II à 2h 40m, III à 2h 43m, et, après avoir pratiqué sur chacun d'eux la ligature du cordon ombilical et l'introduction d'une épingle à insectes dans le thorax, je les ai portés à 2h 45m dans un vase contenant de l'eau à la température du sang. Les trois cœurs battaient fortement à 2h 53m, bien que l'eau se fût déjà refroidie à 32° C. Je l'ai laissée se refroidir, sans y toucher davantage, puis je l'ai réchauffée et j'ai alors observé les oscillations des têtes d'épingles :

3h 3m (eau 25°,75). Les 3 cœurs battaient encore.
3h 6m (eau 24°). De même.
3h20m (eau 20°,4). Battements du cœur extrêmement faibles et rares.
3h27m (eau 18°,9).
3h29m (eau 18°,6).
3h31m (eau 18°,2). Les mouvements de l'épingle deviennent de plus en
3h36m (eau 17°,3). plus rares et sont difficiles à observer.
3h38m (eau 16°,7).
3h42m (eau 16°,1).
3h44m. Les trois cœurs s'arrêtent pendant une minute entière.
3h45m. Je commence à réchauffer l'eau dont la température est de 14°,5.
3h46m (eau 16°,75). Dans II et III le cœur bat lentement à 22°,5. I commence à battre faiblement, les autres battent plus fréquemment et plus fortement.
3h57m (eau 31°), 24 systoles en une minute dans II.

Ces deux expériences montrent combien il est facile de provoquer l'arrêt du cœur de l'embryon de mammifère par le refroidissement et de ramener les mouvements par le réchauffement, sans qu'il y ait respiration.

En outre, j'ai observé chez des embryons de cobayes presqu'à terme, asphyxiés en quelque sorte avant leur naissance par l'asphyxie de leur mère, j'ai observé, dis-je, sur ces petits enlevés à la mère, dix minutes après la mort de l'animal, sans qu'ils aient pu faire un seul mouvement respiratoire, que le cœur, après l'ouverture du thorax, se trouvant mis à l'air, battait avec force et constance sans qu'il fût réchauffé.

Bischoff aussi a vu les cœurs de deux embryons de cobayes, l'un de seize jours, d'une longueur de 3mm,5, et l'autre de dix-sept jours, battre, le premier vingt-quatre, le deuxième quarante-huit heures après que l'œuf avait été enlevé à la mère. Dans ces cas, les éléments cellulaires qui constituent le canal cardiaque avaient à peine commencé à se transformer en fibres.

J'ai vu moi-même battre des cœurs d'embryons de cobayes plus âgés, longtemps encore après que le sang qu'ils renfermaient ne contenait plus trace d'hémoglobine oxygénée. En revanche, ces cœurs sont extrêmement sensibles à l'influence des variations de la température.

Dans un œuf extrait de l'utérus d'une *chienne* qui avait été couverte pour la dernière fois quinze jours avant l'extraction, Bischoff vit le canal cardiaque se contracter avec de larges pauses rythmiques et même quatre heures et demie après l'ablation, bien que l'embryon d'une longueur de deux lignes environ eût été plongé dans un liquide froid. Cette longue durée de la contractilité paraît d'autant plus étonnante que le canal cardiaque se réduisait encore à des cellules primitives qui commençaient à peine à se transformer en fibres. Il vit aussi que ces contractions provoquaient chez l'embryon le mouvement des globules sanguins encore incolores.

Il découle de ces observations que le cœur de l'embryon de mammifère, tout comme celui du poulet, possède une vitalité extraordinaire et que, à une époque où l'on ne distingue pas encore les fibres musculaires, il se contracte avec énergie et rhythme. Il est donc permis d'affirmer que l'*embryon humain* se comporte de la même façon. Chez ce dernier, Allen Thomson a reconnu le cœur à la fin de la deuxième semaine; l'embryon avait plus de deux millimètres de long. L'évaluation de quinze jours, comme le remarque avec raison Kölliker, est trop élevée. Un des œufs observés par Allen Thomson était probablement de quatorze jours, un autre d'environ huit (His). Dans les deux, le cœur était visiblement dessiné. Il en fut de même chez l'œuf S R de His dont l'embryon avait une longueur de $2^{mm},2$ et était âgé d'environ 14 jours; mais ici le cœur n'était pas encore fermé, il existait une demi-gouttière sur chaque partie opposée : il ne battait donc pas encore.

Dans l'œuf humain de Coste, arrivé au milieu de sa troisième semaine, on voyait, dans la profondeur du cou, le cœur en forme de S, le bulbe de l'aorte nettement dessiné, mais les oreillettes et les ventricules ne se distinguaient pas encore les uns des autres. Chez un autre observé par Coste, à la fin de la troisième ou au commencement de la quatrième semaine, le cœur était visible derrière les arcs branchiaux, à travers une forte saillie du cou, et l'on pouvait distinguer une double oreillette et un double ventricule. A la fin de la quatrième semaine, le cœur humain se rapproche beaucoup de la forme qu'il aura plus tard dans l'être vivant; il existe déjà des oreillettes, des ventricules ainsi que le péricarde. A la fin de la cinquième semaine, il est encore plus développé. La veine cave inférieure est alors déjà forte.

En conséquence, il n'est pas douteux que le cœur de l'embryon humain commence à battre au début de la troisième semaine.

En effet, sur un embryon humain de trois semaines, qui avait été conservé au froid dans son œuf même, pendant toute la nuit, entre deux verres de montre, Pflüger a vu, au matin, la chambre ayant été chauffée, se contracter la poche cardiaque déjà en forme d'S, avec des pauses de vingt à trente secondes; les contractions diminuèrent graduellement de fréquence pendant plus d'une heure.

Je n'ai pas connaissance jusqu'ici d'observations probantes faites sur le battement du cœur d'embryons humains âgés de quatre à quinze semaines.

B. Rawitz seul a vu, chez un fœtus de trois mois, d'une longueur de $0^{m},08$, qu'il observait dans un vase chauffé, les soulèvements réguliers du thorax occasionnés par les mouvements du cœur. Après l'ouverture du thorax, il fit cette découverte importante que, dans la systole, le ventricule produisait l'afflux du sang dans les vaisseaux coronaires. Dans une chambre très chaude, durant quatre heures, le cœur a eu vingt pulsations bien distinctes par minute. La température du milieu que l'observateur considérait comme défavorable, est (d'après mes observations données plus haut) justement un agent très favorable pour provoquer et continuer l'activité cardiaque. De même, grâce à l'échauffement dans l'eau d'un fœtus de quatre mois, Erbkam aperçut les battements du cœur dix minutes après la cessation des autres mouvements.

Zuntz ayant ouvert un fœtus de six semaines, quinze à vingt minutes après son expulsion, fœtus qui avait conservé une certaine chaleur, vit que le cœur conservait encore une grande vitalité pendant près d'une heure. Le cœur offrait, par conséquent, encore dans cette période avancée de son développement, une grande analogie avec celui d'un animal vertébré inférieur, en tant qu'il conservait une plus grande indépendance de la respiration, de la circulation et de la température, que le cœur de l'être développé.

Chez le fœtus humain de dix-sept à vingt-six semaines, qui certes peut être mis au jour vivant, mais qui semble ne pouvoir être conservé à la vie, l'activité cardiaque a été souvent observée, plus souvent encore chez les enfants nés avant terme et viables de vingt-sept à trente-neuf semaines; mais les faits constatés sur ces derniers ne sont pas applicables aux fœtus non nés, du même âge, car la respiration aérienne provoque des modifications essentielles.

Pour apprendre à connaître dans leur état normal la fréquence des battements du cœur et leurs variations dues à différentes influences, il faut les observer à l'oreille sur le fœtus dans le ventre de la mère, expérience qu'il est possible de faire sans instruments, quand on en a la pratique, dès la dix-septième ou la dix-neuvième semaine. Les travaux d'après lesquels les battements du cœur sont perceptibles à l'oreille dès la seizième et même dès la douzième semaine laissent des doutes.

La remarquable découverte, d'après laquelle les *bruits du cœur* du fœtus peuvent être perçus dans le ventre de la mère, a été faite par le médecin J.-A. Lejumeau de Kergaradec qui lut à l'Académie de médecine de Paris, le 26 décembre 1822, son travail sur l'emploi de l'auscultation pour l'étude de la grossesse.

Ayant voulu entendre le bruit produit par les mouvements de l'enfant dans l'eau de l'amnios, il avait remarqué, à leur place, d'abord chez une femme arrivée au dernier mois de la grossesse, le bruit du cœur fœtal, bruit dédoublé, court, sec, se répétant de cent quarante-trois à cent quarante-huit fois dans une minute, tandis que le pouls de la mère donnait 70 pulsations. Lejumeau comprit aussitôt l'importance extraordinaire de cette découverte pour la pratique.

Pendant les deux semaines qui séparèrent cette observation de l'accouchement, le pouls de la mère variait entre 54 et 72, celui de l'enfant allait de 123 à 160 environ. Ce dernier maximum ne se rencontrait qu'après des mouvements de l'embryon remarquablement énergiques; en même temps, le pouls de la mère atteignait son maximum 72. Il est à remarquer que rien qu'à la suite des brusques changements de position de l'enfant, la mère peut éprouver de la douleur, et par cela même le nombre de ses pulsations peut s'accroître. Lejumeau observa le double bruit du cœur sur un fœtus de six mois; il a, d'un autre côté, découvert au cinquième mois déjà, le bruit utérin qui provient des gros vaisseaux de l'utérus. Il croyait que ce bruit venait du placenta d'où le nom improprement donné tout d'abord de bruit placentaire. Il a remarqué aussi que, pendant la grossesse, le pouls du fœtus diminuait (jusqu'à 136 et 139) et que celui de la mère montait (jusqu'à 85).

Les résultats obtenus par cet observateur, en dehors même de leur utilité au point de vue de l'obstétrique, sont des plus importants, car grâce à eux on possède un symptôme certain de la grossesse et l'on peut porter un jugement sur l'état de santé et de maladie, de vie et de mort du fœtus, prédire la naissance de deux et trois enfants et rechercher maintenant l'influence sur le fœtus des différents états de la mère, en dehors du pouls, tels que le sommeil, la veille, la position, la faim, les mouvements, le repos, la maladie, la santé, etc.

Lejumeau fait formellement remarquer qu'un chirurgien de Genève, du nom de Major, avait aussi entendu battre le cœur du fœtus dans l'utérus et que, cependant, il n'en avait tiré d'autre conclusion que celle de pouvoir reconnaître peu avant la naissance si l'enfant est en vie.

Les médecins éminents qui composaient la commmission, et au nombre desquels était le fondateur de la stéthoscopie, Laënnec, jugèrent très favorablement le travail et confirmèrent les découvertes de Kergaradec.

D'autres soulevèrent de vives contradictions; Dugès s'efforçait de prouver théoriquement qu'il était invraisemblable ou impossible qu'on entendît le cœur à travers les eaux de l'amnios, l'utérus et la paroi abdominale. Lui-même ne l'entendait réellement pas. Baudelocque entendait un tic tac; mais ce bruit changeant de place, il ne pouvait admettre qu'il fût produit par le cœur du fœtus; ce devait être un tremblement. A cela l'auteur de la découverte répondait par de nouvelles expériences faites par lui et par d'autres. Puis les contradicteurs faisaient ensemble des recherches. Dugès finissait par se convaincre qu'il était possible d'entendre le cœur de l'embryon. Il a cependant raison contre Lejumeau en ce que le bruit utérin provient non du placenta, mais des artères de l'utérus; car on l'entend encore après le détachement du placenta, et quand cet organe a été expulsé.

En Allemagne, ces recherches sur le bruit du cœur fœtal ont été confirmées au commencement de 1823, par d'Outrepont. La découverte a fait alors le tour de l'Europe, et aujourd'hui il n'est pas un médecin qui manque de constater par l'auscultation le battement du cœur du fœtus, quand il y a doute sur l'existence d'une grossesse.

Hohl et d'autres ont modifié pour cet usage le premier stéthoscope de Laënnec. Il prend le nom de *métroscope* et de *gastroscope*; mais on préfère l'auscultation ordinaire; comme on le sait, elle donne dans la pratique des résultats brillants, bien que l'emploi d'un stéthoscope bi-auriculaire, qui fait que chaque oreille est munie d'un tube, permette, d'après mes recherches, d'entendre beaucoup plus nettement encore le bruit du cœur du fœtus. A l'aide du microphone j'ai observé aussi le bruit du cœur fœtal chez des femmes à la fin de la grossesse (c'est-à-dire son rhythme).

Malheureusement la physiologie a jusqu'ici retiré peu d'avantage de cette découverte si importante au point de vue de la pratique, quoique maintes questions intéressantes aient été soulevées et traitées il y a plus d'un demi-siècle.

Tout d'abord on a cherché par de nombreuses évaluations à fixer la fréquence normale dans la deuxième moitié du développement.

Les contradictions non sans importance qui existaient à ce propos entre les observateurs, ont été en majeure partie levées par les nombreuses expériences récemment faites.

V. Hüter a trouvé (1861) à Marbourg, sur 200 grossesses, dans 1195 évaluations, un nombre constant pour le pouls du fœtus à partir de la dix-neuvième semaine avant la naissance. Mais pour chaque observation, il ne comptait que pendant cinq secondes et il trouvait une fréquence variant entre 10 et 14, à savoir :

14 et 13 seulement pendant des mouvements manifestes du fœtus.
12 chez 10 p. 100 des fœtus dans l'immobilité.
11 — 83 — — — —
10 — 7 — — — —

D'après Hüter le nombre de battements du cœur du fœtus humain est de 132 par minute dans le plus grand nombre des cas; et dans l'état normal, c'est-à-dire dans l'état de santé et d'immobilité, ce nombre varie seulement entre 120 et 144; pendant les mouvements du fœtus, il monte à 168.

Les auteurs suivants ont trouvé, pour le pouls fœtal dans l'état normal :

1831. — Dubois, dans la plupart des cas 144.
1833. — Hohl, dans la plupart des cas 140 (108 jusqu'à 175).
1838. — Naegele, comme moyenne 135.
1847. — Depaul, dans la plupart des cas 136, 140, 144.
1859. — Frankenhäuser, comme moyenne 134.
1860. — Hecker, comme moyenne 140.
1879. — Dauzats, comme extrêmes 105 et 180.

Kehrer a trouvé pour la fréquence du cœur du fœtus de la brebis et de la génisse de 120 à 142, de la chèvre jusqu'à 170, de la chienne de 210 à 224.

Presque tous les observateurs s'accordent à dire que, chez l'homme, les battements du cœur fœtal augmentent après des mouvements du fœtus et que pendant ceux-ci, quand ils sont très forts, ils montent presque à 180, et jusqu'à un nombre incalculable. Il est certain que les mouvements du foetus qui ne déterminent pas une faible augmentation de la fréquence sont très rares, probablement à cause de l'accélération du courant sanguin veineux produite par la compression des veines dans les muscles en état de contraction.

Hohl a observé au cinquième mois une transition menant à une plus grande fréquence, sans que, extérieurement, des mouvements du fœtus soient perçus d'une façon nette. Hüter, au contraire, se refuse à admettre que le pouls fœtal augmente sans qu'il y ait simultanément des mouvements du fœtus; il suppose que l'on ne connaît pas les influences pathologiques qui proviennent de la mère ou du fœtus. Il confirme l'opinion de Dubois, d'après laquelle, du cinquième jusqu'au dixième mois, le rhythme de la pulsation dicrote du cœur reste le même.

Mais comme chez le nouveau-né on constate l'influence de certains facteurs sur le degré normal de la fréquence du pouls, on doit se demander si ces agents n'agissent pas de même sur le cœur du fœtus.

Tout d'abord, le *sexe*. Le cœur du fœtus féminin a-t-il comme chez les femmes plus de fréquence que celui du mâle?

Frankenhäuser affirmait (1859) que l'on pouvait reconnaître à la fréquence du cœur, le sexe du fœtus dans la dernière période de la vie utérine. Il croyait que plus de 138 à 150 battements par minute indiquaient le sexe féminin, et 120 à 132 le sexe masculin du fœtus, les chiffres inférieurs, d'une moyenne de 124 environ se rencontrant chez les garçons, et les chiffres les plus élevés, d'une moyenne de 144 chez les fœtus féminins; il a pronostiqué de cette façon le sexe de nouveau-nés, cinquante fois sans se tromper, il n'y a eu erreur qu'une fois. Il s'ensuivrait qu'une fréquence de 132 à 138 laissait le sexe douteux; comme il ne comptait que pendant dix secondes, il trouvait pour les garçons, dans la plupart des cas, 20, plus rarement 21, très rarement 22, pour les filles, presque régulièrement, 24, plus rarement 25, une fois 23. Comme moyenne de la fréquence du pouls avant la naissance, il indique 134. On serait en droit d'appliquer aux filles un nombre beaucoup plus fort et un nombre beaucoup plus faible aux garçons.

Pour vérifier cette théorie, comme on l'appelait, beaucoup de dénombrements ont été faits; j'en rassemble les résultats dans les lignes suivantes.

Tout d'abord Breslau fit des recherches sur 50 grossesses dont il retrancha 6 cas à cause d'observations douteuses. Sur 44 prévisions 19 seulement ont été exactes, à savoir pour 8 garçons et 11 filles. Sur les 25 jugements erronés, il n'y en a pas moins de 18 qui portent sur des filles et 7 seulement sur des garçons. Comme le chiffre du pouls, chez quelques fœtus, se tenait entre 132 et 152 (au total entre 116 et 156) et qu'il est, en général, tant soit peu plus élevé que celui que d'autres ont trouvé, l'on est à se demander s'il n'a pas pratiqué l'auscultation pendant des mouvements du fœtus et, par conséquent, au moment d'une augmentation de la fréquence ou immédiatement après. Il prétend s'être assuré que l'enfant était redevenu « tranquille le plus possible ». Tout roule ici sur la question d'une tranquillité absolue. Donc ce travail ne prouve rien ni pour ni contre, d'autant plus que chaque observation n'a pas été suffisamment multipliée.

Sur 5 fœtus masculins, peu avant la naissance, Hennig a trouvé en moyenne 143; sur 7 fœtus féminins en partie plusieurs mois avant la naissance, 150. Ces deux nombres sont très élevés.

Haake, sur 50 grossesses a pris 1119 nombres et a trouvé pour les derniers mois :

Battements du cœur durant un quart de minute.	Chez les garçons.	Chez les filles.
De 31 à 33	1	3
— 34—35	8	5
— 36—40	14	19
— 41	1	0

Dans aucun cas il n'a diagnostiqué le sexe avec assurance, et il doute de la possibilité de pouvoir tirer du pouls fœtal, un jugement certain sur le sexe du fœtus, parce qu'un ralentissement d'une certaine durée peut survenir déjà dans un repos prolongé, de même qu'une accélération durable, sous l'influence d'un facteur inconnu.

C. Steinbach a noté (pendant l'été de 1859, à Iéna) la fréquence du cœur fœtal dans 56 grossesses, dans les trois derniers jours jusqu'au cinquantième jour avant l'accouchement, et il a prédit quarante-trois fois avec exactitude le sexe du fœtus. Il auscultait le matin et l'après-midi, chaque jour, comptant par quart de minute jusqu'à l'approche de la naissance. Quand il y avait des écarts dans ses nombres, il en prenait la moyenne. Il peut y avoir une augmentation de la fréquence due à l'application de l'oreille ou du stéthoscope, faits qui peuvent provoquer des mouvements du fœtus.

La fréquence, pour 31 garçons diagnostiqués exactement, monta en moyenne le matin à 131 (le minimum était 123, le maximum 138) dans l'après-midi à 132 (le minimum 128, le maximum 138). La moyenne pour une journée n'était pas inférieure à 126, ni supérieure à 136; la moyenne des 31 moyennes quotidiennes monta à 131. Le chiffre le plus bas, dans un cas, fut 108 (une seule fois).

La fréquence, pour 12 filles diagnostiquées exactement, monta en moyenne le matin à 143 (le minimum était 137, le maximum 156) l'après-midi à 144 (le minimum était 138, le maximum 152). La moyenne pour une journée n'était pas inférieure à 138, ni supérieure à 154, et la moyenne des 12 moyennes de la journée monta à 144; le chiffre le plus élevé dans un cas fut 176.

Sur les 13 cas où il y eut erreur, il se trouva deux femmes malades; dans l'un d'eux une grossesse gémellaire n'avait pas été diagnostiquée. Il reste donc en tout 53 naissances avec 43 diagnostics exacts et 10 diagnostics faux, c'est-à-dire 81,1 jugements exacts pour 100. Dans 6 cas où il y eut erreur, ou bien l'examen fut fait alors que l'enfant était sur le point de naître, ou bien le nombre des évaluations fut très faible, ou le nombre des pulsations présenta de grands écarts (une fois par exemple : de 128 à 144 dans trois évaluations), ou bien il varia en plus ou en moins autour des limites extrêmes et quatre cas furent compliqués d'une compression du cordon ombilical. Cet accident peut influer sur l'action du cœur fœtal et cette influence est à considérer. Si l'observateur n'avait pas fait ces évaluations en temps aussi court que quinze secondes, mais dans l'espace d'une minute, le résultat aurait peut-être été différent; car, pour une fréquence de 33 à 35 (répondant de 132 à 140), un battement de plus ou de moins rend le diagnostic incertain; il en est de même pour les nombres de fréquence les plus élevés.

En résumé, ce travail est favorable à l'opinion de Frankenhäuser.

Par contre, V. Hüter en conteste l'exactitude. Mais comme, dans ses évaluations, il ne comptait le pouls du fœtus que pendant cinq secondes, ses résultats ne peuvent résoudre la question pendante. Une différence de ce degré ne peut être vérifiée par des évaluations de cinq secondes. Les garçons devaient lui donner 10 et 11, les filles 12. Il s'agit précisément ici de 10 1/2 et 11 1/2 correspondant à 126 et 138, chiffres qui par le procédé de Hüter ne peuvent se présenter. Ses recherches ne prouvent donc ni pour ni contre la théorie.

Mais cette théorie semble être plutôt confirmée par un travail de F.-A. Schurig qui, au moyen d'observations d'un quart de minute, faites sur 31 grossesses, la plupart dans le dernier mois, a vingt-deux fois annoncé le sexe exactement. Pour 14 garçons bien diagnostiqués, la fréquence s'élevait, dans la matinée, en moyenne à 132 (pour 10 garçons), le nombre minimum de la moyenne étant 124, le maximum 138; et, dans l'après-midi, à 131 (minimum de la moyenne 124, maximum 136). La moyenne d'une journée n'était pas inférieur à 124, ni supérieur à 134. La moyenne des moyennes quotidiennes de quatorze journées s'élevait à 132. Le chiffre le plus bas que l'on constata fut 120 (cinq fois).

Chez les 8 filles bien diagnostiquées, la fréquence pour deux s'élevait, dans la matinée, à environ 139 et 142; comme moyenne, l'après-midi, à 141 (minimum 138, maximum 144). La moyenne de la journée ne tombait pas au-dessous de 140 et ne dépassait pas 144. La moyenne des moyennes quotidiennes de huit jours monte à 142.

Dans les 9 cas de diagnostic erroné, il y a à signaler quatre anomalies (2 maladies de la mère, une naissance avant terme, un enfant de très petite taille, ayant des mouvements anormaux), chez deux la fréquence oscille autour de 136, et pour trois seulement on ne trouve point la cause du diagnostic erroné. Car même dans le cas de bruit et d'enroulement du cordon ombilical, on a plusieurs fois porté un diagnostic exact. Nous avons donc 5 jugements erronés sur 27, autrement dit 81,5 jugements exacts pour 100. Cependant ce résultat ne peut être considéré comme absolu, pour la même raison qui empêche de regarder comme tel le résultat de V. Hüter, puisque que le calcul ne s'est fait que durant quinze secondes.

Il semble d'après une courte communication de Zepuder, qu'il ne se trompa que trois fois sur 49 cas, dans lesquels il ausculta les battements du cœur du fœtus dans la période qui s'étend de six heures au moins à vingt-six jours au plus avant l'accouchement. Mais cette expérience ne peut avoir de valeur, parce qu'elle n'est accompagnée d'aucuns détails. La notice est digne de remarque en ce qu'elle donne une plus grande fréquence du pouls chez les femmes qui mirent au jour des filles, que chez les mères d'enfants mâles. D'un autre côté, Zepuder dit que, sur 60 cas, il ne reconnut le sexe que cinq fois et que les battements chez les enfants mâles montaient de 120 à 122, rarement de 132 à 138, et chez les filles de 144 à 150, rarement à 156, par minute.

K. Schröder trouva chez les fœtus féminins (sur une moyenne de de 62) 149 battements par minute (en chiffres ronds), chez les mâles (sur 61) 145 (en chiffres ronds) ; et il reconnut, sur des fœtus jumeaux de sexe différent, une plus grande fréquence du bruit du cœur chez la fille (146 dans un cas, 152 dans un second cas, et chez le garçon 188 dans le premier cas, 132 dans le second), mais il se trompa si souvent, qu'il ne fut plus disposé à admettre la valeur de la moyenne de la fréquence pour le diagnostic du sexe.

Dans 50 cas qu'il a observés, C. Devilliers en 1862 trouva le pouls du garçon variant entre 124 et 140, le plus souvent de 128 à 136, et celui de la fille entre 124 et 148, le plus souvent de 136 à 140. Il se trompa « plusieurs fois » sur le diagnostic du sexe, comme Joulin (1867).

Par contre, J. Hutton affirmait (1872) que la fréquence 144 $\pm$ 6 autorisait à présager un garçon, et la fréquence 124 $\pm$ 6, une fille. Dans sept cas, cette donnée fut réalisée. Stolz (1873), penche aussi vers « la théorie » ; de même Hicks (1873).

F.-C. Wilson affirmait même que sur 100 cas il ne s'était trompé que neuf fois (1873). Sur 24 fœtus féminins, Willis E. Ford (1873) trouva comme minimum 120, comme maximum 160, comme moyenne

143 ; sur 38 mâles 110, 170, 142 1/2, ce qui contredit l'hypothèse de Frankenhäuser. Strong (1874) dans 50 cas n'a établi que 28 prévisions exactes, et il indique 128 comme maximum du fœtus mâle. Ses chiffres varient entre 118 et 180. La moyenne générale est 136. James Cumming supposait, avec non moins de complaisance, que $<$ 140 répondait à un garçon, $>$ 140 à une fille, et ne prophétisait que 62 fois avec exactitude sur 112 cas. Cependant Dauzats démontrait l'inexactitude de ces recherches.

En 1876, Mattei affirmait qu'un fœtus avec 130 jusqu'à 135 pulsations est habituellement un garçon, et qu'un fœtus avec 150 jusqu'à 160 pulsations est habituellement une fille, et qu'il n'avait relevé que trois fausses prévisions sur « plusieurs centaines » de cas. Dyers Peters, au contraire, arrivait par ses observations sur 30 femmes, à Boston, à ce résultat que, si un pouls plus fréquent permet de préciser une fille, et un pouls un peu moins fréquent, un garçon, il y a trop de facteurs inconnus, modifiant cette fréquence, pour qu'on puisse se servir de cette différence dans le diagnostic du sexe. Enfin, d'après leurs observations sur 70 grossesses, Budin et Chaignot avancent avec plus d'assurance que, dès maintenant, les accoucheurs ne doivent plus se donner la peine de chercher à établir le sexe, d'après la fréquence des pulsations.

Hecker arrive aussi à un résultat exactement semblable; car sur 109 cas, 50 fœtus masculins donnaient 7019, et 59 fœtus féminins 8293 battements cardiaques; la moyenne de chaque sexe est donc exactement la même, 140. Ce résultat d'un des plus éminents observateurs est d'une grande valeur; car il comptait pendant une minute entière et seulement pendant le calme absolu du fœtus. Il ne s'appliqua qu'aux derniers mois et trouva dans quelques cas 114 et dans d'autres 180 battements par minute.

De plus Engelhorn a examiné le pouls fœtal sur 37 mères et trouvé comme fréquence moyenne, pour les garçons, 138 (en chiffres ronds) et pour les filles 141 (en chiffres ronds). Dans ces observations, la différence pour chaque sexe est petite. Dans cette série, même les plus grandes fréquences, par exemple 160 se produisaient aussi chez des garçons, les plus petites, par exemple 120, chez des filles.

Enfin Dauzats a fait un travail de récapitulation et ajouté aux cas antérieurs, les 149 qui lui étaient propres. Il comptait, règle générale, une minute pleine, et un quart de minute seulement, quand pendant plusieurs quarts de minutes successifs, il trouvait des chiffres semblables. Quand il auscultait de 2 à 4 minutes, et que le nombre des pulsations noté sans interruption se produisait dans un état normal de calme de la mère et du fœtus, il ne lui paraissait pas nécessaire de poursuivre le compte. Il a réuni ses résultats dans quatre tableaux.

Le premier contient 34 cas pour chacun desquels, une observation seulement. Les extrêmes sont ici 128 et 160; il est facile de reconnaître, ce dont l'auteur ne fait pas mention, que la moyenne pour les 19 fœtus masculins s'élevait à 144,8 et à 141,9 pour les 15 fœtus féminins, que, par conséquent, ces derniers même ont une fréquence plus faible que les premiers. Une fréquence $>$ 145 sur 11 fœtus ne s'appliquait qu'à 5 filles tandis qu'une fréquence $<$ 135 sur 4 se rapportait à un garçon.

Le deuxième tableau renferme 18 cas avec des fréquences différentes, 132 et 150 sont les extrêmes. Ici il y a 10 garçons avec une moyenne de 139,1 et 8 filles avec une moyenne de 139. Il y a presque égalité.

Le troisième tableau comporte 55 cas ; ici l'on trouve en moyenne pour 26 garçons 139,1, pour 29 filles, 145,2.

Le quatrième tableau présente 42 cas; l'observation a eu lieu entre les douleurs de l'accouchement et certainement plusieurs fois dans chaque cas. Ici les garçons ont en moyenne 140,8 les filles 144,1.

Cela fait en tout, sur l'ensemble, un total de 149 cas, 73 garçons présentant 10 268 et 76 filles présentant 10 912 battements cardiaques par minute, c'est-à-dire que les premiers avaient une fréquence moyenne de 140,6, les dernières de 143,5.

Dauzats, ne renonçant pas tout à fait à la théorie de Frankenhäuser, ajoute aux siens, 535 cas des auteurs ci-dessus mentionnés. Il en retranche 198, dans lesquels une seule évaluation a été faite, ce qui est insuffisant; il en reste donc 337. Parmi ceux-ci 174 cas présentaient une fréquence de 135 à 145 avec quantités égales de garçons et de filles, c'est-à-dire la moitié des bonnes observations car le rapport 174 à 337 donne à peu près 50 p. 100.

Mais vient ensuite le résumé des observations d'après lesquelles dans « la plupart des cas » la fréquence dépassant 145 donnait une fille et, quand elle était inférieure à 135, un garçon. Dans ces cas désignés comme « la plupart » la proportion serait d'environ 70 p. 100.

Il existe donc effectivement une relation entre la fréquence du pouls et le sexe du fœtus; mais dans chaque cas isolé on ne peut l'appliquer et, par conséquent, l'utiliser pour juger le sexe. Car, si les sexes présentent souvent tous les deux de 135 à 145 pulsations, nombre de fréquence le plus commun (50 p. 100), les chiffres les plus élevés, au-dessus de 145, comprennent toujours environ un tiers de garçons, et les chiffres les plus faibles, au-dessous de 135, autant de filles.

Pour la pratique, l'évaluation numérique des battements du cœur fœtal ne peut fournir, par conséquent, aucune méthode capable de mener au diagnostic du sexe. Tel est le résultat de ces recherches difficultueuses.

L'ensemble des résultats tirés des évaluations numériques qui ont été faites dans le but de vérifier l'hypothèse de Frankenhäuser, ainsi que le démontre l'examen des résultats isolés, ne nous permet pas d'espérer qu'ils serviront à prédire plus tard, avec sûreté, le sexe des nouveau-nés en s'appuyant sur la fréquence de leur cœur. Certains observateurs ont plus souvent que d'autres pronostiqué d'une façon exacte : les uns ont plus de chance que les autres au jeu de hasard. Si le pouls variait déjà avant la naissance, avec le sexe, phénomène qui, après la naissance, ne se rencontre jamais, toutes choses égales d'ailleurs, cela même ne suffirait pas à établir le diagnostic, parce que la fréquence du pouls fœtal subit des variations notables pour des raisons en partie connues, en partie inconnues.

De toutes ces influences intéressantes, il y en a fort peu qui aient été vérifiées au point de vue théorique et pratique. Cependant tous les observateurs s'accordent à dire, comme cela a déjà été énoncé, que, immédiatement après des *mouvements violents de l'enfant*, la fréquence du cœur fœtal augmente et cela d'autant plus que ces mouvements ont été plus vifs et de plus longue durée. Pendant le repos, elle revient rapidement à la normale. Cependant Dauzats a remarqué souvent que des mouvements de l'enfant, *faibles* et même *répétés*, n'entraînaient jamais avec eux une modification de la fréquence du cœur. Il a aussi constaté une diminution de celle-ci à la suite des mouvements du fœtus. Ces deux effets, augmentation comme diminution, avaient une durée très courte. Ce même observateur soigneux a trouvé aussi, dans certains cas, que, durant les mouvements de l'enfant, le nombre des battements du cœur diminuait. Ce phénomène pouvait être produit par une compression passagère du cordon ombilical.

Puisqu'on trouve chez le fœtus qui ne s'est pas remué depuis un temps très long, une fréquence inférieure à celle de ceux qui sont agités et chez les nouveau-nés endormis une fréquence plus faible que chez ceux qui sont en état de veille, Hohl croit que dans la vie intra-utérine aussi, le sommeil peut amener un amoindrissement de la fréquence. Cette conjecture aurait un sens si l'on n'acceptait pas que le fœtus dort sans interruption, chose dont nous parlerons plus tard.

La dépendance du pouls du fœtus *du pouls de la mère* n'a pas été constatée; bien plus la fréquence du cœur fœtal peut augmenter à la suite de mouvements de l'enfant, tandis que celle du cœur de la mère diminue, et *vice versa*, les pulsations fœtales peuvent baisser pendant les douleurs de l'enfantement par exemple, tandis que celles de la mère montent.

Cependant, dans les états pathologiques (fièvre) on a constaté un accroissement et une diminution du pouls de la mère parallèles à l'accroissement et à la diminution du pouls du fœtus. Mais il faut se demander si, règle générale, quand la mère a le pouls d'une fréquence plus élevée, le fœtus aussi présente un pouls plus fréquent, et si on peut déjà reconnaître avant la naissance l'hérédité d'un pouls peu fréquent. Il s'agit encore de savoir si la *pyrexie* de la mère détermine une modification de la température du fœtus, cause d'une fréquence plus élevée, ou bien, si cette fréquence est influencée par le *pouls fébrile* de la mère, ce qui n'est pas vraisemblable.

Ziegenspeck remarque avec raison que cette influence de la température, comme l'indiquent mes recherches sur les animaux, publiées antérieurement, est évidente après la naissance même, et que cela se passe indubitablement de la sorte avant la naissance. Dauzats qui la nie, a étudié, à l'aide du stéthoscope, la fréquence avant et après des applications de glace ou d'un aimant froid sur le corps de la femme enceinte et n'a jamais trouvé de variations dans le nombre des battements. Cette expérience est par elle-même vicieuse, parce que les tissus animaux sont très mauvais conducteurs et parce que le fœtus est plongé dans un liquide aqueux, et que l'eau a une chaleur spécifique très élevée, enfin parce que dans les parois abdominales et utérines circule une grande quantité de sang, suffisante pour ramener rapidement l'abaissement local de la température à celle du corps.

L'observation n° 6 de Ziegenspeck démontre nettement l'influence de la température de la mère. Dans ce cas, à la suite d'un processus inflammatoire dans l'utérus de la mère et peut-être aussi dans son péritoine, il se manifesta maintes fois chez elle une élévation vespérale de la température et une rémission matinale.

Le 17 avril, à dix heures du soir, la température marquait 39°,2 C., la fréquence 155; le 18, à huit heures du matin, température 36°,6 C., fréquence 123; à dix heures du soir, température 38°,6, fréquence 162; le 19 avril, matin et soir, température et fréquence normales, cette dernière était au matin de 132 et au soir de 145; le 20 au soir, température 39°,2, fréquence 182. Le 22 avril, naissance d'un garçon se portant bien. L'élévation de température ne suit pas une marche absolument parallèle à celle de l'élévation de la fréquence; la cause en est due à la propriété qu'ont les eaux de l'amnios d'absorber de la chaleur, de telle sorte que ces modifications de la température ne peuvent se faire sentir que plus tard sur le fœtus.

On connait peu de chose sur l'influence possible de l'*âge* du fœtus. Mais comme on a vu le cœur humain battre déjà à la troisième semaine, on est donc, si on le compare aux cœurs des animaux, en droit de supposer par analogie, qu'au début la fréquence est moins grande que plus tard, et qu'il n'est pas inconciliable d'ailleurs, d'affirmer que dans l'état de calme le plus profond, la fréquence reste presque constamment à la normale, depuis le cinquième mois jusqu'à la naissance, et qu'en somme elle est irrégulière dans certains cas. Si l'on notait la fréquence du cœur chez des enfants nés avant terme, au bout de sept mois, en tenant compte du *poids* et de la *longueur du corps*, on trouverait probablement des différences constantes pour des observations nombreuses. Devilliers affirmait, tout au moins, que plus un fœtus est lourd, plus faible est la fréquence de son pouls, et que longtemps avant la naissance, les fœtus féminins, quand ils sont grands et lourds, peuvent présenter une fréquence aussi faible que les fœtus masculins à une époque voisine de la naissance. Comme après la naissance, des sujets d'un poids et d'un volume considérables ont une fréquence moindre que de plus petits dont la circulation est d'une durée plus faible, il est certes probable que, parmi les fœtus humains d'un même âge, les plus lourds ont une fréquence moindre.

Mais dans les recherches faites jusqu'à présent, on n'a jamais trouvé un rapport constant entre la fréquence du pouls et le poids. Dauzats qui a résumé quelques cas, arrive à un résultat purement négatif.

Les évaluations numériques, faites par plusieurs observateurs sur des nouveau-nés qui ont déjà tété, ne sont pas comparables entre elles. Il serait à souhaiter qu'on examinât la fréquence du cœur chez les nouveau-nés des deux sexes et de différentes races, durant la première heure, pendant leur sommeil et avant qu'ils aient bu, et en tenant compte du poids, de la longueur et de la race, cela d'une manière plus précise qu'on ne l'a fait jusqu'ici, de façon qu'on puisse vérifier s'il survient, pendant les mouvements des membres, les cris ou un faible réchauffement, une augmentation de la fréquence et si de fortes excitations, comme la pression, un choc, le froid, ne déterminent pas une diminution de la fréquence des battements du cœur. Relativement à ce dernier point on doit sans doute pratiquer l'excitation périphérique — principalement pendant que le nouveau-né dort — de façon telle que les cris ou un réflexe d'un autre ordre ne déterminent aucune augmentation de la fréquence. Chez l'adulte, il suffit d'une apposition réitérée de la main sur le ventre pour faire descendre la fréquence du pouls. On peut se demander si les propriétés de la branche cardiaque du nerf vague sont les mêmes chez le nouveau-né que chez le fœtus. Si l'expérience réussit à démontrer qu'un choc léger sur le ventre produit une diminution de la fréquence, on sera en droit d'admettre la fonction modératrice de la branche cardiaque du vague chez le nouveau-né. Si elle ne réussit pas à produire ce phénomène, l'existence de cette fonction ne sera pas encore contredite, car les voies centripètes pourraient être encore impraticables.

Des recherches expérimentales démontreront plus tard si et comment le *siège de l'enfant*, la *position du fœtus* et les conditions physiologiques de la mère déjà mentionnées exercent une influence sur les mouvements cardiaques du fœtus et du nouveau-né.

Il est notoire que ni le *cerveau* ni la *moelle cervicale* ne sont nécessaires aux mouvements du cœur, d'après deux cas rapportés par Lussana d'acéphales nés avec un cœur battant, bien qu'ils n'eussent pas de moelle cervicale et ne respirassent pas.

On est de même en droit de faire de grandes restrictions à l'égard de l'influence que pourrait avoir l'action nerveuse sur les modifications de la fréquence du cœur fœtal pendant l'accouchement et immédiatement après la naissance.

Enfin, dans toutes les recherches faites sur le bruit du cœur du fœtus, il est à remarquer que parfois même les meilleurs observateurs n'ont pu les découvrir ou bien que, dans des grossesses gémellaires, ils n'ont entendu qu'un seul cœur battre, fait dû à une résonnance défavorable.

Parmi les causes qui ont une influence certaine immédiatement après la naissance, il faut citer principalement les *premières inspirations* dans l'air.

Chez un garçon nouvellement né, Breslau a trouvé, une demi-heure après la naissance, 136 battements du cœur par minute; chez une fille dans les mêmes conditions, 116; plus tard sur onze garçons, de la deuxième à la seizième heure, de 100 à 132 battements, en moyenne 118; sur six filles, de la douzième inclusivement jusqu'à la vingtième heure, de 96 à 132, en moyenne 113. La fréquence fut observée à l'aide de l'auscultation stéthoscopique, chez les enfants à jeun.

Le nombre des cas est trop petit pour permettre d'en tirer des conclusions générales. Cependant il est important de constater que, dans les 15 cas où l'examen de la fréquence du cœur fœtal a été fait avant la naissance et durant les vingt premières heures qui la suivirent, on a constaté un abaissement significatif.

Cet abaissement ressort nettement des nombres suivants de Breslau :

Garçons.	Avant la naissance.	Après la naissance.
1	156	136
2	152	132
3	140—144	132
4	140	124
(5)	144	120
6	124—140	116
(7)	138—144	108
(8)	140—152	104
9	128	100

Filles.	Avant la naissance.	Après la naissance.
1	152	132
2	140	116
3	140	116
4	132—136	112
5	124	108
(6)	140	96

La diminution, après la naissance, est constante et même il existe un parallélisme entre les fréquences supérieures et inférieures qui s'observent avant et après la naissance. Ce résultat n'est en contradiction qu'avec les chiffres mis entre parenthèses. Mais ce qui est très important c'est qu'il n'y a pas dans toute la série, une seule exception à la diminution absolue après la naissance.

Dans un cas seulement d'accouchement gémellaire que Hecker observait, il ne put constater aucune diminution. L'un des fœtus avait présenté *dans l'utérus* 128 pulsations, l'autre 144; après la naissance, la fréquence du premier resta à 128, tandis que celle du dernier monta encore. Dans ce cas quelques circontances particulières empêchèrent-elles la diminution de se produire, ou bien, chez les jumeaux, n'est-ce pas la règle générale? c'est ce qu'on ignore. Dans les naissances ordinaires, la règle générale est qu'une diminution considérable survienne. Elle tient peut-être à ce que, après ou pendant la naissance, commence l'action des nerfs vagues due à ce que l'excitation du centre respiratoire réagit immédiatement sur la branche cardiaque du pneumogastrique. Cependant ici la pression sanguine vient aussi en considération. Chez les enfants dont on a sectionné le cordon ombilical immédiatement après la naissance, la fréquence doit être la même qu'avant la naissance, et chez ceux auxquels on a pratiqué cette opération tardivement, la diminution doit être forte, elle va par exemple de 138 à 96, comme Adrian Schücking l'a observé. Peut-être ces chiffres sont-ils modifiés plutôt par le moment de la première inspiration, que par la section du cordon ombilical; les recherches manquent à cet égard. La respiration artificielle par insufflation ou par excitation, particulièrement d'après la méthode de B.-S. Schultze, exerce une influence remarquablement rapide et forte sur l'élévation des battements du cœur tombés très bas, à cause du retard apporté à la respiration du nouveau-né. Dans ce cas, l'entrée précipitée de l'oxygène doit produire une hausse de la fréquence.

Comme dans les recherches faites jusqu'ici on n'avait pas eu spécialement en vue les changements de la fréquence des battements après la naissance, le Dr Ziegenspeck a, suivant mon désir, compté les battements du cœur sur les mêmes sujets durant une minute entière aussi bien avant que pendant et immédiatement après la naissance (à Iéna). Je détache spécialement ce qui suit de son mémoire couronné.

1° Pendant la grossesse, les mouvements actifs ou passifs et la température exercent une influence sur la fréquence du cœur. Mais les oscillations de celle-ci n'ont absolument rien de typique, c'est-à-dire que la fréquence ne monte ou ne baisse pas avec constance durant le cours de la grossesse; 2° pendant l'accouchement, les causes susnommées et les douleurs influent sur cette fréquence; 3° après la naissance, on observe d'abord, *à la suite des premières respirations, une augmentation considérable de la fréquence* correspondant au moment où le sang fait irruption dans les vaisseaux pulmonaires nouvellement ouverts, puis il se produit une diminution importante correspondant au moment où le ventricule gauche seul n'est pas encore assez développé pour le travail qu'il a à effectuer; et, au bout de quelques jours, survient graduellement une nouvelle augmentation de la fréquence qui semble devoir être attribuée à la force acquise par la paroi musculaire du ventricule gauche, mais qui ne rejoint pas la normale d'avant la naissance.

En outre, les résultats qui découlent de 15 séries d'observations, dans 15 cas, indiquent que l'influence de l'âge ne peut être constatée, que des mouvements du fœtus peuvent n'être pas suivis d'une augmentation de la fréquence, qu'il est très rare que la fréquence du cœur des nouveau-nés endormis atteigne celle des fœtus, que la fréquence du cœur fœtal, la nuit, ne s'éloigne pas d'une façon appréciable de celle que l'on observe pendant le jour.

Les moyennes suivantes sont fournies par des fœtus normaux :

Matin.	Après-midi.	Soir.
137,22	137,31	137,06

Il est aussi à remarquer que l'influence qu'ont les mouvements du fœtus sur l'augmentation de la fréquence, disparaît en général vite avec le retour du calme. Pendant les premières douleurs de l'accouchement, le nombre des battements du cœur augmente presque chaque fois.

Ziegenspeck croit que l'on doit constater une diminution constante du nombre des battements du cœur, dans les accouchements réguliers, immédiatement avant ou après la rupture de la poche des eaux. Cependant le nombre des observations est encore trop petit pour admettre cette oscillation comme typique, d'autant plus que Dauzats dans 24 cas ne l'a pas trouvée régulièrement.

Après Ziegenspeck, il n'y a plus à douter de l'augmentation de la fréquence observée au commencement et à la fin de chaque douleur, par Schwartz, Frankenhäuser et Depaul, toutes les fois qu'il s'agit d'accouchements normaux.

Si l'on ne tient pas compte de ces oscillations de courte durée, au moment de la naissance, Ziegenspeck démontre, par le résultat de ses soigneuses observations sur la fréquence, immédiatement avant le commencement de la première douleur, et immédiatement après la fin de l'accouchement, que, aussitôt que l'enfant est expulsé, il se produit, pendant la première respiration, une accélération des mouvements du cœur telle qu'il ne s'en produit normalement ni avant ni après. C'est au plus si au huitième jour on a trouvé la fréquence remontée à ce niveau, pendant les cris de l'enfant. Elle se maintenait dans les cas observés entre 150 et 192 battements du cœur. Dans l'occurrence, les enfants sont, à ce moment, mouillés et exposés à une atmosphère fraîche; cette double cause devrait ralentir le pouls. Le plus souvent, au bout de 15 à 20 minutes déjà, cette fréquence baisse considérablement et, dans quelques cas assez rares, elle se maintient encore une heure. Le nouveau-né dort presque toujours et l'on observe pendant son sommeil une diminution de la fréquence descendant fort au-dessous de 100, parfois jusqu'à 78 battements. Cet amoindrissement de la fréquence persiste rarement plus d'un jour ou deux. Mais toujours il a lieu et ne disparaît que du troisième au cinquième jour devant une augmentation graduelle.

Donc déjà pendant ce court laps de temps, le ventricule gauche doit avoir atteint une vigueur remarquable.

Les recherches de Breslau ont démontré (à la suite de l'élévation passagère omise jusqu'ici, se produisant régulièrement pendant les premiers mouvements respiratoires) l'importance de cette chute constatée aussi par Ziegenspeck sur cinq garçons et huit filles.

Il trouva en moyenne :

	Garçons.	Filles.
Avant la naissance..........	136,01	130,39
Après la naissance..........	110,83	113,56

La fonction du pneumogastrique se développant graduellement, peut très bien participer à cette diminution de la fréquence, cette fonction n'aurait pas encore commencé immédiatement après la naissance.

Peut-on admettre que le rameau cardiaque du vague exerce une influence modératrice sur l'activité du cœur immédiatement après la naissance? On serait certes en droit d'en douter, d'après les expériences faites par Soltmann sur des nouveau-nés et sur de tout jeunes chiens, chats et lapins. Mais Tarchanoff a trouvé sur des cobayes nouvellement nés, que l'excitation des vagues détermine comme sur les animaux adultes une diminution de la fréquence et un arrêt en diastole; Bochefontaine a observé le même fait sur des chiens de trois jours, et Kehrer établit que la compression du crâne, exercée au moyen des doigts, sur de tout jeunes lapins, ne provoque pas de diminution de la fréquence des battements du cœur après la section des vagues. Je présume que, selon les recherches de Soltmann qui, d'ailleurs, ne fournissent aucune preuve concernant l'*absence absolue d'action* de l'excitation électrique des vagues, mais qui pourraient tout au plus démontrer la faible excitabilité des fibres modératrices des vagues, je présume, dis-je, que sous l'influence d'une respiration artificielle et continue et peut-être sous celle des lésions qui lui sont concomitantes, les fibres nerveuses ont perdu en partie leur excitabilité, fait avec lequel concorderait le suivant, à savoir que la section des vagues, chez les nouveau-nés — et sans doute aussi chez le fœtus — n'occasionne aucune modification dans la fréquence, et que chez eux l'expérience de la percussion de Goltz donnerait une réponse négative. Les recherches de Soltmann et celles d'Anrep qui leur sont analogues, sont favorables en somme à l'opinion d'après laquelle l'action modératrice n'existe pas, longtemps avant la naissance et ne se perfectionne dans tous les cas qu'après la naissance. Anrep a trouvé que l'excitation des vagues chez des chats, au moment de la naissance, ou seulement quelques heures après, ne produit ni l'arrêt du cœur, ni celui du ventricule, ni celui de l'oreillette; que chez des chats d'une à deux semaines, l'arrêt du cœur est complet, que la section des vagues dans les premiers jours de la vie ne détermine pas une augmentation de la fréquence du cœur et que l'empoisonnement par l'atropine ne modifie pas davantage cette fréquence. Langendorff a trouvé aussi le même fait chez des animaux nouvellement nés. Mais il remarqua que l'excitation électrique des vagues chez les nouveau-nés provoque cependant une diminution de la fréquence et un arrêt du cœur, si le nerf n'a pas été comprimé. D'après ses recherches, la muscarine produit de même une diminution de la fréquence du cœur qui va jusqu'à l'arrêt, chez les nouveau-nés, et l'atropine détruit l'action de la muscarine. Le même observateur a constaté que la compression de la trachée et la suspension de la respiration artificielle, par l'ouverture du thorax, provoque une diminution de la fréquence, qui n'a pas lieu si on a administré de l'atropine auparavant. Ainsi donc, les vagues des nouveau-nés contiennent déjà des fibres modératrices.

La contradiction des résultats de ces expériences trouve probablement son explication dans les méthodes d'excitations employées, et dans l'inégale maturité des animaux nouveau-nés, ce qui serait digne de nouvelles recherches. Les cobayes nouvellement nés sont beaucoup plus développés que les lapins nouvellement nés et il est très probable que l'excitabilité des nerfs d'arrêt varie avec les différentes espèces animales.

Une modification sur laquelle on a beaucoup discuté, pour l'interprétation de laquelle on a fait intervenir l'action du nerf vague, c'est la diminution de la fréquence *pendant les douleurs de l'accouchement*.

Après que Lejumeau (1822) et après lui beaucoup de praticiens eurent remarqué que, pendant les douleurs de l'accouchement, les mouvements du cœur diminuent, pour quelques-uns de fréquence seulement, pour d'autres d'énergie aussi, Hermann Schwartz a examiné d'une façon très attentive le pouls fœtal au moment de la naissance et a trouvé que dans tous les cas où l'acte de l'accouchement ne trouble pas la vie du fœtus, de façon que l'enfant vienne au monde sans trace d'asphyxie, et pleinement en vie, la fréquence des battements du cœur chez le fœtus demeure constante depuis le commencement de l'accouchement jusqu'à l'expulsion, abstraction faite de modifications absolument passagères. Il observa la même chose pour l'intensité des battements du cœur, autant du moins que le lui permettaient les conditions successives et étrangères qui influaient sur la force des bruits du cœur. Dans la plupart des cas, la fréquence normale, durant les derniers mois, atteignait 12 en cinq secondes, par conséquent 144 par minute, une fois seulement 180, rarement 120 et jamais moins.

Au lieu de cette constance dans la fréquence du cœur du fœtus au moment du *status nascens*, Schwartz a plus souvent observé un ralentissement de 1 à 5 battements en cinq secondes pendant les contractions de l'utérus et un affaiblissement des battements du cœur, mais de telle façon que ces deux facteurs doivent être considérés encore comme physiologiques, puisque le ralentissement qui a lieu pendant les intervalles des douleurs, revient rapidement à son premier niveau et ne cause suivant la règle aucun préjudice.

Ce fait fut constaté spécialement par V. Hüter, B.-S. Schultze, et F.-A. Kehrer. Ce dernier trouva que pendant les douleurs et aussi pendant la période avancée de l'expulsion, le ralentissement arrive vite, que bientôt il disparaît complètement, que, dans certains cas même, une accélération survient durant les douleurs (de 116 à 156), différences sans doute attribuables aux variables intensités des douleurs de l'expulsion. Dans les intervalles des douleurs, Dauzats trouva pour 24 naissances normales — après la rupture de la poche des eaux — neuf diminutions, trois augmentations, quatre constances, deux fois de la diminution d'abord et une forte augmentation après, six fois des variations de la fréquence oscillant ici physiologiquement entre 100 et 200.

On a fait différentes hypothèses pour éclaircir l'influence des douleurs sur les mouvements du cœur du fœtus, influence qui diminue la fréquence.

Schwartz admit d'abord que la fréquence du cœur était diminuée par les contractions de l'utérus déterminant une compression du placenta, par conséquent une augmentation de la pression sanguine dans les artères ombilicales, un afflux plus grand dans la veine ombilicale, avec réplétion des vaisseaux du fœtus et diminution de la fréquence du cœur; mais il renonça à son opinion quand Schultze eût objecté que la compression des capillaires devait déterminer un afflux de sang moins considérable dans la veine ombilicale. Mais l'opinion primitive de Schwartz d'après laquelle, pendant les douleurs, le sang arriverait en abondance dans la veine ombilicale, trouve un appui solide dans le renseignement apporté par A. Schücking, d'après lequel la pression sanguine serait considérablement augmentée dans la veine ombilicale pendant les douleurs. La pression mesurée avec le manomètre a été trouvée pendant les douleurs plus de deux fois supérieure à ce qu'elle est dans les intervalles. Cet appui pèche cependant, car on se demande si la pléthore du fœtus produit ou un ralentissement, comme on le supposait généralement au début, ou une accélération du pouls; ou bien encore, si, pendant les douleurs, le placenta, comme Poppel le croit, n'est comprimé qu'en partie, ou s'il l'est dans toutes ses parties, comme le veut B.-S. Schultze.

Un autre facteur sur lequel plusieurs auteurs ont donné des explications, c'est la soi-disant compression générale subie par le fœtus pendant la douleur. Puisqu'une augmentation considérable de la pression de l'air qui enveloppe l'individu après sa naissance détermine ordinairement un ralentissement du pouls, l'augmentation de la compression exercée par l'utérus sur le liquide de l'amnios et sur tout le fœtus pendant la douleur pourrait aussi produire la diminution de la fréquence du cœur, ou tout au moins collaborer à cette diminution, comme B.-S. Schultze le faisait spécialement remarquer. L'influence qu'exerce sur le pouls l'augmentation de *la pression atmosphérique* chez *les animaux qui vivent dans l'air* est d'une essence si différente de l'influence exercée sur le pouls des fœtus de ces mêmes animaux par l'augmentation de la pression généralisée du milieu qui les entoure, que Kehrer crut, après avoir observé l'influence de l'augmentation de la *pression de l'eau* sur le battement du cœur des *animaux aquatiques* non développés, s'être rapproché davantage de la solution de cette question : en général, est-il permis d'admettre que la compression ralentisse le pouls du fœtus? Il plaçait à cet effet des larves de triton dans une eau dont la pression variait de $0^m,11$ à 11 mètres, mais trouvait que, malgré ces changements importants de pression, la respiration branchiale n'indiquait aucune modification de la fréquence du cœur, tandis que cette même fréquence montait d'une façon marquée sous l'influence d'une faible augmentation de la température de l'eau et diminuait avec l'abaissement de cette température. Kehrer en concluait qu'on n'avait nullement le droit d'admettre le ralentissement du pouls pendant les douleurs, sous l'influence d'une augmentation générale de la pression, puis il mentionnait les expériences faites dans le but de mesurer la pression pendant les douleurs au moyen du tokodynamomètre de Schatz et d'autres procédés moins probants.

Quand même la pression n'atteindrait pas réellement pendant les douleurs un tiers d'atmosphère, ce qui représente environ la pression de $3^m,4$ d'eau, il n'y aurait absolument pas lieu d'accepter la conclusion de cet auteur ; car la larve du triton avec sa température basse qui dépend, à un haut degré, de la température extérieure, avec ses branchies, et son besoin d'oxygène relativement faible, abstraction faite de sa structure qui est absolument dissemblable de celle de l'animal à sang chaud, lequel est très sensible à la privation d'oxygène, la larve du triton, dis-je, ne peut en rien être comparée au fœtus humain qui ne respire pas extérieurement. Si même une forte pression de l'eau avait entraîné une diminution du nombre des battements du cœur du jeune triton, il ne s'en suivrait pas une explication du ralentissement chez le cœur humain pendant les douleurs. Il en est de même en ce qui concerne la diminution de fréquence des battements du cœur de l'homme et des animaux, observée à la suite de l'augmentation de la pression atmosphérique.

Ainsi donc, l'influence que l'augmentation de la compression du fœtus pourrait exercer pendant les douleurs sur les mouvements du cœur n'est, pour le moment, ni prouvée ni contredite.

Une troisième hypothèse se présente, à savoir si la compression du crâne, qui survient à chaque douleur, ne détermine pas une diminution de la fréquence du cœur fœtal par excitation des vagues à leur origine. Grâce aux expériences ingénieuses de Leyden, de Schwartz, et d'autres, sur des animaux trépanés, le fait est établi. Une forte compression du cerveau excite les vagues et, par conséquent, amène une diminution de la fréquence du cœur; car, après la section du nerf vague, la compression du cerveau est sans action.

Frankenhäuser avait déjà signalé la diminution importante de la fréquence du pouls après l'application du forceps et la compression du cerveau que cette opération entraîne.

Kehrer affirme que la compression du cerveau a lieu normalement pendant les douleurs et que les vagues sont excités.

Le jour de leur naissance, les lapins, comme le prouve Schwartz, quand ils ont été amenés le plus possible à un état d'apnée, présentent par la pression du crâne au moyen des doigts, une diminution du nombre des battements du cœur et aucun mouvement d'inspiration. Kehrer trouvait que la diminution ne survient pas après la section des vagues. Ces travaux ne sont certes pas d'accord avec ce qu'a trouvé Soltmann d'après lequel les vagues, les premiers jours, n'ont pas encore ou n'ont pas constamment une action modératrice; mais ici l'âge des animaux n'a pas été exactement indiqué ; sous le rapport de l'appareil modérateur, à cette époque, ils se comportent d'une façon relativement très inégale, et Anrep n'observait, sur un chat de six jours, à la suite de l'excitation des vagues, aucune diminution de la fréquence, tandis que, chez un chat de sept jours (de la même portée) il déterminait un arrêt complet du cœur. Les recherches de Soltmann aussi, comme il a déjà été dit, sont très contestables.

L'hypothèse de la compression du cerveau n'est donc nullement renversée. D'un autre côté, un fait important est que la présentation par le siège détermine chez l'enfant, au moment de la naissance, une diminution de la fréquence du pouls. Mais il n'est encore nullement prouvé, que dans les présentations du sommet, il se produise notoirement une compression du cerveau suffisante pour exciter les vagues. Les recherches pour démontrer ce fait artificiellement sont par conséquent insuffisantes, et cela peut s'appliquer aussi aux recherches de Kehrer, car elles ne s'attachent qu'à une partie seulement des facteurs qui agissent.

Avant tout, s'il était exact, comme Kehrer le prétend, que le crâne de l'enfant dans la poche des eaux, se heurtant pendant les douleurs contre la paroi de l'utérus ou la chassant devant lui, supporte une pression plus forte que le reste de l'œuf (en ce que, pendant les douleurs, il ne peut fuir dans l'eau de l'amnios et que la partie de l'utérus poussée en avant et plus fortement irritée se contracte avec plus d'énergie), cela ne montrerait pas pourquoi, dans les accouchements normaux il arrive très fréquemment, soit 19 p. 100, d'après V. Hüter, qu'il ne se manifeste aucun changement dans la fréquence du cœur.

Il ne se produirait donc aucune excitation des nerfs vagues. Pourquoi parfois la pression du cerveau excite-t-elle les vagues et d'autres fois est-elle sans effet?

Avant tout, l'opinion légitime de Lahs doit subsister, opinion d'après laquelle avant la rupture de la poche des eaux, une pression plus forte ne s'exerce pas sur la tête et la prétendue *observatio crucis*, que Kehrer a recommandée aux vétérinaires, ne pourrait avoir de valeur quand même chez les animaux domestiques dont les os du crâne sont joints d'une façon qui les rend immobiles à leur naissance déjà; chez les ruminants, aucune diminution de la fréquence du cœur ne survient pendant les contractions de l'utérus. Cette observation ne serait pas de nature à trancher la question, puisque, suivant cette hypothèse, chaque fois que la tête se présenterait, la diminution de la fréquence du cœur devrait survenir à cause de la compression du crâne, quand les douleurs se font sentir, et si la tête ne se présente pas en avant, la diminution du nombre des battements du cœur ne devrait pas arriver. Ces deux faits ne se vérifient pas.

Par contre, au moyen d'une forte compression produite artificiellement sur le crâne, par le forceps, par exemple, les vagues peuvent très bien être excités et, par conséquent, les mouvements du cœur diminués, comme Frankenhäuser l'a énoncé tout d'abord.

Il reste encore une hypothèse, la quatrième, à l'effet d'expliquer l'influence de la douleur sur le cœur fœtal; cette hypothèse, émise par B. Schultze, consiste à dire que les vagues seraient excités et par conséquent les battements du cœur modérés pendant les douleurs, à cause de la diminution de l'oxygène du sang du fœtus. Au point de vue des dates elle est antérieure à l'hypothèse précédente (1866), et l'idée de faire intervenir de cette façon les vagues chez le fœtus, a d'abord été exprimée par Schultze qui se basait sur des recherches de Thiry. L'hypothèse de la compression du cerveau de Kehrer diffère de l'explication de Schultze (envisagée par lui comme déjà réfutée) seulement sous le rapport du mode d'excitation des vagues : pression du cerveau au lieu de vénosité. Il résulte de l'expérience de Thiry, qu'un animal amené à l'état d'apnée par l'insufflation de l'air manifeste, peu après l'interruption de la respiration artificielle, une diminution de la fréquence du cœur, diminution qui n'a pas lieu après la section des vagues et précède la dyspnée.

Donc selon Schultze, si les contractions de l'utérus portent préjudice à la respiration placentaire, à cause de la compression qu'elles exercent, l'oxygène commençant à diminuer dans le sang du fœtus, les nerfs vagues seuls sont excités, sans que le centre respiratoire le soit en même temps — sans quoi les mouvements respiratoires précoces devraient intervenir, ce qui n'est normalement pas le cas, au moment de la diminution du pouls. Dans les intervalles des douleurs, l'obstacle à l'échange des gaz dans le placenta est levé, l'excitation des vagues disparaît, le cœur bat normalement.

Cette ingénieuse explication donne lieu aux objections suivantes :

1° Les vagues pourraient avant la première inspiration n'être pas encore doués de la moindre action modératrice. La fréquence du cœur du fœtus est beaucoup plus rapide que celle de l'individu né, comme cela a été démontré plus haut, et quelques expériences sur les animaux prouvent que l'excitabilité des nerfs d'arrêt est plus faible les premiers jours qui suivent la naissance. En outre, la fréquence normale du cœur du fœtus est la plus haute qu'on observe dans toute la vie, ce fait est absolument constant. On pourrait attribuer facilement ce phénomène à ce que les fonctions des vagues ne sont pas encore établies et avancer qu'au début de la respiration aérienne, ou grâce à elle, les fonctions des vagues (sous l'influence de l'excitation de la peau) se développent graduellement. Mais quelque exacte que soit cette considération, du manque d'*excitation* avant la naissance il ne s'ensuit pas qu'il y ait manque d'*excitabilité*. Il serait plus possible que la modification du sang intervînt, selon l'idée de Schultze, au moment de la naissance, pour exciter la branche vague du cœur à son origine. Les expériences sur les animaux réussissent différemment et leurs résultats sont inapplicables à l'homme. Cette objection n'est donc pas d'un grand poids.

2° Il est contestable que, par la compression des vaisseaux de l'utérus, pendant la douleur, les capillaires du placenta soient rétrécis, comme le remarque Kehrer. Indépendamment de ce que, pendant la contraction musculaire, la vitesse du courant sanguin augmente en général, mais uniquement parce que les plus petits vaisseaux seuls ont été fortement comprimés, on a cru que la contraction du muscle utérus pourrait difficilement amener un rétrécissement des vaisseaux maternels chargés d'amener ou d'emporter le sang, et qu'une compression mécanique exercée sur les capillaires pourrait être difficilement provoquée par la pression intra-utérine égale sur tous les points. Cependant il n'en est pas moins vrai qu'un obstacle à l'échange des gaz survient dans tous les cas dans le placenta pendant les contractions de l'utérus, car le muscle en activité, dans lequel le sang circule, a besoin, comme on le sait, de plus d'oxygène que le muscle en repos. Il en est de même de l'utérus en activité ou en repos. Pendant les douleurs, le sang en mouvement emportant un excédent d'oxygène, le sang du fœtus pourra tirer profit de cet oxygène dans le placenta pendant le repos.

Le fait principal est que la respiration placentaire peut être lésée durant les douleurs, alors même que la circulation ne serait pas gênée.

Donc la seconde objection est également sans grande valeur.

3° Lors même que les modifications qui surviennent durant l'arrivée ou la sortie du sang se produiraient normalement sous l'influence de la douleur, et ne seraient pas compensées par l'augmentation des battements du cœur de la mère, il n'en résulterait pas un accroissement extrême de la vénosité du sang du fœtus et il s'ensuivrait une diminution un peu plus grande, mais non considérable des mouvements du cœur, parce que les vagues sont peu sensibles aux faibles changements de proportion d'oxygène et d'acide carbonique du sang; mais en face de changements de proportions plus considérables, le centre respiratoire serait impressionné. Pourtant des mouvements respiratoires prématurés n'accompagnent pas le ralentissement des mouvements du cœur pendant les douleurs.

Cette objection s'accorde avec ce que dit Kehrer, à savoir que, chez le nouveau-né, la branche cardiaque des vagues présente réellement une excitabilité plus faible que le centre respiratoire.

4° Si chaque douleur augmentait la vénosité du sang du fœtus, au point de provoquer une excitation des vagues, il n'est pas compréhensible que dans un cinquième environ des naissances, il ne survienne aucune diminution de la fréquence du cœur, et on serait obligé dans ce cas d'accepter une grande différence de l'excitabilité des vagues d'un individu à l'autre, ou d'admettre une grande irrégularité dans le degré de la vénosité du sang.

5° L'expérience de Thiry sur l'animal est exacte, comme Schwartz l'a trouvé, en tant que sous l'influence de l'interruption de la respiration artificielle dans le thorax ouvert, le ralentissement du cœur survient plus tôt que la dyspnée, mais pourtant ce fait est toujours consécutif au retour préalable des contractions rhythmiques du diaphragme, c'est-à-dire des mouvements respiratoires. Chez le fœtus, avant la naissance, les nerfs vagues seuls, à l'exclusion du centre respiratoire, doivent être excités par le sang veineux. Par conséquent l'expérience de Thiry ne vient pas à l'appui de l'hypothèse (Kehrer). Différentes fois j'ai repris cette expérience et ai trouvé que, chez le cobaye, le thorax ayant été ouvert, l'interruption de l'insufflation de l'air a été suivie chaque fois de plusieurs mouvements inspiratoires du diaphragme *d'abord, puis* du ralentissement du pouls, et ce dernier phénomène avait lieu avant que les contractions diaphragmatiques eussent pris un caractère de dyspnée, par conséquent ceci est en parfait accord avec les assertions de Schwartz et Donders.

De ces cinq objections, la dernière est si importante et si difficile à réfuter, qu'il n'est plus permis pour le moment d'accepter l'opinion de Schultze dans toute son étendue.

En réalité l'intervention des vagues, affirmée par Schultze, est très vraisemblable ; cependant l'excitation de ces nerfs n'est pas provoquée par le sang, mais probablement par un réflexe énergique ayant pour cause les contractions de l'utérus qui déterminent une pression sur la surface du fœtus. De nombreux travaux prouvent combien la branche vague du cœur réagit facilement à une telle excitation périphérique. Un réflexe du vague est-il moins facilement provoqué sous l'influence d'une plus faible vénosité, et les nerfs cutanés sont-ils moins excitables, ainsi que l'indiquent les expériences faites dans ce but, sur les animaux adultes, en état d'apnée, alors l'action sur le cœur (en dehors de l'hypothèse des différences individuelles de l'excitabilité des vagues) ne se produirait ni chez le fœtus, ni après la naissance.

Les cas rarement observés où les mouvements du cœur fœtal sont *accélérés* pendant les douleurs, et les cas aussi rarement observés où ils ont présenté une *irrégularité* considérable démontrent que plusieurs facteurs agissent ensemble : l'excitation des nerfs vagues à la suite de l'excitation périphérique des nerfs cutanés, les changements survenus dans la masse du sang qui doit être expulsé par le cœur, dans le même temps, l'épuisement des nerfs vagues, l'excitation des nerfs accélérateurs du cœur, les modifications de l'excitabilité des nerfs du cœur et des centres cardiaques, avec les différences de la quantité de l'oxygène du sang du cœur, doivent être pris en considération dans chaque cas.

Les cas dans lesquels, immédiatement avant les douleurs, une augmentation de la fréquence du cœur, augmentation faible et de courte durée a été observée chez le fœtus humain, peuvent être interprétés peut-être sans l'intervention des nerfs. Cette accélération avant les douleurs se présente probablement quand une douleur énergique survient soudainement et s'accroît jusqu'à l'acmé. Le sang qui est dans le placenta est chassé vers le cœur, et si la plénitude du ventricule est, pour les centres nerveux du cœur, la principale excitation qui détermine la contraction, l'augmentation des mouvements du cœur doit succéder à l'augmentation de cette plénitude. L'accélération après les douleurs s'explique par la cessation de l'excitation des nerfs vagues, le travail cardiaque étant facilité par le retour de l'accès du sang du système capillaire du placenta après la douleur.

Des chiffres qui ont été donnés sur le nombre des battements du cœur du fœtus humain, on peut déduire la *durée d'un battement du cœur*, laquelle, dans les limites physiologiques, doit s'élever de 0,3 à 0,6 de seconde environ, car les cas où l'on a observé des nombres s'appliquant à une fréquence supérieure à 100 et inférieure à 200 par minute, ne rentrent ni l'un ni l'autre dans le cadre physiologique des oscillations. De la fréquence commune 140, découle la durée d'un battement qui est presque de 0,43 de seconde. Il faut en retrancher sans doute la moitié ou plus pour avoir la durée d'une systole ventriculaire, et les pauses ayant, pour l'oreille qui ausculte, une durée presque égale entre le premier et le deuxième bruit, qu'entre le deuxième et le premier bruit, il s'ensuit vraisemblablement que chez le fœtus la durée de la pause du cœur, c'est-à-dire la durée du repos en diastole de tout l'organe est relativement plus courte que chez l'adulte. Sinon le temps employé à la contraction et à l'expansion des ventricules, serait difficilement suffisant et le premier bruit du cœur ne serait pas aussi nettement distinct qu'il l'est.

D'autre part il n'y a aucune raison de rechercher pour l'explication des bruits du cœur du fœtus, une théorie différente de celle qui s'applique aux bruits du cœur de l'adulte.

CHAPITRE II

LA CIRCULATION DU SANG DE L'EMBRYON

Dans l'embryon des *animaux inférieurs*, le mouvement du sang ou de l'hémolymphe se fait irrégulièrement, principalement sous l'influence de la contraction du corps, comme chez les embryons de planorbes et d'escargots des champs. Ce dernier (d'après Van Beneden et Windischman) est muni de deux poches contractiles qui impriment un mouvement de va-et-vient à un liquide semblable à la lymphe, avant et après la formation du cœur dans le corps de l'embryon; ces poches se contractant alternativement mais non régulièrement. Toutes deux sont complètement entrées en dégénérescence avant l'éclosion, ou bien leur contenu est résorbé. Le cœur montre aussitôt ses deux aortes primitives.

Les *embryons d'amphibies*, aussi, sont animés, avant de quitter l'œuf, de mouvements impétueux qui déterminent des changements de situation ou de position et qui ont de l'importance au point de vue de la production du mouvement du sang en voie de formation.

Chez quelques embryons d'amphibies dont les branchies sont déjà extérieurement apparentes dans l'œuf, on reconnaît, à l'aide du microscope, des pulsations dans lesdites branchies. J'ai même vu très nettement dans l'embryon de la grenouille brune des prés, le pouls se produire d'une façon apparente dans les branchies, grâce aux mouvements en avant, saccadés, des grands globules sanguins non encore développés. Ce sujet est un des plus favorables qui existent pour observer d'une façon constante le pouls de l'embryon dans l'œuf avant le commencement de la circulation sanguine continue.

Comme embryon d'animal à température propre, c'est de nouveau le *poulet* dont la circulation est le mieux connue. On la trouve fort bien décrite, quoique sans ensemble, dans les traits fondamentaux de l'évolution du poulet de Balfour et Foster auxquels je renvoie pour plus amples détails sur la partie suivante de mon étude. Somme toute, ma description de la circulation du sang chez l'embryon s'appuie aussi bien sur des observations personnelles du sujet vivant que sur la revue des recherches antérieures faites sur des préparations anatomiques.

Dès que, au second jour, l'aire vasculaire commence à se distinguer de l'aire germinative et que le *cœur* commence à battre, on voit déjà que le sang qui arrive par derrière à travers les deux veines blastodermiques, veines *omphalo-mésentériques* ou vitellines, dans le cylindre cardiaque, est lancé par les contractions du cœur dans les deux *aortes primitives* qui sont à l'avant. Ces vaisseaux le conduisent de chaque côté de la chorde dans la terminaison caudale de l'embryon. Mais la plus grande partie du sang de l'aorte s'écoule latéralement par les deux artères *omphalo-mésentériques* ou vitellines et quitte l'embryon pour retourner dans l'aire vasculaire. Là se développent dans des îlots sanguins, les corpuscules rouges du sang ; et avec une rapidité remarquable, se forment de petits capillaires et artérioles, dans lesquels, ainsi que le vit déjà Fontana (1799), les globules sanguins subissent un mouvement de progression. Des artères, le sang passe en partie dans les capillaires, en partie dans le *sinus terminalis*, ou *veine terminale*. De ceux-ci, il passe en partie dans de nombreuses petites veines, et en partie dans les grandes *veines vitellines* pour gagner en définitive les deux *veines omphalo-mésaraïques* et retourner ainsi au cœur. Ce simple mouvement du sang est appelé *première circulation* ou *circulation omphalo-mésentérique primitive*. En même temps l'oxygène et les éléments de nutrition sont apportés des capillaires du vitellus dans le sang; mais par le fait de l'accroissement rapide et du travail énergique du cylindre cardiaque, ils sont partiellement consommés, de telle sorte que, immédiatement après sa sortie du cœur, le sang a déjà perdu les propriétés de sang artériel qu'il avait au moment de son entrée. Durant le reste de son trajet dans les aortes, il cédera encore plus d'éléments plastiques et dépensera de l'oxygène, de telle sorte que c'est du sang extrêmement veineux qui circule dans les ramifications des artères omphalo-mésentériques. La planche I, figure 1, reproduit une image semi-schématique du cours du sang dans l'œuf; la figure 2 montre ces dispositions, de grandeur naturelle.

Le premier changement qui surviendra dans le courant sanguin sera produit par la fusion des deux aortes primitives qui se confondent en arrière du cœur, pour former le *tronc artériel dorsal* (AD) (pl. II) de sorte que, des deux *arcs aortiques* provenant du bulbe de l'aorte (AB) il se formera un *tronc artériel* commun descendant, qui lui-même se sépare en deux *aortes caudales*. A partir du troisième jour, le sang sortant de ces vaisseaux va dans le tronc de l'embryon, dans de petites artères d'où il est recueilli comme sang veineux dans les deux *veines cardinales*, *antérieure* (OCV) et *postérieure* (UCV). De ces veines cardinales le sang veineux primitif retourne, par les deux *conduits de Cuvier* (C D) dans l'extrémité postérieure du cœur, le *sinus veineux* (VS). Pendant ce temps, à la *première paire des arcs aortiques* s'ajoute une *deuxième* et une *troisième* paires. Le sang qui s'écoule par les arcs aortiques, en réalité, celui seulement qui suit la voie *cordifuge* est, par conséquent, mêlé au sang frais des veines omphalo-mésentériques (OMV), qui vient du vitellus et du sang veineux du corps qui a déjà circulé. La planche II met cette fonction en relief. Elle montre la direction du courant sanguin et la nature du sang dans chaque vaisseau. Je fais remarquer qu'à cette époque l'étude de la question du courant sanguin comprend bien plutôt la description du mouvement du sang que l'examen de sa nature; car les termes « artériel » et « veineux » ne sont applicables que quand la grande et la petite circulation sont complètement séparées. Voilà pourquoi j'ai appelé *cordifuge* le sang qui part du cœur et *cordipète* celui qui s'y rend.

Cette *deuxième circulation omphalo-mésentérique* sera bientôt essentiellement modifiée par l'entrée en jeu de la *circulation allantoïdienne*.

Le quatrième jour, on assiste à la formation de l'allantoïde. Dans cet organe, le sang afflue par les deux *artères allantoïdiennes* ou *ombilicales* auxquelles donnent naissance les deux artères *iliaques* (ou aortes caudales). Les artères omphalo-mésentériques partent du tronc unique de l'aorte, comme d'une branche qui se diviserait en deux rameaux inégaux. La première paire des arcs aortiques s'oblitère; à la place de celle-ci une quatrième paire se forme. La deuxième paire s'oblitérant aussi, une *cinquième paire* se forme encore.

La veine omphalo-mésentérique droite (V *o m d*) n'est déjà (fig. 10) presque plus qu'un rameau de la gauche (V *o m s*). Dans cette dernière se rendent les deux *veines ombilicales* ou *allantoïdiennes* (VU) réunies qui ramènent le sang de l'allantoïde. Le tronc des veines omphalo-mésentériques paraît divisé au cinquième ou sixième jour, en tant qu'il envoie son sang jusqu'au sinus veineux du cœur (SV), en partie directement par le canal veineux (DV), en partie indirectement par les rameaux qui s'appellent *Vasa advehentia*

(V. *a d v.*) et, après avoir traversé le foie prennent le nom de *veines hépatiques* ou *Vasa revehentia* (V. *r e v*). Le foie reçoit donc le sang le plus nouveau, auquel vient se mêler en petite quantité seulement le sang de l'intestin amené par la veine porte; le cœur (H) au contraire mêle le sang des veines ombilicales avec beaucoup de sang veineux provenant du foie. La figure ci-contre donne une idée claire de ce courant sanguin cordipète.

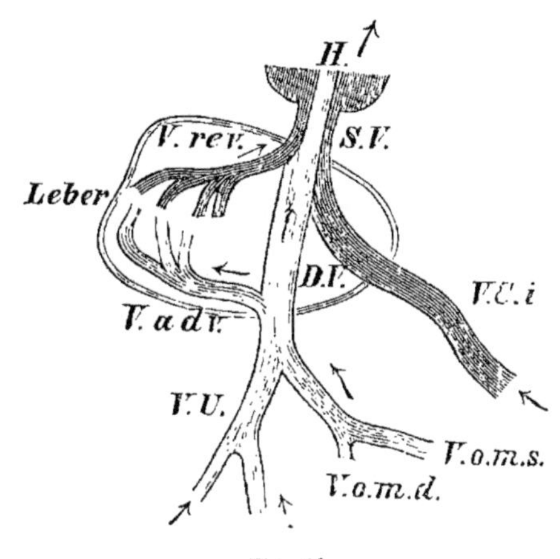

Fig. 10

L'embryon croissant rapidement, la masse du sang veineux s'accroît vite aussi, de sorte qu'au quatrième jour déjà une quantité considérable de ce sang passant par les veines de néoformation, *jugulaires*, *vertébrales* et *alaires* de même que par la *veine cave inférieure* (V. C. i.) et les veines cardinales inférieures devenues plus volumineuses, vient se jeter dans le cœur avec le sang nouveau des veines omphalo-mésaraïques et du tronc des veines ombilicales. Les veines pulmonaires aussi sont déjà formées, mais elles transportent peu de sang.

Le sang qui part du sinus veineux du cœur, c'est-à-dire le sang de la veine cave inférieure, tombe en partie dans l'*oreillette droite;* mais il passe en grande partie par le *trou ovale*, directement dans l'oreillette gauche qui est plus grande que la droite. Le sang de la *veine cave supérieure gauche* va dans le ventricule droit sans entrer dans le gauche. La *veine cave supérieure droite* est encore séparée de la gauche. Le sang de ce dernier vaisseau va dans l'oreillette droite, non dans la gauche qui ne reçoit, que le sang de la veine cave inférieure et des veines pulmonaires. Les deux veines caves supérieures sont, d'ailleurs, les anciens conduits de Cuvier.

A ce moment donc, une *double circulation*, quoique incomplète, est déjà dessinée. Car le sang de la veine cave inférieure est réuni à celui des veines omphalo-mésaraïques, allantoïdiennes et hépatiques; il gagne donc la tête en partie par les oreillettes, le ventricule gauche ainsi que les troisième et quatrième paires des arcs aortiques, et de là il retourne en partie par les veines caves supérieures dans l'oreillette droite et le ventricule droit, et en partie dans l'aorte et l'allantoïde, tandis que le sang du ventricule droit passe dans la cinquième paire des arcs aortiques, puis dans les *artères pulmonaires* et par le *conduit de Botal* dans l'aorte descendante qui le porte dans l'allantoïde. Ainsi le sang n'est purement artériel que dans les veines allantoïdiennes et omphalo-mésaraïques, purement veineux que dans les veines caves supérieures et leurs ramifications, ainsi que dans la partie inférieure de la veine cave inférieure et dans les veines cardinales.

Déjà, au septième jour, la veine terminale perd ses fonctions, et les vaisseaux qui en sont tributaires ont en grande partie disparu. Dès l'apparition de la circulation allantoïdienne, la circulation omphalo-mésentérique décroît très rapidement. Les veines et artères omphalo-mésentériques, réunies toutes en un seul tronc, semblent presque être des branches des *vaisseaux intestinaux* (*veines et artères mésentériques*) qui, pendant ce temps, se sont considérablement développés et, à la fin de l'incubation, on ne voit qu'un nombre relativement faible de vaisseaux sur le vitellus faisant hernie au dehors. Par contre, le développement des *vaisseaux allantoïdiens* s'accentue de plus en plus. Au moment de l'ouverture de l'œuf, on voit les artères allantoïdiennes battre fort; avec un bon éclairage et à l'aide de l'embryoscope, on peut aussi observer la fréquence des pulsations dans l'œuf fermé. Quand la respiration pulmonaire a déjà commencé dans l'œuf, alors les vaisseaux allantoïdiens ont commencé à se vider et leur oblitération fait de grands progrès.

Dans les derniers jours de l'incubation, avant que la respiration pulmonaire ait commencé, la circulation s'effectue de la façon suivante (Voy. pl. III, en partie d'après Foster et Balfour, fig. 60).

Du ventricule droit (r. V.) le sang s'écoule dans la cinquième paire des arcs aortiques (V.r., V.l.) et de là passe, en presque totalité, par les conduits de Botal (D.B.d.D.B.s.) dans l'aorte dorsale, (R.A.) l'autre portion beaucoup plus faible est portée dans les poumons par les artères pulmonaires (A.p.r. et A.p.l.) encore peu développées.

Du ventricule gauche (LV) le sang, par les autres racines de l'aorte, va dans les troisième et quatrième paires des arcs aortiques. La portion de ce sang engagée dans la troisième paire va nourrir la tête et les ailes par les artères carotides externes et internes. Le sang de la branche droite du quatrième arc va en grande partie dans l'aorte dorsale, une portion plus faible gagne les artères alaires. Le sang de la branche gauche du quatrième arc, au contraire, nourrit principalement les ailes et rien n'en va plus dans l'aorte dorsale depuis qu'elle n'est plus en rapport avec les quatrième et cinquième arcs gauches. Mais comme la communication existe toujours avec les quatrième et cinquième arcs droits, le sang de l'aorte dorsale est encore mêlé à celui des ventricules gauche et droit. La moitié antérieure du corps ne reçoit que le sang du ventricule gauche.

De l'aorte descendante le sang va : 1° par les artères omphalo-mésentériques réunies en un seul tronc, mais se divisant bientôt, dans le sac vitellin; 2° par les deux artères allantoïdiennes correspondant à chaque iliaque, dans l'allantoïde; 3° par les deux iliaques directement dans la moitié postérieure du corps.

Le sang veineux revenant de la tête et des ailes retourne au cœur par les deux veines caves supérieures et, en réalité, le sang de la veine cave supérieure droite va avec celui de la veine cave inférieure, par le *trou ovale*, en partie dans l'oreillette droite et le ventricule droit; celui de la veine cave supérieure gauche ne se rend que dans l'oreillette et le ventricule droits. Le sang de la veine cave inférieure vient : 1° des veines hépatiques (Le.V.) qui le tirent de la veine porte; 2° directement de la veine porte (P.A.) par le conduit veineux (A.D.); la veine porte tirant son sang des veines intestinales; 3° des veines allantoïdiennes (N. V); 4° des veines omphalo-mésentériques (O.M.V). Comme la veine porte doit être considérée comme le lieu de jonction des veines allantoïdiennes, omphalo-mésentériques et mésentériques, on peut dire : la veine cave inférieure reçoit son sang du foie, de la veine porte et des veines de la moitié postérieure (inférieure) du corps. Des poumons le sang se rend par les deux petites veines pulmonaires dans l'oreillette et le ventricule gauches. Finalement les trois veines caves se déversent seules dans l'oreillette droite.

Ce cours cordipète du sang, à la fin de l'incubation, est représenté d'une façon claire dans la planche IV qui est basée sur un schéma non coloré de Foster et Balfour.

La circulation du *fœtus humain* et du *fœtus des animaux supérieurs* se passe quelque peu différemment dans ses détails, très peu dans son ensemble. Ici il y a également à distinguer, au point de vue du temps, trois stades bien tranchés, selon que la circulation s'effectue comme dans l'œuf de l'oiseau, avant et pendant le développement des vaisseaux, du cœur et du sang : 1° *a)* la première circulation omphalo-mésentérique commençant comme chez le poulet avec le premier battement du cœur; — *b)* la seconde circulation omphalo-mésentérique commençant avec la fusion des deux aortes dorsales, de même que chez le poulet; 2° la soi-disant seconde circulation qui commence avec la formation des vaisseaux ombilicaux et qui comprend la circulation placentaire, répondant à la circulatation allantoïdienne du poulet; 3° la circulation du nouveau-né débutant avec la première inspiration, correspondant à la circulation du poulet au moment de sa première inspiration dans l'œuf.

COURANTS ANTÉRIEURS AU PREMIER BATTEMENT DU CŒUR

On en connaît très peu de chose. Baër les a observés le premier dans l'œuf. Au point de vue de la formation du blastoderme et de la production des mouvements du cœur, ils ont en tout cas une grande importance qui n'est pas encore connue dans ses détails et dont il a été question plus haut. L'existence d'un liquide en mouvement dans l'œuf de mammifère, avant la formation de l'embryon, a été démontrée la première fois par T.-L.-W. Bischoff. Il a vu aussi, avant que l'œuf fût fixé dans l'utérus, une rotation merveilleuse de la masse vitelline, rotation produite, comme il l'a bien reconnu, par des cils vibratiles.

Le 31 août 1840, il trouva quatre œufs à la partie moyenne de l'oviducte sur une lapine qui avait été couverte depuis peu. Entre le vitellus et la face interne de la zona, il trouva un liquide transparent dans lequel, sur trois œufs, nageaient deux petits corps jaunâtres de grosseur différente. « Combien je fus frappé d'étonnement, dit-il, en voyant la masse vitelline qui se présentait tout entière sous le microscope, se tourner d'elle-même régulièrement et majestueusement, et en réalité dans une direction allant de l'utérus vers l'ovaire. Le mouvement était continu et le vitellus changeait sa position dans l'intérieur de la zona pellucida. Le liquide qui l'entourait se mouvait en même temps, comme je l'ai remarqué, grâce aux petits corpuscules nageant dans son sein. J'acquis alors la certitude absolue que la face supérieure du vitellus était couverte de cils très fins que j'ai pu reconnaître aussi depuis en plaçant un œuf isolé sur une plaque porte-objet et en l'examinant sous un fort grossissement, voire un grossissement de 800 diamètres. » L'ensemble de l'œuf restait immobile. Le vitellus seul manifeste une rotation qu'on peut même encore observer nettement au moyen d'une forte loupe et qui s'arrête par l'addition d'humeur aqueuse.

Ce mouvement rappelle ceux que l'on observe chez les embryons d'amphibies et d'animaux bien inférieurs, dans l'œuf.

CIRCULATION OMPHALO-MÉSENTÉRIQUE OU PREMIÈRE CIRCULATION

Chez le lapin et le chien, incontestablement aussi chez l'homme, la première et la deuxième forme de la circulation omphalo-mésentérique se passent telles qu'elles ont été décrites plus haut, dans tous les points essentiels, physiologiquement comme chez le poulet, à part quelques dissemblances sous le rapport morphologique.

Chez les mammifères, au début, la vésicule ombilicale (vitellus) est réunie à l'aorte descendante non seulement par une paire, mais par un grand nombre d'artères omphalo-mésentériques. De celles-ci il n'en reste que deux, définitivement une seule, la droite. Mais la circulation omphalo-mésentérique entière est de peu d'importance parce que la substance nutritive vitelline est en très faible quantité ou même nulle chez les mammifères à placenta, bien que chez l'homme, le vitellus (la vésicule ombilicale), jusqu'à la fin de la vie fœtale, comme Schultze l'a découvert, persiste, et qu'il mesure encore du quatrième au cinquième mois de 7 à 11 millimètres de diamètre.

Chez quelques aplacentaires pourtant, qui portent le jeune en dehors de l'utérus jusqu'à sa maturité, comme les marsupiaux, et chez les monotrèmes, il existe une grande provision de nourriture vitelline. Chez le *macropus*, Owen avait constaté (1834) l'absence complète d'un placenta. Chapman trouva, sur un fœtus de kanguroo qui n'avait pas encore tout à fait deux semaines, un chorion diaphane sans villosités, qui était inséré dans un pli de la paroi utérine et qui se laissa facilement détacher. L'amnios était très mince, l'allantoïde petite et piriforme. Chez ce fœtus aplacentaire, la vésicule ombilicale était très grosse et séparée du chorion par une veine annulaire. Elle recevait une artère omphalo-mésentérique et deux veines omphalo-mésentériques qui étaient beaucoup plus volumineuses que les vaisseaux de l'allantoïde. D'après cela, il n'est donc pas possible de douter que, chez les marsupiaux sans placenta, la nutrition et la respiration dans l'utérus s'accomplissent à l'aide des vaisseaux omphalo-mésentériques, comme chez l'embryon d'oiseau avant la formation de l'allantoïde. Cet organe ressemble à une allantoïde d'oiseau, arrêtée dans son développement, tout au moins chez un fœtus de macropode d'une longueur de 3/4 de pouce et de moins de quatorze jours. Lorsque la circulation omphalo-mésentérique cesse, au moment de l'expulsion hors de l'utérus, la respiration aérienne commence immédiatement chez ces animaux et s'effectue par les narines, tandis que le jeune marsupial est suspendu par la bouche à la mamelle de sa mère. L'expulsion de l'utérus de ce dernier est, comme je l'ai appris par une communication orale de M. Chapman, effectuée par la mère; elle tire le fœtus hors du vagin au moyen de la bouche et le porte sous la mamelle dans la poche, où il se met immédiatement à téter. Cette observation a été faite dans la ménagerie de lord Derby. (Richard Owen en est garant.)

Relativement au moment où la circulation omphalo-mésentérique commence et finit dans l'*embryon humain*, nous ne possédons que les renseignements suivants qui résultent de données anatomiques peu nombreuses, mais suffisamment certaines, empruntées particulièrement aux travaux de Kölliker et aux observations de His.

Dans la troisième semaine, il y a deux aortes primitives descendantes séparées, comme deux artères omphalo-mésentériques, et deux veines omphalo-mésentériques, et par suite une première circulation omphalo-mésentérique complète. Dans la partie profonde du chorion, le tissu conjonctif est parcouru en tous sens par des vaisseaux fins; dans le *vitellus* et l'*allantoïde* les vaisseaux sont visibles.

A la fin de la troisième ou au commencement de la quatrième semaine, le chorion est vasculaire dans toute son étendue. Les deux aortes se sont alors réunies aussi pour former l'unique aorte dorsale, et on voit le bulbe de l'aorte, de même que le tronc des veines ombilicales. L'artère omphalo-mésentérique droite suit le conduit vitellin, tandis que la gauche est déjà oblitérée. Une seule veine omphalo-mésentérique, la gauche, revient du sac vitellin. De chaque côté du pédicule de l'allantoïde se trouvent deux vaisseaux, à savoir deux veines et deux artères ombilicales; mais la veine ombilicale droite s'est déjà atrophiée. A ce moment existent donc en même temps une circulation omphalo-mésentérique et une circulation allantoïdienne.

L'allantoïde qui n'existe pas encore dans la deuxième semaine a été cependant vue par Hennig, à la fin de cette deuxième semaine, comme « une petite vésicule bilobée faisant saillie, et dont la dimension est le tiers de celle du sac vitellin », et, au commencement de la troisième semaine, par Preuschen comme un corps « ressemblant à une vessie », se détachant nettement de la queue. D'après Coste et Kölliker, elle se présente, la troisième semaine, à la partie postérieure et terminale du corps sous la forme d'un cordon qui, par un large pédicule, l'ouraque futur, est fixé à l'extrémité du tube intestinal et se perd alors dans le chorion dont il forme la couche profonde. A la fin de la troisième semaine, l'allantoïde est reliée par des vaisseaux au chorion, de telle sorte que ce dernier est réuni maintenant à l'embryon, par un pédicule épais et court, le cordon ombilical. A ce moment ou bien encore au commencement de la quatrième semaine, l'allantoïde se dessine comme une petite vésicule en forme de massue. A la fin de la quatrième semaine, sur la partie moyenne de ce pédicule, se montre une dilatation qui représente la partie de l'ouraque destinée à devenir plus tard la vessie. His est d'avis que l'embryon n'est, à aucune époque, séparé du chorion; bien plus il lui est attaché dès le début, par le pédicule abdominal, comme par « un lien de transmission entre la portion du blastoderme primitif qui forme l'embryon et celle qui forme le chorion ». Cette conception est appuyée par Preuschen qui a vu (sur un embryon de deux semaines et demie à peine) l'embryon réuni comme par un ruban avec le chorion, l'allantoïde étant libre.

En tout cas, à la fin du premier mois de la grossesse, la deuxième forme de la circulation omphalo-mésentérique, caractérisée par les grandes expansions du sac vitellin, existe. Mais à ce moment aussi la circulation allantoïdienne ou circulation du chorion est déjà commencée.

Pour fixer les rapports passagers de cette dernière la connaissance du *chorion* est nécessaire.

A la fin de la deuxième semaine, le chorion se présente avec des villosités courtes et ténues. Dans la troisième semaine, il est composé de deux couches; l'interne est parcourue par des vaisseaux sanguins, elle est sans villosités, tandis que l'externe porte des villosités déliées et tubuleuses dont la cavité s'ouvre par un trou rond vers la face tournée du côté de l'allantoïde. Les villosités sont formées de cellules épithéliales, la couche interne est constituée par du tissu conjonctif en voie de développement avec de fins vaisseaux sanguins.

A la fin de la troisième ou au commencement de la quatrième semaine, le chorion est vasculaire dans toute son étendue et il présente des villosités ramifiées, arborescentes.

A la fin de la quatrième semaine, le chorion est revêtu sur toute sa face interne par les vaisseaux ombilicaux, à sa face externe il est couvert de villosités ramifiées. Ces dernières présentent un cordon de tissu conjonctif qui contient des vaisseaux sanguins; ce cordon provient de la couche intérieure du chorion.

Dans les cinquième et sixième semaines, le chorion est encore recouvert dans toute son étendue de villosités qui apparaissent à la place où naîtra le placenta, plus nombreuses, plus grandes et plus ramifiées que sur les autres points. Du moins, au commencement de la sixième semaine, les villosités sont plus développées en cette région.

Dans les septième et huitième semaines, les villosités se vascularisent encore davantage sur la portion placentaire, devenant plus rares sur le reste du chorion, manquant même totalement en quelques endroits.

Dans le courant de la neuvième semaine, le placenta commence à se former. On l'a trouvé au commencement du troisième mois, long de $0^m,04$, large de $0^m,03$, d'une épaisseur de $0^m,01$ du poids de 10 grammes.

Ce que l'on appelle circulation allantoïdienne ne dure donc à peu près que jusque vers la fin du deuxième mois. Pendant sa durée, le pédicule abdominal, ou bien, comme on l'appelle, le pédicule allantoïdien, s'est transformé en *cordon ombilical* sur lequel il y a encore à présenter les remarques suivantes :

Il n'existe pas à la fin de la deuxième semaine ; mais dans la troisième semaine l'embryon apparaît déjà, attaché au chorion par un court cordon ;

A la fin de la troisième et au commencement de la quatrième semaine, ce court cordon ombilical ayant plus d'un millimètre d'épaisseur, appelé aussi pédicule de l'allantoïde, s'insère au chorion avec les deux artères et les deux veines ombilicales ;

Dans la quatrième semaine, le pédicule allantoïdien ou cordon ombilical est bien formé ; dans la cinquième il est constitué par un fourreau d'un millimètre de diamètre qui renferme encore les deux veines ombilicales ;

Au commencement de la sixième semaine, le cordon ombilical est toujours court et épais. Au lieu de quatre vaisseaux allantoïdiens ou ombilicaux, il n'en contient plus alors que trois, à savoir : deux artères ombilicales et la veine ombilicale gauche primitive. La droite s'est oblitérée. Dans le cordon ombilical pénètre un long appendice du canal intestinal qui fait hernie, il est formé par tout l'intestin grêle et le commencement du gros intestin. En outre le cordon ombilical laisse voir dans toute sa longueur l'ouraque en forme de tube ;

A la fin de la sixième semaine, le cordon ombilical court et épais n'est pas encore enroulé ;

Dans la septième et la huitième semaine, l'enroulement en spirale commence. Par conséquent, il reste à savoir si la direction primitive de l'enroulement persistera plus tard. Il se pourrait qu'à ce moment l'embryon tournant sur lui-même, la direction de la torsion à droite fût convertie en une torsion vers la gauche et renversée. Sur 315 enfants venant au monde, Hecker a trouvé les enroulements dirigés : de droite à gauche 245 fois et de gauche à droite 70 fois. La proportion 1 : 3 1,2 n'est pas expliquée ;

A partir de la neuvième semaine, la torsion augmente ; les anses intestinales se dégagent du cordon ombilical.

On peut, si l'on veut, appeler cordon ombilical, le pédicule allantoïdien à partir du moment où le placenta commence à se former. A partir de la sixième semaine il renferme trois vaisseaux, et, à partir de la neuvième semaine, il sert de lien entre l'embryon et le placenta. D'ailleurs les vaisseaux omphalo-mésentériques persistent assez fréquemment.

Chez l'homme, les premiers stades se divisent, par conséquent, au point de vue de la durée, de la façon suivante :

I. — a) *La première forme de la circulation omphalo-mésentérique* commençant avec le premier battement du cœur, c'est-à-dire à la fin de la deuxième semaine, ou au commencement de la troisième semaine ;

b) *La deuxième forme de la circulation omphalo-mésentérique* avec la réunion des deux aortes primitives, c'est-à-dire au commencement de la quatrième semaine ou déjà à la fin de la troisième semaine ;

II. — a) *La circulation du chorion* commençant avec la formation des vaisseaux ombilicaux, c'est-à-dire à la fin de la troisième semaine ou dans la quatrième semaine ;

b) *La circulation placentaire* commençant avec la formation du placenta, c'est-à-dire dans le troisième mois ;

III. — *La circulation du nouveau-né* commençant avec la première respiration dans l'air, les neuf mois de la grossesse expirés.

La délimitation de ces stades est un peu arbitraire ; il n'existe pas entre eux de séparation tranchée. La seconde forme de circulation omphalo-mésentérique a lieu parallèlement à la circulation allantoïdienne qui commence. Le « rattachement » de l'allantoïde au chorion est encore problématique, par conséquent le moment de son début ne peut être désigné.

En outre, une circulation ombilico-placentaire plus rudimentaire peut encore subsister jusqu'à la fin du développement intra-utérin. Hecker a observé chez un fœtus féminin du poids de 5 livres 3/4 et d'une longueur de $0^{m},45$ dans le cordon ombilical, et cela depuis son insertion abdominale jusqu'au placenta, un vaisseau sanguin rouge clair qui s'épanouissait à son extrémité placentaire en un réseau de fins vaisseaux arborescents. Ces vaisseaux entouraient un corps jaune et en forme de lentille, la vésicule ombilicale, qui se comportait comme un placenta mûr. Auparavant, B.-S. Schultze avait déjà découvert, comme il en a été fait mention, la persistance de la vésicule ombilicale dans un placenta normal ; il avait trouvé également le conduit omphalo-mésentérique accompagné des restes des vaisseaux omphalo-mésentériques. Mais une persistance aussi durable de ces vaisseaux, comme dans le cas de Hecker, n'est pas, et n'a pu être soumise à l'observation. En tout cas, il existe ici un phénomène remarquable d'atavisme avec conservation partielle de la fonction.

Je fais remarquer expressément, que moi-même, comme la

plupart des autres physiologistes, je n'ai pas eu l'occasion d'observer la circulation de l'embryon humain dans les premières semaines; et, malgré les recherches si précieuses de His, recherches qui ne sont qu'en partie publiées, une description tout à fait exacte de la circulation omphalo-mésentérique chez l'homme n'a pu encore être donnée. La plupart des évaluations de sa durée laissent à désirer, et les différences entre l'embryon de l'homme et des animaux déjà rapportées par His, — par exemple, relativement à l'occlusion plus précoce de la cavité amniotique et relativement à l'allantoïde — invitent à recueillir les embryons humains les plus jeunes, dont l'examen au point de vue physiologique est presque aussi important qu'au point de vue morphologique.

LA CIRCULATION PLACENTAIRE OU DEUXIÈME CIRCULATION

Pour faire comprendre la circulation du sang du fœtus, après la formation du placenta, il faut d'abord donner une exposition exacte des modifications anatomiques à partir du troisième mois, chose qui n'est pas facile. La découverte de ce que l'on connaît sur ce sujet a demandé un long espace de temps et encore, actuellement, certaines questions qui concernent la différence existant entre la circulation fœtale et celle du nouveau-né, ne sont pas connues d'une manière suffisante ainsi qu'on peut s'en rendre compte de la meilleure façon par la comparaison entre les opinions dominantes et la description historique et critique, très soignée, des expériences faites sur la circulation du fœtus par J.-H. Knabbe en l'année 1834.

Une étude comparée, au point de vue physiologique, des différentes formes du placenta, fait défaut, bien que, en 1822, Everard Home en ait fait un bon commencement. Il a décrit la forme annulaire du placenta de la chatte et, l'idée qu'il a des rapports existant entre la durée de la gestation et le plus ou moins grand développement des vaisseaux placentaires, a besoin d'une démonstration plus approfondie.

Les recherches de Turner sur le placenta des animaux ont aussi de la valeur bien qu'elles en aient peu au point de vue physiologique. Les différences importantes entre le placenta de la femme et tous les placentas d'animaux observés jusqu'ici ont besoin d'observations profondes et précises, comme celles de A. Tafani (1886). Mais, comme dans cet ouvrage, il ne s'agit pas de travaux morphologiques, mais physiologiques, je décrirai seulement le *mouvement du sang dans le fœtus,* comme il se passe en réalité, me bornant au fœtus humain à partir du quatrième mois.

Du placenta, le sang chargé d'éléments nutritifs va dans la veine ombilicale par le cordon ombilical jusqu'au foie du fœtus. Il coule à travers les rameaux de la veine ombilicale en même temps que le sang de la *veine porte*, directement dans les vaisseaux hépatiques et quitte le foie par les veines hépatiques (*venæ hepaticae revehentes*) qui le déversent dans la veine cave inférieure. Mais tout le sang de la veine ombilicale ne suit pas ce trajet, c'est-à-dire ne va pas par le foie dans la veine cave inférieure, une grande partie va par le *canal* propre au fœtus, découvert par Julius Cæsar Arantius (*ductus venosus Arantii*), immédiatement dans la veine cave inférieure où il se mêle au sang veineux venant de la moitié inférieure du corps du fœtus pour pénétrer avec le sang des veines hépatiques dans le cœur. Le canal d'Arantius peut être considéré comme le prolongement direct de la veine ombilicale. Comme chez le nouveau-né, en même temps que ce sang, celui de la *veine cave supérieure* se jette dans l'oreillette droite. Le sang de la veine cave supérieure passe, comme chez l'adulte, exclusivement dans le *ventricule droit*, grâce à l'aspiration produite par la dilatation du ventricule en diastole et la contraction systolique de l'oreillette; mais celui de la veine cave inférieure va, en majeure partie, directement dans l'*oreillette gauche* par le trou ovale, ou *foramen ovale*, déjà connu de Galien, propre au fœtus et qui est une embouchure particulière (la supérieure gauche) de la veine cave inférieure. Tandis que le sang frais, provenant de la veine cave inférieure va par le *foramen ovale* directement dans l'oreillette gauche sans passer par l'oreillette droite, d'une deuxième ouverture de la veine cave inférieure qui lui est juxtaposée et qui en est séparée par l'*isthmus atriorum*, une certaine quantité de sang passe dans l'oreillette droite, et le sang de la veine cave supérieure qui provient de la moitié supérieure du corps, contenant peu d'oxygène, va avec celui-ci, en passant par la *valvule tricuspide* dans le ventricule droit, aussi longtemps qu'il est dilaté en diastole. De l'oreillette gauche, le sang sous l'influence de sa systole va dans le *ventricule gauche* par la *valvule bicuspide*, car le retour dans la veine cave inférieure et, par l'*isthmus atriorum*, dans l'oreillette droite, lui est interdit, par suite de la grande tension du sang de l'oreillette droite, vu que le ventricule gauche en diastole aspire immédiatement le sang de l'oreillette gauche. En outre, la valvule du trou ovale, qui ne s'ouvre que du côté de l'oreillette gauche, aide à ce phénomène. Mais ce repli manque tout à fait au début, il ne se parachève que dans les mois suivants. Sa fonction capitale est liée à la circulation pulmonaire.

Une petite quantité de sang s'écoule aussi — par quatre embouchures chez l'homme — *par les veines pulmonaires* dans l'oreillette gauche, et de là, dans le ventricule gauche, et certainement, en quantité d'autant plus grande que le fœtus est plus âgé.

Cette masse sanguine, qui augmente avec la croissance du poumon, pourrait finalement hausser la tension dans l'oreillette gauche (dans le cas où l'afflux sanguin venant des veines caves dans le ventricule droit se trouve diminué), au point que le sang durant la systole serait forcé de revenir de l'atrium dans les veines caves. Un semblable retour du courant est empêché, dans la dernière période fœtale, par la valvule du trou ovale. Mais le trou ovale, avant la formation de cette valvule, comme Gaspard-Frédéric Wolff (1775) l'a découvert, n'est autre chose que l'orifice supérieure (gauche) de la veine cave inférieure dans l'oreillette gauche, tandis que l'orifice droit, séparé du précédent par l'*ithmus atriorum* laisse s'écouler une partie de son sang dans l'oreillette et le ventricule droits avec le sang de la veine cave supérieure. De cette observation due aux recherches faites dans mon laboratoire par le docteur Ziegenspeck sur le fœtus de cobaye, observation en harmonie complète avec les découvertes oubliées de Wolff, il peut, comme Wolff déjà le déclarait, en résulter une grande influence régulatrice, grâce au remède apporté aux troubles soudains de la circulation; car, plus le sang passe de la veine cave inférieure dans le ventricule droit, moins il s'écoule dans le gauche et inversement. Dans le dessin de la planche V, les deux orifices de la veine cave inférieure sont tout à fait séparés pour montrer que le sang ne peut passer dans l'oreillette gauche que par l'un d'eux, à travers F. o. (le trou ovale).

Dès que les oreillettes ont terminé leur *systole isochrone*, commence la systole isochrone des deux ventricules, et alors le sang se fermant lui-même le retour dans l'oreillette, comme chez l'adulte, par les valvules auriculo-ventriculaires, coule dans les gros vaisseaux; il va en réalité du ventricule droit dans les *artères pulmonaires* (A. p.); mais non comme chez les nouveau-nés, où toute la masse sanguine va dans les poumons; le sang passe même en très grande partie par le *conduit de Botal* propre au fœtus (D. a. B.) dans *l'aorte*. Ce conduit relie les artères pulmonaires à l'aorte, au moment où celle-ci commence à descendre, et il est si étroit que seule une partie relativement faible du sang du ventricule passe dans les poumons encore sans fonction. Du ventricule gauche du cœur le sang va en même temps, comme chez l'adulte, directement dans l'*aorte ascendante* (A. a.) et la partie supérieure du corps d'où il est ramené par la *veine cave supérieure* (V. c. sup.) à l'oreillette droite (R. A.). Le sang de l'*aorte descendante* (A. d.) qui provient en petite proportion du conduit de Botal, par conséquent du ventricule gauche (L. H.), et en grande proportion du ventricule droit (R. H.), va en partie dans la portion inférieure du corps, en partie dans les deux *artères ombilicales* (A. u) naissant de l'aorte abdominale (A. abd.) c'est-à-dire des *artères hypogastriques*, dans le placenta. Là il est modifié par des échanges endosmotiques avec le sang de la mère, et le sang des artères ombilicales, grâce à l'abouchement et à la fusion des capillaires du placenta avec les rameaux de la veine ombilicale (V. u.), retourne au fœtus par cette même veine ombilicale. En aucun lieu le mélange du sang de la mère et de celui du fœtus ne s'effectue directement dans le placenta.

Les vaisseaux artériels, au-dessous de la division de l'aorte, ayant été désignés par les anatomistes sous différents noms, l'énumération suivante n'est pas superflue : En premier lieu naissent les *iliaques communes* droite et gauche. Chacune d'elles se divise en deux artères, une *iliaque externe* ou *crurale* ou *fémorale* et une *iliaque interne* ou *hypogastrique*. Sur chaque hypogastrique, non loin du point où elle se détache de l'iliaque commune, naît une artère ombilicale dont le pouls correspond, jusque dans le placenta, aux battements du cœur du fœtus, pouls qui, comme Galien l'avait déjà trouvé, disparaît du côté du placenta, après la ligature.

Relativement au sang de la *veine porte* (V. port.) dont il a été fait mention plus haut, il est nécessaire de savoir que, comme chez l'adulte, il provient des *vaisseaux de l'intestin* qui, de leur côté, le reçoivent des *artères mésaraïques* (A. m. s.), lesquelles naissent de l'aorte abdominale.

Le schéma de la planche V représente les dispositions caractéristiques du cours du sang fœtal décrites ici.

Cette description est en tous ses points essentiels telle que Harvey l'a donnée en 1628; elle comprend cependant les amendements fournis par G.-F. Wolff et acceptés en partie par Sabatier et Bichat (1818), amendements que je dois déclarer les meilleurs au point de vue de l'exactitude, selon mes recherches sur l'embryon de cobaye et le fœtus humain.

Jusqu'à Harvey, la vieille doctrine de Galien dominait presque généralement, à savoir que le sang de la mère devait être porté au fœtus par la veine ombilicale, les esprits animaux ou la chaleur du cœur de la mère, au contraire, par les artères ombilicales. Galien savait déjà que la veine ombilicale déverse son sang dans le foie; mais il se trompait en supposant que tout ce sang allait dans le foie. Il connut aussi le conduit de Botal, mais il croyait que par cette voie les esprits animaux passaient de l'aorte dans les poumons, tandis que, par le trou ovale, le sang venait de la veine cave dans les poumons pour les nourrir. On voit combien Galien connaissait peu de chose du cours du sang, en dehors de ses connaissances anatomiques relativement bonnes, et il est étonnant que son opinion ait conservé sa valeur pendant près de quinze siècles et jusqu'à ce que Harvey l'eût détruite, en démontrant que les poumons du fœtus ne pouvaient loger une si grande abondance de sang et que la direction du sang dans le conduit de Botal et dans les artères ombilicales est opposée à celle que Galien supposait.

Les particularités suivantes ont encore de l'importance dans l'étude de la circulation fœtale.

La *valvule* ou le *repli d'Eustache* favorise l'afflux du sang de la veine cave inférieure dans l'oreillette gauche, à travers le trou ovale, lorsqu'elle s'applique plus étroitement contre l'orifice droit de la veine cave inférieure, grâce à une augmentation de la tension du sang dans l'oreillette droite. Elle rend alors plus difficile le passage du sang de la veine cave inférieure dans l'oreillette et le ventricule droits. Au contraire, l'entrée du sang de la veine cave inférieure dans l'oreillette droite se trouve favorisée lorsque la valvule d'Eustache — dans le cas d'une tension moindre du sang dans l'oreillette droite — ne rétrécit pas l'orifice de l'ouverture droite de la veine cave inférieure, que la valvule du trou ovale soit ouverte ou fermée. Gaspard-Frédéric Wolff, déjà, avait trouvé que la veine cave inférieure qui, jusqu'au troisième mois, déverse presque tout son sang dans l'oreillette gauche, le verse de plus en plus dans l'oreillette droite, plus tard, quand la valvule du trou ovale s'accroît, de telle sorte que dans le fœtus à terme, déjà le tiers du sang de la veine cave arrive dans cette dernière oreillette et que, après la naissance, la veine en totalité s'applique seule à l'oreillette droite. Il s'ensuit que la valvule d'Eustache est de la plus grande importance pour le fœtus de trois mois et non point pour l'adulte ou le fœtus à terme, et que peu à peu, elle perd cette importance lorsque s'accroît la valvule du trou ovale. Chez l'adulte, la valvule d'Eustache est, comme on le sait, rudimentaire; souvent elle a disparu sans avoir laissé de traces.

Le *tubercule* découvert par Lower, dans le cœur des animaux, entre les deux orifices des deux veines caves, dans l'oreillette droite, semble n'avoir que peu d'importance chez le fœtus humain. C'est tout au plus si le petit bourrelet ou renflement peut servir à diriger le sang venant de la veine cave supérieure vers le ventricule droit. On sait que dans le cœur humain le tubercule de Lower est très petit.

Le *trou ovale*, sur lequel on a le plus discuté, est, dès le début, très grand et tout à fait ouvert, si bien que l'*isthmus atriorum* existe à peine.

Mais, à partir de la première moitié du troisième mois, la valvule du trou ovale s'accroît si vite qu'il ne reste plus, au sixième mois, qu'un canal relativement petit et se rétrécissant toujours davantage entre le bord supérieur de la valvule et la partie supérieure de l'anneau qui circonscrit le trou ovale. La persistance de l'ouverture du trou ovale, longtemps après la naissance, phénomène qui n'est pas tout à fait rare, démontre également que la valvule n'est pas indispensable plus tard. En fait, la fonction qu'on lui imputait d'abord et qui consistait à empêcher le retour du sang de l'oreillette gauche dans la droite est d'autant plus négligeable, avant le parfait développement des poumons, que les deux oreillettes ne communiquent point directement entre elles par le trou ovale, mais bien l'oreillette gauche seulement avec le tronc de la veine cave inférieure. Or, comme les deux oreillettes se contractent et se vident en même temps, il ne reste que peu de champ pour un retour du sang de l'oreillette gauche dans la veine. Ce n'est que vers la fin de la vie intra-utérine, quand des masses sanguines toujours plus abondantes coulent dans l'oreillette gauche par les veines pulmonaires (V. v. p.), que ce retour se trouverait facilité, si la valvule du trou ovale ne s'y opposait pas. L'expérience apprend, comme l'a démontré Sénac (1777), qu'un liquide coloré injecté dans l'oreillette gauche du cœur d'un fœtus, ne se déverse pas dans la droite, et qu'il ne se rend pas de l'oreillette droite à la gauche sans qu'il y ait lésion de la veine cave, quand rien n'a pénétré dans cette veine. Il n'y a donc pas communication directe entre les oreillettes droite et gauche. Le cours ne s'effectue que par la veine cave inférieure. Tout le sang des veines pulmonaires du fœtus, à tout moment de son développement, ne va, comme chez l'enfant après la naissance, que dans l'oreillette et le ventricule gauches et de là dans l'aorte; tout le sang de la veine cave supérieure ne va que dans l'oreillette et le ventricule droits; le sang de la veine cave inférieure va en partie directement dans l'oreillette gauche, en partie dans la droite, mais il ne pénètre dans celle-ci que par l'orifice droit inférieur de la veine cave inférieure.

L'enroulement en spirale des artères ombilicales, chez le fœtus humain, a comme conséquence, ainsi que le remarque Kehrer, un ralentissement du courant sanguin. Cependant c'est à peine si l'on a donné quelques évaluations de la vitesse du courant sanguin dans le fœtus. Le bruit du cordon ombilical survenant inconstamment et d'une façon éminemment variable ne donne à ce sujet aucune solution, soit qu'il ait lieu, comme le croit Hecker, à l'endroit où les artères ombicales se détachent du corps du fœtus, soit qu'il survienne à un autre lieu d'origine. Qu'une interruption antérieure du courant sanguin dans les vaisseaux ombilicaux ait pour conséquence la mort du fœtus, — ce fait était déjà connu d'Everard (1661) et expliqué par Moriceau (1668) par l'impossibilité du renouvellement et de la « vivification » du sang fœtal dans le placenta.

Que, sans interruption de la circulation placentaire, l'arrêt du cours du sang du fœtus soit réellement provoqué aussi par la diminution de la pression sanguine de la mère — vraisemblablement sous l'influence de l'asphyxie — ce fait a été démontré expérimentalement pour la première fois par M. Runge qui, sectionnant la moelle cervicale à des femelles d'animaux en état de gestation, trouvait au bout de 13 à 30 minutes que les fœtus n'étaient plus en vie.

De la description de la circulation fœtale il découle qu'il n'existe pas une séparation du courant sanguin artériel et veineux comme après la naissance. On doit, pour le moins, distinguer trois sortes de sang veineux et trois sortes de sang artériel, d'après le trajet que le sang accomplit dans le fœtus. On a donc :

Le sang artériel sans mélange, ou le plus artériel, seulement dans la veine ombilicale, dans les *vasa advehentia hepatis* et dans le canal d'Arantius : sang a.

Avec le sang le plus veineux v du corps et avec le sang des veines hépatiques l, le sang très artériel mélangé dans la partie supérieure de la veine cave inférieure et aussi, pendant les premières phases du développement, dans l'oreillette gauche, dans le ventricule gauche et dans l'aorte ascendante : sang $b = a + (v + l)$.

Ce sang b se mêle à celui des veines pulmonaires c (durant les derniers mois) dans l'oreillette gauche, le ventricule gauche et dans l'aorte ascendante : sang $c + b$.

Le sang veineux de la veine cave supérieure, sang d mêlé au sang b dans le ventricule droit, dans les artères pulmonaires et dans le conduit de Botal : sang $d + b$.

Le sang veineux $d + b$ se mêle au sang artériel $(c + b)$ dans l'aorte descendante, dans les artères ombilicales, artères mésaraïques : sang $b + c + d$.

Ainsi, peu avant la naissance, le sang est artériel au degré suivant :

1° Sang de la veine ombilicale et du canal d'Arantius a.

2° Sang de la partie supérieure de la veine cave inférieure, c'est-à-dire $a + (v + l) = b$.

3° Sang de l'aorte ascendante $a + (v + l) + c = (b + c)$.

4° Sang de l'aorte descendante, des artères ombilicales et des artères mésaraïques $a + (v + l) + c + d = (b + c) + d$.

5° Sang de l'artère pulmonaire et du conduit de Botal $d + a + (v + l) = b + d$.

6° Sang de la veine cave supérieure d.

7° Sang des veines pulmomaires c et de la veine porte f.

8° Sang de la partie inférieure de la veine cave inférieure v.

Ainsi donc le ventricule droit avec les poumons reçoivent $a + v + l + d$, le gauche ainsi que la tête $a + v + l + c$, et le foie est arrosé par le sang $a + f$ et fournit l; la moitié inférieure du corps par $a + (v + l) + c + d$ et fournit v. Ce sang va également dans l'intestin qui fournit f et dans le placenta qui fournit a.

Il s'ensuit que le même sang, qui a déjà été une fois dans la moitié inférieure du corps et y retourne en partie, est le sang de la partie inférieure de la veine cave inférieure, v; il n'est pas renouvelé, mais mêlé seulement à du sang frais; il va, par la veine cave inférieure, les deux oreillettes, les deux ventricules, les arcs aortiques dans l'aorte descendante, dans les grandes artères des membres inférieurs et de là il retourne dans la veine cave inférieure. De plus, ce qui est encore plus remarquable, une petite partie du sang artérialisé dans le placenta retourne dans ce même placenta sans modification ou sans profit a, à savoir par la veine ombilicale, les deux oreillettes, les deux ventricules, l'aorte descendante, et les artères ombilicales.

Tandis que, dans ce cas, le retour du sang veineux paraît favorable à sa désartérialisation le long des vaisseaux, ici le retour dans le placenta est un désavantage. Cependant cet inconvénient peut être amoindri parce que, du sang qui part du cœur gauche, étant données les dimensions du conduit de Botal, une quantité relativement faible seulement passe dans l'aorte descendante et, de retour de ce vaisseau il n'y en a que peu qui coule dans les artères ombilicales. On doit aussi penser que l'aorte elle-même s'accroît et tire, selon toute vraisemblance, de ce sang qui lui est propre, les éléments nutritifs nécessaires ainsi que l'oxygène.

On voit par cela combien, sous le rapport de l'approvisionnement de sang frais, le foie et le cerveau et principalement la tête sont privilégiés, comme chez l'embryon d'oiseau. Mais, à ce point de vue, le foie est l'organe de beaucoup le plus favorisé. Car le ventricule gauche ne reçoit le sang artériel que lorsqu'il est passé en partie par le foie, que l'autre partie s'est mêlée avec le sang le plus veineux, celui de la veine cave inférieure. Le sang l, déjà modifié par le foie, va dans la tête, dans les membres inférieurs, dans l'intestin, dans le placenta et, durant ce trajet, il fait toujours route avec le sang c venant des poumons et le sang frais de la veine ombilicale a. Il est donc probable que ce dernier éprouve dans le foie des modifications devant le rendre apte à la formation des tissus de l'embryon.

L'étude des mouvements du sang dans le cœur du fœtus exigeait avant tout la solution de cette question : le sang de la veine cave inférieure passe-t-il en totalité dans l'oreillette gauche ou coule-t-il en partie dans la droite? Il ne peut être douteux, maintenant, que

Gaspard-Frédéric Wolff avait raison quand il soutenait, se fondant sur des recherches anatomiques très consciencieuses (1775), que l'oreillette gauche ne recevait pas le moindre sang de l'oreillette droite, mais seulement de la veine cave inférieure (et plus tard des veines pulmonaires), laquelle s'ouvre par un orifice double, comme il l'a trouvé, en arrière, sur les confins des deux oreillettes; de cette sorte l'orifice supérieur gauche n'amène du sang qu'à l'oreillette gauche, et l'orifice inférieur droit n'en amène qu'à l'oreillette droite. Le sang des deux oreillettes ne peut donc se mêler, ainsi que Sabatier le soutenait avec raison et comme je dois l'affirmer aussi après un examen personnel. Le docteur Ziegenspeck a, comme il en a été fait mention plus haut, reconnu une disposition avantagense pour la circulation, en harmonie en cela avec Gaspard-Frédéric Wolff, dans la terminaison à deux orifices de la veine cave inférieure; il l'a reconnue, dis-je, sur les fœtus de cobaye à terme et sur dix-neuf fœtus humains, en ce que cela rend possible un équilibre plus rapide du cours du sang qui est si changeant.

Il fait remarquer avec beaucoup de raison, que la circulation du fœtus et la distribution de son sang sont interrompus par une foule d'agents extérieurs, comme l'influence des douleurs sous l'empire desquelles une grande quantité de sang est lancée tout d'un coup du placenta dans le cœur du fœtus, ou par l'influence de différentes compressions exercées sur le reste du système capillaire pendant l'accouchement. Quand tout le sang du placenta ou celui qui en vient, à ce moment, soumis à une pression considérable, s'écoule dans une oreillette, quand même la cloison serait perforée, un des ventricules s'emplirait cependant plus tôt que l'autre. Mais un ventricule se trouvant rempli plus tôt que l'autre, la distribution du sang en serait troublée, car, toujours en vertu du synchronisme des contractions des deux moitiés du cœur, une plus grande masse de sang serait lancée plutôt par un ventricule que par l'autre, dans leur domaine respectif. Mais, grâce à la disposition des orifices, que l'on connaît, le trouble apporté à la distribution du sang se régularise très rapidement de lui-même et retourne vite à la normale, chaque ventricule aspirant dans la veine cave inférieure autant de sang qu'en réclame une dilatation complète. C'est ainsi que, dans tous les cas, les modifications apportées à la fréquence du bruit du cœur reviennent rapidement à la normale.

Un autre phénomène découvert dans mon laboratoire, grâce aux recherches du même observateur, est l'inégale épaisseur des parois des ventricules gauche et droit, chez le cobaye, longtemps avant la naissance. Nous avons trouvé la paroi du ventricule gauche plus épaisse (sur 19 fœtus) que celle du ventricule droit. La différence s'élevait de 0m,002 jusqu'à 0m,003 dans tous les cas, c'est-à-dire que la paroi du ventricule gauche était de 1/5 à 1/3 plus épaisse que la droite et cela se trouve chez les fœtus à terme de 12 à 14 centimètres, comme chez les embryons d'une longueur de 8 centimètres et demi. A gauche, les muscles papillaires étaient aussi mieux formés. J'ai constaté également que cette différence d'épaisseur existe, même longtemps avant la naissance — elle n'existe pas chez l'homme — et croît proportionnellement avec l'âge du cobaye qui vient de naître ; cela doit être signalé comme une particularité héréditaire. Car la résistance périphérique peut ici difficilement être prise en considération avant le commencement de la respiration pulmonaire. Après la naissance, l'accroissement de la paroi du ventricule gauche augmente notablement par rapport à celui du ventricule droit, car alors seulement le travail du cœur gauche se développe considérablement et rapidement avec l'accroissement de la résistance périphérique.

LA CIRCULATION DU SANG IMMÉDIATEMENT APRÈS LE COMMENCEMENT DE LA RESPIRATION

Chez les animaux inférieurs dont les œufs se développent dans l'eau et qui, déjà avant de quitter l'œuf, respirent avec des branchies, des changements essentiels causés dans la circulation par la rupture de l'enveloppe de l'œuf n'ont pas été observés et ne sont pas admissibles.

Quelques embryons d'animaux aquatiques qui, ainsi que la grenouille, après avoir quitté l'œuf, continuent à vivre sous forme de larves respirant dans l'eau au moyen de branchies et qui, ensuite, respirent dans l'air par les poumons, ne sont pas pris ici en considération, parce que la larve n'est pas un embryon et que celui-ci seulement doit être l'objet de recherches et de description.

Par contre, chez les animaux aériens, oiseaux et mammifères, dont les embryons, aussitôt après la rupture de l'œuf, respirent de l'air avec des poumons restés jusque-là sans fonctions, mais largement développés, une transformation de la circulation survient soudainement au moment de la première inspiration ; c'est celle-là qui doit être décrite.

Le poulet, qui, règle générale, avant de quitter la coquille de l'œuf (le vingt et unième jour, plus rarement le vingtième ou le vingt-deuxième et très rarement le dix-neuvième jour) fait déjà usage de ses poumons et qui souvent piaule dans l'œuf intact, présente au moment de la première inspiration les changements suivants :

La première *expansion du poumon jusque-là atélectasique a, comme conséquence, un afflux par aspiration, très abondant, du sang des artères pulmonaires.* Le poumon tout d'un coup renferme de l'air et un sang abondant. Ses *capillaires* s'emplissent avec une grande rapidité, il s'ensuit de même un changement de la couleur du poumon, comme déjà Harvey l'avait remarqué chez les mammifères; le poumon atélectasique paraissant rouge sombre, et le poumon qui a respiré, rouge clair.

Comme jusqu'ici le sang s'échappait du ventricule droit en grande partie par le conduit de Botal dans l'aorte descendante et, en petite quantité dans les poumons et que, maintenant, d'un seul coup, l'inverse a lieu, le conduit de Botal, ne recevant que très peu de sang des deux côtés, se rétrécit; il n'a plus d'utilité et s'obture enfin par la contraction de son muscle circulaire et par la formation d'un thrombus; cela s'effectue d'autant plus vite que la respiration pulmonaire et, par conséquent, l'aspiration de sang artérialisé par les poumons s'effectuent mieux.

A la suite de l'oblitération du double conduit de Botal chez l'oiseau, de l'unique conduit de Botal chez le mammifère (Pl. III, D. B. s. et D. B. d., et Pl. V, D. a. B.) la masse du sang s'écoulant dans l'aorte descendante s'amoindrit si rapidement que la *pression sanguine* doit *diminuer* soudainement d'une façon très notable dans toute la partie inférieure.

La meilleure preuve de cette diminution de la pression artérielle est fournie par la petitesse et la faiblesse du pouls des artères ombilicales chez les mammifères et chez les enfants qui viennent de naître, et par la diminution de l'afflux sanguin dans les artères allantoïdiennes chez le poulet à terme dans l'œuf. L'action immédiate de cette diminution de la pression latérale est indispensable à la diminution de l'afflux du sang dans les artères ombilicales ou allantoïdiennes, lesquelles restent dans l'allantoïde avec leurs ramifications contenant très peu de sang, quand le poulet fait irruption hors de l'œuf.

Lorsque les vaisseaux allantoïdiens qui amènent le sang ne sont plus comme auparavant chargés de ce sang, ceux qui le ramènent (les veines allantoïdiennes qui par leur jonction forment le tronc de la veine ombilicale), doivent se vider rapidement comme cela arrive en réalité.

A la suite de cette disparition du courant sanguin, la veine porte ne reçoit plus une masse sanguine suffisante pour fournir le courant des vaisseaux hépatiques et en même temps celui du canal d'Arantius. Ces vaisseaux reçoivent en outre beaucoup moins de sang qu'auparavant parce que la veine omphalo-mésentérique est devenue très petite (à cause de la diminution par résorption de cette partie de la masse vitelline destinée à être résorbée). Elle se transforme en un rameau de la veine porte. Il arrive que les *vasa advehentia* du foie d'un côté, le canal d'Arantius de l'autre, reçoivent moins de sang qu'auparavant (Pl. IV). Ce dernier qui principalement recevait du sang frais des veines allantoïdiennes, lequel manque absolument maintenant, s'oblitère et ne persiste souvent que comme un cordon rubané.

Le sang des veines hépatiques coule seul alors dans la veine cave inférieure (le sinus veineux du cœur) immédiatement avant sa jonction avec les oreillettes. Par là, la *pression sanguine* dans celles-ci diminue considérablement. Le sang qui se presse dans ce segment de la veine cave inférieure ne peut plus maintenant se déverser dans l'oreillette gauche par le trou ovale, parce que, là même, est survenue une trop grande résistance due à l'accumulation du sang des veines pulmonaires déjà fortement artérialisé, et que la valvule du trou ovale se ferme pendant la diastole, sous l'influence de l'afflux du sang des veines pulmonaires. Dans la systole, c'est cette occlusion dans l'oreillette gauche seule qui empêche le passage du sang dans la veine cave.

D'après cela, il ne reste au sang de la veine cave inférieure, d'issue que dans l'oreillette droite et dans le ventricule droit du cœur. Celui-ci le chasse dans l'artère pulmonaire. En même temps, le ventricule gauche se vide dans l'aorte ascendante ainsi que cela se passait avant le début de la respiration pulmonaire, avec cette différence seulement que maintenant le sang artériel seul (sang des veines pulmonaires) est chassé dans cette aorte. C'est ainsi que, par un seul battement du cœur, l'arc aortique et l'aorte descendante, avec tous leurs embranchements, reçoivent du sang riche en oxygène, sans mélange de sang veineux. L'inégalité de la distribution du sang dans la partie supérieure et la partie inférieure du corps, cesse; la petite et la grande circulation sont entièrement distinctes, le mélange des sang veineux et artériel n'a plus lieu nulle part et plus les vaisseaux pulmonaires se développent plus ils déversent de sang dans le ventricule gauche, si bien que la pression du sang artériel qui était tombée, s'élève graduellement.

Telle est la série ininterrompue des causes et des effets qui constituent la totalité des modifications que subit la circulation du sang de l'embryon, phénomène qui commence avec la respiration pulmonaire et est maintenant reconnu comme suite nécessaire des premières inspirations, comme une conséquence mécanique de l'aspiration du sang des artères pulmonaires sous l'influence de la dilatation des alvéoles pulmonaires.

Indépendamment de la respiration pulmonaire, un système considérable de vaisseaux sanguins est antérieurement troublé, peu avant l'éclosion du poulet, ce sont les vaisseaux *omphalo-mésentériques*. Plus le jaune de l'œuf est résorbé par le sang dans les ramifications d'abord très fortes et très fines de ces vaisseaux, plus cette portion destinée à être résorbée s'amoindrit et plus l'aire accessible à ces vaisseaux se rapetisse ; les vaisseaux ne pouvant plus s'emplir, s'oblitèrent, et on ne trouve, le dix-neuvième jour, sur le sac vitellin qui fait saillie sous la forme d'une hernie, que des rameaux peu apparents des artères et des veines omphalo-mésentériques. Le jaune de l'œuf est devenu consistant.

Dans tous les points essentiels, chez le mammifère nouveau-né et chez l'homme en particulier, les modifications de la circulation qui surviennent avec le commencement de la respiration pulmonaire, concordent avec ce qui a été décrit pour le poulet. Seulement au lieu de « allantoïde » on doit dire « placenta fœtal » et considérer que les vaisseaux omphalo-mésentériques s'oblitèrent généralement très tôt parce que le jaune nutritif manque.

Chez l'enfant qui vient de naître, des modifications de la circulation commencées pendant l'accouchement sont dues à l'interruption de la circulation placentaire (par ligature, arrachement, section, compression du cordon ombilical) et aux troubles survenant avant ou immédiatement après la respiration pulmonaire. Il peut se faire aussi qu'au moment de la ligature du cordon la respiration commence. Mais à chaque naissance normale, les troubles de la circulation placentaire sont la première cause des modifications de la circulation fœtale, que ce soit directement à cause de l'interruption de l'afflux sanguin hors du placenta, ou indirectement à cause de l'établissement de la respiration pulmonaire.

Je résume d'une façon concise les modifications les plus importantes de la circulation qui surviennent chez l'homme, sous l'influence de la première inspiration.

	Avant la naissance :	Après la naissance :
VEINE OMBILICALE	amène : le sang artériel dans le cœur et le foie.	oblitérée : *Ligamentum rotundum s. teres hepatis.*
ARTÈRES OMBILICALES	conduisent le sang véroso-artériel dans le placenta.	oblitérées : *Ligamenta lateralia vesicæ.*

	Avant la naissance :	Après la naissance :
CANAL D'ARANTIUS	conduit du sang artériel dans les oreillettes.	oblitéré : *Ligamentum rotundum s. teres hepatis.*
CANAL DE BOTAL	porte du sang veineux avec un peu de sang artériel du ventricule droit dans l'aorte.	oblitéré : *Ligamentum arteriosum.*
TROU OVALE	ouvert pour l'afflux du sang de la veine cave inférieure dans l'oreillette gauche.	fermé : le sang de la veine cave va seulement dans l'oreillette droite.
POUMONS	sans air, relativement pauvres en sang et d'un rouge sombre.	contenant de l'air, relativement riches de sang et rouges clair.
ARTÈRES PULMONAIRES	conduisent relativement peu de sang veineux avec un peu de sang artériel, du ventricule droit dans les poumons.	conduisent beaucoup de sang complètement veineux du ventricule droit dans les poumons.
VEINES PULMONAIRES	conduisent relativement peu de sang veineux dans l'oreillette gauche.	conduisent relativement beaucoup de sang artériel dans l'oreillette gauche.
AORTE DESCENDANTE	transporte du sang hors des deux ventricules du cœur, plus veineux du ventricule droit par le trou de Botal, plus artériel du ventricule gauche.	transporte exclusivement du sang artériel hors du ventricule gauche.
VEINE CAVE INFÉRIEURE	porte le sang veineux du corps avec le sang des veines hépatiques et le sang artériel du placenta dans les deux oreillettes.	porte exclusivement le sang veineux du corps dans l'oreillette droite seule.

ACTION PRODUITE PAR LA LIGATURE DU CORDON OMBILICAL SUR LA CIRCULATION DE L'ENFANT QUI VIENT DE NAITRE

Le *moment de la section du cordon ombilical* est le point de départ d'une influence particulière sur la masse sanguine et par là même sur la circulation et la distribution du sang chez le nouveau-né. Si l'on pratique la ligature du cordon immédiatement après l'expulsion du fœtus, il reste une grande quantité de sang dans la partie fœtale du placenta, comme Budin l'a reconnu (1876), sang qu'Adrien Schücking (1877) a appelé *sang de réserve*. Ce sang, grâce à une section plus tardive peut être amené en majeure partie au fœtus par la veine ombilicale, à l'aide d'une pression exercée sur le placenta. La quantité du sang de réserve est variable, elle s'élève chez l'homme à environ 90 ou 100 grammes.

Donc si la masse sanguine totale du nouveau-né détaché trop tôt est inférieure d'environ 90 grammes à la masse totale de l'enfant séparé quelques minutes plus tard, et celle-ci à son tour inférieure à la masse totale qu'on trouve chez lui après l'expression du placenta, le moment de la section peut devenir d'une grande importance pour l'enfant.

Les évaluations de la masse sanguine faites sur cinq enfants récemment morts, donnèrent à Schücking les nombres suivants :

	Poids du corps de l'enfant :	Masse sanguine totale :	Rapports des poids :	
I.	4295	604	1 : 7	détachés quelques minutes après la naissance.
II.	3320	309	1 : 11	
III.	3780	367	1 : 10	
IV.	3197	215	1 : 14	détachés immédiatement.
V.	3208	198	1 : 16	

L'enfant I ne fut détaché que lorsque le placenta eût été exprimé. Les poids sont figurés en grammes. Les masses sanguines furent établies par l'injection de la solution de sel ordinaire à 0, 6 p. 100 d'après le procédé de Welcker. Ce dernier avait trouvé lui-même auparavant chez un nouveau-né débile et détaché très rapidement, le rapport 1 : 19.

Il serait à souhaiter qu'on fît de plus amples évaluations de la masse totale sanguine chez les nouveau-nés et les fœtus de l'homme et de l'animal (d'après le procédé que j'ai enseigné et qui a été mis en pratique d'abord par J. Steinberg). Car les expériences rapportées par Schücking ne suffisent pas à prouver d'une façon générale les modifications apportées à la circulation de l'enfant, selon que l'ablation a été faite immédiatement ou a été retardée. Relativement à l'évaluation de la partie fœtale du placenta durant la naissance, il fait remarquer que, par la pression intra-utérine exercée sur le placenta, il se produit une espèce de *transfusion physiologique :* les vaisseaux placentaires du fœtus, sous l'influence de la pression des parois contractées de l'utérus, commencent à se vider déjà avant la première inspiration, par la veine ombilicale, dans le corps de l'enfant qui est soumis à la pression atmosphérique, tandis qu'il se produit dans les artères ombilicales un arrêt plus ou moins prononcé. « La première inspiration accélère le courant du sang dans la veine ombilicale par l'action aspiratrice de la pression négative du thorax et fait place en même temps au sang qui arrive. » Grâce à la diminution de la pression aortique après l'établissement de la respiration pulmonaire, l'orifice des artères ombilicales et placentaires se trouve rétréci sous l'influence des muscles des vaisseaux et « le résultat de l'occlusion artérielle consiste encore en un afflux plus grand du sang placentaire dans le corps de l'enfant »; il semble cependant que l'influence de la circulation fœtale et de la respiration s'évanouit devant l'expression du placenta qui résulte de la pression intra-utérine.

Que cette transfusion du sang, durant les dernières minutes qui suivent la naissance, ait lieu en réalité, Schücking l'a démontré par des pesées directes du nouveau-né avant son détachement (le poids augmentait sur la balance, de 30 à 100 grammes), par la mesure de la pression sanguine dans la veine ombilicale (cette mesure donna de 40 à 60 millimètres de pression mercurielle durant les intervalles des douleurs, et durant les douleurs 100 millimètres et même le double) et par l'évaluation du sang placentaire qu'il recueillit au moyen d'une incision faite sur la veine ombilicale.

Pour ce qui est de cette dernière expérience. il est à remarquer que Litzmann, après le détachement d'un enfant extrait par l'opération césarienne, vit s'écouler de l'utérus le sang de réserve par la veine ombilicale sectionnée ; ce sang était déjà sombre mais il « était projeté avec une assez grande force et en quantité importante ». L'utérus se contracta si bien que, par intervalles, on observait son durcissement croissant.

Quelque exacte que soit la conception entière de Schücking, il va trop loin en disant que l'influence de la respiration de l'enfant sur l'aspiration du sang de réserve, est « complètement insignifiante » et « s'évanouit » devant l'influence de la pression exercée pendant les douleurs. Car le sang comprimé dans le fœtus devrait, avant la première inspiration et pendant chaque intervalle des douleurs, retourner par les artères ombilicales dans le placenta, et la pression intra-utérine demeurerait par conséquent sans effet; mais, *après* l'établissement de la respiration pulmonaire, du sang placentaire arrive (grâce à l'aspiration des poumons) dans le corps de l'enfant, dans l'espace d'un certain nombre de minutes, par la veine ombilicale, lorsque le placenta est à nu et que le fœtus est extrait de l'utérus et de l'amnios, ainsi que je l'ai vu souvent chez les animaux. Les artères ombilicales en deviennent d'un rouge clair et elles se vident graduellement — plus tôt que la veine ombilicale. — Par conséquent, la respiration pulmonaire chez le nouveau-né doit être d'une grande importance pour la prise du sang de réserve. Ce qui favo rise encore cette prise c'est que, après la naissance, l'enfant ne subit que la pression atmosphérique, fait sur lequel Schücking et Fritsch attirent à juste titre notre attention, et que les mouvements du cœur deviennent plus fréquents après la première inspiration.

Cependant de sérieuses objections ont été élevées contre l'affirmation qui consiste à dire que le moment du détachement a en général de l'influence sur la masse sanguine des nouveau-nés. M. Wiener et L. Meyer particulièrement ont trouvé, contrairement à Budin et à Zweifel, que le sang contenu dans le placenta, lors d'un détachement prématuré, n'est pas sensiblement plus abondant que lorsque le détachement est effectué plus tard. Le premier en conclut que la quantité du sang de l'enfant s'élève suffisamment par les contractions utérines et les premières inspirations, et qu'une plus grande expression du placenta dans les premières minutes qui suivent la naissance n'amène dans l'enfant que de petites quantités de sang, — de 12 à 13 grammes, pour un placenta d'un poids moyen de 600 grammes.

Mais à ces conclusions il est bon d'opposer : 1° qu'une différence de 2 à 3 p. 100 a été constatée pour le sang contenu dans le placenta, ce qui vient à l'appui de l'opinion de Schücking ; une différence de 16 grammes environ fut trouvée aussi par Meyer ; — 2° que pour le détachement retardé, on ne peut prendre en considération que les mesures du sang contenu dans le placenta, qui ont été prises au moment de la section du cordon opérée pendant ou immédiatement *après* l'expulsion du placenta. En effet quand le détachement a lieu de trois quarts de minute à quinze minutes après la naissance de l'enfant, avant le délivre, il peut arriver facilement que du plasma sanguin passe des vaisseaux rétractés du fœtus dans le placenta et le sang de la mère ; ce qui fait que la quantité de sang renfermée dans celui-là est trouvée trop élevée par la méthode colorimétrique et, au contraire, trop faible par l'évaluation à l'aide de l'expression. C'est pourquoi il est généralement impossible que l'évaluation de la masse sanguine dans le placenta expulsé tardivement mène à une conclusion.

L'évaluation (colorimétrique) comparée de la quantité du sang contenu dans les placentas, après les séparations prématurées, ordinaires et tardives, faite par Mayring et de Haumeder, a permis d'observer l'influence remarquable du temps de cette séparation, puisque la quantité de sang obtenue par la section du cordon s'est élevée, quand elle a été prématurée de 164 à 184, quand elle a été ordinaire de 111 à 130, quand elle a été retardée de 89 à 91 grammes ; il n'est cependant pas permis d'en conclure que l'embryon a été privé dans le premier cas de 73 à 95 grammes de sang et de 22 à 39 grammes dans les cas ordinaires.

Les nombres suivants sont tirés des recherches de Mayring.

Détachement du cordon :	prématuré :	ordinaire :	tardif :
Poids du placenta..........	474 —892	454 —762	413 —664
Longueur du cordon.......	44 — 78	38 — 68	31 — 54
Sang exprimé.............	15,3— 50,0	3,3— 13,3	4,6— 22,1
Sang résidual..............	90,7—285,8	90,5—114,2	41,1—125,4
Sang contenu dans le placent[a]	114,8—291,3	100,3—125,1	46,1—130,5
Poids de l'enfant..........	2510—4430	2730—3830	2530—3770
Taille de l'enfant...........	48—52	48—51	45—51

Voici, d'après Mayring 9 cas (I) et Haumeder 10 cas (II), qui donnent pour les moyennes :

			I. Sang du plac.		II. Sang du plac.	
Détachement du cordon.	Enfants.	Plac.	absol.	p. 100.	absol.	p. 100.
Prématuré...................	3152	640	184,3	28,8	164,8	27,4
Ordinaire...................	3221	556	111,3	20,5	130,3	21,7
Retardé.....................	3119	557	88,8	15,7	91,4	15,2

D'après ces nombres, il paraît résulter une influence évidente du moment du détachement du cordon sur la quantité du sang placentaire, mais le nombre des cas (19) et le grand désaccord des évaluations de quelques-uns ne permet pas d'attribuer une grande valeur aux nombres correspondant aux sections; il n'est donc pas démontré que les nouveau-nés renferment effectivement plus de sang à la suite d'un détachement tardif du cordon, qu'après un détachement prématuré.

Adrien Schücking fournit à l'appui de ces expériences ce fait, que Illing a trouvé, de son côté, que des enfants auxquels on avait pratiqué la section du cordon tardivement étaient plus lourds de 57 grammes que d'autres chez lesquels cette section avait été prématurée. Friedländer trouvait la séparation retardée utile aussi. Zweifel trouvait la diminution du poids après la naissance plus faible quand la séparation avait eu lieu tardivement que quand elle avait eu lieu prématurément; de même Hofmeier trouvait pour le nouveau-né une augmentation du poids, quand la séparation avait été effectuée tardivement, et il y avait alors diminution de poids pour le placenta. D'après ses observations, Ribemont se prononce dans le même sens ainsi que R. Luge qui veut que, d'une façon générale, la séparation du cordon ait lieu un quart d'heure après la naissance de l'enfant, après l'affaissement complet de la veine ombilicale. Au contraire, Steinmann croit que le détachement tardif du cordon n'est pas avantageux pour l'enfant, parce que, au moyen de pesées prises journellement, il trouva une disposition plutôt défavorable sous le rapport de la perte du poids du corps quand les enfants ont été détachés tardivement du placenta, à savoir, après cessation du pouls du cordon ombilical. Cependant sur ses 52 cas il n'a opéré le détachement du cordon que sept fois plus de trois minutes et demi après la naissance, et dans aucun cas, cette opération n'a été effectuée plus de six minutes après la naissance. Ses recherches ne sont donc pas concluantes.

L'augmentation du poids des nouveau-nés dans la période qui suit l'accouchement (de 60 à 70 grammes d'après Hofmeier) est en tout cas favorable à l'hypothèse de la « transfusion physiologique ».

L'observation de Hayem, d'après laquelle il se trouve plus de globules rouges dans le sang des nouveau-nés quand le cordon a été détaché tardivement, que quand la ligature a été prématurée, indique que la masse sanguine s'écoulant tardivement du placenta est plus riche en globules que celle qui s'écoule aussitôt après la naissance, ce qui s'explique peut-être par une évacuation plus abondante du plasma sanguin du placenta dans le sang de la mère, après l'expulsion de l'enfant. Il résulte de là aussi, que dans le sang de l'enfant opéré tardivement, on doit trouver plus d'hémoglobine.

D'ailleurs M. Wiener remarque avec raison que le rapport de la masse du sang de l'enfant à celui du placenta intervient pour beaucoup. Ce dernier pesait dans un cas 600 grammes et dans un autre cas seulement 400; et dans les deux cas, le fœtus pesait 3 kilos. Il pouvait cependant dans les deux cas contenir à peu près la meme quantité de sang.

On doit évaluer la totalité de la masse du sang chez les gros animaux nouvellement nés et aussi chez les multipares, après les séparations prématurées et tardives du cordon, pour aplanir les derniers doutes.

D'après mes expériences sur les animaux, faites dans ce cas sur des cobayes, je dois me déclarer en ce point complètement d'accord avec Schücking, trouvant que le sang coule en quantité beaucoup plus grande dans le fœtus (ou le nouveau-né) quand la séparation du cordon a eu lieu tardivement, que quand la compression du cordon a été hâtive, et de là je tire la preuve que, sous l'influence de la première inspiration, il y a diminution de l'afflux sanguin dans les artères ombilicales, diminution qui survient, règle générale, quand le placenta a été expulsé et détaché, beaucoup plus vite dans ces artères que dans la veine ombilicale. On pourrait objecter qu'il est difficile, étant données ces différences, de bien établir le poids, parce que chez le cobaye le placenta est généralement petit relativement au nouveau-né. Le 9 juillet 1883, j'ai enlevé trois fœtus vigoureux, je les ai immédiatement pesés avec leur placenta. J'ai trouvé :

	Gr.		Gr.		
1. Fœtus	92 »	Placenta	5,3	répondant à	1 : 17
2. »	92 »	»	5,8	»	1 : 16
3. »	96,5	»	5,5	»	1 : 17

Chez l'homme, au contraire, le placenta pèse de 400 à 900 grammes pour un poids du nouveau-né s'élevant de 2500 à 4500 grammes. Ce rapport ne peut donc pas, alors que les plus petits placentas ne se rencontrent pas avec les plus grands fœtus, descendre de 1 : 5 à 1 : 11 ; tandis que chez les cobayes 1 : 16 et même moins que 1 : 17 peut exister normalement. Mais chez ces derniers un gramme de sang transfusé du placenta représenterait la huitième ou la dixième partie de la totalité de la masse sanguine de l'animal; la séparation tardive du cordon paraîtrait donc naturelle.

Il en résulte encore que rien n'indique un désavantage causé par la séparation tardive du cordon. Au contraire, les nouveau-nés paraissent être ou devenir plus vigoureux dans ces cas, et le conseil donné par B. Schultze en 1860 déjà, de ne délivrer l'enfant qu'après qu'il a respiré et crié, paraît complètement légitimé. Ce même observateur a démontré déjà en 1864 que le placenta, pendant l'expulsion, ne vide pas son sang dans l'utérus, les vaisseaux du fœtus restant intacts; ce sang ne peut donc, abstraction faite de la diffusion, que couler dans le fœtus.

Si, en effet, dans un placenta qui vient d'être expulsé de l'utérus et plongé dans de l'eau chaude, on injecte par une incision dans la veine ombilicale, du lait chaud, on peut, comme Schultze l'a remarqué, augmenter très fort la pression dans les vaisseaux fœtaux sans qu'une goutte de lait sourde sur la face utérine du placenta. Le placenta se gonfle, comme dans l'utérus, avec convexité sur sa paroi utérine, avec concavité à sa paroi amniotique, et le sang qui reste dans les vaisseaux maternels est chassé par compression à travers l'orifice béant de ces vaisseaux. Tous les cotylédons se laissent même disjoindre l'un de l'autre ; quelques-uns se laissent soulever, de sorte que les vaisseaux gonflés de lait deviennent apparents, sans que le lait ait une issue. Mais si avec un couteau on pratique une incision superficielle sur un cotylédon, le lait injecté jaillit en abondance

Ainsi le sang de l'enfant, dans les vaisseaux placentaires, ne s'écoule pas dans les vaisseaux maternels, et ne fait pas irruption au dehors quand le placenta est expulsé. Cela doit être favorable au nouveau-né, en dehors de l'avantage qu'il tire de la filtration du plasma sanguin à travers les vaisseaux de la mère, après la naissance, avant l'expulsion du placenta. Il paraît, à un point de vue général, très logique de faire pratiquer comme Michaelis et Fritsch le recommandent, la ligature du cordon le plus tard possible — au moins sur les enfants très petits et ceux qui naissent avant terme, de les tenir plus bas que la mère tant que le placenta n'est pas expulsé, et de ne pas pratiquer la ligature immédiatement après l'expulsion du placenta; mais de tenir à ce moment le placenta plus élevé que l'enfant pour que le sang s'écoule graduellement dans son corps par la veine ombilicale, sans le faire jaillir violemment au moyen de la pression et, comme autrefois le pratiquaient les sages-femmes par la « compression » le long du cordon.

Est-il souhaitable dans chaque cas de laisser, en retardant la ligature, un excédent de 20 ou 50 ou 100 grammes de sang arriver à l'enfant? C'est une autre question.

Quelques-uns répondent négativement sans cependant apporter des arguments suffisants. Leur argument capital qui consiste à dire qu'une énorme augmentation de la pression sanguine serait déterminée par l'afflux du sang, paraît peu plausible; car déjà, grâce à la respiration de l'enfant, un vaste et nouveau champ s'est ouvert dans les poumons. Après la première inspiration les poumons contiennent déjà beaucoup plus de sang qu'auparavant. De plus, il est sûr qu'aussitôt après la naissance, la pression sanguine tombe notablement dans l'aorte, et personne ne doutera que les vaisseaux splanchniques sont, avant la naissance, loin d'être emplis; donc le champ pour le sang de réserve est, sans nul doute, ouvert, si bien que l'arrivée de ce sang n'offre pas fatalement de danger. d'autant plus que le sang qui est rendu à l'enfant est son sang propre.

La nature paraît même demander une séparation tardive du cordon. Chez beaucoup de mammifères, par exemple les cobayes, l'arrachement ou le broiement du cordon, n'a pas lieu, comme je l'ai reconnu bien souvent, *aussitôt après* l'expulsion, et si l'on compare la masse du sang de l'allantoïde, l'équivalent du placenta chez l'oiseau, avant et après le bris de l'écale, on constate qu'elle a considérablement diminué. Dans les vaisseaux qui restent dans l'écale, après l'éclosion, il n'existe souvent qu'une quantité minime de sang, dans le cas où le poulet s'est délivré sans une aide quelconque, et il me semble que le long espace de temps pendant lequel le poulet respire dans l'œuf avec ses poumons lui permet d'attirer utilement dans son corps, par aspiration, le plus possible du sang de l'allantoïde.

En outre, les observations que Ploss a recueillies des voyageurs sur les coutumes des différents peuples non civilisés démontrent que la ligature du cordon, faite tardivement chez l'homme aussi, trouve dans la pratique sa supériorité sur celle qui est faite immédiatement après l'expulsion de l'enfant. Les Indiennes qui accouchent seules dans les forêts du Brésil déchirent le cordon ou le mâchonnent entre les dents. Elles ne sont pas immédiatement en état de le faire, de sorte que c'est un cas de séparation retardée, dans ce procédé brutal qui est celui des animaux. Les Caraïbes brûlent le cordon ombilical. Dans le Nicaragua, ce n'est que quand le placenta a été mis au jour, que le cordon est coupé ; dans le Guatémala on attend de même le délivre. Les Négritas des Philippines, qui accouchent sans aucun secours, enfantent debout et plongent l'enfant dans de la cendre chaude; elles se délivrent aussitôt à côté de lui et sectionnent alors le cordon au moyen d'un morceau de tige de bambou taillé en tranchant, d'une écaille d'huître ou d'une pierre. Dans tous ces cas et dans d'autres cas semblables d'accouchements effectués sans aide, la séparation du cordon doit être tardive, parce que la mère doit s'être remise avant de pratiquer l'opération. Dans d'autres cas, certes, où le père ou bien la mère, aussitôt après la naissance de l'enfant, et intentionnellement avant l'expulsion du placenta, sectionnent le cordon avec une coquille, comme dans la Nouvelle-Hollande et la Nouvelle-Calédonie, on constate un détachement hâtif du placenta. Ces cas constituent toutefois le plus petit nombre des rapports compilés par Ploss d'après les voyageurs anciens et modernes, qui sont parvenus à ma connaissance; et cela fait présumer que la mortalité des enfants est plus grande dans les pays où la séparation du cordon est pratiquée plus tôt, que dans ceux où elle est pratiquée plus tard.

Lorsqu'on attend trop longtemps pour détacher le cordon chez l'homme, l'ictère qui surviendrait ou tout autre préjudice qui en résulterait n'est en aucune façon prouvé. En tout cas, d'après l'ensemble des bonnes observations d'Hippocrate qui sont arrivées jusqu'à nous, on ne doit pas détacher le cordon de l'enfant immédiatement après la naissance; par contre, la pratique de Violet n'est pas sanctionnée, pratique d'après laquelle on ne doit pas attendre l'expulsion du placenta pour détacher le cordon, parce que dans ces cas 100 p. 100 des enfants deviennent ictériques et que dans le cas de détachement hâtif il n'y en a que 70 à 80 p. 100. Porak trouva aussi l'ictère plus intense après un détachement tardif qu'après un détachement hâtif; mais Hofmeier et Luge ne le constatent pas.

Dans la pratique obstétricale, il est de règle de sectionner le cordon, que ce soit bientôt après la disparition du pouls du cordon ombilical ou seulement plusieurs minutes après sa cessation ou après l'expulsion du placenta. Mais chaque praticien proteste contre la ligature immédiate du cordon souvent pratiquée avec une hâte irréfléchie avant la première inspiration, parce qu'alors la masse du sang du nouveau-né est diminuée et que l'inspiration d'oxygène, indispensable à la vie, lui est rendue difficile. La quantité d'hémoglobine fixant l'oxygène de l'air peut encore être assez grande dans le sang fœtal ; mais elle est plus petite que celle de l'adulte pour un volume du sang contenu dans le corps relativement égal. Mais comme le nouveau-né, au moment de la naissance, a besoin soudainement d'une quantité d'oxygène beaucoup plus considérable qu'auparavant, parce que déjà il doit pourvoir à sa chaleur et qu'il se meut bien davantage, il paraît plus utile qu'il parvienne le plus possible d'hémoglobine du placenta au fœtus, ce qui se produit quand la séparation du cordon est retardée.

Chez les animaux l'arrachement tardif du cordon écarte en outre le danger d'une trop grande perte de sang par les artères ombilicales. Car, au début, la pression du sang dans l'aorte et la pléthore de ces artères ne peut diminuer notablement qu'après que la respiration pulmonaire a été longtemps continuée. Il serait remarquablement intéressant de mesurer combien de sang s'écoule des artères ombilicales, dans les cas de sections du cordon hâtives et tardives, chez des embryons d'animaux différemment développés. On devrait employer à cet effet des femelles multipares ; comme les mouvements du cœur chez l'embryon s'effectuent sans qu'il y ait respiration, on pourrait obtenir par ce moyen une valeur approximative déjà de la vitesse du courant sanguin dans le cordon et, si en même temps, des placentas séparés, comme Budin et Steinmann l'ont fait, on recueillait le sang qui s'écoule par la veine ombilicale, on aurait un contrôle d'une grande valeur. Il est certain que la quantité du sang qui s'écoule après la naissance dans l'enfant par la veine ombilicale, doit être plus considérable que celle qui s'échappe dans le même temps par les artères ombilicales, parce que ces dernières se resserrent visiblement plus tôt, et sont plus tôt vides de sang. Les muscles circulaires des vaisseaux du placenta fœtal se contractent très probablement avec énergie, après la naissance de l'enfant (et encore après l'expulsion du placenta) de sorte que leur contenu doit pénétrer dans la veine ombilicale. La quantité du sang refluant dans cette veine augmente généralement, comme Steinmann l'a démontré, avec la force du pouls du cordon observé auparavant. Elle doit correspondre à la quantité du sang qui s'échapperait des artères ombilicales sectionnées chez le fœtus et le nouveau-né. Cependant, la forte contraction des fibres des muscles circulaires déjà affirmée par Virchow doit rapidement diminuer l'hémorrhagie comme d'ailleurs l'expérience l'apprend.

Le resserrement ultérieur du cordon appartient aussi peu au cadre de cet ouvrage que l'oblitération du conduit de Botal, par formation d'un thrombus et sous l'influence de contractions musculaires. L'un et l'autre ne doivent être signalés ici, que comme des processus qui ne surviennent plus tard dans la vie que comme des phénomènes pathologiques. L'homme, au moment de sa naissance, démontre, par son cordon ombilical, la nécessité physiologique de l'apparition de plusieurs processus en quelque sorte pathologiques, pour la continuation de son existence, processus tels que le thrombus, la transfusion, l'inflammation, la momification (gangrène même) qui suffiraient à tuer facilement l'individu, s'il était né depuis longtemps.

En face des modifications importantes que subit l'homme dans sa circulation, quand il entre dans le monde et qui sont un danger pour son existence, il ne faut nullement s'étonner si tant d'enfants ne survivent point à leur naissance, ou n'y survivent que peu de temps.

DEUXIÈME PARTIE

LA RESPIRATION DE L'EMBRYON

CHAPITRE PREMIER

LA RESPIRATION DANS L'ŒUF

La respiration s'établit-t-elle oui ou non dans l'œuf avant la naissance? Beaucoup de discussions se sont élevées à ce sujet dans les ouvrages anciens et nouveaux; mais les observations et les expériences faites sur l'échange des gaz dans l'œuf contenant un embryon, comparativement à celui qui a lieu dans l'œuf non fécondé, n'existaient qu'en petit nombre et d'une façon extrêmement défectueuse. J'ai avant tout, cherché à déterminer les faits qui prouvent la respiration intra-ovulaire. Les recherches faites dans mon laboratoire, par moi ou sous ma direction, ont, en réalité, établi pour la première fois que l'oxygène est absorbé sans interruption par l'embryon dans l'œuf, dans les conditions normales et que l'hémoglobine de son sang le fixe et le retient, mais seulement pendant peu de temps. Car l'interruption de l'accès de l'oxygène entraîne rapidement la mort de l'embryon par asphyxie. Ultérieurement, il m'a été possible, pour la première fois, d'apporter la preuve réelle et indubitable de l'exhalation d'acide carbonique, tout au moins chez l'embryon d'oiseau dans l'œuf intact.

La preuve que les embryons d'animaux invertébrés absorbent de l'oxygène a été, jusqu'à présent, aussi peu faite que celle de la production d'acide carbonique par les mêmes embryons. Baudrimont et Martin Saint-Anges ont certes trouvé que les œufs des escargots de jardins, pendant leur développement, perdent de l'acide carbonique; mais ils ont négligé de faire des recherches pour savoir si les œufs non fécondés de ces animaux exhalent, dans le même temps, moins d'acide carbonique. Ce n'est que si l'on pouvait établir une telle différence d'une façon constante, que la production d'acide carbonique dans l'embryon d'escargot serait regardée comme démontrée. Jusqu'à présent on peut seulement la considérer comme extrêmement probable.

Il n'est pas douteux pour moi que l'*embryon de grenouille* respire dans son œuf intact, au moyen de branchies, quelqu'incomplètes que soient celles-ci, c'est-à-dire qu'il absorbe de l'oxygène, depuis que j'ai vu circuler dans le tronc de ces branchies, les globules rouges du sang de l'embryon. L'on ne peut non plus nier que l'oxygène doit pénétrer par endosmose de l'eau ambiante dans le contenu de l'œuf, à travers la membrane de l'œuf, lorsque l'oxygène répandu dans son intérieur, même avant la formation de l'hémoglobine, est consumé ou que dès le début, il ne s'y trouvait point d'oxygène qui pût être absorbé.

En outre, en 1843 déjà, Baudrimont et Martin Saint-Anges ont démontré que l'embryon de grenouille, porté dans une eau privée d'air, sous une cloche sans air, périt en peu de jours comme dans une eau ne contenant pas d'oxygène mais de l'acide carbonique en abondance, tandis que les œufs de contrôle, placés dans des verres contenant une eau aérée, se développent. On doit déduire de ces recherches qui ont été faites avec de l'eau de Seine, la nécessité de l'oxygène pour la vie de l'embryon, tandis que dans les expériences pratiquées avec de l'eau distillée, de la même façon, il était possible que le manque de sels eût occasionné en dehors du manque d'oxygène, la mort de l'embryon.

La quantité d'oxygène que l'embryon de grenouille absorbe après avoir quitté l'œuf, par les branchies, la peau et l'estomac (à l'aide de la déglutition), est-elle suffisante pour entretenir la vie, de sorte que les poumons n'entrent pas en fonction? c'est là une question qui n'a pas été traitée jusqu'ici et qui est d'un haut intérêt au point de vue morphologique et physiologique. J'ai porté à cet effet, un grand nombre d'œufs de grenouilles embryonés sous une cloche sans air, dans des vases où coulait continuellement de l'eau chargée d'oxygène (d'une fontaine d'une température à peu près constante de 13° C.), sans que cependant la moindre bulle d'air eût pu se former sous l'influence de l'oxygène engendré par l'action de la lumière sur la chlorophylle des algues que j'avais conservées avec soin. La disposition était la suivante :

Au moyen d'un tube en T l'eau arrivait, d'un côté par un tuyau en caoutchouc, à la partie inférieure d'un flacon tubulé, et s'écoulait de l'autre. Le flacon était seulement fermé par le haut au moyen d'un entonnoir mobile, de sorte qu'aucunes bulles de gaz ne pouvaient s'accumuler en haut. Le flacon et l'entonnoir étaient d'une façon permanente remplis par l'eau coulant lentement. Les larves de grenouilles devinrent très grosses dans ce milieu et, au bout de trois mois, leurs membres se formèrent et leur queue disparut complètement. Les têtards, au bout de quatre mois au plus, — je les ai observés presque journellement d'avril au commencement d'août 1882 et 1883, — avaient absolument acquis le caractère complet de grenouilles, seulement aucun ne cherchait à gagner l'air. Je sacrifiai une de ces grenouilles, d'une longueur de 34 millimètres, le 8 août 1882; mais je ne pus trouver qu'un très petit poumon contenant beaucoup de pigment foncé. Je doute même que cet organe délicat, vide d'air, fût un poumon capable de fonctionner. L'estomac, l'intestin, le foie (avec une grande vésicule biliaire), les nerfs brachiaux et cruraux était bien développés; les muscles l'étaient mal. D'après cela, un tel animal réduit, par un obstacle opposé artificiellement à sa respiration pulmonaire, à absorber de l'oxygène dissous dans l'eau, doit être appelé animal étiolé. Cela démontre aussi la puissance de l'hérédité. Car avant la perte de leur queue servant d'aviron les têtards étaient extrêmement vigoureux. En dépit de son utilité, ils devaient la perdre comme les grenouilles ordinaires vivant à l'air.

Dans le deuxième procédé que j'ai employé avec succès, je fais tomber goutte à goutte de l'eau fraîche, riche en oxygène et contenant des infusoires, sur un entonnoir en porcelaine, percé de trous multiples, qui n'est que posé sur un grand cristallisoir en verre. L'eau qui arrive passe à travers les orifices de l'entonnoir, l'eau qui sort s'échappe par la fente circulaire entre le cristallisoir et l'entonnoir.

C'est ainsi que j'ai élevé, dans l'été de 1883, des grenouilles complètement développées qui ne pouvaient arriver jusqu'à l'air. Dans ce milieu aussi quelques grenouilles conservèrent leur longue nageoire caudale jusqu'en août concurremment avec leurs membres. Mais elles ont besoin d'une nourriture abondante, — se composant de têtards nouvellement tués, — pour atteindre une longueur de 4 à 5 centimètres. Il reste à vérifier si elles peuvent arriver à la maturité. Il est donc constaté que, rien qu'en soustrayant les embryons et les têtards de grenouilles à l'air atmosphérique, par conséquent en empêchant la respiration pulmonaire, d'un côté la période larvée est notablement prolongée, d'un autre côté une nouvelle variété de grenouilles peut être produite, lesquelles respirent sous l'eau et sans poumons.

Comment se comporte maintenant la respiration de ces embryons munis de branchies, lesquels, n'étant reliés à la mère par aucun vaisseau sanguin, sont déposés par elle sous l'eau, à un stade relativement très différencié, la membrane de l'œuf étant déchirée?

Chez la salamandre terrestre (*Salamandra maculata*) les choses se passent comme suit. Immédiatement après la naissance, elle présente dans l'eau une respiration branchiale. Mais d'où l'embryon tire-t-il son oxygène, avant la naissance? d'après les observations consciencieuses de Rusconi, le trentième jour qui suit la fécondation, les branchies sont d'une grandeur étonnante et leur étendue diminue notablement ainsi que leurs rameaux, avant que la naissance ait lieu, de sorte que le soixante-cinquième jour après la fécondation, elles paraissent remarquablement petites. On doit admettre d'après cela que, dans l'œuf, l'oxygène est absorbé dans les branchies par diffusion, de telle sorte qu'une respiration branchiale s'effectue directement dans l'œuf pendant des mois avant la naissance. Le raccourcissement des branchies dans la période suivante du développement de l'embryon n'exige nullement l'hypothèse d'une diminution de l'absorption de l'oxygène, car le nombre des globules sanguins et la quantité d'hémoglobine doivent augmenter et il est possible que, par la surface des vaisseaux sanguins du vitellus maintenant plus développés, ainsi que par la peau, l'oxygène soit emprunté par endosmose aux poumons et au sang de la mère. Rusconi lui-même avoue qu'il n'a trouvé aucune explication au raccourcissement des branchies de l'embryon avant la naissance. D'après la conception qui précède, une explication semble moins problématique. D'après les observations que j'ai faites justement sur des salamandres terrestres nouvellement nées, la respiration branchiale ne s'effectue complètement que quand les larves nageant dans l'eau sont empêchées artificiellement de remonter à la surface. Seulement, j'ai toujours trouvé les branchies très fortement développées et les poumons vides d'air et atélectasiques jusqu'au quatorzième mois. Mais quand je n'empêchais pas les larves — d'après le procédé précédemment décrit — de prendre de l'air à la surface de l'eau, je trouvais chaque fois des alvéoles pleines d'air dans les poumons, et les branchies disparaissaient bientôt.

L'affirmation de Rusconi, qui est ordinairement bien renseigné, affirmation consistant à dire que l'air qu'il trouvait dans les poumons des jeunes larves contenues dans un vase plat plein d'eau, provenait non de l'atmosphère, mais des poumons mêmes, est fausse. Seulement si les animaux demeurent longtemps dans l'eau, sous une pression atmosphérique notablement diminuée, il se produit une formation de bulles de gaz en eux et à leur surface, bulles qui deviennent un danger pour leur existence, ainsi que je l'ai souvent observé en plaçant des embryons avec de l'eau dans un cylindre haut, lequel cylindre fermé par le haut était déposé dans l'eau par sa partie ouverte.

Dans les premières phases du développement, si l'on dépose et maintient les œufs de grenouilles dans de l'eau qui, à la place de l'air, contient de l'oxygène pur, les branchies, ainsi que Rauber l'a observé, se tiennent à un degré inférieur de développement. Dans le cas d'allègement de la fonction respiratoire, l'appareil de la respiration de ces êtres variables est réduit dans son développement; mais dans le cas de difficulté de cette fonction — d'après mes expériences antérieurement décrites — il se développe plus fortement.

Il n'est pas encore prouvé que les *embryons de reptiles* produisent de l'acide carbonique dans l'œuf : Baudrimont et Martin Saint-Anges ont trouvé de l'acide carbonique provenant d'œufs fécondés de couleuvres et de lézards; mais il ne s'ensuit pas que l'embryon même produit cet acide carbonique. Il aurait fallu aussi par comparaison faire les mêmes recherches sur des œufs de reptiles non fécondés.

L'absorption de l'oxygène n'est pas non plus démontrée directement. On peut cependant donner à cette question un éclaircissement plus certain; car les embryons de couleuvres à collier que j'ai observés presque immédiatement après la ponte des œufs, avaient le sang rouge vif; ce sang contenait sans aucun doute de l'hémoglobine oxygénée. Toutefois on ne sait comment auparavant l'oxygène passe du corps de la mère dans l'œuf, s'il provient directement par diffusion des poumons qui ont inspiré de l'air ou s'il provient du sang indirectement. Qu'avant la ponte des œufs, la masse du sang rouge de l'embryon soit complètement dépourvue d'oxygène, que ce gaz par conséquent pénètre après la ponte, comme chez l'oiseau, de l'air à travers l'enveloppe ici molle, cela n'est pas admissible, parce que l'embryon est trop développé dans l'œuf nouvellement pondu.

LA RESPIRATION DE L'EMBRYON D'OISEAU

A cause de la difficulté technique relativement faible, c'est la respiration de l'embryon de poulet dans l'œuf qui a été l'objet des recherches les plus multipliées; cependant ce n'est que dans ces derniers temps qu'on a donné des preuves certaines de la production d'acide carbonique par l'embryon, avant l'établissement de la respiration pulmonaire, parce qu'auparavant on avait négligé de comparer des œufs couvés non fécondés, qui eux aussi exhalent de l'acide carbonique dans l'atmosphère, à des œufs fécondés également couvés, du même âge, dans les mêmes conditions.

Prévost et Dumas avaient déjà affirmé que les œufs non fécondés absorbent aussi de l'oxygène et exhalent de l'acide carbonique, en quantité moins grande, il est vrai, que les œufs couvés; Baudrimont et Martin Saint-Anges ont trouvé un résultat analogue; mais les œufs examinés se trouvaient dans des conditions tout à fait anormales, dans de l'air sec; les analyses gazométriques faites à cette époque étaient tout à fait insuffisantes et les chiffres communiqués ne prouvent pas l'augmentation de l'absorption de l'oxygène et de l'exhalaison de l'acide carbonique par l'œuf embryoné, parce que les expériences sont vicieuses et manquent de contrôle, comme je l'ai déjà démontré à un autre endroit.

Toute la question devait donc être soumise encore une fois à l'étude, d'une façon radicale; je me suis acquitté de ce travail, ces étés derniers, avec le Dr Robert Pott.

Un court résumé des travaux qui traitent de l'absorption de l'oxygène par l'embryon d'oiseau en général, ainsi que quelques observations sur les gaz de l'œuf doivent précéder la description des résultats obtenus par nos évaluations quantitatives des gaz exhalés par l'embryon de la poule.

Quand l'allantoïde se développe incomplètement pour une raison quelconque, ce fait entraîne l'asphyxie de l'embryon. Cet accident survient, règle générale, parce que, comme c'est établi maintenant, l'absorption de l'oxygène par le sang, par conséquent par l'hémoglobine, est insuffisante dans les vaisseaux allantoïdiens.

Si l'on chauffe l'œuf dans une petite cloche contenant de l'air et fermée, la formation de l'embryon n'a pas lieu, ou l'embryon meurt de bonne heure, comme Dareste l'a trouvé, et comme je peux l'affirmer. Il se produit, dans ces conditions, une formation de champignons, ainsi que nous l'avons observé régulièrement. Ces derniers se forment aussi principalement sur la cloison de la chambre à air et la mort de l'embryon en survient très facilement, lorsque les œufs ont été couvés dans une petite chambre fermée contenant seulement de l'oxygène, comme le Dr Pott et moi l'avons établi. *L'air qui entoure immédiatement l'œuf couvé ne doit pas rester stagnant un jour si l'embryon doit se développer davantage.* Il peut être encore moins privé d'oxygène, comme Erman à l'encontre de Viborg l'avait affirmé, et comme quelques auteurs l'avaient accepté avant que Schwann (1834) eût contredit radicalement les grossières expériences d'Erman et démontré qu'elles ne prouvent que la possibilité du développement de l'embryon dans un air qui contient moins d'oxygène que l'atmosphère.

Mais l'asphyxie de l'embryon survient vite quand l'œuf couvé intact ne peut plus absorber dans l'air même un minimum d'oxygène (encore à établir). Il n'est pas nécessaire de plonger l'œuf dans une eau qui est à sa température, il suffit simplement d'huiler ou de vernir l'écale, et l'on rend tellement difficile l'arrivée de l'oxygène de l'atmosphère, par l'écale, la membrane coquillière et le chorion jusqu'aux globules du sang dans les vaisseaux allantoïdiens, que, si toute la surface respiratoire a été recouverte, la mort de l'embryon survient rapidement dans les œufs de poule. J'ai vu survenir l'arrêt du cœur et tout le sang devenir veineux dès le septième jour, en quelques secondes, même après que l'embryon eût été séparé de l'œuf et que l'allantoïde eût été arrachée; j'ai vu le même fait se produire à la suite d'une destruction partielle de l'allantoïde. Mais on se demande si cet organe doit être intact aussi dans toute son étendue dans l'œuf entier ou si une lésion partielle peut permettre la persistance de la vie de l'embryon, bien qu'avec une déformation des organes. Déjà Geoffroy Saint-Hilaire essaya en 1820 d'empêcher partiellement le développement de l'allantoïde en recouvrant une partie de l'œuf d'une couche de vernis et d'autres matières présumées imperméables.

Les recherches antérieures faites avec un vernissage partiel de l'œuf ont donné en réalité des résultats remarquables.

La partie de l'œuf correspondant à la chambre à air étant seule vernissée (avec deux parties de cire et une partie de colophane) peut, comme Baudrimont et Saint-Anges l'ont trouvé, amener rapidement la mort de l'embryon, tandis que dans trois œufs, dont la partie de l'écale juxtaposée à la chambre à air restait seule sans être vernissée, le développement marcha normalement, bien que les œufs fussent restés sept jours avec leur vernis. Les mêmes observateurs ont encore trouvé que, si l'on vernit des œufs sur une moitié de leur surface et que l'on place cette moitié vernissée à la partie inférieure, puis qu'on les chauffe, le développement s'accomplit normalement (jusqu'au septième jour), mais l'allantoïde ne se développe alors que *par moitié* jusqu'au niveau de la partie vernissée, aussi loin que l'air a accès. (Je reviens à ces recherches qui ne sont exactes qu'en partie.) Si, au contraire, ces œufs vernissés sur une moitié de leur surface, sont couvés, leur partie vernissée étant tournée en haut, on n'observe qu'une trace de commencement de développement (le septième jour).

Les bonnes poules couveuses retournent journellement leurs œufs pour qu'aucune surface de nul d'entre eux ne reste longtemps soustraite à l'air. Si l'on ne retourne pas les œufs placés sur le sable dans la couveuse, ou si on les retourne trop fréquemment, les embryons se développent quelquefois, comme je l'ai déjà fait remarquer, d'une façon asymétrique. L. Gerlach et H. Koch (1882) ont pu produire de l'atrophie chez des embryons en vernissant tout l'œuf, mais en respectant un diamètre de 4, 5 ou 6 millimètres pour le passage de l'air, à proximité ou immédiatement au-dessus du disque de l'embryon. Ils obtinrent ainsi des embryons très petits mais développés, ce qui prouve que l'oxygène de l'air est plus nécessaire pour l'accroissement que pour la différenciation. Léon Gerlach a trouvé, en outre, que les anomalies de l'accroissement ou les déformations qui surviennent parfois dans les œufs fécondés et vernissés partiellement (déformations constatées du troisième au sixième jour de l'incubation), correspondaient au stade des quinze premières heures de l'évolution. La privation partielle d'oxygène, à une période aussi précoce, est donc sensible à l'œuf.

Théodore Schwann trouva en 1834 déjà, en concordance avec ces données, que les œufs de poule, fraîchement fécondés, ne se développent que jusqu'à la quinzième heure dans l'hydrogène, et qu'après avoir été soumis, pendant trente heures, à l'incubation dans l'hydrogène, ils meurent même dans l'air; mais qu'après vingt-quatre heures d'incubation dans le même gaz, ils peuvent continuer leur développement dans l'air atmosphérique. L'oxygène est donc nécessaire dès le début.

John Marshall confirma ces expériences en 1840; collant sur des œufs de poule plusieurs morceaux de papier et du blanc d'œuf, il vit l'œuf se développer, comme antérieurement Towne l'avait vu, mais non pas sur des œufs maintenus dans un intestin avec de l'huile : dans ces derniers il ne se forma ni embryon ni sang.

On voit que, par ce qui précède, les expériences de Towne aient été contredites; il avait affirmé comme Erman que l'embryon d'oiseau dans l'œuf pouvait se développer normalement sans que l'oxygène de l'extérieur eût accès; ces expériences ne sont cependant pas insignifiantes car elles prouvent que la formation de l'embryon et son développement normal peuvent même persister longtemps encore quand l'accès de l'oxygène a été notablement gêné et que la masse d'oxygène disponible a diminué d'une façon importante. Même après une application de trois à cinq couches de papier et d'albumine sur des œufs de poule, au bout de vingt et un jours, des poulets normaux arrivaient à éclore.

Marshall a démontré que le blanc d'œuf avait de nombreuses crevasses et fentes et que le papier était perméable à l'air, comme Schwann l'avait démontré pour le gypse ayant servi aux expériences d'Erman. Ce ne fut qu'une couche imperméable recouvrant tout l'œuf, qui rendit la formation de l'embryon impossible. Mais un vernis (*deux parties de gomme laque et une partie de colophane pour une pinte d'esprit-de-vin*) ayant été appliqué par Réaumur sur toute la surface de plusieurs œufs de poule, il arriva que, après avoir enlevé cette couche, sans doute par une dissolution dans l'alcool, il obtint même alors, une fois par l'incubation un poulet, évidemment avec une malformation, après que les œufs avaient été conservés avec leur vernis pendant deux mois et demi à la température habituelle. Si cette observation devait se confirmer par une expérience faite exactement, il s'ensuivrait que la cause de la stérilité des œufs frais, fécondés, qui sont maintenus pendant quatre semaines à la température habituelle, est due à l'échange des gaz dans l'intérieur de l'œuf et à l'air, bien plus qu'à la décomposition interne qui en est indépendante, particulièrement à la perte d'eau, dont il sera question dans la suite.

Dareste a fait aussi de nombreuses recherches sur l'action du vernissage partiel d'œufs en incubation. A cet effet il employait avec prédilection du cirage ordinaire, sans donner sur sa composition (variable) d'autres renseignements que celui-ci : à savoir qu'elle lui était inconnue! Quand les œufs n'avaient été vernissés qu'à leur pôle obtus, à l'endroit de la chambre à air, les embryons ne périssaient pas chaque fois, mais l'allantoïde se développait soi-disant à la partie large de l'œuf, comme déjà Baudrimont et Martin Saint-Anges l'avaient affirmé, là où l'écale restait directement exposée à l'air, mais non pas sur le feuillet interne de la membrane coquillière qui limite en dedans la chambre à air.

Quand on vernissait le pôle obtus, pour la première fois, vers le cinquième jour, les embryons mouraient parce qu'à ce moment l'allantoïde s'étend déjà sur la cloison juxtaposée à la chambre à air; mais dans le cas de vernissage, après ce terme, les embryons restaient en vie jusqu'au douzième jour parce que l'allantoïde s'était déjà étendue. Le vernissage du pôle pointu de l'œuf n'entraînait pas chaque fois un trouble dans le développement. Ici l'allantoïde et la chambre à air pouvaient se développer comme à l'ordinaire.

Le Dr Karl Düsing a repris ces recherches dans mon laboratoire et, au lieu du vernissage, il employa, pour luter, de la laque asphaltique qui sert aux préparations microscopiques et qui sembla éminemment propice dans l'occurrence. Mais il reconnut que les travaux de Dareste sur l'allantoïde sont très inexacts. Nous avons vu, après avoir noirci le pôle obtus de l'œuf sur une grande étendue, le poulet normal éclore dans la couveuse, sans aide artificielle; et personne ne fut depuis en état de distinguer l'allantoïde normale recouvrant partout également le poulet, sous la membrane coquillière (après l'enlèvement de cette dernière sous l'eau) d'une allantoïde ordinaire. Mais il est prouvé par des pesées que la laque asphaltique diminue énormément la diffusion des gaz, puisque des œufs totalement recouverts de laque ne perdent, pendant l'incubation que le dixième du poids environ de celui que perdent les œufs non soumis à cette opération.

L'autre affirmation de Dareste, qui n'est appuyée sur aucune donnée détaillée, ne peut non plus être exacte, à savoir qu'après le noircissement du pôle obtus, la chambre à air se forme régulièrement sur la face large de l'œuf, sans quoi nous aurions dû la trouver au même endroit. Enfin il n'est pas exact que le vernissage du pôle obtus, vers le cinquième jour, tue l'embryon, parce que l'allantoïde s'est déjà appliquée à la cloison — le feuillet interne de la membrane de la coquille. — Car on sait depuis longtemps que l'allantoïde est indiquée au quatrième jour seulement, et qu'à la fin du cinquième jour seulement, devenue vasculaire, elle amène la respiration. *Vers le cinquième jour* ne peut que signifier la fin du quatrième ou le commencement du cinquième. Mais alors l'allantoïde n'est pas encore appliquée sur la chambre à air (encore petite). C'est pourquoi sa donnée postérieure du *cinquième au huitième jour* doit être exacte. Mais somme toute je n'ai pu constater, dans aucun cas, l'inégalité de développement et d'expansion de l'allantoïde, sur des œufs partiellement recouverts de laque qui ont donné naissance à des poulets ou dans lesquels ils se sont développés jusqu'au dix-neuvième ou vingtième jour.

Les recherches de Dareste, dans lesquelles l'œuf ayant été vernissé en totalité, les annexes de l'embryon se sont développés, s'expliquent par la perméabilité de la couche de vernis; il en est de même pour les procédés de Martin Saint-Anges et Baudrimont. Le collodion et le cirage ne sont pas propres à cet effet, et Dareste lui-même a remarqué que les œufs recouverts totalement de ces corps perdent journellement, pendant l'incubation, de $0^{gr},19$ à $0^{gr},27$ de leur poids; cette matière enveloppante ne pouvait donc être imperméable aux gaz. Il se forma aussi une chambre à air contenant un centimètre cube d'air environ, dans un œuf vernissé encore chaud, immédiatement après la ponte, au bout de trois jours d'incubation. Mais quand Dareste frottait des œufs avec de l'huile d'olive qu'il faisait ainsi pénétrer, il ne se produisait qu'une petite chambre à air, ou pas du tout; l'embryon n'arrivait pas à formation. Mais ce n'est qu'après l'enlèvement de l'huile pendant l'incubation — par les plumes de la poule couveuse — que les embryons se développaient dans les œufs huilés, mais non pas dans la couvense artificielle. Conformément à ceci, la diminution de poids des œufs totalement huilés, mais non en incubation, était minime. Elle s'élevait de 0gr,003 à 0gr,013 par jour, du seizième au dix-neuvième jour, après que les œufs avaient été huilés. Des œufs frais non huilés perdaient en moyenne par jour 0gr,079 à l'air pendant vingt et un jours l'été, dans une chambre et en réalité un minimum de 0gr,066,un maximum de 0gr, 105 par jour; ainsi presque dix fois plus.

Cette différence n'écarte certes pas tout à fait le doute d'après lequel la couche d'huile n'aurait pas été imperméable, mais montre que l'huile doit rendre l'accès de l'oxygène excessivement difficile.

Dans ces cas de badigeonnages d'huile et dans tous les essais antérieurs faits pour revêtir les œufs d'un vernis ou d'une laque imperméable aux gaz, de grandes surfaces de la coquille étaient soustraites d'une façon continue à l'accès de l'air, la prédominance des nombreux résultats négatifs sur les rares cas affirmatifs dans lesquels les poulets ont éclos vivants, pouvait bien dépendre de l'asymétrie des parties de la surface soustraites et exposées à l'air et de l'irrégularité dans le développement qui en résultait pendant l'incubation; mais il était curieux de voir si, la face supérieure de l'œuf étant pointillée de laque asphaltique et de lames de mica, et les points uniformément espacés, le développement se produirait à peu près normalement, même si la moitié de la surface était soustraite à l'air. Ce problème a été résolu dans mon laboratoire (1883) par de nombreuses expériences faites par le Dr Düsing et moi.

Des œufs frais et fécondés ayant été pointillés, par endroits, ou bigarrés artificiellement, sur leur surface, par de grands et de petits îlots d'environ un quart à deux centimètres carrés, de telle sorte que plus d'un tiers et plus de la moitié de la surface de l'œuf ne fût plus perméable à l'air, les poulets se développèrent cependant encore normalement jusqu'au dix-huitième ou au dix-neuvième jour, et une fois seulement avec une malformation (polydactylie). Mais comme une malformation identique (duplication d'un orteil postérieur) a été observée, bientôt après, sur un poulet éclos d'un œuf intact, on doit songer ici plutôt à une remarquable disposition héréditaire, à l'hyperplasie, qu'à une influence tératogénique de la laque. Ce second œuf provenait d'ailleurs d'une autre poule. Dans beaucoup de cas où les œufs avaient été pointillés avec de la laque asphaltique, les poulets sortirent de la coquille en parfaite santé.

Toutefois il ne fut pas possible de constater avec certitude des anomalies de l'allantoïde. Vraisemblablement l'échange des gaz avec l'atmosphère s'était accru dans les parties intactes pour atteindre la normale et l'égalisation des différences de conductibilité de la chaleur avait été facilitée.

L'étendue de la surface éliminée, dans un cas où le poulet, parfait, bien conformé, vigoureux, naquit le vingt et unième jour dans la couveuse, sans aide extérieure, atteignait exactement la moitié de toute la surface de l'œuf; ce que le docteur Düsing établit sans conteste en divisant la surface en forme d'échiquier par de petits carrés absolument symétriques, blancs et noirs, de 1/2 et 1/4 de centimètre avec de la laque asphaltique. Malgré la forte odeur d'asphalte, pendant trois semaines, les embryons vinrent à maturité; dans un cas l'embryon se développa normalement avec une allantoïde normale, jusqu'au dix-neuvième ou vingtième jour, l'œuf ayant été recouvert de laque aux deux tiers.

De tous ces faits il résulte que *l'embryon d'oiseau déjà très tôt*, c'est-à-dire sûrement longtemps avant la fin du deuxième jour, emprunte de *l'oxygène à l'air atmosphérique et l'absorbe immédiatement*. J'ai reconnu aussi avec certitude dans des œufs de poule, entiers et couvés, et développés normalement, à son spectre, au moyen d'une combinaison de l'embryoscope et du spectroscope, la présence de l'hémoglobine oxygénée dans les vaisseaux de l'allantoïde. Que l'embryon emprunte à l'air plus ou moins d'oxygène, dans l'unité de temps, — par rapport à l'oiseau éclos, — il est avéré qu'il consomme *sur-le-champ*, de quelque manière que ce soit, l'oxygène absorbé par son hémoglobine, car immédiatement la couleur de ce sang, si l'on interrompt l'accès de l'oxygène, présente l'aspect caractéristique du sang asphyxique. *Cependant le volume de l'oxygène qui arrive à l'œuf peut être énormément diminué sans que le développement soit troublé.* Il est intéressant de savoir si, dans le cas contraire, sous un courant permanent d'oxygène chauffé et très pur, ou sous une augmentation de pression de ce gaz, la durée de l'incubation serait quelque peu abrégée, ou si l'embryon serait tué par l'accroissement des oxydations dans l'intérieur de l'œuf.

Une expérience faite par Baudrimont et Saint-Anges sur trois œufs de 18 jours, lesquels œufs furent maintenus chauds pendant vingt-deux heures dans un récipient contenant beaucoup d'oxygène (environ 85 p. 100) donna des résultats remarquables. Ils trouvèrent l'embryon rouge, l'allantoïde très résistante et d'un millimètre d'épaisseur, l'eau de l'amnios rouge. Celle-ci contenait des globules du sang qui tombaient rapidement dans le liquide et semblaient gonflés. Trois œufs présentaient ces modifications frappantes. Un autre œuf, couvé pendant dix jours seulement, se comporta de même dans l'oxygène; un cinquième (qui s'était arrêté auparavant dans son développement), ne manifesta rien d'anormal.

Dans tous les cas, pour les œufs couvés pendant dix et dix-huit jours, on a constaté une absorption d'oxygène, d'après la diminution du volume d'oxygène initial.

La reprise de ces recherches, faite dans mon laboratoire par le docteur Robert Pott, avec de l'oxygène pur et pendant une durée de six heures, a établi que l'allantoïde et l'embryon apparaissent visiblement rouges; toute la surface de la peau, même les pattes et l'eau de l'amnios étaient rouges. Toutefois je ne trouvai dans ce liquide aucun globule rouge, mais seulement des leucocytes, et je constatai avec certitude, au moyen du spectroscope, que la couleur rouge provenait de l'hémoglobine oxygénée dissoute. Il est donc très probable que sa formation, au deuxième jour, réclame l'accès de l'oxygène. Le séjour dans un récipient fermé contenant de l'oxygène stagnant (cloche en verre lutée) a, comme il en a été fait mention, déterminé la production dans l'œuf de moisissures se développant toujours en premier lieu dans la chambre à air, même lorsque l'oxygène avait été renouvelé une fois tous les jours. Mais, là encore la coloration rouge était apparente.

En ce qui concerne la part que prend l'air de la chambre à air au processus respiratoire de l'embryon, on sait qu'immédiatement après la ponte de l'œuf, la chambre à gaz commence déjà à se former, (*Cavitas s. folliculus aëris*) au pôle obtus, très rarement au pôle pointu de l'œuf. La chambre à air s'accroît dans les œufs fécondés comme dans ceux qui ne le sont pas, en ce que l'air pénètre à travers l'enveloppe calcaire et le feuillet externe de la membrane coquillère qui, jusqu'à la fin, lui est étroitement juxtaposée et que la cavité qui s'étend entre le feuillet interne et le feuillet externe s'accroît sans interruption. Jusqu'à la fin de l'incubation, cet accroissement de la chambre à air persiste dans l'œuf, qu'un embryon s'y développe ou non. Mais sous le rapport de son étendue absolue, comme de sa forme, les différents œufs présentent des différences notables.

Au moyen de l'embryoscope, j'ai pu suivre sur plusieurs œufs l'accroissement progressif de la chambre à air et j'ai reproduit aussi par un décalque direct des lignes délimitantes sur l'écale, les images visibles de la croissance de cette chambre, sans que le développement de l'embryon eût été troublé le moins du monde. Les figures suivantes montrent combien, dans la règle, la chambre à air grandit dans l'œuf de poule, comment elle s'accroît et paraît délimitée tantôt régulièrement, tantôt irrégulièrement.

La figure 11 (α) indique le résultat que quatre œufs ont donné. La ligne la plus élevée de délimitation fut trouvée concordante le septième jour, sur deux œufs ; la ligne suivante a été donnée par un

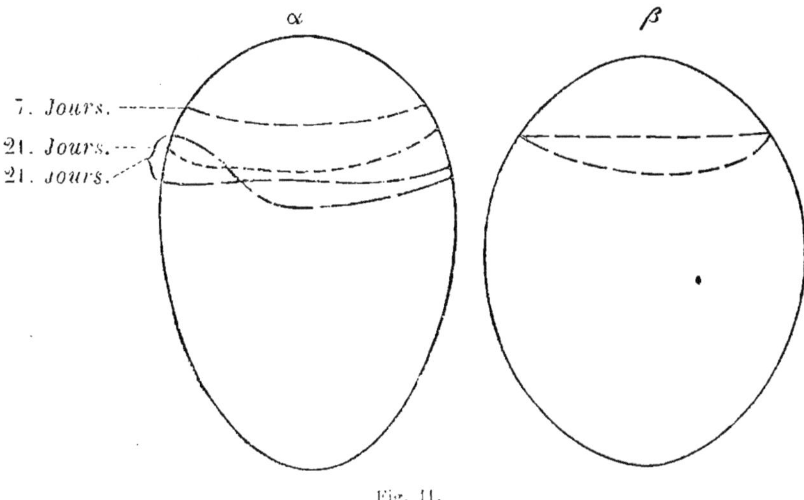

Fig. 11.

œuf, le vingt et unième jour, quelques heures avant l'éclosion ; les deux lignes les plus basses donnent la délimitation périphérique pour un quatrième œuf, à la même période, et se rapportent en somme à la plus grande chambre à air que j'aie observée.

La figure 11 (β) désigne un œuf non fécondé qui a été chauffé dans la couveuse comme les œufs α. On voit clairement que, le vingt-deuxième jour, l'étendue de la chambre à air demeure inférieure à celle de l'œuf qui se développe.

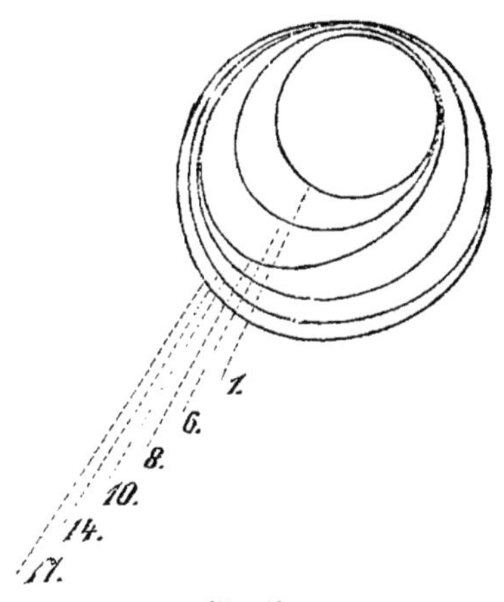

Fig. 12.

La figure 12 indique les délimitations tracées à l'aide de l'ooscope, vues du pôle, sur un œuf fécondé qui donna naissance à un poulet normal, sans le moindre secours, le vingt et unième jour, malgré les manipulations fréquentes nécessitées par le tracé à l'embryoscope. Les lignes excentriques qui reviennent sur elles-mêmes, prenant une forme en partie presque circulaire, désignent l'accroissement de la chambre à air.

J'ai trouvé une fois, sur plusieurs centaines de cas, la chambre à air non à l'un des pôles, mais à la partie moyenne, si bien que ses limites, à l'ooscope, apparaissaient à peu près de la façon indiquée dans la figure 13.

Le poulet qui vint à éclore de cet œuf, sans aide, dans la couveuse, était normal sous tous les rapports et demeura en vie comme les autres.

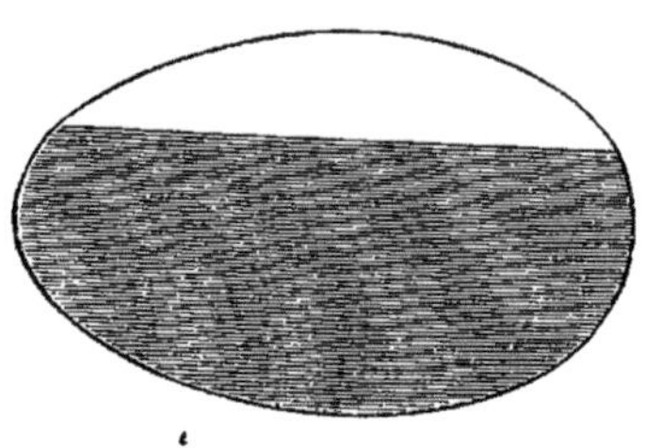

Fig. 13.

Un résultat vraisemblable de mes observations est que les œufs non fécondés, soumis à une température égale et aux mêmes manipulations, présentent souvent, non pas régulièrement, une chambre à air plus petite que les œufs qui se développent. L'embryon ne provoque pas un accroissement régulier de la chambre à air. L'œuf fécondé aussi bien que l'œuf non fécondé emprunte, dès le début, de l'oxygène à l'air. D'après tout ce que l'on sait sur les gaz contenus dans les sécrétions et excrétions du corps, ou bien ces produits ne renferment pas du tout d'oxygène à l'état de gaz ou bien ils renferment seulement des traces d'oxygène, quand ils sont frais. L'œuf d'oiseau qui vient d'être pondu ne contiendra donc, avant le contact de l'air atmosphérique, pas d'oxygène libre ou diffusé en quantité appréciable. Aussi doit-il emprunter son oxygène à l'atmosphère, qu'il soit fécondé ou non. Une partie de ce gaz va dans la chambre à air, une partie plus loin dans l'albumen où déjà Mayow avait trouvé beaucoup d'oxygène, son *spiritus nitro-aëreus*, en extrayant du gaz au moyen de sa pompe à air.

Il n'y a que peu d'observations anciennes qui traitent de la composition des gaz de la chambre à air.

Fabricius d'Acquapendente paraît être le premier qui ait affirmé que la chambre à gaz contient de l'air atmosphérique ordinaire et que le poulet en a besoin pour sa respiration (peu avant l'éclosion). D'autres ensuite y ont reconnu l'acide carbonique : par exemple Paris (1810).

La hâte avec laquelle on en conclut, comme prouvées, la respiration de l'embryon dans l'œuf et sa propriété de produire de l'acide carbonique, quoique personne n'ait analysé, à cette époque, les gaz de la chambre à air de l'œuf non fécondé en incubation, est d'autant plus frappante que Spallanzani avait trouvé déjà que des œufs qui ne sont pas en incubation, même des écales avec la membrane coquillère, absorbent aussi quelque peu d'oxygène et produisent de l'acide carbonique, si on les tient enfermés sur du mercure pendant plusieurs jours dans l'air ordinaire. Dareste a repris ces recherches et n'a pas trouvé, prétend-il, plus d'acide carbonique que dans l'air atmosphérique, mais il ne fournit aucuns chiffres et les recherches que j'ai faites avec le docteur Pott prouvent que Spallanzani avait, pour le point important, fait une observation exacte, comme nous le verrons plus loin.

Gustave Bischof, avec la collaboration de Nasse (de Bonn), en 1823, dans le but d'établir les modifications qui surviennent dans les œufs enfermés avec de l'air atmosphérique pendant l'incubation, recueillait d'abord cet air sur de l'eau bouillie et mesurait son volume d'oxygène avec l'eudiomètre. Il trouva dans l'air de cinq œufs un volume d'oxygène variant entre 21,9 et 24,3 p. 100 avec une moyenne de 23,47 p. 100, et il fut surpris de voir que l'air de l'œuf contenait plus d'oxygène que l'atmosphère. S'il avait recueilli cet air non pas sur de l'eau, mais sur du mercure, il aurait trouvé la différence peut-être plus grande encore de 1 à 3 ou 4 p. 100. D'ailleurs il n'est pas certain que les nombres dont Bischof fait mention s'appliquent à des œufs couvés et non pas à des œufs non couvés, cet observateur mentionnant que l'inégal volume de l'air dans chaque œuf provient des différences d'âge de ces œufs. Une explication de ce volume élevé d'oxygène fait défaut.

Ce même volume a été trouvé aussi par Dulk (1830), qui recueillit en même temps les gaz de huit œufs non couvés, sur de l'eau bouillie, et trouva dans une analyse 25,26 et dans l'autre 26,77 p. 100 d'oxygène. L'air atmosphérique donnait de 20,5 à 21. Dans un œuf qui avait été couvé pendant vingt jours l'embryon était mort ; on trouva que les gaz de la chambre contenaient 6,19 p. 100 d'acide carbonique. Dans trois autres œufs, couvés pendant vingt jours, la brisure de l'écale avait été commencée par un poulet pépiant déjà ; donc une partie de l'acide carbonique provenait, dans ce cas, certainement des poumons.

L'accord de ces nombres (qui ont été pris sur la demande de Charles-Ernest de Bär) est remarquable, malgré les défauts de la méthode.

Les gaz de l'œuf donnèrent pour 100 les volumes relatés dans le tableau de la page suivante.

L'oxygène inspiré se trouvait donc, sans changement de volume notable, remplacé par l'acide carbonique expiré. Mais Dulk n'a pas étudié les gaz de l'œuf non couvé au point de vue de l'acide carbonique.

Plus tard Baudrimont et Martin Saint-Anges, qui ont aussi recueilli les gaz sur l'eau (1847), affirment que, dans l'air de l'œuf, il y a plus d'oxygène que dans celui qui environne l'œuf, bien que

Jours d'incubation.	Oxygène.	Acide carbonique.	Azote.	Total de l'acide carbonique et de l'oxygène.
0	25,28 et 26,77	—	—	—
10	22,47	4,44	73,09	26,91
20	—	9.40	—	—
20	17,55	9,23	73.22	26,78
20	17,90	8,48	73,62	26,38

leurs expériences ne le montrent pas chaque fois. Ils ne trouvèrent parfois aucune trace d'acide carbonique, dans tous les cas moins, dans l'air de la chambre à air de l'œuf, que dans un petit ballon en caoutchouc luté sur l'œuf. Les expériences, à cause de ce matériel et pour d'autres raisons, sont tellement défectueuses, qu'elles rendent nécessaires de nouvelles analyses des gaz de l'œuf, particulièrement pour faire connaître si l'écale, comme le croient ces auteurs, laisse pénétrer de l'oxygène d'abord à l'endroit de la chambre à air, puis d'une façon progressive, avec le développement de l'allantoïde, sur tous les points (le treizième jour), et si l'acide carbonique abandonne l'écale en plus grande quantité sur la partie mentionnée que sur d'autres, tandis que l'eau de l'œuf, dans le même temps, s'évapore au début par tous les points.

Si l'on bouchait hermétiquement la partie obtuse de l'œuf, à l'endroit de la chambre à air, on trouverait certainement, sur les œufs fécondés et non fécondés, plus d'acide carbonique dans la chambre à air qu'à l'état normal.

Il est vrai que Berthelot ayant recueilli les gaz de la chambre, sur du mercure, n'a trouvé aucune trace d'acide carbonique dans des œufs non couvés, ni dans des œufs couvés depuis trois et cinq jours, ainsi que Dareste le rapporte, et qu'il a trouvé seulement un volume d'oxygène de 14 à 20,5 p. 100; mais, réfléchissant qu'il n'a fait que peu d'analyses, que le volume total des gaz recueillis ne s'éleva une fois qu'à $0^{cc},2$, une autre fois à $0^{cc},4$, et à 1 centimètre cube, que l'oxygène était mesuré à l'aide du pyrogallate de potasse et que Berthelot lui-même, en procédant sur de si faibles quantités, ne pouvait obtenir de résultats positifs — il a trouvé, dans sa première expérience, avec $0^{cc},2$, $0^{cc},04$, d'oxygène! — on est en droit de mettre en doute l'absence de l'acide carbonique.

Que l'oxygène et l'azote de l'air pénètrent par une portion quelconque de l'œuf qui ne se développe pas, comme dans celui qui se développe, c'est la conséquence naturelle de la diminution du poids de l'un et l'autre dans l'air. Car tous deux perdent de l'acide carbonique et de l'eau, et certainement en un court laps de temps, s'ils se trouvent dans de l'air sec et chaud.

Par conséquent, étant donnée la rigidité de la coque, il se produit, bientôt après la ponte de l'œuf, une tension négative dans son intérieur, si bien que l'air atmosphérique pénètre à travers la coque. Mais il résulte des travaux connus sur la diffusion des gaz, que cet air doit contenir plus d'oxygène et moins d'azote pour cent. En effet, d'après les recherches de Graham, sur l'atmolyse (1867), l'air atmosphérique qui pénètre dans un ballon en caoutchouc rempli d'acide carbonique renferme plus d'oxygène que d'azote. Les évaluations de Bischof et Dulk ne peuvent certes pas être justes, parce qu'ils recueillaient les gaz sur de l'eau, et l'écale avec la membrane de la coque se comporte autrement qu'une mince membrane de caoutchouc; le coefficient de perméabilité de ce corps doit aussi être tout autre que celui d'une plaquette de gypse; mais il est cependant probable, au point de vue purement physique, qu'il entre dans l'œuf plus d'oxygène que d'azote. En outre, l'air de l'œuf doit contenir de l'acide carbonique à toutes les périodes de l'incubation, car l'intérieur de l'œuf en exhale continuellement.

Pour la respiration de l'embryon, avant le commencement du fonctionnement des poumons, il résulte, dans tous les cas, de ce qu'on connait sur les gaz de la chambre à air, que la portion allantoïdienne, extrêmement vasculaire, qui tapisse le feuillet interne de la membrane coquillère, a la propriété d'absorber plus facilement l'oxygène et d'exhaler l'acide carbonique plus facilement que toute autre partie. Or la chambre à air favorise le développement grâce à sa richesse en oxygène. Après l'établissement de la respiration pulmonaire dans l'œuf, elle est d'une utilité particulière à la fonction respiratoire, tant que le poulet n'a pas encore brisé sa coquille. J'ai souvent entendu le poulet formé pépier, le vingt et unième jour, sous la coquille complètement intacte. Il respire alors un moment, grâce à la chambre à air seule, sans laquelle il devrait étouffer inévitablement. Quant à savoir si, outre l'acide carbonique et l'eau, l'œuf en incubation exhale d'autres gaz, de l'azote et un gaz sulfureux, le fait doit être démontré par de nouvelles analyses qualitatives et quantitatives plus exactes que celles d'après lesquelles on a conclu à leur existence. Dans tous les cas de pareilles exhalaisons, par exemple, d'acide sulfhydrique (?), sont, par rapport à celle de l'eau et de l'acide carbonique, faibles au point de n'être pas saisissables. C'est pourquoi j'ai traité cette question exclusivement dans la suite, mais j'ai remarqué que, ni par les évaluations quantitatives de l'azote absorbé et exhalé par l'œuf, ni par la constatation de traces d'autres gaz, les faits nouvellement trouvés ne peuvent être ébranlés.

ÉVALUATIONS QUANTITATIVES DES GAZ RESPIRÉS PAR L'EMBRYON D'OISEAU

Pour obtenir un renseignement sur l'étendue des échanges gazeux dans l'œuf en incubation, il était, avant tout, indispensable d'évaluer exactement la diminution du poids de l'œuf pendant l'accroissement du poids de l'embryon qu'il renferme. Il paraît donc nécessaire d'étudier des œufs non fécondés et couvés, sous le rapport de la diminution de leur poids survenue chaque jour de l'incubation, pour établir si les échanges de gaz de l'embryon ont en général une influence sur la diminution du poids de l'œuf pendant l'incubation.

Les recherches faites par le docteur Robert Pott et moi répondent aux deux questions. Au moyen de fréquentes pesées d'œufs de poule fécondés, dans lesquels l'embryon s'était développé normalement, du premier jusqu'au dernier jour; au moyen de pesées faites, d'un autre côté, sur des œufs non fécondés, mis dans la même couveuse et chauffés comme les autres œufs de poule, nous constatâmes le phénomène surprenant suivant : Dans les deux cas, les œufs, durant les vingt et un jours ont perdu, dans les circonstances normales, un poids à peu près égal; même dans le cas où l'embryon est mort, la ligne qui exprime la diminution de poids rapportée au temps ne s'écarte pas notablement de la droite.

Déjà Erman en 1810 a, dans une lettre à Oken, affirmé que les œufs non fécondés subissent, pendant l'incubation, une perte de poids égale à celle qu'éprouvent ceux dans lesquels un embryon se développe. Mais les données numériques font défaut. Cette notice n'a conséquemment qu'une valeur historique douteuse. Prévost et Dumas avaient affirmé, au contraire, que les œufs fécondés, dans tout le cours de l'incubation, perdaient plus de poids que les œufs non fécondés, dans un rapport d'environ 13,5 à 12,5 p. 100.

Nous avons trouvé comme suit la diminution totale du poids en vingt et un jours :

	Œufs se développant.		Œufs ne se développant pas.		Œufs non couvés.	
	p. cent.	Grm.	p. cent.	Grm.	p. cent.	Grm.
Maximum	16,8	8,87	16,5	8,18	2,95	1,40
Minimum	21,3	11,63	21,4	12,07	4,37	2,11
Moyenne	19,6	10,27	18,5	9,70	3,47	1,66

D'apres cela, les œufs en incubation perdaient en poids plus de six fois autant, en vingt et un jours, que des œufs non couvés à la température de la chambre pendant l'été. Par contre la perte de poids ne permet pas de diagnostiquer si l'œuf en incubation renferme ou non un embryon. A la chaleur de la couveuse, les œufs fécondés et non fécondés perdaient en vingt et un jours plus de 7 grammes et moins de 13 grammes; ceux qui se développaient perdaient, dans la règle, quelques décigrammes de plus que ceux qui ne se développaient pas.

Comme le poids initial de ces œufs de poules de Thüringe était compris entre 48gr,3 et 59gr,86 — la moyenne pour 70 œufs frais était de 49gr,92 — seules les valeurs relatives des pertes de poids sont rigoureusement comparables entre elles. Mais ici aussi, la différence entre les œufs couvés et ceux qui ne le sont pas apparaît d'une façon très frappante, comme on peut s'en convaincre par les réductions au centième; il n'en est pas de même entre les œufs fécondés, en état de développement, et les œufs non fécondés aussi en incubation. Ces deux sortes d'œufs perdent, dans le courant de l'incubation, moins de 22 p. 100 et plus de 16 p. 100 ou en totalité environ le 1/6 ou le 1/5 de leur poids initial; ici encore persiste pour les œufs en état de développement, une moyenne plus élevée d'environ 1 p. 100 que celle des œufs qui ne se développent pas et sont soumis à l'incubation. Cette différence toutefois devient seulement patente dans la deuxième semaine de l'incubation.

La comparaison des résultats antérieurs avec ces nombres absolument positifs démontre que la diminution relative du poids total des œufs de poules couvés est très voisine de la constante. Car Réaumur a trouvé 1/6; Copineau au bout de vingt jours d'incubation de 1/7 à 1/6; Chevreul, le vingt et unième jour, environ 1/6; Proust de même 16 p. 100; Sacc 17 p. 100.

Les opinions étaient si variées jusque-là, au sujet de la marche de cette diminution de poids, depuis le premier jusqu'au vingt et unième jour, les résultats directs des pesées se contredisaient tellement les uns les autres, qu'il était devenu nécessaire de faire de nouvelles recherches expérimentales, en écartant les causes d'erreur qui avaient entraîné ce défaut de concordance. On n'a besoin que d'examiner les mémoires originaux des observateurs antérieurs pour reconnaître ces sources d'erreurs. Ainsi, différents œufs étaient pesés à des jours différents de leur incubation, les températures n'étaient pas maintenues constantes, l'état hygrométrique de l'air ambiant était inobservé, les œufs fécondés et ceux qui ne l'étaient pas insuffisamment distingués, des poules couveuses utilisées à la place d'appareils, etc.

J'ai, en conséquence, exercé à cet égard une surveillance spéciale, afin qu'un seul et même œuf fût souvent pesé et toujours dans les mêmes conditions extérieures, de telle sorte que la diminution absolue de son poids, par jour, se laissât trouver très exactement par une simple soustraction. Ce dernier procédé a été publié en 1882 déjà, avec les résultats détaillés des très nombreuses pesées effectuées dans mon laboratoire, par le docteur Robert Pott. Je ne donnerai ici que les résultats principaux, en renvoyant pour les autres à ce travail, en tant qu'ils auront de l'importance au point de vue de la physiologie de l'embryon.

Il se trouva que, lorsque le cours de l'incubation n'avait été nullement troublé, la diminution de poids quotidienne de chaque œuf en particulier était constante, excepté dans les premiers et les derniers jours de l'incubation. La perte de poids absolue pour un jour se tient, chez les œufs, qu'ils soient ou non en état de développement, entre 0gr,38 et 0gr,58, la perte relative entre 1/132 et 1/95, elle s'élève en moyenne à 1/110 et correspond à 45 centigrammes.

La perte absolue quotidienne du poids de l'œuf qui se développe, comme celle de l'œuf qui ne se développe pas, dans les premiers jours de l'incubation, probablement à cause de plus grandes pertes d'eau de l'enveloppe calcaire qui est hygroscopique, sous l'influence d'un échauffement rapide à 38°, est un peu plus grande que les jours suivants; l'accroissement de cette perte de l'œuf qui se développe, durant les derniers jours de l'incubation, s'explique par la respiration pulmonaire qui commence déjà avant la rupture de la coquille. Dans l'œuf couvé qui ne se développe pas, la diminution du poids, jusqu'au vingt-deuxième jour et au delà, est exactement proportionnelle ou à peu près, dans la règle, au temps de l'incubation.

La constance de la diminution quotidienne de poids des œufs en état de développement (que d'ailleurs, comme je l'ai appris d'après le résultat des recherches qui l'ont prouvée, C.-Ph. Falck avait rendue vraisemblable à Marbourg, en 1857 déjà, pour l'œuf en état de développement, en soumettant à une double pesée différents œufs à des jours différents de l'incubation), et sa concordance avec la diminution de poids, également proportionnelle au temps de l'incubation, des œufs couvés quoique non fécondés, firent présumer que l'embryon n'exerce aucune influence sur la diminution du poids jusque dans la troisième semaine de l'incubation.

En effet, nos évaluations sur le volume de la vapeur d'eau et de l'acide carbonique exhalés dans l'air ambiant par des œufs de poules couvés en état de développement et par des œufs inertes, ainsi que les données qui en découlent, touchant le volume d'air absorbé dans le même espace de temps, conduisent avec certitude au résultat surprenant suivant : Pour le moins pendant toute la durée de la deuxième semaine, le volume d'eau W évaporée par jour est égal à la perte de poids G de l'œuf qui se développe. Pendant ce temps le volume d'acide carbonique K produit (avec d'autres gaz quelque peu exhalés par l'œuf) doit, sous le rapport du poids, être égal au volume d'oxygène S absorbé dans le même temps avec l'azote pris par l'œuf à l'air. Car dans l'égalité $G = K + W - S$, $K = S$, si $G = W$.

Donc en ce qui concerne le volume absolu des trois gaz qui entrent dans la respiration de l'embryon de poulet, le fait est qu'au commencement du siècle on savait déjà que les œufs de poule fécondés en incubation exhalent de la vapeur d'eau et de l'acide carbonique. Schwann a trouvé qu'avec l'hydrogène et l'azote, les œufs dégagent même un peu d'acide carbonique. Mais toute conclusion concernant l'intervention des échanges matériels de l'embryon, dans cette exhalaison d'acide carbonique, demeura absolument sans fondement aussi longtemps qu'on n'eut pas déterminé, au point de vue quantitatif, les volumes d'acide carbonique produits par les œufs non fécondés et leur comparaison avec ceux des œufs fécondés et se développant, ce que J. Baumgärtner négligea aussi de faire.

Toutes les déterminations faites jusqu'ici sur l'exhalaison de l'eau des œufs en incubation sont fautives et doivent être, pour cette cause, laissées de côté. Car elles se rapportent seulement à des œufs maintenus dans de l'air sec et dans lesquels l'embryon mourait bientôt. J'ai, par un procédé simple, rendu facile une évaluation exacte du volume exhalé à l'état normal : l'œuf en expérience se trouve dans une petite chambre à air, à la température de la couveuse, il pénètre de l'air sec dans son intérieur, mais elle renferme aussi, en dehors de l'œuf qui a été pesé, un petit vase en verre, ouvert, contenant de l'eau, qui a été pesé aussi. Après six heures d'un courant d'air établi au moyen d'une pompe aspiratrice, le flacon à eau est de nouveau pesé avec son bouchon à l'émeri et la perte de poids est soustraite de l'augmentation de poids des tubes de chlorure de calcium ajoutés au préalable, et qui ont absorbé la totalité de l'eau provenant de la chambre de l'œuf. La différence correspond alors à la vapeur d'eau exhalée par l'œuf. Des recherches de contrôle faites sans œufs ont démontré que le procédé est suffisamment exact pour atteindre notre but. Car l'augmentation de poids du tube à chlorure de calcium ne dépasse que de 6 à 9 milligrammes la diminution de poids du vase qui contient de l'eau et cette différence peut représenter la vapeur d'eau existant auparavant dans la chambre de l'œuf.

L'acide carbonique exhalé de l'œuf a été mesuré par la pesée au moyen de la potasse; l'eau et l'acide carbonique, en général, ont été évalués avec toutes les précautions usitées pour les analyses des substances organiques et, par conséquent aussi, avec les mêmes causes d'erreurs, c'est-à-dire avec une exactitude de $\pm$ 0, 2 p. 100. L'air entrait lentement et uniformément dans la chambre à œuf, toujours sec et exempt d'acide carbonique, et il avait constamment la température de la couveuse. L'appareil à respiration est d'une forme analogue à celui que Robert Pott a employé antérieurement; cependant il ne pouvait fournir alors aucun résultat physiologique parce que l'œuf se trouvait dans un air sec. Nos nouvelles recherches ont donné les nombres résumés dans le tableau suivant, parmi lesquels ceux qui ont trait à l'oxygène S seuls n'ont pas été trouvés directement par des pesées, mais par la formule $G = W + K - S$. Tous les nombres se rapportent à l'œuf d'une moyenne de 50 grammes et à vingt-quatre heures.

	Diminution du poids. G		Perte de l'eau. W		Exhalaison de l'acide carbonique. K		Absorption de l'oxygène. S		
Jours.	Œufs dével.	n. dével.	Œufs dével.	n. dével.	Œufs dével.	n. dével.	Œufs dével.	n. dével.	Jours.
1	—	—	—	—	—	—	—	—	1
2	—	—	—	—	—	—	—	—	2
3	—	—	—	—	—	—	—	—	3
4	—	—	—	—	—	—	—	—	4
5	—	0,40	—	0,32	—	0,08	—	—	5
6	—	0,40	—	0,38	—	0,10	—	0,08	6
7	0,40	0,40	0,40	0,38	0,09	0,10	0,09	0,08	7
8	0,40	0,40	0,40	0,44	0,10	0,11	0,10	0,15	8
9	—	0,40	—	(0,48)	—	0,11	—	(0,19)	9
10	0,40	0,40	0,40	0,46	0,11	0,11	0,11	0,17	10
11	—	0,40	—	0,46	—	0,11	—	0,17	11
12	—	—	—	—	—	—	—	—	12
13	0,40	0,40	0,40	0,59	0,24	0,14	0,24	0,33	13
14	—	0,40	—	0,60	—	0,15	—	0,35	14
15	0,40	0,40	0,40	0,61	0,40	0,15	0,40	0,36	15
16	0,40	0,40	0,40	0,61	0,42	0,15	0,42	0,36	16
17	0,46	0,40	0,40	0,64	0,59	0,15	0,53	0,39	17
18	0,53	0,40	0,40	0,64	0,65	0,15	0,52	0,39	18
19	0,53	—	0,40	—	0,67	—	0,54	—	19
20	0,53	0,40	0,40	0,65	0,68	0,16	0,55	0,41	20
21	0,58	0,40	0,40	0,67	0,86	0,16	0,68	0,43	21

Les nombres concernant les œufs ne se développant pas ont été fournis par 48 évaluations particulières sur 16 œufs dont chacun servit à une expérience de six heures sur la respiration. Dans ces six heures, la diminution de poids, rapportée à l'œuf de 50 grammes, atteignit au minimum 0,094, au maximum 0,111, en moyenne 0,10, c'est-à-dire 0gr,40 pour vingt-quatre heures, du cinquième au vingt et unième jour. La perte d'eau subie par ces mêmes œufs s'accrut de jour en jour pendant cette période, de telle sorte que l'œuf, ne se développant pas au vingtième jour, répandait dans l'air ambiant deux fois plus d'eau que le cinquième jour. Il en est de même pour l'exhalaison de l'acide carbonique par le même œuf; seulement sous le rapport du poids, elle est quatre fois plus petite que celle du volume d'eau perdue.

Les nombres concernant les œufs en état de développement ont été fournis par 44 évaluations particulières sur 16 œufs dont chacun servit de même à une expérience de six heures sur la respiration. Dans ces six heures, la diminution de poids rapportée à l'œuf de 50 grammes, du septième au dix-septième jour, c'est-à-dire avant le début de la respiration pulmonaire et après les premiers jours de l'incubation, monta au minimum à 0,097, au maximum à 0,109, en moyenne à 0,10, par conséquent, en vingt-quatre heures, encore une fois à 40 grammes. Mais du dix-septième au vingt et unième jour la diminution de poids quotidienne augmenta quelque peu, de 0,46, à 0,58; l'exhalaison quotidienne d'eau, pour ces 16 œufs en train de se développer, s'éleva au minimum, pour l'œuf de 50 grammes, à 0,08; au maximum à 0,11; en moyenne à 0,10; ainsi donc du septième au vingt et unième jour, pour vingt-quatre heures, cette moyenne fut juste égale à la perte de poids quotidienne : 0,40 dans la période s'étendant du septième au dix-septième jour.

Le volume d'acide carbonique éliminé par l'œuf en état de développement, en six heures, a été trouvé, au début de la troisième semaine, quatre fois plus grand qu'au commencement de la deuxième semaine et le vingtième jour, dans un œuf qui n'était pas encore éclos, presque dix fois plus grand qu'à la fin de la première semaine. L'acide carbonique exhalé en un jour par l'œuf embryoné est plus que doublé, dans le courant de la deuxième semaine, et, dans le courant de la troisième semaine, il est plus que doublé derechef.

Si maintenant l'on compare les uns aux autres les nombres contenus dans le tableau, concernant les œufs qui se développent et ceux qui ne se développent pas, sous des conditions extérieures égales, on découvre quelques propositions très importantes au point de vue de la physiologie de l'embryon, propositions qui jusqu'ici avaient été données en partie comme probables, mais non prouvées, et qui en partie avaient été niées avec une assurance complète, à savoir :

1° *L'embryon d'oiseau produit et exhale de l'acide carbonique dans l'œuf, longtemps avant l'établissement de la respiration pulmonaire.*

Ce fait est prouvé, en ce que de l'œuf de la poule domestique non fécondé, à partir du milieu ou de la fin de la deuxième semaine de l'incubation, il s'élimine notamment moins d'acide carbonique que de l'œuf fécondé dans lequel un embryon se développe. La différence s'élève, en vingt-quatre heures, le poids moyen de l'œuf étant 50 grammes :

aux 13e, 15e, 16e, 17e, 18e, 19e, 20e, 21e, jours;
à 10, 25, 27, 44, 50, 52, 52, 70, centigr. d'acide carb.

Cette différence ne peut être causée que par les échanges matériels de l'embryon vivant. En même temps ces nombres démontrent encore les propositions suivantes :

2° *L'embryon, dans l'œuf de poule, produit, dans la dernière semaine de l'incubation, un volume d'acide carbonique s'accroissant chaque jour.*

3° *L'embryon d'oiseau, dans l'œuf, emprunte de l'oxygène à l'air atmosphérique, longtemps avant l'établissement de la respiration pulmonaire.*

Ces faits sont prouvés en ce que l'œuf de poule non fécondé, du commencement de la troisième semaine jusqu'au delà de sa fin, emprunte à l'air notamment moins de gaz que l'œuf fécondé dans lequel l'embryon se développe.

La différence s'élève en vingt-quatre heures, dans l'œuf de 50 grammes :

aux 15e, 16e, 17e, 18e, 19e, 20e, 22e, jours ;
à 4, 6, 14, 13, 14, 14, 25, centigr. d'oxygène.

En réalité, ces différences se rapportent seulement au poids de l'oxygène emprunté à l'atmosphère par l'embryon, c'est-à-dire, avant tout, par l'hémoglobine des vaisseaux allantoïdiens ainsi que le démontre la réflexion suivante : l'œuf ne peut emprunter à l'air ambiant que de l'oxygène et de l'azote en volumes pondérables. Comme à l'aide de l'embryoscope, j'ai reconnu avec certitude, à son spectre, la présence de l'hémoglobine oxygénée dans l'œuf intact en voie de développement, l'oxygène passe de l'air, à travers la coquille, dans l'allantoïde et se trouve consumé sans interruption par l'embryon ; car l'obstacle à l'entrée de l'air dans l'œuf entraîne rapidement sa mort. Il ne peut donc plus s'agir ici que de savoir si conjointement à l'oxygène, de l'azote aussi en masse pondérable pénètre à travers l'écale de l'œuf. Il est établi qu'il pénètre un peu d'azote dans la chambre à air de l'œuf, pendant l'incubation, comme l'ont démontré les expériences avec l'oxygène pur rapportées plus haut, mais ni une utilisation de ce gaz par l'embryon, ni sa combinaison chimique avec des éléments quelconques de l'œuf ne sont acceptables; il est bien plus probable qu'il pénètre de l'air, ou bien un volume à peu près égal d'azote dans les œufs fécondés et dans les œufs non fécondés, lequel azote ne trouve aucun emploi physiologique; ou bien que, s'il se trouve un peu plus d'azote dans les œufs inertes que dans ceux qui se développent, c'est parce que, dans ces derniers, la diffusion est rendue difficile par la production plus abondante d'acide carbonique. Quoi qu'il en soit, les chiffres obtenus pour l'air absorbé, d'après la formule

$$G = K + W - L$$

qui veut dire : perte de poids = acide carbonique plus eau moins air, ces chiffres, dis-je, qui ont été trouvés beaucoup plus élevés, la troisième semaine de l'incubation, pour l'œuf en voie de développement que pour l'œuf qui ne se développe pas, doivent se rapporter à l'oxygène, jusqu'à ce qu'il aura été démontré qu'un volume pondérable d'azote est attiré de l'air dans l'œuf par l'embryon. Mais dans tous les cas, la différence

$$[(K_e + W_e) - G_e] - [(K_u + W_u) - G_u]$$

dans laquelle *e* désigne des « œufs en voie de développement » et *u* « des œufs qui ne se développent pas », et qui est continuellement positive, dans la troisième semaine de l'incubation, correspond à l'oxygène que fixe l'embryon, c'est-à-dire son hémoglobine. Ces valeurs ne doivent pas être considérées une seule fois comme des maxima, parce que, dans le même temps, les quantités d'oxygène qui abandonnent l'embryon avec l'acide carbonique que forme ce dernier sont trop grandes. Par exemple la soustraction donnerait le vingtième jour une élimination de 0gr,52 d'acide carbonique sur lesquels 0gr,378 d'oxygène, et seulement une absorption de 0gr,14 d'oxygène. Il est donc extrêmement probable qu'une quantité égale à l'oxygène absorbé par l'œuf non fécondé passe en outre à l'embryon. Il élimine réellement 0gr,68 d'acide carbonique quand il emplit presque complètement l'espace de l'œuf, le vingtième jour, et absorbe 0gr,55 d'oxygène, c'est-à-dire 0gr,06 de plus qu'il n'en cède dans l'acide carbonique. Le processus de production de l'acide carbonique ainsi que l'absorption d'oxygène, qui ont lieu dans l'œuf qui ne se développe pas, ne peuvent pas se rencontrer dans la dernière semaine de l'incubation chez l'œuf qui se développe, à côté des oxydations et des fonctions de l'embryon qui fixent de l'oxygène, parce qu'alors les circonstances favorables font défaut : à la place du contenu de l'œuf qui ne se développe pas, il y a un embryon. Dans la première et la deuxième semaines, au contraire, les deux phénomènes s'accomplissent parallèlement dans l'œuf fécondé.

4° *L'embryon d'oiseau n'exhale nullement de la vapeur d'eau avant le commencement de la respiration pulmonaire.* — A l'issue de la deuxième semaine de l'incubation, la quantité d'eau qui s'échappe journellement de l'œuf ne se développant pas, laquelle quantité augmente continuellement, est remarquablement plus grande que celle qui s'exhale de l'œuf en voie de développement dans le même temps. L'embryon a donc, avant la respiration pulmonaire, sur l'exhalaison de l'eau de l'œuf, une influence tout à fait opposée à celle qu'il a après l'établissement de cette fonction. Car il détermine une diminution de la perte d'eau. L'œuf embryoné, depuis la première semaine jusqu'au milieu de la dernière semaine de l'incubation, perd journellement la même quantité d'eau, et cette exhalaison ne provient pas de l'embryon. Elle dépend de l'évaporation de l'eau de l'œuf, évaporation par laquelle les tissus et les humeurs de l'embryon doivent évidemment être concentrés; mais elle ne constitue aucun facteur de la respiration embryonale : l'embryon absorbe plutôt de l'eau jusqu'au commencement de la fonction pulmonaire.

Pour la connaissance de la respiration de l'embryon d'oiseau dans l'œuf, il est particulièrement important de prouver les faits nouvellement trouvés, sur la formation de l'acide carbonique et la fixation de l'oxygène, par une évaluation quantitative directe de l'oxygène absorbé. Jusqu'ici Baumgärtner seul a fait de pareilles recherches. Mais j'ai déjà démontré d'autre part pourquoi cette évaluation ne pouvait pas être considérée comme certaine. Une reprise de ces recherches n'était pas opportune, à cause de la complication des appareils employés par Baumgärtner avec leurs causes d'erreurs inévitables. J'ai pensé qu'il serait de beaucoup préférable d'établir les conditions sous lesquelles l'égalité $G = K + W - S$ se vérifie parfaitement. Comme l'azote seul de l'air atmosphérique s'opposait à la valeur absolue de cette formule, il n'était besoin que d'observer les œufs embryonés dans l'oxygène pur. Le docteur Robert Pott a mené ces recherches, avec un grand soin, comme celles que nous avons faites antérieurement avec un courant d'air dans mon laboratoire. Mais tout d'abord, il fallait établir si l'œuf de poule se développe en somme dans l'oxygène. Nous avons trouvé qu'il existe une grande différence à ce point de vue entre l'oxygène agité sous forme de courant, ce courant serait-il très lent, le gaz étant pur ou presque pur, et l'oxygène qui n'est pas en mouvement. Lorsque les œufs fécondés étaient couvés sous des cloches soustraites à l'entrée de l'air par de l'eau tenant en dissolution de l'acide salicylique et emplies d'oxygène, il se produisait des moisissures toutes les fois, même quand on remplaçait quotidiennement l'oxygène par de l'oxygène purifié (obtenu avec du chlorate de potasse). Cependant, dans ces conditions, il fut possible de maintenir en vie des embryons :

du	1er	au	6e	jour.	du	4e	au	5e	jour.
»	3	»	7	»	»	5	»	8	»
»	3	»	10	»	»	9	»	12	»
»	3	»	13	»	»	11	»	14	»

Peut-être avec de meilleurs moyens antiseptiques, l'embryon maintenu aussi dans de l'oxygène stagnant, renouvelé une fois seulement par jour, aurait-il pu demeurer en vie.

Lorsque nous expérimentâmes de nouveau, pendant six heures, avec de l'oxygène introduit dans la petite chambre à respiration de notre appareil déjà décrit, la mort de l'embryon ne survint dans aucun cas.

Ces expériences, d'une durée de six heures, établirent tout d'abord un fait important nouveau, c'est-à-dire que l'œuf qui contient un embryon produit plus d'acide carbonique s'il est plongé dans une atmosphère d'oxygène que s'il est couvé, comme d'habitude, dans l'air atmosphérique; il existe donc, sans aucun doute, une relation entre l'oxygène inspiré et l'acide carbonique expiré, longtemps avant l'établissement de la respiration pulmonaire. Et incontestablement aussi il y eut une absorption plus grande. Je résume quelques nombres qui, pour ne pas quadrupler les erreurs, se rapportent à six au lieu de vingt-quatre heures de chaque expérience. Ils représentent des centigrammes et correspondent à l'œuf d'une moyenne de 50 grammes.

L'œuf qui se développe présente les phénomènes relatés dans le tableau de la page suivante.

L'examen du tableau démontre qu'un œuf qui se développe perd dans l'oxygène, toutes choses étant égales d'ailleurs, tout autant d'eau par évaporation que dans l'air, à savoir dix centigrammes en six heures. L'augmentation de l'élimination d'acide carbonique, le dixième jour de l'incubation, se rapporte à un œuf qui avait respiré avant l'expérience, pendant sept jours environ, sans interruption, dans l'oxygène. Cela prouve d'une façon bien évidente l'action d'une absorption plus considérable d'oxygène sur le processus des oxydations dans l'embryon.

Mais pour répondre à l'objection d'après laquelle ce ne sont pas

Produit acide carbonique		Iours de	Absorbe oxygène	
dans l'air	dans l'oxygène	l'incubation	dans l'air	dans l'oxygène
—	3	←— 1 —→	—	4
—	3	←— 2 —→	—	6
—	3	←— 3 —→	—	5
—	—	←— 4 —→	—	—
—	—	←— 5 —→	—	—
—	3	←— 6 —→	—	5
2	3	←— 7 —→	2	5
2	4	←— 8 —→	2	7
—	4	←— 9 —→	—	3
3	(10)	←— 10 —→	3	(9)
—	5	←— 11 —→	—	4
—	—	←— 12 —→	—	—
6	8	←— 13 —→	—	6
—	13	←— 14 —→	—	13
10	15	←— 15 —→	10	14
10	—	←— 16 —→	10	—
15	—	←— 17 —→	13	—
16	—	←— 18 —→	13	—
17	—	←— 19 —→	13	—
17	26	←— 20 —→	14	24
21	—	←— 21 —→	17	—

les tissus de l'embryon qui avaient produit une plus grande abondance d'acide carbonique, mais ce qui restait du contenu de l'œuf, il fallait encore faire des expériences de contrôle sur des œufs non fécondés, dans une atmosphère d'oxygène. Dix évaluations de cette sorte démontrèrent que, dans aucun cas, un œuf qui ne se développe pas ne fournit plus d'acide carbonique dans l'oxygène que dans l'air. Les quantités d'acide carbonique obtenues étaient même, dans les dix cas, plus petites que celles qui avaient été obtenues dans les expériences antérieures, ce qui tient probablement à un séjour de plusieurs semaines des œufs dans l'air, avant d'avoir été déposés dans la couveuse. Ils avaient perdu de l'eau et ils étaient devenus pour cette raison quelque peu plus consistants.

Pour l'embryon dans l'œuf de la poule, il résulta d'ailleurs que, très probablement, la quantité d'acide carbonique produite par lui n'était pas seulement en général plus grande dans une atmosphère d'oxygène que dans l'air, mais aussi que cette quantité, dans l'une et l'autre atmosphère, était d'autant plus grande que son séjour préalable dans l'oxygène avait duré plus longtemps.

La connexion de la respiration de l'oxygène et de la production de l'acide carbonique chez l'embryon d'oiseau, longtemps avant le commencement de la respiration pulmonaire, doit donc être de nouveau donnée comme un fait physiologique.

Des recherches futures seules pourront nous faire savoir si, chez les femelles de mammifères pleines, un long séjour dans l'oxygène à la place d'air, et l'apnée longtemps maintenue agissent sur l'embryon de la même façon, si bien que la durée de la gestation puisse en être abrégée. La courte durée de la gestation des petits mammifères peut, de même que la faible durée de l'incubation des petits oiseaux, très bien être liée à l'absorption relativement plus abondante d'oxygène par les petits œufs et les petits animaux.

LA RESPIRATION DE L'EMBRYON DE MAMMIFÈRE

A la fin du siècle précédent, on admettait déjà généralement que l'embryon respirait, qu'il absorbait de l'oxygène, lequel pénétrait, par le placenta, dans le sang du fœtus. Mayow l'a même déclaré, il y a cent ans, avant la découverte de l'oxygène par Priestley. Il affirmait en effet que le placenta, pour le fœtus, a la fonction du poumon, en ce qu'il laisse arriver jusqu'au fœtus, par le cordon ombilical, non seulement les éléments de nutrition, mais aussi l'oxygène, son *spiritus nitro-aëreus*, et il comparait avec subtilité l'état apnéique du fœtus à celui d'un chien, amené par lui à l'état d'apnée par la transfusion de sang artériel. La description détaillée de cette dernière expérience, en tous cas incertaine, fait défaut, il est vrai; mais il résulte des recherches historiques de B.-S. Schultze, que Mayow avait déjà sur le processus respiratoire une idée plus exacte que par exemple Haller, cent ans plus tard, et je suis d'accord avec lui quand il place Mayow, à cause de sa prédiction scientifique, immédiatement à côté d'Harvey. Borelli a de même reconnu clairement la nécessité du passage de l'air, du placenta au fœtus. Le premier qui a indiqué d'une façon précise que ce n'est jamais de l'air, mais de l'oxygène qui va constamment du placenta au fœtus, et que celui-ci s'axphyxie s'il « ne peut recevoir de l'oxygène du sang de sa mère ou de l'atmosphère », fut Girtanner (1794).

Mais Vesale aussi, par une expérience simple, a obtenu la preuve de la respiration placentaire en enlevant à une chienne ou à une truie, à la fin de la gestation, un fœtus dans ses enveloppes intactes, et en voyant ce fœtus faire vainement des mouvements respiratoires par lesquels il aspirait de l'eau de l'amnios. Dès qu'il eut ouvert les membranes de l'œuf, la respiration atmosphérique commença avec vivacité.

Donc, conclut-on, l'embryon séparé de la mère et maintenu dans l'œuf, à l'abri de l'air, a besoin d'air. Mais l'expérience de Vesale n'est complète qu'en ce qu'il observa un second fœtus qui, en connexion avec le placenta dans le corps de la mère, n'avait pas fait la moindre tentative de respiration, mais qui, dès qu'il fut mis à nu, la circulation placentaire ayant été en même temps interrompue, commença à respirer de l'air.

Ces recherches de Mayow et de Vesale démontrent déjà, comme B. Schultze l'a avancé, que *le rapport normal avec le placenta éloigne du fœtus toute excitation* (c'est-à-dire ne lui permet pas d'arriver à effet, si elle a lieu, ou ne lui permet pas de naître si elle n'existe pas, comme je le dois ajouter), *laquelle excitation, dès qu'elle arrive à se produire par l'interruption du rapport avec le placenta, provoque des mouvements d'inspiration.* En cette occurrence, l'affirmation d'après laquelle, dans l'état *normal*, la respiration pulmonaire ne s'établit pas tant que les rapports avec le placenta sont intacts, n'est préjudiciable à aucune théorie et on ne doit pas rejeter la possibilité qu'une forte excitation *anormale* mette en branle la respiration pulmonaire, le rapport avec le placenta étant intact, ni la possibilité de l'existence d'une faible excitation périphérique qui n'arrive pas à effet. J'accorde une grande importance à ce point, comme on le verra dans la suite.

A sa récapitulation des anciennes preuves de l'existence de la respiration placentaire — analogie avec la respiration allantoïdienne, consommation d'oxygène sous l'influence de l'action du cœur, commencement de la respiration pulmonaire après l'interruption de la circulation placentaire — Schultze en ajoute encore une autre. En effet, il tire de cette circonstance que, pendant de longs mois, le sang de la mère, riche en oxygène, se trouve dans le placenta sur une grande surface dans des conditions favorables aux phénomènes de l'osmose à côté de celui du fœtus, il en tire, dis-je, la nécessité du passage d'une certaine portion de l'oxygène du sang de la mère dans celui du fœtus. Il croit même que le sang de la veine ombilicale est, comme celui des veines pulmonaires après la naissance, presque saturé d'oxygène, ce qui ne peut pas être le cas, parce que le transport de l'oxygène se fait ici de globules à globules, par conséquent de l'hémoglobine oxygénée à l'hémoglobine vide ou pauvre d'oxygène.

La différence de couleur du sang de la veine et des artères ombilicales n'est habituellement pas aussi grande que celle qui existe entre le sang des veines et des artères pulmonaires après la naissance.

Les observateurs antérieurs en général n'ont pu le plus souvent reconnaître la différence de couleur du sang des vaisseaux ombilicaux; ce n'est cependant pas à cause de la faiblesse de la différence, mais probablement parce que l'ouverture profonde du corps de la mère et de l'utérus n'a pas été accomplie suffisamment vite et peut-être aussi parce qu'elle l'a été avec trop peu de précautions. Cependant Jean Müller l'a observée sur un fœtus de brebis, même dans les vaisseaux du chorion. Je n'ai pas seulement vu fréquemment, chez les embryons de cobayes, la veine ombilicale, complètement gorgée, être de la couleur rouge artériel, à côté des artères ombilicales d'un rouge brun sombre ; mais, ayant maintenu avec la main l'embryon, pendant plusieurs minutes, dans de l'eau salée, j'ai fait persister cette différence pourvu que j'opérasse avec les plus grandes vitesse et précaution possibles. Je laisse pendre l'utérus, à travers la plaie de l'abdomen, je l'incise immédiatement à l'endroit où s'arrête la tête de l'embryon, je laisse ce dernier se délivrer avec l'amnios dans ma main, tandis que l'utérus est renversé sur le placenta, j'ouvre l'amnios rapidement à l'extrémité de la tête de l'embryon ; je le dépouille et j'ai grand soin surtout de ne pas tirer sur le placenta et le cordon ombilical :

C'est ainsi que j'ai vu, par exemple le 23 décembre 1879, un premier fœtus de cobaye, du poids de 22 grammes, exposé à l'air pendant six minutes, recevoir du placenta mis à nu un sang rouge vif, rendre au placenta par les artères ombilicales un sang rouge sombre et faire en même temps des mouvements respiratoires irréguliers. Les deux autres embryons du même animal également sans poils, sans dents, ayant les ongles mous, ayant été détachés plus tard, ne respiraient pas, et, chez eux, la couleur des trois vaisseaux ombilicaux était presque également sombre.

J'ai chaque fois reconnu la couleur artérielle du sang de la veine ombilicale chez l'embryon détaché le premier ; ce fait n'était pas fréquent chez le deuxième et le troisième. Plus l'observation dure de temps, plus diminue d'ailleurs l'abondance du sang dans la veine ombilicale.

J'ai pu suivre en outre, sur un fœtus de cobaye pesant seulement 19 grammes, qui ne faisait encore aucun mouvement respiratoire (6 mars 1883), la couleur rouge vif très intense du sang de la veine ombilicale, à travers la mince paroi de l'abdomen, et, après la mise à nu de cette veine, la mère vivant encore, j'ai trouvé cette même coloration rouge jusque dans le canal d'Arantius dans le foie, tandis que le cœur qui battait vigoureusement et le sang s'écoulant du foie paraissaient d'une couleur rouge sombre. J'avais protégé le placenta contre l'accès de l'air par le renversement de l'utérus et j'ai vu le foie du fœtus, exposé à l'air, devenir d'un rouge remarquablement vif en quelques minutes, tandis que les artères ombilicales restaient encore sombres et que la veine ombilicale, durant toute l'opération, était demeurée d'un rouge artériel.

Parmi les observations anciennes sur la différence de coloration, celle de P. Scheel (1798) mérite particulièrement d'être mise en avant. Cet auteur écrivait dans son excellent mémoire inaugural les lignes suivantes :

« Le sang artériel du fœtus qui a été soumis à l'action du placenta et qui retourne par la veine ombilicale est d'un rouge un peu plus vif (ne serait-ce que peu) que le sang veineux des artères ombilicales. » Mais, comparé avec le sang des adultes, il ne paraissait pas plus rouge que leur sang veineux. « On peut en conclure que dans l'utérus, le sang du fœtus ou bien absorbe moins d'oxygène, à cause d'une affinité moindre pour ce gaz, ou bien se trouve moins en contact avec lui que dans les poumons d'un animal qui fait une inspiration profonde. Il est vrai que le sang de la veine ombilicale du nouveau-né peut présenter aussi tout à fait la couleur du sang artériel de l'adulte; mais cela n'arrive que quand le cordon n'a pas été examiné immédiatement après la naissance; ainsi s'il est resté exposé seulement une heure à l'air, l'oxygène agit très rapidement, à travers les parois des vaisseaux, et donne au sang une coloration d'un rouge très vif. » Une exposition moins longue à l'air et une épaisseur plus considérable des parois rendent, par contre, l'action de l'oxygène moins facile.

Je puis ajouter à cela que cependant, après la mise à nu du placenta et du cordon, le sang des artères ombilicales peut devenir aussi, à l'air, d'un rouge très vif en moins d'une heure (chez les embryons de cobayes), de sorte qu'il ne reste qu'une différence de coloration très faible, les trois vaisseaux présentant ainsi la coloration artérielle rouge vif longtemps avant que l'heure se soit écoulée.

Déjà, par ce fait, mais aussi à cause de l'atteinte portée nécessairement au cordon par sa mise à nu, quelque soigneuse et rapide que cette mise à nu ait été faite, la coloration rouge vif du sang de la veine ombilicale n'est naturellement pas une preuve forcée de l'absence absolue de trouble dans toute la respiration placentaire de l'embryon, ainsi que M. Runge l'a signalé avec raison. Elle prouve seulement que l'hémoglobine oxygénée se trouve en plus grande abondance dans la veine que dans les artères ombilicales; que, par conséquent, l'embryon, même après sa mise à nu sous l'eau, reçoit de l'oxygène par cette voie.

En dehors de la coloration du sang dans les vaisseaux ombilicaux, la preuve de la consommation d'oxygène par l'embryon est fournie par l'étude directe de son hémoglobine oxygénée.

En 1874 des recherches extrêmement soigneuses furent faites dans mon laboratoire par Albert Schmidt qui, étudiant, à cette époque, sous mes yeux, le sang du cœur et de la veine ombilicale d'embryons de cobayes qui n'avaient pas encore respiré, expérimentait à l'abri de l'air avec le spectroscope, et nous avons pu constater chaque fois avec certitude la présence d'hémoglobine oxygénée. La méthode que j'ai enseignée alors pour l'étude du sang à l'abri de l'air a été, entre temps aussi, soigneusement éprouvée dans d'autres études faites sur le sang à l'abri de l'air.

Par là a été prouvée d'une façon définitive l'existence d'une respiration placentaire.

Bientôt après, Zweifel confirmait aussi ce résultat important pour le nouveau-né humain, en reconnaissant également, à l'aide du spectroscope, de l'hémoglobine oxygénée dans la veine du cordon ombilical lié, à la naissance, avant la première inspiration. Il vit aussi la veine ombilicale devenir sombre quand la respiration de la mère se trouvait arrêtée. L'établissement de la respiration artificielle produisait de nouveau une coloration artérielle qui survint, dans deux expériences, en une demi-minute.

J'avais aussi fait cette expérience comme Zweifel dont je ne connaissais nullement le travail. Si l'on met à nu chez une femelle de cobaye, à la fin de la gestation, un fœtus qui présente une veine ombilicale d'un rouge vif et des artères ombilicales d'un rouge sombre, et que l'on comprime la trachée de la mère, la veine ombilicale devient rapidement sombre et, dans le cas où le fœtus respire de l'air avec vigueur, le sang des artères ombilicales devient rouge clair; si l'on cesse de fermer la trachée, le sang de la veine ombilicale reprend une coloration plus vive, et l'ensemble des vaisseaux ombilicaux est alors d'un rouge clair. Mais comme le placenta se colore habituellement à l'air en rouge clair avec une grande rapidité, on doit éviter de le laisser exposé à l'air.

Toutes les expériences de cette sorte doivent être faites dans un bain d'eau salée à 0,6 p. 100. Toutefois j'ai remarqué que, dans l'eau aussi, le placenta et les vaisseaux ombilicaux devenaient plus clairs, quand le degré de concentration de la solution salée s'élevait au-dessus de cette proportion infime, à cause de l'action du sel sur les globules sanguins.

Ces observations et ces expériences font voir enfin que l'embryon de mammifère, quand une fois son placenta est développé, absorbe régulièrement et d'une façon continue, par la veine ombilicale, l'oxygène qui se fixe aux globules rouges du sang. Combien d'oxygène absorbe-t-il? c'est sujet à controverse. Quelques auteurs admettent que le fœtus consomme énormément d'oxygène en peu de temps, d'autres qu'il en consomme très peu. B. Schultze et Zweifel sont du premier avis, Pflüger et Zuntz du second. Pflüger a, le premier, démontré avec de bons arguments que la consommation d'oxygène chez le fœtus, à cause de sa production et de sa perte de chaleur relativement faibles, ainsi qu'à cause du peu d'énergie de ses mouvements musculaires, en dehors de l'activité cardiaque, doit être considérablement moins élevée qu'après la naissance; et Zuntz a démontré que, si l'on asphyxie la mère, l'oxygène doit retourner de même du sang du fœtus dans le placenta et dans le sang maternel, quand ce dernier ne contient plus d'oxygène. J'ai, comme il a été dit, trouvé la confirmation de l'expérience de Zweifel de laquelle Zuntz tire cette conséquence. On plonge dans un bain de la solution saline physiologique, à la température du corps, un fœtus, avec les plus grandes précautions, aussi loin que cela peut se pratiquer pour que les vaisseaux ombilicaux demeurent visibles. Si la veine ombilicale est d'abord d'un rouge vif, elle devient rouge sombre, à la suite de l'asphyxie de la mère, non pas seulement parce que le sang ne reçoit nullement d'oxygène dans le placenta, mais aussi parce que le sang des artères ombilicales y rejette son oxygène; car la veine ombilicale devient bientôt plus foncée que les artères ombilicales. Zuntz a démontré aussi que le sang des vaisseaux de l'utérus, quand ils sont devenus pauvres en oxygène, peut emprunter des quantités importantes de ce gaz au fœtus qui a déjà commencé à respirer.

D'ailleurs l'observation de Zuntz est très importante, observation d'après laquelle du sang des artères ombilicales est rendu plus sombre à la suite de mouvements du fœtus d'une longue durée. Car il en résulte que, chez l'embryon aussi, les contractions musculaires sont liées à une consommation d'oxygène.

Cependant le volume de ce gaz nécessaire à cet effet doit être très petit, car, chez un embryon humain mesurant 15 centimètres de la tête aux pieds, des mouvements réflexes furent obtenus vingt minutes encore après toute interruption de l'entrée de l'oxygène. Ce fait, d'après lequel, dans les circonstances expérimentales les plus favorables, le sang de la veine ombilicale présente la couleur vive du sang artériel, ne peut avoir de valeur contre l'acceptation d'une oxydation plus faible dans le fœtus, parce que, comme on le sait, la coloration artérielle du sang se manifeste aussi quand, dans une grande quantité de plasma, les globules sanguins ne se trouvent pas aussi serrés que dans du sang de couleur artérielle moins claire.

Au contraire la grande rapidité de la consommation d'oxygène dans le sang du fœtus, après la section prématurée du cordon, chez les embryons les plus divers, et ce fait établi par mes recherches particulières, à savoir que bien souvent le fœtus ne survit pas à une asphyxie passagère, même d'une durée très courte, de la mère, indiquent d'une façon péremptoire une grande dépendance de l'existence du fœtus, de la faible quantité d'oxygène qu'il reçoit du placenta.

Un exemple montrera comment j'ai accompli ce genre de recherches.

Le 15 mars 1883 j'ai comprimé, exactement pendant 60 secondes, la trachée d'une femelle de cobaye pleine, jusqu'à l'occlusion absolue du canal, de 11^{h} 42^{m} à 11^{h} 43^{m}. Pendant cette minute eurent lieu des mouvements violents du fœtus. La pupille était dilatée, il survint de l'exophtalmie et de la cyanose. La conjonctive de l'œil ainsi que la cornée ne réagissait nullement au toucher. Ce n'est qu'après 11^{h} 44^{m} que le réflexe normal revint, et je laissai l'animal se remettre, à l'air frais, du manque d'oxygène qui avait mis sa vie en danger. A 11^{h} 47^{m} 1/2 j'ai de nouveau constaté des mouvements énergiques du fœtus, ainsi, quatre minutes et demie après la cessation de la compression trachéale. Dans ce cas, les embryons avaient survécu à l'asphyxie de la mère. L'animal fut laissé à lui-même, mais il ne reçut aucune nourriture.

De 4^{h} 30^{m} 1/2 à 4^{h} 31^{m}, le même jour, je comprimai de nouveau la trachée; à 4^{h} 33^{m} 1/2, la cornée ne réagissait pas encore; à 4^{h} 33^{m} 3/4 elle réagissait; à 4^{h} 35^{m} mouvements des fœtus. L'animal revint à lui à 4^{h} 38^{m}. J'enlevai deux fœtus qui étaient réellement asphyxiés, mais tous deux purent être ramenés à la vie au point de pousser des cris. Ils moururent bientôt après. En fait, ces embryons survécurent pendant trois minutes et demie à l'asphyxie de la mère (dont une minute et demie avec privation absolue d'oxygène), mais ils ne purent être conservés à la vie.

Pour apprendre si l'embryon consomme en peu de temps l'oxygène qui lui vient du placenta, d'une façon normale, quand il ne peut céder aucune molécule d'oxygène au sang de la mère lorsque celle-ci est asphyxiée, comme cela a eu lieu dans ces expériences, mais qu'il le dépense dans ses propres tissus, j'ai empoisonné des femelles de cobayes pleines avec de l'oxyde de carbone ou du gaz d'éclairage, en mêlant ces gaz à l'air que l'animal devait respirer, et j'ai examiné les embryons, à des intervalles différents, à partir du commencement de la respiration dans l'oxyde de carbone. En effet, la consommation d'oxygène de ces derniers était-elle très rapide, ils devaient déjà pendant les premiers stades de l'empoisonnement, tandis que la mère respirait encore, posséder dans leurs cœurs et dans tous leurs vaisseaux un sang vide d'oxygène, sombre (asphyxique), parce que le sang oxy-carbonique de la mère (à cause de l'accumulation d'hémoglobine oxy-carbonique CO-Hb dans le sang), sans pouvoir enlever de l'oxygène au sang du fœtus, ne pouvait lui rendre aucune molécule nouvelle d'oxygène, et il ne pouvait s'effectuer aucun transport direct des globules rouge vif CO-Hb de la mère au fœtus.

De toutes ces expériences il résulta régulièrement que les embryons contenaient dans le fait un sang asphyxique très sombre, tandis que celui de la mère, tuée rapidement par l'oxyde de carbone, était rouge vif, comme l'est habituellement le sang oxy-carbonique. Comme, pendant la durée de ces expériences, les animaux se trouvaient sous une petite cloche de verre dans laquelle on introduisit du gaz d'éclairage, sans exclure l'air atmosphérique, il est très invraisemblable qu'il n'y eut plus, dans le sang de la mère, aucun globule sanguin qui n'eût été modifié. Mais, étant donnée l'entrée de l'air, on ne peut admettre un retour de l'oxygène du fœtus à la mère, par conséquent les embryons devaient eux-mêmes consommer leur oxygène, complètement ou presque complètement, en quelques minutes. N'ayant laissé les femelles pleines respirer de l'air, contenant de l'oxyde de carbone, que pendant un laps de temps tel qu'elles purent se remettre à l'air sans secours, je n'ai cependant pas dans tous les cas trouvé les embryons encore en vie, ce qui est une preuve frappante que le fœtus ne consomme pas seulement son oxygène avec rapidité, mais aussi qu'il ne peut supporter longtemps une interruption de l'accès de l'oxygène sans qu'il y ait trouble appréciable de la circulation placentaire. J'ajoute deux exemples qui apprennent à connaître les limites de la durée de l'empoisonnement.

Le 5 janvier 1883 une femelle de cobaye, à la fin de la gestation, placée à 11h 20m sous une cloche de verre, commença à respirer du gaz d'éclairage avec de l'air; à 11h 25m la respiration était éteinte à l'air pur. Mais des compressions du thorax suffirent à ramener la respiration, de sorte que, à 11h 32m l'animal fut complètement remis. Je lui enlevai alors quatre fœtus dont aucun ne présentait de mouvements respiratoires. Chez trois d'entre eux, le cœur battait encore, le quatrième était mort. *Ici ce n'était donc absolument que l'accès défectueux de l'oxygène dans le placenta qui avait déterminé la mort intra-utérine.*

Ce même jour, je fis respirer de nouveau une autre femelle de cobaye, à la fin de la gestation, pendant cinq minutes, dans de l'air contenant de l'oxyde de carbone, puis je la laissai se remettre complètement à l'air; vingt-trois minutes après l'avoir soustraite à la cloche qui contenait du gaz d'éclairage, j'enlevai à cette femelle trois fœtus qui tous présentaient des mouvements d'inspiration et qui tous avaient un cœur battant activement. Dans ce cas donc, ils avaient survécu à l'interdiction de l'accès de l'oxygène.

Le fait que des fœtus à terme ont été enlevés vivants à la mère morte prouve d'ailleurs l'aptitude de l'embryon à pouvoir survivre pendant un peu de temps sans qu'il lui arrive de l'oxygène du placenta. Mais je me suis convaincu, par plusieurs recherches faites sur des femelles de cobaye arrivées au terme de la gestation, que, même dans les cas les plus favorables, le temps qui peut s'écouler depuis le dernier mouvement d'inspiration de la mère jusqu'au moment de la délivrance des fœtus à terme, sans que leur aptitude à la vie soit abolie, ne se compte que par minutes.

Le 13 mars 1883 je fis flairer à un de ces animaux, pendant six secondes seulement, un petit verre contenant 12 p. 100 d'acide prussique. Au bout d'une minute il fut pris de convulsions et la respiration cessa aussitôt. L'on ne put, même par la respiration artificielle — compression du thorax et ensuite trachéotomie — ramener la fonction respiratoire. Le cœur ne battait plus sensiblement. Malgré cela, après six et sept et même huit minutes, on put voir les mouvements actifs des fœtus, grâce à l'étendue de l'élévation et de l'abaissement du ventre de la mère. Cependant, treize minutes après l'empoisonnement, ayant ouvert profondément l'abdomen, je constatai l'asphyxie de deux fœtus très gros, complètement à terme. Ils ne présentaient aucun mouvement respiratoire et aucun d'eux ne put être rappelé à la vie par quelque moyen que ce fût, tandis que leurs cœurs battaient encore même avant qu'ils eussent été exposés à l'air. Le cœur de la mère battit aussi, longtemps encore, à l'air (aussi bien les oreillettes que les ventricules). Cette expérience prouve que le fœtus à terme ne survit que peu de temps au manque d'oxygène provoqué par l'arrêt de la respiration de la mère. Car il ne peut être question, en ce cas, d'un empoisonnement direct du fœtus par l'acide prussique, puisque la mère n'avait respiré que pendant six secondes de la vapeur d'une solution à 12 p. 100, avec beaucoup d'air.

Dans les expériences de Breslau — sur des cobayes femelles, des hases et des lapines pleines — de même que dans cette dernière, les fœtus ont été placés dans des conditions très défavorables, non seulement par l'interruption de l'accès de l'oxygène, mais aussi par la perte de leur propre sang oxygéné. Aussi n'est-il pas étonnant qu'à la suite de la mort de la mère, déterminée par asphyxie et hémorrhagie, hémorrhagie seule, chloroforme, cyanure de potassium, on n'ait pu obtenir, dans les cas les plus favorables, que cinq minutes seulement après la mort de la mère, des petits vivants, et après plus de cinq minutes, que des jeunes en état de mort apparente, laquelle était bientôt suivie de mort réelle, et au bout de huit minutes rien que des morts. Dans ces expériences la mort est probablement due à des causes multiples, puisque la diminution de la pression sanguine de la mère peut déjà à elle seule avoir une action mortelle.

L'ancien problème qui a pour but de rechercher pendant combien de temps un fœtus, complètement *séparé* de la mère, peut rester en vie sans faire de mouvements respiratoires, vient s'ajouter ici, en tant que, dans les expériences faites pour le résoudre, il s'agit de trouver pendant combien de temps on peut reconnaître chez un fœtus isolé, privé d'oxygène, par exemple sous l'eau, un signe puissant de vie, comme les battements du cœur. Cette question n'a pas, jusqu'à présent, été résolue. Car ni les anciennes recherches de Boyle, Legallois, Joh. Müller, ni les recherches plus récentes de Paul Bert (1864) sur la plus grande résistance des nouveau-nés à la submersion, n'ont encore, par un dispositif quelconque, placé le fœtus, après sa délivrance, dans des conditions approchant de celles dans, lesquelles il se trouve dans l'utérus. Prunhuber (1875) a réuni quelques observations se rapportant à cette question, il en conclut qu'un fœtus humain de quatre mois, né dans l'amnios intact, peut vivre encore pendant trois quarts d'heure sans danger dans les eaux de l'anmios, ainsi qu'on peut le reconnaître à ses mouvements vigoureux et variés (Vignard, 1853).

J'ai vu à plusieurs reprises le cœur d'un fœtus, séparé de la mère et plongé dans une solution salée de 38° C. à 0,6 p. 100, battre beaucoup plus longtemps que celui d'un animal plus âgé, ce qui peut facilement se reconnaître à l'aide d'une aiguille à acupuncture, et j'ai aussi mentionné que l'activité cardiaque du fœtus peut se maintenir, même encore lorsqu'il n'est plus possible de trouver dans le sang du cœur trace d'hémoglobine oxygénée. Sous ce rapport les embryons ressemblent aux vertébrés inférieurs, notamment aux amphibies. Il n'est pas douteux qu'ils ont besoin d'autant moins d'oxygène, non pas seulement d'une façon absolue, mais aussi d'une façon relative, qu'ils sont plus jeunes et qu'ils peuvent garder d'autant plus longtemps leur aptitude à vivre sans oxygène qu'en somme il leur en a été moins amené déjà. La cause de ce phénomène réside probablement dans le très faible pouvoir oxydant des jeunes embryons.

On se demande si, en général, avant la formation du placenta et de la veine ombilicale, l'oxygène allant du sang maternel à l'embryon est consommé en quantité suffisante pour être mesurée. Les recherches sur les embryons de mammifères aplacentaires pourraient peut-être donner une réponse à cette question. Si, par exemple, le sang du cœur de l'embryon de kanguroo, tant qu'il se trouve encore dans l'utérus, contient de l'hémoglobine oxygénée, et cela est très probable, il ne pourra y avoir de doute sur la consommation d'oxygène par l'embryon (comme par le poulet) à une période si précoce de son développement; et d'où pourrait-il le recevoir si ce n'est par diffusion des globules sanguins de la mère? Dans les vaisseaux omphalomésentériques, chez le macropus, dans tous les cas, il ne peut arriver que très peu d'oxygène provenant du vitellus nutritif, parce que l'on ne conçoit pas d'où le vitellus devrait tirer de l'oxygène nouveau ; il faudrait alors se ranger à l'opinion ancienne d'après laquelle l'accès de l'air atmosphérique s'effectuerait par le vagin de la mère.

Pour la respiration placentaire aussi, le passage de l'oxygène du sang de la mère dans celui du fœtus constitue d'ailleurs une grosse difficulté, au point de vue théorique. Car il y a, d'un côté, de l'hémoglobine oxygénée O^2-Hb, de l'autre côté, de l'hémoglobine vide d'oxygène Hb ou mêlé à très peu de O^2-Hb et l'ensemble de l'Hb adhère des deux côtés aux globules colorés du sang. Pourquoi maintenant l'O^2-Hb de la mère se dissocie-t-il, puisqu'il cède son oxygène à l'Hb du fœtus? Dans des conditions apparemment semblables, on trouve, du côté de la mère, dissociation ; du côté de l'enfant, association d'oxygène et d'hémoglobine. Ou bien les conditions ne sont-elles pas semblables des deux côtés? Déjà une faible différence de température suffirait à augmenter la tension de l'oxygène dans les globules du sang, d'un côté, à la diminuer de l'autre côté ; mais s'il existe une différence de température, c'est le sang de l'enfant qui est le plus chaud, ce qui serait défavorable à l'association. Il s'agit peut-être ici d'une sorte d'action de masse, puisque une grande quantité d'hémoglobine vide d'oxygène entre en rapport avec relativement peu de O^2-Hb dans un temps donné, et que, en même temps, le sang fœtal — contenant toujours relativement peu d'oxygène — s'écoule plus rapidement; ce avec quoi s'accorde parfaitement la structure du placenta.

Pour résoudre cette question il faut faire des analyses quantitatives de l'hémoglobine du sang de la mère et de celui du fœtus. Mais jusqu'à présent on ne connaît que peu de chiffres à ce sujet. J'avais trouvé que l'hémoglobine contenue dans le sang d'un fœtus humain provenant d'un placenta encore chaud était de 12,20 p. 100 ; Hoesslin a trouvé, pour le sang s'écoulant de l'extrémité placentaire du cordon ombilical, 11,93 p. 100 d'hémoglobine et 12,89 p. 100 pour celui qui s'écoulait de l'extrémité fœtale ; le maximum fut 13,82 p. 100. Il résulte de ces travaux qui concordent entre eux et avec d'autres expériences (de Sörensen) que le fœtus humain à terme possède un sang relativement riche en hémoglobine. Hoesslin a trouvé aussi pour 13,72 p. 100 Hb, 5,88 millions de globules rouges par millimètre cube de sang, par conséquent beaucoup plus que ce qu'on a trouvé dans le sang de la femme. Il résulte clairement des rapprochements que j'ai faits au sujet de la contenance en hémoglobine du sang de la femme enceinte, que cette capacité ne s'élève pas au-dessus de celle du fœtus et que, plus souvent, elle descend notablement au-dessous. Car, chez des femmes grosses, j'ai trouvé 8,81 ;

10,69 (moyenne de neuf cas); 11,67 (comme maximum de la grossesse) et 13,33 est déjà une exception. Wiskemann trouva notamment (1875), vers la fin de la grossesse, une diminution de la capacité en hémoglobine pour le sang de la mère et constata, au spectroscope, que le nouveau-né possède plus d'hémoglobine dans le sang artériel de la veine ombilicale, que sa mère pour une égale quantité de sang. Déjà auparavant Nasse avait dirigé son attention sur la diminution du nombre des globules et de la coloration rouge du sang pendant la grossesse. Spiegelberg et Gscheidlen ont trouvé de même, sur des chiennes pleines, l'hémoglobine parfois relativement diminuée, et même dans le cas d'une augmentation de la masse totale du sang.

Donc si tous les observateurs s'accordent à dire qu'à la fin de la grossesse le fœtus possède relativement plus d'hémoglobine dans son sang que la mère, mon hypothèse gagne en probabilité, hypothèse d'après laquelle l'absorption de l'oxygène dans le placenta tient essentiellement à une influence de la masse. Beaucoup d'Hb se trouvant séparée par une membrane perméable de moins d'O^2-Hb, et se trouvant plus agitée, lui prend une partie de son oxygène, fait qui peut se démontrer par l'expérience.

Si, d'après ce qui précède, la consommation d'oxygène par l'embryon, ainsi que l'inspiration d'oxygène, intra-utérine, sans le secours d'organes respiratoires spéciaux, est prouvée, il n'en découle rien de définitif touchant l'exhalaison d'acide carbonique par le fœtus dans l'utérus. On ne sait si le sang de la veine ombilicale contient moins d'acide carbonique que celui des artères ombilicales. Mais l'existence de produits d'oxydation dans le fœtus, produits qui ne proviennent pas de la mère, comme par exemple l'allantoïne, rend probable la production d'acide carbonique par l'embryon — ne serait-ce qu'en petites quantités — et l'élimination de ce gaz. Il doit alors être absorbé dans le placenta par le sang de la mère, fait sur lequel les recherches font encore défaut, car des expériences faites par N.-O. Bernstein, dans le laboratoire de Ludwig, sur les échanges des gaz du sang, il ne découle ni pour le passage de l'acide carbonique, ni pour celui de l'oxygène, quoi que ce soit qui puisse s'appliquer aux phénomènes qui ont lieu dans le placenta. Du fait fermement établi, chez l'embryon de poulet, par les expériences très nombreuses et soigneusement contrôlées par Robert Pott et moi, — fait d'après lequel l'embryon, dans l'œuf d'oiseau, fabrique depuis le commencement de l'incubation de l'acide carbonique, — de ce fait, dis-je, il résulte seulement jusqu'ici que vraisemblablement le fœtus de mammifère et de l'homme produit aussi de l'acide carbonique. Il doit alors aussi le céder à la mère par le placenta. Le sang des veines de celle-ci, qui revient du placenta, doit donc contenir plus d'acide carbonique que celui qui revient de l'utérus non gravide, fait qui pourra de même se prouver expérimentalement.

L'extraction des gaz du sang des veines et des artères ombilicales d'animaux plus grands, recueillis à l'abri de l'air, ne présenterait pas des difficultés insurmontables. De telles recherches gazométriques peuvent seules prouver directement que le fœtus, dans l'utérus, produit de l'acide carbonique qui doit alors se trouver en plus grande abondance dans les artères que dans la veine du cordon ombilical.

(Depuis que ces lignes ont été imprimées Cohnstein et Zuntz ont en effet prouvé, pour l'embryon de brebis, que le sang de la veine ombilicale contient plus d'oxygène et moins d'acide carbonique que le sang des artères ombilicales.)

CHAPITRE II

LES PREMIERS MOUVEMENTS RESPIRATOIRES

Le problème qui consiste à rechercher comment se produisent les premiers mouvements respiratoires des nouveau-nés n'est pas encore résolu aujourd'hui, malgré le très grand nombre d'écrits qui ont traité ce sujet dans les temps anciens et nouveaux. Les premiers auteurs ont souvent, à la suite d'observations accidentelles, même en s'appuyant sur un cas pathologique unique, émis des hypothèses sur la cause et la façon d'être du premier mouvement respiratoire, hypothèses qui devaient s'appliquer à la généralité. On ne jugeait pas nécessaire d'en donner une preuve expérimentale. Ce n'est que depuis 1812, époque à laquelle Legallois découvrit le centre respiratoire, que l'état de la question a été particulièrement précisé, car maintenant on recherche la cause qui, pour la première fois après la naissance, excite ce centre de façon à mettre en activité les nerfs et les muscles inspirateurs et à déterminer la première dilatation du thorax. Cette excitation est attribuée au sang par beaucoup d'auteurs. L'accumulation d'acide carbonique et le manque d'oxygène ou l'accumulalation dans le sang de substances facilement oxydables doivent exciter le centre respiratoire chez l'adulte, quand la respiration ordinaire est rendue difficile, quand, par conséquent, on observe une dyspnée, c'est-à-dire un renforcement des mouvements respiratoires. On en déduisit que ces excitations sont les mêmes pour la première respiration, dans l'hypothèse que, ce qui renforce les mouvements respiratoires, quand ils existent, doit les éveiller quand ils n'existent pas. Il est clair qu'on ne peut admettre une telle déduction. Non moins arbitraire était l'opinion d'après laquelle, parce que l'animal adulte surabondamment pourvu d'oxygène ne fait aucun mouvement inspiratoire, le fœtus ne respirant pas devait également se trouver en apnée parce que son sang recevait énormément d'oxygène, et que par conséquent il ne pouvait pas respirer, ou que, dans une certaine limite, il n'avait pas besoin de respirer.

Je me suis efforcé de réfuter en fait l'une et l'autre opinion et j'ai fait un grand nombre d'expériences nouvelles sur des femelles pleines, expériences très nécessaires pour expliquer, d'une façon autrement précise qu'on ne l'avait fait jusqu'ici, la cause des premiers mouvements inspiratoires chez les animaux supérieurs.

Un rapide coup d'œil sur des mouvements respiratoires prématurés de l'être avant la naissance ou bien exécutés par des fœtus humains ou des animaux venus au monde dans l'œuf, conformément à notre but, précède l'étude de la première inspiration du nouveau-né, et il facilitera essentiellement l'intelligence de ce phénomène.

MOUVEMENTS RESPIRATOIRES PRÉMATURÉS

Lorsque le fœtus de mammifère, avant d'être mis en contact avec l'air atmosphérique par l'ouverture de sa bouche et de ses narines, fait des mouvements de respiration, ceux-ci s'appellent *prématurés*; qu'ils aient lieu dans l'utérus, ou hors de l'utérus dans les eaux de l'amnios.

Déjà Vésale avait vu nettement de ces mouvements. Winslow (1787) remarqua chez le fœtus du chien et du chat la dilatation et la constriction rhythmiques de l'ouverture des narines, le soulèvement et l'abaissement de la paroi du thorax, les mouvements de l'abdomen dans l'eau de l'amnios, après sa mise à nu dans l'utérus, le cordon ombilical ayant été ménagé, et il dit : *Liquorem amnii respirare videntur*. P. Scheel (1798) croyait que l'eau de l'amnios existe régulièrement dans la trachée et qu'elle se trouve aspirée dans les poumons sous l'influence des premières inspirations d'air, et Herholdt, à la suite d'expériences sur des animaux, arrivait à la même conviction. Il écrit :

« Souvent la nature même vide cette eau pendant la naissance, mais quelquefois elle a besoin d'une aide artificielle. Avant que cette eau soit vidée, la respiration ne peut s'accomplir normalement. L'asphyxie des nouveau-nés tient plus souvent qu'on ne le croit à cette cause, à mon avis; non seulement la bouche doit être expurgée du mucus, mais le nouveau-né doit être placé ensuite dans une position qui permette au liquide de s'écouler. »

Chez des cobayes à terme, nouvellement nés, j'ai souvent aussi observé des expirations sous forme de toux et des inspirations en dyspnée, que rendait difficiles la présence d'eau de l'amnios dans leur bouche. On sait que cette difficulté occasionne fréquemment la mort chez l'homme, on sait également qu'avant l'achèvement de la naissance, de l'air est parfois aspiré avec de l'eau de l'amnios.

Béclard ouvrant l'utérus à des femelles à la fin de la gestation a vu le fœtus exercer des mouvements respiratoires dans l'œuf, plus lentement il est vrai qu'après la naissance. Chaque inspiration était marquée par l'ouverture de la bouche, la dilatation des orifices des narines, le soulèvement de la cage thoracique. Ces mouvements étaient d'autant plus rapides et énergiques que le trouble de la circulation placentaire était plus grand. Lorsqu'on serrait le cou du fœtus en vie par une ligature et qu'on ouvrait la trachée, on y trouvait un liquide analogue à l'eau de l'amnios; lorsqu'un liquide coloré avait été au préalable injecté dans l'eau de l'amnios, celui que contenaient les bronches était également coloré.

Pour vérifier si, pendant les mouvements inspiratoires antérieurs à la naissance, ayant lieu dans l'utérus, l'eau de l'amnios pénètre effectivement dans les bronches, j'ai institué la même expérience :

Ayant pris le 9 mars une femelle de cobaye à la fin de la gestation, chez laquelle on pouvait reconnaître des mouvements vigoureux du fœtus, je lui ouvris l'abdomen pour donner issue à l'utérus. J'injectai à onze heures douze minutes et demie, au moyen d'une piqûre, 8 centimètres cubes d'une solution aqueuse de fuchsine à la température du sang, dans l'eau de l'amnios, sans blesser le fœtus; je vis comment le fœtus ouvrait et fermait la bouche, comment également les orifices de ses narines se dilataient et se resserraient, et je vis à sa gorge qu'il exécuta un mouvement de déglutition. Puis j'injectai à l'autre extrémité, où j'avais reconnu les pattes, de nouveau 8 centimètres cubes de la même solution — il était $11^h 13^m$ — dans l'eau de l'amnios, sans toucher le fœtus et j'enlevai l'utérus. Le petit remua sur ma main, dans l'œuf d'ailleurs intact, d'où il ne s'écoulait rien, piétinant très vivement, le plus souvent d'une façon isochrone, avec les deux pattes antérieures, puis avec les pattes postérieures et avec tant de force qu'à $11^h 14^m$, il crevait la membrane de l'œuf. J'avais alors dans ma main un fœtus à terme dépassant la grosseur ordinaire, encore relié à un placenta très grand; il avait les yeux ouverts, criait fortement et bientôt après inspirait de l'air par la bouche ouverte, tandis qu'il rendait, par les orifices des narines, de l'écume rosée; puis il présentait de nouveau des arrêts respiratoires pour recommencer ensuite une nouvelle inspiration spasmodique. Il souffrait visiblement d'un grand besoin d'air et il exécuta bientôt tous les mouvements respiratoires. Malgré sa maturité et sa force peu commune, il ne put survivre à la dyspnée. Il pesait 125 grammes sans compter le placenta qui plein pesait 10 grammes, tandis que la mère, délivrée du placenta et du fœtus, pesait 704 grammes. Ainsi donc le poids du fœtus se tenait entre le sixième et le cinquième du poids de la mère, calculé approximativement, rapport qui n'est probablement atteint chez aucun autre mammifère.

J'ai alors cherché, dans l'intérieur du fœtus, où pouvait se trouver la fuchsine et j'ai vu immédiatement que les lèvres, la langue, le palais et tout le pharynx étaient colorés d'une façon intense par le rouge de fuchsine, que même les poumons étaient roses sur toute leur superficie et que la face interne de l'estomac était plus fortement rougie encore. Mais les poumons nageaient sur l'eau. Placés alors dans de l'esprit de vin, ils se recoquillèrent en se décolorant, le liquide incolore ambiant continuant à se colorer de plus en plus nettement. Au bout de trois heures les poumons décolorés se trouvaient dans une solution alcoolique de fuchsine, colorée comme par du rouge d'aniline.

On ne peut donc plus douter en rien que, par la respiration prématurée dans l'œuf intact de mammifère, il parvient de l'eau de l'amnios dans les poumons du fœtus et qu'en réalité cette eau pénètre dans toutes les parties des bronches jusque dans les alvéoles pulmonaires, exactement comme cela se passe pour l'air après la naissance. Le liquide coloré avait été non seulement aspiré avant la brusque rupture de l'œuf, mais aussi dégluti. Car l'estomac à lui seul contenait plus de liquide coloré par la fuchsine que la cavité buccale déjà très fortement colorée pouvait en contenir, après la mise en liberté de l'animal. La délivrance se fit malheureusement si vite que je n'eus pas le temps de pratiquer la ligature au préalable; mais déjà la grande quantité d'éléments colorés dans toutes les parties du poumon démontre, et c'est ce qu'il s'agit de savoir, que, *dans l'utérus, l'eau de l'amnios peut être aussi pleinement aspirée que l'air est inspiré après la naissance*, s'il se produit des mouvements respiratoires prématurés *suffisamment forts.*

J'ai en outre remarqué que si j'arrachais assez rapidement au corps de la mère des fœtus, non encore à terme, de lapins et de cobayes, pour qu'ils ne pussent exécuter aucun mouvement respiratoire intra-utérin, ils respiraient de l'air sans difficulté et ils vivaient longtemps dans de l'ouate chaude, tandis que ceux des mêmes animaux qui avaient été détachés avec lenteur dilataient prématurément leur thorax dans l'œuf et que fréquemment des embryons qui inspiraient alors respiraient l'air avec dyspnée et, malgré les plus grands soins, périssaient bientôt après, respirant difficilement, et à des intervalles de plus en plus longs, la bouche ouverte. Il est évident ici, comme dans le cas précédent, que l'eau de l'amnios qui a pénétré dans les poumons est la cause de la pauvreté de la respiration et de la mort par obstacle à la pénétration de l'oxygène dans le sang.

Cependant l'affirmation donnée tout d'abord par B. Schultze, d'après laquelle le fœtus peut exécuter des inspirations intra-utérines avec aspiration de l'eau de l'amnios, mais qu'il peut se remettre, avant la naissance, de cet état de dyspnée ou d'asphyxie, a été confirmée non seulement par des considérations théoriques, mais principalement aussi par une expérience de Geyl.

Voici la description de cette expérience très intéressante :

Une lapine, pleine depuis le 21 ou 22 mars 1879, fut chloroformée et soumise le 12 avril à la laparotomie avec le secours de la méthode de Lister. Dans la corne gauche de la matrice, il y avait quatre jeunes, trois dans la corne droite. Dans chaque œuf on injecta un demi-gramme d'une solution aqueuse de bleu d'aniline. Au bout d'une minute environ de compression des vaisseaux nourriciers des cornes utérines, la cavité abdominale fut recousue avec du catgut. Le jour suivant la lapine reprit de la nourriture : le lendemain elle ne présenta rien d'anormal, si ce n'est qu'elle remua peu. Le 15 avril elle mit bas sept jeunes, trois morts et quatre vivants. On reconnut chez les premiers des endroits colorés en bleu dans les poumons, ainsi que chez l'un de ceux qui naquirent vivants.

Le fœtus peut donc aspirer de l'eau de l'amnios avant la naissance et malgré cela survivre. Car il résulte des expériences de Kehrer, que malgré une haute pression, aucun liquide ne peut pénétrer sans mouvements inspirateurs dans les poumons atélectasiques; il ne peut pénétrer que jusqu'aux cordes vocales.

D'après ce qui précède, il est probable que la production de mouvements inspiratoires intra-utérins avec aspiration de l'eau de l'amnios, même chez le fœtus humain, dans les derniers mois de la grossesse, n'est probablement ni aussi rare, ni aussi dangerereuse qu'on l'avait cru d'abord.

Sur un fœtus de cobaye, que j'avais extrait de l'amnios dans de l'eau salée, à la température du corps, j'ai remarqué parfois aussi des mouvements respiratoires isolés, très nets, immédiatement après que l'utérus eût été mis en prolapsus, ces mouvements ne se renouvelèrent pas et n'entraînèrent aucune issue fâcheuse. Si, en effet, on attendait longtemps avant de porter l'animal à l'air libre, il présentait à l'air l'excitabilité réflexe et la respiration habituelles du nouveau-né, sans quelque symptôme d'asphyxie que ce fût.

Enfin un fait particulièrement important encore, c'est que rien qu'une piqûre exercée sur le fœtus au moyen d'une seringue de Pravaz, par exemple à travers la paroi abdominale de la mère, peut, sans aucun doute, provoquer les mouvements d'inspiration intra-utérins sans entraîner de conséquences préjudiciables. En effet, ayant ouvert l'utérus dans de l'eau salée, de façon que la tête du fœtus devînt apparente, j'ai observé le resserrement et la dilatation des orifices des narines, ainsi que d'autres mouvements d'inspiration après la piqûre.

Comment se produisent les mouvements inspiratoires prématurés ? Voilà une question d'un grand intérêt aussi bien au point de vue pratique qu'au point de vue théorique. Il y sera répondu plus loin.

Je n'alléguerai ici qu'un fait important que j'ai trouvé et que j'ai énoncé déjà ailleurs; il trouvera sa confirmation plus bas : *Aucun embryon n'est en état d'exécuter un mouvement respiratoire prématuré ni d'inspirer de l'air après la rupture de l'œuf, s'il n'a pu auparavant répondre à une excitation réflexe par des mouvements des membres.* En d'autres termes : la production des mouvements respiratoires prématurés et normaux est liée à l'existence de l'*excitabilité réflexe.*

La justesse de cette proposition est prouvée par mes expériences sur les embryons de cobayes, de lapines et de poules, dont la description se trouve en partie dans la suite et dans le chapitre qui traite de la motilité de l'embryon, en partie dans l'appendice de cet ouvrage.

Si cette loi avait été connue plus tôt, les recherches importantes de Schwartz (1858) sur les mouvements respiratoires prématurés et l'explication subtile donnée par Krahmer (1851) sur les causes de la première respiration n'auraient sans doute pas été aussi généralement acceptées qu'elles l'ont été.

LA CAUSE DE LA PREMIÈRE INSPIRATION

Les opinions les plus répandues sur la cause de la première inspiration diffèrent notablement les unes des autres. Un groupe d'auteurs admettent, comme cause d'excitation du centre respiratoire, exclusivement la modification subie par le sang fœtal lequel, par l'interruption de la circulation placentaire au moment de la naissance, devient veineux sous l'influence de l'accumulation d'acide carbonique ou de la diminution de son oxygène, ou bien sous l'influence de ces deux causes. Ce trouble apporté aux échanges gazeux entre la mère et le fœtus doit seul provoquer le premier mouvement respiratoire, qu'il soit prématuré ou qu'il ait lieu en temps normal, dans l'utérus, comme hors de l'utérus. Est-ce l'obstacle à l'expulsion de l'acide carbonique ou à l'absorption de l'oxygène dans le placenta qui rend le sang veineux au point d'exciter le centre respiratoire et d'éveiller le premier mouvement inspiratoire? la chose n'est pas débattue, mais on considère bien davantage comme prouvé que quelque phénomène, lié solidairement au manque d'oxygène ou à l'accumulation de l'acide carbonique dans le sang du fœtus, est seul suffisant et nécessaire à cet effet. L'excitation inconnue, produite d'après Pflüger par des produits des tissus facilement oxydables, agit sur le centre et détermine ainsi la contraction du diaphragme par le nerf phrénique, et des muscles intercostaux par les nerfs intercostaux, etc., dilatant le thorax et provoquant nécessairement ainsi l'entrée de l'air.

Un deuxième groupe d'observateurs admettent uniquement que des excitations externes provoquent le phénomène de la respiration : atteintes portées inévitablement au fœtus durant l'acte de la naissance, avant tout refroidissement rapide de la peau, qui excitent énergiquement les nerfs centripètes. Ceux-ci transmettent l'excitation au centre respiratoire, d'où les muscles respirateurs sont mis en activité comme il vient d'être dit : de même que chez l'enfant qui respire déjà, un bain froid subit, une douche froide déterminent une forte inspiration.

Un troisième groupe d'auteurs attribuent une influence égale sur le premier mouvement respiratoire aux deux facteurs, excitations internes et externes; si l'une de ces excitations vient à manquer, l'autre intervient; toutes deux pourraient agir ainsi simultanément; la vénosité du sang, et l'excitation périphérique.

Une explication de la première inspiration qui ne serait pas basée sur ces deux facteurs, ou sur l'un des deux, peut n'être pas valable pour tous les cas, ou être par elle-même aussi insuffisante pour chaque cas, que par exemple l'ancienne opinion qui a été reprise et qui consiste à dire que la compression du cordon déterminerait des mouvements inspiratoires dans l'utérus ouvert, parce qu'il en résulterait un sentiment du manque d'air (*a sense of want of air*, Austin Flint, 1880). Comment le *sentiment* peut-il exciter les nerfs moteurs inspirateurs? Cela reste inexpliqué et incompréhensible puisque des nouveau-nés même qui naissent sans cerveau respirent, lorsque la moelle cervicale n'est pas lésée.

Le contact de l'air atmosphérique avec le fœtus ou avec l'orifice de sa bouche et de ses narines, considéré par beaucoup d'auteurs comme nécessaire, ne peut être la cause du premier mouvement inspiratoire, car même sans qu'il y ait contact avec l'air, l'eau de l'amnios peut être aspirée dans l'utérus, et une série de mouvements respiratoires complets peuvent être exécutés. En 1841 déjà, Volkmann soutenait avec raison que les animaux terrestres respirent même quand ils naissent dans l'eau ; et H. Nasse a vu, ayant comprimé l'aorte d'une chienne à la fin de la gestation, le fœtus « bâiller, respirer difficilement » (ainsi qu'il s'exprime avec quelque inexactitude), quoiqu'il fût laissé dans la cavité amniotique ouverte. Il pense d'après cela que l'« incitation » à la respiration provient du sang veineux, c'est-à-dire de ce que le sang est devenu veineux après l'interruption de l'accès du sang artériel.

De ce fait que, quand le sang du placenta maternel est devenu veineux, le fœtus exécute des mouvements respiratoires, il ne s'ensuit cependant pas que ce soit justement du sang veineux qui excite directement le centre respiratoire.

De même, l'opinion de Vierordt d'après laquelle la première respiration serait la conséquence du besoin de respirer provoqué par l'empêchement des échanges gazeux entre le sang des capillaires fœtaux des vaisseaux ombilicaux, dans le placenta, et le sang de la mère — et par là même entre le sang et le parenchyme de l'organe — ne peut pas être donnée comme suffisante. On ne peut en effet expliquer comment le *besoin de respirer* et le « besoin d'une autre voie pour la production des échanges gazeux, à savoir celle des poumons », peuvent déterminer le *diaphragme* à se contracter pour la première fois.

Voltolini croyait même que l'excitation produite par l'air entrant dans les poumons, sur les extrémités terminales pulmonaires des vagues, provoque les premiers mouvements respiratoires. Il oublie qu'un mouvement inspiratoire doit être produit déjà pour que l'air pénètre dans les poumons. Tout d'abord les poumons atélectasiques se développent. Puis l'air pénètre. L'excitation à l'inspiration précède donc nécessairement l'excitation hypothétique des extrémités terminales des vagues dans les poumons, et il ne peut entrer aucune molécule d'air dans les poumons si une place ne lui a pas été faite antérieurement par une dilatation active de la cage thoracique. Outre ces raisons déterminantes qui ont été négligées trop souvent aussi par d'autres auteurs, le fait énoncé plus haut, de mouvements respiratoires du fœtus s'accomplissant dans l'eau de l'amnios, l'œuf étant intact, réfute toutes les opinions qui font dépendre la première inspiration d'une excitation produite sur les nerfs par l'air atmosphérique.

C'est pourquoi beaucoup de praticiens ont signalé, comme cause unique de la première inspiration, le défaut d'oxygène consécutif au trouble de la circulation placentaire, et non l'excitation périphérique ni l'influence de l'air atmosphérique.

O. Franque (1862) renvoie pour appuyer cette opinion à un cas dans lequel, l'enfant étant né dans l'œuf dont la membrane était intacte, et n'ayant eu aucun contact avec l'air, exécuta des mouvements complets de respiration. Mais il ne songea pas que, dans ce cas, le contact de corps étrangers peut avoir agi comme excitant la peau.

Vulpian auparavant déjà (1858) avait fait intervenir, pour la production de la première inspiration du poulet dans l'œuf, la vénosité du sang qui va exciter le centre respiratoire. Mais chez l'embryon d'oiseau, il se produit de fortes excitations de la peau quand, le développement de l'embryon dans l'œuf étant terminé, l'animal se trouvant trop à l'étroit vient heurter la coquille. Il s'excite lui-même par ses mouvements propres. Ceux-ci provoquent une excitation de la peau et la respiration pulmonaire peut conséquemment s'établir. Du « besoin d'oxygène » croissant, il ne résulte pas nécessairement dans les vaisseaux allantoïdiens la vénosité du sang, car celui-ci absorbe l'oxygène atmosphérique après comme avant. Mais la quantité d'oxygène absorbé n'est plus suffisante au poulet devenu plus grand dans l'œuf. D'après les faits rapportés plus haut, concernant l'absorption d'oxygène par le poulet dans l'œuf, les besoins croissants de celui-ci peuvent très bien être satisfaits par l'absorption plus abondante d'oxygène, avant le début de la respiration pulmonaire, comme cela peut être très probablement le cas. Mais comment alors la vénosité du sang peut-elle se produire ? Tant que les poumons sont inactifs, le manque d'oxygène requis dans le sang peut difficilement être produit, à l'état normal, par la seule consommation plus rapide de l'oxygène dans l'œuf d'oiseau. Il est, par contre, très digne de remarque que, avant cette époque déjà, plusieurs jours avant l'éclosion, une excitation périphérique anormale, une piqûre d'épingle, un attouchement peut provoquer de profondes inspirations chez le poulet, ainsi que je l'ai souvent observé.

Il en est de même pour le fœtus de mammifère. Et cependant si l'on voulait admettre qu'une excitation périphérique est seule nécessaire et suffisante pour provoquer la première respiration, il faudrait d'abord réfuter des travaux très estimés qui y sont opposés. Schwartz, par exemple, a pu dans quelques cas de manœuvres sur le cordon et dans quelques cas de versions, sans troubles apparents de la respiration placentaire, palper et frotter le fœtus sans provoquer de mouvements respiratoires. Il en conclut un peu hâtivement que les excitations cutanées, sans troubles des échanges gazeux du placenta, restent sans action ; car s'il avait exercé sur la peau une excitation plus considérable, les inspirations n'auraient pas fait défaut.

A l'inverse on a souvent considéré l'excitation périphérique comme absolument superflue, se basant sur des cas dans lesquels le fœtus était mort dans l'utérus et avait cependant inspiré profondément rien qu'à la suite de la compression du cordon. Dans le larynx, dans les bronches et les alvéoles pulmonaires, on a trouvé, chez de tels enfants mort-nés, de l'eau de l'amnios reconnaissable au duvet lanugineux et au méconium. Conclure de là la preuve qu'une première inspiration a été effectuée sans une excitation cutanée, rien qu'à la suite d'une diminution dans l'arrivée de l'oxygène, comme M. Runge et beaucoup d'auteurs avec lui l'ont fait, ne peut être admis, parce que les excitations cutanées dans l'utérus font aussi peu complètement défaut que plus tard. La pression exercée sur la surface cutanée du fœtus, son frottement contre l'amnios, les mouvements de la mère, doivent déjà provoquer l'excitation des extrémités terminales des nerfs dans la peau. L'excitation cutanée manque donc aussi peu au moment de la première inspiration qu'avant et après.

Malgré cela, B. Schultze admet que chez le nouveau-né le manque d'oxygène « et l'accumulation d'acide carbonique qui lui est liée excitent le centre respiratoire » ; mais il ajoute que si ce dernier ne réagit plus quand la naissance s'est effectuée, à une diminution d'oxygène dans le sang, trop considérable, il est encore souvent accessible, anormalement, à des excitations plus fortes, d'un autre ordre ; à celles-ci appartient principalement l'excitation des nerfs cutanés par de brusques changements de température ; ainsi il faut employer, en conséquence, dans le but de rappeler à la vie les nouveau-nés en état de mort apparente, les mouvements (méthode d'ailleurs recommandée en 1834 déjà par E. Rosshirt) de bascule avec la submersion du fœtus dans l'eau froide, combinée alternativement avec un bain d'eau chaude. L'excellence avérée, au point de vue pratique, de ce précepte, prouve l'efficacité de l'excitation thermale, comme moyen énergique d'excitation des nerfs cutanés qui sont en relation avec le centre respiratoire.

A la méthode recommandée par Schultze s'ajoute, comme devant être prises aussi en considération, d'après mes expériences, l'action de saisir le fœtus, la pression exercée sur lui par les pouces et le frottement involontaire des doigts de l'opérateur sur la peau de l'enfant déterminant une excitation de la peau.

Sans rapporter encore davantage ici d'autres considérations touchant l'influence de la vénosité du sang et de l'excitation périphérique sur la production du premier mouvement respiratoire — elles ne nous mèneraient pas plus loin, — je dois faire la critique d'une autre hypothèse émise par Lahs. D'après lui, le manque d'oxygène dans le sang du fœtus constituerait une excitation respiratoire assez forte ; il ne nie pas non plus complètement que les excitations extérieures exercées sur la peau aient le pouvoir d'éveiller la respiration; mais pour déterminer d'une façon typique la première inspiration, avant qu'elle ait été sollicitée par le manque d'oxygène et l'excitation cutanée, il fait intervenir la compression subite ou considérable des vaisseaux placentaires dans la direction du cœur fœtal. Dans un accouchement normal qui s'accomplit sans nécessiter une intervention artificielle, une telle compression du placenta doit se produire pour la première fois au moment de sa déchirure par le fœtus ou bientôt après, et si elle tarde à venir, elle entraîne la persistance de l'apnée du fœtus.

Pour baser cette opinion, il aurait, avant tout, été nécessaire de démontrer que l'accroissement de l'accès du sang chez le fœtus en apnée est par lui-même — sans l'intervention de l'excitation périphérique — particulièrement en état de déterminer une inspiration. Cette démonstration fait défaut. Si l'on admet que la compression du placenta doive provoquer « une injection considérable des vaisseaux pulmonaires », la nécessité d'une excitation du nerf phrénique n'est nullement prouvée. Si même tous les rameaux des artères pulmonaires étaient en état de pléthore avant la première inspiration, une excitation du centre respiratoire n'en serait pas une conséquence nécessaire. Mais il ne se produit aucune inspiration sans une telle excitation. Les expériences faites sur des lapins et des chiens amenés artificiellement en apnée, dans le but de provoquer des mouvements respiratoires, à l'aide d'injections de grandes quantités de sang dans les veines jugulaires, n'ont donné aucun résultat certain; bien que l'apnée cessât de quatre à huit secondes plus tôt que cela n'arrivait sans injection, on doit cependant songer que rien que par l'excitation nerveuse dirigée dans la voie centripète, produite par l'injection, une inspiration peut bien être provoquée, comme l'indiquent déjà les mouvements (réflexes) qui surviennent *antérieurement* dans les membres.

Ni la persistance, souvent observée pendant une minute, de l'apnée après la naissance, ni la respiration à l'air, immédiatement après l'expulsion de la tête, ne sont en faveur d'une telle hypothèse qui est non seulement superflue, mais encore inadmissible. Car chaque douleur doit élever la pression sanguine dans la veine ombilicale, et cependant il n'en résulte pas normalement des mouvements inspiratoires prématurés. Mais si l'on admet que ce n'est qu'après l'expulsion de la tête, que la compression du placenta — à cause de la diminution de sa pression interne générale — devient suffisante, la respiration aérienne devrait s'établir, dans la plupart des cas, avant la terminaison de l'accouchement (en supposant toujours la pléthore des poumons non démontrée, comme mode d'excitation non démontré de la respiration), tandis que c'est le contraire qui se produit. En outre, chez les fœtus d'animaux, immédiatement après qu'on a comprimé la veine ombilicale, les artères ombilicales étant respectées, la première inspiration se produit facilement, comme je l'ai souvent constaté; c'est donc après l'interruption de la circulation placentaire; et l'on sait qu'après une ligature trop hâtive du cordon, l'enfant né asphyxié peut se mettre immédiatement à respirer et qu'après une ligature retardée, l'apnée peut être prolongée. Dans le premier cas, le passage du sang placentaire fœtal dans le fœtus fait défaut, dans le dernier, il atteint son maximum et cependant la respiration pulmonaire s'établit de bonne heure dans celui-ci.

Finalement, l'observation rapportée par Kehrer ne peut non plus nous venir en aide. Ici, l'enfant resta pendant deux minutes en apnée et ne subit pas la ligature. Toutefois, après ou pendant la douleur la plus proche qui s'annonça d'une façon évidente par un ruissellement de sang à travers l'organe sexuel, le long du cordon, la première inspiration survint; ce ne fut toutefois pas sous l'influence de l'irruption d'un sang nouveau dans le fœtus provenant de la compression exercée sur le placenta par l'expulsion, ni sous l'influence d'un manque d'oxygène se produisant soudainement, mais bien parce que l'*excitabilité du centre respiratoire s'était accrue parallèlement à la vénosité du sang fœtal, de telle sorte que le refroidissement ou toute autre excitation cutanée, qui auparavant n'avait aucune action, était parvenu à agir maintenant*, comme je vais le démontrer.

Je fais seulement remarquer, tout d'abord, qu'une excellente exposition au point de vue historique et critique de la notion du premier mouvement respiratoire, avec troubles de la respiration placentaire, a été donnée par B. Schultze, dans son livre intitulé : *La Mort apparente du nouveau-né*, exposition qui a attiré pour la première fois mon attention sur plusieurs travaux et réflexions importantes d'auteurs antérieurs. Il s'y trouve notamment aussi l'histoire de la théorie d'après laquelle l'interruption de la circulation placentaire (et aussi de la respiration placentaire) met le fœtus en danger d'asphyxie et a, comme résultat, cette asphyxie. Dans cet ouvrage, la relation entre la respiration pulmonaire et la circulation placentaire est exposée d'une façon particulièrement claire, et il y est démontré qu'avec le commencement de l'activité pulmonaire, la circulation placentaire se modifie et doit être réellement réduite. Par contre il n'y est pas fait mention du cas dans lequel, sans trouble antérieur de la respiration placentaire, les mouvements respiratoires sont possibles.

Cette possibilité, je ne l'ai trouvée généralement signalée nulle part, en dehors des travaux de Kehrer où elle l'est d'une façon tout à fait incidente. Elle est ou niée sans motif, ou même n'est pas mentionnée. Schwartz surtout a affirmé avec conviction que quand la circulation et la respiration placentaires ne sont nullement troublées, l'excitation cutanée ne provoque aucun mouvement respiratoire.

Mes recherches expérimentales vont trouver ici leur place.

Au point de vue purement physiologique il m'a paru très invraisemblable qu'une région nerveuse, excitable comme le centre de Legallois, fût avant la naissance absolument inexcitable et dût rester en cet état jusqu'à ce que le peu d'oxygène que renferment les globules sanguins du fœtus ait encore un peu diminué. Une excitation cutanée qui, dans ce dernier cas, a pour résultat une inspiration puissante, comme le prouvent les innombrables rappels à la vie de nouveau-nés asphyxiés, ne doit-elle avoir aucune action, ne doit-elle pas non plus éveiller le moindre spasme inspiratoire, lorsque la faible quantité d'oxygène contenu dans le sang fœtal n'est pas diminuée par le trouble de la circulation placentaire? Il me sembla plus probable que le centre respiratoire doit être excitable avant la naissance aussi, avant le trouble de la circulation placentaire. Mais si la circulation et la respiration placentaires étant intactes, le fœtus dans l'utérus ou hors de l'utérus peut être amené à respirer par l'excitation cutanée, toutes les théories énoncées jusqu'ici au sujet de la première inspiration sont donc incorrectes ou tout au moins incomplètes.

Que de toutes les opinions actuellement existantes, aucune ne puisse se trouver exacte, cela ne m'est plus maintenant difficile à démontrer, moins par leur réfutation au point de vue critique, que par les nombreuses expériences et observations que j'ai faites sur les chiens, les cobayes et les lapins, avant, pendant et après la naissance, ainsi que sur les poulets dans l'œuf et sur quelques nouveau-nés. *Ainsi j'ai vu sans qu'il y ait interruption de la circulation placentaire, le fœtus, chez l'animal, faire des mouvements inspiratoires.* Chez le cobaye, la paroi utérine à la fin de la gestation est si transparente, qu'à la vive lumière du soleil, on aperçoit avec évidence les mouvements du fœtus, et il est facile chez cet animal et chez la lapine de mettre à nu les embryons avec l'amnios intact dans de l'eau salée, à la température du sang. L'extraction ou la hernie de l'utérus gravide, à l'air, en dehors de la cavité abdominale incisée, interrompait assurément souvent la circulation placentaire malgré toutes les précautions.

Le 23 janvier 1879, je laissai naître un fœtus. Il fit dans l'utérus un mouvement inspiratoire évident, ainsi qu'il arrive assez souvent chez les fœtus à terme, dans des circonstances semblables. Je le mis à nu alors sans léser l'amnios et je le plongeai dans la solution salée, tenue à la température du sang. Il survint alors plusieurs mouvements respiratoires. En soi, ce cas n'avait rien d'anormal. Mais ce qui fut extrêmement remarquable, c'est que pendant tout ce temps un sang d'une couleur rouge vif intense s'écoula du placenta, par la veine ombilicale en état de pléthore absolue, dans le fœtus, tandis que les artères ombilicales étaient colorées par du sang veineux. Après l'ouverture de l'amnios, cette différence de coloration demeura aussi très apparente. Malgré l'abondance prouvée par là de l'accès d'un sang riche en oxygène, l'animal faisait des mouvements respiratoires qui n'étaient pas rares, les orifices des narines se dilatant, la cage thoracique se développant quelque peu, la paroi abdominale se soulevant et même, en dernier lieu, quand je l'eus saisi dans la main pour le sortir à moitié de l'eau chaude, il fit entendre des cris. Durant huit minutes pleines, j'ai joui de ce spectacle, attendant que la veine ombilicale devînt foncée. Profitant alors d'un moment dans lequel il n'exécutait aucune inspiration, je comprimai le cordon avec des pinces; la pléthore de la veine ombilicale toujours colorée d'une façon intense par le sang artériel était toujours absolue du côté du placenta ; du côté fœtal, elle avait disparu presque totalement. Dans les artères ombilicales, cette différence n'était pas observable. Aussitôt après la compression, l'animal se mit à respirer énergiquement et fréquemment, comme un nouveau-né et continua à vivre.

Le 15 décembre 1879 je vis un fœtus presque à terme, que je venais de laisser pendre en dehors de la cavité abdominale de la mère, en le saisissant à travers la paroi utérine, exécuter deux mouvements respiratoires dans l'œuf intact. Immédiatement après, l'utérus et l'amnios furent ouverts et le fœtus rapidement extrait. L'ayant porté à l'air dans ma main et ayant observé le cordon, je ne fus pas peu étonné de voir *la veine ombilicale colorée en rouge intense par le sang artériel* et les deux artères ombilicales en rouge sombre par le sang veineux, *tandis que le fœtus respirait déjà de l'air*. Au bout de plusieurs minutes, la pléthore diminua dans les trois vaisseaux, à tel point que l'une des deux artères ne paraissait plus que comme un fil mince. Il apparut par là qu'au fur et à mesure que la respiration atmosphérique se prolongeait tandis que simultanément le jeune animal se mouvait avec vigueur, *la coloration du sang* qui emplissait encore fortement une *artère ombilicale* devenait toujours de plus en plus *rouge clair* jusqu'à ce qu'il eût pris, dans les six minutes, un aspect un peu plus sombre que le sang très clair de la veine ombilicale. Donc, à ce moment déjà, malgré la conservation de la circulation et de la respiration placentaires, le sang de l'aorte était devenu artériel sous l'influence de la respiration pulmonaire. Le sang qui entrait par la veine ombilicale restait rouge pâle encore plus longtemps, mais diminuait en quantité à vue d'œil. Je fis alors la ligature du cordon. L'animal resta en vie.

Ces observations pour lesquelles les cobayes sont éminemment favorables prouvent que concurremment au tribut d'oxygène apporté au fœtus, l'excitation périphérique peut déterminer aussi bien des inspirations intra-utérines (pendant lesquelles l'eau de l'amnios est aspirée) que la respiration pulmonaire extra-utérine.

Je fis de même, le 15 décembre 1879, l'extraction d'un fœtus non mûr, très petit, sur une autre femelle de cobaye, mais je trouvai dans ce cas la veine ombilicale remarquablement plus pâle que les artères ombilicales. Le fœtus exécuta des inspirations très rares et peu profondes dès qu'il fut délivré des membranes de l'œuf. Mais comprimant brusquement avec force, au moyen de pinces, les quatre membres, je déterminai chaque fois une inspiration très profonde, avec ouverture très large de la bouche et mouvements d'abaissement du diaphragme. Le pincement de la peau du dos produisit le même résultat, moins marqué cependant, et finalement aucune excitation mécanique n'eut de résultat. L'animal n'était pas encore viable.

J'ai fait cette expérience à mon cours; elle prouve que, chez un fœtus très loin du terme aussi et presque asphyxié, dont la circulation placentaire a été interrompue, une forte excitation périphérique détermine des mouvements respiratoires. Certainement avant la maturité du fœtus, ces mouvements, lors même qu'ils sont énergiques et fréquents, n'ont la plupart du temps qu'une courte durée et ne sont pas toujours en état de pourvoir les poumons d'air, au point que ceux-ci puissent nager sur l'eau, car :

Le 26 décembre 1879 j'ai extrait d'une femelle de cobaye pleine, chez laquelle les mouvements énergiques des fœtus étaient apparents, deux embryons beaucoup plus gros que dans l'expérience précédente. Le premier pesait 51gr, 5 et fit immédiatement à l'air des inspirations nombreuses et profondes. Mais aucune portion des poumons ne nagea sur l'eau. Ayant cependant laissé ce fœtus à terme respirer à l'air, de 4 à 5 minutes, l'épreuve du flottement donna alors un résultat positif.

Les expériences précédentes prouvent que l'excitation périphérique qui résulte déjà de l'extraction hors de la cavité abdominale et de la rupture des membranes de l'œuf, ou en général de toute autre atteinte que celle apportée par l'interruption du tribut d'oxygène venant du placenta, peut éveiller le premier mouvement inspiratoire, tandis que se continue l'apport de l'oxygène. Il faut comparer à celles-ci l'expérience suivante :

Le 6 janvier 1879 je fis l'extraction d'un fœtus de cobaye presque à terme qui dans la mère intacte avait présenté assez fréquemment de vifs mouvements palpables et visibles. Mais comme, dans l'espace de plus d'une minute, tandis que je le tenais dans la main, l'observant attentivement à travers la paroi transparente de l'utérus, il ne fit aucun mouvement et surtout il n'exécuta pas une seule respiration, alors je fis rapidement l'extraction hors de l'utérus. Même à ce moment, il ne se produisit encore dans l'amnios intact aucune respiration; ni d'autres mouvements. Mais ayant comprimé le cordon, il s'écoula une minute ou deux au plus, avant la production d'un fort mouvement inspiratoire. L'amnios fut ouvert et le cordon lié. Après quelques inspirations profondes, la respiration s'établit et l'animal resta en vie.

Cette expérience prouve d'une manière frappante qu'alors même que malgré les excitations extérieures, le fœtus n'exécute aucun mouvement respiratoire, l'interruption seule de la respiration placentaire réveille rapidement la respiration pulmonaire, en produisant la première inspiration.

Une expérience que j'ai faite le 15 janvier 1879 sur des embryons de lapins m'a donné le même résultat; ayant ouvert l'abdomen de la mère, je laissai pendre dans de l'eau salée, tenue à la température du sang, l'utérus contenant huit petits à peu près à terme. Aucun ne présenta de mouvements. A peine eus-je débarrassé l'utérus d'un fœtus, que celui-ci remua les quatre membres dans l'œuf sans faire de mouvement respiratoire. Il en fut de même pour les sept autres. Après la ligature du cordon, ils firent tous les sept de profondes inspirations. Mais chez le premier seulement, je vis que la veine ombilicale était d'un rouge un peu plus clair que la couleur foncée des artères ombilicales, et qu'elle devint, dans l'espace de moins d'une minute, aussi foncée que celles-ci. Je sectionnai alors le cordon et je vis ce fœtus qui, jusque-là, était resté en apnée, faire comme les sept autres de fortes inspirations avec soulèvement et abaissement de la mâchoire inférieure, avec des mouvements de la tête, de l'élévation de la paroi abdominale et par conséquent des contractions diaphragmatiques. Les mouvements de la patte, au contraire, cessèrent chez les huit petits presque immédiatement après la section du cordon, tandis que les mouvements respiratoires, toujours de plus en plus rares, continuèrent.

De ces expériences on pourrait conclure, avec Schwartz, que la première inspiration peut être provoquée seule par l'interruption de la respiration placentaire, même quand l'opération n'entraîne pas avec elle d'excitation cutanée. Si l'aspiration de l'eau de l'amnios avait été empêchée à temps, ce qui n'est pas arrivé dans le dernier cas, pour bannir le plus possible l'intervention d'une forte excitation, la respiration se serait établie comme habituellement. La dernière expérience mentionnée nous apprend, en outre, que l'excitation périphérique déterminée par la mise à nu de l'utérus, peut provoquer dans l'œuf des mouvements, sans mouvements inspiratoires; ces derniers ne se déclarèrent qu'après la ligature du cordon.

Une excitation extérieure peut donc déterminer des mouvements musculaires de toutes sortes, sans exciter la respiration pulmonaire du fœtus qui ne sera réveillée que par une nouvelle excitation, dès que la quantité d'oxygène aura commencé à diminuer.

Mais il m'importait beaucoup de réduire à son minimum la lésion nécessitée par le détachement du cordon, ou de l'écarter tout à fait et de rendre le fœtus accessible aux excitations étrangères, avant sa première inspiration, dans son apnée normale; je mis donc en liberté à cet effet, à travers une incision de l'abdomen, sous l'eau salée, la tête seule ou seulement les orifices de la bouche et des narines du fœtus. Comme par la palpation, chez les femelles de cobayes pleines, on peut facilement trouver l'endroit où siège la partie antérieure de la tête, l'opération réussit avec assez de sûreté. Chez les fœtus rendus accessibles à une excitation périphérique grâce à cette opération, sans la mise à nu de l'utérus, il survint à l'air au bout d'une demi-minute, le plus souvent, une respiration caractéristique, peu profonde, très irrégulière, avec de longues pauses. Mais avec quelque précaution, les orifices des narines demeurèrent immobiles dans de l'eau salée chaude, jusqu'à ce que j'eusse provoqué une inspiration par une forte excitation cutanée, comme une piqûre sur la lèvre, tandis que la circulation placentaire suivait son cours normal. Ainsi, au moyen d'une forte excitation cutanée mécanique et électrique exercée sur un embryon arrivé à un degré de maturité suffisant, j'ai pu chaque fois provoquer une inspiration, de telle sorte que le fœtus aspirât du liquide dans l'utérus et respirât de l'air à l'air, et criât même; cependant la veine ombilicale renfermait encore du sang d'un rouge artériel intense, quand je faisais l'extraction rapidement ou que je délivrais le placenta par une incision. Par l'introduction d'une baguette de verre ou d'un thermomètre dans la cavité buccale du fœtus se trouvant d'ailleurs *in situ* dans l'amnios et l'utérus, les cris se renforçaient souvent, et les orifices des narines se mettaient alors à se dilater et à se resserrer d'une façon irrégulière avec plus de force. J'ai cependant pu compter une fois nettement 60 inspirations en 22 secondes, la température de l'air étant de 10°. Dans d'autres expériences, la fréquence fut beaucoup plus faible. En général, dans la question qui nous occupe, il ne s'agit que de la première inspiration. Les notes suivantes serviront d'éclaircissement.

Le 5 février 1880 je fis saillir à travers une section de l'abdomen et de l'utérus pratiquée sur une femelle de cobaye à la fin de la gestation, la tête d'un fœtus avec les pattes antérieures seulement, il était 9h 15m. Au bout de peu de secondes, le fœtus respire, il *crie* continuellement et avec force, il agite la tête et les pattes de devant, les paupières se ferment dès que l'on touche la cornée, presque complètement et assez vite, le fœtus est donc presqu'à terme. Il respire dès le début sans la moindre dyspnée, seulement peu profondément et irrégulièrement, par les narines, à 9h 23m, trente-huit fois en une minute. Cet animal à moitié né crie pendant tout ce temps. La mère fait 46 inspirations en 30 secondes (9h 24m). A 9h 25m le fœtus se délivre lui-même à travers la plaie. Je le saisis rapidement et je vis la *veine ombilicale d'un rouge clair intense*, les artères ombilicales foncées, l'une d'elle cependant devenue déjà un peu plus claire. A ce moment l'animal respire violemment, il se meut vivement avec ses quatre membres, il crie tout le temps. La fréquence de la respiration est incalculable. La veine ombilicale reste toujours d'un rouge artériel vif. Mais après 9h 10m sa pléthore diminue sensiblement. 9h 33, 16 respirations en 6 secondes, puis arrêt. Yeux ouverts. 9h 37m fœtus II extrait avec cordon foncé. Première inspiration, après 6 secondes à la suite d'excitation cutanée. Alors fœtus III asphyxié. Cordon noir. Aucun mouvement. Conjonctive sans réaction. Mais à chaque pincement sur une partie quelconque du corps, il survient une inspiration avec cris. Poids des trois embryons ensemble 210 grammes. Tous trois furent enveloppés d'ouate et restèrent en vie.

Le 12 février 1880 cobaye femelle en gestation avancée attachée sur le dos. Une petite incision de l'abdomen, pratiquée là ou une tête de fœtus était apparente, fut immédiatement suivie de l'issue brutale de l'embryon I très grand et très fort. Il respire aussitôt avec vigueur, sa veine ombilicale présentant la couleur artérielle, son cordon fut lié, et il demeura en vie. De l'incision à la ligature 3 minutes : 3h 47 à 3h 50. Fœtus II vint de lui-même placer le sinciput précisément dans la plaie, de laquelle les pattes antérieures seulement faisaient encore saillie. Il resta pendant 20 secondes en apnée tandis que serrant sans force la tête entre le pouce et l'index je l'empêchais de se dégager davantage. La respiration à l'air commença alors soudainement, par les orifices des narines, mollement et sans régularité. A chaque pression, à chaque excitation cutanée plus forte sur la face ou sur les pattes, l'animal non né criait violemment. Il respira de cette façon de 3h 50m 1/2 à 3h 55m. Alors je le tirai rapidement au dehors, je vis que la veine ombilicale était d'un rouge artériel intense; ce fœtus vigoureux ayant été immédiatement décapité, j'enlevai les poumons et je me convainquis qu'ils surnageaient ensemble avec le cœur dans l'eau. A 4h 2m j'avais encore fait émerger la tête du fœtus III de la paroi abdominale. Il ne respirait pas. Mais chaque fois que je serrai ses lèvres dans des pinces, il se produisit une profonde nspiration; puis après chaque excitation cutanée, un cri; extrait à 4h 6m; la veine ombilicale complètement rouge artériel; ligature du cordon. L'animal demeure en vie.

A ces expériences qui prouvent que, la veine ombilicale présentant une vive rougeur, les mouvements respiratoires peuvent être provoqués par une forte excitation cutanée, aussi bien à l'air que dans l'œuf fermé ou dans de l'eau salée chaude, M. Runge a objecté qu'elles ne réfutent nullement l'opinion émise et soutenue principalement par Schwartz d'après laquelle, si la circulation placentaire n'est nullement troublée, aucune excitation cutanée ne peut provoquer une inspiration. Car, lors même que la veine ombilicale serait d'un rouge clair, la circulation placentaire pourrait être cependant troublée et interrompue; même dans le cordon coupé en deux, la différence de coloration persisterait nettement pendant une demi-heure sous l'eau, et dans tous les cas, il ne serait pas permis d'accepter, dans les expériences précédentes, la persistance des échanges gazeux normaux dans le placenta, car ces échanges auraient été altérés par la première inspiration, et la vivisection aurait dû déjà leur porter préjudice. Que les fœtus soient en asphyxie, les excitations cutanées auront de l'action, la veine ombilicale étant même d'un rouge clair; que les animaux au contraire soient en apnée, elles seront absolument sans effet.

Ces objections sont faciles à réfuter. Car pour la valeur démonstrative de mon expérience, il est absolument sans importance que la circulation placentaire soit ou non troublée après la première inspiration. Il suffit qu'elle soit normale *avant* la respiration, pour qu'aucune inspiration ne puisse survenir sans une forte excitation anormale. Mais c'est là précisément le cas, car la seule raison pour laquelle ce fait ne devrait pas exister serait due aux troubles apportés par l'opération de la vivisection. Dans le fait, l'opération *peut* facilement troubler la circulation placentaire mais elle ne le doit pas; Schwartz et Runge croient que chaque fois qu'un utérus gravide reçoit le contact de l'air, que chaque fois qu'une incision est pratiquée, il se produit de violentes contractions, l'accès de sang artériel s'en trouve restreint et l'apnée du fœtus rapidement suspendue, mais leurs assertions ne sont certes pas exactes. Car on peut maintenir l'apnée en prenant des précautions expérimentales jusqu'à ce que l'expérimentateur désire la faire cesser, que ce soit en déterminant un état asphyxique — par la compression du cordon, la compression de la trachée de la mère — ou que ce soit par une forte excitation cutanée. Même, dans quelques cas isolés où la femelle s'était tenue longtemps tranquille j'ai réussi plusieurs fois à intervertir la respiration pulmonaire et la respiration placentaire. Un exemple :

Le 13 mars 1882, j'ouvris dans un grand bain d'eau salée, à une température constante de 37°,5 à 38°,5 la cavité abdominale d'une femelle de cobaye pleine, si bien qu'il s'en échappa trois fœtus l'un après l'autre. Le fœtus I fit immédiatement, à cause de mouvements accidentels de la mère pendant l'excision, quelques mouvements respiratoires dans l'eau, sa veine ombilicale était d'un rouge clair, et à la suite d'une forte excitation cutanée mécanique, il fit encore plusieurs inspirations étendues, sans qu'il fût ni ne devînt asphyxique le moins du monde. Il fut écarté. Le fœtus II réagit vivement à des attouchements très légers, par un réflexe bilatéral symétrique, mais il ne fit, pour commencer, aucun mouvement respiratoire. Je saisis alors son cordon entre le pouce et l'index et je le comprimai, d'une façon absolument graduelle, en évitant tout autre contact, toute autre secousse. Le petit animal était-il asphyxié par l'opération et par conséquent ne respirait-il pas, il ne pouvait davantage respirer maintenant; était-il en apnée, après l'arrêt apporté à l'accès de l'oxygène, une inspiration devait pour le moins se produire, sous l'influence d'un léger attouchement, inspiration qui n'avait pas eu lieu auparavant. Cette inspiration eut lieu sans nouvelle excitation, lorsque la compression du cordon fut complète. Je lâchai alors immédiatement le cordon et je vis comment, après quelques mouvements violents du fœtus, le courant sanguin s'y établissait de nouveau et les mouvements respiratoires cessaient complètement sans qu'un symptôme quelconque d'asphyxie parût. Le fœtus fut écarté. Le fœtus III ne fit un seul mouvement respiratoire ni dans l'utérus, ni après la rupture des membranes dans l'eau à la température du sang, mais il répondit à de faibles attouchements de la peau par des mouvements réflexes des membres. J'acquis la certitude absolue que, pendant plusieurs minutes, il fut sensible au plus haut point à une faible excitation réflexe de cette sorte, sans faire même un seul mouvement inspiratoire. Je fis émerger alors la moitié de l'animal jusqu'au niveau du nombril sur la surface de l'eau, et je serrai un endroit de sa peau, tandis que sa veine ombilicale était rouge clair. Il commença alors à faire des mouvements respiratoires irréguliers, avec flexions et extensions très étendues des pattes, sans but et la plupart du temps symétriques. Je fis durer cet état de $9^h 50^m$ à $9^h 57^m$. Je plongeai alors de nouveau l'animal sous l'eau. Il ne fit plus aucun mouvement respiratoire, bien qu'il y demeurât cinq minutes; à $10^h 2^m$, je le fis émerger de nouveau comme auparavant et la respiration atmosphérique irrégulière reprit à nouveau; à $10^h 5^m$ nouvelle submersion, aucun mouvement inspiratoire; à $10^h 10^m$, nouvelle exposition à l'air et ligature du cordon. L'animal respire alors énergiquement et crie, mais il ne put à cause de sa maturité peu avancée (les ongles étaient encore mous) être conservé à la vie.

Cette expérience prouve que dans des circonstances particulièrement favorables, un fœtus peut immédiatement respirer, alternativement avec le placenta seul et avec les poumons et le placenta, sans qu'il soit asphyxié. Reconnaître si un fœtus est normalement en apnée, soit dans l'eau salée chaude remplaçant l'eau de l'amnios, soit que sa tête tirée hors du corps de la mère plonge dans cette eau ou dans l'air, est si facile que l'origine de l'objection, à savoir que dans mes expériences précédentes, les fœtus qui après une excitation cutanée, leur veine ombilicale étant rouge clair, exécutaient des mouvements inspiratoires auraient été asphyxiés, ne peut s'expliquer que par des conditions défavorables de leur répétition. Tous les signes caractérisques de l'asphyxie manquent : cyanose, absence de mouvements, diminution de l'excitabilité réflexe, insensibilité à la lumière, etc. Les embryons sont colorés naturellement : ni pâles, ni hyperémiques, les muqueuses roses, eur mobilité très marquée, surtout après l'excitation cutanée, la sensibilité de l'œil à la lumière existante.

L'objection suivante, d'après laquelle chez les animaux, après la naissance, les excitations cutanées pendant une apnée artificielle, ne provoquent aucune inspiration, et que, par conséquent, il n'y a pas de raison d'admettre qu'en cas d'apnée naturelle le fœtus se comporte autrement, tombe par ce fait même qu'en général on ne réussit pas à provoquer artificiellement chez de tous jeunes animaux l'apnée par une insufflation d'oxygène. Mais l'apnée artificielle chez les adultes ne peut être comparée à l'apnée intra-utérine. Je me suis à différentes reprises convaincu que chez des lapins en apnée, de fortes excitations cutanées ne provoquent pas d'inspiration ou n'en déterminent que de faibles. Mais il en est de même quand la respiration est normale. Ainsi avec tout cela on n'a encore obtenu aucune explication au sujet de la première inspiration. Une distinction fondamentale entre les apnées fœtales artificielle et naturelle dans l'œuf, consiste en ce que dans le dernier cas aucun mouvement inspiratoire ne survient pour la seule raison que des excitations périphériques suffisamment fortes font défaut tandis que dans le premier, même l'application de semblables excitations ne détermine aucune inspiration puissante. Dans l'apnée fœtale, le sang contient absolument et relativement peu d'oxygène et le centre respiratoire est, pour cette raison, moins difficilement excitable que chez l'animal amené artificiellement à l'apnée. Le sang de celui-ci contient énormément d'oxygène et il est accoutumé aux excitations périphériques.

Enfin il est à remarquer que toutes les objections émises se rapportent seulement à mes expériences faites sur les mammifères et qu'elles s'appliquent encore moins aux nombreuses observations que j'ai faites sur le poulet dans l'œuf. Car chez ce dernier, il est facile, sans que la respiration allantoïdienne soit interrompue et même troublée le moins du monde, de provoquer, après la cassure partielle de la coquille et l'enlèvement de la membrane au pôle obtus, sur la chambre à air, du seizième au vingtième jour de l'incubation, de provoquer, dis-je, des inspirations par des chocs ou des piqûres d'épingle, de telle sorte que chaque excitation produise une inspiration et rien qu'une, après quoi, l'apnée antérieure reparaît.

Que ce ne soit ni le manque d'oxygène, ni le besoin d'air, ni en général, aucune conséquence immédiate du trouble des rapports avec le placenta, comme un accroissement de la vénosité ou une diminution de l'hématose de sang fœtal, une augmentation de la quantité d'acide carbonique ou une accumulation de substances facilement oxydables dans le sang du fœtus, que ce ne soit aucune de ces causes qui puisse être considérée comme provoquant l'excitation d'un centre inspiratoire, seule excitation capable de déterminer le premier mouvement respiratoire; ceci découle évidemment aussi des bonnes observations faites par d'autres auteurs sur la façon dont se comportent les embryons à maturité extraits dans l'œuf intact. Ces embryons en effet ne font le plus souvent, comme Pflüger l'a remarqué en mettant à nu des embryons de lapins, dans le cours de la manipulation faite avec circonspection, aucune inspiration ou n'en font que très peu, et ils n'en font même pas toujours après la mise en liberté du museau, tandis qu'ils se mettent à respirer avec force immédiatement après l'incision complète de l'amnios. De plus de Preuschen, en faisant cette constatation sur un fœtus de chien a vu mourir ce dernier dans l'œuf qui avait été abandonné à lui-même, sans avoir exercé d'une façon quelconque une action inspiratoire marquée, ce que Pflüger avait vu de même.

Mais de Preuschen remarque toutefois avec raison que l'entrée de l'air dans les voies aériennes du fœtus n'est nullement nécessitée par là, qu'on pourrait de même expliquer le défaut de cette inspiration par l'empêchement apporté au refroidissement brusque de la peau, refroidissement qui serait la principale excitation capable de provoquer la respiration régulière, enfin que la moelle cervicale a perdu son excitabilité. Si l'expérimentateur avait excité l'embryon dans l'œuf, de l'extérieur, par une piqûre par exemple ou un pincement, il aurait acquis la certitude qu'il ne peut même présenter de mouvements respiratoires très forts sans l'intervention du refroidissement et de l'entrée de l'air. Si, en effet, extrayant d'une femelle à la fin de la gestation, un fœtus avec l'utérus, je ne le vois pas respirer, je n'ai besoin que d'exciter énergiquement la peau pour provoquer chaque fois une inspiration profonde.

On connaissait anciennement l'action d'une forte excitation cutanée et son application sur certaines régions précises, telle que l'aspersion d'un jet d'eau froide sur le creux de l'estomac, pour amener le nouveau-né asphyxié à exécuter une inspiration.

Chez les animaux nouvellement nés aussi (cobayes, lapins,) les cris réflexes que j'ai causés en caressant le dos, cris qui rappellent les expériences de Goltz sur le coassement réflexe, démontrent l'action de l'excitation périphérique sur l'appareil respiratoire immédiatement après la naissance. R. Olshausen a fait sur l'homme une observation analogue chez des nouveau-nés asphyxiés qui n'avaient pas encore fait de mouvements respiratoires ou qui n'en avaient fait que de très rares ; il réussit à provoquer des cris perçants au moyen d'une excitation énergique portée avec la pointe des doigts sur la peau de la nuque de l'enfant, cris qui suivaient chaque fois, coup sur coup, l'excitation cutanée. Il obtint la production de ces sons longtemps avant le début des vagissements de l'enfant, et chez des enfants qui ne purent être ranimés ni amenés à crier. Ces sons réflexes étaient d'ailleurs inspiratoires. Ils démontrent pendant combien de temps peut persister la voie réflexe des nerfs cutanés au centre respiratoire, et de ce centre aux conducteurs nerveux, centrifuges, inspiratoires. Cependant il ne faut pas oublier que « quelques méthodes de respiration artificielle » avaient été employées auparavant.

Les recherches de B. Schultze sur l'asphyxie du nouveau-né ont aussi confirmé mon affirmation, en tant qu'elles donnent purement des faits, affirmation d'après laquelle la vénosité acquise par le sang du fœtus ne suffit pas par elle-même à provoquer un mouvement respiratoire. Schultze démontra en effet que l'obstacle apporté aux échanges gazeux placentaires peut déterminer une asphyxie profonde, sans qu'un seul mouvement respiratoire survienne.

Tout d'abord dans cette question, on doit remarquer qu'aucun mouvement respiratoire n'est provoqué par les douleurs normales quelque fortes qu'elles soient, bien qu'elles portent régulièrement plus ou moins préjudice à l'absorption d'oxygène du placenta fœtal. Au nombre des causes pour lesquelles les douleurs normales, seraient-elles même violentes, ne produisent pas de mouvements respiratoires, B. Schultze range la *lenteur de l'accroissement* de la restriction apportée aux échanges gazeux dans le corps de l'enfant. Il croit qu'au moment de la cessation de la douleur, il persiste jusqu'à un certain degré une pénurie d'oxygène, pénurie qui entraîne avec elle une diminution de l'excitabilité des centres nerveux. Si maintenant la prochaine douleur grandit lentement, avant que cette pénurie se trouve comblée, et ainsi de suite, une diminution de l'excitabilité (une sorte de narcose) pourrait être provoquée par l'accroissement lent et répété de la vénosité, sans que la pénurie soit comblée, à tel point que le manque d'oxygène définitivement accru d'une façon considérable (ou la propriété du sang qui est inséparablement liée à ce manque d'oxygène) pourrait ne plus agir comme excitant.

Il y a une double objection à faire à cette conception : 1° il n'est pas prouvé que l'excitabilité du centre respiratoire diminue sous l'influence de la vénosité commençante, il est beaucoup plus probable qu'elle monte; 2° il n'est pas prouvé qu'en général la vénosité exerce d'elle-même une excitation sur la moelle. Je prétends plutôt qu'elle augmente son excitabilité aux influences extérieures. Si alors les excitations périphériques agissent, et dans celles-ci rentrent aussi — en certaines circonstances — les douleurs, la première inspiration survient; si des excitations de cette sorte, suffisamment fortes, font défaut, les inspirations ne se produisent pas même quand la vénosité est à son maximum.

Les faits se trouvent complètement d'accord avec ce qui précède, Schultze lui-même écrit : « Béclard a cependant constaté ce fait important que, parallèlement à l'augmentation des contractions utérines, s'accroissent l'étendue et la fréquence des mouvements respiratoires, fait qui a reçu sa véritable interprétation de Béclard même », interprétation certes qui consiste à faire augmenter les mouvements respiratoires, au fur et à mesure que la circulation placentaire se trouble. En réalité, dans l'expérience de Béclard où l'utérus était lésé, les douleurs elles-mêmes ont pu avoir provoqué l'excitation périphérique, par l'augmentation de la pression exercée sur le fœtus, si ce n'est pas le refroidissement. Cette question mérite une preuve plus complète. Schultze écrit plus loin :

« Il n'arrive pas très rarement que, dans les accouchements normaux, l'enfant vienne au jour avec une fréquence du pouls peu ou point modifiée, avec des pulsations intenses dans le cordon, avec l'aspect de la santé, sans rougeur violacée ni pâleur, et que cependant il ne respire pas immédiatement. Il m'est arrivé bien souvent dans mes observations de laisser l'enfant, dans ces conditions, recouvrer sa respiration lui-même. Il se passe une pause d'une durée de plusieurs secondes, même de plusieurs minutes avant que l'enfant pousse subitement des cris violents, ou au début des cris très faibles, commence à respirer, exécutant des inspirations de plus en plus profondes qui continueront sans interruption. »

Dans ces cas, il ne s'est pas produit de mouvements respiratoires intra-utérins.

J'ai constaté moi-même ce phénomène, et à l'aide d'un coup violent, j'ai pu obtenir la première inspiration, puis des cris, chez un enfant, n'étant pas le moins du monde en asphyxie, mais en apnée. Il est évident que si l'enfant se met à respirer de lui-même, le coup, comme l'excitation cutanée, est remplacé par le refroidissement croissant. Maintenant, si en l'absence de tous symptômes asphyxiques, comme dans les cas qui nous occupent, l'excitabilité de la moelle est faible, il se passe un certain temps avant que le refroidissement et les autres excitations produites par la naissance, provoquent une réponse. Avec la consommation d'oxygène, l'excitabilité de la moelle augmente, et lors même que, — par l'évaporation de la surface de la peau, — l'intensité de l'excitation ne s'accroîtrait pas, les contacts et le froid qui surviennent seraient déjà suffisants, puisque l'excitabilité du centre augmente.

Si l'artérialité du sang était la condition d'une haute excitabilité, et si la vénosité du sang provoquait immédiatement un amoindrissement de l'excitabilité, l'excitabilité de la moelle devrait immédiatement baisser pendant la naissance ; mais d'après ma théorie, l'excitabilité augmente immédiatement, si bien que des excitations qui auparavant ne pouvaient mettre la respiration en activité parce qu'elles étaient trop faibles ou qu'elles faisaient défaut, trouvent maintenant un centre qui réagit facilement ; j'entends les excitations cutanées.

Schultze a raison incontestablement en ce que sa méthode, pour pratiquer la respiration artificielle, « donne les conditions qui ramènent l'*excitabilité* du centre respiratoire, pendant que l'action du froid constitue une forte excitation ». Mais 1° il ne faut pas oublier que l'excitabilité de la moelle allongée ne doit pas seulement diminuer sous l'influence d'un abaissement maximum, mais aussi sous l'influence d'un accroissement maximum de la quantité d'oxygène contenue dans le sang, dans le dernier cas plus peut-être que dans le premier, car chez les animaux asphyxiés, par l'empoisonnement cyanhydrique du sang, par exemple, une forte excitation cutanée traumatique comme une piqûre ou une coupure peut provoquer des inspirations beaucoup plus profondes que chez les animaux en apnée. Il y a donc un moment très favorable pour l'excitabilité du centre respiratoire, un optimum qui se tient entre une vénosité et une artérialité extrêmes de son sang; 2° la quantité d'oxygène contenue dans le sang, dès qu'elle dépasse une certaine limite, ne peut pas diminuer l'excitabilité du centre respiratoire et devenir pour ce centre un puissant moyen d'excitation. L'interruption de la respiration placentaire doit exciter la moelle cervicale grâce à l'intensité de la vénosité du sang, et en même temps pendant la production de cette vénosité considérable, la moelle cervicale doit avoir perdu son excitabilité, puisqu'une grande quantité de sang oxygéné est nécessaire pour maintenir cette fonction ! Ce double rôle « que devrait jouer relativement au centre respiratoire, d'après B. Schultze, la quantité d'oxygène contenue dans le sang, ne peut plus être admis aujourd'hui; bien plus, j'ai démontré que la vénosité du sang ne constitue pas par elle seule une excitation pour la moelle; mais que la moelle entre en fonction à la suite d'une excitation cutanée et que la vénosité du sang élève jusqu'à un certain degré l'excitabilité de la moelle à l'excitation cutanée.

La donnée de Kehrer est d'accord avec mes recherches, car d'après elle, on observe dans des conditions normales le jeu des ailes du nez, propre à la respiration, quand la tête passe sur le périnée, mais une profonde inspiration ne survient qu'après que le thorax a franchi les parties génitales qui le tenaient enserré. Ici évidemment déjà, rien que par le refroidissement de la peau de la face, il se produit une excitation respiratoire, mais étant donnée la compression du thorax, il ne se produit pas encore un développement des poumons. Il arrive d'ailleurs parfois que l'enfant pourtant dont la tête seule est expulsée, crie déjà faiblement, ce que j'ai moi-même constaté dans deux cas.

Chez les ruminants, Kehrer a vu maintes fois avant la sortie de la tête, dans les intervalles des contractions, les mucosités visqueuses (du col) être aspirées; l'air pénétrait donc déjà avec elles dans la trachée; il en sortait aussi, même avec rhythme, sous forme de grosses bulles ressemblant à des bulles de savon. Ceci est une nouvelle preuve que, sans qu'il y ait refroidissement de la surface supérieure du fœtus, ni excitation de cette partie, produite par des corps étrangers, la respiration pulmonaire peut entrer en fonction. Ici donc, en dehors des mucosités, la pression de l'utérus seulement et les mouvements du fœtus peuvent agir comme excitants périphériques après le trouble apporté aux échanges gazeux placentaires. Ces cas sont cependant rares. Règle générale, les mouvements respiratoires ne commencent chez les mammifères qu'après l'expulsion complète du fœtus.

De toutes les expériences précédentes, ainsi que d'autres concordantes, il résulte que la première inspiration du nouveau-né humain n'est pas due exclusivement à ce que son sang devient veineux, bien que ce phénomène commence à se produire régulièrement à la suite des modifications apportées par l'interruption de la circulation placentaire et qu'il favorise beaucoup l'établissement de la respiration atmosphérique. La cause véritable du premier mouvement respiratoire est bien plutôt l'excitation périphérique qui peut à elle seule provoquer la respiration pulmonaire, sans que le sang fœtal soit devenu veineux, pourvu qu'elle soit seulement suffisante, d'une façon prématurée (intra-utérine) comme d'une façon régulière (extra-utérine). Volkmann, en 1841, a indiqué déjà très exactement que « le lieu de l'excitation se trouve sur chaque partie du corps et non pas uniquement dans la muqueuse pulmonaire » ; les nerfs excités sont tous les nerfs à courant centripète qui agissent jusque sur la moelle allongée, et non pas exclusivement les vagues.

Mais pour la production du premier mouvement respiratoire chez le nouveau-né intervient encore, en dehors de l'excitation, l'excitabilité du centre respiratoire. Si, à la naissance, l'appauvrissement en oxygène du sang fœtal progresse avec lenteur et continuité, il peut arriver qu'aucun mouvement respiratoire ne survienne, parce qu'à aucun moment l'intensité de l'excitation n'est suffisante pour mettre le centre respiratoire en fonction malgré son excitabilité d'abord montante puis descendante, et l'enfant naîtra mort, ou bien il mourra sans avoir respiré, en apnée-asphyxie ; ou bien pour le maintenir en vie on devra pratiquer sur lui des excitations et la respiration artificielle.

Si d'un autre côté l'excitabilité de la moelle cervicale est grande, la circulation placentaire se trouvant intacte, il peut déjà se produire une inspiration prématurée grâce à l'excitation périphérique dont fait aussi partie le refroidissement.

Il s'ajoute à cela que souvent, au moment de la mise en liberté du fœtus, la respiration placentaire est troublée sans que cependant la respiration pulmonaire s'établisse, mais celle-ci entre alors en fonction grâce à la section du cordon. Le sang du fœtus devenant veineux exerce donc une grande influence sur la production de la première inspiration, mais pas si grande que la cessation de la circulation placentaire fœtale, qui ne peut se produire sans provoquer d'excitation. Une erreur plus répandue consiste à identifier la rapide disparition de l'oxygène avec la cessation de cette circulation, sous le rapport de leur action sur l'appareil de la respiration fœtale. Mais si c'était réellement la compression ou la ligature du cordon, comme le croit Schwartz, qui agit en excitant la respiration du fœtus par le seul obstacle apporté au courant sanguin oxygéné, chaque fois qu'une autre disparition rapide d'oxygène aurait lieu chez le fœtus à terme, la circulation placentaire étant intacte, il devrait se produire des mouvements respiratoires intra-utérins, ce qui n'est absolument pas le cas. Car après la mort d'une femelle de cobaye pleine, — mort survenue par strangulation, inspiration de gaz oxyde de carbone ou hémorrhagie, — on ne trouve pas chaque fois de l'eau de l'amnios dans les poumons ou les bronches des embryons, et, de l'expérience de Mayer citée par Schwartz même, il résulte que, si elle est exacte, la suffocation de la mère produite par l'injection d'un liquide coloré dans la trachée provoque la mort du fœtus, sans que ses poumons contiennent trace de la matière colorée (Voir plus haut l'expérience de Geyl) tandis qu'il s'en trouve dans son estomac. (Je reviendrai plus tard à l'expérience de Mayer entachée d'erreur et trop souvent citée.)

Le premier mouvement respiratoire n'est donc pas exclusivement la conséquence nécessaire de la soustraction de l'oxygène. Avec le maintien de la circulation ombilicale et de la richesse en oxygène du fœtus, le centre respiratoire peut être excité d'une façon anormale par des excitations extérieures, et un mouvement inspiratoire peut être exécuté ; le même fait se produira dans certaines circonstances, mais pas toujours, avec le maintien de la circulation ombilicale et de la pauvreté en oxygène. Ce phénomène arrive très fréquemment avec l'interruption de la circulation ombilicale, mais dans aucun cas sans l'intervention d'excitations périphériques appréciables qui sont très intenses au moment de chaque naissance et qui ne font jamais défaut à un mouvement respiratoire prématuré. Cette circonstance, à savoir que de faibles excitations intra-utérines n'agissent que quand la respiration placentaire se trouve troublée par quelque cause que ce soit, comme enroulement du cordon, compression, diminution de son calibre (par torsion), asphyxie de la mère, sans qu'elle soit nécessairement interrompue, cette circonstance s'explique par ce fait que l'excitabilité de la moelle allongée dépend des gaz contenus dans le sang du fœtus. Cette excitabilité augmente à l'excitation périphérique avec la diminution de l'oxygène, jusqu'à une certaine limite, et diminue avec l'augmentation de ce gaz. Cependant, comme on le sait, l'effet d'une excitation sur le système nerveux peut être aussi grand lorsque l'excitabilité est faible que quand elle est forte, pourvu que l'intensité de l'excitation s'accroisse en conséquence. Et c'est précisément ce dont il s'agit ici. La circulation ombilicale étant intacte, j'ai réussi très souvent à provoquer chez le fœtus frais porté dans un bain chaud salé, des mouvements réflexes par une excitation cutanée mécanique, sans qu'il respirât ; mais si l'excitation périphérique était puissante, elle amenait le premier mouvement respiratoire.

Enfin — et ceci est de la plus haute importance au point de vue pratique pour amener un enfant asphyxié à respirer, — dans toutes les expériences, il faut tenir compte de la ténacité extraordinaire de sa vie et de celle de ses centres nerveux. Si le cœur même ne bat plus d'une façon sensible, même si l'enfant est considéré comme mort-né, on peut quand même réussir à le ramener à la vie en faisant intervenir l'insufflation artificielle de l'air, après introduction d'un tube dans la glotte. Robert Bruce à Édimbourg (1883) est parvenu à ranimer ainsi des enfants après trente minutes, après trente-cinq minutes dans un deuxième cas, et dans un troisième après quarante-cinq minutes d'insufflation d'air dans la trachée. Le centre respiratoire se rétablit pendant qu'on pratique la respiration artificielle, aussi je considère comme un devoir de chaque médecin, après avoir cherché à éveiller vainement les mouvements respiratoires éteints ou pas encore obtenus, au moyen de fortes excitations thermiques, mécaniques, électriques, d'après Schultze, Sylvester, Marshall Hall, Pernice, je considère, dis-je, comme un devoir, d'insuffler directement de l'air dans les poumons, même si le cœur se trouve arrêté déjà, même au besoin simplement à l'aide d'un soufflet ordinaire. L'enfant, pendant ce temps, doit se trouver dans un bain d'eau de 37° à 38°. Cette méthode est, d'après les expériences sur les animaux, de tous les moyens de ranimer, celle qui présente le plus de chances; elle est certainement de beaucoup préférable à la transfusion du sang ou à l'emploi de la solution physiologique de sel ordinaire.

LE MODE DE RESPIRATION DU NOUVEAU-NÉ.

Quand le terme habituel de l'accouchement est encore fort éloigné, le sixième mois déjà, l'enfant nouveau-né a coutume, comme le petit mammifère né artificiellement de trop bonne heure, de dilater son thorax immédiatement après la naissance et d'inspirer une quantité d'air qui n'a jamais été mesurée. La plus grande partie de cet air est sur-le-champ expiré, dans la plupart des cas avec un cri. Cette inspiration et cette expiration constituent la première respiration. Des inspirations et expirations plus étendues lui succèdent à intervalles inégaux, tantôt précipitées, tantôt calmes; des inspirations profondes et superficielles, des états de calme en apnée, des cris et des silences se succèdent les uns aux autres, avant que les poumons aient absorbé de l'air en quantité suffisante pour ne pas être submergés sous l'eau. Cet état dans lequel se trouve le poumon, avant que la respiration atmosphérique s'établisse d'une façon ininterrompue, état appelé en 1835 *atélectasie* par Ed. Jörg, récemment *anectasie* par Ludimar Hermann, a dès lors disparu pour toujours, et ainsi s'est accomplie l'une des plus importantes modifications physiologiques que l'homme puisse subir.

V. Mardner (1861) a voulu expliquer par une propriété spéciale, ce phénomène d'après lequel, à la suite de la première inspiration accompagnée d'une absorption d'air, les poumons ne recouvrent jamais une atélectasie complète. Il croit que l'action de la première inspiration détermine un « tonus » des muscles qui contribuent à l'inspiration. J. Bernstein (1878) a cherché à rendre vraisemblable l'opinion d'après laquelle on admet que l'appareil élastique contribuant à l'expiration, s'est tellement distendu que les muscles et les ligaments ne peuvent plus en se raccourcissant revenir à leurs dimensions initiales, Mais il croyait, n'étant d'abord pas satisfait lui-même de cette hypothèse que dans les articulations costo-vertébrales du nouveau-né, on pourrait trouver aussi une sorte d'arrêt mécanique grâce auquel le retour des côtes à leur position déclive ne serait plus possible; plus tard il abandonna cette opinion. Il a cherché à démontrer que réellement une extension persistante du thorax de l'enfant, après la première inspiration, peut se produire rien que par l'élévation des côtes; il fit pour cela des expériences sur des enfants mort-nés chez lesquels, au moyen d'un soufflet, il pratiqua des insufflations d'air dans la trachée, et détermina un accroissement durable, d'ailleurs très faible, du diamètre sagittal du thorax. Sans l'intervention d'un fonctionnement musculaire actif, rien que par une semblable insufflation d'air, il s'est produit une pression négative dans la cage thoracique qui fit monter de 6 à 7 millimètres le mercure d'un manomètre fixé dans la trachée et dans une ouverture bilatérale de la paroi pectorale. Il fut donc possible de reproduire artificiellement sur le cadavre l'état de la cage thoracique dans l'état d'aspiration persistante. Mais il n'est pas encore démontré, par ces expériences, que c'est ainsi que s'accomplit et demeure en état l'aspiration chez le nouveau-né vivant; toutefois c'est une hypothèse. Cette hypothèse fut premièrement acceptée par Hermann (1879) et il avança même qu'il se produisait aussi chez le fœtus à terme avant la naissance une faible aspiration thoracique.

Mais en opposition avec cette explication de l'aspiration post-natale, aspiration qui serait causée par une transformation permanente de l'état de la paroi thoracique, Hermann a fait valoir qu'il est beaucoup plus vraisemblable que l'adhésion et l'agglutination des parois des bronches avant l'épanouissement primordial, opposent une grande résistance à l'entrée de l'air, que cela est bien plus vraisemblable, disait-il, que la surextension des muscles ou l'intervention de l'arrêt mécanique. Dans le fait, il fut établi par lui et par O. Keller qu'un poumon atélectasique aurait besoin, pour atteindre son épanouissement, d'une pression de l'air qui doit être introduit, notablement plus élevée qu'un poumon qui n'est pas atélectasique. Pour ces expériences ils se servirent de poumons de lapins adultes, rendus atélectasiques artificiellement au moyen d'acide carbonique facilement absorbable. Ils reconnurent que l'état atélectasique oppose à l'épanouissement un obstacle spécial qui se trouve amoindri dès que le poumon contient la plus faible quantité d'air. Hermann trouve aussi cet obstacle dans l'agglutination et l'adhésion des parois des bronches qui doivent combattre l'élasticité (expansive) du thorax, chez le fœtus en apnée avec atélectasie pulmonaire, jusqu'à ce que l'air ait pénétré avec une certaine pression.

Bernstein (1882) fit valoir contre cela que les conditions de l'agglutination des parois bronchiques ne se rencontrent pas dans le poumon atélectasique, et que la prétendue tension élastique du thorax, qui tend à le dilater, ne peut pas être observée avant la première inspiration; que la nouvelle équilibration — dans l'aspiration — du thorax survient immédiatement après les premières inspirations et est rendue persistante par la tension mentionnée; que ce fait, d'après lequel les poumons qui contiennent de l'air ne peuvent être rendus à nouveau atélectasiques, en dehors du thorax, par la pression seule, est attribuable, abstraction faite de l'affaissement des bronches, à l'occlusion des petites bronches qui survient avant que les alvéoles se soient complètement vidées.

Hermann a cherché à confirmer de nouveau par l'expérience, l'absence reconnue par Bernstein à l'aide du manomètre, d'une aspiration thoracique chez les fœtus mort-nés, pour savoir si, en général, dans les premiers jours de la vie, même après la respiration aérienne complète, la méthode de Donders employée aussi par Bernstein pouvait faire reconnaître une pression négative. Les expériences faites sur des cadavres d'enfants âgés de une heure à quatre jours ont prouvé indubitablement qu'après la première inspiration, *le thorax du nouveau-né ne dénote aucune aspiration dans le cadavre.* Elle fut chez un enfant qui avait même vécu huit jours, minime ou nulle. Le retrait du poumon ne s'effectue pas après l'ouverture du thorax. La cause de la différence de ce résultat avec celui de Bernstein réside dans l'emploi du soufflet avec lequel ce dernier a exercé une pression d'air beaucoup trop forte, à tel point qu'une surextension et une tension négative de 6 à 7 millimètres a pu être déterminée, tandis qu'Hermann contrôlait à l'aide d'un manomètre gazométrique le degré de l'insufflation tout le temps de sa durée, jusqu'au soulèvement apparent de la paroi pectorale. Chez le fœtus de la brebis, il lui fut facile de reproduire à souhait ce résultat entaché d'erreur, en augmentant la pression de l'air qu'il faisait pénétrer. « L'inspiration naturelle du nouveau-né distend donc le thorax dans les limites seules de son élasticité », de telle sorte qu'après la première inspiration, il recouvrerait son volume initial si une certaine quantité d'air n'était pas retenue dans les poumons par l'adhésion des parois bronchiques. L'hypothèse précédente de Bernstein est donc inadmissible.

De la découverte importante faite par Hermann sur la façon dont se passe la respiration du nouveau-né, il résulte tout d'abord que dans les premiers jours qui suivent la naissance, les poumons, sans qu'il y ait ni cris ni expiration active, sont déjà ventilés d'une façon beaucoup plus complète que chez les adultes. Chez le nouveau-né l'air résidual ne se compose pas de l'air de retrait (Hermann), lequel se perd dans l'atmosphère lorsque le poumon mort se rétracte, et de cette portion d'air minimum (Hermann) qui ne peut pas être chassé; mais l'air résidual est lui-même cet air minimum, puisque le poumon du nouveau-né qui a respiré n'abandonne plus d'air, quand on le met à nu dans le but de le laisser se rétracter. Si avec Hermann on appelle « protectasiques » les poumons qui, s'étant rétractés, renferment de l'air et ne sont pas submergés sous l'eau, pour les distinguer des poumons atélectasiques qui, vides d'air, tombent au fond de l'eau, le tableau suivant montre la différence qui existe à cet égard entre les poumons des nouveau-nés et ceux des adultes.

Chez l'adulte :		Chez le nouveau-né :
Inspiration très profonde		Inspiration très profonde
	Air complémentaire	
Inspiration ordinaire		Inspiration ordinaire
	Air de la respiration	
Expiration ordinaire		Expiration ordinaire
	Air de réserve	
Expiration très profonde		Exp. très profonde, protectasie
	Air de retrait	
Protectasie		
	Air minimum	
Atélectasie		Atélectasie

Il reste à reconnaître pendant combien de semaines après la naissance l'air de retrait comporte encore un volume appréciable.

Les premières respirations sont chez le poulet dans l'œuf, irrégulières comme chez le mammifère et l'enfant extraits artificiellement de l'utérus ou nés normalement, tantôt profondes, tantôt superficielles, tantôt vives, tantôt lentes, tantôt rares, tantôt fréquentes. Il arrive très souvent, comme Aristote le savait déjà, et comme je l'ai souvent constaté, que le poulet qui est abandonné complètement à lui-même se met à pépier avant la rupture de la coque, aspirant l'air de la chambre à air et continuant à respirer à travers l'écale. L'enfant vigoureux aussi crie normalement quand il vient au monde plein de vie, le plus souvent immédiatement ou au bout de très peu d'instants. Les lapins et les cobayes nouveau-nés, par contre, ainsi que d'autres mammifères, ne jettent pas de cris d'aussi bonne heure, ils ne le font pas du moins dans la plupart des cas. Peut-être, s'agit-il ici, comme il a été indiqué plus haut (p. 166) d'un réflexe analogue au coassement réflexe de la grenouille que Goltz a découvert, l'excitation de la peau du dos, produite par le fait même de l'accouchement, provoquant un cri expirateur. Car le cerveau ne peut pas produire son action modératrice immédiatement après la naissance. J'ai fait régulièrement crier des cobayes et des lapins en leur caressant le dos, comme les grenouilles privées du cerveau, tandis qu'ils se taisaient dans les intervalles. J'ai vu de plus des cobayes privés de cerveau ou décapités immédiatement après la naissance, se mouvoir avec vivacité et respirer; j'ai enfin obtenu des sons rauques d'un enfant de deux jours anencéphale, par le frottement du dos.

Dans deux cas j'ai entendu l'enfant avant la fin de l'accouchement crier faiblement, dès que sa bouche se trouva libre. L'un d'eux naquit avec la main devant la face. Dans les deux cas les cris furent plus forts immédiatement après la naissance. Elsässer rapporte sept cas semblables et C.-H.-A. Müller (Wiedebach) a réuni vingt-six cas d'enfants morts peu avant la naissance, dont les poumons contenaient de l'air; il a lui-même observé un de ces cas.

Lorsque de semblables respirations d'air ont été exécutées par le fœtus pendant l'acte de l'accouchement, ils ont toujours été précédés d'inspirations prématurées avec aspiration de l'eau de l'amnios et, quand après la diminution de l'eau de l'amnios, l'air atmosphérique a gagné du terrain, il n'y a pas de raison pour qu'il n'entre pas dans les poumons avec l'eau de l'amnios et le méconium, et même aussi pendant le mouvement de progression de la tête, pourvu que des mouvements respiratoires aient encore lieu, la respiration placentaire étant anormalement troublée. L'auteur dont il a été question en dernier lieu a clairement énuméré les cas spéciaux dans lesquels surviennent ces respirations aériennes prématurées et pathologiques.

Les bruits de crécelle fréquemment observés chez les enfants et les mammifères nouveau-nés pendant la première inspiration s'expliquent simplement par l'aspiration de mucosités du col et de l'eau de l'amnios introduite dans la bouche. Ils deviennent beaucoup plus forts, s'il entre une plus grande quantité de cette eau dans la bouche, ou si elle a été aspirée dans les mouvements inspiratoires intra-utérins; mais ils présentent moins d'intérêt au point de vue physiologique qu'au point de vue pratique. Un fait digne de remarque c'est que j'ai vu un enfant exécuter des mouvements de toux dans la première demi-heure, grâce auxquels l'eau de l'amnios aspirée fut en partie chassée.

A l'inverse, il arrive très fréquemment que l'air, après l'établissement des premières inspirations dans l'atmosphère ne pénètre pas dans la trachée, mais dans l'œsophage, l'estomac et l'intestin. J'ai bien souvent vu de grosses bulles d'air dans l'estomac du poulet débarrassé de sa coquille, avant la fin de la troisième semaine d'incubation, et dans celui du fœtus de cobaye qui venait de déglutir de l'eau de l'amnios immédiatement auparavant.

Je reparlerai de cette déglutition d'air, pendant les premiers mouvements inspiratoires, qui est mise au nombre des phénomènes constants (physiologiques), dans l'étude des gaz intestinaux du nouveau-né.

Ici encore, grâce à la découverte de Kehrer (1877) sur le mode respiratoire du nouveau-né, il faut mentionner que chez les nouveau-nés la respiration thoracique l'emporte largement sur la respiration diaphragmatique. Il se base sur l'expérience suivante qu'il a faite sur des animaux et des enfants nouveau-nés :

L'extrémité libre d'un cathéter élastique se trouve réunie à une petite poire en caoutchouc et celle-ci à un tube de verre en U. Lorsque le tube est rempli d'eau tiède, on ferme la poire, on introduit le cathéter dans l'estomac, puis on fait cesser l'occlusion et l'on observe le niveau de la colonne d'eau dans le tube en U. A chaque inspiration on observe un appel de cette colonne dans la direction de l'enfant, à chaque expiration une oscillation en sens opposé. Chez le chien adulte le contraire à lieu. Dans ce cas, à l'inspiration correspond une oscillation de pression positive dans l'estomac, à l'expiration une oscillation négative. Ou :

« Chez l'adulte, pendant la respiration, les oscillations normales de la pression dans la cavité abdominale s'effectuent en sens inverse de celles qui ont lieu dans la cavité thoracique. Au contraire chez le nouveau-né, dans les deux cavités, les oscillations s'effectuent dans le même sens. »

On ne doit vraisemblablement attribuer la cause de cette différence qu'au défaut de fonctionnement du diaphragme chez le nouveau-né. Kehrer en effet a trouvé aussi que, après la section des nerfs phréniques chez le chien adulte, la pression intra-stomacale baisse à l'inspiration et monte à l'expiration.

En faveur de son explication, il allègue :

1° Ouvre-t-on la cavité abdominale de jeunes chiens, on voit pendant l'inspiration la région costale se déprimer profondément « les faibles muscles intercostaux étant plutôt soumis à l'action de la base thoracique qui se dilate très fortement pendant l'inspiration, qu'ils ne s'opposent à cette action en se contractant ».

2° Chez les nouveau-nés, le bord supérieur de l'épigastre se resserre profondément en forme de /\ pendant l'inspiration, tandis que les parties latérales de la base du thorax (le sternum moins fort) se cintrent fortement en avant. Chez les chiens adultes ce même mode respiratoire survient à la suite d'une paralysie complète du diaphragme.

3° Chez le fœtus, la position du diaphragme est si élevée que son sommet monte jusqu'aux troisièmes cartilages costaux. Après la naissance, il recule graduellement dans la direction de la cavité abdominale. Chez les enfants, durant les premiers jours, le sommet monte encore jusqu'aux quatrièmes ou cinquièmes cartilages costaux. La situation fœtale de cet organe répond au volume encore faible des poumons atélectasiques. Le développement imparfait du poumon après la naissance doit retenir l'abaissement du sommet du diaphragme.

4° La respiration étant purement diaphragmatique, le diaphragme se trouvant situé bas, l'insufflation d'air par le cathéter produit une augmentation de la pression intra-stomacale, inspiratoire, comme on l'a observé chez un enfant né asphyxié dont les poumons avaient été gonflés artificiellement. Le sommet du diaphragme étant aux sixièmes cartilages costaux.

En se basant sur ces données, il y a lieu de considérer la prédominance de la respiration thoracique chez le nouveau-né comme un phénomène causé par la faiblesse de l'énergie du muscle diaphragme.

Chez les lapins et cobayes nouvellement nés, ainsi que chez le fœtus presqu'à terme de ces animaux extrait nouvellement de l'utérus, la respiration à l'air produit sans aucun doute l'impression d'une « respiration agitée » parce qu'elle est beaucoup plus thoracique que diaphragmatique. Il reste encore à trouver à quel moment s'établit plus tard le type normal, par le renversement de ces proportions et par la prépondérance décisive de la respiration abdominale. Kehrer a reconnu aussi la diminution de la pression inspiratoire intra-stomacale chez un chien de vingt-sept jours, mais chez des enfants, dans la deuxième semaine déjà, une augmentation de la pression inspiratoire.

D'après mes observations il n'est pas possible d'affirmer que chez les nouveau-nés les respirations costale et abdominale prédominent selon le sexe, la première se rapportant aux filles, la seconde aux garçons, comme il en sera plus tard dans le cours de la vie. J'ai trouvé chez tous les nouveau-nés la prédominance du premier type. La mort, qui survient rapidement chez de tous jeunes animaux après la section des nerfs phréniques, prouve toutefois aussi que dans l'enfance la plus reculée, la respiration costale n'est pas suffisante. Kronecker (1879) a trouvé que des lapins de quelques semaines meurent asphyxiés après la section du deuxième nerf phrénique ; ces mêmes animaux, lorsqu'ils ont atteint plusieurs mois, survivent cependant quelques jours à l'opération, tandis que, adultes, ils survivent de longs mois, comme Budge l'avait établi antérieurement (1855), à la section des deux nerfs phréniques. Chez ceux-ci s'établit la respiration costale qui auparavant leur venait peu en aide. Cette différence entre les animaux nouvellement nés et adultes démontre que, immédiatement après la naissance déjà, la vie du mammifère dépend directement du diaphragme.

Les impulsions inspiratoires qui proviennent du centre respiratoire ne provoquent pas, d'après les expériences précédentes, par l'intermédiaire des phréniques et du diaphragme, une dilatation du thorax et par conséquent un développement des poumons aussi complet que par l'intermédiaire des nerfs et muscles inspirateurs thoraciques. Cependant l'annihilation des premiers suffit à entraîner la mort à cause de l'amoindrissement de la ventilation : c'est une nouvelle preuve d'un besoin d'oxygène relativement plus grand chez le nouveau-né.

LA FRÉQUENCE DE LA RESPIRATION DU NOUVEAU-NÉ

S'il est déjà difficile d'établir chez l'adulte à l'état de veille, un nombre qui réponde à la fréquence de sa respiration, étant données les conditions extérieures et psychiques insignifiantes qui influent sur son rhythme, il semble encore bien plus difficile d'indiquer le nombre d'inspirations exécutées en une minute par le nouveau-né, lequel nombre serait applicable non seulement au dénombrement fait pendant une minute, mais aussi aux minutes suivantes. Car il n'existe encore aucun rhythme. Le mécanisme respiratoire ne peut se consolider qu'après la naissance. J'ai souvent cherché à compter le nombre des inspirations chez des enfants nouvellement nés ; mais leur grande irrégularité, les pauses sans rhythme, pendant lesquelles ils ne respirent pas, ne permettent pas de préférer les chiffres considérés comme normaux à d'autres chiffres.

J'ai compté chez une petite fille au moment de la naissance (12 février 1869) rien que pour en tirer un exemple, trois respirations calmes, la bouche ouverte, dans l'espace des 30 premières secondes ; alors survinrent un cri, une pause, puis une série de treize cris en 18 secondes. Une minute après la naissance, elle remua les doigts et sépara les bras ; une minute plus tard dans un bain chaud, cinq cris en 13 secondes. Le bain dura deux minutes. Une minute après le bain, 30 respirations en 34 secondes, puis 18 en 25. Ces mouvements respiratoires étaient extrêmement changeants, d'une profondeur et d'une fréquence variables, tantôt liés à des cris, tantôt sans cris. Les pauses duraient plusieurs secondes. L'enfant était à terme, pesait $3^{gr},283$ et avait 45 centimètres de longueur. La plus grande largeur du crâne mesurait $9^{cm},5$.

Chez les animaux nouvellement nés, on peut observer une arythmie des premières respirations tout à fait analogue. Elle est prononcée chez les garçons et chez les filles en parfait état de santé.

La diminution notable de la fréquence de la respiration, qui survient chez les mammifères adultes après la section des deux vagues, a été aussi observée par Preuschen, chez des fœtus de chiens presque à terme. Ces animaux supportaient fort bien l'opération. Il pratiqua ainsi la section des vagues des deux côtés avant la première inspiration et les embryons privés de ces nerfs respirèrent, après avoir été complètement débarrassés des membranes de l'œuf, comme s'ils étaient intacts, plus lentement seulement et plus profondément; ceci donne incidemment une nouvelle preuve que pour provoquer le réveil du premier mouvement respiratoire après la naissance, l'excitation de la terminaison centripète des vagues dans les poumons n'est pas nécessaire, et c'est de plus une preuve que les fibres centripètes des vagues, qui se rendent du poumon au centre respiratoire, sont déjà capables de fonctionner avant la naissance; mais elles ne peuvent pas fonctionner, parce que l'excitation périphérique leur manque encore, excitation conduite par les nerfs cutanés à ce centre.

TROISIÈME PARTIE

LA NUTRITION DE L'EMBRYON

CHAPITRE PREMIER

CONDITIONS DE LA NUTRITION DE L'EMBRYON

Si l'embryon, qu'il appartienne aussi bien à un animal vivipare qu'à un animal ovipare, présente des échanges matériels spéciaux et doit être considéré comme un être vivant qui a dans son œuf une existence propre, il est évident que nécessairement toutes les conditions extérieures de la vie doivent être remplies pour lui, conditions indispensables à tous les corps vivants en général, pour le maintien de leur existence. De l'air à une certaine pression et à une certaine température doit donc lui être apporté, de même, de l'eau et de la nourriture. Mais, de plus, l'embryon n'est pas en état, dans la lutte générale des êtres vivants pour les besoins matériels, fondamentaux et extérieurs de la vie, ni de se défendre contre les dangers, les blessures, les poisons, les commotions, etc., et encore moins de s'approprier activement d'autres éléments, condition nécessaire de la vie, ses organes offensifs et défensifs n'étant pas encore développés; il ne peut donc rester en vie qu'à la condition d'être muni d'une demeure contenant non seulement sa nourriture, mais aussi des moyens de protection suffisants, laissant circuler de l'eau et de l'air d'une qualité appropriée. La défense la plus importante pour lui est l'enveloppe constituée soit par l'utérus, soit par l'écale résistante de l'œuf d'oiseau et de tortue, soit par la membrane molle, semblable à du parchemin, de l'œuf du poisson et de la couleuvre. Malgré l'extrême différence qui existe entre les enveloppes des œufs des animaux invertébrés, dont les pores ou micropyles, dont la minceur et la souplesse et les autres propriétés fournissent souvent une grande latitude aux influences nocives, le rôle biologique que joue toujours la coque constitue la principale protection de l'embryon contre les agents nocifs. Aussi favorable qu'elle se montre dans l'occurrence, lorsque le développement s'accomplit toujours dans les mêmes conditions depuis un grand nombre de générations, aussi peu favorable se montre-t-elle lorsqu'ont lieu des modifications artificielles même légères des conditions extérieures du développement, comme il sera démontré dans la suite.

Il est assurément opportun, pour préciser cette étude de la nutrition de l'embryon, de considérer les conditions extérieures en dehors des conditions intérieures de cette nutrition, d'une façon aussi étendue que le permet une exposition claire. Pour ce motif, j'ai fait précéder l'étude de ces échanges nutritifs, de données certaines sur l'influence qu'ont sur l'embryon les agents extérieurs et les faibles modifications des conditions habituelles. Comme de plus pour ces échanges, le passage d'éléments de la mère au fœtus et inversement est nécessaire, j'ai considéré cet échange comme une condition de nutrition essentielle à l'embryon de mammifère, au point de vue de sa relation avec les influences extérieures.

En somme on a beaucoup travaillé dans ce domaine; mais comme les observateurs, la plupart du temps, allaient de l'avant isolément et en suivant des directions très différentes, il n'est pas encore possible pour le moment d'apporter des résultats complets, sous un point de vue unique. Je suis souvent obligé de me contenter uniquement des données de résultats d'observations et d'expériences, sans pouvoir les confirmer, ni les réfuter, ni les expliquer, et cela s'applique principalement aux recherches sur la pression atmosphérique.

PRESSION ATMOSPHÉRIQUE

Si dans les premiers stades du développement, des œufs de grenouilles contenus dans de l'eau à 10°C. sont soumis à une pression de 3 atmosphères, la marche du développement est arrêtée sans que la faculté de se développer soit détruite. Rauber, qui a fait cette expérience, a constaté que les processus de différenciation, pendant les trois jours que dura la pression exercée sur 200 œufs, étaient interrompus, mais que la plupart de ces œufs, passé ce délai, continuaient à se développer, mais pendant peu de temps.

Un surpoids d'une atmosphère n'arrêtait pas le développement, mais elle le retardait et produisait après une durée de six jours des anomalies frappantes. Les embryons étaient plus courts et plus épais que normalement et leurs branchies externes moins prononcées. Les embryons même qui étaient encore en vie, après une explosion survenue à la suite d'une pression de 3 atmosphères, étaient normaux : sur 27 larves, 20 étaient hydropiques et leur développement était généralement retardé.

A une pression de 3/4 d'atmosphère, il ne survenait aucun arrêt ni aucun retard, mais sous une pression de 1/2 atmosphère au bout de trois jours, sur 137 embryons 2 seulement progressèrent en évolution, et sous une pression de 1/4 d'atmosphère, tous les embryons moururent déjà au bout d'un jour. Dans ce cas, comme sous l'influence de la pression de 1/2 atmosphère, « l'air dissous dans la gangue gélatineuse des œufs se dégagea sous forme de nombreuses bulles gazeuses grandes et petites, de telle sorte que tous les œufs nagèrent à la surface de l'eau ».

J'ai de même observé sur des embryons et des larves de *salamandres* une production considérable de gaz à une pression de 31/32 d'atmosphère déjà sur toute leur surface, quand les animaux séjournaient dans un fond plat à l'abri de l'air extérieur, sous une eau aérée dans un vase en verre d'un pied de profondeur et fermé à la partie supérieure, comme par exemple sous un grand entonnoir retourné, muni d'un robinet, qui serait complètement rempli d'eau. Les embryons et les toutes jeunes larves des animaux amphibies sont donc, sans aucun doute, extrêmement sensibles aux changements de pression atmosphérique. Leur grande mortalité pendant les orages peut être liée à cette cause.

Il serait intéressant de savoir si les œufs d'oiseaux se développent régulièrement dans des conditions normales d'ailleurs, sous une faible pression constante et sous une forte pression constante, ou bien si dans le premier cas, l'absorption d'oxygène est rendue difficile, si dans le second, elle augmente. Les faits d'après lesquels beaucoup d'oiseaux de mer, guillemots, mouettes, ainsi que les hirondelles de rivage, nichent tout près du niveau de la mer tandis que le condor aire à 5000 mètres et plus, militent moins contre l'impressionnabilité de l'embryon d'oiseau aux différences de pression atmosphérique, qu'en faveur de l'adaptation confirmée depuis longtemps de certaines espèces à une grande pression et d'autres espèces à une faible pression atmosphérique.

On peut comprendre l'action délétère de l'abaissement de la pression, sur les œufs des animaux aquatiques, puisque la production d'air dans l'organisme qui se développe peut être facilement mortelle aussi bien que l'interruption de la circulation chez l'adulte, mais il est difficile d'expliquer l'action nocive de l'augmentation de pression. Peut-être qu'ici, à l'accroissement de la quantité d'oxygène diffusé dans l'eau, qui pourrait accélérer trop énergiquement le processus des oxydations, vient s'ajouter une action mécanique, et dans chaque cas il faut considérer dans ces expériences, la rapidité du passage de la pression ordinaire à la pression anormale. Dans les grandes profondeurs de la mer, des animaux qui vivent et se développent sous une pression de plusieurs centaines d'atmosphères, meurent et éclatent dès qu'on les remonte. Si l'on pouvait les amener très lentement à la surface ils s'adapteraient probablement à la pression ordinaire. Il est de même probable que sous une pression croissant très graduellement et d'une façon continue, les embryons pourraient s'adapter à une pression élevée et s'accoutumer à vivre peu à peu à des profondeurs où la vie ne serait pas possible sans cela. Les embryons des œufs nageant dans la mer seraient particulièrement aptes à cette adaptation.

Il est notoire que les *fœtus de mammifères* et les *fœtus humains* à terme ne souffrent pas nécessairement des changements de pression soudaine qu'ils subissent pendant la naissance. Pendant les douleurs, la pression exercée sur l'enfant dépasse une atmosphère, après la naissance cette pression est la pression atmosphérique normale. Avant que les contractions utérines aient commencé, la pression exercée sur le fœtus était probablement un peu inférieure à une atmosphère ; s'il en était autrement son accroissement devrait être entravé ainsi que la formation de l'eau de l'amnios. Il est cependant difficile de se procurer des renseignements à cet égard. Chez l'embryon d'oiseau, le développement s'effectue dans des conditions normales depuis le premier jour jusqu'à la rupture de la coque sous une pression négative, car l'eau de l'œuf s'évapore sans interruption et la chambre à air s'agrandit, l'air atmosphérique étant aspiré à travers l'écale jusqu'à ce que, par l'éclosion, l'égalité de pression soit rétablie.

Pour ce qui concerne l'influence de la *privation d'air*, du *manque* et de la *surabondance d'oxygène* sur le développement de l'embryon, il en a déjà été question dans la partie qui traite de la respiration, et de son rapport avec la consommation d'oxygène et de la production d'acide carbonique.

L'influence de l'élévation et de l'abaissement de la *température de l'air* sur le développement dans l'œuf sera examiné dans la partie qui a trait à la production de la chaleur.

HUMIDITÉ

Plusieurs observations ont été faites sur l'influence de la soustraction d'eau sur le développement du fœtus dans l'embryon.

Les œufs de beaucoup d'animaux des classes les plus diverses peuvent demeurer desséchés un long espace de temps, sans que le développement de l'embryon présente une anomalie quelconque, une fois que leur humidité leur a été rendue. Il en est ainsi pour le *macrobiotus*. Il est même nécessaire aussi pour l'embryogenèse de maints œufs, par exemple des œufs d'*apus* et de *branchipus*, qu'ils aient été desséchés au préalable. Weismann a trouvé pour les œufs vivaces de quelques daphnées, que la dessiccation maintenue, de même que la congélation, accélère le développement d'une manière analogue, par l'abréviation de la période latente. Des œufs de *moina paradoxa* qui avaient été conservés à l'état sec pendant trois ans dans une chambre, donnèrent naissance à quelques petits, du huitième au douzième jour de la mise dans l'eau à la température ordinaire, tandis que ces œufs vivaces gardés dans l'eau ne commencèrent presque tous à se développer qu'après plusieurs mois.

Au contraire si les œufs desséchés, après avoir été soumis à l'humidité, se développent, les êtres qui éclosent ne supportent plus la dessiccation, ainsi que B. Prévost l'a remarqué pour le branchipe par exemple.

Une certaine quantité de vapeur d'eau mêlée à l'air ambiant est nécessaire à l'*œuf d'oiseau* pendant l'incubation, parce que l'œuf dans de l'air complètement sec perd trop d'eau par évaporation, même lorsque sa coque est intacte; Baudrimont et Martin-Saint-Anges l'ont démontré en faisant passer sur les œufs fécondés un courant d'air à la température de la couveuse et desséché par de l'acide sulfurique concentré et du chlorure de calcium. Les embryons de ces œufs mouraient rapidement. Mais les expériences faites par Pott dans le but de mesurer l'eau exhalée par des œufs dans une « chambre à respiration sèche », démontrent que les embryons, du cinquième au dixième jour, supportaient assez souvent une sécheresse de six heures. De plus on a constaté que les œufs de poule contenant des embryons vivants, perdent moins d'eau dans l'air sec que les œufs non fécondés se trouvant dans les mêmes conditions, et même ces derniers dans les six keures exhalèrent deux fois plus d'eau que les premiers, tandis que dans l'air d'une humidité ordinaire, la différence était trouvée plus petite. Les tissus et la peau de l'embryon s'opposent donc d'une façon énergique à une exhalaison rapide des vapeurs d'eau, malgré la sécheresse de l'air de la couveuse.

Beaucoup d'œufs meurent toutefois dans la couveuse avant leur maturité, si la sécheresse est maintenue et si l'on n'a pas eu soin surtout, vers la fin de l'incubation, d'entretenir un degré d'humidité élevé. La saturation de cet air par de la vapeur d'eau, non seulement n'est pas nuisible, mais est même favorable ; au contraire, une sécheresse de courte durée entraîne facilement la mort, puisque le poulet qui a déjà commencé à briser sa coque, se trouve dans ce cas tellement collé contre cette coquille qu'il ne peut pas se délivrer, ainsi que je l'ai souvent observé.

D'un autre côté, l'arrêt de l'évaporation de l'œuf provoqué par la mise de cet œuf dans un vase fermé dont l'air est renouvelé chaque jour, mais où la vapeur exhalée s'oppose à l'émission d'autres vapeurs d'eau, parce qu'elle ne circule pas, met la vie de l'embryon en danger.

Une exhalaison d'eau considérable est nécessaire à tous les œufs des animaux vertébrés exposés à l'air pour leur développement, pour favoriser la concentration des liquides qui doivent se combiner pour l'histogenèse ; et cependant aussi une grande tension de la vapeur d'eau dans l'air ambiant est indispensable pour que la perte d'eau produite par l'évaporation de l'œuf se fasse lentement et sans interruption.

Pour les œufs qui se développent dans l'eau, une absorption d'eau est probablement au contraire indispensable, puisqu'ils gonflent bientôt après la ponte. Des expériences dans lesquelles on porterait des œufs d'amphibies et de poissons dans de l'air humide au lieu de les laisser dans l'eau, pour leur permettre de s'y développer, ou en deuxième lieu, dans lesquelles on ferait alterner le séjour des œufs embryonés dans l'eau avec leur séjour dans l'air, seraient d'un grand intérêt à plus d'un point de vue.

Les œufs qui ne se développent ni dans l'eau ni à l'air libre, mais dans la boue ou dans la terre, ont besoin d'une très grande quantité de vapeur d'eau et ils meurent cependant aussi vite que les œufs d'oiseaux lors même qu'ils ne sont plongés qu'en partie dans l'eau. Je n'ai pu protéger des œufs de couleuvre à collier, sur lesquels je faisais des recherches contre la pourriture en les exposant à une grande humidité, contre le dessèchement en les exposant à une humidité faible. Mais j'ai pu facilement entretenir dans mon laboratoire des œufs d'escargots de vignes en les conservant dans de l'humus qui avait été abondamment arrosé. Il est étonnant que ces êtres si faciles à décomposer ne se soient pas putréfiés dans de telles conditions.

LUMIÈRE

On possède des données au sujet de l'action des différentes colorations de la lumière sur l'accroissement de l'embryon, données qui se contredisent en partie. La difficulté de produire une lumière monochromatique d'une intensité et d'une pureté uniformes dans les expériences comparatives, et d'obtenir des sujets identiques pour les recherches, doit entrer ici en considération ainsi que la difficulté d'éviter les inconstances de la température.

Les faits qui ont été rassemblés dans ce qui suit n'apprennent guère autre chose que l'existence de l'influence de la lumière sur la nutrition de l'embryon.

J. Béclard a observé que, dans les lumières violette et bleue, les *œufs de mouches* (*musca carnaria*) produisent de plus grandes larves que dans les lumières rouge, jaune, blanche, verte, par gradation décroissante.

Émile Yung a recherché l'influence des différentes couleurs du spectre sur le développement des œufs de grenouilles (*rana temporaria* et *rana esculenta*), des œufs de saumons (*salmo trutta*), des œufs de gastéropodes (*limnaeus stagnalis*), des œufs de céphalopodes (*loligo* et *sépia*). Il a constaté en même temps une accélération notable de l'accroissement dans le violet, une plus faible dans le bleu, puis dans le jaune et le blanc. Le rouge et le vert empêchaient ou retardaient le développement; il n'obtint du moins un développement complet des œufs que chez les céphalopodes. L'obscurité retardait, mais n'arrêtait pas l'embryogenèse. Voici la gradation descendante des différentes lumières, sous le rapport de leur action favorable sur la nutrition de l'embryon : violette, bleue, jaune et blanche (ces deux dernières sont très voisines l'une de l'autre), noire, rouge et verte (les deux dernières empêchent le développement).

A ce fait, d'après lequel le violet semble favorable au processus d'assimilation de l'embryon, vient s'ajouter le suivant, à savoir que la mortalité des larves qui se développent et éclosent dans le violet survient extrêmement rarement, par défaut de nourriture, et augmente dans le bleu, le jaune, le blanc, le vert. Car l'excédent des matériaux précédemment assimilés retarde la mort, l'animal en inanition se nourrissant de sa propre substance. D'un autre côté, on a vu que des œufs de grenouilles, embryonés antérieurement, à la lumière blanche, périssaient très rapidement dans le violet, de sorte qu'on doit attribuer aux lumières à ondes courtes une influence accélératrice sur le processus de désassimilation de l'organisme en voie de développement. Cette lumière accélère en général les échanges matériels de l'embryon éclos, toutefois elle accélère plus la transformation progressive que la transformation régressive. Des larves d'ascidies (*ciona intestinalis*) grandirent aussi rapidement et devinrent plus fortes dans le violet.

Si méritoire que soit le travail de Yung, il ne donne que peu d'indications sur l'influence que subit l'accroissement dans l'œuf, car l'observateur s'est beaucoup plus occupé de l'accroissement des animaux après l'éclosion.

Il a trouvé pour les *œufs de gastéropodes*, comme durée du développement depuis la ponte jusqu'au commencement de l'éclosion, dans le violet : dix-sept jours; dans le bleu : dix-neuf; dans le jaune : vingt-cinq ; dans le blanc : vingt-sept; dans le noir : trente-trois; dans le rouge : trente-six jours; et dans le vert le développement ne s'effectua que jusqu'à la formation du cœur. Mais il n'est pas admissible que dans tous ces cas les œufs se trouvassent au même stade immédiatement avant la ponte. On doit aussi avant tout, dans les expériences de ce genre, contrôler très exactement la température. D'autres auteurs enfin ont trouvé des résultats différents de ceux-ci en quelques points ; ainsi F. William Edwards croit que l'obscurité ne retarderait pas, mais arrêterait le développement; Macdonnell, qu'elle n'aurait aucune influence, ni accélératrice, ni nocive. Une soustraction à la lumière complète et ininterrompue, et une température uniforme sont nécessaires pour établir les différences. Un minimum de lumière blanche seule suffit peut-être au développement. Les données très précises de Higginbottom, d'après lesquelles l'obscurité ne détermine aucun retard dans le développement de la *rana temporaria* et du *triton* peuvent certes être à peine attribuées à la privation incomplète de lumière, car il conservait ses œufs dans une cavité obscure; mais d'après d'autres auteurs, un bon éclairage doit accélérer le développement des têtards.

Schenk a trouvé que les œufs de la grenouille (*rana temporaria*) et du crapaud (*bufo cinereus*), grâce à l'emploi de verres de différentes couleurs, pendant les premières heures, même dans les premières journées, ne se développent pas inégalement selon les couleurs et que tous les embryons ne diffèrent pas de ceux qui se sont développés à la lumière du jour; c'est tout au plus si, dans le rouge, la segmentation est quelquefois un peu accélérée. Ce n'est que quand les embryons avaient acquis une certaine longueur qu'ils présentaient des différences manifestes, la lumière rouge déterminant une accélération des rotations de l'embryon dans l'œuf. Il semble toutefois que cette action doit être attribuée bien plutôt à la chaleur qu'à la lumière. (L'influence de la température sur les mouvements de l'embryon sera étudiée plus loin dans la partie qui traite de la chaleur et de la motilité de l'embryon.)

Schenk a remarqué en outre que les mouvements de l'extrémité caudale paraissent plus précoces et plus fréquents à la lumière rouge, plus tardivement et très faiblement dans le bleu. On ne peut cependant pas savoir d'une façon précise s'ils survenaient plus tôt dans le jaune et le vert que dans le bleu. Après l'établissement complet de la circulation sanguine, les têtards conservaient la plus grande vivacité dans la lumière rouge, se montraient notablement paresseux dans le bleu, plus paresseux que dans les autres verres colorés, même pendant qu'on imprimait des secousses aux verres qui les contenaient. Les petits animaux entretenus à la lumière verte et à la lumière jaune se comportaient comme si leur développement s'effectuait à la lumière du jour.

Le résultat des recherches faites à l'aide du microscope sur le tissu musculaire des embryons exposés à la lumière bleue fut très remarquable sur les fibres musculaires striées de ces animaux. En effet, Schenk trouva çà et là une « transformation granulo-graisseuse » semblable à celle qui se développe l'hiver dans les muscles des grenouilles. Il croit que ce changement n'est pas directement attribuable à l'action de la lumière, mais au défaut d'activité de l'embryon. La voracité des têtards provenant d'œufs exposés à la lumière bleue était pourtant plus grande que celle de ceux qui avaient été exposés à la lumière rouge. L'accroissement de la motilité des derniers disparut tout comme la torpeur des premiers lorsqu'on remplaça les verres colorés par des verres incolores. Quand on remplaçait les verres rouges par des verres bleus, les individus paresseux auparavant s'agitaient plus que normalement du cinquième au sixième jour, et les individus vifs devenaient paresseux.

Enfin on a démontré qu'à la lumière bleue la formation du pigment devient plus abondante qu'à la lumière jaune (solution de bichromate de potasse). Les têtards apparurent à travers ce dernier liquide avec une coloration remarquablement claire. Dans le fait, des cellules pigmentaires étaient en partie munies de saillies sans pigment, en partie faiblement développées ; la masse pigmentaire était plus faible à l'extrémité caudale qu'ailleurs. Dans ce cas il peut s'agir aussi bien d'une influence photochimique directe de l'action de la lumière jaune que de l'existence d'un trouble de nutrition.

Dans les expériences dans lesquelles on fait pénétrer par la partie inférieure la lumière solaire dans les œufs embryonés, la partie postérieure nettement délimitée se développe plus fortement.

De toutes ces données qui sont encore très imparfaites on ne peut conclure qu'un fait, à savoir qu'il existe en réalité une influence des différentes lumières du spectre sur le processus de nutrition de l'embryon, que les lumières à ondes courtes, le bleu et le violet, sont tout au moins les plus favorables aux échanges matériels, soit d'une façon photochimique directe soit d'une manière indirecte.

Il est digne de remarque, à ce point de vue, que l'élimination de l'acide carbonique est, d'après les recherches de Robert Pott (1875), notamment plus faible chez la souris domestique adulte dans la lumière violette que dans les lumières bleue, verte et jaune, de sorte que le produit principal de la désassimilation paraît amoindri précisément sous ce genre de lumière qui est le plus favorable au processus d'assimilation de l'embryon. Toutefois la série consécutive des autres couleurs ne produit pas des effets correspondants.

Serrano Fatigati a trouvé (1879) que le violet accélère le développement des infusoires (lesquels? ce n'est pas indiqué) et que le vert le ralentit. La première lumière entraînait aussi une séparation plus rapide des infusoires formant de petites agglomérations dans l'eau distillée, que toute autre lumière, et il doit se faire que la quantité d'acide carbonique produite par les infusoires augmente à la lumière violette, diminue à la lumière verte. Ces données ne s'accordent donc que partiellement aussi avec celles de Yung.

Il est nécessaire,pour éviter les objections, de faire des expériences plus complètes avec une lumière d'un monochromatisme absolu.

Pour le développement de l'oiseau dans l'œuf, l'influence et l'absence de la lumière solaire paraissent être indifférentes. Un grand nombre d'oiseaux couvent leurs œufs dans des troncs d'arbres dans des trous en terre, dans des excavations de roches obscures, un grand nombre d'autres dans des nids ouverts à la lumière du jour. Tous les embryons de mammifères se développent dans l'obscurité.

ÉLECTRICITÉ ET MAGNÉTISME

Rusconi prétendait avoir trouvé que les *œufs de grenouilles* fécondés artificiellement, sur lesquels on fait agir le courant d'une pile de Volta de quelques éléments, se développent un peu plus vite que les œufs non « galvanisés ». Cette affirmation et celle qui a été émise bien souvent, à savoir que, pendant les orages les têtards de grenouilles qui viennent d'éclore meurent facilement, ont été citées à l'appui de la croyance d'après laquelle l'électricité pourrait avoir de l'influence sur le développement de l'embryon de grenouille.

On a de même soutenu l'influence du magnétisme sur la croissance de *l'embryon de poule et de pigeon;* ce fait a été démontré par Maggiorani à Rome (1879). Le préjudice causé au développement de l'embryon qui, d'après lui, était produit par des aimants, ne peut pas encore être attribué au magnétisme. Car, — en dehors de l'absence totale de cette influence dans plusieurs cas, — on n'a pas fait des expériences de contrôle avec des baguettes de fer ou des fers à cheval non magnétiques qui auraient été appliqués exactement comme l'ont été les aimants; de sorte qu'on ne sait pas si les troubles observés sont attribuables aux modifications apportées par le métal à l'exclusion de l'aimantation ou au magnétisme. On ne peut contester la possibilité de l'influence de cet agent sur la marche du développement dans l'œuf; mais jusqu'à présent aucune observation ne parle en faveur de la probabilité d'une telle influence.

IMMOBILITÉ DE L'ŒUF

Ayant à plusieurs reprises secoué fortement dans ma main pendant plusieurs minutes des œufs de poules, frais et fécondés, dans le but d'empêcher la formation des embryons, j'ai trouvé souvent des embryons normaux, à partir du cinquième jour, dans ces œufs secoués. Il m'est aussi arrivé de trouver le vingtième et le vingt et unième jour des poulets normaux éclos, sans aucune aide, dans la couveuse, d'œufs secoués avec force. On n'a pas constaté si, dans les cas où la membrane vitelline se déchire sous l'influence des secousses, ou si dans le cas seul où cette membrane ne présente aucune déchirure, le développement suit son cours, ce qui est plus probable.

Des secousses imprimées à un œuf qui est déjà en voie de développement peuvent toutefois interrompre la marche de ce développement, à cause des déchirures vasculaires; — Dareste a obtenu d'œufs secoués, des poulets monstrueux, présentant par exemple : de l'hyperencéphalie avec absence d'yeux et atrophie du bec supérieur. Si l'on réfléchit à la délicatesse et à la caducité de la matière qui donne naissance aux feuillets du blastoderme, on doit s'étonner que, malgré les secousses violentes et continues imprimées aux œufs fécondés, il ne soit pas rare de voir l'embryogenèse se produire normalement. Ce fait merveilleux que j'ai établi avec certitude prouve aussi qu'il n'existe pas une orientation prédestinée des parties de l'œuf, suivant un de ses axes, affectées à la formation de l'embryon. Car les particules dissociées par l'ébranlement ne peuvent reprendre en totalité leur position et leur situation premières, dans la couveuse, en l'espace de quelques heures, avant le commencement du développement.

Il est aussi établi que les œufs de poules fécondés se développent normalement, après un long voyage en chemin de fer.

L'expérience de Pflüger dans laquelle il déplaça le centre de gravité d'œufs de batraciens dans l'eau, après leur fécondation, de façon à mettre l'axe de l'œuf — le pôle noir en haut — dans le prolongement du rayon terrestre, prouve qu'il survient une nouvelle distribution du protoplasma et de la substance vitelline après l'introduction du spermatozoïde, puisque la partie dont le poids spécifique est le plus élevé s'accumule à la partie inférieure. Pflüger a trouvé l'axe du premier sillon dans le processus de segmentation, indépendant de l'axe de l'œuf, tandis qu'il faisait adhérer les œufs à des verres, ce qui n'empêcha pas le développement de s'accomplir, bien que, comme lui et Roux en même temps l'ont trouvé chez les œufs à axes verticaux, le plan du méridien du premier sillon se confondît avec le plan moyen de l'embryon. Si donc aucune atteinte n'est portée à l'œuf, on doit pouvoir déterminer par avance dans chaque œuf l'endroit où se formera tel ou tel organe — le siège du système nerveux central s'établit au début dans l'hémisphère blanc, d'après Pflüger — et on devrait pouvoir, si Roux et Pflüger ont raison, à l'aide d'une piqûre faite à des endroits déterminés de l'œuf en train de se segmenter, et même dans l'œuf qui a été fécondé depuis peu, faire naître des anomalies assignables d'avance.

Malgré cela, l'équivalence hypothétique de toutes les parties de l'œuf — en dehors des molécules qui comprennent le blastoderme — n'est pas exclue, ainsi que l'a démontré Pflüger grâce à de nombreuses observations sur l'œuf du crapaud flamboyant et par des déductions ingénieuses.

Jusqu'ici, du reste, on n'a pas fait subir à l'œuf de lésions ayant pour conséquence des anomalies constantes de l'embryon. A l'état de nature, il se produit certes, chez les embryons de poissons particulièrement, de fréquentes lésions et aussi des formations de monstres, mais il est digne de remarquer que presque tous les œufs des animaux supérieurs sont en quelque sorte protégés déjà, aussi bien contre le mouvement ininterrompu que contre les lésions par choc, pression, piqûre, section et autres influences traumatiques, étant donné le lieu même où ils se développent.

Même les œufs des animaux pélagiques supérieurs et inférieurs et des poissons de rivière qui, pour l'apport de l'oxygène à absorber ont besoin du courant de l'eau et sont exposés à différentes sortes de chocs et de poussées, même ces œufs, disons-nous, peuvent devenir incapables de développement, à la suite de mouvements de rotation et de changements de lieu trop violents et continus. Quand, pour l'élevage des embryons de saumon et de truite pratiqué dans mon laboratoire, j'activais le courant d'eau froide pour arrêter la formation de moisissures, inévitable dans un courant trop lent, beaucoup d'embryons mouraient. Et il est certain qu'un nombre incalculable d'œufs embryonés périssent de cette façon dans la mer et dans les fleuves. D'un autre côté, beaucoup de ces embryons meurent par stagnation de l'eau, probablement à cause du défaut d'apport de l'air.

Hensen a démontré d'une manière frappante que le mouvement passif presque ininterrompu, des œufs de poissons flottants, qui s'abaissent ou s'élèvent selon la quantité de sel contenue dans l'eau de mer, est de la plus grande importance pour la répartition de ces œufs en même temps que pour la possibilité de leur développement. Il doit en être de même pour les innombrables œufs d'animaux invertébrés, qui se meuvent grâce à leurs cils vibratiles, que Grant a décrits le premier.

ABSENCE DE LÉSION DE L'EMBRYON

On sait que l'embryon, après avoir été blessé, peut se développer jusqu'à maturité; mais les suites de la lésion ne peuvent jusqu'à présent être pronostiquées.

La tératologie expérimentale est une science tellement jeune encore que, de nos jours, des nombreuses expériences faites sur l'influence d'une lésion précoce de l'embryon dans l'œuf, on n'a pu déduire des règles s'appliquant d'une façon absolument générale à la marche du développement ultérieur.

Cependant les hypothèses, principalement de Dareste, de Panum et de Rauber, qui ont été émises relativement à la production artificielle de monstres, ont besoin d'une épreuve radicale au moyen de la méthode traumatique mise en pratique avec succès par Fol et Warynski. Ayant trépané des œufs de poule le premier, le deuxième ou le troisième jour de l'incubation, ils ont pu avec le thermo-cautère pratiquer des lésions parfaitement circonscrites, et après avoir obturé l'ouverture avec soin, laisser s'accomplir l'incubation. Ils ont obtenu de cette manière principalement de l'hétérotaxie. Les conséquences physiologiques générales tirées de ces expériences ont été formulées par les expérimentateurs de la manière suivante :

« Le passage de la symétrie, qui est au début normalement exacte à une asymétrie pareille du vertébré allantoïdien adulte, n'est pas attribuable à la déviation de tel ou tel organe spécial, déviation qui entraînerait un changement de position des autres parties, mais à une inégalité de développement générale et très précoce, à laquelle ne sont pas assujettis les systèmes organiques qui restent seuls parfaitement symétriques pendant toute la durée de la vie. »

Cette thèse a encore besoin d'une confirmation basée sur des faits.

Panum a établi d'une façon éminemment claire la grande fréquence et la portée des traumatismes paraissant même d'une importance médiocre, ou des influences mécaniques sans lésions directes, sur la production de monstres dans l'œuf de la poule. Chez les embryons d'oiseaux, des atteintes graves provenant de l'extérieur sont en vérité beaucoup plus rares, à cause de la dureté de la coque, que chez les embryons de mammifères; mais par là même sont d'autant plus divers les dommages intérieurs qui agissent encore sur les annexes de l'embryon comme les dommages extérieurs; tels sont par exemple les adhérences, les accumulations de liquides. Une cassure de l'écale, l'arrachement de petits fragments de cette écale, surtout avec ménagement de la membrane coquillière, n'entraînent pas toujours, par contre, comme Béguelin déjà l'avait trouvé et comme Valentin, Leuckart, Schrohe et moi-même l'avons confirmé, un trouble ou même une interruption dans la nutrition de l'embryon.

Au contraire le développement est très souvent entravé, ainsi que Geoffroy Saint-Hilaire l'a trouvé, par des piqûres d'aiguilles. Il a provoqué comme plus tard Valentin, par différents moyens, par exemple en faisant écouler l'albumen, en faisant passer un fil dans le voisinage du blastoderme, des formations monstrueuses. Mais il ne lui fut pas donné de provoquer volontairement la naissance de monstres fixés d'avance. Le cas unique d'un monstre double observé par Valentin à la suite d'une division longitudinale de la moitié postérieure du corps, sur un embryon de poulet de deux jours, ne s'est pas laissé reproduire. Tous les autres expérimentateurs venus plus tard s'accordent sur ce qui suit : par la division du disque blastodermique on ne produit pas de formations monstrueuses doubles, mais simplement une division de l'embryon en deux moitiés.

La signification physiologique de ce phénomène et de toutes les autres formations monstrueuses qui ont été provoquées depuis artificiellement, est si peu connue que je préfère ne pas marcher sur ce terrain qui appartient à peine à la physiologie du fœtus. Les spéculations concernant le mode d'action postérieur d'un traumatisme unique, sur la nutrition des tissus de l'embryon, seront infructueuses au même degré jusqu'à ce qu'on soit parvenu à prédire, avec une sûreté astronomique, la formation monstrueuse consécutive à une lésion absolument circonscrite.

En général toutes les atteintes de cette sorte peuvent, comme Léo Gerlach (1880) l'a remarqué, si différent que paraissent être leur mode, déterminer des troubles de trois sortes, respiratoires, thermiques, et mécaniques. Cet auteur, comme la plupart des auteurs antérieurs, utilisait l'obstacle apporté à la pénétration de l'oxygène par le vernissage de l'œuf ; mais il n'obtint dans des recherches sur 60 œufs de trois à six jours, que 19 anomalies manifestes.

De plus les recherches faites sur les monstruosités produites naturellement, qui ne sont pas toutes le résultat d'anomalies dues aux conditions extérieures du développement, mais qui sont en partie héréditaires (comme la polydactylie) n'ont encore fait faire aucun progrès important à la physiologie, à moins qu'il ne manque à l'embryon plusieurs des organes indispensables à la vie de l'être après sa naissance, sans qu'il en résulte pour cela des troubles de la nutrition. Panum (1878) a même énoncé l'affirmation que toutes les impressions sensitives, tous les mouvements volontaires, comme les mouvements respiratoires et la déglutition de l'eau de l'amnios, l'activité cérébrale entière et les fonctions de la moelle épinière (ces dernières au moins en grande partie si ce n'est totalement, comme celles de la moelle cervicale) sont « absolument superflus » pour la nutrition, la croissance et le développement du fœtus.

Cette proposition, qui repose exclusivement sur le fait que des nouveau-nés acéphales en état de nutrition parfaite et d'autres monstres atteignent leur maturité, n'est pas tout à fait exacte. On peut déduire des travaux importants de Panum sur la signification physiologique des formations monstrueuses, qu'il existe une influence trophique de la moelle sur le système musculaire en voie de développement. Car l'opinion émise par lui-même, à savoir que la dégénération graisseuse des muscles chez le fœtus dont la moelle est en partie détruite, dépend de la dégénération du tissu nerveux, est très vraisemblable. La moelle serait alors nécessaire à la nutrition de l'embryon. Les yeux, les oreilles, le nez et la cavité buccale peuvent certainement manquer, mais non la peau. Le fœtus ne manifeste pas de mouvements volontaires, parce qu'il n'a encore aucune volonté. Mais les autres mouvements ne peuvent pas faire défaut. Sans cela, comment l'embryon dans l'œuf d'oiseau ou de poisson pourrait-il se délivrer, en dehors de la probabilité d'adhérences qui devraient survenir pendant une immobilité de longue durée ? Parmi les organes internes, le cœur ne peut jamais manquer et, si un fœtus « acardiaque » ou « amorphe » se développe et se nourrit, c'est qu'il y a toujours un fœtus jumeau (d'après Hempel et Claudius et comme Panum aussi le fait ressortir) dont les vaisseaux sont reliés au monstre privé de cœur.

La naissance de fœtus à terme sans estomac et sans pancréas prouve que plusieurs organes digestifs importants, qui sont indispensables après la naissance, ne doivent pas entrer en considération dans la croissance et la nutrition du fœtus, même dans les derniers mois. Un enfant bien développé, long de 18 pouces et quart, décrit par F. Robert, vécut même pendant trois jours après la naissance (sans prendre le sein) bien qu'il n'eût pas d'estomac, son œsophage se rendant directement dans le duodénum. Le pancréas était absolument rudimentaire. La rate faisait totalement défaut. Du méconium et de l'urine furent excrétés.

Ce cas seul démontre qu'une digestion stomacale intra-utérine n'est pas nécessaire au développement du fœtus humain, quelque grande que soit la quantité de l'eau de l'amnios déglutie. La rate lui est également superflue. Mais de pareilles expériences, que la nature fait pour ainsi dire elle-même et qui remplacent des vivisections presque impossibles, rentrent dans les singularités les plus rares.

PROTECTION CONTRE LES AGENTS NOCIFS

Les embryons de tous les animaux ovipares sont séparés du monde extérieur par des enveloppes plus ou moins résistantes, plus ou moins épaisses : coques calcaires, membranes, gangue gélatineuse, etc., grâce auxquelles aussi bien les embryons des animaux aquatiques (amphibies, poissons, crustacés, etc.), que ceux des animaux aériens (oiseaux, reptiles, nombreux insectes, etc.), sont protégés contre les dangers de toute sorte. Mais la plupart des embryons périssent dans l'œuf pondu, parce que sa protection n'est pas suffisante.

Les *embryons de grenouilles* ne se développent pas dans l'eau acidulée par exemple, comme Rauber l'a trouvé, même si le degré de concentration est minime; ils mouraient dans ses expériences, dans l'acide sulfurique à 1/16 p. 1000 (calculé avec acide absolu) qui ne rougit plus le tournesol, à l'époque du développement des branchies; dans une solution à 1/8 p. 1000 les œufs se gonflaient jusqu'au point d'atteindre le triple de leur diamètre.

Dans une solution d'acide chromique à 1/3 p. 1000 tous les embryons mouraient à des stades précoces; dans une solution à 1/6 p. 1000 ils se développaient jusqu'au moment de l'éclosion, puis ils mouraient bientôt; dans une solution à 1/12 p. 1000 qui était encore jaune, ils prospéraient mieux ; mais ils étaient plus faibles que des embryons du même âge élevés dans des conditions normales. « Il se développait des branchies internes, un évent normal, mais les larves étaient de plus en plus faibles et périssaient toutes, même celles qui finalement avaient été portées dans de l'eau fraîche. »

Dans l'acide salicylique à 1 p. 1000 le vitellus se gonfla fortement et le développement ne s'effectua pas.

Il résulte de ces expériences que même quand le degré d'acidité est trop infime pour arrêter le développement dans l'œuf, les larves écloses n'en périssent pas moins, sans doute à cause de la coagulation de l'albumine. La membrane de l'œuf sert donc au début de protection contre cette attaque, pourvu qu'elle ne soit pas par trop violente, comme celle de l'acide salicylique.

On devrait croire conséquemment que les œufs de grenouilles fécondés sont incapables de se développer d'une façon très rapide dans les acides concentrés, mais Giacosa a fait une expérience qui prouve le contraire. Il analysa chimiquement l'enveloppe glaireuse, transparente, visqueuse appelée gangue gélatineuse, de l'œuf de la grenouille, qui se gonfle fort dans l'eau comme on le sait, et arriva à ce résultat, qu'elle est constituée par de la mucine pure. Ayant déposé plusieurs œufs de grenouilles embryonés dans de l'acide acétique concentré, il remarqua que la membrane pellucide se ridait et qu'il ne restait à la fin qu'une membrane mince enveloppant l'œuf. Le quatrième ou le cinquième jour, il trouva à son grand étonnement, un petit têtard mort au fond du vase en verre. L'examen des œufs démontra que dans les cas où ils étaient protégés par la mucine adhérente, les embryons se mouvaient comme ils le font d'habitude dans l'eau, avant l'éclosion. Un embryon dans cet état brisa l'enveloppe, mais il tomba à la partie inférieure sans mouvement comme touché par la foudre, dès qu'il eut subi le contact de l'acide.

Il résulte de cette expérience que l'enveloppe de mucine n'est pas indispensable au développement de l'embryon. Rusconi avait déjà vu des œufs, qui en avaient été dépourvus artificiellement, se développer normalement dans de l'eau contenue dans un verre de montre, sans présenter de retardement. L'utilité de cette mucosité consiste principalement en ce qu'elle favorise l'adhérence des œufs aux corps qui se trouvent dans l'eau, de telle sorte qu'ils ne soient pas enlevés par le courant, que l'embryon soit protégé contre les chocs, et la putréfaction évitée. En outre, elle sert, comme Rösel déjà l'avait observé d'une manière absolument exacte, au siècle précédent, à la nutrition des larves qui viennent d'éclore, bien qu'elle soit peu attaquable par le suc gastrique et le suc pancréatique, et qu'elle soit au nombre des matières très difficiles ou tout à fait impossibles à digérer par les animaux supérieurs. C'est peut-être le gonflement qui la rend d'abord digeste et elle contient probablement une certaine valeur nutritive grâce aux substances qui, pendant le développement, se précipitent de l'eau sur elle et grâce aux infusoires qu'elle retient, etc.

L'*ammoniaque liquide* à 1,32 p. 1000, une solution de *carbonate de soude* de 1/2 à 1/4 p. 1000, de même qu'une solution de *chlorure de sodium* à 1 p. 100 tuaient généralement vite les petites larves de grenouilles. Mais les embryons et les larves de grenouilles s'accroissent très bien, d'après les expériences de Rauber, dans une solution de sel ordinaire à 1/3 et 1/2 p. 100, de même que les embryons de la *perche de rivière*. Ces derniers supportaient même une solution à 3/4 p. 100, mais non pas ceux de la grenouille, dont une partie seulement résistait à un séjour de quelques jours dans une solution à 1/2 p. 100. Une solution de *chlorure de magnésium* à 0,36 p. 100 correspondant à l'eau de mer ne fut pas supportée par des embryons de perches qui remuèrent au début seulement, sous l'enveloppe de l'œuf.

Les recherches de Varigny sur l'action des sels contenus dans l'eau de la mer ont démontré que le *chlorure de potassium* est le sel le plus nuisible au développement de la grenouille dans l'œuf et du têtard. Il n'est pas invraisemblable, d'après cela, que l'action toxique des sels de potasse sur le cœur de l'embryon entre principalement en considération.

Dans les solutions salines ordinaires, nutritives pour les plantes, (4 grammes d'azotate de chaux, 1 gramme de salpêtre, 1 gramme de phosphate de potasse, un cristal de sel de magnésie, formant ensemble 7 grammes de sels pour 3^{l}, 5 d'eau) Rauber, après quatorze jours, n'a trouvé que quelques embryons morts, comme cela arrive parfois; il en fut de même avec une quantité double de sels. Avec la proportion de 0,8 p. 100 c'est-à-dire avec une quantité quadruple, sur 70 embryons il n'en resta que 3 en vie.

En ce qui concerne la mesure de cette grande susceptibilité, l'observation de Kupffer paraît frappante; d'après elle les œufs du hareng d'automne dans de l'eau, de 9° à 11° C. contenant environ 2 p. 100 de sels, se développent exactement dans le même temps et en conservant dans chaque phase de leur développement la même marche, depuis le moment de la fécondation jusqu'à l'éclosion du petit poisson, le septième jour, que les œufs du hareng de printemps, dans de l'eau de 14 à 20° C. ne contenant que 0,5 p. 100 de sels.

Cette indépendance de la nutrition de l'embryon et de la différenciation vis-à-vis de la proportion de sel contenue dans l'eau est liée, sans aucun doute, au changement de séjour qu'accomplissent depuis de nombreuses générations, les harengs de la Baltique dans une eau riche en sels (par exemple celle du Belt) et dans une eau pauvre en sels (celle de la Schlei). On doit aussi faire intervenir comme facteur l'hérédité, en ce qui concerne les grandes différences qui existent dans la durée du développement du hareng dans l'œuf, puisque le hareng de printemps de Norvège éclot, à l'état normal, le vingt-quatrième jour, d'après Axel Boeck, tandis que celui de la mer Baltique éclot le septième jour. Chez celui-là la peau de la tête est déjà pigmentée dans l'œuf; chez celui-ci, huit jours après sa sortie de l'œuf, ce pigment n'existe pas encore; le premier a dans l'œuf une longueur de $0^{m},010$, l'autre de $0^{m},0053$ seulement, et cependant la maturité ou le degré du développement général de l'embryon paraît dans les deux cas ne présenter absolument aucune différence au moment de l'éclosion (Kupffer). Les variétés après l'éclosion, comme Heincke l'a démontré, ne sont pas seulement reconnaissables, mais elles sont aussi réellement déterminées. Toutefois la coexistence de différentes variétés de harengs et de leurs embryons sous les mêmes conditions extérieures, rend irréfragable la croyance à l'existence dans l'œuf de différences héréditaires encore inconnues.

Les œufs de grenouilles se développent normalement dans une solution de *sucre de canne* à 1 p. 100 et 2 p. 100; non pas dans une semblable solution à 5 p. 100 et pas davantage dans l'alcool à 1 p. 100 (Rauber); mais ils se développent dans l'eau distillée (Rusconi).

L'action mortelle des solutions salines et sucrées concentrées est probablement, en partie, chimique et due à l'empoisonnement direct, et en partie causée par la soustraction de l'eau de l'œuf, importante au plus haut degré pour le développement de l'embryon ou par l'entrave apportée à la marche de la diffusion de l'eau dans l'œuf, entrave causée par la coagulation du protoplasma par l'alcool. Il était cependant nécessaire, surtout au point de vue de l'expérience de Giacosa (Voy. plus haut) de faire des recherches très étendues pour éclairer les cas particuliers. Si les œufs de grenouilles, dans l'eau sans leur enveloppe gélatineuse, avec leur enveloppe dans l'eau distillée et l'acide acétique, peuvent se développer normalement, c'est qu'alors le processus de diffusion entre l'embryon et le milieu extérieur (extra-ovulaire) perd son importance, l'absorption de l'oxygène par l'œuf de batracien est minime et l'influence directe de la gangue mucilagineuse sur la nutrition de l'embryon dans l'œuf (intra-ovulaire) presque nulle. L'influence nocive des solutions salines et sucrées concentrées doit donc dépendre un peu d'autre chose que de l'arrêt de l'action de la gangue gélatineuse considérée souvent par erreur comme indispensable; elle est due, sans aucun doute, en partie à l'empoisonnement, c'est-à-dire aux modifications chimiques des cellules de l'embryon.

Une série d'expériences sur l'empoisonnement des embryons de grenouilles, qui ont été faites soit par moi, soit d'après mes conseils seront décrites plus bas (dans la partie qui concerne la motilité de l'embryon).

Les actions de différents poisons dans le sang de la mère, sur le fœtus de mammifère, sont traitées avec la question du passage des éléments nutritifs du sang fœtal du placenta.

Des expériences concernant l'action des poisons mortels, mieux connus pour l'adulte, sur l'embryon de mammifère après introduction directe de ces poisons *in situ* dans l'utérus, n'ont été faites qu'en petit nombre. Ces expériences, à cause de la lésion qu'elles comportent, sont plus difficiles que celles qui ont trait au passage des matériaux de nutrition de la mère au fœtus. Il s'est révélé dans les recherches des phénomènes d'un intérêt peu commun au point de vue physiologique, à savoir que quelques-uns des poisons les plus énergiques, comme l'acide cyanhydrique, la strychnine, la curarine, à doses massives, qui tueraient rapidement les animaux adultes, *ont sur le fœtus une action ou inappréciable ou seulement faible.*

J'ai déjà démontré à un autre endroit, que l'acide prussique n'exerce pas sur les mammifères, nouvellement nés ou tout jeunes, une action aussi toxique que sur les animaux plus âgés. Gusserow a fait de nombreuses expériences avec de la strychnine et a trouvé que sur quarante-sept fœtus presqu'à terme, de lapins, chats et chiens, auxquels il avait injecté de 0gr,025 jusqu'à 0gr,15 de strychnine, un seul fœtus de lapin, plus vigoureux que les autres, présentait des crampes strychniques évidentes. L'injection ne fut faite chez tous les animaux qu'après la ligature du cordon. Ils se remuaient avec vivacité, un certain nombre criaient aussi. Tous survécurent encore de cinq à quinze minutes après l'injection, quelques-uns plus longtemps encore. Sur dix-huit qui reçurent 0gr,025 de strychnine, deux présentèrent de légers mouvements d'extension tétanique, sans crampes propres; les seize autres ne manifestèrent rien de semblable. Sur vingt-trois qui reçurent 0gr,05 de strychnine, sept vécurent encore vingt minutes sans symptômes d'empoisonnement, les seize autres présentèrent des mouvements d'extension plus ou moins nets, d'une durée très courte, jamais de crampes véritables; quatre fœtus de chiens presqu'à terme survécurent à une injection de 0gr,1 de strychnine sans présenter de phénomènes particuliers pendant un long espace de temps; de même un fœtus de chat avec 0gr,15. Quatre jeunes lapins nouvellement nés manifestèrent par contre des secousses très nettes avec 0gr,012 de strychnine. Ils survécurent cependant tous à l'intoxication.

Des fœtus aussi restés en connexion complète avec la mère, par le cordon, — quarante et un fœtus de lapins, chiens, chats, voisins du terme, — auxquels 0gr,025 de strychnine ou à peu près avaient été injectés, ne présentèrent pas une seule fois de crampes bien nettes, d'après les observations de Gusserow. Savory avait, il est vrai, cru voir cependant des mouvements d'extension dans des circonstances semblables; mais comme il avança lui-même que les fœtus conservèrent la vie, il n'est guère douteux qu'il ait pris pour un tétanos strychnique propre, des réflexes énergiques et des spasmes concomitants.

La faiblesse de l'action de la strychnine sur le fœtus de mammifère est attribuée avec raison par Gusserow à ce que le développement de la moelle n'est pas encore achevé.

Le même fait doit se passer pour l'acide prussique. Par contre, l'expérience frappante que j'ai souvent faite, à savoir que la curarine affecte très peu le fœtus de mammifère et certes d'autant moins qu'il est plus éloigné du terme, doit être encore attribuée au développement incomplet des terminaisons périphériques des nerfs moteurs dans les muscles striés.

INFLUENCE DE QUELQUES MODIFICATIONS DU SANG ET DE LA CIRCULATION DE LA MÈRE SUR LE FŒTUS

Au point de vue théorique, comme au point de vue pratique, l'influence puissante des modifications des qualités du sang et de la circulation de la mère sur le fœtus n'a été jusqu'ici étudiée avec une bonne méthode expérimentale que par Max Runge. Il en arriva à prouver l'action d'une diminution de l'alcalinité du sang de la mère sur le fœtus et il empoisonna, à ce dessein, des lapines à la fin de la gestation (d'après la méthode de Waller) à l'aide d'une solution d'acide chlorhydrique à 0, 8 p. 100 qu'il leur injecta dans l'estomac. Il trouva que les fœtus étaient toujours morts quand on les détachait avant la dernière respiration de la mère, ou quand celle-ci ne pouvait plus bouger de sa place; que, au contraire, ils conservaient la vie quand l'utérus était ouvert à un stade de l'intoxication antérieur à la dyspnée. Le sang du fœtus réagissait normalement, même quand celui-ci mourait avant la mère, celui de la mère étant d'une alcalinité extrêmement faible ; la mort du fœtus n'était donc pas due à la diminution de l'alcalinité. Mais comme les poumons présentaient une grande congestion et qu'il existait des ecchymoses sous-pleurales, Runge conjectura qu'il s'était produit des mouvements inspiratoires prématurés, que cependant, le défaut d'oxygène dans le sang ne pouvait en être la cause puisqu'on n'a pas trouvé moins d'oxygène dans le sang de l'adulte, dans les cas d'empoisonnement par les acides, qu'on en trouve à l'état normal. Il déduisit de ce fait, la possibilité de la mort intra-utérine par accumulation d'acide carbonique dans le sang du fœtus, sous l'influence de l'augmentation de la tension de l'acide carbonique dans le sang de la mère, tandis qu'une quantité moindre d'acide carbonique se trouve chimiquement fixée au sang quand le degré d'alcalinité baisse. Mais les expériences dans lesquelles on fit inspirer à des lapines presqu'à terme un mélange de deux parties d'acide carbonique et d'une partie d'oxygène, ont montré que les jeunes, après des inhalations d'une durée de trente-cinq minutes, demeuraient pleins de vie ; qu'après des inhalations de cinquante-quatre minutes ils réagissaient encore à l'excitation, et qu'ils ne mouraient qu'après des inhalations de quatre-vingt-trois minutes. Ainsi donc, « l'acide carbonique doit s'accumuler en plus grande quantité dans le fœtus et agir sur lui pendant une plus grande durée, pour le tuer ». Les fœtus, après la disparition de l'alcalinité de leur sang, ne pouvaient mourir ni à cause de leur faible alcalinité, ni à cause d'une surcharge d'acide carbonique. Il restait encore à rechercher un troisième symptôme d'intoxication, l'énorme diminution de la pression sanguine. Runge, ayant sectionné à cet effet la moelle cervicale à des lapines en état de gestation, découvrit que de quinze à trente minutes, déjà même treize minutes après la section, les fœtus étaient morts. Plus l'incision était faite près de la moelle allongée, plus vite survenait la mort. Mais celle-ci pouvait être différée si, après la destruction du centre vaso-moteur produite par la section, on s'opposait à l'abaissement rapide de la pression sanguine par l'excitation électrique de la moelle au-dessous du lieu de l'incision. Dans ces conditions, chez une lapine curarisée, on put maintenir pendant vingt-cinq minutes et même cinquante minutes des fœtus pleins de vie dans l'utérus. *Un abaissement brusque et considérable de la pression sanguine de la mère constitue donc un danger absolu pour la vie du fœtus.*

On n'a pas encore constaté quels troubles de la nutrition occasionnent la mort. Les modifications des conditions de la diffusion dans le placenta à la suite du ralentissement du courant sanguin de la mère, principalement le défaut d'oxygène qu'il entraîne dans le sang fœtal, doivent être surtout pris en considération.

Dans les cas où la mère respirait à la place d'air un mélange d'un volume d'oxygène et de deux volumes d'acide carbonique, la mort du fœtus pouvait être très bien déterminée par la faiblesse soudaine de la pression sanguine provoquée par cette cause. Car la mort n'arrivait pas quand la pression sanguine ne baissait pas très notablement, quand elle ne descendait pas au-dessous de 40 millimètres au lieu de 112, et elle survenait, comme ce fut le cas, quand cette pression descendait de 111 à 30 et jusqu'à 14 millimètres (Runge).

Ce fait que la diminution considérable de la pression artérielle du sang de la femelle pleine constitue un danger pour la vie du fœtus, a de l'importance au point de vue de la pratique. Si, chez l'homme comme chez les autres mammifères, il survient des mouvements du fœtus intra-utérins continus, peut-être même convulsifs, produits par une anémie aiguë de la mère, par exemple après une forte hémorrhagie et après certains empoisonnements, sans qu'il se manifeste de mouvements respiratoires prématurés, capables d'entraîner la mort, cependant il survient probablement toujours une asphyxie intra-utérine provoquée par la chute soudaine de la pression sanguine. On doit, dans des cas de cette nature, essayer la transfusion d'une solution de chlorure de sodium à 0,6 p. 100 à la température de 37°,5 C., d'autant plus qu'il est possible de ranimer le fœtus même après une diminution énorme de l'activité cardiaque allant jusqu'à l'arrêt complet du cœur. Les résultats extrêmement favorables obtenus par O. Küstner par la transfusion d'eau salée chez l'homme, encouragent à faire des essais de ce genre dans des cas désespérés. L'opération césarienne, après la mort, a par contre infiniment moins de chance de réussite.

PASSAGE DE SUBSTANCES DU SANG DE LA MÈRE A CELUI DU FŒTUS

Chez tous les mammifères placentaires, tant que dure le séjour dans l'utérus, les conditions de la nutrition sont intimement liées à l'absorption des matériaux nutritifs du sang de la mère. Le placenta effectuant ce passage, il peut être considéré en réalité, sans hésitation, comme l'organe spécial de la nutrition du fœtus. Cet organe sur lequel beaucoup trop peu de recherches ont encore été faites au point de vue physiologique, est éminemment propre, étant donnée sa structure, aussi bien à laisser pénétrer des matières dissoutes et facilement diffusibles, du plasma sanguin de la mère dans le plasma fœtal, c'est-à-dire dans les capillaires qui relient les artères ombilicales à la veine ombilicale, qu'à rendre possible aussi le transport de corpuscules très ténus, peut-être grâce à la migration des leucocytes; mais la preuve du passage direct d'un seul élément naturel du sang, en dehors de l'oxygène, devant servir à la formation des tissus du fœtus, à des oxydations ou à d'autres fonctions, n'a pas été fournie jusqu'à présent. On a bien plutôt dû se borner à prouver d'une façon générale le phénomène du passage de substances diffusibles dissoutes, du sang de la mère au fœtus, substances facilement reconnaissables à l'analyse physiologique ou chimique, administrées à la mère et ne se trouvant pas en elle naturellement.

Dans toutes les expériences faites pour arriver à la solution de ce problème qui consiste à savoir si une matière diluée, contenue dans le sang de la femelle en gestation, pénètre oui ou non dans le contenu de l'utérus, il est rigoureux de séparer le passage direct de cette matière d'un côté dans l'eau de l'amnios, et non pas dans le fœtus, et de l'autre côté, dans le sang de ce dernier (et de là dans son urine). Il est possible qu'une substance passe du placenta maternel dans la partie du placenta fœtal, qui est immédiatement juxtaposée à l'amnios (par la *membrana laminosa* de Joulin que Jassinsky a contestée) et dans l'eau de l'amnios sans pénétrer dans le fœtus. Il se peut aussi qu'une substance entre seulement dans le sang du fœtus sans qu'elle passe par l'eau de l'amnios, comme par exemple, l'oxygène de l'hémoglobine, et il se peut même qu'une substance provenant de la mère, trouvée dans le corps fœtal, ne s'y trouve que parce que le fœtus a dégluti de l'eau de l'amnios avec cette substance. Si donc l'on trouve dans l'urine, dans le foie, dans le sang du cœur du fœtus, une matière empruntée à la mère, il n'est pas nécessaire qu'elle soit fournie par le sang de la mère à celui du fœtus. Si l'on trouve la matière en question dans l'eau de l'amnios, elle peut y avoir été apportée ou par l'urine du fœtus ou directement; si on la trouve enfin dans l'estomac et dans l'intestin du fœtus, elle peut y avoir été apportée par la déglutition du fœtus qui l'a directement absorbée. Il n'est pas toujours facile de distinguer ces cas.

La première expérience faite dans le but de résoudre le problème qui se propose de déterminer si en général les matières étrangères passent du corps de la mère dans le fœtus est due à A.-F.-J.-C. Mayer (1817).

On injecta dans la trachée d'une lapine pleine, un liquide vert composé d'indigo et de teinture de safran, dans de l'eau distillée, ou plutôt « ce liquide fut versé dans les poumons en quantités diverses à différentes reprises ». Mort au bout de deux heures. Autopsie une demi-heure plus tard. La vessie de la mère était pleine d'une urine verte tirant sur le bleu. La corne gauche de l'utérus vide, la droite renferme quatre embryons morts. L'eau de l'amnios de tous les quatre était colorée en vert, chez deux avec une intensité remarquable. Il y en avait aussi des traces çà et là dans la portion maternelle du placenta. Chez le fœtus l'estomac était plein et le tube intestinal presque plein du même liquide vert; la vessie, les poumons et la trachée n'en contenaient nullement.

Dans ce cas, que l'observateur voulut plus tard « mettre en arrière », parce que l'expérience ne lui réussit pas avec des liquides autrement colorés ou analysables chimiquement, la matière colorante était, si réellement il ne s'agit pas d'une mauvaise observation, entrée dans l'œsophage du fœtus par la déglutition de l'eau de l'amnios; elle devait donc avoir été amenée du sang de la mère, qui se trouve dans le placenta, directement dans l'eau de l'amnios, ce qui dans ce cas est très invraisemblable.

J'ai réitéré cette expérience sur deux femelles de cobayes à la fin de la gestation. Mais comme dans ces deux cas, les animaux moururent cinq minutes après la première injection du mélange vert d'indigo et de teinture de safran, et que l'incision pratiquée immédiatement après sur la vessie de la mère, sur l'intestin, sur l'estomac, sur l'œsophage, sur la bouche des six embryons n'a décelé, pas plus que l'eau de l'amnios, la moindre trace de coloration verte, je n'ai attribué aucune valeur probante à cette méthode absolument contraire au but proposé. Cette expérience de Mayer ne prouve pas le passage de la matière colorée. Peut-être la coloration diarrhérique de l'eau de l'amnios est-elle due à du méconium. Aujourd'hui l'expérience souvent faussement interprétée, discréditée même par son auteur, est finalement rentrée dans l'oubli.

Par contre, les expériences de Mayer avec du prussiate de potasse (probablement du ferrocyanure de potassium, non pas du cyanure de potassium) injecté à la mère et découvert dans les embryons, prouvèrent pour la première fois (1817) le passage d'un corps étranger à l'organisme. Albers la réitéra en 1859. Il croyait au début que l'acide prussique et le cyanure de potassium n'avaient aucune action sur le fœtus même, quand on administre à la mère de grandes quantités de ces corps. Les fœtus ont même dû vivre encore longtemps après la mort de la mère par le poison. Ce corps ne se laissa pas non plus reconnaître dans l'eau de l'amnios ou le sang du fœtus, tandis qu'on le rencontra dans le sang et l'urine de la mère. Plus tard, Albers modifia ces données. Il crut, ayant vu les préparations faites sur le fœtus, par Mayer, à l'aide des taches produites par la réaction bleue, que les deux poisons pouvaient cependant se répandre dans toutes les parties du fœtus; seulement le passage n'eut pas toujours lieu avec de fortes doses, à cause de la rapidité avec laquelle la mort survint. Cette conjecture a été confirmée par moi.

Aux premières recherches positives faites sur l'homme, appartiennent celles de Schauenstein et Spaeth, en l'an 1858, qui ayant administré de l'iodure de potassium à des femmes syphilitiques au terme de leur grossesse en retrouvèrent une fois dans le méconium, une autre fois dans le méconium et l'eau de l'amnios; dans ces deux cas les nouveau-nés n'avaient pas encore pris de lait. Ils n'ont pas retrouvé de mercure. Gusserow aussi a pu (1872) après l'administration d'iodure de potassium à des femmes grosses, reconnaître la présence de l'iode dans l'urine du nouveau-né et dans l'eau de l'amnios, — beaucoup plus rarement dans ce dernier liquide. Cependant l'iodure de potassium avait du être donné aux mères, quotidiennement, pendant quatorze jours au moins.

Il y a controverse au sujet de l'action, toxique ou non, sur le fœtus, d'inhalations de chloroforme et d'injections de morphine faites pendant le travail. Dans les cas de cette sorte, la solution du problème est extrêmement difficile, parce que les nouveau-nés dorment beaucoup par eux-mêmes et qu'on ne peut pas toujours déterminer une profondeur plus grande ou une durée plus longue de leur sommeil, à cause du défaut de sujets de comparaison. Une action toxique est d'ailleurs probable, car le passage aussi bien du chloroforme que de la morphine du sang de la mère dans celui du fœtus (qui tous deux passent aussi par les glandes mammaires dans le nourrisson et le font dormir), s'accomplit sans aucun doute et que d'autres substances d'une solubilité et d'une diffusion égales à celles-ci ou plus faibles peuvent empoisonner le fœtus (par exemple l'atropine). La morphine injectée à la mère avait produit dans un cas une diminution de la fréquence et de l'arythmie du pouls fœtal. Si les opinions des praticiens, au sujet de quelque action nocive produite sur le fœtus par l'administration de morphine et d'opium aux femmes enceintes, sont divisées, ces faits n'en perdent pas de leur valeur. L'opinion émise par certains observateurs que, dans le cas d'un usage régulier des deux poisons, le fœtus peut s'habituer à l'intoxication et venir au monde déjà morphinisé, est d'autant plus vraisemblable que, chez les peuples opiophages, l'abstinence absolue de ce poison pendant la gestation s'observe difficilement, et qu'il n'est pas du tout probable que chez eux les alcaloïdes de l'opium ne traversent pas le placenta.

Il en est de même pour les boissons *alcooliques*.

Depuis que Zweifel (1874) a démontré chimiquement à l'aide du procédé d'Hofmann le passage abondant et rapide du chloroforme, du sang de la femme chloroformée en travail, dans le sang du cordon, il est extrêmement probable que dans les accouchements où l'on utilise le sommeil chloroformique, l'enfant participe à l'intoxication chloroformique. Mais on ne paraît pas avoir établi en quoi consiste l'action préjudiciable du chloroforme dans le sang de l'enfant, si en vérité ce préjudice existe pour le nouveau-né. Car si l'asphyxie du nouveau-né survient dans de pareils cas, il n'est pas dit qu'elle ne se serait pas produite sans la narcose. Et l'on sait parfaitement que l'asphyxie ou le coma de l'enfant ne surviennent pas dans chaque chloroformisation de la mère en travail.

La même difficulté se rencontre pour les expériences sur les animaux. Là aussi, la mère étant restée chloroformée pendant trente-huit minutes, dans les cas où la narcose n'était pas trop profonde, et la respiration artificielle commencée en temps voulu, les embryons ont été détachés vivants par Fehling, de même que par Gusserow, après la mort de la mère. Tant que l'oxygène du sang placentaire ne fait pas défaut au fœtus, il est probable que la faible quantité de chloroforme chassée du sang de la mère ne peut l'impressionner en rien, car on sait que chez l'adulte aussi, l'accès abondant de l'oxygène est le moyen le plus sûr d'amoindrir l'action du chloroforme. D'ailleurs l'*hydrate de chloral*, surtout donné en lavement, selon Koubassow, agit avec plus d'intensité que le chloroforme et, comme celui-ci, fait tomber le pouls fœtal au bout de cinq ou dix minutes.

Ceci se trouve en harmonie avec le fait établi par les expériences consciencieuses de M. Runge, à savoir que les inhalations chloroformiques, pratiquées pendant un temps trop long, peuvent mettre le fœtus en danger de mort et le tuer sans faire mourir la mère, si la pression sanguine a notablement diminuée sous leur influence. Breslau avait trouvé que quand la mère était tuée en quelques minutes par le chloroforme, cinq minutes après sa mort, les petits étaient seulement en état de mort apparente. Runge les a trouvés dans ces mêmes conditions, même pleins de vie, quatre minutes après l'arrêt du cœur de la mère. Dans ce cas, la pression sanguine baissait, mais le temps écoulé était trop court pour déterminer la mort du fœtus. On peut aussi, comme Runge l'a démontré, laisser persister longtemps la narcose chloroformique, sans mettre en danger la vie du fœtus, pourvu que l'on ait soin, en réglant les inhalations de chloroforme, que la pression sanguine ne s'abaisse pas trop et ne tombe pas au-dessous d'un tiers. Dans ce cas aussi la narcose peut être complète.

Il résulte de ces expériences, de grandes probabilités pour que le chloroforme qui se trouve dans le sang de la mère, quand même il devrait passer en abondance dans le fœtus, ne lui causerait cependant aucun préjudice (son action sur le nouveau-né sera discutée plus loin dans la suite de l'ouvrage) ; mais qu'il est indirectement dangereux pour le fœtus dans l'utérus, par la diminution notable de la pression du sang de la mère.

Ce cas survient aisément chez les petits animaux.

Antérieurement, dans de nombreuses recherches faites sur des femelles de cobayes pleines, chloroformées, dont j'ouvrais l'utérus sous une solution de sel, tenue à la température du corps, pour expérimenter sur les embryons, j'ai vu les vaisseaux de l'utérus devenir brusquement veineux et les jeunes fœtus s'asphyxier toutes les fois que j'ai examiné des femelles pleines, chloroformées dans la plupart des cas, pour la vivisection.

Après des inhalations d'*éther éthylique*, Runge a vu la pression sanguine de la mère (lapine) baisser rapidement et considérablement, à tel point que les fœtus moururent. Mais il fallait, pour arriver à ce résultat, des inhalations plus énergiques qu'avec le chloroforme, et la pression sanguine mit plus de temps à atteindre son niveau mortel. On n'a pas encore constaté si l'éther pénètre dans le sang du fœtus.

L'inspiration rapide, par la mère, d'oxyde de carbone, au point de constituer un danger extrême pour sa vie, bien que ce gaz d'après mes expériences ne passe pas d'une façon démontrable dans le fœtus, peut également tuer indirectement ce dernier par l'interruption de l'entrée de l'oxygène. D'ailleurs, Gréhant et Quinquaud croient qu'il peut cependant passer dans le fœtus une faible quantité de l'oxyde de carbone inspiré par la mère, tandis que Högyes, en concordance complète avec mes observations, n'a trouvé au spectroscope aucune trace d'hémoglobine oxy-carbonique dans le sang du fœtus, quand même le sang de la mère en contenait beaucoup. Cette différence d'opinions s'explique par la durée inégale des inhalations. Les observateurs français laissaient les animaux (deux chiennes seulement) respirer pendant trente minutes. Fehling put aussi, chez trois lapines pleines soumises à l'inhalation d'un mélange de gaz d'éclairage et d'air, pendant une durée d'une heure quinze à deux heures et demi, reconnaître l'hémoglobine oxy-carbonique dans les fœtus ; chez une quatrième la preuve ne fut cependant « pas sûre » bien que l'inhalation de ces gaz ait été maintenue pendant une heure vingt-cinq minutes et l'asphyxie évitée.

Il va de soi que si, en général, l'oxyde de carbone passe, il ne peut s'agir seulement que d'un passage du gaz, du plasma sanguin à l'hémoglobine et non pas du passage de l'hémoglobine oxy-carbonique.

Une méthode préférable pour démontrer les rapports de la mère et du fœtus, consiste à mêler de la *garance* aux aliments; c'est la méthode de Flourens. Une truie ayant absorbé, dans les quarante-cinq derniers jours de sa gestation, de la garance mêlée à sa nourriture, mit bas des petits ayant les os et les dents colorés en rouge comme la mère elle-même. En dehors du tissu osseux aucune partie de l'organisme n'était colorée, pas même le périoste, ni les cartilages, ni les tendons.

Philipeaux administra à une lapine, pendant toute la durée de sa gestation, tous les jours, 2 grammes d'*acétate de cuivre basique* avec sa nourriture. L'animal se porta bien, il engraissa même et mit bas le trente-deuxième jour dix petits pesant ensemble 500 grammes. Incinérés dans un creuset en platine ils contenaient 5 milligrammes de cuivre métallique. En conséquence, l'observateur croit que l'acétate de cuivre basique est du nombre des combinaisons dont le métal passe sous une forme encore à déterminer dans le placenta de la mère et dans le fœtus. Si cependant l'on pense qu'un demi-milligramme seulement de cuivre en moyenne a été trouvé dans chaque fœtus, tandis que 64 000 milligrammes de sels de cuivre ont été administrés à la mère, et si l'on considère que fréquemment — en pratiquant l'incinération avec des becs de gaz en laiton, — aucune trace de cuivre n'a été trouvée dans les tissus des animaux, cette expérience tend beaucoup plus à parler contre qu'en faveur de la diffusion des combinaisons cupriques. On aurait dû chaque fois, sur des lapins récemment nés d'une mère non intoxiquée, faire des recherches absolument semblables, avec la même incinération comme contrôle.

Un demi-milligramme de cuivre pour un fœtus de 50 000 milligrammes est si peu qu'on pense tout d'abord à une cause d'erreur, puisque dans le cas qui nous occupe on n'a reconnu la présence que de 0,001 p. 100 de cuivre.

On peut élever la même objection contre les expériences de Clouet qui administra de l'acétate de cuivre à deux lapines pleines et reconnut la présence du cuivre dans le foie et dans les muscles des fœtus.

Magendie ayant injecté du *camphre* dans les veines d'une chienne pleine, le sang de cet animal contracta une forte odeur camphrée. Le sang d'un fœtus délivré de l'utérus, au bout de trois à quatre minutes, ne présentait pas, il est vrai, la même odeur; mais cette odeur fut nettement perçue sur un fœtus extrait au bout de quinze minutes, de même que sur les autres. Mais cette expérience qui n'a que l'odorat comme réactif est insuffisante.

Au nombre des substances qui se montrent favorables à des expériences de ce genre se trouve l'*atropine*. En effet, un quart d'heure après l'injection d'un centimètre cube d'une solution de sulfate d'atropine dans l'eau à 1 pour 100, sous la peau d'une femelle de cobaye à la fin de la gestation, le premier fœtus extrait me présenta les pupilles aussi dilatées que les trois autres extraits dans les vingt minutes suivantes. Tous étaient presqu'à terme. Dans ce cas, l'atropine doit avoir émigré directement à travers le sang en moins de quinze minutes. La mère elle-même présentait après l'injection la dilatation pupillaire maxima.

L'atropine opère cette migration chez l'homme aussi. Dans un cas on injecta à deux reprises différentes 2 milligrammes d'atropine en solution, trois heures avant l'accouchement. L'enfant avait les pupilles très dilatées, sans réaction à la lumière.

Les résultats négatifs obtenus par Wolter, dans ses expériences sur les animaux, contredisent remarquablement ces faits; il fit mourir des femelles presqu'à terme avec du nitrate de strychnine, de l'acétate de morphine, de la vératrine, du curare, de l'ergotine (de la pharmacopée allemande) et dans aucun cas il ne lui fut possible de reconnaître ces poisons dans le sang du fœtus. Peut-être, dans tous ces cas, le temps écoulé entre l'injection du poison et l'extraction du fœtus était-il trop court.

Une autre substance qui peut être injectée en grande quantité dans le sang de la mère, sans qu'il en passe une trace dans le sang fœtal des capillaires des villosités, c'est le *carmin d'indigo*. Jassinsky a trouvé, après vingt minutes, chez une chienne, animal dont les villosités du chorion ont deux couches épithéliales superposées, la couche externe, principalement les noyaux, assez fort colorée; mais l'épithélium interne ne présentait qu'une faible coloration et dans la villosité même comme dans le sang du fœtus, « on ne put trouver la moindre trace de carmin ». Zuntz et Wiener aussi retrouvèrent la matière colorée injectée dans une veine, dans l'eau de l'amnios, chez des lapines à la fin de la gestation, mais non pas dans le fœtus. Nous avons donc ici un cas qui prouve le passage souvent mis en doute d'une substance du sang de la mère dans l'eau de l'amnios, en éludant l'embryon.

L'emploi de la *curarine*, si soluble et diffusible, n'est pas toujours favorable à des expériences de cette sorte, parce que, comme je l'ai trouvé, et comme Soltmann l'a établi pour le curare, il en faut une grande quantité pour rendre le fœtus sans mouvement. Il ne faut donc pas s'étonner si dans les expériences sur l'empoisonnement de la mère (lapine) par une grande quantité de curare et avec l'intervention de la respiration artificielle, les embryons (auxquels l'oxygène ne faisait pas défaut) ont été trouvés avec leur motilité.

Il ne s'en suit pas de là que la curarine ne passait pas.

Dans d'autres cas, le résultat négatif s'explique par l'insuffisance de l'épreuve chimique. Ainsi Benicke a-t-il pu reconnaître, dans sept cas, l'*acide salicylique* qui avait été administré quelques jours ou quelques heures avant l'accouchement, dans l'urine de l'enfant, mais non dans l'eau de l'amnios, au moyen d'une solution de chlorure de fer d'un jaune vif; Fehling obtint de même de nombreux résultats négatifs dans ses expériences qui avaient pour but de rechercher dans l'eau de l'amnios les matières administrées à des femelles pleines ou en travail. Toutefois, on ne peut pas en conclure que le fœtus n'ait produit aucune émission d'urine dans l'eau de l'amnios; M. Runge l'a prouvé par une réaction nette de l'acide salicylique faite en commun avec Baumann, réaction qu'on n'obtient pas avec les procédés habituels. Au lieu d'ajouter directement de la solution aqueuse de chlorure de fer diluée à l'eau de l'amnios dont l'albumine n'était pas précipitée, l'eau de l'amnios fut d'abord acidulée, puis agitée avec de l'éther; ensuite, après l'évaporation de l'éther, le chlorure de fer fut ajouté. On obtint ainsi dans cinq cas sur huit une coloration nette d'un violet lair qui ne se manifestait pas par l'addition directe du réactif. Zweifel confirma cette expérience.

Runge et Baumann aussi ont reconnu la présence d'iodure de potassium dans l'eau de l'amnios et, à la suite d'un lavement abondant, des traces de nitrate de potasse et d'acide chlorhydrique, mais dans tous les cas, ni iodate de potasse, ni acide salicylique. G. Krukenberg, le premier, a reconnu l'iodure de potassium dans l'eau de l'amnios, toutes les fois que ce corps fut donné pendant le travail. Mais il est possible que ces substances soient amenées dans ce liquide par l'urine du fœtus, comme la quinine. Si l'on administre un gramme de sulfate de quinine pendant l'accouchement, on peut en retrouver une heure et demie après, dans l'urine de l'enfant, comme Porak (1878) l'a constaté. Au bout de trois jours, l'élimination était terminée. Runge donna à des femmes à la fin de leur grossesse, plusieurs jours avant l'époque présumée de la délivrance, journellement de un quart à un demi-gramme de chlorhydrate de quinine. Dans l'urine de l'enfant, analysée immédiatement après la naissance, on put reconnaître d'une façon absolument sûre de la quinine dans la plupart des cas.

Il est très digne de remarque que, d'après Peter Müller, du bromure d'éthyle est expiré par l'enfant, au moment de la naissance, quand la femme en travail en a inspiré une grande quantité.

Gusserow a réuni un grand nombre d'autre cas qui concernent le passage de différentes matières, du sang maternel à celui du fœtus; mais ils sont douteux. Le phosphore, le mercure, le plomb, l'acide sulfurique avec lesquels des femelles à la fin de la gestation ont été empoisonnées, n'ont été dans aucun cas reconnus avec certitude dans le fœtus. Mais il n'est pas difficile d'esquisser une longue liste de corps dont on pourra prédire le passage, du sang de la mère dans les capillaires du placenta fœtal, de telle sorte qu'on puisse les reconnaître dans l'urine du nouveau-né ou du fœtus de l'animal rapidement extrait. Car d'après la découverte de Gusserow, l'acide benzoïque (introduit dans l'estomac, pendant le travail, sous forme de benzoate de soude dissous dans de l'eau) passe dans l'enfant qui n'est pas encore né, et alors, apparaît dans son urine, de l'acide hippurique. Il est extrêmement probable que bien d'autres transformations analogues peuvent s'accomplir dans le fœtus à terme, grâce auxquelles on pourrait prouver à nouveau, chaque fois, le passage d'une substance soluble, du sang de la mère dans le fœtus. Ainsi l'acide nitro-benzoïque dans la mère fournirait dans le fœtus de l'acide nitro-hippurique, l'acide chlorobenzoïque, de l'acide chlorhippurique et l'acide méthylbenzoïque, de l'acide méthylhippurique.

De plus, le bromure de potassium passera aussi bien que l'iodure de potassium et d'une façon démontrable aussi, de même que le chlorure de césium, le chlorure de rubidium, le chlorure de lithium et nombre d'alcaloïdes.

De nombreuses expériences seront faites sur des animaux plus grands, avec des corps semblables faciles à reconnaître soit au spectroscope, soit grâce à leurs propriétés chimiques et physiologiques, en vue de pouvoir opérer sur une plus grande quantité de sang fœtal et de sécrétion rénale. De telles expériences pourraient principalement donner un renseignement sur le temps nécessaire à la migration d'une substance dissoute circulant avec le sang de la mère, à travers le placenta, dans le sang fœtal. Jusqu'à présent il semble que, même chez les petits animaux, la durée pour la résorption, et le passage d'un corps étranger et sa dissémination dans le corps du fœtus, n'ait été trouvée dans aucun cas inférieure à quinze minutes en tout. Mais cette durée, sans aucun doute, n'est pas applicable aux matières qui sont normalement soumises à des échanges avec le placenta. Quand, en effet, après la compression de la trachée de la mère, la veine ombilicale est devenue complètement sombre, elle peut, comme je l'ai répété maintes fois chez le cobaye — après le retour de la respiration de la mère, en l'espace d'une minute, reprendre à nouveau sa coloration rouge clair ; l'oxygène demande donc moins d'une minute pour se séparer de l'hémoglobine de la mère et se combiner avec l'hémoglobine du fœtus dans le placenta. Ce qui s'applique à l'oxygène peut probablement aussi s'appliquer à d'autres corps. Et si la diffusion de solutions salines et d'albuminates s'effectue lentement, il n'y a aucune raison qui permette de lui attribuer une durée de plus de quelques minutes. On n'a pas, jusqu'à présent, fait à ce sujet d'expériences de mesure. Mais comme, ainsi que je l'ai trouvé (Voy. plus haut) l'acide prussique injecté au fœtus peut provoquer des convulsions de la mère en une ou deux minutes, on peut bien admettre pour la migration en sens inverse une vitesse analogue. Dans ce cas, les conditions sont difficiles à déterminer, à cause de la dissémination du poison dans l'organisme maternel qui est beaucoup plus grand.

La rapidité de la migration tient à tant de facteurs agissant simultanément, qu'on peut à peine prédire avec certitude, pour une substance, si on pourra la retrouver au bout de quelques minutes, au bout d'une heure, ou si on ne le retrouvera pas. Fehling croit que cette rapidité dépend beaucoup du mode d'application du ferrocyanate de potasse et du salicylate de soude employés en quantités égales. L'injection dans une veine de la mère amène une élimination trop rapide de la matière en dehors de la circulation maternelle, pour qu'il en passe à travers le placenta une quantité suffisante à l'analyse, tandis qu'une injection sous-cutanée ou l'ingestion stomacale permet de reconnaître la substance dans l'urine du fœtus.

Mais si l'on réfléchit que, quel que soit le mode d'injection, les substances demeurent suffisamment longtemps dans le corps de la mère pour que les vaisseaux utérins, chez la lapine par exemple, en laissent passer plus de cent fois, en un quart d'heure, une seule et même partie, on doit attribuer les résultats négatifs plutôt à l'insuffisance de l'épreuve chimique et à l'ouverture trop prématurée de la cavité abdominale qu'à la prétendue élimination trop rapide au dehors de la circulation de la mère.

Malgré l'énergie des échanges osmotiques qui s'accomplissent entre les placentas maternel et fœtal, la durée nécessaire au passage de la substance, jusqu'à ce qu'elle puisse être retrouvée dans le fœtus, est extrêmement variable, déjà parce que le temps de la diffusion varie avec le degré de concentration du plasma sanguin des deux côtés, abstraction faite des différences d'équivalence de l'osmose et de la disproportion de l'épithélium des villosités.

La vaccination intra-utérine fournit une preuve du passage d'ÉLÉMENTS FIGURÉS. C'est certes pour l'homme une question résolue au point de vue pratique, puisque l'immunité est conférée à l'enfant dans des cas rares seulement, contre la vaccine et la variole, par l'inoculation de la mère pendant sa grossesse; mais comme le poison variolique peut se transmettre de la mère au fœtus et que l'immunité peut être conférée aux enfants dont les mères ont été atteintes avec intensité par le poison avant l'accouchement, l'inoculation intra-utérine, que Bollinger et Underhill ont même recommandée, et, par là, le passage des éléments figurés sont prouvés. « Rickert inocula un troupeau comptant sept cent brebis pleines, pendant les six dernières semaines de la gestation. Les agneaux de ces brebis furent inoculés à l'âge de quatre à six semaines avec du bon vaccin de brebis; chez aucun d'eux l'inoculation ne provoqua l'éruption d'une seule pustule, tandis que trente-six agneaux servant de contrôle, inoculés au même moment, présentèrent de magnifiques pustules. Roloff a constaté de la même manière que des agneaux nés quelques semaines après l'inoculation de leur mère restaient à l'abri de la clavelée régnant dans le troupeau. »

Une femme, grosse de huit mois, fut revaccinée avec succès et l'enfant fut inoculé sans résultat trois ou quatre mois après sa naissance avec de la lymphe fraîche (A. E. Burckhardt).

Une femme enceinte fut inoculée, le neuvième mois, par Tellegen (1839 à Groeningen). Le vaccin de génisse produisit son effet naturel. Au bout de trois semaines, elle accoucha d'un enfant à terme qui portait environ quarante petites pustules, de la grosseur habituelle des pustules au deuxième jour de l'éruption. Le jour suivant il survint de nouvelles pustules. Après que la mère de l'enfant fut inoculée, son mari qui ne l'avait pas été fut fortement atteint par une varioloïde. Quoique qu'elle n'ait pas été infectée, mais seulement le fœtus qu'elle portait, après sa vaccination, c'est là une preuve du passage du virus à travers les cloisons des capillaires du placenta. L'enfant fut inoculé sans succès l'année suivante.

Underhill ayant vacciné une femme grosse de huit mois obtint des pustules préservatrices bien formées. L'accouchement eut lieu six semaines après et l'enfant, au bout de trois ou quatre mois, fut inoculé avec soin, mais sans succès, avec de la lymphe fraîche. Dans ce cas le virus avait dû, après l'inoculation de la mère, passer de celle-ci dans le fœtus et lui conférer l'immunité contre la vaccine, absolument comme à une partie quelconque de la mère.

En fait, il y a quelques expériences, outre celles-ci, qui tendent à démontrer la possibilité d'inoculer le fœtus dans l'utérus par inoculation de la mère, rien que par introduction de vaccin humain sous la peau de cette dernière, mais on ne peut dans aucun cas prédire le résultat. Les travaux existants prouvent seulement ce fait que les villosités du placenta permettent le passage de très petits corps non solubles.

Une expérience de Reitz confirme cette migration. Ayant injecté à deux reprises du cinabre dans le sang d'une lapine pleine, il ne trouva pas seulement dans les fibres musculaires de l'utérus et dans le placenta des parcelles de cinabre, mais aussi dans des caillots de sang provenant du cœur de l'embryon. Il n'est pas encore sûr que ces parcelles fussent réellement des molécules de cinabre. L'on se demande aussi si ces parcelles ont pu être entraînées dans la migration des globules blancs du sang ou si elles sont passées à l'état libre dans le plasma sanguin du fœtus. On ne peut contester la probabilité du passage des corpuscules grâce à la marche des leucocytes de la mère dans le placenta fœtal, en tant qu'ils aient été entraînés antérieurement par le protoplasma de ces leucocytes. D'ailleurs, l'expérience de Reitz n'a pas été confirmée. Fehling et d'autres auteurs n'ont obtenu que des résultats négatifs.

Chaque fois, dans toutes les expériences de ce genre, on doit établir exactement la propriété spéciale des éléments figurés transmissibles ou non. Les bacilles charbonneux passent d'après Straus et Chamberland (1883) ainsi que les vibrions septiques, de la mère au fœtus, mais non d'une façon constante. Bollinger avait nié le transport des premiers bacilles (1876) et Davaine (1864) trouva dans le placenta maternel, mais non dans le fœtus, d'innombrables bactéridies charbonneuses. Le virus syphilitique, d'après Kassowitz, ne franchit pas la barrière, pas plus que du fœtus à la mère. Les spirilles récurrents au contraire vont de la mère au fœtus à terme et dans le septième mois, comme Spitz et Albrecht l'ont trouvé, de même que le contage variolique (puisqu'à la suite d'une variole de la mère, dans quelques cas, des enfants vinrent au monde avec une éruption pustuleuse). On doit donc admettre la transmission, particulièrement pour ces quelques éléments infectants, et ne pas omettre que, même en admettant la possibilité de cette transmission, sa probabilité est généralement très incertaine, sans quoi l'infection du fœtus devrait survenir beaucoup plus fréquemment. Les recherches de Behm sur la vaccination intra-utérine pratiquée sur 33 femmes enceintes, n'ont donné que 2 inoculations sans résultat sur les 33 enfants, c'est-à-dire que deux fois seulement le passage du virus de la vaccine à l'enfant s'est effectué : d'où on doit conclure que les deux inoculations sans résultat ne fournissent pas une preuve sérieuse, car on ne peut pas rejeter complètement la possibilité d'une technique défectueuse dans la pratique des inoculations.

D'après cela, la vaccination intra-utérine, ainsi que le prétend Behm, est possible chez l'homme, mais rarement ; et si l'on considère principalement les expériences faites avec un soin extrême par Gast, qui inocula 16 femmes enceintes avec succès ainsi que leurs 16 enfants, elle est si incertaine (à l'opposé des vaccinations intra-utérines chez la brebis) qu'il faut en écarter la pratique en attendant. Le placenta de la brebis se comporte à ce point de vue tout à fait différemment du placenta humain, pour des raisons qui sont encore inconnues.

La meilleure preuve de l'incertitude de la vaccination appelée intra-utérine, chez l'homme, est fournie par des mères atteintes de la variole qui ont mis au monde des jumeaux dont l'un varioleux, l'autre absolument sain. On a observé dans ces cas la naissance de deux enfants vivants, de deux enfants morts, d'un enfant vivant et sain, l'autre étant mort et couvert de pustules.

Il existe encore, outre celles qui sont mentionnées ici, beaucoup d'autres données sur le passage de matériaux non dissous, du sang de la mère à celui du fœtus qui se trouve dans le placenta. Mais la plupart sont négatives et peu sûres.

Aujourd'hui, il est extrêmement probable que ce passage est réellement effectué par le poison de la scarlatine, les microbes rubéoliques et paludiques, ainsi que par les bacilles de la tuberculose. On a lieu de prédire que le microbe de la malaria, aussi bien que les bacilles de Koch (ces derniers ont été trouvés par Demme chez un nourrisson de trois semaines seulement), sera découvert dans les cadavres d'enfants mort-nés provenant d'une femme atteinte de fièvre intermittente et de tuberculose, comme on y est déjà arrivé pour le spirille récurrent. Désormais, dans les expériences qu'on fera à ce sujet, expériences qui ne sont pas très difficiles à faire sur les animaux, on devra se proposer, particulièrement au sujet du passage de particules solides, par exemple de corpuscules de cinabre et aussi d'éléments infectieux, la recherche soigneuse des leucocytes dans le sang de la veine ombilicale. Car ceux-ci peuvent, comme je l'ai découvert (1864), absorber facilement des parcelles de ce genre chez les animaux supérieurs et, comme Recklinghausen l'a trouvé, les emporter dans leur course.

PASSAGE D'ÉLÉMENTS DU FŒTUS A LA MÈRE

Il est prouvé, par l'accroissement continu, en volume, du fœtus dans l'utérus pendant la grossesse, que, pour un temps égal, il y a plus d'éléments passant de la mère au fœtus que du fœtus à la mère. Les auteurs anciens ont même cru qu'il ne s'effectuait aucun transport du fœtus à la mère; d'autres ont contredit ce fait. Alexandre Harvey particulièrement et M'Gillivray ont soutenu que, dans le placenta, une diffusion devait s'effectuer dans les deux sens. Le fœtus développant les qualités du père, peut-être est-il possible que le courant matripète (ainsi que je l'ai appelé) puisse modifier la constitution de la mère de telle sorte qu'elle mette au monde, dans des accouchements ultérieurs, des rejetons ressemblant au premier père, même quand celui-ci a été suivi de plusieurs pères absolument différents de lui. Ce phénomène a été effectivement observé chez le cheval.

Cependant des recherches antérieures, consistant principalement en injections de poisons violents dans les vaisseaux ombilicaux, dans la direction du placenta, n'ont exercé aucune action sur la mère, ainsi que Magendie l'a affirmé ; et si quelques auteurs ont cru que la matière excrémentitielle du fœtus devait être éliminée dans le placenta soit par une fonction élective du tissu de cet organe, soit par diffusion, personne encore n'a pu y reconnaître de matières de cette sorte. L'opinion d'après laquelle des corps étrangers facilement diffusibles, une fois incorporés à l'organisme maternel, passent d'abord dans le fœtus et reviennent de ce dernier à la mère, n'est admissible que s'ils ne sont pas détruits dans l'organisme fœtal, s'ils ne sont pas éliminés avec l'urine dans l'eau de l'amnios où ils pourraient demeurer, et s'ils se trouvent en proportion plus faible dans le sang de la mère.

Le passage de corps étrangers, du placenta fœtal dans la mère, restait donc à l'état de question. Savory le premier a démontré par quelques expériences remarquables qu'un tel passage peut avoir lieu.

Il injecta de l'acétate de strychnine à un fœtus de chienne, après l'avoir mis à nu, de façon qu'il ne fût plus rattaché à sa mère que par le cordon. Le fœtus fut pris de tétanos. Après la mise à nu, et non l'extraction, d'un second fœtus de la même mère, il injecta également de la strychnine à ce fœtus. Les deux fœtus furent alors replacés et la paroi abdominale recousue. Neuf minutes après la première injection, la mère fut prise de tétanos et vingt-huit minutes après cette injection elle était morte ; cinq minutes plus tard quatre fœtus furent extraits ; deux d'entre eux étaient morts empoisonnés, les deux autres vivaient.

Dans une autre expérience, Savory injecta à des embryons extraits vivants d'une chatte, après la ligature du cordon, une solution de strychnine et les porta en l'état tétanique dans la cavité abdominale d'une autre chatte. En l'espace de vingt minutes il ne survint, comme on devait s'y attendre, aucun empoisonnement. Quand la circulation s'est arrêtée dans le fœtus, les éléments ne passent pas de son corps, de même que d'un fœtus mort, dans le sang de la mère.

Une autre chatte, à deux fœtus de laquelle une injection de strychnine en solution fut pratiquée, présenta plus de dix minutes après cette injection, — les rapports de la circulation placentaire ayant été conservés et les fœtus ayant été replacés, — de légers spasmes ; elle mourut cependant au bout de dix-sept minutes, tandis que les deux petits vécurent encore longtemps et continuèrent à exécuter des mouvements spasmodiques. Les deux autres fœtus ne furent pas affectés.

Chez une lapine arrivée à la fin de sa gestation, Savory mit en outre à nu six fœtus, de façon qu'ils ne fussent plus en communication avec la mère que par le cordon, et il injecta à chacun d'eux de la strychnine dans la cavité abdominale. Tous les six exécutèrent immédiatement des mouvements tétaniques, mais ils survécurent tous à la mère qui au bout de quinze minutes fut prise de crampes et mourut en rigidité dans les trois ou quatre minutes qui suivirent.

Une chienne se comporta de la même façon trente minutes après une injection d'un gramme de strychnine en solution acétique, pratiquée à l'un de ses fœtus, et elle présenta aussi du strychnisme après d'autres injections faites à quatre fœtus encore. L'impressionnabilité à la strychnine fut toujours plus faible chez le fœtus que chez la mère.

Ces importantes expériences de Savory trouvèrent leur sanction dans celles de Gusserow qui, en 1858, sur 24 lapines, 7 chiennes et 5 chattes pleines, obtint avec de la strychnine aussi, des résultats tout à fait analogues; grâce à un procédé perfectionné, les embryons n'étant pas tout à fait délivrés, il injecta la solution de strychnine au moyen de la seringue de Pravaz sur une partie de la peau mise à nu, fermant aussitôt la plaie avec une pince à artères. Plus les fœtus étaient développés, plus il était facile d'observer le passage du poison de ceux-ci à la mère. Après l'injection de 0gr,025 ou 0gr,05 de strychnine, les petits continuèrent à vivre et grâce au maintien des rapports entre le placenta et la mère, celle-ci éprouva chaque fois des crampes : une fois, onze minutes après l'injection de 0gr,5 de strychnine dans les trois fœtus, une fois, quatorze minutes après l'injection de 0gr,5 à un fœtus. Dans tous les autres cas, les premières manifestations de l'augmentation de l'excitabilité réflexe survinrent chez la mère au plus tôt de la vingtième à la vingt et unième minute après l'injection dans un fœtus; une fois même, après trente-six minutes, pour alors passer à l'état de crampes strychniques. Ces accidents amenèrent dans la plupart des cas la mort de la trentième à la quarante-septième minute.

Gusserow en conclut avec raison que : puisque la dose de strychnine injectée au fœtus, assimilée directement à un organisme arrivé au terme de sa croissance, entraîne chaque fois en trois ou cinq minutes les crampes les plus violentes avec issue mortelle, les expériences précédentes comme celles de Savory *prouvent que des substances peuvent passer du fœtus à la mère.* Il y a donc sans aucun doute continuellement un passage dans cette direction, mais seulement ce passage s'accomplit lentement et graduellement.

J'ai aussi reconnu expérimentalement le passage de quelques substances facilement diffusibles, du fœtus à la mère, et trouvé que le temps nécessaire à ce passage peut être tantôt beaucoup plus court, tantôt beaucoup plus lent qu'on l'admet ordinairement pour le passage en sens opposé. Quelques-unes de mes expériences peuvent servir de documents.

Le 31 juillet 1882 je fis sortir, par une incision de l'abdomen et de l'utérus, le membre antérieur d'un fœtus d'une femelle de cobaye, à une époque avancée de sa gestation, dans un bain de sel ordinaire de 0,6 p. 100 à 38° et j'injectai deux dixièmes de centimètre cube d'une solution d'acide prussique à 12 p. 100, dans cette jambe, à l'aide d'une seringue exactement emplie et graduée. Remise en place aussitôt de la jambe. Deux minutes après, la mère avait des crampes, dyspnée, asphyxie, et quatre minutes après elle ne respirait plus. Le fœtus empoisonné, extrait immédiatement, était également mort. Je réussis à extraire un deuxième fœtus encore vivant. Je recherchai alors l'acide prussique dans le sang du cœur de la mère et j'obtins dans le ballon, après sa distillation avec de l'acide sulfurique étendu, une teinte bleue très nette de sulfate de cuivre et de teinture de gaiac mélangés. Après addition de peroxyde d'hydrogène il ne se dégagea pas d'oxygène de ce sang. Peu de minutes avaient donc suffi au transport de l'acide cyanhydrique, du fœtus dans les artères ombilicales, les capillaires fœtaux et le sang maternel du placenta jusqu'au cœur et aux vaisseaux de toutes les parties du corps de la mère. La quantité d'acide prussique injecté était de 0gr,024. De plus, la plus grande partie de cette dose devait être restée dans le fœtus puisque celui-ci, même après un petit nombre de minutes, était sans réaction (bien qu'il fût d'une taille peu commune et presqu'à terme); il ne pouvait donc être arrivé au placenta qu'une petite quantité de poison. Elle fut suffisante pour tuer la mère.

Le jour suivant, répétition de la même expérience à l'air. Exactement une demi-minute après l'injection de 2 centimètres cubes de la solution d'acide prussique à 12 p. 100, dans le fœtus, commencèrent les convulsions de la mère. Le sang du fœtus était rouge cerise clair, celui de la mère sombre veineux. Le premier sentait après, nettement l'acide cyanhydrique.

J'ai aussi empoisonné un fœtus de cobaye dans l'utérus avec une solution aqueuse de nicotine et remarqué que, au bout d'un quart de minute, exactement comme les animaux adultes, il fut pris (*in situ* dans l'utérus), de convulsions cloniques, les membres antérieurs étant agités par un mouvement de pendule et tremblant fortement. Chez des fœtus mis à nu, ces manifestations furent, dans deux cas, particulièrement nettes. La veine ombilicale demeura rouge clair. Le sang de la mère présenta cependant dans ces deux empoisonnements du fœtus par la nicotine, une fois, au bout de deux minutes, il est vrai, mais une autre fois très tard et dans les deux cas d'une façon peu prononcée, de la dyspnée et du tremblement, de telle sorte qu'on reconnaît nettement par là la grande différence qu'il y a entre l'acide prussique et la nicotine, sous le rapport de la vitesse de leur passage à travers le placenta. Même après l'injection d'un demi-centimètre cube d'une solution de nicotine à 50 p. 100 environ dans le placenta fœtal, la mère présenta, après plus de dix minutes un léger symptôme d'empoisonnement et ne mourut pas des suites de l'intoxication.

J'ai choisi pour des expériences plus complètes, de la curarine, facilement diffusible, que je préparai avec du curare, en faisant l'extraction avec de l'alcool à 99,5 p. 100, opérant la séparation en précipitant avec de l'éther éthylique et dissolvant dans de l'eau distillée la curarine restée sur le filtre. La solution (le 3 août 1882) était étendue, de telle façon qu'une grenouille après une injection sous-cutanée de 8 dixièmes de centimètre cube de cette solution fut sans mouvement au bout d'une minute un quart, qu'une injection sous-cutanée de la même quantité à un cobaye mâle amena, au bout de dix minutes, une paralysie totale et la mort au bout d'un quart d'heure.

La même quantité injectée à un fœtus de cobaye à un stade avancé de la gestation, détermina au bout de cinquante-deux minutes un affaiblissement commençant des muscles, et au bout de quatre-vingts minutes la paralysie totale. Je fis alors l'extraction de trois fœtus vivants, pas encore à terme, dont deux cependant périrent bientôt asphyxiés après de violents efforts d'inspiration. Le troisième avait toute sa motilité. Mais les deux autres aussi avaient encore exécuté après la paralysie de la mère, des mouvements actifs dans l'utérus.

Dans ce cas, le poison provenant du fœtus avait donc tué la mère sans nuire notablement au fœtus lui-même qui, avant sa maturité, est peu sensible à l'action de la curarine. Les fœtus avaient seulement à souffrir de la diminution de l'apport de l'oxygène à cause du ralentissement de la respiration de la mère, comme on put le constater à la couleur très foncée des vaisseaux placentaires et utérins.

Comme la résorption pouvait être considérée comme retardée par la dilution de la solution, j'apprêtai une solution concentrée de curarine que j'avais également préparée moi-même; 5 dixièmes de centimètre cube de cette solution suffirent à paralyser totalement une grosse grenouille, deux minutes trois quarts après l'injection sous-cutanée, et un cobaye mâle adulte fut, quatre minutes et quart après l'injection sous-cutanée de 4 dixièmes de centimètre cube, privé de mouvement, puis il mourut. Mais (le 4 août 1882) à onze heures quarante, ayant injecté 4 dixièmes de centimètre cube de cette solution dans la patte mise à nu d'un fœtus appartenant à une femelle de cobaye à une période avancée de la gestation, puis la plaie ayant été cousue, il ne s'était manifesté à quatre heures (c'est-à-dire quatre heures vingt minutes après) aucun symptôme de paralysie. J'injectai ensuite à un autre fœtus de la même femelle 8 dixièmes de centimètre cube de la même solution à quatre heures, et à quatre heures cinq à un troisième fœtus du même animal également 8 dixièmes de centimètre cube. Jusqu'à quatre heures vingt il n'éprouva aucun changement, puis sa tête s'affaissa et il devint paralysé quelques minutes après J'opérai alors l'extraction de quatre fœtus non à terme; l'un était mort; chez deux autres le cœur battait encore, mais ils ne remuaient pas; le quatrième, intact, était plein de vie, criait, et n'était pas visiblement atteint par l'empoisonnement des trois autres et de la mère.

La quantité et le degré de concentration sont donc essentiels à la rapidité de la résorption effectuée par le placenta dans la direction du fœtus à la mère.

Mais comme on pourrait objecter à cette conclusion que les animaux en gestation ou les femelles pouvaient être en général moins sensibles à l'action de la curarine que les mâles, j'ai encore fait des expériences de contrôle.

Une seule et même solution de curarine (obtenue comme je l'ai décrit) servit aux injections sous-cutanées suivantes (le 5 août 1882).

1° Un cobaye mâle adulte reçut sous la peau 4 dixièmes de centimètre cube et fut totalement paralysé au bout de huit minutes.

2° Une femelle de cobaye pleine reçut sous la peau 4 dixièmes de centimètre cube et fut au bout de douze minutes hors d'état de soulever la tête. Au bout de dix-sept minutes elle fut totalement privée de mouvements. On put reconnaître les mouvements du fœtus jusqu'à deux minutes auparavant. J'opérai ensuite l'extraction de trois embryons dont les cœurs battirent encore plus d'une heure, bien qu'ils ne manifestassent aucun mouvement.

3° Chez une autre femelle de cobaye pleine je mis un fœtus à nu autant que cela fut nécessaire pour pouvoir injecter sans perte 4 dixièmes de centimètre cube dans la cavité abdominale. Puis il fut replacé et la plaie recousue. Aucune action. Enfin au bout de trente-deux minutes, ouverture, puis nouvelle injection au même fœtus puisqu'il ne s'en trouvait pas un second. Il reçut une injection de 8 dixièmes de centimètre cube et la plaie fut de nouveau fermée avec des points de suture. Exactement trente minutes plus tard la mère laissa tomber la tête et fut paralysée dans les quatre ou cinq minutes qui suivirent. Je fis l'extraction du fœtus; il y avait encore dans sa cavité abdominale une partie de la solution. Mais le cœur battit violemment à l'air. Le fœtus lui-même était asphyxié.

4° Une femelle de cobaye un peu plus petite non pleine, reçut sous la peau 4 dixièmes de centimètre cube de la même solution. Au bout de douze minutes elle s'affaissa et au bout de treize minutes elle était totalement paralysée, puis sa respiration s'arrêta aussitôt.

Le 9 août je fis une injection sous-cutanée de la même solution de curare en quantité égale, de la même manière, à trois cobayes mâles et à trois femelles et je notai le moment de la paralysie.

J'obtins :

I.	♂ 465 Grm. 0,08 Cc. paralysie totale après 8 Min.	♀ 447 Grm. 0, 08 Cc, paralysie après 10 $^1/_2$ Min.
II.	♂ 810 Grm. 0, 15 Cc. paralysie après 5 Min. sans respiration après 8$^1/_2$ Min.	♀ 450 Grm. 0, 15 Cc. commencement de la paralysie après 8 Min. Paralysie totale après 11 Min. sans respiration après 12 Min.
III.	♂ 715 Grm. 0, 30 Cc. paralysie après 2$^1/_4$ Min.	♀ 595 Grm. 0, 30 Cc. paralysie après 2$^3/_4$ Min.

Ainsi donc, ce ne fut seulement qu'avec des doses très fortes que la différence de temps fut très petite et même dans ce cas, comme l'animal mâle, ainsi que dans les autres cas, était plus lourd que la femelle, la résistance de cette dernière au poison est notablement plus élevée.

Il résulte de ces expériences qu'on doit assurément tenir compte de l'objection précédente, car la seule et même dose mortelle d'une solution pure de curarine, c'est-à-dire 4 dixièmes de centimètre cube administrés en injection sous-cutanée d'une façon tout à fait identique, paralysait

l'animal mâle..................	au bout de 8 minutes.
la femelle non pleine..........	— 13 —
la femelle pleine..............	— 17 —

Cette dose injectée à un fœtus d'une femelle à la même période de la gestation ne produisait généralement rien. Il fallait augmenter la quantité du poison pour obtenir la paralysie du fœtus après trente minutes. Si ces différences d'effet pour une même dose de poison, chez les individus mâles et femelles se confirment — j'ai encore fait plusieurs expériences qui parlent en leur faveur — le retard de l'effet à la suite de l'injection de quelques substances au fœtus doit être rapporté, ainsi que l'immunité observée après de petites doses, soit à ce que généralement les terminaisons motrices des nerfs dans les fibres musculaires sont moins impressionnables à la curarine chez la femelle, comme c'est le cas chez le fœtus, soit à ce que l'affaiblissement de l'action tient à une influence de la circulation.

Une preuve plus ample du passage d'éléments, du sang du fœtus à celui de la mère, est fournie par l'assombrissement déjà mentionné de la veine ombilicale sous l'influence de l'asphyxie de la mère, l'oxygène des artères du fœtus effectuant son passage pendant ce temps.

Finalement, on peut considérer comme une preuve de ce fait, aussi bien qu'il n'ait pas encore été reconnu expérimentalement, le passage de carbonates alcalins, de la portion fœtale du placenta à la portion maternelle. Autrement il devrait certainement se produire dans l'embryon une accumulation d'acide carbonique telle que, longtemps avant sa maturité, il devrait périr intoxiqué par cet acide carbonique. Dans l'œuf de l'oiseau, l'acide carbonique produit va de l'embryon dans l'atmosphère; chez le fœtus de l'homme et du mammifère, l'acide carbonique formé dans les tissus ne peut s'éliminer que par les artères ombilicales dans le placenta d'où l'emporte le sang de la mère, et il est peut-être rejeté en petite partie avec l'urine du fœtus dans l'eau de l'amnios.

Sans aucun doute, avec la croissance continue du fœtus, cet acide carbonique doit augmenter parallèlement aux autres produits fournis par les échanges d'éléments dans l'embryon; de semaine en semaine la qualité du sang dans le corps du fœtus varie, elle se rapproche de plus en plus de celle de l'être qui est né, et une action en retour, sur la mère, de ce sang fœtal dont la constitution a été modifiée, est non seulement possible, mais aussi très probable. Seulement, il n'est pas possible de déterminer, pour le moment, le mode de cette action en retour. L'hypothèse ingénieuse de C. Hasse sur l'excitation des nerfs de l'utérus par le passage d'une quantité d'acide carbonique plus abondante, est encore trop dépourvue de base réelle. Il croit que le moment opportun pour l'établissement fonctionnel de l'accouchement dépend d'une quantité fixe de matériaux de formation régressive que contient le sang qui se répand dans le placenta fœtal, avant tout de l'acide carbonique. Le centre nerveux qui préside au fonctionnement du muscle utérus doit être si influencé dans l'espèce humaine à la fin du dixième mois de la grossesse, par la quantité de plus en plus abondante d'acide carbonique contenu dans le sang fœtal, lequel élimine des produits de désassimilation de plus en plus abondants dans le sang maternel, que l'excitation des nerfs moteurs de l'utérus survient et par conséquent les douleurs. On ne voit aucun motif en vertu duquel, exactement à la fin du dixième mois (au moment de la dixième époque menstruelle comptée à partir de la fécondation) cette action devrait se produire, et l'hypothèse ne dit pas d'où proviennent les contractions utérines dans le cas de fausse couche.

Les expériences précédentes de Savory, de Gusserow et les miennes même, prouvent la possibilité du passage de différents éléments du sang du fœtus dans celui de la mère. On ne peut donc plus contester l'existence d'une diffusion permanente dans la direction matripète. Les conditions qui se rencontrent dans le placenta, ainsi que Tafani surtout l'a démontré par des recherches comparatives sur beaucoup de placentas, sont en fait de telle sorte qu'un passage des éléments du plasma sanguin fœtal paraît nécessaire. Par là s'ouvrent de nouveaux horizons au sujet de l'influence physique que peut exercer déjà sur la mère, le père même après un seul coït fécondant. Les faits acquis par les éleveurs d'animaux en deviennent quelque peu compréhensibles, de même que ce phénomène d'après lequel la femme est modifiée d'une façon durable par l'homme, dans sa constitution physique (après des grossesses répétées). Cependant les considérations sur la manière dont agissent ces influences n'appartiennent pas à la physiologie de l'embryon.

Une autre question se trouve étroitement liée aux recherches expérimentales précédentes. Les éléments de l'eau de l'amnios peuvent-ils entrer dans l'organisme de la mère sans passer auparavant par le fœtus ?

Avant que l'on eût connaissance que le passage, à un stade avancé du développement fœtal, de l'indigo-sulfate de soude ainsi que de l'iodure de potassium, peut s'effectuer du sang de la mère dans l'eau de l'amnios et non dans le fœtus, on pouvait paraître autorisé à admettre que rien ne passe directement du sang maternel dans l'eau de l'amnios. Mais depuis que cette opinion a été réfutée par Zuntz, Wiener et G. Krukenberg on devait admettre que la même voie qui avait servi au transport d'une substance dans l'eau de l'amnios, pouvait aussi transporter une substance de ce liquide dans le sang de la mère. Gusserow seul jusqu'à présent a cherché à résoudre ce problème expérimentalement et il est arrivé à un résultat négatif; il conclue après dix expériences que le passage d'éléments de l'eau de l'amnios au sang de la mère est presque nul.

Cependant si l'on approfondit exactement ces quelques expériences, on arrive à un autre résultat, comme je veux le démontrer dans la suite.

La description des expériences I, VI, X dit :

I. — On injecta 0gr,025 de strychnine dans la cavité amniotique d'une lapine contenant des petits presque à terme. Au bout d'un quart d'heure survinrent chez la mère des convulsions strychniques. Le petit de l'œuf atteint vivait encore.

VI. — Chatte à une période avancée de la gestation. Dans l'intérieur d'un œuf on injecta 0gr,05 de strychnine; vingt minutes après survinrent chez la mère des convulsions strychniques. Le fœtus atteint vivait encore.

X. — Chez une chienne, à la fin de la gestation, on injecta sous les membranes d'un œuf, de même 0gr,05 de strychnine. Le fœtus demeura en vie; quinze minutes après commença manifestement déjà chez la mère une augmentation de l'excitabilité réflexe qui fut suivie de convulsions cinq minutes plus tard. Le fœtus vivait encore quand on ouvrit l'œuf.

Ces trois expériences démontrent que le passage d'éléments, de l'eau de l'amnios dans le sang de la mère, chez la lapine, la chienne et la chatte, n'est pas « presque nul ». Maintenant sept expériences négatives sont en opposition avec celles-ci. Mais deux de ces expériences doivent être rayées, car elles ont été faites avec l'emploi du chloroforme qui affaiblit notablement, comme on le sait, l'action de la strychnine et qui même, pendant la profonde narcose qu'il provoque, ne lui permet pas de se manifester. Je m'en suis convaincu par plusieurs expériences sur des animaux adultes. Si donc dans les expériences VI et X l'action de la strychnine s'est manifestée malgré le chloroforme, quand même elle aurait été affaiblie, ces deux expériences sont *a fortiori* en faveur du passage et les expériences III et IV n'y sont pas opposées. Il reste donc cinq expériences négatives sur des lapines non chloroformées. Dans II, on injecta seulement 0,037 de strychnine et on n'observa aucune action trois minutes après. Dans V, on injecta dans deux œufs 0,025 de strychnine et aucun mouvement ne fut observé quarante-cinq minutes après. Il est très probable que dans ces cas la faible quantité du poison est redevable du retard des convulsions après injection dans l'eau de l'amnios. Il ne reste donc finalement que trois expériences négatives : VII, VIII et IX. Dans VII et IX, les embryons étaient encore très petits, la surface propre à l'absorption était donc également petite, de sorte que le retard de l'action de la strychnine sur la mère, après quarante-cinq minutes dans un cas, après trente minutes dans un autre, ne semble pas frappant, surtout si les membranes de l'œuf sont au début moins perméables que plus tard. Mais dans VIII la lapine est tout près du terme de la gestation. « Dans un œuf 0,05 de strychnine furent injectés. L'embryon ne vécut que quelques minutes. Quarante minutes après il n'y avait encore aucune influence observable sur la mère. Dès que l'eau de l'amnios de l'œuf touché se fut répandue dans la cavité abdominale de la mère, c'est-à-dire trois minutes après, elle fut prise de convulsions mortelles. » Si l'on réfléchit, étant donnée la complication des conditions expérimentales nécessaires à la réussite, que dans une autre expérience de Gusserow, la strychnine ayant été injectée dans le fœtus lui-même n'agit sur la mère qu'après trente-six minutes, que dans mes expériences le curare facilement diffusible, éliminé du fœtus, ne commença à agir manifestement sur la mère qu'au bout de cinquante-deux minutes, on pourra ne pas considérer comme probante une seule expérience négative en face de trois positives. « L'influence du liquide acide sur la surface du corps » peut expliquer la mort précoce des fœtus dans les sept expériences négatives. Mais alors le même liquide acide pouvait avoir rendu incapables de fonctionner les endroits où devait s'effectuer l'absorption, surtout que l'eau de l'amnios était quelque peu altérée.

Le peu que l'on connaisse jusqu'à présent sur la possibilité du passage d'éléments, de l'eau de l'amnios dans le sang de la mère, parle toujours beaucoup plus en faveur de cette possibilité que contre elle. Car les trois expériences positives de Gusserow exigeraient qu'on admît, si un tel passage n'a pas lieu, que le poison injecté, avant d'être parvenu à la mère, eût été dégluti par le fœtus avec l'eau de l'amnios. Mais cette opinion suppose une absorption si rapide par l'estomac du fœtus d'abord, un transport si rapide d'une dose toxique de strychnine par les artères ombilicales dans le placenta fœtal et un passage si rapide de cet organe dans le placenta maternel, qu'elle ne paraît pas admissible jusqu'à ce que des expériences plus complètes aient été faites.

On ne peut considérer comme invraisemblable que quelques produits des échanges matériels du fœtus, qui se rendent avec l'urine fœtale dans l'eau de l'amnios, passent de là en petite quantité et avec lenteur dans le sang maternel, même par des chemins détournés comme, par exemple, l'allantoïne que Gusserow a reconnue dans l'urine de la femme enceinte. On ne peut pas encore concevoir jusqu'à quel point le passage des matières excrétées par le fœtus dans les liquides de l'organisme maternel est favorable ou nécessaire aux échanges des tissus de celui-là. On doit, en attendant, accepter ouvertement la possibilité d'un tel passage.

Récapitulant les principaux résultats terminaux, les plus importants pour la nutrition de l'embryon, résultats provenant de recherches se rapportant au passage des éléments du sang de la mère au fœtus, ainsi qu'à l'eau de l'amnios et inversement, il en découle avec certitude :

1° Que beaucoup de substances en solution, facilement diffusibles, peuvent passer du sang dans les sinus de la portion maternelle du placenta et dans le sang des capillaires des villosités de la portion fœtale du même placenta ;

2° Que l'oxygène passe effectivement de l'hémoglobine des globules sanguins de la mère dans le placenta, à l'hémoglobine des globules sanguins du fœtus dans les capillaires des villosités aussi longtemps qu'il en existe une quantité suffisante ;

3° Que quelques substances dissoutes (comme l'indigo-sulfate de soude et l'iodure de potassium) peuvent être éliminées directement du sang de la mère dans l'eau de l'amnios sans pénétrer dans le sang du fœtus;

4° Que des substances solubles, facilement diffusibles, peuvent passer en abondance du sang des capillaires des villosités dans le sang des sinus de la portion maternelle du placenta ;

5° Que l'oxygène émigre de même effectivement, de l'hémoglobine des globules sanguins du fœtus dans le placenta, à l'hémoglobine des globules sanguins de la mère, si cette dernière ne contient qu'un minimum ou aucune trace d'oxygène ;

6° Que quelques substances solubles peuvent passer de l'eau de l'amnios, probablement en petite quantité, dans le sang de la mère ;

7° Que les éléments morphotiques ne peuvent passer probablement, dans des placentas absolument intacts (normaux), que s'ils sont extrêmement petits et que même alors le passage n'a pas lieu d'une façon régulière, mais seulement dans de certaines conditions, tantôt dépendant de l'organisation (chez les brebis), tantôt anomales (à la suite d'une augmentation de la pression sanguine? etc.), ou au moyen de la diapédèse des leucocytes ;

8° Que des éléments morphotiques n'émigrent pas d'une façon démontrable du fœtus au sang maternel dans le placenta, mais que ce passage est possible.

Les processus de diffusion fondamentaux qui ont lieu dans le placenta du mammifère pour la nutrition du fœtus ne pourront être discutés avec succès, au point de vue physiologique, tant qu'on ne connaîtra pas plus exactement la structure intime du placenta. Puisqu'on ne sait pas avec certitude, aujourd'hui, si les substances diffusées passent directement du plasma du sang maternel, par l'épithélium des villosités, dans le plasma du sang fœtal contenu dans les capillaires des villosités, ou si elles doivent tout d'abord franchir une membrane sans structure (dans le placenta de la chienne, toutes les villosités du chorion ont, d'après Jassinsky, une double *membrana propria* et un double plancher épithélial) et puisque l'intervention de l'épithélium des villosités n'est pas encore connue, même en ce qui concerne les transformations chimiques des substances diffusées, puisque enfin les rapports des villosités avec les glandes utérines et la perméabilité des membranes de l'œuf n'ont pas encore été étudiés à fond, on n'est pas en droit d'établir à présent des hypothèses sur le mode de passage des matières solubles et des éléments morphotiques de l'organisme de la mère dans celui du fœtus et inversement. D'ailleurs aucun physiologiste ne contestera aujourd'hui qu'il ne s'agit pas là d'une simple diosmose, que les phénomènes sont beaucoup plus compliqués que ceux qui sont produits par une membrane dialytique et qu'on ne l'admettait auparavant, qu'ils doivent être aussi très différents dans les placentas animaux et humains.

CHAPITRE II

LE MÉTABOLISME DE L'EMBRYON

Le processus des échanges matériels de l'embryon n'a pas jusqu'ici été étudié d'une façon suffisante. Les questions même qui y touchent de plus près, questions se rapportant aux combinaisons chimiques dans l'œuf, dans le vitellus, dans le plasma sanguin du placenta maternel, dans le lait utérin, dans l'eau de l'amnios qui peuvent être regardés comme éléments nutritifs de l'embryon, ces questions, dis-je, ayant trait aux propriétés chimiques de l'aliment du mammifère et de l'homme, en voie de développement avant sa naissance, n'ont reçu que des réponses extrêmement insuffisantes et manquant de précision.

Malgré les nombreuses analyses chimiques de la vésicule ombilicale, des poissons et des œufs d'oiseaux, et la quantité des recherches particulières faites sur le contenu des œufs de mollusques, d'insectes et d'autres œufs, malgré la connaissance que l'on a de corps cristallisés d'un grand intérêt dans les corpuscules du vitellus (ichtine, ichtidine, ichtuline, émydine, etc.), mais qui n'ont aucune valeur comme individualités chimiques, malgré la présence très générale de lécithine, de vitelline, de nucléine, de lutéine et d'autres corps très complexes voisins des albumines, contenant soit du phosphore, soit du soufre, dans l'œuf, on ne connaît pas les rapports chimiques de ces éléments isolés, avec l'embryon, et on ne peut assigner dès maintenant comment s'accomplit la nutrition de l'embryon — dans le sens chimique. — Il est certain que sa nourriture comme celle de l'individu qui est né contient de l'albumine, de la graisse, des hydrates de carbone, des sels et de l'eau ; il est de même certain que, dans le vitellus, chaque groupe d'éléments nutritifs est représenté en partie par des combinaisons tout à fait différentes de celles des aliments de la vie post-embryonale et qu'il préexiste encore en lui d'autres combinaisons qui peuvent ne pas se rencontrer dans le lait et dans les aliments qui serviront plus tard après la naissance. En attendant, il manque une méthode qui permette d'étudier chimiquement les substances nutritives de l'embryon sans les détruire ou les transformer par les manipulations, quand cela ne serait que par l'extraction.

C'est à peine si l'on a entrepris des travaux tendant à éclairer la mécanique et la chimie de la nutrition de l'embryon. Il est certainement établi que ce qui constitue le fait capital chez le mammifère après la naissance, la digestion buccale, la digestion stomacale, et la digestion intestinale, ou bien fait complètement défaut chez le fœtus, ou bien joue chez lui un rôle relativement inférieur, à tel point que l'absorption stomacale et intestinale peut manquer presque totalement chez le mammifère avant la naissance, sans nuire à la nutrition fœtale; mais ce qui est très obscur, c'est comment cette dernière s'effectue.

La différence entre les phénomènes de la nutrition de l'organisme de l'être qui n'est pas encore né et ceux de l'organisme de l'adulte, différence qui saute aux yeux, réside dans le rapport, inséparable à l'état normal, qui existe entre la nutrition et l'accroissement en volume de l'embryon, lequel rapport cesse, quand l'état d'équilibre physiologique est atteint. Ce phénomène prouve déjà à lui tout seul que le processus d'assimilation et d'anaplasie, la marche de ce qu'on appelle les transformations progressives de la matière, doit l'emporter d'une façon très importante sur le processus désassimilateur et cataplastique des transformations régressives. On se demande même si, au commencement, dans le premier stade de l'embryogénèse, la désassimilation ne fait pas totalement défaut.

Durant le développement normal de tous les embryons, tout état d'équilibre, lors même qu'il ne serait que passager — abstraction faite des arrêts de développement — ne peut pas être admis plus qu'une marche régressive, un excédent des dépenses de l'embryon sur l'assimilation, lequel excédent se rencontre par exemple chez l'individu né qui souffre de la faim. L'embryon ne peut se développer qu'au milieu d'une surabondance de nourriture et cependant il ne peut se passer en lui, à l'état normal, aucune ou seulement qu'une minime consommation superflue, parce que ses pertes sont très faibles comparativement à celles qui surviennent après la naissance. Ce rapport qui lui est propre est facilité chez lui par ce fait, que la nourriture qui lui est apportée est déjà, ou bien préparée, ou bien presque préparée pour l'assimilation.

Cependant il est certain qu'un processus de transformation des éléments, analogue à la fonction digestive, doit nécessairement s'effectuer dans chaque embryon, parce que chaque embryon renferme dans ses tissus une quantité de composés chimiques que l'on ne rencontre pas dans l'œuf grâce auquel il s'est développé. Un tel mode de nutrition, particulier à l'embryon, captive avant tout l'intérêt des physiologistes. Ils devront principalement diriger leur attention sur l'appareil de cette nutrition, propre à l'embryon, et sur ses annexes, pour en tirer une conclusion sur son alimentation et sur le mode de pénétration des éléments nutritifs.

En comparant les données éparses, dans la littérature physiologique, sur le mode de nutrition des embryons des différentes espèces d'animaux, je n'ai certes pas trouvé de nombreux faits, mais cependant quelques-uns d'une certaine importance que j'ai rassemblés dans la suite avec quelques observations propres que j'ai intercalées, pour qu'elles puissent servir de matière à une exposition future du métabolisme de l'embryon.

LA NUTRITION DES EMBRYONS DES ANIMAUX INVERTÉBRÉS

Étant données les petites dimensions de la plupart des embryons des animaux invertébrés, la marche des échanges de leurs éléments est très difficile à constater. Cependant il y a tout au moins un groupe, les cladocères ou crustacés inférieurs huppeux, sur lequel Weismann a fait des recherches riches en faits qu'il a publiées et dont j'ai tiré les données que je fais suivre immédiatement.

Si l'on porte des embryons de *daphnies* (puces d'eau), avant leur complète maturité et leur complet revêtement de chitine, dans de l'eau hors de la chambre à incubation qui se trouve sur le dos de la mère, ils meurent généralement ainsi que Lubbock l'a reconnu. A ce fait qu'il confirma, Weismann en ajouta encore d'autres, à savoir qu'ayant exercé sur une femelle pleine, du pou d'eau commun, (*daphnia pulex*) la pression très légère d'une lamelle couvre-objet, il vit l'animal, replacé dans de l'eau fraîche, rester en vie, mais les embryons mourir presque tous dans la chambre à incubation. « Ces animaux emprisonnés cherchent à se délivrer et frappent de tous côtés remarquablement fort avec la partie postérieure de leur corps. De cette façon ils ouvrent toujours la chambre d'incubation, et si ce fait se répète plusieurs fois de suite, les œufs meurent. »

Ces deux observations démontrent que le liquide qui se trouve dans la chambre à incubation n'est pas de l'eau. Weismann a recherché sa qualité, son origine, son importance et il est arrivé à cet intéressant résultat que ce fluide est une *eau nutritive* pour les embryons dans les œufs d'été, et qu'il provient du sang; car chez quelques-uns il existe, pendant la gestation seulement, un *organe de nutrition*, une sorte de placenta qui permet le passage du plasma sanguin. Et certainement cette filtration est dans tous les cas d'une grande importance au point de vue de la nutrition de l'embryon, car cet embryon atteint des dimensions énormes relativement à l'œuf et à la mère. Il grossit tellement qu'il finit par faire éclater la membrane de l'œuf.

Les animaux de cette espèce qui ont peu de deutoplasma (matière vitelline) disponible pour les embryons, sont plus favorisés par cette nutrition que leur apporte directement le sang, tandis que les œufs plus riches en vitellus n'ont pas besoin au même degré d'une telle source de nourriture.

Par des expériences particulières Weismann établit que le liquide nutritif pris au sang par l'organe de nutrition, lequel liquide est appelé *eau de l'amnios*, se trouve sous une pression plus faible que le sang et que par conséquent une filtration de ce sang dans la chambre à incubation peut très bien se produire. Il a constaté aussi dans le sein de l'organe de nutrition un ralentissement ou une augmentation importante du courant sanguin. Ayant interrompu le cours du sang, il vit s'affaisser l'organe de nutrition qui n'était pas déprimé par la pression des embryons; la pression du sang doit donc être plus élevée que la pression intra-utérine.

Pendant la durée du développement de l'embryon, la courbure de l'organe de nutrition s'accroît aussi, organe qui, puisqu'il doit être traversé par la plus grande partie du courant sanguin cordipète, peut être regardé comme un véritable sinus sanguin, un sinus dorsal.

L'eau de nutrition diffère du sang au point de vue chimique. Elle brunit plus vite que le sang sous l'influence de l'acide osmique et paraît contenir plus d'albumine. De sorte que l'organe de nutrition peut être considéré comme un organe glandulaire. D'ailleurs le degré de concentration de l'eau de nutrition se modifie notablement pendant le développement de l'embryon. Les mouvements rhythmiques, saccadés, de l'organe de nutrition ont pour but d'opérer un mélange, le plus uniforme qui soit possible. Ces mouvements rappellent les mouvements également rhythmiques et saccadés de l'utérus d'un autre crustacé (le *branchipus*), quand les femelles de daphnies pleines sont serrées sous la lamelle couvre-objet. Chez les animaux des espèces dont le cœur bat suffisamment contre la partie inférieure de l'organe nutritif, cet organe exécute par contre des mouvements passifs correspondant aux battements du cœur. « Sous l'influence de la juxtaposition du cœur à l'organe de nutrition, celui-ci à chaque systole est poussé en avant et revient rapidement en arrière à chaque diastole » (chez le *bythotrephes*). Par conséquent l'eau de nutrition est soumise à des mouvements de fluctuation. Il ne semble pas se produire de phénomènes d'osmose avec l'eau dans laquelle nagent les femelles pleines, puisque l'écorce chitineuse qui ferme la chambre à incubation extérieurement est très épaisse en comparaison de la lamelle qui la tapisse intérieurement.

De toutes ces données qui s'appuient surtout sur les observations et expériences de Weismann, il résulte que chez maintes daphnies la nutrition de l'embryon est servie particulièrement par des glandes sécrétant un liquide nutritif, ou par des glandes sécrétant une eau de l'amnios, ou tout au moins par un appareil de filtration. L'analogie fonctionnelle de cet organe de nutrition avec le placenta des mammifères est surprenante. Par contre le liquide nutritif ne peut pas être considéré à proprement parler comme de l'eau de l'amnios. Il arrive à l'embryon par diffusion et il ne lui en sera aucunement enlevé ou il ne lui en sera repris que très peu par le sang, qui se trouve soumis à une pression beaucoup plus élevée. L'accroissement rapide de l'embryon ne semble pas être accompagné d'une excrétion sensible quelconque.

Sur le dos des polyphémides nageant se trouve aussi un réceptacle d'incubation analogue à l'utérus. Là aussi pénètrent, à travers la paroi du sac thoracique, des éléments nutritifs pris au sang de la mère, qui vont jusqu'aux œufs et aux embryons. La chambre nutritive augmente d'une façon importante, dans le cours du développement, à tel point que la nutrition des embryons se trouve favorisée d'une façon presque sans exemple. Car non seulement les embryons atteignent une grosseur et un degré de formation relativement plus considérables que dans n'importe quel autre groupe de cladocères, avant l'éclosion hors de la cavité incubatrice, mais aussi chez l'*evadne*, ils se fécondent déjà avant la naissance, puisqu'ils pondent de nombreux œufs segmentés dans le réceptacle maternel. C. Claus à qui j'ai emprunté ces données a trouvé que la fonction nutritive de la chambre d'incubation s'accomplit grâce à l'accroissement de la lamelle interne ou « plateau placentaire » de celle-ci (commençant après l'entrée des œufs), organe qui dès le début excrète un suc nutritif clair, l'eau de l'amnios de Weismann.

D'autres arthropodes vivipares ont apparemment des organes analogues; il n'existe cependant que très peu de données positives sur la nutrition de leurs embryons.

Étant données les variétés des milieux dans lesquels les œufs d'insectes déposés doivent se développer, il est probable que l'embryon vit exclusivement de son vitellus enfermé chez beaucoup d'entre eux au milieu de l'intestin, jusqu'au moment de son éclosion, et n'emprunte dans tous les cas aucun élément nutritif au milieu qui l'environne, avant sa maturité. Même chez les hyménoptères qui occasionnent les galles, principalement chez les *cynips* qui produisent sur les feuilles de chênes les grosses « galles » ou « noix de galles », dont la larve vit en parasite au centre de la noix, je me demande si cette nourriture n'a pas été déposée dans l'œuf. L'enveloppe épaisse a, par elle-même, bien plutôt l'utilité de protéger la larve contre les moisissures, l'humidité, le froid, le chaud, les ennemis, et de fixer l'œuf.

Chez les entozoaires des différentes espèces, il y a pénétration du suc de l'économie dans l'œuf fermé, probablement dans beaucoup de cas, dans quelques-uns sûrement; mais on n'a pas, que je sache, prouvé sa nécessité pour la nutrition de l'embryon, après sa formation et avant sa maturité; tandis que dans le stade postembryonal de la larve, l'absorption de nourriture s'effectue à travers les téguments par la voie de l'endosmose chez beaucoup de vers parasites privés de bouche.

LA NUTRITION DE L'EMBRYON DE POISSON

Le sang qui est nécessaire à l'animal vertébré adulte pour les échanges de matières, pour le transport des éléments nutritifs et l'élimination des produits de la combustion, préside déjà à la nutrition de très bonne heure, chez l'embryon de vertébré, avant même son développement complet. Chez l'embryon de poisson, en général chez tous les embryons de vertébrés qui possèdent une vésicule ombilicale, c'est le liquide contenu dans les vaisseaux omphalo-mésentériques qui se charge du transport direct de la nourriture dans les vaisseaux du corps, dans le cœur et dans les tissus de l'embryon. Ce liquide, il est vrai, même quand l'activité cardiaque s'est établie régulièrement, n'est pas encore du sang bien formé, mais du plasma sanguin ou de l'hémolymphe avec des globules relativement peu nombreux et grands; cependant ces globules sanguins sont en partie déjà rouges; ils diffèrent notablement de ceux que l'on trouve après la naissance et ils sont de la plus grande importance au point de vue des échanges des tissus et de la respiration. C'est d'autant plus significatif, que chez quelques poissons les globules sanguins de l'embryon peuvent manquer complètement, comme le fait découvert par Kupffer le prouve particulièrement, à savoir que l'embryon de hareng accomplit entièrement son développement dans l'œuf, sans qu'il se forme en lui de globules sanguins. Le liquide chassé dans les arcs aortiques par les pulsations fortes et fréquentes du cœur est un plasma manquant de globules réels, et « nulle part, ni dans le vitellus, ni dans une partie quelconque du corps, on n'a pu découvrir ce qui pourrait être considéré comme globules sanguins en formation ».

Plusieurs jours même après l'éclosion, l'hémolymphe du jeune hareng ne contient ni globule coloré, ni globule incolore, bien que le petit animal grandisse et continue à se différencier. Toutefois l'absence complète de leucocytes peut encore être mise en doute. La respiration s'effectue par la surface externe et, comme le croit Kupffer, par la surface interne de l'intestin couverte de cils vibratiles.

Il semble merveilleux que la nutrition d'un embryon de vertébré si élevé puisse s'accomplir sans production d'hémoglobine, sans formation de sang, surtout que les embryons de hareng à la température habituelle de l'eau ambiante se meuvent le quatrième jour dans l'œuf et qu'au moment de l'éclosion, du sixième au huitième jour, leurs yeux soient complètement formés, et les globes oculaires mobiles. Certes pour le reste, le jeune hareng, à sa première formation, au moment de l'éclosion, est peu développé et le développement consécutif en dehors de l'œuf a plus à faire chez lui que chez d'autres poissons; par conséquent rien, en fait, n'est changé dans ce phénomène d'après lequel la nutrition s'accomplit dans l'œuf sans le secours de sang rouge, jusqu'au moment où les mouvements compliqués de l'œil et la séparation du pigment dans cet organe sont devenus possibles. Il est démontré de plus que le huitième jour les petits animaux éclos dans des conditions identiques ne sont pas plus développés que ceux qui ont éclos le sixième jour. Le processus de différenciation s'est donc arrêté pendant deux jours, la nutrition n'ayant subi aucune interruption. Car les embryons se mouvaient dans les deux cas à partir du quatrième jour.

Hensen a démontré, d'un autre côté, combien la marche de la différenciation dans l'œuf dépend peu de la nutrition, par l'inégalité, exactement constatée, du degré de développement de plusieurs poissons de la mer Baltique au moment de l'éclosion, poissons dont les œufs sont très petits et ne contiennent par conséquent qu'un très petit vitellus nutritif. Ainsi les œufs d'un pleuronecte, la limande (*platessa limanda*), n'ont que de $0^{mm},85$ à $0^{mm},90$ de diamètre, tandis que le poisson à l'état adulte a une longueur de $0^{m},20$ à $0^{m},40$. Un grand nombre de poissons n'ont, avant la résorption du vitellus, nullement de sang rouge (sole, flez, hareng, limande, etc.); cependant ils se meuvent dans l'œuf (sans quoi ils ne pourraient le rompre), ainsi qu'immédiatement après l'éclosion. La vie de l'embryon doit donc ici être maintenue dans l'œuf avec un minimum de nourriture et d'oxygène, tandis que s'accomplissent les processus de différenciation les plus intenses.

Les œufs du grondin (*cottus scorpio*), avec $1^{mm},4$ de diamètre, de même que ceux de la limace de mer (*cyclopterus lumpus*) fournissent par contre des petits qui sont pourvus d'une circulation complète avec un sang abondant et rouge, qui éclosent pleins de vivacité et avec un développement avancé, comme Hensen l'a trouvé. Dans ces cas les œufs renferment des gouttelettes graisseuses (généralement grosses). Cette plus grande abondance de nourriture est liée sans doute ici au processus plus avancé de la différenciation dans l'œuf. Toutefois chez le hareng, comme chez beaucoup d'autres poissons, ni la grosseur des œufs, ni celle des embryons n'exercent une influence sur l'époque de l'éclosion. Ce sont les œufs qui absorbent le plus d'eau qui fournissent, d'après H.-A. Meyer, les plus grands embryons.

Chez les œufs de truites que j'entretenais au point de vue de l'observation et de la démonstration du fonctionnement du cœur et du courant sanguin de l'embryon, j'ai trouvé régulièrement les plus gros embryons munis de la plus grosse vésicule ombilicale. Si l'on pique un de ces œufs avec la pointe d'une aiguille ou si on l'incise avec un couteau aiguisé de façon à mettre le vitellus en contact avec l'eau, on voit que ce vitellus a ou prend la consistance d'une pommade et n'est absolument pas miscible avec l'eau. La quantité d'eau qui pénètre à travers la membrane de l'œuf doit donc céder directement l'oxygène qu'elle tient en dissolution aux globules sanguins qui contiennent, cela a été démontré, de l'hémoglobine oxygénée longtemps avant la rupture de la membrane de l'œuf. Cet oxygène doit venir de l'eau par l'enveloppe externe de l'œuf (coque de l'œuf) sur la face occupée par les vaisseaux omphalo-mésentériques. Il se peut aussi que des sels très diffusibles, dissous dans l'eau ambiante, passent par la même voie. Il paraît ne pas en manquer dans la plupart des œufs de poissons. L'expérience qui consisterait à élever des poissons dans de l'eau distillée pure, contenant de l'oxygène, devrait résoudre la question. Mais au fond, il n'est pas probable qu'une quantité notable de substances dissoutes provienne de l'eau, parce que l'œuf lui-même contient une solution plus concentrée d'éléments nutritifs, propres à l'embryon seulement, que l'eau ambiante ; c'est pourquoi l'élevage des œufs de poissons dans une eau riche en sels réussit beaucoup plus difficilement que dans une eau qui en est dépourvue. L'enveloppe de l'œuf des amphibies, des poissons et de beaucoup d'animaux aquatiques inférieurs est perméable à l'eau, car après la ponte, les œufs se gonflent; mais l'opinion d'après laquelle des sels et des substances organiques quelconques doivent provenir de l'extérieur est aussi au plus haut point invraisemblable. La vésicule ombilicale est plus que suffisamment capable de satisfaire au besoin de corps gras nécessaires à la nutrition, puisque, même après l'éclosion, cette provision n'est habituellement pas épuisée et sert de chambre de réserve.

Quelques plagiostomes (plagiostomes proprement dits, sélaciens, élasmobranches) diffèrent des poissons sous le rapport de la nutrition de l'embryon. Chez quelques squales et raies vivipares, chez lesquels le développement de l'œuf s'accomplit dans l'utérus, la nutrition s'effectue essentiellement par le sac vitellin, mais il est considéré comme une sorte de placenta — placenta vitellin, placenta du sac vitellin ou *placenta vitellina* — dont les vaisseaux sanguins sont en communication avec ceux de la mère, grâce au phénomène de l'osmose, d'une façon analogue à la façon dont les capillaires des villosités, chez les mammifères, sont reliés aux sinus sanguins maternels. Si la fonction capitale du placenta de la raie, déjà connue d'Aristote sans aucun doute, étudiée de plus près par Jean Müller, est une fonction respiratoire, il est difficile aussi de mettre en doute son intervention dans le transport des éléments en solution. Au point de vue fonctionnel, cet organe est voisin de l'allantoïde de l'oiseau, mais ils ne lui est pas isodynamique, car il peut absolument présider, en dehors des échanges gazeux, aux échanges matériels, grâce au sac vitellin auquel il est uni. Les vaisseaux omphalo-mésentériques des embryons de poissons ovipares doivent absorber intérieurement les éléments de leur nutrition, extérieurement l'oxygène et l'eau, et les transporter à l'embryon; mais chez la raie lisse (*mustelus lævis*) l'œuf n'est pas baigné par une eau contenant de l'air. C'est donc le sang de la mère qui constitue la source d'oxygène du sang en circulation, comme chez les mammifères.

Jean Müller a trouvé aussi bien chez le *carcharias* que chez le *scoliodon* le rapport décrit par Aristote entre l'embryon et l'utérus grâce à un placenta; il a trouvé aussi le sac vitellin libre dans l'utérus du *mustelus vulgaris* et fortement adhérent à la paroi utérine du *mustelus lævis*. Entre ces deux états chez une même espèce, il y a donc une grande différence au point de vue physiologique. Il décrivit le placenta du *carcharias* en 1839 déjà et le dessina. Un dessin schématique démontre le rapport qui existe entre le placenta fœtal et le placenta utérin chez ces raies. J'ai reproduit et colorié la figure (Pl. VII, fig. 2) et j'ai indiqué les vaisseaux fœtaux pour donner une idée claire de la concordance fonctionnelle de cet organe avec le placenta humain. Le sac vitellin possède comme habituellement un entoderme très vasculaire, relié à l'intestin par le conduit vitellin et un ectoderme sans vaisseaux qui se prolonge comme une gaîne du cordon sur le conduit vitellin et les *vasa omphalo-mésaraïca*, et qui se confond avec la couche externe de la peau de l'embryon, au lieu d'insertion du cordon ombilical. Ces deux membranes s'insèrent sur le *placenta fœtal* au sommet d'un de ses replis. Il en résulte par conséquent que la cavité vitelline est irrégulière et renferme beaucoup de dépressions. « Ces replis ridés s'insèrent très profondément à l'utérus par leur face tournée vers cet organe et ne se laissent pas détacher de l'utérus sans quelque effort. Le *placenta uterina* est formé par des replis ridés (faisant de très fortes saillies) de la membrane interne de l'utérus, qui correspondent exactement aux replis du *placenta fœtalis*. Les replis des deux côtés s'enfoncent les uns dans les autres, ils sont insérés aussi profondément, et aussi adhérents l'un à l'autre que les *placenta uterina* et *fœtalis* chez un mammifère quelconque. » Le premier reçoit le sang des vaisseaux de l'utérus, l'autre celui des vaisseaux omphalo-mésentériques qui sont volumineux. Les réseaux vasculaires fœtaux et utérins sont juxtaposés et il existe entre eux des cellules à noyaux qui concourent probablement au commerce des échanges.

LA NUTRITION DE L'EMBRYON D'AMPHIBIE

Chez la salamandre terrestre dont l'embryon se nourrit pendant près d'un an de sa vésicule ombilicale dans la mère, les organes de la digestion sont, malgré cela, développés dans l'œuf avant la fin des six premiers mois, à tel point qu'ils peuvent digérer la nourriture habituelle de l'animal dans sa vie post-embryonale, c'est-à-dire de petits animaux aquatiques avec leur enveloppe chitineuse, résistante, et une nourriture albuminoïde préparée artificiellement, si l'on délivre, sous l'eau, les embryons de leurs œufs. J'ai pu conserver des mois à la vie, deux embryons délivrés artificiellement du corps de leur mère, au milieu de décembre, c'est-à-dire au moins quatre ou cinq mois avant leur maturité, en les nourrissant avec de la sérine et de la caséine, dans de l'eau de fontaine renouvelée tous les jours et maintenue à la température de la chambre. Benecke a fait une expérience semblable et a remarqué qu'au commencement d'octobre les embryons de $0^{m},025$ de longueur environ possèdent comme intestin moyen un canal pelotonné, il est vrai, mais dépourvu d'éléments vitellins, revêtu seulement d'une mince paroi de tissu conjonctif, et d'un calibre irrégulier, les portions antérieures et postérieures seulement de l'intestin étant formées complètement.

Malgré cela, les embryons délivrés artificiellement ont pu être maintenus en vie sous l'eau pendant un mois. Avec des soins plus attentifs ils auraient probablement pu être conservés plus longtemps à la vie.

« Malgré leur canal intestinal encore imparfait ils prennent aussitôt qu'ils ont été débarrassés des membranes de l'œuf, non seulement de petites daphnies, des cyclopes, mais aussi des lombrics relativement très grands; l'un de ces nouveau-nés même, le jour qui suivit sa naissance, enlaçait déjà la queue et la partie postérieure du corps d'un de ses frères et le maintint ainsi sous lui enserré jusqu'aux aisselles pendant deux jours, après quoi il se détacha. Les excréments de cet animal consistent en petits cylindres dans lesquels il se trouve, outre les carapaces des crustacés déglutis, une abondante quantité de la substance vitelline s'écoulant encore dans l'intestin. »

Ce cas particulier d'une nutrition moitié embryonale, moitié postnatale, démontre avec quelle rapidité les organes de la digestion peuvent s'adapter, mais aussi quelle précocité peut avoir la volonté de déglutir et de s'enrouler, et les faits prouvent que ces phénomènes se reproduisent sans exercice préalable, même alors que la faim ne s'est pas encore fait sentir, car la vésicule ombilicale est encore loin d'être résorbée. On comprend par là comment pouvait avoir pris naissance la tradition qui rapportait que les embryons de la salamandre doivent se dévorer mutuellement avant leur naissance.

D'ailleurs Rusconi a vu déjà l'embryon de salamandre se développer hors de la mère. Baudrimont et Saint-Ange ont confirmé sa donnée et affirmé que le développement s'effectue dans ce cas plus rapidement même que dans les conditions habituelles. Je suis amené à nier catégoriquement cette dernière affirmation par mes nombreuses recherches faites pendant plusieurs années. Le développement des embryons de salamandre, qui durait encore sous l'eau depuis le jour de leur expulsion (commencement d'avril) jusqu'au quatorzième mois, avait une marche très irrégulière, mais toujours plus lente que dans les conditions ordinaires, puisque leur longueur en l'espace d'une année n'avait pas été doublée. La rapidité du développement extra-utérin tient donc à la quantité et à la qualité de la nourriture, car quelques-uns auxquels firent défaut les daphnies avec lesquelles je les nourrissais, cessèrent de croître. La température aussi est d'une grande influence, comme pour les œufs de truites qui, dans mes essais d'élevage, donnèrent naissance à de petits poissons, les uns cinquante-cinq jours, les autres soixante-dix jours après la fécondation, et pour les œufs de grenouilles dont l'énergie de nutrition monte ou baisse nettement dans des limites étroites avec la température de l'eau ambiante.

La nutrition des embryons de salamandres terrestres et de grenouilles maintenus pendant un mois à l'abri de l'atmosphère dans une eau contenant de l'oxygène, la formation de bulles de gaz ayant été évitée, m'a démontré encore une propriété particulière. Si pendant les trois premiers mois ou même encore pendant une durée un peu plus longue on place ces animaux dans les conditions les plus favorables, par exemple avec une nourriture abondante à une température ni trop élevée, ni trop basse, au milieu d'une eau dont le courant est lent, ces animaux maintenus artificiellement à leur état embryonal croissent rapidement et demeurent embryons; il survient des modifications prononcées, tout au moins chez la grenouille (*rana temporaria*), puisque sa nageoire puissante, au bout de quelques mois, suit une marche régressive et que ses membres apparaissent. Ce phénomène qui ne répondait pas à mon attente, puisque je tenais pour plus vraisemblable la conservation d'un membre plus utile dans ces conditions artificielles, prouve la puissance de l'hérédité quand son œuvre dure depuis longtemps. Malgré les circonstances les plus favorables, la larve de grenouille perd à l'abri de l'atmosphère, dans de l'eau aérée, cette queue qui lui est extrêmement importante pour la conservation de son existence et elle se munit de pattes qui n'ont de l'importance que dans les champs et qui lui sont moins utiles dans l'eau. Cette métamorphose doit causer conséquemment un préjudice considérable à la nutrition. Je maintiens qu'il est possible qu'avec une nourriture meilleure encore que celle que je donnais, la grenouille puisse être maintenue d'une façon durable, avec sa queue et ses branchies respiratoires. Au début, la nourriture de l'animal qui est encore tout à fait embryon est purement animale, elle se compose absolument d'une gelée riche en mucine se gonflant fort dans l'eau après la ponte des œufs, et des infusoires qu'elle contient. Si les têtards qui viennent d'éclore en sont éloignés, ils périssent de faim (d'après les expériences de Higginbottom) et après un jeûne de treize jours, ils dévorent toute la gelée en sept jours. Ils consomment ensuite une nourriture végétale, principalement la chlorophylle qui abonde sur les pousses d'herbes et les algues, comme je l'ai souvent observé directement. Ce n'est qu'avec cette nourriture qu'ils peuvent se métamorphoser complètement en grenouilles. J'ai cependant vu, dans le même temps, les têtards nouvellement tués être mangés avec avidité par leurs compagnons.

LA NUTRITION DE L'EMBRYON D'OISEAU

Après l'établissement de la circulation omphalo-mésentérique, les éléments de la vésicule vitelline sont sans doute absorbés par le sang à travers les parois des vaisseaux, mais de beaucoup la plus grande partie du jaune demeure non résorbé dans l'œuf de l'oiseau jusqu'au dernier tiers du temps de l'incubation. La figure 1 de la planche VI montre dans sa position naturelle un embryon de poulet de vingt jours dans l'allantoïde et la coque de l'œuf; la figure 2, un même poulet de dix-neuf jours vu à sa grandeur naturelle avec le vitellus, dans le sac vitellin, après l'enlèvement des membranes, reposant horizontalement sur une feuille d'ardoise, où, à cause de l'expansion du sac vitellin diffluent, la grosse masse de la matière nutritive qui, le deuxième jour avant l'éclosion n'a pas encore été absorbée, apparaît d'une façon particulièrement claire.

Durant la résorption, le foie, comme E.-H. Weber (1851) l'a remarqué, prend le dix-neuvième et le vingtième jour de l'incubation, une couleur qui se rapproche de plus en plus de celle du jaune de l'œuf. Tout d'abord il s'y forme des bandes jaunes et le lobe droit devient plus rapidement jaune que le gauche. Les capillaires sanguins restent rouges, les capillaires biliaires jaunissent et Weber a vu dans leur intérieur une masse de très petits globules jaunes accumulés. Il crut même que toute la substance vitelline passait par les *vasa omphalo-mésaraïca* et peut-être les vaisseaux lymphatiques dans le foie où elle était modifiée, et déposée dans les capillaires biliaires, pour être plus tard de nouveau absorbée en partie par le sang et assimilée. Il trouva le *ductus vitello-intestinalis* oblitéré, de sorte que (du dix-neuvième au vingtième jour, sous l'influence d'une plus forte pression) aucune parcelle du jaune ne pénétrait dans l'intestin. De Filippi (1847) a affirmé que chez les poissons aussi (*alosa* et *gobius*) la vésicule ombilicale se trouve résorbée non par l'intestin, mais par le foie. Cependant il n'est pas douteux qu'une grande partie du contenu de la vésicule ombilicale passe dans l'intestin, puisqu'on trouve dans l'intestin (comme chez la *salamandre*) des parcelles du vitellus et que la résorption chez les poulets, dans les derniers jours qui précèdent et dans les premiers qui suivent l'éclosion, marche trop vite pour qu'elle puisse être effectuée seulement par les vaisseaux omphalo-mésentériques déjà étiolés. La substance jaune que E.-H. Weber a vue dans les conduits biliaires peut avoir été, soit de la graisse, soit de la bilirubine, mais elle différait, comme il l'a expliqué, notablement de la bile qui se trouvait dans la vésicule biliaire. Toute cette question a besoin de recherches approfondies.

D'après ce qui semble se passer dans le phénomène de résorption, le vitellus à l'état normal n'est pas toujours absorbé complètement dans la cavité abdominale avant le bris de la coquille, mais il l'est toujours avant la complète disjonction des morceaux de la coque, et le sac vitellin diminue rapidement à cause de l'assimilation de son contenu, de sorte qu'on peut reconnaître déjà, à l'œil et à la palpation, la consomption du vitellus chez les poulets qui viennent d'éclore et qu'on laisse jeûner pendant quelques jours, comme je l'ai souvent observé. Finalement, il ne reste plus rien nulle part du vitellus. Habituellement il est rare qu'on retrouve le reste de la vésicule vitelline. Dans plusieurs cas, chez différentes espèces d'oiseaux, on a vu cependant une espèce de diverticulum sur l'intestin, avec un pédicule passablement long, d'après Budge, qui a recueilli d'autres données encore sur ce sujet. Il a trouvé dans cette vésicule pédiculée une masse jaune. Le pédicule était relié à la surface de l'intestin par de fins filaments qui ne se prolongeaient pas jusqu'à la paroi interne.

Je n'ai pas constaté à quel moment le vitellus est complètement assimilé, mais je me suis convaincu que peu d'heures après l'abandon de la coque, le jaune d'œuf cuit que l'on présente à l'animal est dégluti. Certes, d'un autre côté, j'ai maintenu en vie plusieurs jours sans nourriture des poulets qui venaient d'éclore. Mais tandis que dans ce dernier cas, ils semblent s'amaigrir d'une façon frappante et croître plus lentement, ils deviennent rapidement forts et vigoureux si, dès le début, en dehors du vitellus qui emplit leur cavité abdominale, on leur donne une autre nourriture qu'ils puissent picorer.

Ainsi donc le vitellus est un aliment de réserve qui subit la résorption d'autant plus vite que la nourriture étrangère est amenée en moins grande quantité du pharynx dans le gésier.

A la question sur laquelle on a souvent discuté, *à savoir si les éléments de la coque calcaire de l'œuf d'oiseau servent à la nutrition de l'embryon*, on a dans ces derniers temps tantôt répondu affirmativement, tantôt négativement, se basant sur l'analyse chimique du contenu de l'œuf et de la coque avant et après l'incubation.

Prout (1822) fut le premier qui affirma que, à la fin de l'incubation, le contenu de l'œuf renferme notablement plus de calcium et de magnésium qu'au commencement.

Il croyait que le poulet à terme, dans l'œuf, contient quatre fois plus de combinaisons de calcium et de magnésium que le contenu de l'œuf frais. Il fit en tout l'analyse de 13 œufs. La conclusion, d'après laquelle l'embryon emprunterait à la coque calcaire, ne paraît pas suffisamment fondée à cause de ce petit nombre. De plus il arrive que Prout n'analysa pas les coquilles et laissa entendre nettement qu'une néoformation de calcium et de magnésium dans l'œuf pendant l'incubation ne peut être exclue. Bien qu'il ait avancé à dessein que les coquilles d'œufs sont individuellement si différentes qu'il est absolument impossible de déterminer un quantité moyenne de chaux pour la coque, il n'a pas remarqué combien varient les poids des contenus de deux œufs de poules. Se basant sur ce qu'il a trouvé, on aurait pu admettre, pour la même raison qu'on admettait une augmentation du calcium, une diminution du chlore pendant l'incubation, car il en a trouvé, dans les poulets à terme, environ moitié moins que dans l'œuf frais, ainsi que l'indiquent les nombres ci-dessous qui se rapportent à l'œuf de 50 grammes.

Matières contenues dans l'œuf de 50 grammes.	Frais.	Dans la 2e et 3e semaine.	Le dernier jour.
Acide sulfurique	de 0,01 à 0,025	de 0,015 à 0,025	de 0,015 à 0,025
Acide phosphorique	« 0,2 » 0,225	« 0,195 » 0,235	« 0,205 » 0,210
Chlore	« 0,06 » 0,065	« 0,05 » 0,06	« 0,035 » 0,04
Ka, Na et carbonates alcalins	« 0,16 » 0,17	« 0,14 » 0,15	« 0,12 » 0,13
Ca, Mg et carbonates terreux	« 0,45 » 0,05	« 0,045 » 0,025	« 0,19 » 0,20

Pour un autre motif, les évaluations sur la quantité de la chaux contenue dans l'œuf et le poulet d'un côté, dans la coque du premier et du dernier d'un autre côté, faites par Vaughan et Bills (1878), dans le Michigan, ne sont pas probantes. Ici la méthode fut réellement défectueuse, puisque la chaux en cendres fut mesurée après avoir été dissoute dans l'acide chlorhydrique et reprise par l'acide sulfurique à la suite d'addition d'alcool. D'après cette méthode le poulet à terme contiendrait cinq fois autant de chaux (CaO) que le contenu de l'œuf frais; celui-là 0gr,157, celui-ci 0gr,029 en moyenne. Mais ce dernier chiffre est si faible qu'il ne peut être exact. Le contenu de l'œuf frais devrait alors renfermer un peu moins de 1 p. 1000 de chaux. De plus, la quantité de chaux contenue dans l'écale ne correspond pas du tout à la différence. Car six coques d'œufs frais fournirent ensemble 3gr,241 de sulfate de chaux, c'est-à-dire moins que six coques d'œufs couvés ayant des poulets à terme. D'après cela l'embryon n'aurait nullement emprunté de chaux à la coque, bien plus il lui en aurait apporté une moyenne de 0gr,223.

Tous ces calculs sont donc inadmissibles. La chaux doit être mesurée pour chaque coquille d'œuf et son contenu séparément, et non pas pour un ensemble de six œufs, et si les douze coques d'œufs frais analysées par Vaughan et Mills fournissaient une moyenne de 2gr,341, les douze œufs fécondés une moyenne de 2gr,208 de chaux, on devrait en tirer, ce qui d'après ce qui précède est absolument inadmissible, que la coque aurait emprunté en moyenne 0gr,133 de chaux à l'embryon.

Les évaluations de J. Gruwe à Greifswald (1878) ne peuvent guère servir encore. Il trouva dans un embryon de poulet à terme, et dans sept œufs couvés en voie de développement, la dernière semaine, énormément plus de phosphate de chaux en moyenne que dans quatre œufs frais; mais dans la coque de l'œuf en incubation deux fois autant, c'est-à-dire beaucoup plus que dans celle de l'œuf non couvé. L'auteur en conclut que, pendant l'incubation, le carbonate de chaux se transforme en partie en phosphate de chaux et provient de l'embryon; la lécithine fournirait probablement l'acide phosphorique. Mais si la coque de l'œuf couvé doit subir de tels changements, elle devrait à la fin de l'incubation contenir moins de carbonate de chaux, moins de calcium en somme et cependant plus de phosphate de chaux, de telle sorte qu'un volume assez important de lécithine ou toute autre substance phosphorée serait fourni par le contenu de l'œuf à l'écale, sans être utilisé par l'embryon. Cette conséquence très invraisemblable trouvera plus bas sa réfutation, dans ce fait que le contenu de l'œuf frais ne fournit pas plus d'acide phosphorique que le poulet à terme.

Si l'étude de Prout concernant la part que prennent les éléments de l'écale de l'œuf à la nutrition de l'embryon ne fournit aucun appui réel à ses partisans, cependant elle n'a pas été réfutée par ses adversaires. C. Voit, de Munich, a comparé douze œufs non couvés avec huit œufs en voie de développement; mais il n'analysa pas les œufs séparément. On trouve en grammes, pour l'écale (d'après les évaluations de Foster), pour un œuf réduit à 50 grammes :

	Substances sèches	Cendres	Chaux
Œuf développé	4,315	4,112	2,157
Œuf non développé	4,351	4,083	2,142

La coque des œufs développés ne contient donc pas moins de chaux que celle des œufs frais, comme déjà E. Hermann et antérieurement Voit (en 1871) l'avaient observé. On ne trouva cependant, dans un poulet, que 0gr,0234 de chaux et 0 ,0345 dans le contenu d'un œuf non développé, ce qui ne peut être exact.

Toutes les évaluations faites jusqu'ici sur la chaux contenue dans la coque du poulet et dans le contenu de l'œuf frais ne peuvent résoudre la question parce que, ou bien elle se sont limitées à la prise de moyennes seulement, ou elles sont tout à fait inexactes, ou elles reposent sur un trop petit nombre d'œufs.

A cet effet, le Dr Rob. Pott et moi, nous avons fait des recherches ensemble sur un plus grand nombre d'œufs non couvés, couvés et ne se développant pas, et se développant, en tout trente-quatre; nos recherches ont porté à savoir : sur le contenu et la coque de dix poulets à terme, de une et deux semaines; sur neuf œufs couvés ne se développant pas et sur cinq non couvés. Des nombres que nous avons obtenus, on peut conclure avec certitude que *la coque calcaire de l'œuf ne participe nullement à la nutrition de l'embryon.*

Je donne à la page suivante, pour en établir la preuve, le résumé des nombres se rapportant à la chaux et à l'acide phosphorique.

On peut de différentes façons tirer de ces chiffres la preuve que l'embryon ne prend à l'écale ni chaux, ni acide phosphorique.

Tout d'abord, on voit que la chaux de l'œuf total (contenu et coque) s'élève au mininum à 2gr,0923, au maximum à 3gr,1265, en moyenne (sur une somme de 34) à 2gr,3869. Sur les dix œufs contenant des poulets à terme, cinq renferment une quantité de chaux plus faible, cinq une quantité de chaux plus élevée que le chiffre correspondant à cette moyenne; toutefois, sous le rapport de la quantité de chaux contenue dans la totalité, ils ne peuvent être placés sur le même pied que les dix œufs non développés, puisqu'ils contiennent ensemble 24gr,9299 de chaux, en moyenne 2gr,493 et que ceux-là n'en renferment en moyenne que 2gr,352. Si l'on désigne par conséquent pour chacun des trente-quatre œufs la chaux totale = 100 et que l'on examine sur chacun d'eux combien le contenu, combien la coque en fournit, on pourra en retirer plutôt un éclaircissement sur les changements éventuels de la répartition de la chaux pendant l'incubation. On obtient ce qui suit :

Œufs	Chaux en moyenne	
	coque	contenu
5 non couvés	95,0	5,0
9 couvés non fécondés	94,6	5,4
10 incomplètement développés	94,8	5,2
10 complètement développés	94,3	5,7

Durée de l'incubation en jours	dans les cendres du contenu de l'œuf Chaux grm.	Acide phosphorique	dans les cendres de la coque de l'œuf Chaux grm.	Acide phosphorique	L'œuf.
6	0,1213	0,2253	2,0466	0,0446	en voie de développement
7	0,1314	0,1901	2,1322	0,0412	»
7	0,0923	0,2192	2,0000	0,0430	»
4	0,1191	0,2203	2,8020	0,0451	»
6	0,1312	0,2010	2,0439	0,0423	»
12	0,0983	0,2219	2,0000	0,0420	»
12	0,1283	0,2786	2,0016	0,0432	»
12	0,1164	0,2241	2,0894	0,0452	»
14	0,1100	0,2458	2,1349	0,0461	»
15	0,1137	0,2582	2,3239	0,0454	»
21	0,1787	0,1998	2,3825	0,0449	poulet
21	0,1143	0,2342	2,6181	0,0405	»
21	0,1178	0,2256	2,8474	0,0400	»
21	0,1223	0,2146	2,0456	0,0399	»
21	0,1747	0,2093	2,8709	0,0402	»
21	0,1320	0,1940	2,0543	0,0413	»
21	0,1801	0,2467	2,1265	0,0431	»
21	0,1234	0,2631	2,4739	0,0408	»
21	0,0913	0,2345	2,0738	0,0405	»
21	0,1622	0,2146	2,0401	0,0448	»
1. semaine	0,1194	0,2969	2,9540	0,0476	ne se développant pas
»	0,1121	0,1903	2,0000	0,0423	»
»	0,1242	0,2725	2,0324	0,0410	»
2. semaine	0,1326	0,2315	2,0004	0,0430	»
»	0,1543	0,2279	2,1213	0,0412	»
»	0,1199	0,2365	2,4519	0,0450	»
3. semaine	0,1124	0,2097	2,1848	0,0493	»
»	0,1016	0,2321	2,0942	0,0442	»
»	0,1453	0,2100	2,2084	0,0481	»
non chauffé	0,1232	0,2622	2,4445	0,0480	exposé à l'air pendant 3 semaines
» »	0,1425	0,2213	2,9840	0,0445	
» »	0,1213	0,2340	2,0000	0,0421	»
» »	0,1146	0,2407	2,1421	0,0390	»
frais pondu	0,1124	0,2534	2,1345	0,0401	—

Ces différences sont très petites. Mais comme un sceptique pourrait en déduire que l'embryon emprunte cependant quelques milligrammes de chaux à la coque, il n'est pas superflu de noter qu'aux cinq œufs non couvés renfermant 4,6; 4,8; 5,0; 5,0; 5,7 p. 100, de chaux dans leur contenu, on peut mettre en opposition cinq poulets à terme avec 4,0; 4,2; 4,2; 4,7; 5,7 p. 100, de chaux. En outre il est facile de voir sur le tableau qu'il n'existe pas un rapport constant entre la chaux de la coque et celle du contenu. Le rapport oscillait déjà dans les quatre œufs qui ne se développaient pas entre 96,1 : 3,9 et 93,2 : 6,8 et il s'élevait pour les dix poulets qui venaient d'arriver à terme entre 96,0 : 4,0 et 92,2 : 7,8.

Les valeurs pour chacun d'eux sont :

Œuf :	11	12	13	14	15	16	17	18	19	20
Coque :	93,0	95,8	96,0	94,4	94,3	94,0	92,2	95,3	95,8	92,6
Poulet :	7,0	4,2	4,0	5,6	5,7	6,0	7,8	4,7	4,2	7,4

Dans les dix œufs incomplètement développés le rapport oscille entre 95,6 : 4,4 et 94,0 : 6,0.

On peut donc, rien que par cette voie, démontrer que le rapport de la chaux de la coque à celle du contenu, après le développement de l'embryon, dans dix-sept cas sur vingt, n'excède pas l'extrême limite supérieure. Les trois cas dans lesquels le rapport 6,8 p. 100 a été dépassé ne doivent donc pas ce résultat au processus du développement.

Par une autre voie on peut établir plus clairement encore l'invraisemblance d'une utilisation de la chaux de la coque pour la formation de l'embryon.

La totalité du contenu de l'œuf non développé fournit au maximum 0gr,1543, au minimum 0gr,1016, en moyenne 0gr,124 de chaux. Si maintenant le poulet à terme renferme plus de chaux que le contenu de l'œuf frais, la masse calcaire du poulet doit plus souvent excéder notablement cette moyenne, que ne pas l'atteindre. Mais en vérité ces valeurs sont cinq fois plus basses et cinq fois plus élevées que la moyenne et la valeur la plus basse que fournirent les trente-quatre œufs, 0gr,0913 appartenait à un poulet à terme. Les œufs qui contenaient des embryons non mûrs, de la première à la troisième semaine, restent même, dans sept cas sur dix, au-dessous de la moyenne, ceux du douzième au quinzième jour, dans quatre cas sur cinq.

Ensuite le minimum de la chaux, dans la coque des œufs non en voie de développement, atteignit 2 grammes, le maximum 2gr,9840, la moyenne 2gr,268. Si l'embryon faisait perdre de la chaux à la coque, les dix coques de poulets devraient plus souvent ne pas atteindre cette moyenne que la dépasser. Mais en vérité leurs valeurs sont cinq fois plus élevées et cinq fois plus basses que la moyenne, et les sept valeurs les plus basses (de 2 grammes à 2gr,032) n'ont justement pas été rencontrées dans les coques de poulets à terme; bien mieux, la quantité moyenne de la chaux contenue dans les coques de ces derniers était 2gr,353, par hasard plus élevée (de 0gr,085) que la moyenne générale. Que les dix œufs incomplètement développés soient demeurés le plus souvent au-dessous de la moyenne, ce fait a d'autant moins d'importance ici, que leur contenu respectif ne renferme pas proportionnellement plus de chaux, mais qu'il demeure également, comme il a été mentionné, au-dessous de la moyenne générale (0gr,124); cela d'après le plus grand nombre (sept fois sur dix) et d'après la moyenne totale.

Enfin, de ce que la chaux contenue dans cinq poulets a excédé la moyenne, il ne faut pas en déduire une perte de chaux de la part de la coque, car leurs cinq coques respectives, prises ensemble, ne fournissaient pas moins de chaux, mais plus que la moyenne générale (2gr,268) quintuplée; la moyenne des premières était 2gr,295.

Ainsi donc, le poulet ne contient ni plus, ni moins de chaux que le contenu de l'œuf qui a servi à son développement. La coque de l'œuf de l'oiseau ne perd aucune parcelle de chaux pendant l'incubation.

Il en est de même pour le phosphore, car on trouve :

Acide phosphorique	Min.	Max.	Moyenne
14 coques d'œufs non développés	0,039	0,049	0,044
10 » » développés	0,042	0,046	0,044
10 » » ayant donné des poulets	0,040	0,045	0,042
Le contenu de 14 œufs non développés	0,190	0,297	0,228
» » » 10 » développés	0,190	0,279	0,228
10 poulets venant de naître	0,194	0,263	0,224

D'après cela, l'opinion d'après laquelle la coque fournit à l'embryon du phosphore, sous quelque forme que ce soit, ne peut être maintenue; bien plus, *le phosphore renfermé dans le contenu de l'œuf et celui de la coque est aussi peu modifié par l'incubation et la formation de l'embryon que la chaux de ces mêmes parties.*

On ne peut avoir de doute sur la provenance de l'acide phosphorique fourni par les coques d'œufs réduites en cendres, car les phosphates de calcium et de magnésium doivent être considérés comme combinaisons préexistantes dans la coque. Mais il est certain que l'acide phosphorique fourni par le contenu de l'œuf, le jaune et l'albumen, et l'embryon, dont la quantité est cinq fois plus grande que celui qui est fourni par la coque, ne dérive pas seulement de phosphates. La lécithine et la nucléine doivent être décomposées par la chaleur et l'incinération, oxydées par l'oxygène de l'air, et elles doivent alors produire de l'acide phosphorique. Le calcium du contenu de l'œuf ne peut se trouver que partiellement à l'état de phosphate.

Des autres résultats auxquels, le Dr Pott et moi, nous sommes arrivés, touchant les échanges matériels des œufs d'oiseaux en incubation, il faut encore conclure que les coques des œufs non couvés contiennent plus d'eau que celles des œufs couvés, celles-là renfermant en moyenne 0gr,612, celles-ci 0gr,471 (œufs non développés), 0gr,355 (incomplètement développés), 0gr,375 (complètement développés) : de là la plus grande fragilité des dernières. L'eau éliminée ne profite pas du tout à l'embryon, mais elle s'exhale à l'air.

Les poulets à terme contiennent toutefois absolument moins de substances sèches et plus d'eau que le contenu des œufs non fécondés, couvés pendant vingt et un jours ; les premiers renfermant 24gr,50, les derniers 23gr,18 d'eau en moyenne, conséquence résultant de l'inégalité de l'exhalation aqueuse des uns et des autres. Ce point réclame un examen plus approfondi. Les valeurs suivantes réduites en grammes ont été trouvées pour un œuf normal se développant et un œuf normal ne se développant pas, de 50 grammes, pour les vingt et un jours d'incubation ; dans tous les cas, elles doivent être voisines de la vérité :

	G		W		K		L
Développés	9,80	=	7,90	+	6,15	—	4,25
Non développés	9,25	=	10,26	+	2,50	—	3,51

où G signifie encore la perte de poids, W la vapeur d'eau exhalée, K l'acide carbonique expiré et L l'air absorbé. Il en découle immédiatement que *sous l'influence de l'échauffement, l'œuf non fécondé, soumis à la température de l'incubation pendant vingt et un jours, perd* 2gr,36 *d'eau* (*W*) *de plus que les œufs qui se développent, pendant ce même laps de temps.* Le petit poulet dans l'œuf peut déjà, étant donnée la formation de sa peau, malgré la richesse en eau de ses tissus, ne pas exhaler autant d'eau que le contenu de l'œuf non différencié. De plus l'*œuf embryoné perd dans les trois semaines de l'incubation* 3gr,65 *d'acide carbonique* (*K*) *de plus que l'œuf non fécondé,* ce gaz ne prenant naissance ou ne s'éliminant que sous l'influence des échanges dans les tissus de l'embryon. Le poulet qui vient d'éclore contient donc notablement moins d'eau et moins de carbone que le jaune et l'albumen qui ont servi à sa formation. L'embryon, durant son développement, doit, pour demeurer en vie, se déssaisir d'un des éléments organiques les plus importants, c'est-à-dire de plus d'un gramme de carbone. L'œuf fécondé couvé perd en tout 1gr 2/3; l'œuf non fécondé couvé, seulement 2/3 de gramme environ de carbone. L'acide carbonique, à la production duquel est employé 1gr 2/3 de carbone, s'échappe par les artères allantoïdiennes, puis par les tissus de l'embryon, et une faible partie seulement de l'acide carbonique exhalé par l'œuf en voie de développement peut prendre naissance dans la seconde moitié du temps de l'incubation, en dehors de l'embryon, comme dans l'œuf couvé qui ne se développe pas, parce qu'alors il n'y a là presque plus d'albumen.

On acquiert par là la certitude que, *dans les stades les plus précoces du développement déjà, le processus de désassimilation est solidaire de la fonction assimilatrice des tissus de l'embryon.* La nutrition de l'embryon n'est pas possible sans oxydations. De là la nécessité de l'accès de l'oxygène dès le début.

L'exhalation d'acide carbonique doit de plus *faire diminuer les substances sèches de l'œuf, pendant l'incubation, à un plus haut degré s'il se développe un poulet dans l'œuf que si ce phénomène n'a pas lieu.* En effet, les évaluations directes des substances sèches du contenu de l'œuf présentent une grande divergence, tandis que la masse totale des matières minérales contenues dans ces substances reste invariable, comme l'indique le tableau suivant :

Œufs	Substances sèches en grm.			Matières minérales en grm.		
	Min.	Max.	Moy.	Min.	Max.	Moy.
9 couvés non dévelop.	10,89	13,10	11,78	0,50	0,59	0,54
9 non couvés	10,56	13,23	11,72	0,51	0,59	0,55
10 incompl. dével.	11,49	13,10	12,18	0,50	0,59	0,56
10 poulets	8,52	11,51	9,85	0,52	0,59	0,55

Puisque les 10 œufs incomplètement développés correspondent à la période comprise entre le 4e et le 15e jour de l'incubation et fournissent beaucoup de substances sèches, il en résulte que la diminution de ces substances par perte de carbone correspond presque entièrement à la dernière semaine de l'incubation, malgré l'abondante absorption d'oxygène.

Enfin il découle encore clairement de ce qui précède, puisqu'une grande partie de l'eau exhalée par l'œuf couvé en voie de développement provient du sang des vaisseaux allantoïdiens situés superficiellement, que, dans les veines allantoïdiennes, le sang qui retourne à l'embryon doit contenir moins d'eau que le sang qui en sort. Mais les tissus de l'embryon deviennent, d'une façon absolument continue, de plus en plus riches en eau ; la vésicule ombilicale et le blanc de l'œuf ne peuvent fournir qu'une partie de cette eau aux vaisseaux omphalo-mésentériques et allantoïdiens — la première devient visiblement plus consistante, le dernier diminue rapidement, — conséquemment l'*embryon doit, par la déglutition de l'eau de l'amnios, satisfaire son besoin d'eau dans les derniers stades de son développement.* En effet, l'eau de l'amnios disparaît finalement jusqu'à la dernière goutte.

Il n'est pas invraisemblable qu'à cause de cette abondante absorption d'eau, dans la dernière semaine de l'incubation, la quantité d'eau contenue dans le poulet normal mûr qui vient d'éclore soit un peu plus grande, non seulement d'une façon absolue, mais aussi d'une façon relative, que celle de l'embryon de poulet de la deuxième semaine.

Les peu nombreuses évaluations de Rob. Pott, sur l'eau contenue dans les embryons de poulets frais et dans les embryons tués immédiatement après l'éclosion, sont d'accord avec ce qui précède. Car je trouve dans ses nombres, pour l'embryon frais de 3 jours, de 88 à 90 p. 100 d'eau (2 cas); de 4 jours, 68,3 à 83,4 p. 100; de 6 jours, 69,1 p. 100 (1 cas); de 11 jours, 58,7 p. 100; tandis que chez le poulet à terme, l'eau oscille entre 69,0 et 74,1 p. 100 (10 cas) et qu'en réalité 8 poulets sur 10 contenaient plus de 70 p. 100 d'eau. Le fait que, la somme du poids du poulet pesé à l'état frais, plus le poids de sa coque pesée séparément, se trouve toujours notablement plus petite que celle du poids de l'œuf intact avec le poulet vivant (à cause de l'inévitable perte d'eau par évaporation avant la pesée), ne peut être considéré ici comme une objection, car la substance sèche du poulet reste la même et l'eau qu'il contient serait trouvée plus abondante encore, si cette différence était ajoutée à son poids. Mais comme il ne s'agit ici que de l'eau qui se trouve à la surface, qui adhère à la peau et au duvet, cette addition serait inadmissible.

LA NUTRITION DE L'EMBRYON DE MAMMIFÈRE ET DE L'EMBRYON HUMAIN.

Pendant la période placentaire du développement, le placenta, comme John Mayow l'a indiqué d'une façon précise, il y a plus de deux siècles, ne représente pas seulement les poumons du fœtus, mais aussi son organe de nutrition. Et cependant on a encore nié dans ce siècle sa fonction nutritive.

C'est du placenta que la veine ombilicale reçoit les éléments nutritifs nécessaires à la formation et à la vie du fœtus. Aristote savait déjà que les embryons de mammifères (placentaires) sont nourris par l'ombilic.

Mais ce fait, que le sang de la veine ombilicale n'est pas la seule source des éléments nutritifs, ne paraît plus contestable aujourd'hui, car il est maintenant établi — ce qui antérieurement a été souvent énoncé comme douteux — qu'en dehors de l'arrivée des éléments nutritifs par la veine ombilicale, il y a encore, du côté du fœtus, une absorption de l'eau de l'amnios, soit par déglutition, soit par résorption de cette eau. Quand même la déglutition intra-utérine ne serait généralement pas reconnue comme nécessaire, puisque des monstres à terme naissent vivants, bien nourris, sans tête ni ouverture buccale ou avec un œsophage obturé, on ne doit cependant pas du tout considérer, à cause de ce fait, comme invraisemblable, la déglutition de l'eau de l'amnios exécutée d'une façon régulière ou irrégulière par le fœtus normal, et l'on ne doit pas le moins du monde, principalement à cause de cela, nier la résorption de ce liquide par la peau du fœtus et le cordon.

Ces deux voies de nutrition, par lesquelles (la première surtout dans les stades plus avancés, la dernière surtout dans les stades primaires) le développement de l'embryon peut s'effectuer, sont d'une grande importance.

Sur la *déglutition et la digestion de l'eau de l'amnios* les avis sont partagés.

Déjà Harvey (1651) et Haller avaient souvent observé que des embryons de poulets, dans l'œuf, déglutissent de l'eau de l'amnios qu'on retrouve ensuite dans leur estomac, en plus ou moins grande quantité. Je puis confirmer cette découverte. Dans de très nombreuses expériences, j'ai trouvé du dix-septième jour à la fin de la maturité, dans l'estomac, tantôt un coagulum blanc et blanc jaunâtre, tantôt un liquide jaune abondant, tantôt l'un et l'autre, de sorte que, dans ce cas, on doit admettre non seulement l'absorption de l'eau de l'amnios par le bec, mais aussi la digestion de son albumine s'effectuant dans l'œuf, comme un fait normal. Ce qui s'applique à la poule domestique est applicable aussi aux autres oiseaux. Et pourquoi cela ne s'appliquerait-il pas également aussi à l'embryon de mammifère plongé dans l'eau de l'amnios? Qui pourrait empêcher le fœtus d'ouvrir la bouche dans l'utérus, puisqu'il se met immédiatement à le faire, quand il vient au monde à une période prématurée?

Osiander a trouvé dans l'estomac de fœtus humains mort-nés (au siècle précédent déjà), ainsi que beaucoup d'autres bons observateurs, plus ou moins d'eau de l'amnios, comme Scheel le rapporte et le confirme. Si on explique cela par des mouvements respiratoires prématurés avec forte aspiration, c'est-à-dire par une sorte de déglutition anormale, et le même mode peut aussi être admis pour les cas dans lesquels, peu après la naissance, l'eau de l'amnios est rendue par vomissement, on ne pourra guère comprendre la présence constante de ce liquide dans les cavités intestinale, buccale, nasale, pharyngienne du fœtus, que par une absorption intra-utérine, surtout par la déglutition de ce liquide. Car si l'on voulait objecter que ces cavités sont emplies d'un liquide autre que l'eau de l'amnios, on devrait considérer comme incompréhensible le défaut de liquide constaté déjà par Régnier de Graaf, dans l'estomac de monstres sans bouches et acéphales, et on devrait démontrer l'arrivée de ce liquide par une autre voie.

Rauber avance avec raison qu'à une certaine époque du développement fœtal, des canaux formés par l'eau de l'amnios s'étendent à travers l'ouverture de la bouche et des narines jusque dans l'intérieur du fœtus; qu'avant la naissance, la cavité naso-pharyngienne et le larynx contiennent de l'eau de l'amnios — il a trouvé la trachée obturée, par conséquent vide — et que cette « eau de l'amnios intérieure » était, au moment de la formation du nez et de la bouche, encore « de l'eau de l'amnios extérieure » qui avait eu besoin d'être plus d'une fois aspirée ou déglutie. Au moment de la naissance elle se répand en partie, elle est en partie déglutie et, grâce au premier mouvement inspiratoire, souvent aspirée au détriment de l'enfant. Dès le début elle baigne tout l'embryon et doit pénétrer dans tous ses tissus en voie de croissance grâce à la rapide segmentation cellulaire.

Beaucoup d'observations démontrent toutefois que plus tard, surtout peu avant la naissance, de nombreux mouvements de déglutition sont effectués, puisque des corps éliminés par le fœtus, du méconium même, en suspension dans l'eau de l'amnios, arrivent à l'estomac. Je fais suivre quelques exemples.

Dans l'estomac d'un fœtus de jument, âgé de sept à huit mois, Crépin a trouvé une grande quantité de morceaux de corne présentant les mêmes qualités que celle des sabots du fœtus. Plusieurs de ces fragments étaient longs de $0^m,03$ à $0^m,04$, larges de $0^m,003$ à $0^m,01$, épais de $0^m,003$. Il y avait dans l'eau de l'amnios plusieurs corps analogues encore qui s'étaient évidemment détachés des sabots. Dans deux autres cas de mort intra-utérine de fœtus de juments, on observa le même phénomène. On a souvent trouvé des poils dans l'estomac de génisses nouvellement nées, et même des égagropiles entiers.

Dans l'estomac d'embryons de cobayes pas encore à terme, qui avaient été rapidement extraits avec la tête en premier et qui n'avaient pas encore exécuté de mouvements respiratoires intra-utérins, j'ai trouvé également des poils et souvent, dans l'intestin de ces animaux à terme, une grande quantité d'un liquide jaune qui présentait les réactions de l'albumine.

Déjà Needham (1667) avait retrouvé assez fréquemment, dans l'estomac du fœtus, du méconium répandu dans l'eau de l'amnios, et Haller avait mentionné la présence constante de poils — qui avaient été déglutis avec l'eau de l'amnios — dans le méconium du nouveau-né. De même Moriggia qui fit des recherches sur le méconium du fœtus de la vache.

Les observations de cette sorte sont beaucoup trop fréquentes pour pouvoir être regardées comme pathologiques; il n'y a aucune raison qui permette de le faire. Si même l'eau de l'amnios ne devait être introduite dans l'estomac que par des mouvements inspiratoires précoces (ce qui est une opinion absolument arbitraire), il serait admissible que l'on considérât de tels mouvements respiratoires précoces comme physiologiques, plutôt que de considérer les mouvements de déglutition comme pathologiques; car le duvet et les squames épidermiques que l'on trouve dans l'estomac et l'intestin des fœtus mort-nés, à terme, ou morts immédiatement après la naissance, sont si abondants, que depuis longtemps une très grande quantité d'eau de l'amnios a dû être déglutie, et l'on ne trouve jamais vide l'estomac de l'embryon de poulet à terme.

Il résulte donc des travaux existants, qu'il y a de très grandes probabilités pour que la déglutition de l'eau de l'amnios, qui survient fréquemment dans l'utérus, constitue un acte physiologique. Zuntz aussi s'appuyant sur ses expériences s'est exprimé dans le même sens. Injectant, dans les veines de lapines pleines, de l'indigo-sulfate de soude, il ne trouva que l'eau de l'amnios et le contenu de l'estomac du fœtus colorés en bleu, à l'exclusion de toutes les autres parties fœtales.

Mais l'eau de l'amnios déglutie peut aussi, dans la dernière période de la vie embryonnaire, être digérée en partie et résorbée. Car on a trouvé de la pepsine active dans la muqueuse stomacale du nouveau-né humain et de beaucoup d'embryons suffisamment développés, appartenant à plusieurs espèces d'animaux — il en sera question plus loin —; quant à la résorption, il existe à ce sujet des observations anciennes et nouvelles qui prouvent sa possibilité. Boerhaave rapporte l'observation d'un nouveau-né qui, blessé par la maladresse d'une sage-femme, avait les entrailles en partie mises à nu. On aperçut alors le courant de la lymphe dans les vaisseaux chylifères, bien que l'enfant n'eût pris aucune nourriture, et Brugmans a trouvé, chez des embryons de mammifères peu avancés en développement, le système chylifère *semper liquore subpellucido repletum*. P. Scheel (1798) mentionne ces deux faits.

Wiener injecta dans l'estomac d'un fœtus, dans l'utérus (d'une lapine ou d'une chienne ?), du lait étendu et trouva, au bout de neuf heures environ, les villosités intestinales, principalement à leur sommet, remplies de nombreuses gouttelettes de graisse ; il put aussi, deux ou trois heures après une injection de ferrocyanate de potasse dans l'amnios, obtenir avec un succès reel la réaction bleu de Berlin dans le mésentère et la peau. L'épithélium intestinal et les vaisseaux chylifères du fœtus peuvent donc, dans l'utérus déjà, présenter un phénomène de résorption analogue à celui qu'ils manifesteront plus tard, mais non pas d'une façon aussi étendue à beaucoup près, à cause du degré moins avancé de leur développement.

C'est à peine si des expériences plus complètes sont nécessaires à la preuve de la fonction de résorption de la paroi intestinale, chez le fœtus. Si le processus de résorption n'existait pas, la consistance du méconium que l'on observe déjà dans le cinquième mois ne s'expliquerait pas. Les enfants dont la naissance a été avancée de plus d'un mois digèrent aussitôt après la naissance le colostrum et le lait qu'ils absorbent ; ils le résorbent donc. En conséquence, on ne peut nier que le fœtus, longtemps avant la naissance, a le pouvoir de résorber le liquide, capable d'être résorbé après la naissance, qui est introduit dans son canal digestif, et qu'il le résorbe, comme c'est le cas.

L'*absorption de l'eau de l'amnios par la peau de l'embryon* n'a pas été constatée directement jusqu'ici, mais elle est peu douteuse.

La peau de l'enfant, après la naissance, est assurément ou impropre, ou très peu propre à laisser pénétrer les sels et l'albumine qui se trouvent à l'état de dissolution dans l'eau ; cependant, à ma connaissance, aucune recherche n'a encore été faite à ce sujet sur l'enfant, avant la naissance, qui permît d'établir, par des preuves complètes et solides, si chez lui comme chez le fœtus de mammifère voisin de sa maturité, comme chez l'oiseau dans l'œuf, peu avant l'éclosion, il existe une semblable imperméabilité de la peau. Ce fait cependant n'exclurait nullement la possibilité que la peau de l'embryon peu développé encore, dans les premiers stades, se comportât autrement.

Les conditions pour le phénomène de l'absorption de l'eau de l'amnios, chez l'embryon qui n'est pas à terme, dans l'utérus comme dans l'œuf de l'oiseau, sont déjà d'autant plus favorables que le contact est d'une très longue durée, comprend toutes les parties du corps et est uniforme. La surface du corps de l'embryon a de plus une constitution tout autre que celle qu'elle aura après la naissance, comme le prouve la marche de son développement. C'est principalement la desquamation de l'épiderme chez l'embryon, surtout l'existence de membranes qui s'éliminent à une époque plus ou moins éloignée de la naissance (l'épitrichium de Welcker, la couche épitrichiale de Kerbert) qui prouvent la mue épithéliale, propriété des téguments de l'embryon. Toutefois, au début, la perméabilité est beaucoup plus grande que plus tard, et l'opinion d'après laquelle la nutrition de l'embryon, particulièrement sa consommation d'eau, aussi bien avant que longtemps après la formation du placenta, doit être effectuée en partie grâce à l'absorption de l'eau de l'amnios par la peau, ne peut pas être considérée comme invraisemblable.

Vers la fin du premier mois déjà, il existe dans l'œuf humain un peu d'eau de l'amnios ; il s'en trouve au second mois une quantité plus appréciable. A partir de ce moment approximativement, la résorption cutanée pourrait commencer, soit que les cellules polygonales de l'épiderme s'imprégnassent immédiatement de liquide et le transportassent aux cellules plus petites de la couche muqueuse future qui leur sont sous-jacentes, celles-ci devant être plus pauvres en eau, soit que l'eau de l'amnios pénétrât directement entre les cellules épidermiques.

Ni les vaisseaux lymphatiques dans le tissu sous-cutané, ni les capillaires de la peau — en général la distribution des vaisseaux sanguins dans la peau — n'ont été étudiés chez l'embryon assez loin pour qu'on pût désigner le moment de leur intervention dans le processus de résorption en question. Mais l'existence de ce phénomène a été affirmée il y a très longtemps déjà, par Lobstein (1802) et par P. Scheel (1798), lequel a rapporté aussi des expériences plus anciennes sur la résorption fonctionnelle précoce de la peau de l'embryon, dues, paraît-il, à Brugmans. Ce dernier ayant pratiqué une ligature sur les membres antérieurs de jeunes embryons de lapins qu'il avait plongés dans de l'eau de l'amnios chauffée, provenant de lapines, vit, soi-disant aussitôt que la peau eut été serrée, les *vasa lymphatica subcutanea* de la partie liée emplis et distendus. Après l'enlèvement de la ligature, la turgescence disparut rapidement.

J'ai remarqué, plusieurs fois, que de jeunes embryons de cobayes — encore sans poils — qui sont portés vivants dans une solution de carmin très étendue, à la température du sang, ont déjà absorbé, au bout d'un petit nombre d'heures, une grande quantité de la matière colorante rouge, par la peau, presque sur tous les points de l'épiderme, de telle sorte que ces fœtus plongés dans de l'eau distillée, dans le but de les débarrasser de la couleur d'un rouge intense qui les recouvrait, ne rendirent que des traces de la matière colorante.

Ces expériences incomplètes demandent de nouvelles épreuves.

Cependant — d'après de précédents travaux d'observateurs expérimentés — dès maintenant, la participation de l'eau de l'amnios au processus de nutrition du fœtus ne fait plus aucun doute.

Il en résulte que, *à l'état normal, le fœtus peut déglutir de l'eau de l'amnios, la digérer, la résorber*. Si la proportion d'albumine contenue dans ce liquide est faible, la quantité d'albumine absorbée sera cependant très grande à cause de son accumulation, et les sels contenus dans l'eau de l'amnios (phosphates de soude, phosphates de chaux, etc.), et avant tout son eau, doivent profiter au fœtus.

Mais, de ce que, dans des cas rares de la tératologie humaine (chez le chat, le mouton aussi), le fœtus qui n'a pas eu la possibilité de déglutir peut venir au monde à terme bien nourri et en vie, on n'est pas du tout en droit de conclure, pour cela, que la participation de l'eau de l'amnios à la nutrition du fœtus est superflue à l'état normal, comme d'aucuns le croient. Elle n'aide pas seulement la nutrition qui s'effectue par la veine ombilicale, mais elle constitue, comme je le démontrerai, à cause de son riche apport en eau, une partie essentielle de la nutrition normale du fœtus. Car ces monstres ne peuvent pas, bien que la possibilité de déglutir leur ait fait défaut dans les derniers stades de leur développement, servir de preuve contraire, l'eau de l'amnios, dans les premiers stades, pénétrant directement dans les tissus de l'embryon. D'ailleurs de tels monstres se comportent d'une façon tellement anormale, que l'on n'est en droit d'affirmer, dans aucun cas, que leur nutrition s'accomplit normalement.

L'argument suivant va aussi beaucoup trop loin, argument émis par Panum et par Gusserow, à savoir que la déglutition de l'eau de l'amnios n'est qu'un phénomène accidentel qui n'a aucun rapport avec la nutrition, un luxe pour le fœtus, une superfluité, parce qu'on ne sait pas par quelle autre voie les monstres qui ne peuvent déglutir absorbent de l'eau en quantité suffisante. Il vient avant tout, à l'idée, la possibilité d'un accroissement de l'accès de l'eau par la voie cutanée. Car on a trouvé dans le liquide de l'amnios de 97 à 98 p. 100, même plus de 99 p. 100 d'eau.

Personne ne soutiendra aujourd'hui que l'eau de l'amnios constitue la seule nourriture du fœtus. Seulement, contre cette considération tout à fait surannée, on n'a donné que des raisons insoutenables, fréquemment émises, contre la déglutition de l'eau de l'amnios par l'embryon.

La valeur nutritive des éléments solides de l'eau de l'amnios ne sera pas moins grande pour l'embryon de mammifère et spécialement l'embryon humain, que pour le poulet dans l'œuf, au sujet duquel la question est réglée grâce à mes observations directes.

La participation du contenu de la *vésicule ombilicale*, à la nutrition de l'embryon de mammifère n'est pas, à beaucoup près, aussi claire.

La qualité et le mode d'absorption des éléments nutritifs par l'embryon de mammifère qui ne possède pas de vitellus nutritif, *sensu strictiore*, sont généralement inconnus pour les premiers stades, avant la formation du cordon ombilical. Tandis que l'embryon d'oiseau et l'embryon de kanguroo, animal aplacentaire, absorbent sans aucun doute les éléments nutritifs contenus dans leur gros sac vitellin par leurs veines omphalo-mésentériques très développées, et qu'en outre, grâce à l'endosmose — au gonflement aussi et à l'imbibition — les éléments liquides de l'œuf sont résorbés, chez les animaux placentaires, et par conséquent aussi chez l'homme dont les œufs ne contiennent aucune substance vitelline spécialement nutritive, les éléments ne peuvent être fournis à l'embryon par la vésicule ombilicale qu'au début, et le phénomène de l'osmose dans les villosités du chorion, la deuxième semaine qui précède la formation de la veine ombilicale (elle est double aussi chez l'homme à l'origine), détermine principalement une absorption directe des éléments. Toutefois, d'après le petit nombre d'observations dirigées jusqu'ici sur le contenu, la grosseur, l'accroissement, les phénomènes de régression, les vaisseaux de la vésicule ombilicale et ses rapports avec l'embryon, il est très probable que cette vésicule est d'une grande importance pour la nutrition de l'embryon jusqu'à l'établissement de la fonction nutritive du placenta.

Chez l'embryon de cheval de quatre mois et demi, les vaisseaux omphalo-mésentériques ne charrient pas encore de sang; le contenu de la vésicule ombilicale est donc soumis au phénomène de l'osmose. Chez le fœtus de cheval de cinq mois, la vésicule ombilicale a presque déjà disparu, elle qui, au commencement, d'après François Müller, est en communication avec la cavité utérine par une ouverture particulière et qui plus tard s'oblitère quand le phénomène de regression a commencé.

Il est digne de remarque que le contenu de la cavité utérine et celui de la vésicule ombilicale sont analogues. Tous deux renferment du carbonate de chaux, de la cholestérine, de la graisse, du pigment. Le liquide trouvé dans d'anciennes vésicules oblitérées était gris jaunâtre, troublé par des flocons et des granulations. Dans la cavité utérine on a trouvé un liquide analogue, d'un jaune sale, déposant parfois un précipité sur la muqueuse utérine et le chorion (F. Müller).

D'après cela, dans la période la plus reculée, la vésicule ombilicale répand librement son contenu dans la cavité utérine.

Rauber a fait une observation plus importante, ayant découvert dans le contenu du sac vitellin d'un embryon de lapin, des formations exactement semblables à celles qui se trouvent dans le jaune d'œuf de la poule. Ces globules, grands, plus ou moins finement granuleux, sans noyaux, qui se rencontrent en amas dans le voisinage immédiat de l'épithélium du sac vitellin chez le lapin, doivent servir à la nutrition de l'embryon, comme chez l'oiseau. Ils peuvent assurément, à l'époque préplacentaire de la première circulation, parvenir dans la cavité de l'intestin primitif pour y être résorbés; cependant on n'a pas la preuve que ces globules du sac vitellin, qui sont analogues aux éléments du jaune de l'œuf d'oiseau, servent réellement de matériaux de nutrition et ont l'importance du jaune de l'œuf. On n'a pas constaté s'ils proviennent de la mère ou de l'embryon.

Si l'on recherche l'origine, la formation et la régression de la vésicule ombilicale (*Dottersack*, vésicule vitelline, *vesicula umbilicalis*, *saccus vitellinus* ou *saccus vitellum continens*) chez les animaux, et qu'on la compare à ce qui se passe chez l'embryon humain et l'embryon des mammifères, on en tire l'opinion que son contenu, presque inconnu, sert de nourriture à l'embryon, tout au moins pendant un certain temps et qu'il lui parvient en partie par le conduit vitellin, en partie par les veines omphalo-mésentériques. Chez l'embryon de macropus dont la vésicule vitelline est énorme et dont les vaisseaux omphalo-mésentériques sont développés, ce mode de nutrition ne peut être mis en doute; toutefois chez l'embryon humain, l'accroissement de la *vesicula umbilicalis* rend, longtemps après la formation du placenta, son intervention dans la nutrition de l'embryon, également vraisemblable.

Les données positives, peu nombreuses, sur la vésicule ombilicale de très jeunes embryons humains, rapportées par Allen Thomson (A. T.), Kölliker (K.), His (H.), Wagner (W.), Coste (C.) ne sont pas tout à fait d'accord à cause de la grande difficulté de ces évaluations dans les deux premiers mois de la vie fœtale; mais elles ne réfutent nullement l'opinion d'après laquelle, avant et pendant la formation du placenta, et même encore quelque temps après, la vésicule ombilicale a aussi de l'importance pour la nutrition de l'embryon humain.

Je résume d'une façon chronologique les observations les plus importantes, après avoir poussé mon triage le plus loin possible.

Premier mois.

Fin de la 2e semaine : la vésicule ombilicale se trouve tout contre l'embryon et a dans un cas 1mm,9 dans un autre 2 millimètres de diamètre transversal (H.). L'embryon sans intestin se continue par ses bords avec la grosse vésicule vitelline (A.T. d'après K.).

Au commencement de la 3e semaine, elle est piriforme et son diamètre transversal oscille dans quatre cas entre 1mm,2 et 2mm,1 (H.).

Dans la 3e semaine elle est en relation avec l'intestin par une grande expansion (C. d'après K.) et elle a de 2mm,3 à 3 millimètres de diamètre (H.). Vaisseaux reconnaissables (K.).

Fin de la 3e ou *commencement de la 4e semaine :* la vésicule ombilicale sans conduit vitellin est en relation plus intime avec le canal intestinal (K.); mais elle est aussi reliée à l'intestin par un pédicule court, large, le conduit vitellin, ovale, long de 2mm,2 (W. d'après K.), puis possède un pédicule court et épais de 2mm,7 (H.); enfin elle est reliée à la cavité abdominale par un pédicule très large et long (C. d'après K.) et long de 3mm,3 (A. T. d'après K.).

Dans la 4e semaine, vésicule vitelline avec un pédicule tout court (K.); court (H.).

Fin de la 4e semaine, sac vitellin de 4mm,5 (C. d'après K.). Conduit vitellin se roulant facilement en spirale, un réseau vasculaire sur la vésicule ombilicale (K.).

Deuxième mois.

Dans la 5e semaine 4mm,5 (K.) 5 et 4mm,5, et 4 millimètres et longuement pédiculée (H.).

Au commencement de la 6e semaine, avec conduit vitellin et cordon mince (K.).

Dans le deuxième mois, grande (K.).

Quatrième et cinquième mois.

Dans les 4e et 5e mois, encore nette, sphérique, blanche, de 7 à 11 millimètres de diamètre, contient un liquide, présente fréquemment encore des vaisseaux sanguins, *vasa omphalo-mesenterica* et à sa surface interne de petites villosités vasculaires. Un pédicule, qui permet de reconnaître encore le conduit vitellin, relie la vésicule au cordon ombilical, tandis que les *vasa omphalo-mesenterica* s'étendent plus loin jusqu'à l'embryon. Enfin la vésicule ombilicale, de 4 à 7 millimètres, contient de la graisse et des carbonates (H.). Persistante jusqu'à la fin.

D'après ce qui précède, la vésicule ombilicale, à l'origine en relation complète avec la cavité abdominale ouverte qui lui est juxtaposée — s'unissant à elle — est reliée ensuite à l'intestin par un pédicule court et large qui devient long et mince, le conduit vitellin (*ductus entericus, ductus vitello-intestinalis*). Elle s'accroît dans les premiers mois, puis dans la seconde moitié de la grossesse, elle diminue, et elle devient finalement tout à fait rudimentaire, sans cependant devenir méconnaissable. On a trouvé régulièrement du liquide en elle, et ce liquide peut aussi bien parvenir au fœtus par la communication directe qui existe entre elle et la cavité abdominale, c'est-à-dire l'intestin de l'embryon, que par les veines omphalo-mésentériques, abondamment avant, faiblement après la formation du placenta. On est encore à rechercher d'où la vésicule ombilicale qui s'accroît tire ses nouveaux matériaux, et, malgré les faits résumés ici, l'intervention de la vésicule ombilicale, dans la nutrition des mammifères placentaires, n'est pas considérée jusqu'à présent comme nécessaire à leur développement. Elle est seulement probable.

Par contre, l'*absorption d'éléments nutritifs par la veine ombilicale* est indispensable à la nutrition de l'embryon. Ces éléments, quand le conduit allantoïdien (chez l'homme dans la troisième ou la quatrième semaine) qui se trouve dans le pédicule abdominal s'est inséré comme cordon au chorion, sont mis en mouvement avec la circulation ombilicale.

Mais si l'on voulait qu'alors et dans la suite, jusqu'à la maturité du fœtus, l'entrée de l'eau et des matériaux de nutrition dût s'effectuer seulement et *uniquement* par le sang de la veine ombilicale, on devrait attribuer à ce vaisseau une propriété qu'il ne peut avoir.

Comme l'embryon s'accroît vite, il lui faut de l'albumine, de la graisse et d'autres combinaisons carbonées en abondance, puis aussi des corps solides inorganiques qui, eu égard à leur petite quantité, peuvent être compris sous la dénomination de sels, s'emmagasinant en abondance pendant un long espace de temps; aussi le sang de la veine ombilicale doit absolument transporter une plus grande quantité de tous ces corps complexes, principalement plus de matières solides, pour un même laps de temps, que le sang des artères ombilicales n'en emporte, dans son cours, hors de l'embryon. Avec la croissance de l'embryon augmente toutefois aussi la quantité absolue d'eau qu'il renferme. Il absorbe donc plus de combinaisons carbonées, plus de sels et plus d'eau qu'il n'en cède dans le même temps, sans quoi sa croissance, constituée par une addition de matériaux de 11 à 14 grammes en moyenne par jour, chez l'homme, serait impossible. D'après cela, le sang des artères ombilicales, d'un côté, devrait contenir moins de corps solides que le sang de la veine ombilicale — puisqu'il en reste des quantités continuellement croissantes dans l'embryon; — d'un autre côté, ce sang devrait être plus concentré que celui de la veine ombilicale, puisque le volume d'eau s'accroît sans interruption dans l'embryon. Pour résoudre ce différend, il faut bien admettre, en dehors de la veine ombilicale, une source de nutrition pour l'embryon, qui lui fournirait de l'eau (ou de l'eau et les éléments qu'elle tient en dissolution), ou bien établir que la quantité absolue du sang des artères est plus petite que celle de la veine. Si l'on voulait affirmer, la quantité du sang étant égale de part et d'autre, que la concentration du sang des artères ombilicales est égale à celle du sang de la veine ombilicale, étant donné que les premières contiennent et transportent le produit des échanges matériels à la place des éléments de nutrition qui demeurent dans l'embryon, pour réparer les pertes, l'addition des matériaux de nutrition dans les tissus de l'embryon serait impossible (il y aurait alors autant de corps solides exportés qu'importés). La quantité absolue des matériaux solides contenus dans le sang qui coule dans les artères ombilicales doit donc être un peu plus faible que la quantité absolue des matériaux solides contenus dans le sang qui s'écoule dans le même laps de temps de la veine ombilicale, lors même que ce sang ne serait pas la seule source de nutrition. Car, durant le développement, non seulement le fœtus et le placenta s'accroissent, mais aussi la quantité absolue du sang fœtal, toujours aux dépens de la mère. Une interruption de la circulation placentaire par stase ou accumulation est évitée en ce que, au fur et à mesure de la croissance du fœtus, à travers le placenta il passe, du sang de la mère, directement dans le sang fœtal, plus d'eau et plus d'éléments solides à la fois qu'il n'en passe du sang fœtal pour retourner au sang maternel. Le surplus reste dans le fœtus et s'accumule en lui, principalement dans le foie. En réalité il entre aussi plus d'eau dans le sang des capillaires des villosités qu'il n'en sort; cela résulte de ce que le sang fœtal contient plus de corps solides avides d'eau.

Déjà Denis et Poggiale (1830) avaient découvert cette différence. Le premier trouva, pour le sang des artères ombilicales, la densité très élevée de 1070 à 1075. La quantité de substances sèches pour cent qu'ils trouvèrent fut :

Résidu solide	Globules sanguins renfermés	Dans le
21,9	13,99	sang veineux de la mère
29,85	22,2	sang des artères ombilicales de l'enfant
17,0	9,7	sang de chien adulte
22,0	16,5	sang d'un chien âgé d'un jour
25,2	—	sang des artères ombilicales
25,5	—	sang de la veine ombilicale
25,6	17,2	sang du placenta
20,2	12,6	sang d'une chienne adulte
23,2	16,5	sang d'un chien âgé d'un heure

Panum a trouvé la différence encore plus grande. Il examina le sang de jeunes chiens immédiatement après la naissance. Le poids spécifique de ce sang monta à 1053,69 et 1060,4, celui de la mère à 1039,6. Dans le sang battu de cette dernière on trouva 13,83 p. 100 de matières solides ; dans le sang des nouveau-nés, 19,26; 22,33 et 22,8. La quantité de l'hémoglobine du sang de la mère se trouve par rapport à celle du sang du fœtus comme 53 est à 96 et 100. Le rapport du résidu solide du sang battu au poids du corps, s'est élevé chez les chiens nouvellement nés (observés deux fois) à 1,39 p. 100; chez un chien âgé de sept semaines à 0,956 p. 100; chez des chiens adultes à 0,932 et 0,907 p. 100.

Il résulte de toutes ces évaluations que le sang fœtal, au moins dans la dernière période du développement intra-utérin, chez l'homme et chez le chien, est notablement plus concentré que celui de la mère. Dans les premières semaines déjà de l'existence extra-utérine, la quantité d'hémoglobine diminue d'après Vierordt. Mais après la naissance, la quantité d'eau augmente.

D'après de Bezold, en effet, la totalité de l'eau contenue dans le corps du fœtus est relativement plus grande que chez l'adulte. Les chiffres trouvés par Fehling montrent la même chose et en même temps ils apprennent dans quelle mesure les tissus de l'embryon, primitivement d'une richesse extrême en eau, deviennent plus consistants déjà avant la naissance. Il trouva la quantité d'eau contenue dans un embryon humain de six semaines, s'élevant à 97,54 p. 100; son corps contient donc à la fin du deuxième mois de la grossesse, énormément plus d'eau que le sang, le lait, le lymphe. La proportion d'eau varie, le quatrième mois, entre 90 et 92 p. 100; le cinquième, entre 88 et 93 p. 100 (sept cas); le sixième mois, entre 83 et

90 p. 100 (trois cas); le septième entre 82 et 85 p. 100 (quatre cas); il s'éleva le huitième, une fois à 82,9 p. 100 et chez un nouveau-né à terme qui d'ailleurs arriva mort au monde, à 74,1 p. 100. Bischoff n'avait trouvé que 66,4 p. 100 d'eau pour le nouveau-né. En tous cas, le sang du fœtus, qui aussi se coagule plus difficilement, présente des propriétés particulières ainsi que d'autres auteurs et moi l'avons constaté, à cause de son degré élevé de concentration.

Il en résulte avant tout que, pour la nutrition fœtale, à travers le placenta, l'eau doit nécessairement venir du sang maternel dans le sang fœtal plus concentré qui se trouve dans les capillaires des villosités. Mais alors il est aussi nécessaire — d'après l'exposition précédente — que la quantité absolue du sang qui s'écoule du placenta dans le fœtus soit, pour un même laps de temps, un peu plus grande que la quantité du sang qui coule par les artères ombilicales dans la direction matripète.

Car si le sang fœtal absorbe dans le placenta à la fois plus de matériaux solides et plus d'eau qu'il n'en rapporte, il faut bien que la quantité du sang qui s'écoule par la veine ombilicale dans le fœtus soit en somme un peu plus grande que la quantité du sang qui dans le même temps s'écoule dans le placenta par les artères ombilicales.

Par là toutefois, il n'est encore nullement démontré que l'eau (ou l'eau et les éléments qu'elle tient en dissolution) ne puisse parvenir au fœtus par une autre voie. La déduction suivante démontre que l'apport de l'eau par le sang de la veine ombilicale n'est pas suffisant en réalité.

De la concentration plus grande du sang fœtal, d'un côté, de la plus grande richesse en eau des tissus fœtaux d'un autre côté, il découle nécessairement que toute l'eau de ces derniers ne peut être fournie exclusivement par le sang de la veine ombilicale, parce que les tissus du fœtus, en vertu de leur grande richesse en eau, s'emparent continuellement de l'albumine, des sels et d'autres corps qui en partie sont réellement dissous dans le sang, en partie paraissent seulement l'être; et si même dans le cours du développement, la quantité relative d'eau qu'ils contiennent doit diminuer par le fait de ces processus de diffusion qui déterminent la consolidation des tissus, il est cependant nécessaire à l'organisme, pour qu'il continue à se différencier, que la quantité absolue d'eau qu'il renferme augmente de plus en plus jusqu'à la fin, pour pouvoir emprunter au sang des matériaux solides de plus en plus considérables par la voie de l'osmose. Il a besoin d'une quantité d'eau toujours renouvelée que ne peut lui fournir le sang de la veine ombilicale lui-même, parce qu'il contient moins d'eau que les tissus. Toute la nutrition du fœtus dépend donc de ce qu'il y ait de l'eau amenée aux tissus du fœtus, qui ne soit pas apportée par le sang de la veine ombilicale.

Chez l'homme adulte, le rapport est absolument différent parce que, là, il se produit une concentration du sang dans les poumons et dans les capillaires cutanés, par l'évaporation d'une masse d'eau très grande, évaporation qui manque totalement au fœtus. En outre, chez l'adulte à l'état normal, quand il y a équilibre des échanges matériels, la quantité totale du sang doit être considérée comme constante, elle n'augmente pas continuellement comme chez le fœtus, et de l'eau nouvelle est apportée rien que par la boisson et les aliments. Rien que par cette eau absorbée, soit directement, soit indirectement par le canal digestif, le déficit est comblé, et non pas par l'eau empruntée aux tissus; car le plasma du sang et de la lymphe contient en moyenne plus d'eau (jusqu'à plus de 90 p. 100) que les tissus, il les entretient rien que par son eau. Chez le fœtus, au contraire, les tissus sont en général plus riches en eau que le sang, il faut donc que l'eau leur soit apportée d'autre part que du sang seul, c'est-à-dire de l'eau de l'amnios.

Le fœtus reçoit donc par trois voies l'eau nécessaire à son développement :

1° Il déglutit de grandes quantités d'eau de l'amnios qui, dans les derniers stades, est résorbée dans le canal digestif, en partie par les vaisseaux sanguins, en partie par les vaisseaux chylifères;

2° Il se diffuse dans les premiers stades beaucoup d'eau de l'amnios à travers la peau de l'embryon;

3° Il arrive du placenta, au fœtus, de l'eau avec les éléments nutritifs, par la veine ombilicale.

Dans tous les trois cas, de l'eau est apportée au sang du fœtus. Cette eau doit donc abandonner le fœtus en grande partie avec le sang des artères ombilicales. Une petite partie retourne par les reins dans l'eau de l'amnios; une très petite partie par les glandes de la peau, dans les derniers stades du développement, à l'état de sécrétions cutanées; une partie s'excrète par la bile et le méconium. L'eau absorbée, qui demeure à la fin, reste dans les tissus où elle augmente rapidement pendant le développement, d'une façon absolue, tandis qu'elle diminue d'une façon relative.

La grande différence des échanges aqueux chez les êtres, avant et après la naissance, consiste donc en ce que, chez ces derniers, toute l'eau qui a été une fois éliminée reste éliminée (eau expirée, sueur, urine, fèces, produits sexuels, etc.) tandis que le fœtus absorbe de nouveau une grande partie de l'eau qu'il a éliminée. Car l'eau qu'il a éliminée par la peau et les reins retourne de nouveau avec l'eau de l'amnios dans l'estomac, et celle qui a été transportée au dehors par les artères ombilicales revient en grande partie de nouveau dans le sang par la veine ombilicale.

A l'opposé de l'eau de l'amnios, le sang de la veine ombilicale a pour le fœtus une importance beaucoup moindre au point de vue de l'eau qu'il amène qu'au point de vue des matériaux solides qu'il apporte. Si la durée de la circulation du nouveau-né s'élève à douze secondes (Vierordt), celle du fœtus, avec la circulation placentaire, peu avant la naissance, doit être au moins deux fois plus longue et, pendant l'accomplissement de chaque cycle circulatoire, la somme des matériaux empruntés à la mère s'élève, pour l'homme, de 3 à 5 milligrammes, puisque le poids de l'embryon pendant deux cent quatre-vingts jours augmente journellement en moyenne de 12 grammes, au nombre desquels il doit y avoir au moins 2 à 3 grammes d'éléments solides.

Mais on n'a pas encore établi quels sont les éléments qui sont amenés au fœtus par la veine ombilicale. Ces éléments ne peuvent être que ceux qui proviennent immédiatement du plasma du sang maternel du placenta ou ceux qui en dérivent, soit en vertu d'une combinaison chimique particulière, dans l'épithélium des villosités ou dans le parenchyme ténu de ces villosités, soit dans le sang fœtal même des capillaires des villosités, si tout d'abord l'on fait abstraction des glandes utérines et des caroncules et de l'importation d'éléments nutritifs par la migration des leucocytes.

Si, maintenant, parmi les éléments du plasma sanguin maternel, on doit désigner ceux qui passent dans le plasma sanguin fœtal des capillaires des villosités, on rencontre une difficulté qui jusqu'ici n'a pas été surmontée, puisque, juste en première ligne, les albumines indispensables au fœtus se diffusent très difficilement. Pour la pénétration des chlorures et des phosphates de potasse et de soude, même aussi du sucre, des savons, et peut-être, des phosphates de calcium et de magnésium, on n'a pas à soulever de pareils obstacles; mais il est difficile de comprendre comment les albumines doivent passer, et on ne sait absolument pas comment le fœtus s'approvisionne du fer qui lui est nécessaire. On a admis, il est vrai, que l'albumine pouvait passer sous la forme facilement diffusible de peptones; mais comme la quantité des peptones contenues dans le sang de la mère est très faible, et qu'une fonction peptonisante ne peut être imputée au placenta, Zuntz a pris en considération la possibilité, invraisemblable au plus haut point, d'une synthèse de l'albumine par l'acide urique, les hydrates de carbone, les graisses, dans le fœtus, sans réfléchir que, dans ces corps, le soufre fait défaut, et que dans aucun organisme d'animal élevé, l'albumine ne prend naissance par synthèse de matières qui ne sont pas déjà même des albumines. Des conjectures de cette sorte ne font faire aucun pas en avant dans la connaissance du mode d'absorption des éléments nutritifs de l'embryon. On ne peut non plus comprendre comment la graisse doit franchir par diffusion la cloison épithéliale et les tuniques des vaisseaux.

Si l'on pèse toutes ces difficultés qui sont en opposition avec l'opinion, généralement répandue, d'un passage abondant d'éléments nutritifs, par diffusion, du sang de la mère dans celui du fœtus qui se trouve dans le placenta, on acquiert la preuve qu'un autre mode de passage de ces matériaux, c'est-à-dire que le transport de l'albumine, de la graisse, des hydrates de carbone, de la lécithine et d'autres corps composés — même des sels — par la migration des leucocytes, est non seulement admissible, mais nécessaire.

Cette possibilité constitue le fond d'une hypothèse originale sur la nutrition de l'enfant, pendant la période placentaire et après la naissance, émise par A. Rauber. Il croit qu'il se produit dans le placenta une migration physiologique de globules colorés, du sang de la mère à celui du fœtus, et que, après la naissance, il s'ouvre à ces globules un nouveau débouché dans les glandes lactifères, de telle sorte que, « les mêmes matériaux de nutrition sont maintenant éliminés par ces glandes, c'est-à-dire par la surface cutanée ». Aristote eut une idée analogue, faisant émigrer après la naissance la nourriture du fœtus dans les seins et se transformer graduellement en colostrum et en lait, tandis que Paracelse croyait, à l'inverse, que l'embryon était alimenté par le lait qui s'écoulait des seins jusqu'à lui par une voie inconnue. Le lait utérin a probablement donné de l'impulsion à de telles idées.

Il est certain que le contenu des villosités du chorion, dès qu'elles se sont implantées sur la muqueuse de l'utérus, doit se trouver en relation, grâce à l'osmose, avec le contenu des vaisseaux sanguins et lymphatiques de cet organe. Grâce à un développement plus complet des capillaires des villosités et à la formation parachevée du placenta, la possibilité de la migration des globules de la lymphe, du sang de la mère dans celui du fœtus, ne peut être niée, surtout que, aussi bien le sang de la femme grosse que celui du fœtus dans les derniers stades est plus riche en ces éléments. Mais pour avoir une preuve directe ou une cause de probabilité de cette migration des globules lymphatiques, on doit étudier le sang de la veine ombilicale, au point de vue de sa contenance en leucocytes, et le comparer avec celui des artères ombilicales. S'il se trouve dans ce dernier moins de globules sanguins incolores par rapport aux globules colorés, une migration des globules blancs du sang (du placenta) dans le sang fœtal, est alors vraisemblable. De telles expériences comparatives ont été faites par Rauber de la manière suivante : il fit une coupe d'une épaisseur précise à un segment du cordon lié à ses deux extrémités, durci dans l'acide chromique, et il compta les globules sur des surfaces égales. Il trouva aux différents degrés de l'âge du fœtus, plus de globules lymphatiques dans la veine ombilicale que dans les artères et, d'après les dénombrements préliminaires, dans le rapport de 12 ou 13 à 11. Bien même que la différence soit petite, elle est d'une importance peu commune à cause de sa constance. Car s'il se produit, dans la règle, une migration dans le placenta, le transport des matériaux de nutrition du sang de la mère dans celui du fœtus, est plus compréhensible.

On se demande si dans l'embryon même, une émigration de la sorte a lieu normalement. La présence de cellules migratrices et de globules incolores du sang, dans la période avancée de la vie de l'embryon est établie, et Fontana déjà a vu dans la queue de la larve de grenouille et dans l'embryon de poulet, les globules du sang, chassés par l'impulsion du cœur, surmonter graduellement l'obstacle qu'ils trouvaient devant eux et former des canaux dans la substance gélatineuse des tissus.

Les leucocytes jouent probablement dans la différenciation comme dans la nutrition, un rôle capital à cause de leur propriété de s'assimiler des corps étrangers et à cause de leur mobilité extraordinaire. Le mode et la façon avec lesquels ils transportent la nourriture de l'embryon, à endroits précis, sont certes aussi énigmatiques que la qualité de la nourriture elle-même.

Dans ces dernières années, pour la première fois, cette nourriture a été quelque peu connue grâce aux recherches sur le *lait utérin*.

Aux différents stades de la gestation des ruminants et des juments, le lait utérin qui existe en quantité inégale, de couleur blanchâtre, faiblement rougeâtre et jaunâtre aussi, n'a été étudié qu'insuffisamment au point de vue chimique, mais assez pour qu'on puisse déjà établir comme probable qu'il doit avoir de l'importance au point de vue de la nutrition du fœtus. Il a été souvent regardé, antérieurement, comme la nourriture des embryons de maints animaux, surtout des ruminants; mais il a aussi été désigné comme un produit de décomposition. Ercolani a soutenu dès 1869, avec succès, la première opinion. Bonnet, qui a étudié au microscope le lait utérin et les sécrétions utérines éliminées pendant le rut, a trouvé dans l'un et l'autre une énorme quantité de leucocytes, à tel point que ces sucs se comportèrent comme du pus; il en déduit qu'il s'agit ici d'une émigration en masse de globules blancs du sang. Il croit que, même avant la fixation de l'œuf dans l'utérus, il peut se produire une émigration dans cet organe et il avance qu'après cette émigration, l'hyperhémie de la muqueuse utérine devient chronique, tandis que les ovaires deviennent pauvres en sang.

Si l'on considère que l'œuf de la brebis, le treizième jour, présente une vésicule longue de 9 millimètres et large de 1 millimètre 1/2 sur laquelle l'aire germinative commence à s'établir, et qu'au dix-septième jour, on a trouvé un sac fusiforme long de plus de 35 centimètres avec un embryon d'une longueur de 4 millimètres 1/2 et un amnios fermé, avec une allantoïde longue de 2 centimètres 6/10, couverte d'abondants vaisseaux sanguins, avec un cœur battant, un intestin fermé, des corps de Wolff apparents et deux arcs branchiaux, on doit admettre qu'un tel accroissement suppose une nourriture abondante qui peut certes difficilement provenir du plasma seul. En effet, j'ai aussi trouvé sur tous les feuillets du blastoderme, jusqu'au vingt et unième jour, les cellules de l'ectoderme remplies de gouttelettes graisseuses lesquelles, à tous égards, ressemblaient aux globules nageant librement dans le lait utérin.

Cette graisse est produite par la dégénérescence des globules lymphatiques émigrés. Bonnet dit d'ailleurs :

Mais comme le besoin de nourriture de l'œuf avant même l'introduction de la circulation fœtale peut être grand déjà, on peut en conjecturer que dans la muqueuse utérine, dans toutes les directions, la surface sécrétante s'accroît. Les glandes se multipliant à son extrémité fermée, atteignent souvent le double de leur masse et pendant cette prolifération apparaît déjà à leur orifice une fonte graisseuse de l'épithélium, et la migration de cellules lymphatiques. Cette partie est bourrée de ces cellules et gonflée, tandis que dans la profondeur, les cellules lymphatiques qui viennent de se détacher se dirigent dans le canal glandulaire, l'épithélium ciliaire vibre encore nettement dans le sens de l'orifice et chasse le contenu des glandes pour faire de la place aux cellules qui les remplissent de nouveau.

Que les globules lymphatiques soient modifiés par leur passage à travers l'épithélium, Bonnet le tient pour sûr et croit que c'est pour cette cause que leur émigration en masse hors des vaisseaux sanguins à travers la surface muqueuse remarquablement accrue par la prolifération glandulaire, est notablement favorisée. « Ce phénomène, d'après lequel dans les périodes plus avancées, après l'établissement de la circulation fœtale, le lait utérin se laisse exprimer aussi des caroncules utérines, prouve que, à une époque plus avancée aussi, la sécrétion s'effectue abondamment et que assurément elle n'est pas sans importance pour la nutrition de l'embryon. »

Correspondant à une plus grande exigence de ce dernier, pendant qu'il s'accroît rapidement, le lait utérin serait donc sécrété en plus grande abondance, comme matière nutritive destinée à l'embryon à une époque plus avancée.

L'idée de Rauber gagne par cela en vraisemblance. Si une migration des globules lymphatiques, comme de tous autres corps, dans l'embryon, n'a pas été vue, cependant les observations tendent à indiquer que seuls les produits de la dégénérescence de ces globules, comme la graisse, les sels aussi (combinaisons potassiques) pénètrent dans l'embryon.

Il est vraisemblable que la présence du lait utérin est plus générale qu'on l'admettait jusqu'ici, puisque Bonnet a trouvé un suc analogue au colostrum, non seulement dans l'utérus gravide des ruminants et des solipèdes, mais aussi chez quelques rongeurs comme le cobaye.

Chez la femelle de cobaye pleine, j'ai observé en outre régulièrement une énorme accumulation de graisse dans les ligaments larges de la mère. Du tissu graisseux jaune qui s'étend en grande masse des deux côtés, se dirigent des artères d'un rouge vif intense vers la corne gauche comme vers la corne droite de l'utérus, quand des embryons se développent dans cet utérus et des veines d'un rouge très sombre retournent de l'utérus dans le tissu graisseux. Ces vaisseaux se ramifient dans la paroi utérine, ils fournissent visiblement des matériaux de nutrition non seulement aux fibres musculaires en voie d'accroissement à travers lesquelles ils pénètrent mais indirectement aussi au fœtus. Bonnet a trouvé, en effet, très fréquemment dans les glandes utérines et dans le lait utérin de la brebis de nombreuses gouttelettes de graisse.

Le fœtus humain aussi tire, d'après les recherches de G. von Hoffmann (de Wiesbaden), sa nourriture, non seulement du sang maternel des sinus placentaires, mais aussi d'un véritable lait utérin qui se mêle à ce sang. Grâce à l'examen microscopique d'un liquide très riche en éléments figurés, obtenu par une piqûre faite au moyen d'un tube capillaire en verre, sur la surface d'adhésion d'un placenta nouvellement expulsé, il arriva à ce résultat que, dans l'espèce humaine, un lait utérin est sécrété par la sérotine (*decidua placentalis*) et même jusque dans les espaces dans lesquels se trouvent les villosités du placenta, de sorte que celles-ci pourraient absorber les éléments qui leur conviennent.

S'il se confirme que le lait utérin est généralement répandu, alors, en fait, l'opinion d'Aristote reprise par des auteurs plus modernes, depuis que Harvey et Haller l'ont établie, par Prévost et Morin, comme par Eschricht (1837) et nouvellement par Ercolani et Rauber gagne encore plus en probabilité, opinion d'après laquelle *le lait utérin sert à la nutrition de l'embryon*. La question qui a pour but de savoir comment ce lait doit parvenir à l'embryon n'est plus aussi difficile à résoudre qu'auparavant, depuis que Jassinsky a reconnu exactement que les villosités du chorion, ou bien s'accroissent jusque dans les glandes utérines, ou bien même pendant la gestation, sont des glandes utérines modifiées (qu'il a appelées « villosités épaisses »).

Le mécanisme de la résorption de la sécrétion des glandes utriculaires, a été même interprété par Spiegelberg pour la brebis et la vache, de la même manière que la résorption des éléments nutritifs digérés et des globules de graisse par les villosités intestinales après la naissance. Il croit qu'il se forme, de l'épithélium de la paroi des glandes utérines, de nouvelles cellules périssant bientôt — principalement par la dégénérescence graisseuse — qui fournissent la matière embryotrophique ; que cette matière, dès qu'elle a pénétré dans l'épithélium et le tissu conjonctif des villosités et qu'elle s'est, dans celles-ci, modifiée d'une façon plus prononcée, est absorbée par les capillaires fœtaux; que le réseau des cellules étoilées dans le tronc des villosités, à en juger par les gouttelettes graisseuses qu'il renferme, paraît continuer l'acheminement de la nourriture fœtale. Par contre, Bonnet fait valoir que la graisse ne provient pas d'une dégénération graisseuse de l'épithélium utérin, qu'il s'agit bien plus d'une infiltration graisseuse de cet épithélium; cependant il croit que la graisse se forme « sous l'influence de l'épithélium ». Je ne trouve aucune raison qui s'oppose à ce qu'on admette une migration d'une graisse préformée, provenant des tissus riches en graisse de la mère, grâce aux cellules migratrices, depuis que ces dernières ont été observées directement. Que ces cellules de leur côté puissent subir une fonte graisseuse, comme les cellules des glandes mammaires, cela n'est pas moins vraisemblable que la possibilité d'une migration dans les capillaires de l'enfant.

L'analogie du lait utérin et du lait mammaire, sous le rapport des éléments morphologiques, est assez grande pour que l'on puisse en conjecturer une analogie chimique ; — jusqu'à présent on n'a analysé que du lait utérin décomposé, sur le cadavre, — et la différence entre la nourriture de l'homme et du mammifère, avant et après la naissance, ne serait plus alors aussi grande qu'on l'a admis jusqu'ici, à cause de la différence des deux modes de nutrition.

LES PRODUITS DES ÉCHANGES MATÉRIELS DE L'EMBRYON

Pour obtenir des renseignements sur la nature des processus de nutrition qui ont lieu dans l'embryon, il est avant tout nécessaire d'examiner les matières qui naissent en lui-même et qui ne peuvent provenir de la mère ou du liquide ambiant.

Il faut regarder comme élément de cette sorte, la matière glycogène découverte par Claude Bernard dans le placenta de lapines et d'autres rongeurs ainsi que dans le foie, et que W. Kühne a reconnue dans les muscles de l'embryon (1859). Il est à peine possible d'établir à quel moment le foie fœtal produit ce corps, parce que l'ébauche du foie déjà contient de la glycogène et que, au moment de leur formation, les différentes parties de l'embryon — la première ébauche aussi du poulet dans l'œuf — en un mot, presque tous les tissus de l'embryon contiennent de la glycogène ou de la glycose qui en dérive facilement.

D'après les recherches de Mac Donnel, cette glycogène fœtale est sans aucun doute identique à celle de l'adulte ($C^6H^{10}O^5$). Il l'a trouvée dans les tissus cartilagineux d'embryons de poules et de brebis immédiatement après leur apparition, cependant elle en disparaît pendant le développement. Dans la peau, dans les plumes, dans les poils, dans la substance cornée elle est abondante chez l'embryon, plus tard elle n'existe même plus. La substance cornée des pattes d'un fœtus de bête à cornes de quatre mois fournit 18 p. 100 de glycogène, celle des pattes d'un fœtus de bête à cornes presque à terme ne contenait que des traces de glycogène. Dans la peau aussi cette substance disparut dès qu'apparurent des poils plus épais. Les poumons des embryons de différents animaux contiennent dans leurs résidus secs jusqu'à 50 p. 100 de glycogène qui est à peine appréciable au moment de la naissance. Le tissu musculaire du fœtus renfermant de 8 1/3 à 11 2/3 p. 100 de substances sèches contient selon l'âge, de 0,8 à 3 1/2 p. 100 de glycogène qui, chez le mouton, disparaît dans les premières semaines qui suivent la naissance. Dans le muscle cardiaque du fœtus à terme elle manque généralement. Elle s'accumule dans le fois tandis qu'elle diminue dans les autres organes. Le foie d'un fœtus de bête à cornes, de 50 centimètres de long, en fournit 2 p. 100.

Les quantités de glycogène qui peuvent être obtenues du foie d'un fœtus humain à terme tué pendant l'accouchement (par ex. : par la céphalotripsie) sont également grandes bien que très inégales. G. Salomon, immédiatement après l'extraction d'un enfant se trouvant dans ces conditions, du poids de 4 kilos, obtint du foie assez petit, 1 gramme 2/10 de glycogène sèche; d'un foie de 238 grammes provenant d'un autre enfant de plus de 4 kilos, plus de 11 grammes.

Avec de si grandes quantités, la fonction glycogénique du foie ne peut être mise en doute, mais la présence de cette matière dans le placenta, dans la plupart des tissus de l'embryon qui n'ont pas encore été nettement différenciés, et dans l'ébauche du foie longtemps avant le commencement de la sécrétion biliaire, apprend que, dans aucun cas, la cellule du foie chez l'embryon ne peut être le seul lieu de formation de la glycogène. Bien plus, il est probable que tout jeune protoplasma forme de la glycogène et que les leucocytes la portent là où les cellules de l'embryon non encore différenciées n'en ont pas déjà produit.

Malgré les nombreuses recherches expérimentales faites par Hensen et Claude Bernard sur la question de savoir où la glycogène prend naissance et ce à quoi elle donne naissance, il n'a été établi rien de certain jusqu'à présent sous le rapport de l'origine et des transformations de cette substance évidemment très importante pour le fœtus. Seulement la croyance d'après laquelle elle pourrait servir, soit comme élément nutritif de réserve, soit comme matière de combustion, est vraisemblable. Car dans les foies de mammifères hibernant, avec les échanges matériels desquels celui du fœtus a une grande analogie, on a trouvé beaucoup de glycogène et la facilité avec laquelle la glycogène dans l'organisme se transforme en dextrine et en sucre, et celui-ci en acide carbonique et en eau, de même que sa présence très générale dans les muscles, précisément en dehors du cœur, le muscle qui fonctionne le plus, rend plausible l'hypothèse d'après laquelle la faible quantité de chaleur produite par le fœtus, l'albumine étant ménagée, l'est principalement par le fait de la combustion de la glycogène; d'où la possibilité pour elle de s'accumuler dès le début en grande quantité et dans la suite de moins en moins.

Dans tous les cas ce corps composé, dépourvu d'azote, est du nombre de ceux qui prennent naissance et disparaissent dans le fœtus même ou en totalité ou en grande partie. L'œuf d'oiseau ne contient pas de glycogène; mais le tout jeune embryon donne déjà avec l'iode la réaction caractéristique.

Si on appelle *anaplastiques* les matériaux de transformation progressive, et *cataplastiques* les matériaux de transformation régressive, la glycogène qui est formée dans l'embryon par la nourriture qui lui est fournie, appartient alors aux matières anaplastiques. Elle n'est éliminée en nature dans aucun cas, mais elle est accumulée et elle transforme fonctionnellement par elle-même l'organisme en voie de développement, comme la graisse.

Toutefois jusqu'à présent la formation de la graisse et l'accroissement en graisse de l'embryon ont été, aussi, à peine étudiés expérimentalement au point de vue physiologique.

La graisse qui existe régulièrement dans l'embryon de mammifère est-elle formée dans son économie par l'albumine ou par d'autres matières qui lui sont amenées couramment, ou bien lui est-elle fournie telle quelle par le sang du placenta maternel? c'est encore une question pendante. Mais comme la structure des villosités et les expériences sur le passage des éléments morphotiques du sang de la mère au sang du fœtus sont catégoriquement hostiles à la migration régulière de corpuscules graisseux à l'état libre dans le fœtus, on ne peut que regarder comme vraisemblable une production de graisse embryonnale et une importation de graisse dans l'embryon à la faveur de la migration des leucocytes. J'ai déjà exposé ce dernier cas, me basant sur les travaux de plusieurs observateurs. En ce qui concerne le premier, il faut faire des évaluations exactes de la masse totale de la graisse qui se trouve dans l'embryon, avant de pouvoir prendre une décision. La masse totale de la graisse, chez l'homme, s'élève, d'après Fehling, pour 100, à :

Mois :	4	5	6	7	8	9	10
Graisse p. 100 :	de 0,45 à 0,57	de 0,28 à 0,6	de 0,72 à 1,98	de 2,21 à 3,47	2,44	8,7 (décomposition cadavérique)	9,1 (décomposition cadavérique)

Une addition de graisse de plus d'un gramme par mois commence à s'effectuer à partir du sixième mois de la grossesse. Auparavant l'embryon ne renferme généralement que de très faibles quantités de graisse, il ne peut donc avant ni produire plus que des traces de graisse, ni en contenir des quantités notables qui lui auraient été amenées, à moins que la graisse ne se soit pas emmagasinée, mais qu'elle ait été consumée sur-le-champ.

Une oxydation rapide de la graisse dans le jeune embryon est très invraisemblable, car il ne produit que peu de chaleur, il consomme peu d'oxygène.

Chez les embryons de lapins, Fehling a trouvé :

Dans la troisième semaine,	de 2,06 à 2,18	p. 100 de graisse	(2 cas).
— quatrième semaine,	de 2,32 à 5,9	— — — —	(12 —).
Les derniers jours,	de 4,7 à 5,1	— — — —	(2 —).
Chez le nouveau-né,	de 5,9 à 7,2	— — — —	(2 —).

Malgré les grandes oscillations rencontrées dans un seul cas, il découle que chez le fœtus de lapin aussi, il s'accumule beaucoup plus de graisse, par rapport au poids du corps, dans la dernière période du développement que dans la période antérieure.

Se basant sur quelques évaluations peu nombreuses F.-W. Burdach a aussi observé une augmentation de la production graisseuse, pendant le développement, dans l'œuf d'un mollusque (*limnaeus stagnalis*). Car les œufs A en voie de segmentation fournirent beaucoup moins d'extrait éthéré que les œufs B qui contenaient des embryons presque mûrs. La matière sèche s'éleva comme suit, à savoir :

Œufs	A	A	B	B
Poids	0,4375	0,2335	0,275	0,161
Graisse	0,003	0,0015	0,006	0,001
Pour 100	0,685	0,642	2,181	1,553

Les poids des œufs frais étaient pour A, 12^{gr},4655 et 5^{gr},5015; pour B, 7^{gr},089 et 3^{gr},82. On voit, d'après ces nombres, combien est petite la quantité de graisse dont il s'agit en général. La méthode expérimentale, consistant à extraire la graisse avec de l'éther et de l'alcool, et le nombre des recherches sont insuffisants. Cependant les résultats terminaux n'ont pas été démentis. La conclusion que l'auteur a tirée de ces chiffres : diminution de l'albumine, augmentation des matières minérales avec le développement, ne rehausse pas la confiance qu'on peut avoir en eux.

Dans l'œuf de poule en incubation, la quantité des matières extractives par l'éther diminue et cela avec rapidité, quand un embryon se développe dans l'œuf, comme Prévost et Morin ainsi que R. Pott l'ont démontré ; mais avec lenteur, d'après ce dernier, quand l'œuf en incubation n'a pas été fécondé. Pott a trouvé pour 100 grammes d'albumen et de jaune frais dans les œufs couvés, en voie de développement, les valeurs suivantes en grammes :

Jours d'incubation	5	7	11	17 (3 cas).
Extrait éthéré	12,80	11,06	9,73	de 7,87 à 7,93

D'après ceci, il existe une production de graisse dans l'embryon de poulet ou une accumulation en lui de matières absorbées solubles dans l'éther, par conséquent une augmentation de graisse sûrement, et les évaluations de la graisse contenue, faites plus tard encore, sur des embryons de poulet inégalement développés, devraient montrer combien il subsiste, dans l'embryon, de la graisse empruntée au jaune, combien il s'en est transformé.

Il est probable qu'une portion de la graisse — de celle qui d'ailleurs dans l'albumen seulement n'a été trouvée qu'en quantité minime (de 0, 004 p. 100 à 0, 02 p. 100 de substances sèches de cet albumen, dans 6 cas) — est oxydée et fournit en partie l'acide carbonique exhalé dans la période plus avancée du développement. Car aussi l'œuf non fécondé en incubation subit au début une diminution faible seulement, et plus tard une diminution très remarquable de la graisse qu'il contient. Le dix-septième jour de l'incubation, à une température de 39°, le résidu sec de son jaune (et de l'albumen) contient 39,68 p. 100 de graisse, c'est-à-dire autant que le jaune desséché (avec l'albumen) de l'œuf embryonné, au septième jour de l'incubation (39,98 p. 100). Puisque l'œuf non fécondé, chauffé, produit aussi de l'acide carbonique, il en découle approximativement que cet acide carbonique provient de la graisse, et cela est vrai pour l'un et l'autre cas. Cependant l'identification de « graisse » et « extrait éthéré » n'est pas établie et l'acide carbonique produit par l'embryon, dans les derniers jours de l'incubation, ne provient pas de cette graisse, mais des poumons.

D'après les faits existants, on ne peut donc savoir à quel degré les échanges propres de matériaux d'un côté, l'apport immédiat de matières constamment amenées d'un autre côté, participent à l'accroissement de l'embryon en matière. Cet accroissement en matière est, chez l'embryon, d'après ce que l'on connaît, extrêmement plus énergique et plus rapide qu'à n'importe quel moment de l'existence post-natale, comme le prouve déjà l'accroissement en volume dans l'œuf; mais la consommation d'oxygène est pour un même laps de temps beaucoup plus petite qu'après la naissance, et comme un échange actif de matières, c'est-à-dire une transformation chimique rapide des éléments de la nutrition apportés aux tissus ne s'accomplit pas habituellement après la naissance, sans un apport abondant d'oxygène, il paraît extrêmement plausible que l'excédent des matériaux préexistants à la croissance soit emmagasiné dans le fœtus. Dans tous les cas ceci doit être rigoureusement admissible pour les *albumines* parce qu'elles ne peuvent pas être constituées artificiellement par synthèse, par des substances qui ne sont pas déjà des albumines ou qui n'en dérivent pas, chez le mammifère comme ailleurs. Mais au sujet de la quantité d'albumine qui est fixée par l'embryon, dans les seuls mois où le placenta existe, et qui a par conséquent été soustraite directement à la mère, on ne peut pas, à l'époque actuelle, avoir une opinion exacte; car les évaluations de l'albumine contenue, par rapport à 100 parties de la totalité du fœtus, faites par Fehling, ne sont pas suffisantes pour faire connaître avec certitude l'augmentation relative de l'albumine aux différentes périodes.

Par contre, cette augmentation découle d'une façon explicite de plusieurs évaluations faites par Pott sur la totalité de l'azote contenu dans l'embryon de poulet, ainsi que dans le jaune et l'albumen qui en dépendent. Il trouva dans les résidus secs, pour l'azote :

Dans le jaune et l'albumen	6,42	6,31	6,15	6,08	5,08 %
Dans l'embryon	6,18	7,69	8,08	8,11	9,42 %
Jours d'incubation	5	7	8	10	15

Il est démontré par là que la contenance relative en albumine des résidus secs de l'embryon augmente progressivement avec le développement, tandis qu'en même temps, les substances de l'albumen et du jaune qui servent à l'édification de l'embryon diminuent. Cependant il n'est pas admissible que, se basant sur le dosage de l'azote, on calcule directement la quantité d'albumine, parce que, en dehors de ce corps, la lécithine, la nucléine, la vitelline contiennent encore de l'azote dans l'œuf et dérivent en partie de l'albumine.

Pour l'accroissement absolu et relatif des tissus de l'embryon en albumine, que ce soit toujours exlusivement de l'albumine préexistante ou bien de l'albumine engendrée grâce à la fonction propre du protoplasma par transformation des matières albuminoïdes ou dérivant de l'albumine, qui s'accumule sans que jamais ces albumines anaplastiques du blanc d'œuf vivant soient produites par des substances cataplastiques comme l'acide urique, les sulfates, l'ammoniaque, etc., c'est aussi peu douteux pour l'embryon d'oiseau que pour celui de mammifère.

Toutefois, s'il s'agit de prouver que dans l'organisme de l'embryon, des synthèses chimiques et des dissociations véritables non seulement peuvent avoir lieu, mais qu'aussi elles se passent de même que chez l'adulte, il suffit encore d'indiquer la formation de toute une série d'éléments du sang et de sécrétions dans l'œuf. L'hémoglobine rouge, la bilirubine, le pigment de la choroïde, les matières colorées de l'urine, et d'autres substances colorées du fœtus ne sont pas importées du sang de la mère, mais se forment primitivement dans le fœtus. Le fœtus de mammifère fabrique ces substances et un très grand nombre d'autres comme elles, que ne contiennent ni le lait utérin, ni le plasma du sang de la mère, ni enfin l'eau de l'amnios ; il les fabrique, dis-je, avec les corps complexes qui passent dans le placenta. A ce nombre appartiennent dans tous les cas, l'élastine, la collagène, la kératine, la mucine, etc. Par contre la créatine, la créatinine, la xanthine ont été reconnues dans le lait utérin. Leur présence dans le fœtus ne prouvera donc pas leur migration dans celui-ci, mais elle ne pourra non plus avoir de valeur comme signe de transformation de l'albumine par oxydation. Ce dernier phénomène serait démontré plus sûrement par la rencontre de sulfates dans l'urine d'un fœtus qui n'a pas encore respiré, que par la présence fréquente d'acide urique, d'urates et d'urée dans l'urine du fœtus, parce que ces corps se trouvent dans le sang de la mère en plus grande quantité que les sulfates. La préexistence de sulfates en quantité évaluable dans le sang maternel du placenta est de même très problématique.

Mais si dans un organe ou dans une humeur quelconques du fœtus, on reconnaissait régulièrement de l'urée en quantité abondante comme par exemple dans le foie de l'adulte, sans qu'il s'en trouve une quantité correspondante dans le sang de la veine ombilicale, la preuve directe serait alors donnée d'une oxydation de l'albumine avant la naissance : car la quantité d'urée contenue dans l'eau de l'amnios est inconstante et faible. Jusqu'à présent on n'a trouvé, que je sache, qu'une seule fois chez un fœtus humain qui n'avait pas encore respiré, de l'urée en abondance et ce fut (Hecker) dans un liquide ambré contenu dans les deux cavités pleurales d'un enfant asphyxié peu avant la naissance. Cette trouvaille est, quoique pathologique, importante au point de vue physiologique par ce que les tissus des côtes ne présentaient aucune anomalie, que les deux onces de liquide ne pouvaient être de l'eau de l'amnios et ne pouvaient provenir que des tissus du fœtus.

De plus la formation de plusieurs ferments digestifs dans les sécrétions fœtales de l'estomac et de l'intestin, la formation d'acide hippurique dans le fœtus après administration d'acide benzoïque à la mère et la formation des éléments essentiels de la bile, ainsi que du méconium (trouvés dans les produits biliaires et l'eau de l'amnios déglutie) prouvent que dans le fœtus humain, très longtemps déjà avant la naissance, se passent les mêmes processus chimiques que chez l'adulte. Un corps pris prématurément pour un produit spécifique du tissu fœtal vivant, est l'*allantoïne* trouvée dans le liquide de l'allantoïde chez la vache et dans l'urine de génisse. Mais comme Gusserow a reconnu aussi le même corps dans l'urine de femmes enceintes, seulement en quantité beaucoup plus faible, et qu'on a retiré des cristaux d'allantoïne de l'urine d'hommes, on ne peut rien conclure avec certitude de la présence de cette substance dans le fœtus, sous le rapport de sa formation dans les tissus. Il est vrai que l'allantoïne peut très bien provenir, dans l'urine de la femme enceinte, du sang des artères ombilicales ; mais avant de considérer cette sorte d'urée comme un produit cataplastique des échanges des tissus fœtaux, on doit démontrer que les femmes qui ne sont pas enceintes n'en contienent nullement ou seulement des traces dans leur urine.

L'embryon d'oiseau, complètement séparé de sa mère pendant tout le cours de son développement, prouve d'une façon plus frappante que le fœtus de mammifère, qu'il se produit régulièrement dans l'œuf des processus chimiques très intenses et non seulement des synthèses de substances de néoformation, n'existant auparavant ni dans le blanc, ni dans le jaune de l'œuf, — la formation de l'hémoglobine au troisième jour de l'incubation déjà, dans l'œuf de poule, est un des exemples les plus frappants, — non seulement des dissociations de corps complexes préexistants, mais qu'il se produit aussi un processus cataplastique. La production d'*acide carbonique* par l'embryon, avant le commencement de la respiration pulmonaire, et l'excrétion des fèces dans l'œuf fournissent à l'appui une preuve irréfutable.

Au nombre des corps inorganiques qui sont continuellement apportés au fœtus et dont l'existence dans le sang de la veine ombilicale et dans l'eau de l'amnios est démontrée ou n'est pas douteuse, appartiennent le *chlorure de sodium*, le *chlorure de potassium*, les *phosphates de soude et de potasse*, les *phosphates de chaux et de magnésie*. Ces mêmes sels, puisqu'ils se trouvent dans l'un et l'autre sang, doivent abandonner le fœtus par les artères ombilicales, en quantité un peu plus faible il est vrai qu'ils ne lui ont été amenés, car le fœtus les met tous en réserve pendant son accroissement et il n'y a aucune raison pour admettre, que dans le fœtus, leur formation dérive d'autres corps, si ce n'est que de très petites quantités de phosphates proviennent de la lécithine. La plus grande partie des chlorures et des phosphates du fœtus de mammifère dérive dans tous les cas, immédiatement du plasma sanguin de la mère.

Pour le *carbonate de soude*, le même fait ne peut être affirmé. Les données plus anciennes sur la réaction chimique de l'eau de l'amnios attestent que cette réaction est ou neutre ou alcaline, soit que dans un cas la coloration bleue du papier rouge ait disparu par le dessèchement, soit qu'elle ait été causée par de l'ammoniaque. Mais dans ce cas l'eau de l'amnios était en décomposition. La contradiction existant dans les données sur la réaction de l'eau de l'amnios absolument fraîche s'explique probablement simplement parce que dans l'examen du papier de tournesol rouge, violet ou bleu, plongé dans cette eau, aucun changement de coloration n'a été observé (neutralité) ; tandis que l'examen de ce papier ayant été repris quelques minutes plus tard, on obtenait une forte coloration bleue (alcalinité). C'est ainsi du moins que j'ai trouvé, par l'épreuve, la réaction de l'eau de l'amnios de la femme et de la brebis. Cette réaction se comporte aussi avec le papier de curcuma exactement comme s'il s'agissait d'une solution aqueuse de bicarbonate de soude en ce que, là aussi, la coloration brune se produit à l'air, à cause de l'abandon de l'acide carbonique.

Ainsi il faut considérer comme extrêmement probable que du *bicarbonate de soude* est contenu dans l'eau de l'amnios; sa saveur, que j'ai trouvée nettement salée avec un arrière-goût faible mais nettement alcalin, s'accorde avec cette hypothèse.

Ce carbonate de soude provient-il, dans l'amnios, du fœtus ou de la mère? c'est en vérité une question pendante, à laquelle il n'a pas été répondu par une démonstration sur l'œuf d'oiseau.

La *quantité* relative des sels augmente, comme on doit s'y attendre, à cause de la diminution de la richesse en eau des tissus, qui se poursuit graduellement, continuellement, pendant toute la durée du développement.

De dix-neuf évaluations faites sur des cendres par Fehling, on pourrait même déduire que l'augmentation pour cent de la quantité de cendres fournies par le fœtus humain suit, au moins du deuxième au huitième mois, assez exactement une marche proportionnelle au temps, si les cas particuliers étaient plus nombreux. En effet il a trouvé pour la sixième semaine 0,001 p. 100 de cendres; pour le quatrième mois 0,98 et 1,01 p. 100 (2 cas); pour le cinquième mois de 1,04 à 1,91 p. 100 (7 cas); pour le sixième mois de 1,94 à 2,84 p. 100 (3 cas); pour le septième mois de 2,54 à 2,94 p. 100 (4 cas); pour le huitième mois 2,82, et pour le fœtus à terme 2,55 p. 100.

Des dosages, faits par Pott, des matières minérales contenues dans le jaune et l'albumen d'œufs de poules embryonnés et couvés, il résulte clairement aussi que dans l'embryon, du deuxième au onzième jour de l'incubation, la proportion des substances minérales contenues augmente rapidement. Ses humeurs et ses tissus se concentrent continuellement davantage. Car les substances sèches trouvées dans le jaune et l'albumen sont :

Jours d'incubation	2	4	5	7	11
Matières minérales	12,47	11,91	10,85—9,16	8,7—8,25	7,59—7,11 °/₀
			(2 cas)	(2 cas)	(2 cas)

Cette diminution relative, frappante, des éléments minéraux des substances sèches du jaune et du blanc d'œuf, pendant le développement de l'embryon, ne peut reposer que sur une augmentation de la richesse des tissus de ce dernier en phosphates, chlorures, carbonates. J'ai déjà démontré que l'enveloppe calcaire n'y participe nullement.

Les embryons du mammifère et de l'oiseau s'accordent donc en ce qu'il se produit, avec la croissance, une augmentation ininterrompue, continuelle, absolue et relative de la richesse de leurs humeurs et de leurs tissus en matières minérales, en albumine et en graisse. La diminution de l'eau qu'ils renferment est un phénomène connexe. La glycogène contenue augmente au début, puis elle diminue avant la naissance, c'est-à-dire avant la rupture de l'œuf, avec rapidité dans les deux cas.

Il est certain que, dans tous ces processus chimiques, le foie du fœtus joue le rôle principal, puisqu'il reçoit de première main une grande partie du sang frais de la veine ombilicale (du sang des veines allantoïdiennes et omphalo-mésentériques). Mais il reste encore à découvrir où résident spécialement les fonctions spécifiques du foie de l'embryon, qui de très bonne heure est déjà d'une grosseur extraordinaire. Que dans les cellules hépatiques, une grande quantité d'oxygène de l'hémoglobine des globules du sang de la veine ombilicale soit distraite et consommée, cela est prouvé par la coloration sombre du sang des veines hépatiques que j'ai vue chez l'embryon de mammifère en vie, en opposition avec la coloration claire du sang du canal d'Arantius.

INFLUENCE DE L'ACCOUCHEMENT SUR LES ÉCHANGES DES TISSUS DU FŒTUS

Les modifications que les échanges de matières du fœtus de mammifère et du fœtus humain éprouvent contrairement à tous les autres vertébrés, par le fait de l'accouchement, ont été à peine encore étudiées d'une façon spéciale, mais elles sont très notables. Elles contribuent en effet à faire paraître souvent problématique l'existence consécutive du fœtus qui a survécu, sain et sauf, à sa naissance.

Tout d'abord l'échange par diffusion, d'oxygène entre le sang et les tissus, immédiatement après la naissance, doit être essentiellement modifié, parce que, après l'oblitération des canaux d'Arantius et de Botal, la pression du sang artériel baisse énormément. Au moment de la première inspiration, le sang aspiré par les poumons, du ventricule droit qui n'est plus maintenant aussi abondamment approvisionné de sang qu'avant la naissance, devient plus concentré à cause de la rapide exhalation de vapeur d'eau pendant l'expiration ; il doit donc emprunter aux tissus plus d'eau qu'avant la naissance. En outre le sang élimine pour la première fois de l'acide carbonique dans les poumons, sans recevoir quelque compensation que ce soit; de plus, étant donnés l'interruption de la circulation placentaire et l'écoulement de l'eau de l'amnios, tout accès d'eau et de matières nutritives se trouve en quelque sorte complètement suspendu et, dans ce contraste radical qui existe avec leur surabondance intra-utérine, dès maintenant même, l'accroissement soudain de l'absorption d'oxygène amoindrit immédiatement le capital de substances oxydables apporté au monde. Les pertes énormes de chaleur, jamais éprouvées auparavant, surviennent soudainement aussi et les mouvements musculaires, moins ceux des membres que ceux de l'appareil respiratoire, élèvent encore l'intensité de ces processus cataplastiques qui se multiplient avec l'établissement graduel de la respiration régulière, avec l'augmentation de la quantité d'oxygène fixée à l'hémoglobine des globules sanguins des capillaires pulmonaires, et qui s'accroissent nécessairement, à partir des premiers moments de la vie extra-utérine, avec la formation et l'élimination de l'acide carbonique des tissus et du sang.

L'enfant qui vient de naître doit être considéré, en fait, pour toutes ces raisons, comme un être absolument privé de protection. Il se trouve dans une situation physiologique plus mauvaise que celle de l'adulte qui a faim, parce que celui-ci peut déjà consommer plus de graisse, et plus mauvaise aussi que celle de l'oiseau qui éclôt avec des débris de la vésicule ombilicale. De plus, la plupart des animaux ne sont pas exposés, comme le petit être humain, au danger d'un refroidissement aussi rapide.

Tous les dommages qui frappent presque subitement l'organisme humain par le fait de la naissance seront toutefois réparés, dans les circonstances normales, par l'absorption d'une nourriture assimilable, par le colostrum et le lait tétés. Par là, le sang recouvre son eau perdue dans les poumons. Grâce à la graisse du lait et au sucre de lait, les tissus réparent les pertes subies en corps gras et en hydrates de carbone, nécessaires à la production croissante de l'acide carbonique et de la chaleur. La consommation croissante de l'albumine, qui se révèle par une élimination d'urée plus abondante, n'est pas, à vrai dire, enrayée par l'introduction de caséine dans l'économie, mais une diminution plus considérable de l'albumine innée est dorénavant empêchée et bientôt, une addition de matières nouvelles sera rendue possible. Les processus anaplastiques reprennent la prépondérance.

La série de ces changements importants éprouvés par le nourrisson n'appartient plus au cadre de ce livre qui se borne aux phénomènes intra-utérins et aux fonctions du nouveau-né avant la première absorption de nourriture.

Pour mieux faire comprendre les processus de nutrition les plus précoces de l'embryon, discutés dans cette partie, particulièrement la participation de la vésicule ombilicale à ces phénomènes, participation probable, d'après les explications données plus haut, chez l'homme aussi, l'esquisse ci-jointe d'un embryon humain de quatre semaines environ peut être utile; elle a été dessinée

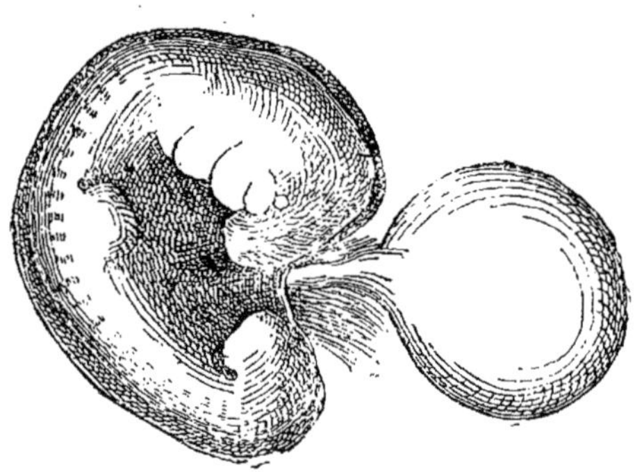

Fig. 14.

d'après une photographie originale, que je dois à M. le professeur His (de Leipzig). C'est le portrait de l'embryon que His a présenté dans son anatomie de l'embryon humain et qu'il a nommé B. On voit la vésicule ombilicale pédiculée et le pédicule abdominal plus apparent ici que dans l'épreuve photographique. L'embryon est recouvert immédiatement par l'amnios. Étant donné le degré de perfection des autres organes, cet embryon correspondrait à peu près à un embryon de poulet de cinq jours.

QUATRIÈME PARTIE

LES SÉCRÉTIONS DE L'EMBRYON

CHAPITRE PREMIER

L'EAU DE L'AMNIO

Quoique l'eau de l'amnios ne soit pas sécrétée dans sa totalité par l'embryon, elle trouve cependant sa place ici, avant l'étude des sécrétions et excrétions propres du fœtus, parce que quelques auteurs croient encore aujourd'hui qu'elle n'est essentiellement que de l'urine du fœtus et qu'elle est produite par l'embryon seul.

La dénomination de ce liquide sur laquelle on a beaucoup discuté, telle que *liquor amnii* ou aussi *humor amnii, colliquamentum amnii,* « eau de l'amnios » et *amnios* tout court, n'est pas suffisamment explicite. Car ni l'*amnion* grec, une coquille servant à recueillir le sang de l'animal immolé, ni *amnos* ou *amnios* agneau, ni ἀμεινος = *optimus* non plus, ni *amneios* s'appliquant au mouton, ne fournissent une étymologie acceptable en quoi que ce soit.

'Αμεινος ὑμην, *optima membrana* est aussi dépourvu de sens que l'étymologie d'agneau; elle dériverait donc de ἀμνεῖος, parce que la membrane qui renferme l'eau de l'amnios ou amnion est « blanche et douce comme un mouton » (!) ou parce que les anatomistes anciens ont dû faire leurs recherches sur le fœtus, habituellement avec des moutons chez lesquels ils apercevaient l'embryon, après l'incision du sac gravide à travers cette membrane. L'amnion de la femme doit avoir été connu des médecins et des sages-femmes beaucoup plus tôt que celui de la brebis. Aristote dit formellement que ce liquide est appelé πρo-φορος par les « femmes » visiblement parce qu'il fait irruption le premier, c'est-à-dire avant l'enfant. La désignation *amnios* employée en premier lieu par Empédocle pour la membrane qui renferme cette eau, a été employée dans la suite aussi pour désigner le liquide lui-même. Mais comme cette membrane est, par rapport aux autres membranes de l'œuf, très délicate et facile à déchirer, je présume que son nom primitif dérive de ἀμενος faible, délicat. Puis, de là, il serait devenu ἀμνιος et les commentaires de Galien manquant de critique, criblés de maintes dénominations anatomiques dépourvues de sens, ont transformé les mots en « membrane de mouton » et « eau de mouton » malgré que les bonnes expressions allemandes *Kindswasser*, *Eiwasser*, *Geburtswasser*, *Mutterwasser*, etc. (*eau de l'enfant, eau de l'œuf, eau de l'accouchement, eau de la mère*) existassent déjà ou s'offrissent d'elles-mêmes.

La fonction de l'*eau de l'amnios* ne peut guère, dans ces derniers temps, être considérée comme douteuse. Elle est en vérité un mode de nourriture pour le fœtus, mais si elle n'est pas déglutie en abondance, elle doit moins contribuer à la nutrition qu'à l'alimentation en eau, comme cela résulte de son faible poids spécifique. Ce poids s'élève toujours, d'après Levison, entre 1gr,0005 et 1gr,007 pour l'eau de l'amnios qui s'est écoulée pendant l'accouchement; d'après Prochownick, entre 1gr,0069 et 1gr,0082 (dans l'hydramnios, entre 1gr,0060, et 1gr,0085), cependant dans la vingtième semaine, à 1gr,0122.

Il est en outre prouvé qu'un monstre peut se développer, même s'il lui manque la faculté de déglutir, quand l'œsophage par exemple est imperforé au commencement, ou bien que les orifices de la bouche et des narines font défaut, ou bien la tête entière. De tels monstres sont souvent très bien nourris quand ils naissent et leur intestin contient du méconium. Ainsi la déglutition intra-utérine de l'eau de l'amnios n'est indispensable ni à la nutrition du fœtus par l'intestin ni à la production de méconium. Mais qu'elle pénètre à travers la peau, longtemps avant que la déglutition puisse se produire, c'est essentiel pour l'histogenèse de l'embryon; elle joue donc un rôle embryotrophique, cela a déjà été prouvé dans une partie antérieure de cet ouvrage.

Il y a à rechercher l'utilité extérieure de l'eau de l'amnios en ce qu'elle rend possible au fœtus les mouvements, les changements de siège et de position, en ce qu'elle maintient une température uniforme, en ce qu'elle le protège, par une bonne défense, contre les influences nocives de l'extérieur, — choc, pression, mouvements de la mère, — en ce qu'elle préserve les rapports du placenta contre les perturbations et qu'elle conserve la souplesse de la peau, en ce qu'elle s'oppose à la production éventuelle de contractions utérines que les mouvements du fœtus pourraient provoquer.

Chez l'embryon d'oiseau, il y a à considérer des facteurs à peu près analogues. Les mouvements énergiques de pendule de l'embryon, principalement, ne seraient pas possibles sans une grande quantité d'eau de l'amnios.

L'opinion ancienne d'après laquelle l'ankylose des membres avec le tronc serait empêchée par l'eau de l'amnios est par contre improbable ; jusqu'ici, rien n'a pu même la rendre vraisemblable. Cependant O. Küstner (1880) a fait ressortir à propos de ses recherches sur la fréquence du pied plat inné, que dans le cas d'une faible quantité d'eau de l'amnios, les parties superficielles du fœtus peuvent être appliquées immédiatement sur la face de l'amnios, par conséquent sur la parois de l'utérus et que par là la pression intra-utérine peut exercer une influence notable sur les formes du fœtus.

Les faits d'après lesquels les voies de l'accouchement sont lubréfiées par la rupture de la poche ne doivent pas être mis au nombre des propriétés de l'eau de l'amnios régulièrement favorables au fœtus et à la mère, parce que des animaux et des femmes expulsent quelquefois l'eau de l'amnios dans l'œuf intact et que les accouchements appelés secs, dans lesquels l'eau de l'amnios s'échappe de nombreuses heures avant la sortie de l'enfant, n'appartiennent pas à l'exception. Certes les douleurs sont alors plus grandes dans la période de l'expulsion. C'est dans ces limites que l'eau de l'amnios facilite la sortie de l'enfant.

Le volume de l'eau de l'amnios, chez la femme, fut évalué par H. Fehling qui rompit la poche des eaux à l'aide du doigt ou d'un trocart, recueillit le liquide immédiatement à sa sortie et le mesura ; l'eau qui s'était écoulée fut recueillie sur un lit de lin taré. Il était extrêmement difficile d'obtenir ainsi complètement l'*eau écoulée* et sans qu'elle fût souillée par le sang ou l'urine. Sur trente-quatre fœtus presque à terme, le minimum de l'eau de l'amnios s'éleva en centimètres cubes à 265, le maximum à 2300 (anormal) ; les enfants à terme avaient en moyenne 680, les fœtus à partir du milieu du neuvième mois jusqu'à la moitié du dixième 432^{cc} de liquide. F. Levison trouva en moyenne sur vingt-deux cas, 821 grammes. Gassner, sur trente-cinq cas, en moyenne 1730 grammes pour la fin de la grossesse.

Entre le degré du développement du fœtus et le volume de l'eau de l'amnios, il n'existe donc aucun rapport; il n'y en a non plus aucun entre le poids du placenta et le volume de l'eau de l'amnios : mais les fœtus plus lourds ont d'après Gassner plus d'eau de l'amnios que ceux qui le sont moins et le même fait a été observé chez les animaux. Dans le cas d'enroulement du cordon, il survient souvent une plus grande quantité de l'eau de l'amnios, d'où il faut en déduire qu'une grande longueur du cordon, et un accroissement de volume de l'eau de l'amnios favorisent la disposition enroulée, disposition qui se produit aussi sans hydramnios ni enroulement prématuré. Une longueur de cordon supérieure à la normale n'est pas liée absolument, d'une façon régulière, à une plus grande quantité de l'eau de l'amnios, comme Fehling le croyait. G. Krukenberg, se basant sur les propres nombres de Fehling, démontre que les mesures prises ne fournissent pas d'éclaircissement à ce sujet, car elles donnent pour les fœtus à terme et pour ceux nés prématurément, en moyenne :

Longueur du cordon	36	44	56	63	73	Cm.
Eau de l'amnios	970	562	1015	619	578	Cc.

Que les embryons d'animaux qui ont la plupart un cordon d'une longueur relativement plus courte que celui du fœtus humain, soient généralement baignés dans une quantité d'eau de l'amnios relativement plus faible, ce n'est pas vraisemblable; que les contours en spirales du cordon et de ses vaisseaux (conditions qui pourraient être favorables à une transsudation ou à une filtration) chez les animaux, aient de la relation avec le volume de l'eau de l'amnios, de telle façon que ce volume soit plus faible quand le cordon n'est pas enroulé, ce n'est également pas vraisemblable. La brebis a beaucoup d'eau de l'amnios, la femelle de cobaye en a peu; quand même, dans les deux cas, le cordon est peu ou n'est point enroulé.

L'insertion du cordon sur le placenta pourrait avoir aussi de l'importance au point de vue de la quantité de l'eau de l'amnios, en tant que, dans le cas d'une insertion plus basse, il s'exercerait sur le placenta une pression d'eau plus élevée. Une élévation de pression de la circulation ombilicale se produit plus facilement dans les cas d'insertion anomale. L'on comprendrait ainsi que, dans le cas d'insertion marginale du cordon, l'eau de l'amnios (d'après Fehling) aurait été trouvée quelquefois accrue. Ce fait n'est pas du domaine de la physiologie.

On ne sait de quoi dépend la quantité de l'eau de l'amnios.

La composition *chimique* de l'eau de l'amnios prouve que ce liquide a le caractère d'un liquide *séreux* qui peut transsuder immédiatement, au moins en partie, des vaisseaux sanguins. Pour des quantités de 300 à 2045 centimètres cubes recueillies, elle renfermait, d'après les évaluations faites par Fehling, pour seize accouchements, de 1gr,07 à 1gr,60 p. 100 de résidus secs et de 0gr,51 à 0gr,88 p. 100 de cendres. Prochownick a trouvé de 1gr,3 à 1gr,8 p. 100 de résidus secs et de 0gr,39 à 0gr,59 p. 100 de matières inorganiques (dans huit cas) à la fin de la grossesse.

Il n'existe jamais un rapport constant entre la quantité et la concentration de l'eau de l'amnios. Un poids spécifique nettement faible ne coïncide pas toujours avec une augmentation en volume. Par contre, il résulte des neuf dosages de l'albumine faits par Fehling, que le résidu sec monte avec la quantité d'albumine contenue; assurément les nombres pour cent, se rapportant à ce dernier corps, oscillaient entre 0gr,059 et 0gr,25; les nombres se rapportant au premier oscillaient entre 1gr,06 et 1gr,42, et entre ces limites le parallélisme n'existait pas dans tous les cas, pas plus que dans les 14 évaluations de Prochownick qui donnèrent de 0gr,06 à 0gr,71 p. 100 d'albumine; mais les écarts ne sont pas nombreux; en général la quantité de l'albumine contenue dans l'eau de l'amnios monte avec le degré de concentration de ce liquide.

L'urée que contient l'eau de l'amnios est sujette à de grandes variations. D'après les évaluations de Fehling, sur quinze fœtus, l'eau de l'amnios à la sixième semaine contenait 0gr,006 p. 100 d'urée; pour un nouveau-né d'une longueur de 54 centimètres, du poids de 4 010 grammes, 0gr,0083; dans sept cas de 0gr,026 à 0gr,048; et dans quatre cas de 0gr,051 à 0gr,081; dans le dixième mois 0gr,046; dans le neuvième mois, 0gr,030 en moyenne. Il n'existe aucune proportion entre la quantité relative de l'urée et le degré du développement, comme on devait le conjecturer déjà d'après les données très différentes sur la quantité de l'urée contenue dans l'eau de l'amnios du fœtus à terme. La quantité absolue de l'urée contenue dans la totalité de l'eau de l'amnios ne pourrait être vérifiée à cause de l'impossibilité de recueillir le liquide sans en perdre. Pour la fin de la grossesse, différents observateurs ont trouvé des quantités d'urée très inégales qui, en partie, principalement quand leur écart est considérable, doivent être attribuées probablement aux méthodes des évaluations quantitatives. Picard a trouvé de 0gr,0267 à 0gr,035; Litzmann (Colberg), 0gr,05; Winckel, 0gr,42 (dans des cas d'hydramnios, de 0gr,086 à 0gr,104); Gusserow, de 0gr,14 à 0gr,35; Prochownick, de 0gr,018 à 0gr,026 (dans l'hydramnios, jusqu'à 0gr,034) p. 100 d'urée dans l'eau de l'amnios de la femme. On a cependant généralement trouvé dans les stades les plus reculés (dans la sixième semaine), la quantité d'urée extrêmement basse et maintes fois l'urée fait complètement défaut, sans que jamais une décomposition complète d'urée préexistante, comme par exemple une production de carbonate d'ammoniaque, ou qu'une épreuve chimique défectueuse puissent être objectées.

Puisque tous les liquides séreux contiennent de 0gr,006 à 0gr,06 ou (pour des évaluations semblables du liquide de l'ovaire) 0gr,16 p. 100 d'urée, l'hypothèse d'après laquelle l'urée trouvée normalement dans l'eau de l'amnios provient exclusivement des reins du fœtus n'est pas justifiée.

L'urine du fœtus humain, même quand la quantité d'urée contenue dans l'eau de l'amnios s'élève au-dessus de celle que l'on trouve dans les sérosités, ne doit pas être considérée comme la source exclusive de l'urée, parce que jusqu'à présent la quantité de l'urine émise par le fœtus et celle de l'urée contenue dans cette urine n'ont pas été évaluées et que d'autres sources ne sont pas exclues. Quand l'eau de l'amnios, de la sixième à la vingtième semaine, ne contient pas plus de 0gr,018 p. 100 d'urée, elle se comporte alors comme un liquide séreux et en général l'élévation de la quantité d'urée contenue dans les derniers mois de la gestation n'est pas expliquée avec certitude par des émissions répétées d'urine par le fœtus. On ne peut cependant pas réfuter cette explication.

Ce fait, que dans l'eau de l'amnios on a trouvé plus de phosphate de calcium et de chlorure de sodium, que dans les premières urines émises par le nouveau-né, ne s'élève pas contre le mélange dans l'utérus, de l'eau de l'amnios et de l'urine du fœtus, car ces substances, comme les phosphates alcalins (que Scherer a reconnus) peuvent provenir du sang de la mère.

Mais qu'un mélange de l'urine fœtale et de l'eau de l'amnios, mélange qui vers la fin de la grossesse est vraisemblable, n'ait pas toujours lieu, cela est prouvé par l'existence de ce dernier liquide quand le fœtus n'a absolument ni reins, ni vessie, ni uretères ou que les reins sont complètement privés de leurs fonctions par suite d'une dégénération prématurée.

Pour évaluer d'une façon approximative la quantité d'urine qui pourrait être émise par le fœtus dans l'eau de l'amnios, Fehling a fait prendre à des femmes enceintes, deux fois par jour, du salicylate de soude ou du ferrocyanure de potassium. Ce dernier corps n'a pu être retrouvé, sur dix-sept cas, que trois fois dans l'eau de l'amnios, et de ces trois résultats positifs, il découla que la quantité d'urine contenue dans l'eau de l'amnios était au maximum de 1 p. 100, tant les réactions furent faibles.

En outre, le ferrocyanure faisait défaut dans la première urine du nouveau-né, mais existait dans la seconde. Du salicylate de soude ayant été administré pendant quelques jours, la première urine du nouveau-né donna déjà une réaction positive.

Mais toutes les expériences positives de cette sorte ne démontrent pas que de l'urine fœtale se mêle à l'eau de l'amnios, et les expériences négatives ne prouvent pas que ce cas ne se présente pas. Car, si une substance étrangère passe de l'estomac de la femme enceinte dans l'eau de l'amnios, cela ne prouve pas qu'elle a dû nécessairement passer par le fœtus, qu'elle a dû provenir des reins ou même des glandes cutanées du fœtus; elle a pu aussi, dans les limites du possible, passer du cordon ombilical, des membranes de l'œuf, du placenta dans l'eau de l'amnios. Et, pour ce qui est des expériences négatives, il est possible, lorsqu'une substance étrangère qui a été injectée à la mère, se retrouve dans l'urine du nouveau-né et non dans l'eau de l'amnios, que cette absence ne soit due qu'à la non émission accidentelle de l'urine dans l'amnios, et plus probablement encore à une recherche défectueuse.

Comme, d'un côté, on a trouvé, chez l'homme, de l'iodure de potassium, aussi bien dans l'urine du nouveau-né que dans l'eau de l'amnios, quand il a été administré à la mère avant l'accouchement; comme, d'un autre côté, ce corps facilement diffusible a toujours été retrouvé dans l'urine fœtale, quand il était apparu dans l'eau de l'amnios, l'opinion de la médecine ancienne, non expérimentale mais spéculative, opinion reprise par Gusserow, ne parut pas invraisemblable, à savoir que non seulement le fœtus urine abondamment dans l'eau de l'amnios, mais que cette dernière elle-même est exclusivement une excrétion du fœtus.

Cela me mène à l'éclaircissement d'un des problèmes les plus anciens et les plus intéressants de la physiologie de l'embryon, je veux parler de la question de l'*origine de l'eau de l'amnios*.

Il est clair que l'acceptation de l'opinion, d'après laquelle cette eau provient uniquement de la faculté hypothétique qu'a l'embryon de produire de l'urine ou d'éliminer tout autre liquide aqueux, est inadmissible si, abstraction faite des monstres, sans organes uropoiétiques, il peut être établi avec sûreté qu'un corps facilement diffusible peut passer en abondance du sang de la mère dans l'eau de l'amnios, sans entrer dans le sang du fœtus.

C'est Zuntz qui fit, le premier, cette expérience, en injectant dans l'une des veines jugulaires d'une femelle de cobaye en état de gestation avancée, une solution d'indigo-sulfate de soude, cela lentement et dans l'espace d'une heure. Les animaux, qui mouraient rapidement à la suite d'une injection plus hâtive, présentaient toujours une coloration bleuâtre de l'eau de l'amnios, tandis qu'aucune partie du fœtus, particulièrement les reins, le foie et la petite quantité d'urine trouvée dans la vessie, n'indiquaient la plus petite trace d'une coloration bleue. Même après la mort prématurée du fœtus, provoquée par l'injection d'une lessive de potasse concentrée, il se manifesta, dans les conditions expérimentales ci-dessus, cette couleur bleuâtre dans l'eau de l'amnios.

Wiener a fait encore d'autres expériences sur des lapines en état de gestation, à l'aide d'injections (d'indigo-sulfate de soude); il résulte, en effet, de ces expériences qu'il n'est plus possible de douter que le sang de la mère contribue directement à la formation de l'eau de l'amnios. Quand on injectait une solution plus ou moins concentrée du corps en question dans l'une des veines jugulaires d'une femelle en état de gestation avancée, on pouvait retrouver presque toujours la matière colorante, ne fût-ce parfois qu'en quantité minime, dans l'eau de l'amnios, que la mère en eût reçu peu ou beaucoup. Dans le fœtus, au contraire, il ne fut pas possible de rencontrer trace de la matière colorante; à plusieurs reprises on trouva dans la vessie du fœtus un peu d'urine claire.

Mais pour obtenir des conditions plus favorables au passage de la matière colorante de la mère dans le fœtus, Wiener empêcha l'élimination de l'indigo-sulfate de soude dans les reins de la mère, par la double néphrotomie opérée avant l'injection dans la veine jugulaire. Alors encore il obtint le même résultat : il ne fut pas possible de trouver, dans les fœtus, trace de la matière colorante; dans l'eau de l'amnios elle se rencontra par grandes quantités. Il est particulièrement digne de remarque, dans l'occurrence, qu'on trouva la partie maternelle du placenta colorée et la partie fœtale non colorée; mais les membranes de l'œuf étaient d'un bleu intense. Il est donc de la plus grande probabilité que la matière colorante avait passé, non point par le placenta, mais par les membranes de l'œuf directement dans l'eau de l'amnios. Cependant ces constatations n'ont de valeur que pour la seconde moitié du développement intra-utérin, puisque, pour les embryons de lapins, pendant la première moitié de la gestation, on trouva « aussi peu que rien » de la matière colorante dans l'eau de l'amnios, même après la néphrotomie pratiquée sur la mère. De même chez des chiennes pleines, le pigment ne passa ni dans le fœtus ni dans l'eau de l'amnios.

Mais Wiener conclut, à bon droit, des expériences faites sur des lapines en état de gestation avancée, que *des substances passent directement du sang de la mère dans l'eau de l'amnios.* La grande différence qui existe entre les placentas de la lapine et de la femme ne permet certes pas provisoirement d'appliquer à cette dernière une conclusion tirée, jusqu'ici, exclusivement à la suite de l'injection d'une seule substance dans les veines de lapines seulement, durant les derniers stades de la gestation; mais, malgré ces restrictions, l'opinion de Gusserow et d'autres auteurs, d'après laquelle « l'eau de l'amnios est exclusivement un produit du fœtus », se trouve réfutée. Pourtant l'hypothèse ancienne, qui en est indépendante et qui a été reprise à nouveau par Gusserow, à savoir que l'urine fœtale se vide dans l'eau de l'amnios, n'est pas réfutée pour cela; et il a importé à Wiener de la démontrer par des séries d'expériences spéciales, qui seront décrites plus loin (Voy. chapitre suivant).

Il s'agit ici de rechercher si quelque autre corps, étranger à l'organisme normal et facilement reconnaissable en très petite quantité, se comporte comme l'indigo-carmin, en passant régulièrement, du sang de la mère dans l'eau de l'amnios, et non, en quantité égale, pour un même laps de temps, dans le fœtus. — G. Krukenberg, de Bonn, a répondu clairement à cette question par une expérience très remarquable. Le corps qu'il employa, c'est-à-dire l'iodure de potassium, avait été, en réalité, employé déjà fréquemment avant lui, dans les expériences sur les échanges matériels entre la mère et le fœtus mais personne avant lui n'avait obtenu de résultat constant. Dix fois Krukenberg put, durant des accouchements survenus au terme normal de la grossesse, l'orifice du col n'étant encore que peu dilaté, obtenir de l'eau de l'amnios absolument pure, à la suite d'une ponction de la poche des eaux à l'aide d'un long trocart, après un lavage parfait du vagin, les femmes en travail ayant absorbé, quelques heures auparavant seulement, une solution d'iodure de potassium dans de l'eau. La découverte du corps eut lieu dans les dix cas. Comme réactifs on employa l'empois d'amidon, additionné d'un peu de nitrate de potasse et d'acide sulfurique. Pour l'expérience, l'eau de l'amnios fut évaporée jusqu'à siccité, le résidu réduit en cendres, et les cendres filtrées avec de l'eau chaude. La matière filtrée, de 2 à 3 centimètres cubes en tout, donna, après le refroidissement et l'addition de quelques gouttes du réactif, la coloration bleue de l'iodure d'amidon.

De même chez des lapines en état de gestation avancée, auxquelles on avait fait une injection sous-cutanée de 1 gramme 1/2 d'une solution à 50 p. 100 d'iodure de potassium, on put constater, au bout d'une heure et demie, même dans le cas d'addition directe du réactif à l'eau de l'amnios, on put constater, dis-je, avec sûreté chaque fois (dans vingt-quatre expériences sur de l'eau de l'amnios, recueillie pure, de six lapines en état de gestation avancée), la présence de l'iode. La coloration bleue, dans ces cas, était chaque fois très intense. Mais les soixante-deux reins des fœtus, écrasés ou réduits en cendres, ou ne donnèrent nullement la réaction iodique (vingt-six), ou ne donnèrent qu'une coloration « faible (dix-huit), ou d'une intensité modérée (six), ou sans netteté (douze) ». On ne put obtenir de l'urine d'aucun des fœtus.

Ces expériences confirment entièrement l'opinion d'après laquelle l'eau de l'amnios provient d'une transsudation du sang de la mère. Car, si des corps aussi facilement diffusibles que l'iodure de potassium passent en abondance, chez des animaux (lapins) et chez les femmes en travail, dans l'eau de l'amnios, sans pouvoir être retrouvés chaque fois dans le fœtus, la conclusion suivante est très vraisemblable, à savoir qu'une partie de l'eau de l'amnios, durant les derniers temps de la gestation, passe directement du sang de la mère dans l'amnios. Il paraît même possible que la totalité de l'eau de l'amnios ne provienne que de cette source, quand le fœtus n'y mêle pas son urine ou toute autre excrétion, comme c'est le cas ou comme ce peut l'être chez les monstres atteints d'hydronéphrose.

Ce résultat important est corroboré encore par ce fait, que des transsudations tant soit peu anormales n'ont pu être provoquées, comme cela arrive avec les injections intra-veineuses d'indigo-carmin, et que les expériences ont été faites sur la femme en bonne santé.

Mais les expériences de Krukenberg ont confirmé aussi ce que Wiener avait observé chez les animaux dans des stades moins avancés de la gestation, à savoir qu'à cette époque l'iodure de potassium ne passe point ou ne passe qu'en petite quantité dans l'eau de l'amnios et dans le fœtus. Chez des lapines qui furent traitées du dix-septième au vingt et unième jour de la fécondation (non répétée) comme les autres, il ne fut pas possible de trouver de l'iode ou on n'en trouva qu'une trace à peine sensible dans l'eau de l'amnios, c'est-à-dire de neuf à treize jours avant le terme de la gestation. Dans un cas de naissance prématurée, chez la femme, — l'enfant pesait $1^{kg},850$; le cordon ombilical mesurait 42 centimètres — on put constater de l'iodure de potassium il est vrai, dans la première urine de l'enfant, immédiatement après la naissance, mais non dans l'eau de l'amnios.

La cause pour laquelle le passage des corps dans l'eau de l'amnios ne s'effectue pas, corps qui, dans les dernières semaines ou les derniers jours de la gestation passent abondamment, Wiener en chercha dans les couches liquides qu'on trouve entre les membranes de l'œuf; mais Krukenberg n'obtint avec le liquide situé entre l'amnios et le chorion, lequel entre presque seul en considération ici, ou point de réaction du tout (seize fois) ou seulement qu'une réaction faible (six fois) chez des lapines. Il croit que ce sont bien plutôt les membranes de l'œuf, particulièrement le chorion, qui, chez la femme également, au début de la grossesse ou avant les derniers stades, rendent difficile le passage, leur perméabilité augmentant toujours davantage avec la marche du développement de l'embryon. Assurément les expériences et les découvertes anatomiques concordent bien mieux avec cette hypothèse. Il découle déjà des expériences de Wiener et de Krukenberg que, pour la lapine *vers la fin de la gestation, les corps diffusibles passent directement du sang de la mère, à travers les membranes de l'œuf, dans l'eau de l'amnios, mais non au commencement de la gestation.*

Il est donc vraisemblable que, vers la fin de la grossesse, chez la femme également, une partie de l'eau de l'amnios passe par transsudation du sang de la mère dans la poche amniotique.

Aucune propriété de l'eau de l'amnios ne s'oppose à l'acceptation de cette opinion. Mais aucune n'exclut le mélange avec l'urine fœtale.

Le problème de la provenance de l'eau de l'amnios, avant la fin de la gestation, a été, sous un autre point de vue, rapproché de sa solution par H. Jungbluth (1869). En effet, cet expérimentateur découvrit sur la partie des vaisseaux du placenta fœtal, qui est en contact intime avec l'amnios, de très petites artères qui étaient rattachées aux veines par un réseau capillaire, *vasa propria*, vaisseaux qui, se trouvant en communication avec ceux du cordon ombilical, paraissaient aptes, depuis le moment où le placenta commence à se former, jusqu'à leur oblitération, à laisser passer dans l'amnios un liquide séreux. L'existence prolongée insolite de ces vaisseaux de Jungbluth provoquerait une excrétion excessive de l'eau de l'amnios, hydramnios, et à l'inverse, dans le cas de manque d'eau de l'amnios, il y aurait dégénérescence hâtive de ces vaisseaux.

C'est en se basant sur ses injections expérimentales faites sur des placentas de femmes, que Jungbluth affirme avec assurance que le liquide amniotique ne provient, comme on voulait l'admettre auparavant, ni du placenta utérin, ni des glandes salivaires ou lacrymales du fœtus, ni de ses glandes sudoripares, ni de son intestin, ni de ses reins, ni de ses glandes mammaires, ni du cordon ombilical, mais uniquement du placenta, c'est-à-dire du placenta fœtal et, en vérité, par des capillaires sanguins spéciaux en contact intime avec l'amnios, capillaires de la membrane limitante, les *vasa propria*.

D'après cette nouvelle opinion, l'eau de l'amnios est donc, pour le moins en partie, un produit de la transsudation du sang fœtal contenu dans le placenta, qui, par osmose, se trouve en relation avec le sang de la mère; mais il n'est ni une sécrétion, ni une excrétion du fœtus, ni un produit de la transsudation directe du sang de la mère, dont la propriété ne peut cependant être comprise sans une influence sur la production et la quantité de l'eau de l'amnios. De plus l'intensité de la production de l'eau de l'amnios, considérablement accrue dans certains cas pathologiques — dans l'hydramnios, et peut-être aussi dans l'hydrorrhée des femmes enceintes — n'est que l'exagération d'un processus physiologique; et, en général, il n'est pas possible de marquer une ligne de séparation nette entre les quantités physiologiques et pathologiques de l'eau de l'amnios.

Sous le rapport historique, il y a lieu de considérer une opinion, émise par Lobstein dans son livre concernant la nutrition du fœtus (1802), comme étant une avant-courrière du travail de Jungbluth. Le premier dit en effet (§ 31) : « L'observation enseigne que de très petits vaisseaux sanguins s'épanouissent sur la surface du placenta maternel tournée du côté du fœtus; que ces vaisseaux laissent passer par transsudation une partie du liquide aqueux qu'on a injecté dans les vaisseaux ombilicaux; qu'à cet endroit on trouve très souvent de l'eau extravasée entre les deux membranes, etc., tout cela semble donner à entendre qu'une exsudation séreuse part de la surface lisse de cette portion de l'organe. Il faut néanmoins chercher la véritable source de l'eau de l'amnios dans toute l'étendue des membranes de l'œuf. » Il y a là plus qu'une simple divination. Car, d'après cela, il y a lieu d'admettre que Lobstein avait fait déjà les mêmes observations et tiré les mêmes conclusions que Jungbluth. Ce dernier écrivait en 1869 : « Si l'on enlève la *membrane aqueuse* sur un placenta mûr nouvellement utilisé pour l'injection, et si l'on ôte ensuite, sur les points qui présentent, à l'œil nu, des ramifications vasculaires plus fines, des portions grandes et petites de la membrane limitante soudée au parenchyme du placenta, on voit comment des vaisseaux ténus pénètrent du parenchyme fœtal dans la membrane, pour n'en plus ressortir. » Le sang de ces *vasa propria* est celui qui permet la diffusion de l'eau de l'amnios à travers l'amnios.

La théorie de Jungbluth a été confirmée par F. Levison (1873). Celui-ci démontra, par des injections partant des vaisseaux du cordon ombilical (artères et veines), l'existence des capillaires de Jungbluth, et les trouva passablement nombreux sur des placentas d'enfants non à terme; sur des placentas d'enfants à terme il n'en trouva point du tout, de même que Jungbluth; mais dans les cas d'hydramnios, il les trouva aussi en grande quantité sur ces derniers placentas.

Les anciennes opinions, d'après lesquelles, outre l'urine du fœtus, sa salive, son mucus nasal, les sécrétions de ses glandes mammaires, sa sueur doivent être considérés aussi comme facteurs exclusifs ou prépondérants de l'eau de l'amnios, ces opinions, dis-je, sont par conséquent détruites. De l'apparition tardive des glandes sudoripares, il découle tout particulièrement l'inadmissibilité de l'identification de l'eau de l'amnios et de la sueur fœtale. Ces glandes n'apparaissent, d'après Kölliker, que dans le cinquième mois et comme des excroissances solides du *stratum Malpighi* de la peau. Ce n'est que dans le septième mois qu'on reconnaît les pores et les canaux sudoripares dans l'épiderme, mais d'une manière fort peu nette.

D'un autre côté, on ne peut pas davantage considérer l'utérus comme nécessaire à la sécrétion de l'eau de l'amnios, puisque, dans les grossesses extra-utérines, comme Scheel l'avait observé déjà (1798), on a trouvé de l'eau de l'amnios en abondance. Mais les membranes de l'œuf, les vaisseaux de Jungbluth et peut-être aussi les reins du fœtus sont nécessaires pour une sécrétion *abondante* de l'eau de l'amnios, les premières le sont davantage dans les derniers temps, les *vasa propria* après la formation du placenta, les reins dans le dernier stade du développement seulement. Chez des fœtus dont les uretères étaient oblitérés, on a trouvé peu d'eau de l'amnios.

Quelque paradoxal que cela paraisse, le fœtus vide son urine dans l'amnios et la boit, avec les autres parties constituantes de l'eau de l'amnios, en quantité d'autant plus grande que le terme de la gestation se rapproche davantage, comme l'embryon d'oiseau dans son œuf avant l'éclosion.

Mais d'où provient l'eau de l'amnios avant la formation du placenta? D'après Scherer ce seraient les tissus du fœtus qui la fourniraient; ce qui, en vérité, ne donne pas d'éclaircissement sur le mode.

Il est facile de montrer que l'affirmation souvent répétée de l'élimination d'eau par l'embryon est au plus haut point invraisemblable. Elle repose, sans aucun doute, sur une confusion entre la richesse en eau absolue et la richesse en eau relative des tissus de l'embryon. La richesse en eau relative diminue continuellement pendant la marche du développement. Mais comme la contenance en eau absolue de tout l'embryon augmente constamment, dans le même temps, et cela d'une manière très considérable, il est impossible que l'embryon cède plus d'eau qu'il n'en absorbe. L'eau de l'amnios soi-disant éliminée par lui ne pourrait, par conséquent, qu'être égale à la différence entre l'eau reçue et l'eau retenue. Or, j'ai démontré que la source réelle où le fœtus cherche un remède à son grand besoin d'eau est précisément l'eau de l'amnios. Pour l'embryon de poulet qui est directement visible à l'œil dans tous les stades et qui est constamment plongé dans un liquide, il est démontré qu'il absorbe ce dernier et le déglutit, et que, auparavant, lorsque la cavité abdominale se ferme, il se forme réellement des sinus dans ses tissus croissant et se différenciant, qui s'imprègnent d'eau sur tous les points (par endosmose et plus encore par gonflement hygrométrique sans nul doute). Il est donc clair que le liquide qui existe au début, dans l'œuf, doit diminuer, à partir du premier jour, par l'absorption d'eau absolue et croissante de l'embryon. Cette eau de l'œuf ne peut être augmentée, ici, par l'embryon même, dans le même temps, grâce à une fonction éliminatrice de ses tissus. Même chose doit s'appliquer, avant la formation du placenta, à l'embryon de mammifère et de l'homme.

D'après d'autres auteurs l'eau de l'amnios doit parvenir, par transsudation, des vaisseaux omphalo-mésentériques. Mais comme, à l'époque primordiale, l'eau de l'amnios paraît ne contenir que peu ou point d'albumine, cette provenance est douteuse aussi. Quand l'eau de l'amnios contient beaucoup d'albumine, c'est que le placenta est déjà formé. Dans le premier temps de la formation du placenta, le réseau vasculaire du chorion s'oblitérant sera bien plus propre que les vaisseaux placentaires eux-mêmes à livrer passage à l'albumine. C'est pourquoi, quand le réseau vasculaire est dégénéré et que le placenta seul fonctionne, lors même que l'urine fœtale s'y mêle, elle qui ne contient que peu d'albumine, la contenance en albumine diminue à nouveau d'une façon frappante. Les déterminations de la richesse en albumine, faites dans des expériences sur différentes eaux de l'amnios de différents mois, donnent des nombres qui concordent avec cette opinion. Vogt et Scherer trouvèrent que 1000 parties d'eau de l'amnios de la femme contiennent dans les :

	3. mois	4. mois.	5. mois	6. mois	10. mois
Eau...........	983,47	979,45	975,84	990,29	991,74
Albumine et mucine	—	10,77	7,67	6,67	0,82
Extrait	7,28	3,69	7,24	0,34	0,60
Sels..........	9,25	6,09	9,25	2,70	7,06

Fehling aussi fixa la contenance en albumine de l'eau de l'amnios qui s'échappe durant la naissance, entre 0gr,59 et 2gr,5 p. 1000; Spiegelberg trouva dans celle du dixième mois, 1gr,4 p. 1000 d'albumine, 4gr,2 de dérivés de l'albumine, 3gr,6 d'urée et 7gr,95 de sels; Prochownick trouva, dans le deuxième mois, de 0gr,43 à 0gr,85 ; dans le cinquième mois, 7gr,1 p. 1000 d'albumine. Probablement, le liquide compris entre le chorion et l'amnios, qui n'est abondant que dans les premiers temps de la gestation, joue un rôle compensateur nécessité par l'absorption de l'eau par l'embryon.

Donc on ne sait encore rien de positif au sujet de la provenance de l'eau de l'amnios avant la formation du placenta.

Il reste également à répondre à cette question : comment elle peut pénétrer, normalement, après l'oblitération des vaisseaux de Jungbluth, à travers les membranes, le chorion et l'amnios, qui, chez la femme, sont sans vaisseaux; car il n'est pas admissible que, dans les stades plus avancés du développement, il n'y ait plus sécrétion d'eau de l'amnios nouvelle.

Un mode de passage possible a été trouvé par F. N. Winkler dans une expérience sur le placenta de la femme. Il constata, non seulement dans la couche du tissu conjonctif du chorion et dans la couche gélatineuse, mais encore dans l'amnios, des canalicules qui communiquaient très librement avec l'intérieur de l'œuf et pensa qu'ils persistaient encore vers l'époque où les capillaires s'oblitèrent. Il trouva très fréquemment les canalicules reliés aux vaisseaux de différents calibres — artères et veines, particulièrement les premières, — et crut même que les canalicules traversent la paroi des capillaires les plus fins, qu'ils se trouvent aussi reliés aux vaisseaux du cordon ombilical; et c'est précisément dans la gélatine du cordon ombilical et dans la portion placentaire du chorion qu'il chercha le siège principal de la sécrétion de l'eau de l'amnios, après la disparition des vaisseaux de Jungbluth.

Que des canalicules existent dans le cordon ombilical, je le savais depuis 1865. En effet, à cette époque, Max Schultze (de Bonn) injecta ces canaux à l'aide d'une piqûre. Köster vit, plus tard, le corps injecté se faire jour à la surface de l'organe. Les canalicules se trouvaient partout en grande quantité dans la gélatine de Wharton.

Par conséquent, dans le fait, une partie de l'eau de l'amnios, dans les derniers stades, peut parvenir de ces canaux et de ceux de Winkler, d'autant plus que dans un cas remarquable d'hydramnios, Winkler avait observé une couche gélatineuse très mince, un chorion normal, aucune anomalie de la partie placentaire; par contre, une ectasie très prononcée des canalicules dans l'amnios, canaux qu'il put suivre jusque dans la couche gélatineuse du cordon.

Il serait intéressant de savoir si, dans de semblables cas anormaux, la quantité des globules lymphatiques contenus dans l'eau de l'amnios (déjà vus en 1798 par Scheel) est également un peu plus grande que dans la normale.

Au point de vue historique il y a lieu d'observer que déjà Boerhaave prétendait que l'eau de l'amnios *in amnii canaliculos abeat* et *in cavum amnii instillet*. Van der Bosch croyait, bien que dans l'amnios les vaisseaux fissent défaut, qu'il pouvait exister des vaisseaux sanguins se trouvant reliés à de semblables vaisseaux *minoris ordinis, arteriolæ videlicet serosæ seu lymphaticæ*, qui pourraient être vus facilement à l'œil nu ou qu'on pourrait remplir par une injection colorante ordinaire. Dans les cavités péricardiques et péritonéales aussi ces vaisseaux pourraient excréter des liquides très analogues à l'eau de l'amnios. Ainsi l'enseigne en 1798 P. Scheel, lequel ajoute que Wrisberg avait même vu des vaisseaux sanguins, mais en petite quantité seulement, passer des vaisseaux du chorion dans l'amnios. Il est probable que ces vaisseaux sont ceux de van der Bosch, lesquels sont incolores et ne renferment qu'anormalement du sang. Scheel discute avec sagacité l'existence et la provenance de ces vaisseaux hypothétiques de l'amnios. Cependant il n'a vu ni les capillaires de Jungbluth, ni les canalicules de Winkler, et il est certain maintenant qu'il n'existe pas de vaisseaux sanguins dans l'amnios et qu'il n'en existe qu'au début dans le chorion, chez la femme.

Il a été dit déjà qu'on ne peut rien conclure des propriétés chimiques et physiques de l'eau de l'amnios, contre sa provenance du sang de la mère. L'absence, constatée par Gusserow, d'une substance capable de produire de la fibrine, ne constitue pas davantage une raison contraire, puisque d'autres liquides aussi, qui, sans aucun doute proviennent par transsudation du sang ou bien de la lymphe et du sang, ne se figent pas par l'addition de globules sanguins : par exemple, le liquide cérébro-spinal et les sérums œdémateux qui sortent par transsudation du sang quand il y a obstacle à la circulation veineuse.

Aucune partie constituante de l'eau de l'amnios, particulièrement l'urée déjà découverte par Wöhler, Fromherz et Gugert, ne parle contre cette opinion; au contraire, la présence de ptomaïnes et de traces d'oxacides parlent en sa faveur. Car dans le méconium on n'a pas trouvé, comme Senator et Baginsky l'ont démontré, les produits de la décomposition de l'albumine. Donc s'il s'en rencontre des traces dans l'eau de l'amnios, ils ont dû passer directement ou indirectement, c'est-à-dire par les reins du fœtus, du sang de la mère, dans l'eau de l'amnios; il en fut ainsi notamment pour l'éther sulfurique que Senator y constata. Cependant, pour ce qui est de la présence du phénol, constatée par lui, dans la première urine du nouveau-né, urine conservée un seul jour et devenue ammoniacale, dans une clinique d'accouchements, je ne puis m'empêcher de douter que la réaction ait été produite par l'antiseptique. Dans cinq épreuves, la réaction fut trois fois négative, deux fois positive, et une fois en vérité très forte.

Mais quoi qu'il en soit, jusqu'à ce jour, aucune expérience chimique sur l'eau de l'amnios n'a donné un fait qui s'oppose à sa provenance du sang, par transsudation.

Mais il reste encore à prouver si, en dehors des membranes de l'œuf et des capillaires de Jungbluth, le cordon ombilical prend quelque part à cette transsudation. Fehling émit nettement cette hypothèse *qu'une partie de l'eau de l'amnios provient des vaisseaux ombilicaux.* La pression devant augmenter dans ceux-ci, à la suite de l'enroulement du cordon, une transsudation ou une filtration du plasma pourrait augmenter et modifier l'action de la diffusion qui a toujours lieu dans tous les cas, principalement lorsque les capillaires ne font pas défaut dans le cordon ombilical.

Pour le cordon frais, H. Fehling a démontré que du salicylate de soude passe par diffusion en quantité notable, dans une heure, de ses vaisseaux dans un cylindre en verre rempli d'eau de l'amnios fraîche. Les extrémités serrées par un lien se trouvaient, dans l'expérience, en dehors du liquide. D'autres expériences lui donnèrent ce résultat important que la gélatine de Wharton des cordons ombilicaux de fœtus dont les mères avaient, peu de temps avant l'accouchement, absorbé du salicylate de soude, cédait de l'acide salicylique à la solution de sel ordinaire ou à l'eau, dans laquelle on l'avait suspendue. Par conséquent, le passage de corps diffusibles du cordon ombilical dans l'eau de l'amnios est très possible aussi dans l'utérus gravide intact, surtout parce que de la veine ombilicale remplie d'eau et suspendue dans l'eau, de l'albumine et de la mucine passent, dans l'espace de six à douze heures, d'une manière sensible, dans le liquide extérieur.

Il est à remarquer spécialement ici, qu'il peut pénétrer également dans les artères et les veines ombilicales, des corps en dissolution dans l'eau de l'amnios, et de l'eau. Durant le long contact du cordon ombilical et de l'eau de l'amnios, il n'est absolument pas invraisemblable que les éléments de l'eau de l'amnios, particulièrement l'eau, passent régulièrement par cette voie dans le sang du cordon.

Mais G. Krukenberg a fait des remarques importantes contre la perméabilité, acceptée par Fehling, des vaisseaux ombilicaux et de la gélatine de Wharton. En réalité, il confirma l'expérience en remplissant une portion du cordon ombilical, bientôt après la naissance, avec une solution d'iodure de potassium, en la suspendant dans un cylindre en verre rempli d'eau de l'amnios fraîche et en parvenant, au bout d'une heure, à constater dans ce cylindre la présence de l'iode; mais il ne voulut point en tirer une conclusion pour le cordon ombilical vivant, parce que la paroi interne des vaisseaux devait être incapable de fonctionner, n'étant pas en contact avec le sang. On ne voit pas bien comment le résultat de l'expérience peut perdre de sa valeur par cette opinion. Car elle ne rend pas improbable le fait que la paroi interne à l'état de vie, en contact avec le sang, laisse également passer les corps diffusibles. Néanmoins Krukenberg chercha, en répétant l'expérience sur le cordon ombilical vivant, à saisir la vérité.

Immédiatement après la naissance de l'enfant il injecta dans le placenta une solution de 1 gramme d'iodure de potassium dans 2 grammes d'eau, et il suspendit, dans un verre étroit, rempli d'une solution de chlorure de sodium tiède à 0,6 p. 100, une spire du cordon ombilical tenue haut et aussi longue que possible. Elle resta dans la solution jusqu'à ce que la veine ombilicale fût dégorgée. Deux expériences seulement réussirent. Dans les deux, on trouva de l'iode dans l'urine de l'enfant, et non point dans la solution de sel ordinaire diluée. Mais dans les deux expériences le contact du cordon ombilical avec la solution dans laquelle devait se diffuser l'iodure de potassium, ne fut maintenu que durant un quart d'heure.

Donc ces deux résultats négatifs amoindrissent à peine la probabilité, défendue par Fehling, d'un passage de corps diffusibles du sang de la veine ombilicale dans l'eau de l'amnios.

Si, par les expériences faites jusqu'ici, l'opinion d'après laquelle l'eau de l'amnios du fœtus de mammifère et du fœtus humain est exclusivement un produit des échanges matériels du fœtus, a toujours perdu en vraisemblance, on pourrait déjà, par contre, sous le rapport de la provenance de l'eau de l'amnios dans les œufs des ovipares, trouver presque superflue la question suivante, savoir si l'eau de l'amnios provient uniquement de l'embryon. Et cependant cette question n'est pas sans valeur, car dans l'œuf d'oiseau se trouve déjà toute l'eau que contiendra plus tard l'embryon mûr, et plus encore, c'est-à-dire l'eau qui s'exhalera. Un apport d'eau de l'extérieur n'a lieu d'aucune façon dans l'œuf d'oiseau, tandis qu'il pénètre continuellement des quantité importantes d'eau du sang de la mère dans l'œuf de mammifère. Pour l'œuf d'oiseau, il ne peut non plus être question d'une transsudation du sang de la mère.

Mais on ne peut nier ce fait qu'il existe auparavant un liquide analogue à l'eau de l'amnios dans l'œuf frais pondu, lequel liquide, par conséquent, provient exclusivement de la mère, mais ne se trouve pas encore séparé des autres éléments de l'œuf. Ce liquide se rassemble au commencement de l'incubation, autour des annexes de l'embryon et n'est certes pas encore de l'eau de l'amnios, tant que la cavité amniotique demeure ouverte; mais il constitue le début, en quelque sorte le fonds auquel, lorsque l'amnios s'est fermé, vient s'ajouter du liquide nouveau provenant de l'albumen. Ce fluide très aqueux se concentre grâce à l'exhalation de l'eau de l'œuf et doit pénétrer à travers l'amnios; car les processus histogénétiques dans l'embryon, la formation du squelette, des muscles, de la peau avec ses plumes, etc., exigent beaucoup d'eau, eau qui augmente d'une manière absolue dans l'embryon. Que maintenant cette eau de l'amnios, qui est un produit de la diffusion (transsudation) du contenu de l'œuf et, en réalité, de l'albumen, soit déglutie plus tard, après l'occlusion de la cavité abdominale, comme elle l'est par le fœtus de mammifère, et qu'elle serve ainsi en dernier lieu à la nutrition de l'embryon, ce fait constitue une des raisons opposées à sa provenance de l'embryon. Il se peut fort bien aussi que la contenance en sels et en albumine augmente, après la réunion des replis de l'amnios, tandis qu'à travers l'amnios a lieu sans interruption un processus de diffusion, grâce auquel du liquide, liquide provenant par conséquent de la mère, pénètre des autres parties de l'œuf, dans l'amnios. Car, si l'embryon croît avec l'amnios, occupe une place de plus en plus grande et, en même temps, en enlève au reste du contenu de l'œuf, il peut très facilement s'effectuer une élimination de l'eau, grâce à la pression négative dans l'œuf, à travers l'amnios et la coque. L'œuf en incubation perd jusqu'à la fin beaucoup d'eau par évaporation.

L'affirmation d'après laquelle, chez les mammifères et la femme, le fœtus seul produit l'eau de l'amnios, ne peut, en conséquence, être prouvée par la comparaison avec l'embryon d'oiseau renfermé dans l'œuf pondu à écale dure. Bien mieux, l'opinion acceptée par Virchow déjà, en 1850, se trouve fermement établie, opinion d'après laquelle *à l'état normal, la mère aussi bien que le fœtus prend part directement à la formation de l'eau de l'amnios.* Certes cela ne résout en rien le problème si agité de la provenance de l'eau de l'amnios, mais cela lui a fait faire un grand pas en avant.

De toute l'exposition et de toute la critique des faits ci-dessus, il découle que l'eau de l'amnios sort de plus d'une source. Au début de la vie de l'embryon, le liquide est tout autre qu'à la fin de cette existence. A sa formation participent les membranes de l'œuf, le placenta, le fœtus et peut-être aussi le cordon ombilical. Dans quelle proportion l'urine fœtale se mélange-t-elle à l'eau de l'amnios? ce n'est qu'une étude plus exacte de la fonction des reins qui pourra nous le faire savoir, étude qui nous donnera aussi les causes pour lesquelles la vessie du fœtus se vide dans l'amnios.

LA LYMPHE DE L'EMBRYON.

Il n'est pas douteux que, chez l'embryon d'oiseau, il coule, longtemps avant son éclosion, de la lymphe dans ses vaisseaux lymphatiques, comme chez le fœtus de mammifère, longtemps avant sa naissance; et il ne résulte d'aucune façon de l'apparition tardive des glanglions lymphatiques,— His ne trouva aucune trace du système vasculaire lymphatique chez l'embryon humain de quatre semaines, — qu'il n'existe pas déjà, dans les premiers stades, une véritable lymphe à côté du sang, dans l'embryon.

La richesse en eau des tissus de l'embryon, particulièrement dans les premiers stades, déjà signalée — s'élevant d'après Schlossberger de 90 à 92 p. 100 dans les poumons, dans les muscles et dans le cerveau de l'embryon des bêtes à cornes de quatre à six semaines — cette richesse en eau, dis-je, doit, dans tous les cas, être rapportée en partie à la lymphe organique, laquelle ne peut être considérée, durant la vie post-natale, comme complètement distincte du liquide appelé parenchymateux. Cette lymphe doit, avant l'occlusion de la cavité abdominale, se trouver en partie en contact avec de l'eau de l'amnios.

De ses expériences, Wiener conclut aussi à bon droit que le mouvement de la lymphe est vif chez le fœtus plus développé ; car, si de l'indigo-sulfate de soude administré en injection sous-cutanée au fœtus de lapin ou de chien, se retrouve, « après un court laps de temps » déjà (il n'est pas dit du tout au bout de combien d'heures), dans la vessie, et si, de une heure à une demi-heure après une injection sous-cutanée d'une solution de glycérine pratiquée sur le fœtus de lapin, il survient, chez ce fœtus, de l'hémoglobinurie, il doit exister déjà un mouvement énergique de la lymphe. Mais, dans tous les cas, la résorption de la glycérine par les veines, résorption non mentionnée par l'auteur, entre essentiellement en considération ici, et la masse du liquide qui arrive soudainement, peut accélérer un courant faible préexistant. C'est pourquoi une autre expérience de Wiener est de grande valeur pour la démonstration suivante, savoir que, dans le fœtus, la lymphe coule déjà de la même façon que dans l'individu né. Il injecta, dans la cavité péritonéale d'embryons de lapins et de chiens, la moitié ou les trois quarts d'une seringue de Pravaz remplie d'huile d'olive, et retrouva cette huile, au bout de sept à seize heures, dans la plupart des organes, particulièrement sous forme de gouttelettes graisseuses se trouvant par longues traînées dans le diaphragme. C'est ainsi que la fonction de résorption au moyen de la lymphe intestinale, a été démontrée par les expériences faites par Wiener à l'aide du ferrocyanure de potassium. Il injecta une solution de 5 à 10 p. 100 de ce dernier corps dans la poche amniotique, à la suite de quoi les embryons exécutèrent des mouvements de déglutition nets et presque réguliers et, de deux à trois heures plus tard, on put constater, grâce au chlorure de fer, l'existence du sel dans tous les tissus du fœtus, particulièrement dans les parois stomacale et intestinale, dans le mésentère, dans la peau, dans les reins. Donc une résorption a dû avoir lieu soit par le canal digestif seul, soit par cet organe et le cordon ombilical extérieur. Le cordon renferme des canalicules.

Comme, dans les stades les moins avancés, au moment où le sang n'est pas encore différencié, il n'existe pas encore une séparation de la lymphe et du sang, chez le fœtus de vertébré, et qu'il ressemble en cela aux animaux invertébrés, il est bon de nommer *hématolymphe*, chez le tout jeune embryon comme chez les invertébrés le suc d'où la lymphe et le sang doivent provenir; et comme la lymphe parfaite a une très grande ressemblance avec le plasma sanguin, il serait tout particulièrement intéressant de savoir si, chez de grands embryons de mammifère, les deux liquides ou la lymphe seule deviennent rouges par absorption d'oxygène, durant la formation de l'hémoglobine.

Le liquide qui se trouve primitivement dans les annexes de l'embryon dans l'œuf de poule, et qui a déjà un courant allant, en réalité, des parties froides aux parties chaudes, ce liquide, dis-je, devient, sous l'influence de l'oxygène provenant de l'air atmosphérique, immédiatement après l'établissement de l'activité fonctionnelle du cœur, toujours de plus en plus rouge à la suite de la formation de l'hémoglobine; mais ce liquide n'est pas encore le sang, dans la véritable acception du mot, par là même que les globules sanguins, qui doivent renfermer la substance *hémoglobinogène* incolore, inconnue jusqu'ici et ne devenant rouge que par l'apport d'oxygène de l'extérieur, n'ont pas encore reçu leur forme caractéristique. Ce suc primordial en mouvement est bien plutôt de l'hématolymphe qui, plus tard, deviendra le sang dans les vaisseaux sanguins, tandis que le reste, qui se trouve en dehors de ces vaisseaux, se nomme lymphe. Celle-ci n'acquiert que plus tard des vaisseaux particuliers dans lesquels elle continue à circuler, chez l'embryon, en partie grâce au cœur lymphatique.

Albert Budge (1882) démontra que, pour le moins, le courant lymphatique dans l'allantoïde des embryons de poulet est secondé par les cœurs lymphatiques, — situés à la région dorsale, dans l'angle formé par le bassin et le coccyx. Il vit battre le cœur lymphatique, à partir du huitième jour, indépendamment du pouls du sang, et trouva qu'il s'accroissait en grandeur du dixième au vingtième jour et qu'une partie de la lymphe allantoïdienne, en passant par le cœur lymphatique, arrivait directement dans les veines du bassin, tandis que l'autre partie entrait, par les *ductus thoracici*, dans les veines jugulaires. Le contenu des cœurs lymphatiques était clair comme de l'eau et paraissait contenir des leucocytes. Les pulsations, qu'on pouvait constater, à l'œil nu, chez les embryons de huit à dix-huit jours, cessèrent bientôt après l'extraction des embryons hors de l'œuf. Après la séparation de la partie inférieure du tronc, Budge compta encore seize battements par minute. L'attouchement avec une aiguille et l'arrosement avec de l'eau chaude rétablissaient pour un peu de temps l'activité éteinte. La potasse demeurait d'après lui sans effet. Comme, chez les poulets adultes, on n'a pas trouvé de cœur lymphatique, il s'agit probablement ici d'une fonction de l'embryon qui peut être particulière à la circulation allantoïdienne. Cependant, il est établi qu'il existe, dans le corps de l'embryon, un courant lymphatique constant, indépendant de cette dernière circulation, courant qui s'établit plus tôt que l'activité des cœurs lymphatiques. Déjà chez le poulet éclos on ne put remplir qu'incomplètement ceux-ci par de nombreuses injections (de bleu de Berlin).

LES SUCS DIGESTIFS DE L'EMBRYON.

L'étude des sécrétions et de la fonction sécrétante des glandes digestives de l'embryon est par là même d'un intérêt particulier, parce que ces glandes, malgré leur incapacité fonctionnelle prénatale, — du moins chez des animaux plus différenciés, — entrent en activité immédiatement après la naissance. C'est pourquoi l'on se demande tout d'abord dans quel stade du développement les glandes fournissent les substances spécifiques qui rendent seules possible la digestion de la nourriture post-natale, substances qu'on nomme ferments ou zymases ou enzymes.

Les recherches peu nombreuses faites dans ce sens font reconnaître des différences dignes de remarque suivant les classes d'animaux, et rendent souhaitable une étude histologique comparée plus lexacte des glandes de l'embryon. Dans cette voie, on obtiendra aussi, sous le rapport de la formation des ferments, une solution pour l'individu né. Car il est certain que la zymase se forme dans l'embryon, sans quoi on ne comprendrait pas la raison pour laquelle, — si elle provenait du sang de la mère, — on ne la trouve pas d'une manière constante, déjà dans les stades primordiaux.

LA SALIVE DE L'EMBRYON

Il a été répondu de diverses façons à cette question, importante pour toute nutrition rationnelle du nourrisson, savoir si la salive du nouveau-né contient de la *ptyaline*.

Sur trois nouveau-nés, Julius Schiffer expérimenta en introduisant dans leur bouche des sacs de tulle remplis d'empois d'amidon. L'empois exprimé par les mouvements du succion fut alors analysé au point de vue du sucre. Dans tous les cas le résultat fut positif. D'après cela, la salive complète de l'homme peut, à partir de la naissance, transformer l'amidon bouilli en sucre, Une infusion des parotides, prises sur des enfants morts durant les premiers jours qui suivirent leur naissance, donna le même résultat à Korowin ; il en fut de même pour la salive mixte d'enfants nouvellement nés, salive qui au début, ne se sécrète que très faiblement. Son action diastatique fut constatable immédiatement après la naissance et augmenta graduellement avec la quantité de la salive sécrétée.

Par contre Ritter de Rittershain a affirmé que la salive de l'enfant n'a point, jusqu'à la sixième semaine, la propriété de changer la p oude d'amidon en dextrine et en sucre. D'autres croient même que la saccharification ne commence qu'avec la dentition.

Pour se procurer de la salive de nouveau-nés, on leur fait sucer de petits morceaux d'éponge légèrement comprimés, qu'on exprime ensuite. Mais la sécrétion se fait très lentement, alors que, plus tard, ainsi qu'on le sait, la salive s'échappe de la bouche du nourrisson sans excitation artificielle, particulièrement durant la dentition.

Les glandes salivaires de fœtus de bêtes à cornes furent examinées par Moriggia, qui ne les trouva pas actives, ainsi que celles du veau nouvellement né.

Des expériences futures, faites en plus grand nombre, devront établir si ces différences tiennent à la nature des glandes ou si elles sont dues aux méthodes expérimentales.

En attendant, les trois cas positifs de Schiffer, contrôlés avec soin, parlent beaucoup en faveur de la propriété saccharifiante de la salive des enfants nouvellement nés. Car le plus âgé des trois n'avait que douze heures, le plus jeune que quelques minutes, et la durée de l'action ne fut que de cinq minutes. La présence de la ptyaline, déjà chez le fœtus à terme, ou tout au moins, chez l'enfant au moment de la naissance, présence qui découle de l'abondante réduction de l'oxyde de cuivre dans l'expérience de Trommer, la présence de la ptyaline, dis-je, est d'autant plus frappante que l'enfant, durant sa première alimentation naturelle, après la naissance, n'a pas occasion d'absorber pour sa nourriture de l'amidon ou de la dextrine, et que bien plutôt l'enfant attire rapidement dans son estomac le seul hydrate de carbone du lait, c'est-à-dire le sucre de lait. Et il en est de même pour tous les mammifères.

Certes, il en est peu qui, comme les cobayes et les souris, absorbent déjà, au bout de quelques jours, une nourriture végétale. Des cobayes même que j'ai extraits avant terme et conservés à la vie par une alimentation artificielle avec du lait de vache, prirent souvent, durant les premiers jours, d'autres aliments tels que des brins d'herbes et du pain. L'action diastatique de la salive fœtale est donc une propriété dans tous les cas favorable à l'alimentation de l'embryon, lors même qu'elle ne serait mise à contribution que dans le cas où le lait de la mère ou tout autre lait ferait défaut.

A ce point de vue, l'absence de la propriété saccharifiante de l'infusion aqueuse des parotides, des sous-maxillaires et des sous-linguales, précisément chez les mammifères qui, après le sevrage, transforment le plus d'amidon et de dextrine en sucre, cette absence, dis-je, n'est pas vraisemblable. Cependant Bayer obtint, même pour le veau de trois semaines, ce résultat négatif. Comme un seul individu a été examiné, le résultat ne peut être considéré comme sûr.

Mucus buccal de l'embryon. — Les veaux nouvellement nés rendent, comme l'a observé Kehrer, un mucus buccal visqueux, mousseux, filant, parfois abondant, même avant la naissance ; si bien que ce mucus trouble l'eau de l'amnios ou, quand celle-ci a été déglutie, la remplace, puisqu'on a trouvé, au lieu de ce liquide, une gelée légèrement laiteuse, troublée, très filante, contenant des globules de salive et de grandes squames épithéliales.

Chez d'autres animaux également, les *cobayes* par exemple, il apparaît souvent une masse mousseuse et muqueuse dans les ouvertures nasales, pendant les premiers mouvements respiratoires, mais cette masse doit être mélangée d'eau de l'amnios. Car normalement les cavités nasales et buccales sont toujours remplies d'eau de l'amnios et de mucus, qui sont déglutis à la première inspiration ou qui peuvent même pénétrer en partie dans la trachée. Mais ils sont facilement et normalement expulsés de là par l'expiration qui est puissante dès le début.

Il en est de même pour le nouveau-né humain dont la sécrétion de mucus buccal est très faible. C'est pour cette raison qu'on n'a pas réussi, jusqu'ici, à retrouver dans le liquide buccal de l'enfant un corps, par exemple l'iodure de potassium, facilement diffusible et administré à la femme en travail. De plus, ainsi que l'a trouvé Kölliker, les glandes muqueuses des lèvres, de la langue, du palais, etc., s'ébauchent bien plus tard, chez l'embryon humain, que les glandes salivaires et les glandes lacrymales, elles ne se forment, en effet, que dans le quatrième mois.

Suc gastrique de l'embryon. — Il appert des expériences de Hammarsten (1874) et de Sewall (1878), que le suc gastrique des *chiens* nouvellement nés ne contient ni présure ni pepsine. Wolffhügel également le trouva incapable de digérer de la fibrine bouillie, et Langendorff le trouva même, le deuxième et le cinquième jour après la naissance, absolument sans action peptique. Ni le contenu de l'estomac ni la muqueuse stomacale ne manifestèrent de réaction acide. Cependant, chez un chien, on put constater, dix minutes après la naissance, une réaction acide faible. Il est possible que ce soit uniquement l'eau de l'amnios déglutie qui soit cause de l'absence préalable de la réaction acide.

L'estomac des *chats* nouvellement nés ne renferme également que des traces à peine constatables de pepsine; même l'estomac de l'embryon de chat, long de 3 pouces 1/2, à 5 pouces 1/2 fut trouvé absolument sans action; l'estomac de l'*embryon de lapin* a, par contre, très tôt une action peptique, de telle sorte que, chez l'animal nouvellement né déjà, une sécrétion du suc gastrique devient vraisemblable, d'autant plus que le contenu de son estomac a une réaction acide, et que chez l'animal nouvellement né on a trouvé une action peptique.

Dans la caillette de l'*embryon de bêtes à cornes*, dont le contenu fut trouvé tantôt alcalin, tantôt faiblement acide, mais sans action peptique, doit commencer très tôt cependant la formation de la pepsine, puisque le ferment, qui en vérité ne se trouve pas chez les embryons longs de 120 millimètres, se rencontre par traces chez ceux qui ont une longueur de 165 millimètres, et constamment par masses importantes chez des embryons plus grands. Moriggia a constaté ce ferment à partir du troisième mois; ce ferment peut même, lorsque le degré d'acidité et de chaleur est convenable, provoquer une digestion parfaite de l'embryon lui-même; si bien que, comme il le croit, la disparition de fœtus morts peut de cette façon avoir lieu peut-être dans des réceptacles clos.

De même Alexandre Schmidt, à Dorpat, tira de la muqueuse stomacale d'un veau tué deux heures après la naissance, et avant qu'il eût absorbé du lait, un extrait actif qui digéra de l'albumine du sérum en trente-cinq minutes et qui put facilement dissoudre de la fibrine; mais en vérité, moins rapidement que le suc gastrique obtenu artificiellement, d'un veau de six semaines. Mais la solution de pepsine dialysée du veau nouvellement né digéra la caséine précipitée et gonflée par l'acide acétique, dans trois expériences, au point que la caséine ne put plus être précipitée par le ferrocyanure de potassium et l'acide acétique, cela dans l'espace de sept à neuf minutes. Donc le suc gastrique du veau qui vient de naître a, à un degré élevé, une action peptique. La caillette du fœtus de la vache fait également cailler le lait (d'après Schlossberger).

Chez un *embryon de brebis* de 70 millimètres et un autre de 90 millimètres on ne constata pas encore de pepsine ; chez un troisième de 190 millimètres on n'en constata que des traces (Langendorff). On ne trouva point d'acides (Grützner).

Sewall trouva également neutre, mais riche en mucine, le suc du quatrième estomac de l'embryon de brebis ; et, au contraire de Langendoff, il trouva à l'extrait de la muqueuse de l'embryon de brebis long de 9 à 17 pouces, 1/2 une action protéolytique, ce qui parle en faveur d'une formation de la pepsine et d'une substance peptogène indépendamment de la production d'acides. De plus, l'extrait ne parvint à cailler le lait que chez les embryons de brebis longs de 15 pouces 1/2, à 17 pouces 1/2.

Dans l'estomac de l'*embryon de rat* de 45 millimètres et dans celui de rats albinos nouvellement nés, on trouva de la pepsine.

Les recherches nombreuses faites sur des *embryons de truies* donnèrent à Langendorff, pour les premiers stades (la longueur des embryons était, depuis le sommet du crâne jusqu'à l'anus, de 45 à 100 millimètres) et pour seize expériences, un résultat négatif. Chez des embryons de 120 à 135 millimètres on trouva des traces de pepsine ; en quantité plus grande chez ceux de 170 à 190 millimètres ; elle peut faire défaut aussi sur des embryons bien plus développés, ayant des poils et des dents. Il semble que le plus souvent elle n'existe qu'en petite quantité, pendant la vie intra-utérine, et qu'elle n'apparaît que peu de temps avant la naissance. Cependant Sewall n'a pas constaté cette action de la pepsine et de la présure chez les embryons de truies de 5 à 7 pouces.

Le contenu et la muqueuse de l'estomac n'ont le plus souvent aucune réaction acide. Le contenu qui, d'après Grützner, est la plupart du temps, chez les jeunes embryons, une masse muqueuse résistante, forme, chez les embryons plus âgés, un liquide jaunâtre réduisant facilement la solution cuprique alcaline et ne contient pas de pepsine ; il n'en contient même pas lorsque la muqueuse a une action peptique. Le corps réducteur a été trouvé aussi chez l'embryon de bêtes à cornes et doit peut-être se rapporter à un élément de l'eau de l'amnios déglutie.

Immédiatement après la naissance déjà, l'estomac du *fœtus humain* produit, malgré l'insuffisance des glandes peptiques, de la pepsine et du ferment de présure. Elsässer trouva une action peptique dans la muqueuse stomacale d'enfants mort-nés.

Chez un fœtus de quatre mois, Zweifel ne trouva point de pepsine; par contre, Langendoff en rencontra chaque fois dans l'extrait acide de la muqueuse stomacale, chez sept fœtus du commencement du quatrième mois, ainsi que du cinquième et du sixième mois; fait qui s'accorde avec la découverte de Kölliker qui trouva, dans le cinquième mois, « les glandes gastriques complètement formées déjà ». La pepsine fit défaut chez un fœtus du commencement du troisième mois; les acides de l'estomac manquèrent également dans les stades plus avancés du développement. En général, le contenu de l'estomac fut trouvé neutre ou faiblement alcalin, probablement à cause de l'eau de l'amnios déglutie.

Malgré la différence qui existe, au point de vue de l'action peptique, entre les muqueuses stomacales des embryons, différence due, sans doute, à l'inégale rapidité du développement des glandes gastriques constatée par Sewall, malgré cette différence, dis-je, on peut avancer comme certain que le suc gastrique des mammifères nouvellement nés ou nés quelque peu prématurément, coagule le lait selon la règle; par contre, immédiatement après la naissance, l'estomac n'est pas à même, chez tous les animaux, de digérer la caséine. Chez l'enfant, une digestion peptique a lieu déjà quelques heures après la naissance; il en est de même chez les animaux qui possèdent déjà, dans les premiers stades de leur développement intra-utérin, une muqueuse stomacale avec action peptique; chez le chien, au contraire, l'action peptique ne semble s'établir que quelques jours après la naissance. Il serait intéressant d'examiner, comparativement à ce point de vue, le colostrum de la chienne, de la truie, de la lapine, et d'autres animaux.

Les analyses existantes font voir que, avant et immédiatement après la naissance, les sécrétions des glandes mammaires ne renferment pas encore de caséine. S'il se rencontrait quelque peu de caséine dans le colostrum des animaux dont les petits contiennent déjà de la pepsine, immédiatement après la naissance, et non dans celui des animaux dont les petits ne contiennent pas de pepsine, il y aurait là une corrélation importante.

Touchant la première manifestation, sujette à varier, des deux ferments de l'estomac de l'embryon, il n'est pas permis d'accepter qu'ils pénètrent, préformés, dans le fœtus avec le sang de la mère, car la pepsine et la présure font défaut au fœtus de chien, jusqu'après la naissance, et les organes de l'embryon ont été trouvés sans action peptique, que la muqueuse ait eu ou non cette action; de même l'existence d'une albumine blanche coagulée dans l'estomac, fait que j'ai constaté très souvent chez les embryons de poulets de dix-sept, dix-huit et dix-neuf jours, n'est compréhensible que si la formation de la pepsine a lieu chez l'embryon dans l'œuf. Certes il n'est pas dit si elle se forme dans la glande ou si cette dernière ne fait qu'éliminer la pepsine. Mais il n'est pas douteux que l'embryon d'oiseau, longtemps après la première inspiration, déglutit et digère le liquide, contenant de l'albumine, qui l'enveloppe, parce qu'on ne pourrait s'expliquer, sans cela, le fait de sa disparition. Il y a là un cas non douteux de digestion stomacale chez l'embryon, laquelle doit nécessairement reposer sur une action peptique.

D'après mes observations, il en est tout à fait de même pour l'embryon du cobaye, dans l'estomac duquel j'ai toujours trouvé un liquide qui tenait en suspension un coagulum, c'est-à-dire l'eau de l'amnios avec de l'albumine déjà en partie coagulée. Les flocons donnent sous l'action de la lessive de potasse et du sulfate de cuivre une couleur violette remarquable. Il y a donc lieu de conclure que, chez d'autres mammifères également, une digestion de l'albumine se fait régulièrement dans l'estomac, durant la vie intra-utérine.

Suc pancréatique de l'embryon. — L'absorption de graisse avec le lait de la mère, absorption qui, chez les mammifères, a lieu immédiatement ou bientôt après la naissance, rend vraisemblable l'idée que le ferment qui digère la graisse et qui est propre au suc pancréatique, c'est-à-dire la *pancréatine*, doit pouvoir se retrouver déjà dans la sécrétion des glandes des nouveau-nés. De fait, Zweifel chez le nouveau-né humain, et Hammarsten chez des chiens de douze heures, trouva l'action émulsive très prononcée. Certes, il s'agit probablement ici de « la charge » des glandes.

Car le ferment qui digère l'albumine, ou *trypsine*, a été en vérité, constaté chez des chats et des chiens, le premier et le second jour après leur naissance; mais, chez des animaux qui souffraient de la faim, le pancréas n'en contenait que des traces.

De tout jeunes embryons de truies ne donnèrent point de trypsine à Langendorff; mais ce ferment se rencontra d'une façon constante, d'abord à l'état de traces, plus tard par quantités croissantes, pour une longueur du tronc de 13 à 15 centimètres pour le moins. Chez l'embryon de bêtes à cornes il se trouva constamment, dès que la longueur du tronc eût atteint 25 centimètres; auparavant il ne fut pas constatable, si ce n'est à l'état de traces.

Chez des lapins nouvellement nés il se trouve toujours de la trypsine; chez des embryons longs de 63 et 76 millimètres on en trouva des traces (Langendorff).

Trois fœtus humains de cinq et de six mois donnèrent de la trypsine; trois autres de quatre, de cinq et de six mois n'en donnèrent point.

Les résultats positifs ont d'autant plus de valeur que les embryons de chiens et de chats n'ont pas été étudiés au point de vue du ferment protéolytique. De ce fait que pareille chose se rencontre chez l'embryon humain, à une époque relativement peu avancée, bien que non régulièrement, découle l'indépendance entre l'apparition du ferment et l'introduction d'un aliment quelconque dans l'estomac, avant la naissance, à moins qu'on ne veuille relier la formation de la trypsine, dans l'embryon, à la déglutition de l'eau de l'amnios. L'étude des sécrétions pancréatiques, chez les monstres sans tête ou chez des nouveau-nés qui ne peuvent déglutir, serait, par conséquent, d'un intérêt particulier. Comme des nouveau-nés qui souffraient de la faim ne donnèrent point de trypsine ou des traces seulement, on doit s'attendre à ce que ces monstres n'en donnent point non plus, dans le cas toutefois où la trypsine ne se formerait qu'à la suite de l'introduction de nourriture ou d'eau de l'amnios dans l'estomac.

Le troisième ferment pancréatique, qui a une action saccharifiante comme la ptyaline, et qu'on nomme pour cette raison *ptyaline pancréatique*, n'a pas été trouvé par Langendorff chez de jeunes embryons de truies dont la longueur du tronc était inférieure à 9 centimètres. Chez ceux qui ont plus de 10 centimètres, elle existe toujours, et sa masse augmente avec la marche du développement, si bien que, chez les grands embryons, l'empois d'amidon est saccharifié au bout de quelques minutes.

Chez l'embryon de bêtes à cornes, ce ferment apparaît plus tard, mais en grande abondance. Il fait entièrement défaut chez le lapin nouvellement né; il en est de même, d'après Sousino, pour l'infusion du pancréas des lapins et des chiens tués de cinq à quatorze jours après leur naissance (ce n'est que lorsque l'infusion commence à se décomposer, qu'elle acquiert une faible action diastatique); mais ce ferment fut trouvé en quantités abondantes, chez de grands embryons de rats et chez des rats nouvellement nés; Langendorff le constata également chez trois chats qui venaient de naître. Cependant, dans l'occurrence, les expériences se contredisent; car Sousino ne le trouva pas chez de tout jeunes chats.

Le pancréas humain, dans les quatrième, cinquième et sixième mois, ne donne point ce ferment saccharifiant. Il manque aussi chez le nouveau-né.

Ce qui a été dit pour la trypsine peut, d'après cela, s'appliquer au ferment diastatique qui se présente, durant la vie fœtale, même dans d'autres parties du corps que le pancréas, par exemple dans les muscles et les poumons, quand souvent encore le suc pancréatique n'a pas d'action : tous les deux se forment, pour ainsi dire, d'une manière autochthone dans l'embryon, d'une façon problématique. Car il n'est pas acceptable qu'ils pénètrent directement du sang de la mère ou indirectement de l'eau de l'amnios dans le fœtus. En effet, l'absence du ferment saccharifiant serait alors incompréhensible dans le suc pancréatique des lapins, des chiens et des enfants nouvellement nés. La façon différente de se comporter des différentes catégories d'animaux, sous le rapport de l'apparition de ce ferment dans l'embryon, est en général digne de remarque. Les études insuffisantes, faites jusqu'ici, sur le développement morphologique du pancréas ne fournissent pas encore de conclusion à ce sujet. En suivant plus exactement le développement du pancréas, surtout chez l'embryon de la truie et des bêtes à cornes, on pourrait indubitablement arriver à saisir les conditions morphologiques de la formation du ferment avant la naissance.

D'après les recherches de Korowin, le suc pancréatique du nourrisson humain n'a même, pendant les deux premiers mois qui suivent la naissance, aucune action diastatique sur l'empois d'amidon, fait qu'il faut prendre en considération pour l'alimentation artificielle.

Suc intestinal de l'embryon. — Comme, dans le canal intestinal de l'enfant nouvellement né, les glandes sont différentes de celles de l'adulte, au point de vue numérique et, en dehors des glandes de Lieberkühn, au point de vue de la qualité, il est à peine douteux que la sécrétion soit également différente. Les glandes de Brunner surtout se comportent d'une façon particulière; d'après Werber, elles se trouvent en bien plus grande quantité chez le nouveau-né que chez l'adulte, et doivent par conséquent avoir subi le phénomène de régression après la naissance. Et cependant, jusqu'ici on ne leur connaît pas de fonction dans l'embryon; qu'il suffise de mentionner que Sousino, chez quelques animaux nouvellement nés, a trouvé, au suc intestinal, une action diastatique. Cependant les preuves n'en étaient pas certaines, et l'hypothèse d'une telle propriété saccharifiante du suc intestinal, chez l'embryon dans l'utérus, est aussi peu acceptable que pour le suc pancréatique.

Bile de l'embryon. — Le développement primordial du foie qui, vers la fin de la quatrième semaine, a deux lobes déjà, chez l'homme, et qui est reconnaissable à un renflement de la paroi abdominale antérieure, renflement qui apparaît immédiatement au-dessous du poumon, derrière le cœur et au-dessus du cordon ombilical, en avant de l'estomac et du duodénum, ce développement du foie, dis-je, permet de conclure à sa propriété précoce de former de la bile. En réalité, j'ai souvent trouvé, chez des embryons de cobayes, très éloignés encore de leur maturité, la vésicule biliaire complètement remplie d'un liquide jaune, ce qui est d'autant plus surprenant qu'il n'est pas admissible que la bile, chez l'embryon, ait une fonction soit digestive, soit antiseptique. Elle ne peut être considérée provisoirement que comme un produit d'excrétion qui s'élimine avec le méconium, et comme le résidu des processus chimiques complexes qui ont lieu dans le foie fœtal. Chez le nouveau-né qui digère les corps gras du lait, on ne peut mettre en doute la fonction biliaire.

Or, l'ictère du nouveau-né n'appartient déjà plus à la physiologie du fœtus; il est bien plutôt, quelle que soit sa manière de se produire, une manifestation pathologique et, dans tous les cas, extrêmement fréquente. Au point de vue physiologique, une sécrétion biliaire, affirmée surtout par Hofmeier (1882), a lieu et se trouve augmentée par la première absorption de nourriture. Mais dans ce livre il ne s'agit exclusivement que des fonctions qui précèdent la première absorption de nourriture. Et, sous le rapport de la formation antérieure de la bile, il est fermement établi, dans tous les cas, qu'elle doit exister très longtemps déjà avant la naissance, à cause de la teinte foncée du méconium. Ce qui parle encore en faveur de cette opinion, c'est que, d'après Kölliker, la vésicule biliaire existe déjà chez l'homme, dans le deuxième mois, et qu'au troisième mois commence la sécrétion biliaire, sans toutefois devenir considérable à travers toute la vie fœtale. Jusqu'au cinquième ou sixième mois, la vésicule biliaire semble contenir du mucus et, à partir de ce moment seulement, une bile d'un jaune clair, par conséquent, selon toute probabilité, une bile qui contient de la bilirubine. Cependant du troisième au cinquième mois, il se trouve une substance analogue à la bile dans l'intestin grêle, et plus tard aussi dans le gros intestin : l'avant-coureur du méconium. Dans le contenu intestinal de fœtus de trois mois, Zweifel put constater déjà des *acides biliaires* et des *substances colorantes de la bile.*

LES GAZ DE L'ESTOMAC ET DE L'INTESTIN DU NOUVEAU-NÉ

Le *canal intestinal de l'être non-né ne contient jamais de gaz.* — L'intestin fœtal, rempli de mucus et de méconium, tombe, en conséquence, rapidement au fond de l'eau, après la double ligature de l'œsophage et du rectum. Mais, après l'établissement de la respiration pulmonaire, l'estomac d'abord, l'intestin ensuite renferment des gaz; et, en réalité, Breslau (1864) trouva, à la percussion, la région stomacale sonore, au bout d'une demi-heure chez tout enfant ayant crié avec vigueur; plus tard il constata ce tympanisme sur une étendue toujours de plus en plus grande du bas-ventre, et cela avant toute absorption de nourriture. C'est pourquoi il pensa que ce gaz était de l'air atmosphérique qui aurait pénétré dans le canal digestif, par déglutition après l'établissement de la respiration pulmonaire. Il prétendit aussi qu'un gaz enfermé dans l'intestin d'un cadavre d'enfant non encore en état de décomposition, était aussi important, au point de vue de la médecine légale, que l'air contenu dans le poumon.

D'après cela, il doit se rencontrer en même temps, chez les cadavres frais des enfants, une atélectasie du poumon et un intestin dépourvu d'air. Mais on se demande si *nécessairement* il entre de l'air dans le canal intestinal, après l'établissement de la respiration pulmonaire. Breslau dit, en se basant sur ses expériences et ses observations, qu'il y a lieu d'accepter, avec les plus grandes chances de probabilité, qu'un enfant dont le canal intestinal a été trouvé, en tous points, privé d'air, n'a pas dû vivre hors de l'utérus; mais il ajoute que, dans les cas de faiblesse vitale où il se produit, par exemple, de faibles mouvements de déglutition, on pourrait cependant trouver de l'air dans le poumon et non dans l'intestin. Le médecin légiste devra se souvenir de cette possibilité. Pour l'étude de la digestion, la différence qui existe toujours entre le contenu intestinal, immédiatement avant et après la naissance, est digne de remarque en tant qu'elle montre que, dans l'intérieur, il ne s'effectue aucun processus de fermentation avec formation de gaz chez les fœtus. Il ne se développe dans son intestin ni hydrogène, ni acide carbonique, ni hydrogène protocarboné, etc., et l'air qui se trouve dans l'intestin du nouveau-né ne peut être que de l'air atmosphérique qui augmente en quantité après les premières inspirations. C'est pourquoi Breslau put établir cette proposition, à savoir qu'un canal intestinal, rempli d'air de haut en bas dans plus de la moitié de son étendue, fournit la preuve d'une vie extra-utérine de plus de quelques instants. Si l'air contenu dépasse le colon, l'enfant a vécu pour le moins douze heures; si, au contraire, on ne trouve de l'air que dans l'estomac, « il est vraisemblable au plus haut point, que la mort de l'enfant est survenue immédiatement après la naissance ».

Kehrer trouva aussi (1877), et cela immédiatement après la première inspiration, — du tympanisme à la percussion de l'épigastre et il donne le gaz stomacal du nouveau-né comme de l'air atmosphérique qui a pénétré jusque-là, ce gaz ayant fait défaut après une ligature rapidement pratiquée sur l'œsophage d'un chien nouvellement né, les membranes de l'œuf existant encore, tandis que les poumons contenaient de l'air. De plus, il distingue les bulles d'air renfermées dans le mucus épais dégluti, les cavités buccale, nasale, pharyngée, d'avec le gaz libre qui gonfle l'estomac; et il croit que ces bulles, mais non l'air libre, ont pu facilement pénétrer dans l'estomac par déglutition ; car la déglutition d'air libre, qui est déjà une opération difficile pour l'adulte, l'est d'autant plus pour le nouveau-né. Par contre, le même observateur montra par les expériences que nous avons mentionnées déjà, qu'il peut très facilement pénétrer de l'air dans l'estomac, à la suite de l'expansion inspiratrice du thorax, avec ampliation pulmonaire, l'aspiration diaphragmatique étant faible ou n'existant pas, comme cela se passe chez le nouveau-né.

Donc, si en l'absence de décomposition, il se trouve de l'air dans l'estomac et l'intestin d'un cadavre d'enfant de plusieurs heures, on trouvera également de l'air dans les poumons, à moins qu'il n'ait été artificiellement insufflé de l'air dans l'estomac seul.

Avec cela s'accorde ce fait, savoir que j'ai trouvé souvent de grandes bulles d'air dans l'estomac du poulet à terme, mais non encore éclos, qui avait piaulé dans l'œuf, et un estomac rempli d'air chez de grands cobayes fraîchement enlevés de l'utérus, lors même qu'ils n'avaient exécuté que peu de mouvements respiratoires. Comme le diaphragme manque au poulet, l'accès de l'air doit se trouver, chez ce dernier, tout particulièrement facilité, pendant l'expiration. De fait, Kehrer trouva, chez des mammifères adultes, après la suppression de la fonction du diaphragme par section des *nervi phrenici*, une augmentation de pression dans l'estomac durant l'expiration, une diminution de pression durant l'inspiration, c'est-à-dire le contraire de ce qui a lieu chez les animaux intacts.

Donc l'existence de l'air dans l'estomac et l'intestin des mammifères nouvellement-nés et des oiseaux qui viennent d'éclore ou qui ne sont pas éclos encore, mais qui ont déjà respiré avec les poumons, ne doit pas être rapportée seulement aux mouvements de déglutition, mais surtout à une aspiration involontaire produite par le rappetissement du champ pulmonaire, pendant les expirations. Quant à l'estomac et l'intestin des mammifères dans l'œuf, il est établi qu'ils ne renferment pas de bulles d'air. Je me suis convaincu souvent de la justesse de ce fait établi par Breslau, sur des embryons de cobayes qui avaient été ouverts sous l'eau. Quant aux processus chimiques qui ont lieu dans l'intestin fœtal, à la digestion de l'albumine de l'eau de l'amnios déglutie et à la formation du méconium, il est donc certain que ces phénomènes s'effectuent sans aucune formation de gaz.

LE MÉCONIUM

Les premiers excréments du nouveau-né, appelés déjà μηκωνιον par Aristote, la *poix de l'enfant* ou *poix de la mère*, sont d'un intérêt particulier pour la physiologie du fœtus, par la même que leur présence constante démontre un fonctionnement certain des glandes digestives du fœtus, et leur descente dans le canal intestinal, le mouvement péristaltique de cet organe.

En ce qui concerne le premier point, il est établi que le méconium ne peut provenir uniquement de l'eau de l'amnios déglutie. C'est pourquoi il est souhaitable qu'on rassemble le plus possible de données authentiques sur la première apparition du méconium dans l'intestin fœtal.

Hennig aperçut une fois du méconium d'un jaune vert clair, dans un embryon humain long de 11 centimètres, dès la première moitié du quatrième mois; à partir du commencement du cinquième mois il le trouva régulièrement; et, dans le septième mois, il en trouva le gros intestin complètement rempli, comme l'avaient constaté la plupart des autres observateurs. Avant l'excrétion de la bile on ne trouve pas de méconium. Après l'établissement de cette fonction et surtout vers la fin de la grossesse il est presque toujours visqueux et d'un vert foncé — probablement à cause de la bilirubine — et devient presque noir par la dessiccation. Ces propriétés ne se rapportent de fait qu'au contenu du gros intestin, analogue à la poix, de l'être né avant terme et du nouveau-né avant la première absorption de nourriture en dehors de l'utérus. Après cette absorption, les fèces du nourrisson qui ne prend que du lait, sont normalement d'un rouge jaune, d'une couleur analogue à celle d'une solution de bilirubine.

Les recherches faites jusqu'ici sur le méconium se rapportent presque toutes au contenu intestinal de mort-nés et à la première défécation après la naissance quand elle a eu lieu avant la première absorption de lait. Chez l'embryon d'oiseau, j'ai trouvé le plus souvent dans la coque, avant que le petit animal en fût sorti de lui-même, des masses fécales qui étaient colorées en vert, ce qui est le signe certain de la digestion, de la sécrétion biliaire et de l'action péristaltique avant la maturité complète.

Chez de jeunes mammifères, par contre, on n'observe souvent

plusieurs jours après la naissance, même quand ils ne souffrent pas de la faim, aucune évacuation de matières fécales ou d'urine; mais il ne s'en suit pas que la mère, qui lèche les petits avec ardeur — probablement parce qu'ils ont reçu de l'eau de l'amnios un goût salé — absorbe leurs excrétions, de sorte que la litière demeure sèche, propre et chaude. Dans tous les cas, la propreté des nids d'oiseaux est chose remarquable, et l'expulsion des fèces, par-dessus le bord du nid, — dans les nids ouverts — parle en faveur de l'hérédité d'un instinct d'un mode compliqué.

L'expulsion de méconium, avant la naissance sans manifestation pathologique, est rare chez les mammifères. Chez des nouveau-nés humains asphyxiés on l'a observée, au contraire, fréquemment. Mais comme l'expulsion du méconium peut avoir lieu aussi dans l'eau de l'amnios, sans symptôme asphyxique, et qu'elle se manifeste d'une manière étonnante, par exemple, après administration de quinine à la mère en travail, ainsi que le constatèrent Porak et Runge, il n'y a pas lieu du tout de conclure à une asphyxie, chaque fois que du méconium se trouve expulsé. Que l'intestin se vide facilement, à la suite de forts mouvements respiratoires intra-utérins, cela s'explique par ce fait que jamais jusqu'ici, ni une forte contraction, ni l'abaissement du diaphragme n'ont eu lieu, durant les inspirations prématurées avec aspiration d'eau de l'amnios.

Au contraire, la rareté d'une défécation intra-utérine sans trouble du repos fœtal s'explique par la lenteur avec laquelle se forme le méconium et par la lenteur avec laquelle il descend dans l'intestin. La paresse du canal intestinal du fœtus a même conduit à cette opinion qu'il lui manque tout mouvement péristaltique. C'est pourquoi j'ai soumis la question à l'expérience, en excitant (1881 et 1882) mécaniquement, électriquement et chimiquement l'intestin fœtal, de l'estomac jusqu'au rectum, partie dans de l'eau salée à la température du corps, partie à l'air, et en injectant un liquide coloré dans l'estomac du fœtus vivant dans l'utérus, afin de savoir en combien de temps le contenu stomacal peut traverser l'intestin grêle. Certes, les dernières recherches furent très difficiles à cause de l'infection septique qui survient malgré les procédés connus, et ne furent par conséquent pas nombreuses ; mais les recherches, faites d'après la première méthode, montrèrent avec pleine sûreté que l'excitation de l'intestin grêle et du gros intestin du fœtus provoquaient des constrictions locales très puissantes et, en vérité, des contractions aussi bien des fibres musculaires circulaires que de fibres longitudinales. De plus, je vis nettement, dans quelques cas, après l'ouverture de la cavité abdominale, l'intestin fœtal se mouvoir à l'air. D'après cela, il est très probable que de même *dans le fœtus intact* il se produit *des mouvements péristaltiques du canal intestinal*, grâce auxquels, longtemps déjà avant la naissance, le contenu de l'intestin grêle est chassé et le méconium pénètre dans le rectum.

Quelques procès-verbaux d'expériences serviront d'éclaircissements.

23 janvier 1882. — Deux grands embryons de cobayes, que je réduisis à l'état asphyxique dans un bain de sel ordinaire à 0,6 p. 100, à la température de 37 à 38°, furent ouverts lorsque tout mouvement eût cessé. L'intestin grêle présentait alors en tous ses points des contractions nettes, mais lentes et rarement maxima, à l'excitation électrique tétanisante, à la compression exercée avec des pinces, à l'excitation chimique (avec du chlorure de rubidium et du bromure de potassium en substances). Toutes ces excitations eurent encore une action même après le refroidissement des animaux à l'air.

16 février 1882. — Femelle de cobaye en état de gestation avancée; cinq fœtus presque à terme. A l'ouverture de la cavité abdominale, des mouvements péristaltiques, sporadiques, très faibles à l'air, souvent des pauses longues avec repos absolu; l'excitation mécanique et l'excitation électrique tétanisante provoquant de fortes contractions locales; dans ce

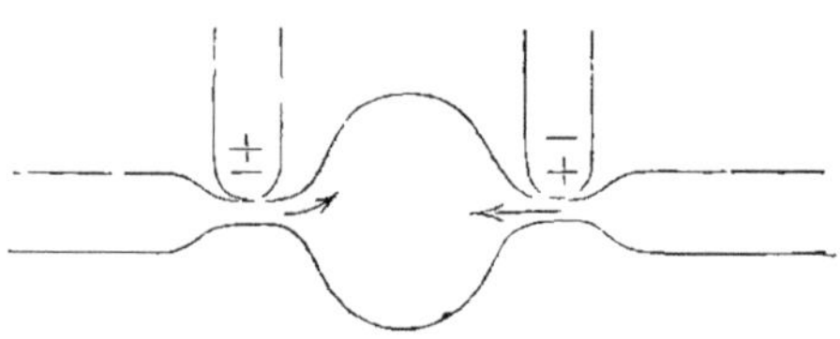

Fig. 15.

dernier cas, les contractions ont lieu des deux côtés sur les points excités, s'il existe une grande distance entre les pôles, à l'endroit des deux électrodes; et, au milieu, se produit un renflement.

La section de l'intestin ne provoqua point, comme chez la mère, une contraction énergique persistante, mais seulement l'occlusion des deux ouvertures, la paroi intestinale se retournant de manière à mettre la muqueuse au dehors. Tandis que la section du rectum, chez des animaux adultes, me donnait presque chaque fois une contraction puissante des deux parties jusqu'à disparition des orifices et expulsion des fèces des deux extrémités, le rectum fœtal demeurait sans action durant cette expérience (la section).

31 mai 1882. — Femelle de cobaye en état de gestation avancée; trois fœtus enlevés rapidement à l'air. Le fœtus I est vif, respire, ne manifeste, après l'ouverture de la cavité abdominale à l'air, aucun mouvement péristaltique, mais de fortes contractions à la suite de compressions

locales à l'aide de pinces et à la suite de la section de l'intestin grêle et du gros intestin, des deux côtés de la section ; il en fut de même, mais seulement avec moins de régularité, après application d'un cristal de sel ordinaire humide. Le fœtus II, refroidi quelque peu, respire avec assez de calme, manifeste des mouvements péristaltiques continus et très nets, après ouverture de la cavité abdominale à l'air; il présente aussi des rétrécissements locaux après excitation par les pinces; ils sont moins nets à la suite d'une excitation par le sel. Le fœtus III, refroidi quelque peu, respire, se trouve assez calme, ne manifeste aucun mouvement intestinal après la mise à nu, mais il présente de fortes contractions à l'excitation mécanique.

7 mars 1883. — Un fœtus de cobaye donne des contractions nettes de l'intestin grêle à la suite d'une compression locale passagère à l'aide de pinces, même après le refoidissement, comme le montre la figure suivante :

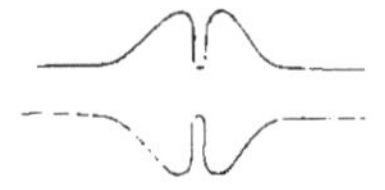

Fig. 16.

21 mars 1882. — Femelle de cobaye en état de gestation avancée. Grâce à une incision faite sur l'abdomen et l'utérus, on met à nu la bouche et le nez d'un fœtus à $1^h 40^m$, à l'air. Un fort pincement de la peau parvient, entre $1^h 43^m$ et 1^h 50 à provoquer des inspirations. On injecta ensuite dans le pharynx une solution aqueuse concentrée de bleu d'aniline. Le fœtus en déglutit rapidement une bonne partie; à $1^h 55^m$ on coud la blessure après la remise en place de la tête du fœtus. Le soir, à 6 heures, la mère prit une ample nourriture et parut être gaie. Le 22 mars, vers 6 heures du matin, elle fut moins vive et elle mourut vers 7 heures du matin. Section à $1^h 30^m$. Il se manifeste déjà une odeur de putréfaction. La substance colorante se trouvait en abondance dans l'estomac, dans tout le duodénum, le jéjunum, l'iléum du fœtus jusqu'à 5 millimètres du cæcum. Nulle part ailleurs je ne trouvai de traces du bleu d'aniline devenu en majeure partie vert dans l'intestin, je n'en trouvai surtout pas de traces dans les poumons. Les poumons flottaient sur l'eau.

Cette expérience montre que le contenu stomacal, par conséquent aussi de l'eau de l'amnios, peut être transporté à travers tout l'intestin grêle en moins de seize heures, chez le fœtus, et probablement en bien moins de temps, car le fœtus était mort avant la mère.

Dans plusieurs cas, des contractions lentes, fortes, locales se manifestèrent à la suite d'une excitation électrique forte et passagère et à la suite de sections pratiquées avec des ciseaux aux deux lèvres de la plaie sur l'intestin grêle, le côlon, le rectum, chez le fœtus de cobaye à terme; sur le cæcum l'excitation ne donnait pas un résultat aussi net.

De ces expériences et d'autres qui leur sont analogues, il découle pour l'intestin fœtal, la propriété d'exécuter des mouvements péristaltiques, quand il est excité de l'extérieur et quand un liquide abondant entre dans l'estomac et de là parvient jusqu'à lui. En vérité, je n'ai qu'un cas à enregistrer dans lequel des mouvements respiratoires préalables ont pu être pleinement exclus. Cependant il n'y a pas lieu de se demander pourquoi les mouvements péristaltiques seraient dépendants de ces mouvements respiratoires, chez le fœtus dans l'œuf, puisque le contenu intestinal descend d'une façon normale, aussi bien dans l'utérus que dans l'œuf d'oiseau, de l'intestin grêle dans le gros intestin. Le méconium ne pourrait contenir aucun élément de la bile, si la bile fœtale n'était chassée, par des mouvements péristaltiques, du duodénum dans le côlon. Les expériences de Wiener, d'après lesquelles du lait injecté dans l'estomac du fœtus dans l'utérus se retrouva déjà, au bout de neuf heures, dans les vaisseaux chylifères, démontrent déjà les mouvements péristaltiques du fœtus.

Malgré cette observation du mouvement péristaltique de l'intestin et des mouvements de l'estomac du fœtus, il n'est pas douteux que, comparé à celui de l'adulte, il s'effectue avec une extraordinaire lenteur. Je trouve le canal intestinal, chez l'embryon de cobaye, tant qu'il est encore éloigné de sa maturité, rempli d'une autre façon que chez le nouveau-né. En effet, dans le premier cas, le rectum et le côlon sont blancs et vides, comme aussi le plus souvent le cæcum ; par contre, le duodénum, le jéjunum et l'iléum présentent déjà un contenu coloré en jaune. Avec cela, ces derniers, — le duodénum seul, durant les premiers stades du développement ; puis successivement les deux autres portions de l'intestin, — sont plus fortement dilatés, de telle sorte que l'*intestin grêle paraît beaucoup plus gros que le gros intestin et le rectum*, ce qui est tout à fait opposé à ce qui arrive chez l'adulte. La netteté remarquable des images microscopiques que me fournirent les villosités de l'intestin grêle du fœtus de cobaye, rend d'ailleurs probable ce fait que je ne me trompai point en y constatant de petits changements de forme. Ces contractions des villosités peuvent avoir de l'importance au point de vue de la résorption de la peptone (de l'albumine de l'eau de l'amnios digérée), durant tous les derniers temps de la vie fœtale. A la même époque, le reste du contenu biliaire est transporté plus loin du côté du rectum par des mouvements péristaltiques, parce qu'il ne sort une substance de remplissage nouvelle que du duodénum. Cette substance se change peu à peu en méconium qui vient d'abord dilater le côlon.

Il doit en être de même pour le fœtus humain.

L'origine du méconium ne peut, dans aucun cas, être douteuse. Même lorsque, par l'absence des ouvertures buccale et nasale ou par l'oblitération de l'œsophage, l'eau de l'amnios ne peut être déglutie, il se trouve du méconium dans l'intestin. Par conséquent il faut, dans ce cas, considérer comme parties constitutives du méconium, la bile, le suc intestinal, la sécrétion des glandes de Brunner, le suc pancréatique, ou, quand ces dernières sécrétions font encore défaut, la bile seule avec du mucus. A ces produits vient s'ajouter en abondance l'épithélium intestinal et, quand la croissance est normale et que les mouvements de déglutition ont eu lieu, du duvet lanugineux détaché et des éléments de l'eau de l'amnios non résorbée, notamment des cellules épidermiques et de la graisse provenant de la *vernix caseosa*.

Que la bile principalement fournisse le méconium, la chose est démontrée par le manque absolu de ce dernier produit chez les monstres, chez lesquels il ne s'excrète pas de bile et auxquels manque également l'ouverture buccale — par conséquent la possibilité de déglutir de l'eau de l'amnios. — L'eau de l'amnios ne peut avoir une part prépondérante dans la formation du méconium. Car l'eau de l'amnios déglutie doit être presque complètement résorbée, jusqu'aux parties insolubles, comme les cellules épidermiques et les poils, qui ont été trouvés aussi dans l'estomac du fœtus humain de sept mois.

Parmi les composés chimiques trouvés en toute sûreté dans le méconium, il faut nommer la *cholestérine* qui, d'après Zweifel, constitue régulièrement à partir du cinquième mois un élément du contenu intestinal du fœtus. Il peut à peine être douteux que la cholestérine est formée par le foie fœtal, tout comme la *bilirubine* et la *taurine* qui se rencontrent dans le méconium sous la forme de cristaux, comme l'acide taurocholéique.

Par contre, on fait provenir, à juste titre, la *graisse* que Förster a trouvée dans le méconium (1858), de la *vernix caseosa* déglutie avec l'eau de l'amnios. La *mucine* du contenu du gros intestin des mort-nés provient probablement, en partie de la bile, en partie de l'intestin.

Zweifel ne trouva dans le méconium ni albumine, ni peptones, ni tyrosine, ni leucine, ni lécithine, ni glycose, ni acide lactique, ni lactates. On peut faire provenir des corps gras de la *vernix caseosa* les acides gras trouvés par Zweifel, c'est-à-dire les acides stéarique, palmitique, oléique, formique. Le résidu des cendres fut, d'après les expériences, de 0gr,87, 0gr,975 et 1gr,238 p. 100; la contenance en eau de 80 p. 100 (en chiffres ronds); et l'analyse quantitative des cendres rend vraisemblable la présence *du chlo-*

rure de potassium, du chlorure de sodium, du phosphate de fer et des phosphates de calcium et de magnésium. Il est à peine possible de savoir dans quelles proportions ces corps composés proviennent de la bile et du résidu de l'eau de l'amnios déglutie, mais non résorbée. Mais il est probable qu'ils proviennent en majeure partie de la bile, par conséquent du sang qui coule dans le foie. Car si on ne peut trouver, dans le méconium, trace d'albumine ou de peptones, ni trace des produits de la décomposition de la digestion intestinale de l'albumine, il faut accepter aussi la complète résorption des autres éléments non albuminoïdes dissous dans l'eau de l'amnios déglutie. Chez le fœtus de cobaye, non à terme, rapidement extrait, j'ai vu, à plusieurs reprises, des flocons jaunes dans l'intestin grêle et le cæcum, tandis que l'estomac était rempli de liquide. Ces flocons peuvent très bien avoir été des peptones de l'albumine de l'eau de l'amnios déglutie, coagulée par des sels biliaires. Cependant je n'ai pu donner comme preuve de leur nature albuminoïde la coloration violette obtenue par la réaction cupro-potassique, parce qu'il était impossible de provoquer dans le contenu de l'intestin grêle la réaction microchimique, sans éviter le mélange de villosités détachées, chez les petits embryons de cobaye (et de souris).

Mais, en général, des produits de décomposition ne sont pas constatables dans le canal intestinal du fœtus. Senator n'y aperçut point notamment ni indol, ni phénol, de même que A. Baginsky qui chercha vainement dans le méconium humain des oxacides et des phénols. Donc l'absence, dans le canal intestinal, des produits de la décomposition de l'albumine est caractérisque pour le fœtus.

Des recherches de Demant, qui trouva, dans l'extrait aqueux de la moitié inférieure d'un fœtus humain frais de sept à huit mois, de l'ammoniaque, des peptones, de la leucine, de la tyrosine, et qui obtint, après addition du réactif de Millon au liquide distillé, une couleur rouge (phénol?), de ces recherches, dis-je, je ne puis pas non plus tirer une raison contre l'absence des produits de la décomposition dans le fœtus normal *vivant.* Car cet observateur ne put trouver de la leucine et de la tyrosine dans des embryons frais de cobayes et dans un petit chien âgé de vingt-quatre heures; mais l'existence du phénol et de l'ammoniaque dans les parties de l'embryon morcelées, macérées longtemps dans l'eau et filtrées à l'air, ne démontre pas leur présence dans le tissu vivant. La réaction peptique, obtenue dans ces trois expériences, n'exclut en rien la formation des peptones durant la cuisson. D'ailleurs, ainsi qu'on l'a avancé déjà, des peptones peuvent se former dans l'estomac du fœtus sans qu'il y ait décomposition putride.

L'existence de sulfates alcalins dans le méconium est affirmée par les uns, niée par les autres. Pour liquider la question de leur préexistence, il y aurait lieu d'obtenir un précipité par l'action du chlorure de baryum, sur l'extrait aqueux filtré d'un méconium absolument frais. Si le précipité n'était pas soluble dans l'acide nitrique, l'existence de sulfates solubles dans le méconium en serait démontrée. L'expérience serait intéressante, si on pouvait tirer de plus grandes quantités de méconium des fœtus nés par avortement ou prématurément, parce qu'un résultat positif, l'apparition de masses pondérables de sulfate de baryte, démontrerait l'existence d'une décomposition de l'albumine par oxydation dans le fœtus, en réalité dans le foie de ce dernier. C.-G. Lehmann paraît être le seul qui ait trouvé des sulfates dans l'extrait aqueux du contenu de l'intestin grêle, chez les embryons humains (de cinq à six mois). Il parle du moins de traces de sulfates alcalins. Le méconium, renfermé dans le gros intestin du fœtus humain de sept à neuf mois, ne contient, par contre, aucune trace de sulfates. La présence de nombreux sulfates (de chaux et de soude) dans les cendres du méconium, comme l'avance également Maly (1881), ne démontre en rien leur préexistence, parce que le soufre de la taurine peut déjà avoir donné le signal de leur formation durant l'incinération.

Enfin, touchant toute recherche chimique faite sur le méconium, il y a encore à observer qu'on ne peut s'attendre à une concordance des résultats qu'en prenant en considération la provenance de la matière. Dans un petit traité historico-critique, J.-Ch. Huber (de Memmingen) distingue, en général, deux sortes de méconium qui se trouvent fréquemment séparés d'une façon nette dans l'intestin fœtal, savoir le *meconium amnioticum* qui renferme les éléments de l'eau de l'amnios déglutie et qui est d'un jaune brun, et le *meconium hepaticum* qui renferme des éléments de la bile et qui est vert sombre. Ce dernier, c'est-à-dire le méconium biliaire, contient aussi des corpuscules caractéristiques d'un vert jaunâtre, le plus souvent de forme ovoïde, et dont le diamètre mesure de $0^{mm},005$ à $0^{mm},03$ (Tardieu), corpuscules que Huber nomme *corpuscules du méconium*. Ils peuvent, en médecine légale, servir à la constation du méconium de l'enfant; ils sont, d'après lui, le plus souvent recouverts de mucus, insolubles dans l'acide acétique et l'éther, solubles dans la lessive de potasse.

De plus les deux sortes de méconium se rencontrent aussi mélangés en un seul et même point de l'intestin.

L'URINE DE L'EMBRYON.

Les reins fonctionnent-ils normalement de la même manière régulière avant la naissance qu'après? La question est controversée. Dans son *Embryologie*, Bischoff exprima déjà en 1842 l'opinion suivante, savoir que de l'urine se sécrète aussi bien dans les reins fœtaux que dans les corps de Wolff (reins primordiaux), et il déclara « qu'il était possible que cette urine, dans les derniers temps de la vie fœtale, se mélangeât avec le liquide amniotique ».

Virchow accepte nettement chez le fœtus, une sécrétion et une évacuation de l'urine dans la poche utérine, et il ajoute que la rétention d'urine, chez le fœtus, qui mène à l'hydronéphrose, met sa vie en danger.

Litzmann vit plusieurs fois des enfants émettre une assez grande quantité d'urine, immédiatement après la naissance et, avant la sortie de la tête, dans les cas de présentation par le siège ou par les pieds. Cette urine a donc dû être sécrétée dans l'utérus par les reins du fœtus.

Hecker écrit également : « Comme le travail de l'accouchement, particulièrement dans le cas de présentation du siège, détermine fréquemment de la compression de la région vésicale, chez le fœtus, l'urine se vide souvent *inter partum*, et ce n'est que dans le plus petit nombre des cas que la vessie s'en trouve remplie, lorsqu'on fait l'autopsie d'enfants mort-nés; parfois, elle est complètement distendue par l'urine.

On est donc à peu près autorisé à considérer la production et l'expulsion de l'urine, chez le fœtus, dans l'utérus, comme des phénomènes normaux. D'après les recherches de M. Fehling que nous avons mentionnées déjà et d'après celles de Porak, l'émission de l'urine peut cependant paraître douteuse. Car le premier trouva, dans plus de cent expériences, le fait suivant qui ne souffrit point d'exception, à savoir que du salicylate de soude ou du ferrocyanure de potassium administrés à la mère, peu de temps avant l'accouchement, se retrouvent dans la seconde et la troisième urine du nouveau-né d'une manière plus nette que dans la première.

De ses expériences sur la diffusion placentaire, faites à l'aide de nombreux corps différents, Porak conclut également que les reins de l'être non né fonctionnent avec plus de lenteur que ceux de l'individu né, que c'est seulement après la naissance qu'ils acquièrent peu à peu une activité énergique, et que, en réalité, l'enfant peut mettre deux fois autant de temps que la mère à éliminer l'acide salicylique.

Dans les expériences de cette sorte, il y a lieu de remarquer que les nourrissons, dont les mères ont absorbé de l'acide salicylique, manifestent bientôt aussi dans leur urine une réaction salicylique, et que, par conséquent, ce corps passe dans le lait. Lorsque les femmes enceintes absorbent quotidiennement de l'acide salicylique, de dix à trente jours avant l'accouchement et qu'il s'en retrouve moins dans la première urine du nouveau-né que dans la seconde et la troisième, la découverte n'a de valeur que dans le cas où le nouveau-né n'a pas absorbé du lait de la mère ; mais alors on n'a pas le droit non plus de conclure, comme cela a été fait jusqu'ici, que les reins du fœtus sécrètent avec beaucoup plus de lenteur qu'après la naissance, cela ne peut s'appliquer qu'à l'individu qui vient de naître. Car l'urine, qu'on nomme « la première », n'est déjà plus de l'urine fœtale ; elle n'est sécrétée en partie, si ce n'est en totalité, qu'après l'établissement de la respiration pulmonaire, c'est-à-dire, après la rapide diminution de la pression dans l'aorte, et en même temps de la pression sanguine et de la vitesse du courant sanguin dans les artères rénales, donc dans des conditions de sécrétion défavorables. Dans tous les cas, on n'est pas fondé à accepter que la première urine du nouveau-né a été sécrétée, exclusivement *avant* le premier trouble apporté à la circulation placentaire dans l'utérus. La deuxième urine du nouveau-né doit être également déjà concentrée, à la suite de la grande perte d'eau par la peau et les poumons et doit, d'après cela, contenir une plus grande quantité de la substance administrée à la mère peu de temps avant la naissance.

Donc le manque de ferrocyanure, si facilement diffusible, dans la première urine, et sa présence dans la deuxième et la troisième urine du nouveau-né, quoique l'apport du sang maternel ait cessé depuis longtemps, ces phénomènes, dis-je, peuvent fort bien se rapporter au trouble de la fonction rénale, durant la naissance, trouble dû à la diminution de la rapidité du courant sanguin dans les reins quand diminue la pression artérielle.

Les rares cas de monstres à terme ou proches du terme, sans reins, ni vessie, ni uretères, témoignent mieux que ces expériences, en faveur de la faible importance des reins dans la vie du fœtus avant la naissance ; mais ils ne décident rien contre la *sécrétion*, avant la naissance, lorsqu'il existe des reins. Ahlfeld a observé un cas semblable et du fait qu'un fœtus, quand les reins manquent absolument, peut se développer jusqu'à maturité dans l'utérus, sans que l'anomalie dépasse la zone locale, il a conclu que les reins peuvent être sans importance durant la vie intra-utérine. Il croit de plus que les reins sont peut-être aussi sans importance pour le fœtus normal, et que ce n'est qu'avec la naissance que s'établissent, en conséquence, dans des conditions normales, les fonctions propre des reins, c'est-à-dire, la fonction capable d'engendrer de l'urine.

Cette dernière considération est tout à fait inexacte. Les raisons qui sont données à l'appui ne sont pas justifiées et d'autres raisons prouvent la formation de l'urine avant la naissance.

D'abord le fait que beaucoup d'urine, par exemple 150 grammes d'après Sallinger, a été trouvée dans la vessie fœtale fortement dilatée, dans les cas d'occlusion innée de l'urèthre, ne peut être considéré comme étant sans valeur dans l'occurrence parce qu'il s'agit ici de fœtus malades. Ahlfeld avance même que des fœtus bien portants sont mis au monde également avec une vessie pleine, les uretères étant ouverts.

A la question de savoir si le fœtus sécrète de l'urine dans l'œuf, il ne peut être répondu qu'affirmativement, parce qu'on a trop souvent trouvé de l'urine dans la vessie des enfants nouvellement-nés et bien portants et dans celle des mammifères. J'ai vu également la vessie complètement remplie chez des embryons de cobayes extraits de la mère, décapités aussitôt et tout proches de leur maturité. Wiener trouva la même chose chez un fœtus humain.

Donc le rein fœtal doit être actif, à un degré inférieur, en vérité, et son action peut-être n'est complète que vers la fin de la vie intra-utérine et s'effectue d'une façon quelque peu différente de celle qui se rencontre plus tard.

Joseph Englisch (1881) a affirmé que la formation de l'urine commençait sûrement à la fin du quatrième ou au commencement du cinquième mois, parce qu'il avait trouvé, à diverses reprises, les bassinets des reins et la vessie remplis d'urine, chez des fœtus de cinq mois, et parce qu'il avait rencontré même les bassinets distendus par l'hydronéphrose, dans le cas d'occlusion des voies urinaires. Il avance que, dans presque toutes ses observations sur l'occlusion complète des uretères, la vessie se trouvait distendue, avant la naissance et sans qu'il se rencontrât d'autres ouvertures ; elle se trouvait même distendue, à un point tel qu'elle devenait une cause d'obstacle à la naissance. Le même observateur croit que l'augmentation de la tension de l'urine, dans le cas où il ne survient pas une issue, ou, pour ainsi dire, une soupape de sûreté, entraîne la mort du fœtus. Le fœtus mourrait dans le sixième, le septième ou le huitième mois. Pourtant il est « toujours étonnant » qu'il naisse des fœtus à terme avec les uretères fermés, chez lesquels il ne se manifeste des accidents urémiques qu'au bout de deux ou trois jours.

Englisch a rassemblé un grand nombre de cas, et s'il n'est pas démontré que le fœtus normal émet déjà une urine abondante, le phénomène est vraisemblable cependant. Depaul, Hecker, Gusserow et d'autres considèrent comme un fait normal, l'épanchement de l'urine dans l'eau de l'amnios, comme l'avaient fait déjà Betschler en 1820, Meckel en 1822, et Portal, même en 1671. Ahlfeld prétend, au contraire, qu'un fœtus bien portant, dont l'apnée n'est pas interrompue, n'évacue de l'urine à aucune époque de la grossesse. Il admet une très faible sécrétion intra-utérine, l'excrétion étant un fait pathologique, parce que ce n'est qu'un obstacle au courant du sang fœtal, à travers les artères ombilicales, qui peut hausser suffisamment la pression sanguine des artères rénales, pour rendre possible une plus grande sécrétion. Mais si le remplissage de la vessie n'est que faible, l'émission ne s'effectue pas.

Mais Dohrn trouva, chez soixante-quinze individus nés normalement, cinquante-deux fois, c'est-à-dire dans 69 cas sur 100, la vessie non vide et l'on ne peut affirmer que dans les 31 cas p. 100 restant, elle ait été complètement vide. Le volume de l'urine augmenta avec le poids du fœtus et atteignit en moyenne 7^{cc} 1/2 (au maximum 25^{cc},5).

Plus le temps mis à l'accouchement avait été long, plus faible avait été trouvé le volume de l'urine, ce qui parle, au point de vue des douleurs, contre une action favorisant la production de l'urine et en faveur d'une action accélérant son émission.

Chez les fœtus mort-nés ou asphyxiés, la vessie, ainsi qu'il semble, à été trouvée vide ou vidée en majeure partie plus souvent que chez des fœtus normaux. Dans le cas d'émission, la pression abdominale (des mouvements respiratoires ayant eu lieu prématurément) a-t-elle une action concomitante réelle, la pression des douleurs ou la compression due aux mouvements du fœtus provoque-t-elle cet épanchement, soit par la voie réflexe, soit directement, de même que le trouble apporté à la circulation placentaire détermine-t-il en général l'émission de l'urine ? la question, malgré de nombreuses discussions, n'est pas tranchée; mais il est vraisemblable que l'évacuation intra-utérine de l'urine est purement mécanique sans qu'il intervienne une action réflexe.

Physiologiquement, au moins, une telle émission, même complète et fréquente, peut très bien avoir lieu avant la naissance (dans l'eau de l'amnios), lors même qu'il ne se sécrète que peu d'urine quotidiennement avant la naissance. Car le temps ne fait point défaut à son accumulation. Donc si l'on trouve de l'urine dans la vessie du nouveau-né, il est vraisemblable que, longtemps auparavant, de l'urine s'est épanchée dans l'eau de l'amnios; si l'on n'en trouve point, il est probable que l'émission a eu lieu durant la naissance ou peu de temps avant. Des évaluations quantitatives de l'urine du nouveau-né et du nourrisson, durant les dix premiers jours de la vie, il découle qu'il ne s'élimine à la fin que peu de centimètres cubes d'urine. Des mêmes évaluations il résulte que, le premier jour de la vie, il s'était éliminé 12 centimètres cubes, — pour la moyenne de dix cas, — le second, 12 centimètres cubes encore, — pour la moyenne de quatorze cas, — le troisième, par contre, 23 centimètres cubes. A partir de là, le volume d'urine augmente presque quotidiennement. Par le cathétérisme Hofmeier obtint, immédiatement après la naissance, pour la moyenne de huit cas, 9gr,9 d'urine, le minimum étant 1gr,5, le maximum 24 grammes.

On ne se trompera donc point en enfermant dans ces limites le volume d'urine éliminé en une seule fois, avant la naissance. Wiener trouva une fois plus de 10 centimètres cubes d'urine, dans la vessie d'un fœtus, dont la mère était morte à la suite d'une hémorrhagie provoquée par la rupture d'une varice de la cuisse, avant le commencement des douleurs. Mais on ne sait si le fœtus produit cette urine en un seul jour et si, toutes les vingt-quatre heures, il évacue nécessairement de l'urine une fois. Des cas peu nombreux, où l'occlusion des uretères était innée, et dans lesquels on a trouvé la vessie complètement remplie, même fortement distendue, on ne peut conclure d'aucune façon, sans d'autres données, à un épanchement plus fréquent dans la normale, parce qu'on ne sait si, dans les premiers cas, la pression sanguine, qui, peut-être fortuitement se trouvait quelque peu haussée, a pour conséquence une augmentation anormale de la sécrétion (Ahlfeld). Il y aura lieu surtout d'admettre cette augmentation de la pression sanguine, dans le cas où l'on aura trouvé non seulement la vessie, mais aussi les uretères énormément distendus, et l'urèthre oblitéré. En dehors de cela, on n'a pas reconnu jusqu'ici si le liquide renfermé, dans de tels cas, dans la vessie, était de l'urine. Lothar Meyer n'y constata une fois ni urée ni acide urique, une autrefois pourtant de l'urée parfaitement reconnaissable en même temps que de l'albumine. L'augmentation intra-utérine de la pression sanguine peut très bien provoquer une sécrétion anormale ou une transsudation dans les reins fœtaux, avant que ceux-ci soient en état de former une urine propre ou du moins de rendre possibles, en partie, les processus qui sont caractéristiques de la fonction des reins chez l'adulte.

Dans ces conditions, la recherche que fit Gusserow était très méritoire; elle consistait à savoir, en expérimentant directement sur l'homme, si les reins fœtaux peuvent fonctionner comme ceux de l'adulte. En partant de ce fait, que la transformation de l'acide benzoïque (le benzoate de soude), administré à l'adulte, en acide hippurique (hippurate de soude), a lieu exclusivement ou à peu près exclusivement dans le tissu rénal, il conclut que la constatation d'acide hippurique dans l'urine du nouveau-né, immédiatement après la naissance, lorsque les femmes en travail avaient pris de l'acide benzoïque peu de temps auparavant, il conclut, dis-je, que cette constatation était une grande preuve de la transformation de l'acide benzoïque en acide hippurique dans les reins du fœtus. Car d'où proviendrait, si ce n'est de là, l'acide hippurique retrouvé dans l'urine fœtale, puisqu'il ne peut pénétrer directement dans le fœtus?

On administra donc à des femmes en travail du benzoate de soude et, autant que possible, on tira, à l'aide du cathéter, l'urine de l'enfant immédiatement après la naissance, dans tous les cas avant que l'enfant eût pris le sein de la mère. On ne soumit l'eau de l'amnios à l'épreuve de l'acide hippurique, que quand on eût pu se la procurer, sans la moindre impureté, notamment sans urine de la mère, dans l'œuf qui faisait forte saillie à travers les parties génitales, ou à l'aide d'un trocart. On soumit l'urine et l'eau de l'amnios à l'épreuve de l'acide hippurique et de l'acide benzoïque, d'après la méthode de Bunge et Schmiedeberg, avec l'assistance de ce dernier.

Je rassemble les résultats dans le tableau synoptique suivant :

Expériences	Dose du benzoate de soude	Urine de l'enfant	Eau de l'amnios	Temps au bout duquel on recueillit les liq.
I.	1 gr. en 3 heures	beauc. d'a. hipp. pas d'a. benz.	point d'ac. hipp. point d'ac. benz.	$1^h 3/4$ après la dernière dose.
II.	1gr,5 de 4 à 5 heures avant la rupture 0gr,5 ap. la rupt.	peu d'ac. hipp. pas d'a. benz.	beauc. d'ac. hip. point d'ac. benz.	—
III.	0gr,5 $2^h 1/2$ avant la nais.; 0gr,5 une 1/2 h. av. la nais.	nettement de l'ac. hip. pas d'ac. b.	— —	—
IV.	1 gr. en 3 heures puis 0gr,5	nettement de l'a. hip.	net. de l'ac. hip. point d'ac. benz.	3 heures après la dernière dose.
V—VII.	—	pas d'a. hip. pas d'ac. b.	point d'ac. hip point d'ac. benz.	—

Donc, dans quatre cas, on trouva réellement dans l'urine du nouveau-né, de l'acide hippurique; dans trois cas on n'en trouva point; dans deux cas il fut constatable aussi dans l'eau de l'amnios, dans aucun cas on ne constata de l'acide benzoïque non transformé, dans l'urine ou l'eau de l'amnios.

Cette découverte suffit à démontrer que le fœtus humain est en état, dans l'utérus, comme l'adulte, de transformer l'acide benzoïque en acide hippurique, et que le fœtus élimine ce dernier produit en même temps que l'urine; c'est pourquoi l'on put également, dans deux cas, trouver de l'acide hippurique dans l'eau de l'amnios, dans laquelle le fœtus avait épanché son urine. Si, de plus, il est établi que c'est dans l'organisme adulte exclusivement, que les reins provoquent cette transformation, il est prouvé également que les reins du fœtus à terme peuvent fonctionner comme ceux de l'individu né. Mais ce qui a été trouvé par Schmiedeberg et Bunge, pour le chien, ne peut, sans autre épreuve, être appliqué à l'homme. Il est probable cependant que, chez ce dernier aussi, les reins prennent part, après l'introduction de l'acide benzoïque, à la formation de l'acide hippurique, puisque, d'après Blix, cette formation se trouvait contrariée dans différentes variétés de maladies des reins.

Les expériences que Wiener a faites sur des fœtus de lapins et de chiens, démontrent également que les reins fœtaux sont capables de fonctionner, mais non qu'ils sécrètent régulièrement de l'urine. Car si de l'indigo-sulfate de soude injecté dans le fœtus, à travers la paroi abdominale de la mère, s'est retrouvé, au bout de vingt minutes, dans l'épithélium des uretères, et, dans un cas, au bout de vingt-cinq minutes, dans la vessie fœtale, et si de l'hémoglobinurie s'est déclarée, au bout d'une heure et demie, à la suite d'une injection sous-cutanée de glycérine pratiquée sur le fœtus, de telle sorte que les uretères parurent « formellement injectés » et les bassinets remplis d'hémoglobine, et que, en outre, l'eau de l'amnios contint de l'hémoglobine et devint rouge, il n'en découle pas encore, comme le croit Wiener, que la sécrétion des reins fœtaux s'effectue d'une façon normale et que la vessie doive, à plusieurs reprises, se remplir et se vider dans l'eau de l'amnios, bien que les deux phénomènes soient possibles. Car il est naturel qu'à la suite de l'introduction soudaine de grandes quantités de liquide dans le corps du fœtus, les organes d'élimination, en première ligne les reins, acquièrent soudain une activité fonctionnelle plus élevée. Ces expériences, comme celle de Gusserow, ne prouvent que la *possibilité* de la fonction. Les poumons également sont capables de fonctionner avant la naissance, mais demeurent d'une façon normale, sans fonction jusqu'à ce moment. Or, ce n'est pas ainsi que les choses se passent pour les reins; mais il ne peut être douteux qu'ils ne fonctionnent pas avec autant d'énergie et notamment avec autant de régularité, qu'après la naissance.

Pour ce qui concerne le temps précis auquel commence, chez le fœtus humain, la formation propre de l'urine, les observations font défaut. G. Krukenberg put retrouver, dans la première urine d'un fœtus né prématurément et pesant 1kg,850, immédiatement après la naissance, de l'iodure de potassium qui avait été administré à la mère.

Si l'ensemble des phénomènes connus jusqu'ici établit fermement que, dans l'utérus, s'effectue très souvent d'une façon normale, non seulement une sécrétion, mais aussi une excrétion d'urine, on ne sait pas cependant si l'urine se vide dans l'eau de l'amnios d'une manière continue ou par intervalles. Dans le premier cas, la vessie du fœtus devrait être trouvée, ou toujours pleine ou toujours vide. Elle pourrait, pour ainsi dire, déborder ou ne rien retenir, selon la largeur de l'urèthre. Mais comme, d'après mes expériences, la vessie contient tantôt beaucoup, tantôt peu ou point d'urine, chez le fœtus de mammifère rapidement extrait de l'utérus, tout comme chez l'enfant qui vient de naître, il est certain que l'émission de l'urine dans l'utérus a lieu de temps en temps, comme l'avance également Gusserow. Avec cette opinion concorde la proportion d'urée très changeante contenue dans l'eau de l'amnios, dont il été question déjà.

Avec cette opinion s'accorde, en outre, la manière différente de se comporter des enfants nouvellement nés des deux sexes, au point de vue de l'émission de l'urine. Car maintes fois l'enfant mâle émet déjà de l'urine, par jets puissants, peu de temps après le premier cri, parfois même une semblable émission d'urine se répète avant la section du cordon; tandis que, dans d'autres cas, ce n'est qu'au bout de plusieurs heures qu'il s'effectue une faible excrétion d'urine, chez les nouveau-nés encore à jeûn. L'enfant non né encore, se comporte-t-il d'une manière différente, à ce point de vue, que l'enfant qui est en train de naître ? Comme il est rare que les femmes en état de grossesse avancée meurent soudainement, dans des circonstances qui permettent la mise à nu soigneuse du fœtus, il sera difficile d'en trouver la preuve réelle chez l'homme. L'unique observation de la sorte, faite par Wiener a, par conséquent, une valeur toute particulière.

Qu'à la suite d'une hausse anormale de la pression du sang artériel, hausse due à l'oblitération prématurée du conduit de Botal (chez le fœtus de six mois) il survienne, en réalité, une production et une émission d'urine dans l'eau de l'amnios, beaucoup plus importantes, et qu'il puisse même en résulter de l'hydramnios, cela découle des observations de Nieberding (1882) qui constata, dans ces cas, de l'hypertrophie du cœur.

O. Küstner trouva aussi — dans le cas d'augmentation de la tension dans le foie, outre l'ascite et la cirrhose du foie, — de l'hypertrophie du cœur chez le jumeau hydramniotique, dans trois cas où les jumeaux se trouvaient dans un œuf unique, ce qui s'accorde encore avec l'acceptation d'une augmentation anormale de l'eau de l'amnios par émission de l'urine fœtale.

Mais il est bien instructif le cas observé par Schatz, dans lequel deux jumeaux, se trouvant dans un seul œuf, mais à membranes amniotiques distinctes, naquirent dans le huitième mois. Le premier né était plongé dans une énorme quantité d'eau de l'amnios — la rupture de la poche en donna à peu près 3 kilos, — et urina, durant les six heures qu'il vécut, très abondamment et presque une fois par heure. L'autre était plongé dans une petite quantité d'eau de l'amnios, il vécut douze heures et n'urina point. Même chose a pu se passer dans l'utérus : car les reins et le cœur avaient, chez le premier né, une fois et demie le poids des mêmes organes du second enfant. Chez l'enfant au cœur le plus gros, la pression artérielle était plus grande; il fournit plus d'urine et, par conséquent, plus d'eau de l'amnios.

Pour ce qui est de la production et de la sécrétion de chaque élément de l'urine fœtale de l'être humain, on n'en connaît que fort peu de choses parce qu'on ne possède pour ainsi dire que de l'urine de fœtus mort-nés pour les recherches, et qu'on ne peut en tirer une conclusion applicable, sans d'autres données, au nouveau-né. Toutes les recherches faites sur l'urine provenant de nouveau-nés vivants, après la première inspiration, ne peuvent nous renseigner sur la propriété de l'urine fœtale, parce que l'oxygène inspiré détermine de puissants processus d'oxydation. On est donc renvoyé, pour l'homme, à des fœtus mort-nés dont l'organe uropoiétique est normal et dont les uretères ne sont pas fermés. Mais leur vessie ne contient trop souvent que de très petites quantités d'urine; c'est pourquoi le nombre des analyses faites est si petit.

Il est avéré que, d'une façon normale, le fœtus ne fabrique que peu de *substance colorante de l'urine ;* car l'urine des nouveau-nés a une couleur très pâle, plus pâle encore que celle du numéro I de l'échelle colorométrique de l'urine, établie par Vogel.

Virchow trouva l'urine fœtale, celle des bassinets comme celle de la vessie, *acide*, d'un jaune pâle, troublée fréquemment par de l'épithélium, d'une odeur rappelant celle du pain frais et de la viande fraîche.

De ce que la réaction de l'urine, obtenue par Dohrn, par le cathéter immédiatement après la naissance, n'est pas constante, mais acide seulement dans 73 p. 100 des 75 cas dans lesquels les fœtus étaient nés normalement, neutre dans 23 p. 100 et alcaline dans 4 p. 100, on ne peut tirer une conclusion sur l'irrégularité de la formation des acides dans le fœtus. Dans de l'urine recueillie toute fraîche, immédiatement après la naissance, Hofmeier et Hecker trouvèrent presque chaque fois une réaction acide (une fois neutre). Mais cette urine formée dans l'utérus devient très vite neutre, puis alcaline, à l'air. J'ai trouvé chaque fois acide l'urine contenue dans la vessie des embryons de cobaye, récemment enlevés de l'utérus.

Dans la première urine du nouveau-né humain bien portant, urine toujours très pâle, très fluide et, quand elle est tout à fait fraîche, faiblement acide, on ne trouva, comme dans l'urine des enfants mort-nés, qu'environ 1/2 p. 100 (jusqu'à 0,6 p. 100) de résidu sec et 0,24 (aussi 0,27) p. 100 de cendres.

Hoppe tira de la vessie d'un enfant mort-né une urine ne contenant que 0,34 p. 100 d'éléments solides.

Cependant les auteurs nommés plus bas trouvèrent, pour l'urine, le premier jour de la vie, la contenance en eau variant dans 4 cas, entre 98,65 et 99,62 p. 100, et, dans un cas, atteignant 95,12 p. 100. D'après cela la densité de l'urine fœtale doit aussi subir des variations assez grandes.

Le poids spécifique de l'urine des nouveau-nés fut trouvé de 1009 ou de 1010 en moyenne, d'après les uns; de 1002,8, d'après les autres (minimum 1001,8, maximum 1006 d'après Dohrn). Comme le poids spécifique de l'urine, après la naissance, augmente d'abord pour diminuer ensuite quelque peu, à partir du troisième jour et dans la période des dix premiers jours, suivant Martin, Ruge et Biedermann, il est probable qu'il est supérieur à la moyenne de 1010, avant la naissance. En effet Dohrn trouva 1012 chez un enfant né prématurément et mort-né.

Martin, Ruge et Biedermann trouvèrent, en outre, dans l'urine du nouveau-né, le premier jour, un minimum de 0,06 p. 100 d'urée, un maximun de 1,6637 p. 100. Dohrn trouva pour l'urine, immédiatement après la naissance normale, dans 10 cas, de 0,14 à 0,83 p. 100; Hofmeier obtint également pour 6 cas, une moyenne de 0,24 p. 100 (mais si, avant l'accouchement, la mère avait été chloroformée, la contenance en urée se doublait dans l'urine et se maintenait aussi à un chiffre élevé durant les premiers jours qui suivaient la naissance).

Les reins sécrètent souvent aussi de l'*acide urique* en quantité relativement grande, d'une façon normale, du moins dans les stades avancés du développement. On le constate presque chaque fois dans l'urine, immédiatement après la naissance. Wöhler (1846) trouva chez un fœtus né prématurément et mort-né, un calcul rénal formé d'acide urique; Virchow trouva, dans l'urine d'un fœtus à terme, mort à la suite d'un accouchement laborieux ayant nécessité le forceps, de l'urate d'ammoniaque à l'état de sédiment; Schwartz trouva, dans 8 cas, de l'acide urique dans l'urine d'enfants mort-nés. Dans l'urine recueillie immédiatement après l'excision de la vessie, chez des embryons de cobayes, je vis après le séjour de l'urine dans un verre de montre, durant plusieurs heures, des cristaux pigmentés d'un brun inégal et se comportant exactement comme les cristaux d'acide urique de l'urine de l'homme, et j'ai obtenu chaque fois, par l'acide muriatique, de l'acide urique dans l'urine fœtale des cobayes comme dans celle de l'homme; Gusserow trouva également des cristaux d'acide urique dans l'urine d'un enfant mort rapidement pendant l'accouchement.

Par contre, il n'est pas permis de conclure du dépôt d'acide urique chez les nouveau-nés, à une production d'acide urique par le fœtus, parce que ce dépôt ne s'effectue pas d'ordinaire avant le deuxième jour de la vie et que, d'après Virchow, on ne le constate qu'après l'établissement de la respiration pulmonaire. Cependant Martin, Hoogeweg et Schwartz trouvèrent des urates formés également dans l'utérus.

L'albumine paraît être un élément non rare, si ce n'est régulier, de l'urine fœtale chez l'homme (Virchow). Cependant l'albumine ne fut trouvée « qu'à l'état de traces » passablement nombreuses dans l'urine du nouveau-né et du nourrisson dans les premiers jours (Martin, Ruge et Biedermann). Ces mêmes observateurs trouvèrent une fois, le premier jour, l'urine d'un monstre, extraordinairement riche en albumine. Schwartz rencontra chaque fois de l'albumine dans l'urine des enfants mort-nés; Dohrn n'en trouva point de traces, dans l'urine de nouveau-nés vivants, dans 62 p. 100 de ses soixante-quinze cas; dans 23 p. 100 il trouva des traces, dans 9 p. 100 des quantités appréciables, dans 6 p. 100 beaucoup. Il considère l'albumine contenue dans l'urine des enfants mort-nés, comme un phénomène particulier aux cadavres, sans cependant en donner des raisons suffisantes. L'inconstance de la proportion de l'albumine contenue dans l'urine du nouveau-né vivant, peut être liée à une hausse de la pression du sang artériel durant la naissance (avant la première inspiration). Une étude de l'urine des nouveau-nés, après des sections du cordon tardives et prématurées, nous apprendrait peut-être si l'apparition de l'albumine dans l'urine dépend quelque peu de la masse du sang.

Dans tous les cas on ne peut donner l'albuminurie des enfants qui viennent de naître comme un phénomène constant; et on ignore absolument si le fœtus dans l'utérus élimine régulièrement de l'albumine par les reins.

On a constaté aussi de l'indican dans l'urine du nouveau-né. Mais dans sa recherche de l'indigo, Senator aboutit six fois à un résultat négatif.

La bilirubine n'est pas un élément normal de l'urine des fœtus non-nés ou qui viennent de naître; mais on l'a constatée, même cristallisée, très fréquemment à côté d'un dépôt d'acide urique chez les nourrissons âgés d'un jour et plus, tout au début, même quand l'ictère ne se trouvait que peu intense, comme un produit survenu dans le sang après la mort. Il reste à savoir si, en même temps, il s'élimine à l'état de cristaux de l'hématoïdine, dans les reins, à côté de la bilirubine ou si l'hématoïdine ne s'élimine de la sorte que dans le cas où il existe un dépôt d'acide urique. Dans tous les cas, aucun de ces deux pigments *ne se forme d'une façon normale*, dans le fœtus vivant, assez abondamment pour que les reins arrivent à les éliminer; je n'ai pas eu connaissance d'un cas certain dans lequel il ait été recueilli de l'urine contenant des matières colorantes de la bile, immédiatement après la naissance. S'il se trouve de la bilirubine dans l'urine des nouveau-nés, c'est que cette urine n'a été sécrétée que beaucoup d'heures après la section du cordon et que l'*ictérus neonatorum* existe, symptôme qui a été discuté tant de fois et dans lequel précisément, d'après Orth, l'élimination de cristaux de bilirubine est caractéristique.

Senator put retrouver de petites quantités d'éther sulfurique dans les sept cas où il le recherchait dans l'urine d'enfants nouvellement nés. Mais on ne sait pas si cet acide sulfurique provient de l'albumine décomposée des tissus fœtaux ou du sang de la mère. Cependant, les combinaisons de l'acide sulfurique de l'urine néonatale ne peuvent être considérées comme provenant d'une décomposition de l'albumine fœtale dans l'intestin, car il n'a été possible de trouver dans le méconium ni indol, ni phénol.

Dans l'urine extraite de la vessie d'embryons de cobayes, j'ai vu, au bout d'un séjour de plusieurs heures dans un verre de montre, des cristaux de chlorure du sodium. Wislicenus et Gusserow trouvèrent 0, 18 p. 100 de chlorure de sodium dans l'urine d'un enfant mort-né.

Dans les soixante-quinze cas normaux de Dohrn, la quantité de chlorure de l'urine des nouveau-nés varie entre 0,02 et 0,3 p. 100. Cette grande différence qui existe entre les valeurs minima et maxima est probablement liée à la proportion du sel ordinaire de la nourriture de la mère. Du moins il n'existe pas de raison qui s'y oppose. Dans le cas d'une substance aussi facilement soluble et diffusible que le chlorure de sodium, un transport plus abondant de ce corps hors du sang maternel dans le sang fœtal, dans le placenta, paraît nécessaire, lorsque le sang maternel en contient beaucoup.

En somme, il n'est pas douteux qu'on puisse constater encore, dans l'urine fœtale la présence de beaucoup de substances en dissolution dans le plasma sanguin de la mère et facilement diffusibles, lesquelles peuvent pénétrer dans le fœtus, en partie par la veine ombilicale, en partie grâce à la déglutition de l'eau de l'amnios.

LE LIQUIDE ALLANTOÏDIEN.

Le liquide qui s'accumule dans l'*allantois* ne peut, à toutes les périodes de la vie embryonnale, être considéré comme étant de l'urine puisqu'il existe déjà avant que les reins se soient développés. Mais depuis très longtemps on a considéré avec Bischoff, le liquide, souvent coloré en jaune comme de l'urine, liquide trouvé dans la vessie allantoïdienne chez maints embryons de mammifères, durant les premiers stades, — comme un produit de la sécrétion des corps de Wolff.

Les recherches chimiques faites sur le liquide allantoïdien qui a le plus souvent une réaction alcaline chez les vaches, les truies, les brebis, les chattes, les poules, ces expériences faites par Majewski, Tschernoff, Claude Bernard, Stas, Schlossberger et d'autres ont, dans tous les cas, fait voir que fréquemment, mais non constamment, il contient les mêmes éléments que l'urine de l'embryon, notamment de l'urée, de l'acide urique (urates), de l'allantoïne, des chlorures, des phosphates et des sulfates alcalins, du fer, du carbonate de chaux. Mais on y a constaté souvent aussi du sucre (non de la dextrine) et de l'albumine.

On ne peut tirer jusqu'ici, avec certitude, une conclusion quelle qu'elle soit, touchant la fonction des reins primordiaux, d'après les analyses quantitatives et qualitatives en partie contradictoires et pleines de lacunes, qui ont été faites jusqu'à présent, si ce n'est que l'apparition précoce de l'urée, des urates et particulièrement des sulfates dans la vessie, rend très vraisemblable une décomposition de l'albumine embryonnale par oxydation, survenue dans les premiers stades déjà. Les excrétions ont dû se rendre du sang incomplètement différencié encore, dans la vessie (la vessie allantoïdienne), à travers les reins primordiaux et grâce à l'ouraque.

LA SUEUR DE L'EMBRYON.

Anciennement on considérait le produit de la sécrétion des glandes sudoripares de l'embryon comme l'élément principal de l'eau de l'amnios. Mais comme ces glandes n'apparaissent que dans le cinquième mois de la gestation et que ce n'est que dans le septième qu'on aperçoit les premières traces, très peu nettes encore, des pores et des canaux sudoripares dans l'épiderme (d'après Kölliker), cette ancienne opinion est erronée. Ce n'est que durant les dernières semaines de la vie fœtale qu'un peu de sueur pourrait s'ajouter à l'eau de l'amnios déjà existante et que le vernis fœtal pourrait s'en imbiber. A cause de la température élevée, il ne paraît pas admissible, en général, qu'aucune sécrétion de sueur ait lieu dans l'utérus; mais jusqu'ici on ne peut citer de fait réel démontrant, même pour les derniers temps, une sécrétion de sueur intra-utérine. L'individu né transpire d'une façon normale lorsque la température de l'air ambiant augmente, lorsqu'il est enveloppé de corps mauvais conducteurs de la chaleur, etc., mais non dans l'eau, même quand l'eau a une température plus élevée que la sienne, à moins qu'il ne se meuve fortement. Le fœtus non né, par contre, qui ne se meut pas avec force et se tient d'une manière permanente dans un liquide qui a à peu près sa température, n'a pas de raison physiologique pour sécréter de la sueur, cette sécrétion servant tout spécialement de régulateur de la température propre à l'individu né. L'eau sécrétée s'évapore à l'air et rafraîchit ainsi la peau. Mais chez le fœtus aucune évaporation ne peut avoir lieu; par conséquent, la transpiration du fœtus ne peut avoir le même résultat que celle qui a lieu après la naissance.

Malgré ces considérations, je ne me hasarde pas à affirmer que le fœtus ne sécrète jamais de sueur dans l'utérus ; mais il sera bien difficile de prouver une sécrétion quelconque avant la naissance.

LA VERNIX CASEOSA.

Tandis qu'anciennement on acceptait presque généralement que tout enfant à terme nouvellement né venait au monde avec des « mucosités » ou « du vernis caséeux, des matières sébacées de l'enfant, de la graisse fœtale », *smegma embryonum* ou *vernix caseosa* il est avéré, aujourd'hui, que souvent la peau est complètement nette. Elsässer (1833) a même trouvé, chez presque la moitié des nouveau-nés des deux sexes observés à ce point de vue, la peau propre « comme si elle avait été lavée au savon »; chez l'autre moitié il la trouva recouverte tantôt d'un vernis épais presque d'un doigt, tantôt d'une couche mince s'étendant sur tout le corps ou sur certaines parties, particulièrement le dos ; le vernis étant plus abondant dans les replis de la peau.

D'après Wislicenus, comme le dit Gusserow, la *vernix caseosa* est formée de graisse pure. On n'y a point découvert de savon ammoniacal. On ne sait s'il s'y rencontre de la caséine.

Pour obtenir une solution sur la provenance de cette excrétion douteuse, Elsässer examina 116 garçons et 129 filles. Il ne trouva point de rapport constant entre la masse de l'eau de l'amnios et « le mucus de l'enfant ». Il trouva également que l'apparition et la masse de ce produit étaient indépendantes du sexe et du nombre des naissances antérieures. Par contre, il avança nettement déjà qu'il s'agissait d'un produit de la sécrétion des glandes sébacées de la peau, puisqu'il avait trouvé la *vernix caseosa* en plus grande abondance, précisément aux endroits de la peau où les glandes sébacées étaient le plus nombreuses, et qu'il faisait défaut aux endroits où ces glandes manquaient, comme dans le creux de la main et sur la plante des pieds.

Il n'est plus douteux aujourd'hui que la matière essentielle de la *vernix caseosa* n'est en réalité autre chose que de la matière sébacée de la peau, qui, sans doute, s'excrète lentement mais longtemps, si bien qu'elle peut, à la fin, s'accumuler en grande quantité sur la surface de la peau du fœtus à terme. Cette élimination présente un intérêt physiologique, parce qu'elle démontre à nouveau combien est erronée l'acceptation d'une incapacité fonctionnelle absolue ou presque absolue des glandes fœtales, et combien doivent être intenses et complexes les actions chimiques dans les glandes cutanées de l'embryon, pour arriver à tirer du sang de pareilles quantités de graisse. D'autre part, John Davy a constaté déjà que la partie de beaucoup la plus grande de la *vernix caseosa* est constituée par des cellules épidermiques détachées et de l'eau. L'eau, qui représente plus des trois quarts de son poids, provient, sans aucun doute, en majeure partie de l'eau de l'amnios. Durant la desquamation qui, suivant l'opinion de Kölliker, se répète plusieurs fois peut-être pendant la vie embryonnale, les cellules épidermiques doivent s'accumuler avec le sebum de la peau. Souvent ensuite cette masse adhère fortement à la peau nouvelle, mais souvent aussi l'eau de l'amnios l'en détache, et la graisse (environ 9 p. 100, d'après Davy) y demeure, après coup, en suspension et est déglutie en grande quantité.

LA SÉCRÉTION DES GLANDES MAMMAIRES DES NOUVEAU-NÉS.

Le fait que chez presque tous les enfants nouvellement nés des deux sexes, les glandes des deux mamelles éliminent de petites quantités d'une liqueur analogue au colostrum, manque jusqu'ici d'une investigation physiologique approfondie. La masse du « suc mammaire » ou du « lait de sorcière » comme on l'appelle, est le plus souvent si faible qu'on n'a pu encore en faire l'analyse chimique complète. La réaction fut trouvée neutre ou alcaline par Guillot, nettement alcaline par Schlossberger, plus alcaline que celle du lait de femme par Quevenne. Guillot dit que le produit de la sécrétion devient acide à l'air et se divise en deux parties, l'une séreuse, l'autre crémeuse ; Schlossberger dit que, échauffé, il ne se caille pas de lui-même mais qu'il précipite de véritables flocons, à l'addition d'acides ou de présure ; il obtint aussi de fortes réactions à l'épreuve du sucre. Hauff y trouva 96,65 p. 100 d'eau, 0,82 de graisse, 2,38 de caséine, de sucre et de substances extractives, ainsi que 0,5 p. 100 de cendres. — Quevenne trouva 1,4 p. 100 de graisse, 2,8 de caséine, 6,4 p. 100 de sucre et de substances extractives (d'après une communication de Funke). La composition qualitative fait considérer comme justifiée l'acceptation suivante, à savoir qu'il s'agit d'une espèce de colostrum ou de lait, bien qu'Opitz avance que le produit de la sécrétion est constitué d'une façon différente quand il est rare, qu'il est, par exemple, clair comme de l'eau et filant.

L'étude microscopique et le peu de choses qu'on sait des autres propriétés de ce liquide, rendent vraisemblable ce fait qu'il s'agit ici d'un colostrum analogue à celui que sécrètent les glandes mammaires des femmes enceintes et des femmes qui viennent d'accoucher. Car, abstraction faite des considérations suivantes, savoir qu'il a un goût sucré, qu'il paraît blanc, d'un blanc jaunâtre, et d'un blanc bleuâtre comme le lait (chez les filles et les garçons jusqu'à la trentième et aussi la quarantième semaine), la présence de corpuscules du colostrum et de globules du lait, c'est-à-dire de globules graisseux qui se comportent comme ceux du lait, fournit une raison d'un grand poids pour l'identification du colostrum de la mère et du fœtus, colostrum qu'on peut exprimer du sein du nouveau-né, la majeure partie du temps, mais cependant après la vingt-quatrième heure seulement. De là aussi le nom de « lait des nouveau-nés. »

Sur l'apparition du lait de sorcière, Scanzoni a émis, dès

1851, une opinion qui a été pleinement corroborée par des expériences postérieures sur le développement des glandes mammaires. Il pensa que l'excavation des masses proliférées, pleines au début du *rete Malpighi*, masses constatées par Kölliker (1850) chez des fœtus, au septième mois de la grossesse, c'est-à-dire des petites papilles simples de la peau, qui forment la première ébauche des glandes mammaires, a lieu, après la prolifération, grâce à une dégénérescence graisseuse des cellules centrales, de telle sorte qu'à la fin il ne reste du renflement qui présente la forme d'une ampoule de la peau, qu'une cavité qui a l'aspect d'une vésicule et qui n'a qu'un canal de sortie étroit, cavité dont les parois présentent des ramifications dues à la prolifération. La fonte graisseuse se manifeste également dans ces ramifications.

Les produits de la dégénérescence graisseuse sortent ensuite dans les premiers jours qui suivent la naissance de l'enfant, de l'organe qui est encore en voie de développement, *id est* les corpuscules du colostrum et les globules du lait; et cette sécrétion ne s'arrête complètement, chez les enfants plus âgés, qu'au temps où le développement des glandes mammaires peut être considéré comme terminé. Cette conception a été confirmée notamment par Th. Kölliker en 1879.

CINQUIÈME PARTIE

PRODUCTION DE LA CHALEUR DE L'EMBRYON

CHAPITRE PREMIER

INFLUENCE DE LA TEMPÉRATURE EXTÉRIEURE SUR L'EMBRYON DANS L'ŒUF

La température du milieu ambiant de l'œuf est de la plus haute importance pour le développement de l'embryon ; et, en général, on peut appliquer à tous les animaux ce fait que toute croissance et toute différenciation s'arrêtent à une basse température de l'œuf, de même qu'à une température anormalement élevée. Mais tandis que, dans ce dernier cas, l'arrêt des fonctions de l'œuf fécondé est définitif, puisqu'il est causé par la destruction du germe, le développement peut, dans le premier cas, reprendre d'une façon normale après un réchauffement convenable. Au froid, le germe n'était ni mort ni devenu incapable de développement; mais il était à la fois sans vie et apte à vivre, c'est-à-dire anabiotique.

Les œufs de beaucoup d'animaux des différentes classes peuvent, avant le commencement de l'embryogenèse, être congelés sans présenter pour cela, après un dégel lent, aucune anomalie dans leur développement. Chez certaines espèces même, la congélation a une influence accélératrice sur le développement de l'embryon, comme Weismann l'a constaté. Pour les œufs des daphnies qui habitent les marais, il conclut, d'après ses expériences sur l'œuf, qu'une ou plusieurs congélations, dans le courant de l'hiver, les prédispose à un développement immédiat, dès que l'eau, après le dégel, atteint une certaine température (de 10° à 17°). Les œufs non congelés ne se développent que bien plus tard. Par un réchauffement dépassant 20°, la période latente, qui peut durer plusieurs mois, n'est pas abrégée, et un réchauffement qui s'élève de 20° à 28° annule même l'effet favorable du premier refroidissement. Si les jeunes animaux se trouvent soudainement exposés au même froid que les œufs, ils périssent comme les individus plus âgés.

Que le développement de l'embryon dans les œufs de *vers à soie*, qu'on refroidit fortement en vue de leur hibernation, n'est point arrêté mais ralenti à un haut point, ce fait est connu depuis longtemps des éleveurs, et Réaumur déjà a établi par d'intéressantes expériences qu'on peut à volonté ralentir ou accélérer par le refroidissement et le réchauffement, le développement des *lépidoptères*. Ce phénomène se révèle d'une façon particulièrement nette dans la chrysalide du papillon. Dans les zones tempérées une quantité incalculable d'œufs d'insectes sont arrêtés dans la formation et le développement de leur embryon, par la basse température de l'hiver, jusqu'à ce que le printemps ramène, outre la température nécessaire, les feuilles nourricières dont ont besoin les chenilles qui sont écloses et les larves. Ces phénomènes d'adaptation qui leur sont propres ont dû s'affermir par hérédité à travers une très longue série de générations.

Déjà Gaspard connaissait (1822) l'influence de la température sur la rapidité du développement des *œufs de mollusques*. D'après ses expériences le développement dura vingt et un jours, dans une chambre à 20° Celsius environ : vingt et un jour encore, dans un jardin, à 28° environ le jour et 10° la nuit ; au contraire, il durait trente-huit jours à 12°, et quarante-cinq jours à 6° ou 8°. Moi-même j'ai vu, le 6 août 1883, sortir de leurs œufs les embryons de l'escargot de vigne, après que je les eus laissés se développer, quelques semaines en terre humide, dans mon laboratoire. De plus l'haleine chaude de l'observateur et la proximité d'une flamme de bougie semblaient déjà accélérer leurs mouvements, d'abord extraordinairement lents. Les embryons doivent donc être très sensibles aux variations de la température.

Les *œufs des salmonides* sont aussi tout particulièrement sensibles aux élévations de température, et comme le constata Jean Davy (1856) ils le sont davantage avant, que pendant le développement de l'embryon. Il réchauffait les œufs dans un bain-marie, et chaque fois il en prenait six sur un grand nombre qui avaient été fécondés le 9 novembre.

Le tableau suivant en donne le résultat, les degrés Fahrenheit ont été transformés en degrés Celsius.

La température moyenne de la chambre était d'environ 12°,8 C. L'abréviation « dével. » signifie « se développent normalement et complètement ». Plus l'embryon est développé, plus, d'après ces expériences, il se montre résistant à un échauffement anormal. Durant de longs transports (par exemple de 1000 milles anglaises en 6 jours) et dans un air humide, les embryons déjà avancés en développement, conservèrent en plus grand nombre leur aptitude à se développer que les tout jeunes embryons.

Date	Age approximatif (en jours)	Durée de l'échauffement ou du refroidissement (en heures)	Température centésimale de	Résultat
10. Nov.	1	2	26,1 à 26,7	tous les 6 morts
10. Nov.	1	2	21,1 „ 25,5	— 6 —
11. Nov.	2	1	21,1 „ 20,5	— 6 —
1. Dec.	21	1h 22m	23,9 „ 25,5	3 morts; 3 dével.
13. Dec.	33	1h 25m	27,8 „ 25,5	2 — 4 —
20. Dec.	40	1h 28m	36,7	tous les 6 morts
21. Dec.	41	1h 5m	21,1 à 27,8	1 mort; 5 dével.
23. Dec.	43	1h 20m	28,9 „ 27,8	tous les 6 —
24. Dec.	44	2h 4m	22,2 „ 21,1	— 6 —
2. Jan.	52	4	21,1 „ 22,2	— 6 —

Les *œufs de truites*, congelés dans un bloc de glace, ne meurent point facilement; les embryons demeurent même vivants lorsque le glaçon où ils se trouvaient gelés fond lentement. Par contre, les œufs meurent bientôt, lorsqu'ils sont exposés à une chaleur modérée, d'environ 11° C. et lorsqu'on les tient un certain temps dans la main. J'ai également constaté chez l'œuf du saumon et de la truite, une grande sensibilité à l'élévation de la température qui favorise la formation de moisissures. Cependant les différences individuelles des embryons, sous le rapport de leur résistance, étaient très grandes.

Il est certain que, en général, le développement de l'embryon du poisson dans l'œuf est plus lent dans l'eau froide que dans l'eau à température plus élevée, — dans d'étroites limites évidemment, — comme Coste (1856) l'a démontré pour les poissons de rivière ; cependant on ne possède pas, à ce sujet, beaucoup de chiffres authentiques. D'après H.-A. Meyer (1883) le développement du hareng dans l'œuf dure onze jours dans de l'eau chauffée de 10° à 11°, quinze jours dans de l'eau de 7° à 8°, et plus longtemps encore à une température plus basse, vraisemblablement quarante jours dans de l'eau de 3° à 4°. Toutefois il est difficile de rapporter ces différences aux seules variations de la température. Car, abstraction faite de ce que la température de l'eau, dans aucune expérience, ne put être maintenue à un degré constant, la proportion du sel varie aussi quelque peu; de plus la durée du développement du hareng dans l'œuf, depuis la fécondation jusqu'à l'éclosion, varie beaucoup pour une même température et une même proportion de sel, Meyer trouva cent trente-cinq heures pour le développement le plus rapide; cependant il ne put expérimenter avec exactitude à des températures plus élevées, vu qu'entre 20° et 22° se produisait, dès le troisième jour déjà, une formation de champignons. Jusque-là le développement se trouvait accéléré.

Il est d'autant plus souhaitable qu'on fasse de nouvelles expériences, que Kupffer avait constaté que le développement du hareng dans l'œuf est, dans de vastes limites, indépendant de la proportion du sel et du degré de la température (entre 9° et 20°). Mais comme, dans ces expériences, la proportion de sel, de 9° à 11°, était d'environ 2 p. 100; de 14° à 20°, seulement 0,5 p. 100 il est possible que l'égale durée du développement, dans les deux cas (sept jours) et l'égale maturité au moment de l'éclosion proviennent de ce que, à une température plus basse, une proportion de sel plus élevée et à une température plus élevée une proportion de sel moins forte sont favorables à la nutrition de l'embryon, fait qui demanderait à être prouvé par une expérience approfondie.

La température, ainsi que l'a constaté (1822) Gaspard, a une très grande influence sur la rapidité du développement de l'*embryon de grenouille*. Baumgärtner remarqua que, par un temps froid (au commencement d'avril 1829) la formation de l'embryon se trouvait considérablement ralentie. Des œufs pondus le 29 ou le 30 mars, ne présentaient que le 7 ou le 8 avril des mouvements de l'embryon; un léger échauffement avait une action accélératrice. A 12° C., le développement a une marche normale; de 20° à 25°, d'après Baudrimont et Martin Saint-Ange (1847) il s'accélère; à 30°, d'après Rauber (1803), il s'arrête, si l'échauffement n'a pas eu lieu tout à fait graduellement. Dans ce dernier cas, l'embryon supporte, sans dommage pour lui, une température de 30° C., durant des jours entiers, et une température de 37° et de 40° durant dix heures. Le développement s'arrête à 5° (Rauber).

En 1848, Higginbottom fit des expériences plus précises; leur description est appuyée de dessins très clairs. Il trouva, pour le frai de la *rana temporaria* nouvellement pondu, que la durée de son développement est sensiblement plus court à 15°,5 qu'à 14°,5. Le 11 mars 1848, il porta dans une atmosphère chauffée à différents degrés, quatre vases ouverts contenant du frai :

Le vase I demeura dans l'obscurité à 15°,5 C. ; le 20 mars, les embryons arrivèrent à éclosion ; le 22 mai, la première larve se trouvait complètement transformée en grenouille, bien plus tôt que celles qui avaient été élevées à 14°,4 C. dans une chambre, à la lumière, et que celles qui s'étaient développées en liberté.

Le vase II demeura dans une chambre à 13°,3 C. ; le 20 mars, les embryons se voyaient recourbés dans l'œuf avec une tête et une queue parfaitement reconnaissables; le 25, quelques-uns arrivèrent à éclosion; le 28 août les premières larves étaient transformées en grenouilles.

Le vase III demeura à la température moyenne de 11°,7 C. hors de la chambre, mais recouvert, c'est-à-dire dans l'obscurité ; le 20 mars les embryons n'étaient pas encore allongés; le 31 mars ils arrivèrent à éclosion; le 18 août, apparut la première grenouille complètement formée.

Le vase IV demeura dans l'obscurité au fond d'une cave taillée dans le roc, à une température constante de 8°,9 C. du 11 mars au 15 mai ; à une température de 10° à 12°, 2 du 15 mai au 6 juillet, puis à une température constante de 12°,8 C. jusqu'au 31 octobre ; le 31 mars les embryons arrivèrent à éclosion (comme pour le III dans de l'eau d'une température plus élevée de 2°, 8). Le 31 octobre le premier têtard se trouvait complètement transformé en grenouille.

L'extraordinaire sensibilité de l'embryon et du têtard de la grenouille aux variations de la température en est d'autant mieux démontrée que, dans ces expériences, les maturités parfaites étaient obtenues à 15° 1/2 dans une chambre, que les têtards, à l'état de liberté, étaient petits à 11°, 7 et les têtards portés dans la cave à 8°,9 plus petits encore. Quand la température s'éleva dans la cave à 12°,8 ils rattrapèrent le temps perdu. On a prouvé par des expériences particulières que l'obscurité n'accélérait, ni ne retardait le développement dans l'œuf: l'accélération observée une fois fut attribuée à une légère élévation de la température, produite parce qu'on avait recouvert le vase.

Les embryons de la salamandre aquatique (*Triton punctatus*, *T. cristatus*) se montrent également très sensibles aux variations de la température.

Depuis le moment de la mise en place des œufs frais, jusqu'à leur éclosion, il s'écoula quatorze jours à 15°,5 ; par contre il s'en écoula vingt et un à 8°,9 et aussi à 10°; les membres antérieurs apparurent à 15°,5 après trente-neuf jours, à 10° après quarante-neuf jours ; à 8°,9 on ne les apercevait pas encore après soixante-deux jours.

On n'a que peu de données sur les températures nécessaires au développement des embryons de reptiles. Il est certain que, selon les espèces animales, il existe de grandes différences entre elles, et que, pour un seul et même serpent couvant ses œufs, il y a bien loin de la constance de la température d'incubation qu'on rencontre dans l'œuf d'oiseau. Sous les tropiques, les embryons dans les œufs des sauriens sont, du commencement à la fin, plus chauds que dans les zones tempérées. Valenciennes (1841) est arrivé à savoir jusqu'à quel point monte la température de ces œufs, en plaçant un premier thermomètre entre les replis d'un gros serpent (le *python bivittatus*) couvant ses œufs, de manière qu'il fût en contact avec ceux-ci, un second sous la couverture de flanelle supportant les œufs, un troisième tout près de là et suspendu à l'air. Durant toute la durée de l'incubation, du 8 mai au 2 juillet, le serpent roulé en spirale ne quitta pas les œufs, et la température sous lui, par conséquent celle des œufs approximativement, fut :

de 41°,5 à 37° du 1er au 10e jour	de 35°,8 à 32°,5 du 11e au 20e jour.	de 35°,7 à 32°,5 du 21e au 32e jour.	de 34°,7 à 28° du 33e au 56e jour.

tandis que la température sous la couverture variait entre 20°,5 et 28°,5, et celle de l'air ambiant entre 17 et 23 degrés.

Par conséquent, sous le rapport de la température nécessaire au développement de leurs embryons, ces reptiles forment la transition entre les amphibies qui ne couvent point et se développent à une température basse et variable, et les oiseaux qui couvent et se développent à une température plus élevée et à peu près constante. Toutefois les embryons de ces derniers supportent également de grandes variations, pourvu qu'elles ne durent pas longtemps.

Harvey constata le premier (1633) que l'œuf de la poule, en état d'incubation, peut, vers la fin du troisième jour, descendre de la chaleur d'incubation à la température atmosphérique, et continuer à se développer sous l'influence d'un réchauffement. Il écrit :

Si l'œuf est exposé durant un certain laps de temps à l'air froid le *punctum saliens* bat plus rarement et se meut avec plus de paresse. Mais si on le touche avec un doigt chaud ou si on fait intervenir toute autre chaleur douce, il reprend aussitôt sa force et son énergie. Bien mieux, lorsque le cœur s'est peu à peu endormi, que, rempli de sang, il cesse de se mouvoir, et qu'enfin, ne donnant plus signe de vie, il semble complètement mort, ce petit cœur, après l'application de mon doigt chaud, se revivifie dans l'espace de vingt battements de mon pouls, se redresse et, ressuscité comme par un droit à l'existence, reprend sa danse primitive. On arrivait au même but par toute autre chaleur douce, par exemple celle du feu ou de l'eau tiède; de telle sorte qu'il est en notre pouvoir de livrer, à notre gré, cette malheureuse âme à la mort ou de la rappeler à la vie. Cette relation entre la plus importante fonction de l'embryon et la température fut observée le quatrième jour.

Dareste confirma et étendit cette observation, plus de deux cent ans plus tard, en maintenant, durant deux jours, l'œuf refroidi (il n'est pas dit à quel degré), à tel point qu'il ne fut plus possible de reconnaître un battement du cœur dans les œufs de contrôle; et le petit poulet, après le réchauffement, sortit de la coquille au bout de vingt-trois jours au lieu de vingt et un. Il observa aussi le cœur, sous un éclairage artificiel, à travers la membrane coquillière, après l'enlèvement partiel de la coque, et vit que sous l'influence du refroidissement il s'arrêtait pendant quelques jours et reprenait ses battements quand on le réchauffait, et qu'enfin le développement se continuait à nouveau. Après un refroidissement d'une durée de trois ou quatre jours, les battements du cœur reprenaient encore, mais ils ne se maintenaient pas et la mort survenait toujours au bout de deux ou trois jours.

Ces expériences prouvent que les embryons des animaux à température propre sont aussi anabiotiques. Un refroidissement occasionne un arrêt des manifestations de la vie sans que la mort s'en suive, alors qu'un réchauffement ramène la continuation du développement, de sorte qu'il survient seulement un retard et non une anomalie morphologique ou physiologique.

Colasanti vit même se développer normalement dans la couveuse, des œufs fortement gelés qui avaient été refroidis pendant deux heures, jusqu'à —4°, ou pendant une demi-heure environ, jusqu'à — 7° et — 10°. On les ouvrit au bout de huit jours d'incubation et ils renfermaient des embryons normaux tout comme les œufs non refroidis qui servaient de contrôles. Mais, dans le cas présent, il est vraisemblable que les œufs qui étaient demeurés aptes au développement n'avaient pas subi intérieurement ces basses températures. Car le plus souvent, quand je laissais des œufs dans un mélange réfrigérant, assez longtemps pour que l'intérieur en fût totalement congelé, je trouvais la coquille brisée, évidemment à cause de l'accroissement du volume de l'eau dans l'œuf, dû à la congélation. Au contraire, lorsque je laissais se congéler des œufs développés, dans la dernière semaine de l'incubation (en vue d'obtenir des préparations pour l'étude topographique de l'embryon), la coquille demeurait intacte, parce que la chambre à air se trouvait suffisamment vidée. La durée du refroidissement, dans les expériences de Colasanti, soit deux heures environ, était courte.

La plus haute température que supporte l'œuf de poule, sans que son embryon en puisse mourir, monte, dit-on, à 42° et même, — mais ce chiffre est erroné, — à 45° C. D'après mes expériences, il est certain que la première température n'est point supportée pendant une longue durée notamment vers la fin de l'incubation. De même, suivant mes observations, le développement ne s'effectue pas complètement à 37° C. ; à 25° le développement s'arrête (d'après Rauber).

La température de 39° m'a toujours semblé la plus favorable pour toute la durée de l'incubation. A la fin il vaut mieux l'abaisser à 38° qu'au début où 40° sont également bien supportés.

Quand un œuf fécondé est, durant un assez long espace de temps, échauffé à 50°, il se produit déjà une coagulation partielle, et il est probable que, en général, l'effet néfaste produit sur l'embryon par une chaleur trop accrue peut être attribué, dans de certaines limites, à la coagulation partielle de l'albumine.

Si on n'élève que très faiblement la température de l'incubation, il peut se produire, comme Dareste l'a découvert, un développement accéléré avec une croissance retardée, d'où formation d'un poulet très petit. Peut-être qu'une température d'incubation un peu plus élevée, avec introduction d'oxygène pur au lieu d'air atmosphérique, raccourcirait la durée de l'incubation, sans produire un nain, puisqu'un apport limité d'oxygène affecte directement la croissance plutôt que la différenciation.

Qu'un refroidissement ou un échauffement considérable de l'air ambiant ne trouble en rien le développement des œufs d'oiseaux, lorsqu'il ne dure que peu de temps et ne se répète pas souvent, cela est prouvé par ce fait que, les oiseaux qui couvent, abandonnent par moments le nid ; les meilleures poules couveuses agissent de la sorte ; de plus je l'ai constaté par hasard sur des œufs couvés artificiellement. A plusieurs reprises, j'ai laissé la couveuse se refroidir, durant des heures, à 32° et 35° et se réchauffer jusqu'à 43° sans dommage pour les embryons ; Dareste alla une fois jusqu'à 20°. Il est à remarquer cependant que le contenu de l'œuf se refroidit et se réchauffe extrêmement lentement, de telle sorte que la coquille, la membrane coquillière, l'air de la chambre à air, l'albumine, étant mauvais conducteurs de la chaleur amortissent le danger aussi bien d'un refroidissement rapide que d'un échauffement soudain. Il serait bon cependant de réchauffer quelque peu au préalable les œufs destinés à la couveuse, pour éviter le changement brusque et répété de la température de cet appareil.

A une température d'incubation qui, dès le début, s'élevait de 30° à 35°, Dareste vit régulièrement mourir l'embryon avant le commencement de la respiration allantoïdienne.

Panum, qui fit des expériences sur l'influence des variations de la température sur les œufs fécondés, afin de mieux saisir ce facteur de beaucoup le plus important dans la production des monstres, Panum trouva qu'un abaissement graduel de la température occasionnait plutôt qu'une chute rapide, la mort et la maladie de l'embryon, que les variations de la température se supportent mieux dans les premiers stades que dans les derniers, et que dans ceux-ci l'embryon est particulièrement sensible à un accroissement de la température, en outre qu'une température supérieure à la normale est plus préjudiciable en général à l'embryon qu'une température inférieure à la normale, laquelle est aussi plus longtemps supportée ; enfin que certains œufs (peut-être ceux à coquille plus épaisse?) se sont distingués des autres par leur grande résistance, en ce qu'ils contenaient des embryons normaux dans des conditions où d'autres devenaient malades ou périssaient.

Avec ces données concordent pleinement mes observations, comme celles, sans aucun doute, des éleveurs nombreux qui se servent de la couveuse.

Mais d'autres expérimentateurs n'ont pas observé ce qu'affirme Panum d'après ses recherches, à savoir que le nombre des embryons malades est plus grand que celui des morts dans le cas où la température a été abaissée pendant un long espace de temps, mais non d'une façon considérable.

Si pour de telles expériences, on prenait, non les œufs volumineux de la poule, mais des œufs très petits, ceux par exemple du moineau ou du roitelet, on trouverait probablement une résistance encore plus grande de l'embryon aux variations rapides de la chaleur d'incubation. Car, à cause de la petitesse de ces œufs, le refroidissement qui survient lorsque l'oiseau quitte le nid, aussi bien que le réchauffement, quand il y revient, doit affecter plus vite l'embryon que dans l'œuf plus volumineux, donc cet embryon doit plus fréquemment supporter des variations rapides et considérables.

Pour observer l'influence de la température extérieure sur le fœtus de mammifère, il faut modifier la chaleur propre de la mère.

Bien que, en général, une diminution de la température du fœtus soit la conséquence d'une diminution de la chaleur du sang de la mère, et qu'un accroissement thermique chez le premier soit la conséquence d'un phénomène identique chez celle-là, il est pourtant fort intéressant de savoir jusqu'à quel point cet accroissement et cette diminution de chaleur de l'embryon dépendent des variations correspondantes de la chaleur du sang de l'utérus, particulièrement avec quelle rapidité ces faits se suivent, quel minimum et quel maximum les variations ne peuvent franchir sans compromettre la vie du fœtus et principalement si des accroissements et des diminutions même faibles de la température de la mère peuvent être supportés longtemps par le fœtus.

Ces questions, malgré leur importance au point de vue de la pratique, n'ont pas souvent fait l'objet de l'expérience. Runge a étudié l'action d'une hausse de la température et moi-même j'ai fait à ce sujet beaucoup d'expériences; j'ai également recherché l'effet que produit sur le fœtus vivant le refroidissement de la mère chez les animaux.

Hohl avait trouvé déjà en 1833 que la fréquence du cœur chez l'embryon augmente avec l'élévation de la température de la mère et tombe lorsqu'elle s'abaisse; le même fait fut signalé par V. Hüter, Winckler et Fiedler (dans le typhus abdominal).

C'est surtout Kaminski qui établit définitivement cette corrélation. Il trouva que la température des femmes en état de grossesse avancée, durant une épidémie de typhus, influait sur le fœtus, ces derniers manifestant, dès que la température avait atteint 40° environ, non seulement un énorme accroissement de la fréquence du cœur, mais bien souvent aussi des mouvements répétés. Lorsque la mère atteignait 42° et 42°,5 et que cette température se maintenait un certain temps, l'enfant mourait. Une température de 40° chez la mère mettait déjà la vie de l'enfant en danger. A cela Runge ajoute cette remarque frappante, que la mort du fœtus doit survenir par l'augmentation de la chaleur, dans le cas d'une température élevée de la mère, alors que celle-ci demeure en vie, parce que le fœtus est dans l'impossibilité de se refroidir dans l'utérus. L'eau de l'amnios elle-même est au moins aussi chaude que le sang des vaisseaux de l'utérus. Par conséquent, si le fœtus produit de la chaleur, ce qui sera démontré plus loin, sa chaleur propre doit s'accroître déjà par cela même qu'une perte de calorique lui est impossible ou difficile, et cette élévation de la température peut facilement dépasser celle du sang ambiant de la mère, déjà hyperthermique, et occasionner la mort dans l'utérus.

Il ressort des expériences de Runge, dans lesquelles on chauffa artificiellement des lapines pleines (dans une caisse et dans de l'air chaud), que le fœtus supporte aisément, durant deux heures, une température vaginale continue de 39°,8 à 41°, et que, par contre, une température de 42°,4 à 42°,6, lors même qu'elle ne durerait qu'une demi-heure, devient mortelle pour lui. On trouva cependant, pour une température vaginale :

De 41°,3	à	42°	après	9	minutes,	sur	5	petits,	2	vivants
— 41°,6	—	41°,8	—	20	—	—	5	—	2	—
— 41°,5	—	42°,3	—	21	—	—	5	—	3	—

Mais ces sept petits moururent après avoir fait quelques mouvements inspiratoires ou après avoir répondu par des spasmes aux excitations réflexes. Chez les lapins il faut donc, dans le cas d'un échauffement par air chaud, pour que la température de la mère devienne dangereuse pour la vie du fœtus, qu'elle se tienne entre 41° et 42° lorsque cet échauffement dépasse une durée de dix minutes. A un âge plus avancé, la résistance de l'embryon à une température plus élevée semble augmenter quelque peu ; cependant le nombre des expériences n'est pas encore assez grand pour prouver cet accroissement de la résistance.

En somme, des expériences futures devront être faites non seulement sur différentes espèces d'animaux, mais aussi avec différents modes d'échauffement. L'échauffement de l'air inspiré et de l'air qui enveloppe le corps de la mère est peu apte à produire une hyperthermie rapide du fœtus. En observant des femelles pleines dans un bain dont la température augmente continuellement, on atteint plutôt le but et on évite les complications du phénomène appelé « coup de chaleur ».

Le 24 juillet 1883 je plongeai une femelle de cobaye pleine dans une solution de sel ordinaire à 0,6 p. 100. La température du bain s'éleva de 37°,6 à 44°,2, dans l'espace de 13 minutes, celle de la mère, — prise dans le rectum, — s'éleva dans le même temps, de 37°,5 à 40°,9; cette dernière température fut atteinte à 11h 18m. J'observai alors :

Heure	Eau	Dans le rectum de la mère	Observations
11h 18½m	—	41,0°	—
— 19	45,8°	41,3	Mouvements du fœtus forts et soutenus ; l'eau ne fut pas chauffée davantage.
			—
— 20½	—	41,8	Le fœtus I extrait de la mère, 42°,2 dans le rectum ; il respire ; le cœur bat fort ; réflexes vifs.
			—
— 28	42,5	42,5	Le fœtus I dans l'eau, avec la tête à l'air, 42°,2.
— 31	42,1	42,6	Le fœtus II extrait complètement sous l'eau :
— 34	41,8	42,4	il donne 42°,2 dans le rectum et vit.
			—
— 40	—	42,0	Le fœtus III extrait de la même façon ; 41°,6 dans le rectum ; vivant.

Les trois fœtus vécurent encore dix minutes environ avec de forts battements du cœur, de nombreuses inspirations et des mouvements réflexes; mais ils étaient trop peu développés pour être conservés longtemps à la vie. Ils pesaient seulement 46 grammes; 49gr,5 et 51 grammes.

Dans ces expériences, trois fœtus avaient donc encore une température de 41,6° à 42°,2 lorsqu'on les eût complètement extraits de l'utérus et de l'amnios. Deux d'entre eux supportèrent la chaleur maternelle de 41°, à 42°,4 dans l'utérus, un quart d'heure entier. Le fœtus I supporta, sa tête se trouvant à l'air pendant 19 minutes et demie, la température de l'eau de 45° à 41° (décroissante), et durant la majeure partie du temps, se trouva complètement sous l'eau, en communication avec le placenta, comme le fœtus II.

Ainsi la résistance à une température anormalement élevée est très grande chez ces fœtus non à terme.

Le 26 juillet 1883, une femelle de cobaye dans les derniers temps de sa gestation, fut, comme dans l'expérience précédente, attachée dans un bain et un thermomètre fut introduit fort avant, dans le rectum d'un fœtus.

Heure	Température de l'eau	Rectum de la mère	Rectum du fœtus I	(Dans l'eau, la veine ombilicale étant rouge clair).
3h 58m	38,1°	37,9°	—	
4h 2m	41,0	—	38,8°	
— 3m	—	—	39,1	
— 5	—	39,3	40,3	remue
— 7	41,0	39,5	41,2	réagit avec vivacité et rapidité à de légères excitations de la peau.
— 9	43	40,1	42,5	
— 11	43,2	40,7	43,0	
— 14	43,2	41,2	43,7	
— 15	—	41,5	44,0	le fœtus remue
— 16	—	—	44,0	la mère est très remuante et inspire de l'eau.
— 17	43,5	42,5	—	—
— 18	—	—	43,4	—
— 20	42,8	42,7	43,2	le fœtus remue.

Le fœtus I, que j'avais constamment tenu jusque-là dans ma main sous l'eau, lorsque le cordon fut sectionné et qu'il fut porté à l'air, mourut à 4h 25m avec une température propre de 41 degrés.

Le fœtus II était resté depuis le commencement dans l'utérus non ouvert, en prolapsus sous l'eau, il fut délivré vers 4h 22m 1/2, respira et remua les membres comme un animal normal à la même phase du développement.

Il en fut de même pour le fœtus III extrait à 4^{h} 23^{m}.

Les fœtus IV et V furent laissés dans l'utérus au fond de la cavité abdominale. Après l'extraction, à 4^{h} 26^{m}, ils respirèrent et remuèrent vivement.

Les cinq fœtus pesaient ensemble 222 grammes sans les placentas; chacun, par conséquent, pesait en moyenne de 44 à 45 grammes. En outre, ils étaient loin de leur maturité et n'auraient pu demeurer en vie.

Ils n'en supportèrent pas moins les températures suivantes :

Le fœtus I, recouvert il est vrai en avant par les enveloppes de l'œuf et l'utérus, mais en rapport avec le placenta, et en état d'apnée, avec la veine ombicale rouge clair, supporta, sans avoir besoin de respirer, pendant 18 minutes, une température de l'eau oscillant entre 40°,5 et 43°,5. Il resta coloré naturellement, remua ses membres et atteignit une température propre de 44°, sans perdre ses mouvements dans les minutes suivantes. Il ne mourut qu'à l'air après un brusque changement de température.

Les fœtus II et III supportèrent pendant 20 minutes, dans l'utérus fermé, plongé dans l'eau, la température de 40°,5 à 43°,5, et respirèrent avec force, se remuèrent vivement, une fois mis à nu à l'air.

Les fœtus IV et V supportèrent dans l'utérus, dans l'intérieur de la mère, pendant 17 minutes, la température maternelle de 40°,1 à 42°,7; même pendant 12 minutes celle de 41°,2 à 42°,7.

Il est digne de remarque que le fœtus I plongé dans l'eau chaude, supporta, durant 9 minutes pleines, l'énorme température rectale de 43° à 44°, et que, dans ce cas, il ne fit que se remuer avec un peu plus de vivacité que les fœtus dans l'eau de l'amnios normalement tempérée. Ces températures sont absolument exactes. Il n'y avait pas une différence de 0°,1 entre les trois thermomètres. Cependant la chaleur des bains varia et fut, en différents endroits, plus élevée que celle que nous avons indiquée. On ne peut donc pas affirmer que l'eau fut précisément dans toute la partie avoisinant le fœtus I, au degré donné.

Ce qui découle sûrement de ces observations, c'est que le fœtus non à terme du cobaye, du poids de 40 à 50 grammes, peut atteindre une température propre de plus de 42°, dans l'utérus demeuré dans la mère, dans l'utérus porté dans l'eau chaude, dans l'eau chaude quand il est à moitié délivré de l'utérus et que la circulation placentaire se continue, — qu'il peut supporter cette température pendant dix minutes au moins, sans que l'activité cardiaque, la mobilité des membres et la possibilité de pouvoir plus tard exécuter des inspirations à l'air paraissent beaucoup amoindries, comparaison faite avec les fœtus normaux du même stade du développement.

Dans un cas d'accroissement de la température de la mère de 40° à 43°,5, survenu en quatre heures de temps chez une femme sur laquelle l'opération césarienne avait été pratiquée immédiatement après la dernière inspiration, l'enfant extrait était mort. Peut-être que si l'opération avait été terminée un peu plus tôt, on eût pu le conserver à la vie.

La rapidité avec laquelle décroît la chaleur du fœtus lorsque survient un *refroidissement* de la mère, est prouvée par mes expériences sur les cobayes, dans lesquelles j'ai abaissé la température propre de la mère en lui serrant les membres à l'aide de quatre fils, et amené de suite artificiellement l'anus du fœtus à la position particulièrement favorable à la mesure de la température du fœtus humain, en ce que l'anus seul ou l'anus avec une des pattes de derrière fut mis à découvert par une petite ouverture de la paroi de l'abdomen, de la paroi de l'utérus et des membranes de l'œuf (comme dans l'expérience décrite en dernier lieu).

Le 17 janvier 1880, sur une femelle de cobaye presque à terme j'introduisis, de cette façon, un thermomètre dans l'anus du fœtus, élargi quelque peu par une incision. Vers 2h 15m la mère fut fixée sur le dos, ce qui provoqua une rapide décroissance de sa chaleur propre.

A 2h 56m, la température de la mère était de 37°,5, celle de l'air ambiant de 10 degrés.

A 2h 59m, le membre postérieur du fœtus fut mis à nu et le thermomètre introduit. Mouvements violents du fœtus.

Puis :

Heure	Mère	Fœtus	
3h 2m	36,4°	37,4°	La patte remue.
— 6m	36,5	37,1	La mère est très agitée.
— 7m	36,4	37,1	— de nouveau calme.
— 8m	|	37,0	La patte isolée du fœtus ne remue plus.
— 10m	|	36,9	
— 12m	↓	36,8	
— 13m	35,8	36,7	
— 14m	35,8	36,6	

A 3h 15m, le fœtus est complètement extrait par la plaie de l'abdomen. Il commence aussitôt à inspirer l'air avec vivacité, la circulation placentaire étant maintenue le fœtus se trouvant étendu sur la mère; à la température de l'air constante de 10°, le fœtus présente dans le rectum :

à 3h15m, 35°,90 } durant tout ce temps on observe des mouvements des
— 18m, 34°,9 } membres et des inspirations d'air.
— 20m, le cordon est sectionné, et le fœtus présente 34°,5.

A la suite de mouvements soudains et violents de la mère, ses intestins font irruption au dehors, d'où résulte un plus grand refroidissement.

A 3h 25m, le fœtus mis dans de la ouate à 30°,2 conserve la vie.

A 3h 34m, la tête du fœtus II est amenée dans l'ouverture; l'utérus et l'amnios sont ouverts par une incision, mais seulement au-dessus de l'orifice de la bouche et des narines. Au bout de cinq secondes environ, il survient des mouvements inspiratoires, grâce à un pincement des lèvres. On introduit alors le thermomètre dans la cavité buccale; il est 3h 36m.

A 3h 38m, la température de la cavité buccale du fœtus dans l'utérus, qui dépasse 33°, ne peut plus, à cause de l'agitation de l'animal, être mesurée.

A 3h 42, le rectum de la mère est à 33°,2.

A 3h 43m, le fœtus II est extrait. La veine ombilicale est pleine et de couleur artérielle.

A 3h 50m, section du cordon. Le fœtus II reste en vie.

A 4h 4m, la température rectale de la mère descend à 30°,7.

On enlève encore un fœtus III, mais il était mort déjà dans l'utérus. Il pesait 82 grammes, les deux vivants pesaient ensemble 173 grammes.

Les mesures prises sur le premier fœtus montrent que, dans le cas d'un refroidissement rapide de la mère, le fœtus ne se refroidit pas avec la même vitesse; par contre après une extraction rapide il se refroidit de 1°,4 en cinq minutes.

Le moyen le plus efficace et en même temps le plus aisé de faire décroître en peu de temps la température du corps, sans préjudice pour la mère et le fœtus, consiste en des pulvérisations d'eau, comme je l'ai trouvé après beaucoup d'expériences faites à l'aide de bains froids, d'éther, d'air froid, de courants d'air froid, d'arrosement avec l'eau froide, application de métal froid, exposition sur la neige; pulvérisations faite sous le spray, comme celles de Lister employées dans un autre but pour des opérations chirurgicales.

Tandis que, par de grands bains et grâce à la conductibilité seule, on enlève, dans le traitement courant des fiévreux, de la chaleur au corps surchauffé, et qu'on n'obtient un abaissement durable de la température corporelle qu'après des bains répétés, une seule et courte exposition à une pulvérisation d'eau (de 5 à 15 minutes) provoque facilement un refroidissement considérable qui dure très longtemps, parce que, outre l'enlèvement de chaleur dû à la conductibilité, l'évaporation de la rosée déposée à la surface du corps devient une source de réfrigération. Le même fait a lieu dans le phénomène de la transpiration, phénomène qui détermine une disparition rapide de la chaleur et qui rend possible la régulation de la température corporelle de l'homme à l'état de santé.

J'ai fait un grand nombre d'expériences sur les cobayes mâles, expériences qui démontrent l'efficacité de cette nouvelle manière d'opérer, et nous invitent à en faire de semblables sur des animaux plus grands et sur l'homme. Chez maints fiévreux on peut sans aucun doute obtenir avec succès un refroidissement par le spray et substituer ce dernier moyen aux compresses froides dans le cas d'inflammations locales. Je donne ici, comme exemples, quelques expériences faites sur des femelles pleines.

Le 17 janvier 1884, une femelle de cobaye, dans un état de gestation avancée, fut attachée par les quatre pattes sur une plaque de fer blanc froide. L'air était à 15°,6. A 9h 16m le rectum était à 37°,9. Puis spray d'eau froide avec pulvérisation, durant 5 minutes environ.

A 9h 22m, mouvements du fœtus.

Rectum :	35,5	34,4	33,1	32,4
Heure :	9.27	9.31	9.39	9.44

Durant ce temps, grande agitation, cris, mais de temps à autre mouvements du fœtus. A 9h 50m j'enlevai un fœtus qui remua aussitôt et poussa des cris, bien qu'il ne présentât que 32°,1 dans le rectum. Plongé dans de l'eau à 40° environ, il se réchauffa rapidement : à 9h 55m jusqu'à 33°,3, à 9h 56m jusqu'à 34°,5, à 9h 57m jusqu'à 35°,0. Vers 9h 56m un second fœtus fut extrait avec une température rectale de 30°,1 seulement. Il mourut à la suite d'une lésion accidentelle. Les deux fœtus pesaient ensemble 128 grammes. La température de la mère était de 29°,0 à 10h 2m et de 28°, 3 seulement à 10h 7m.

Cette expérience démontre qu'un abaissement de la température du fœtus dans l'utérus, depuis la normale jusqu'à 32°, par conséquent de plus de 6°, dans l'espace d'une demi-heure, est supporté facilement et que la température du fœtus monte de plusieurs degrés, en peu de minutes, dans un bain chaud.

Le 29 janvier 1884, une femelle de cobaye en état de gestation avancée fut soumise, libre, sur une table recouverte d'un tissu imperméable, l'air ambiant étant à 13°, au spray d'eau à 7° 1/2; la pulvérisation dura six minutes, soit de 10h 6m à 10h 12m.

Rectum :	38,6	37,4 ↓	35,2 ↓	33,9
Heure :	10,6	10.15	10.37	11.10

Dans ce laps de temps, de nombreux tremblements et par intervalles des mouvements du fœtus. A 11h 15m l'animal essuyé est porté à l'air chaud. A 2h 50m vagin, 36°, 5. Mouvements du fœtus. Mais comme alors ceux-ci se ralentirent pour cesser définitivement, j'ouvris, à 3^h 5^m, la cavité abdominale. Il en fut extrait trois fœtus pesant ensemble 125 grammes. Tous les trois étaient en vie. L'un d'eux cependant mourut bientôt après. Température des autres, à l'air, environ 35°,5.

Il résulte de cette expérience que les fœtus supportent, durant une heure, une décroissance de 4°,7 de la chaleur du sang qui les alimente.

Dans un autre cas, le spray d'eau à 8° 1/2 dura 7 minutes, la température de la mère tomba à 35°,3 en une heure; les trois petits fœtus demeurèrent cependant en vie.

D'après de nombreuses observations analogues aux précédentes, sur des cobayes mâles, je dois affirmer que l'emploi nouveau du spray est le moyen le plus sûr pour faire décroître vite et sans danger la température du corps; et je n'hésiterais pas à donner toujours la préférence à cette méthode commode et non désagréable, sur le grand bain, lorsqu'il s'agit de femmes fiévreuses en état de grossesse avancée.

De l'ensemble des constatations faites plus haut sur l'influence de la température extérieure, il résulte que l'embryon ne possède pas un mécanisme régulateur de la chaleur et qu'un tel régulateur ne se forme qu'après la naissance chez les animaux à température propre. Sans quoi, les embryons de ces animaux ne pourraient ni se refroidir ni se réchauffer avec autant de rapidité que cela arrive. Par conséquent, les embryons des mammifères et des oiseaux ressemblent, sous ce rapport, à ceux des amphibies.

CHAPITRE II

CHALEUR PROPRE DU FŒTUS

Félix de Baerensprung démontra le premier en 1851, par des expériences scrupuleuses faites à l'aide du thermomètre, la production de chaleur par l'embryon de l'oiseau dans l'œuf et le fœtus de mammifère dans l'utérus. Je donne ci-dessous, en nombres centésimaux, le résultat de ses fructueuses recherches.

LA CHALEUR DE L'ŒUF DE POULE COUVÉ.

Pour mesurer la température intérieure des œufs de poules couvés, on introduisit la cuvette du thermomètre fort sensible qui servait au contrôle de la couveuse, dans la coquille de l'œuf et jusque dans le centre du jaune. On trouva :

	Température		
Jours de l'incubation.	de la couveuse.	de l'œuf.	Différence.
3	39,25	39,18	– 0,07
3	38,87	38,94	+ 0,07
4	39,00	39,00	± 0,00
4	38,44	38,25	– 0,19
5	38,75	38,31 38,25 38,25	– 0,47
5	39,62	39,37	– 0,25
5	38,37	38,87	+ 0,50
6	38,50	38,87	+ 0,27
6	39,56	39,37	– 0,19
7	39,37	39,37	± 0,00

Par conséquent la température de l'œuf était :

plus élevée que celle de la couveuse			dans	3 cas
égale	à —	—	—	2 —
plus basse que	—	—	—	5 —

mais l'embryon était petit encore en comparaison de l'œuf.

De plus la température de l'œuf couvé n'est pas constante pour un même jour, car elle varia, le troisième jour, de 0°,24; le quatrième, de 0°,75; le cinquième, de 1°,12 et le sixième de 0°,50.

Mais il est évident que la température de l'œuf dépend de celle de la couveuse dans l'étroite limite de 38°,37 à 39°,62; car on a comme moyennes des températures :

pour la couveuse.	pour le milieu de l'œuf.
39,50 (de 39,62 à 39,37)	39,37 (trois fois)
39,00 (de 39,25 — 38,75)	38,87 (de 39,18 à 38,31)
38,44 (de 38,50 — 38,37)	38,62 (de 38,87 à 38,25)

la plus haute température de l'œuf coïncide donc avec la plus haute température de la couveuse.

De tout cet ensemble d'expériences il ne découle rien touchant la production de chaleur par l'embryon qui est encore fort petit, — et cela à cause des variations inévitables de la température de la couveuse qui surviennent tandis qu'on prend les mesures.

Pour constater cette production de chaleur on compara celle des œufs en voie de développement à celle des œufs morts. On prit en même temps les mesures sur onze œufs de chaque sorte, le blastoderme ayant été tué par des secousses dans les onze œufs qui devaient servir au contrôle. On trouva :

Jour de l'incubation.	Température. de la couveuse.	de l'œuf mort.	de l'œuf vivant.	Diff. entre l'œuf mort et l'œuf vivant.
3	39,25	39,31	39,50	+ 0,19
4	38,12	38,50	38,62	+ 0,12
5	38,12	37,94	38,19	+ 0,25
5	39,25	39,37	39,62	+ 0,25
6	38,50	37,94	38,31	+ 0,37
7	35,37	36,62	37,12	+ 0,50
7	38,00	38,06	38,37	+ 0,31
8	38,56	38,25	38,94	+ 0,69
8	37,94	37,87	38,18	+ 0,31
10	38,00	37,75	38,25	+ 0,50
10	38,12	37,94	38,12	+ 0,18

En conséquence, l'œuf en voie de développement était, dans tous les cas, plus chaud que l'œuf mort. La différence est en moyenne de 0°,33 (de 0°,12 à 0°,69).

Les chiffres précédents démontrent en outre que, dans 9 cas, l'œuf vivant était plus chaud que l'air ambiant, dans un cas seulement, à température égale avec celui-ci, et dans un autre cas à température plus basse, tandis que l'œuf mort était six fois plus froid (—), cinq fois plus chaud (+) que la couveuse, comme le montre le tableau suivant :

L'œuf vivant :	+0,25	+0,60	+0,06	+0,37	—0,18	+1,75	+0,37	+0,25	+0,25	+0,25	0,00
L'œuf mort :	+0,09	+0,37	—0,18	+0,12	—0,66	+1,25	+0,06	—0,44	—0,06	—0,25	—0,18
Jours de l'incub. :	3	4	5	6	6	7	7	8	8	10	10

D'après ce tableau il semble que l'œuf couvé s'éloigne moins, au point de vue de la température, de l'œuf mort durant les premiers jours, que durant les derniers, — à partir du septième. Avec la croissance de l'embryon augmente sa production de chaleur.

Les mesures indiquées plus haut ne donnent pas comme certain, mais comme fort probable qu'en général l'embryon de l'oiseau possède une chaleur propre ou que, dans le cours du développement de l'embryon, il s'engendre de la chaleur. Voici encore deux documents à l'appui.

Dans un cas la température de la couveuse tomba à 33°,62, celle de l'œuf mort à 33°,87, celle de l'œuf se développant à 34°,87 seulement. On était au quatrième jour de l'incubation. Ici la différence atteignit 1,00, ce qui démontre que l'activité vitale de l'embryon ralentit le refroidissement. En effet le cœur de l'embryon battait encore avec vivacité.

Dans le second cas la température de la couveuse était tombée bien plus bas, si bien que les œufs développés étaient sans vie.

On trouva :

Jour de l'incubation.	Température de la couveuse.	Température de l'œuf m.	Température de l'œuf développé.	Différence.
10	—	—	23,00	+ 0,50
10	21,62	22,50	22,94	+ 0,44
5		22,37	22,75	+ 0,38
5	—	—	22,75	+ 0,38
5	—	—	22,75	+ 0,38

Donc les œufs en voie de développement, après l'extinction de l'activité vitale, avaient gardé une température plus élevée.

Il serait important de faire des observations analogues sur des œufs à un stade d'incubation plus avancé.

Des mesures faites jusqu'ici, il ne découle que la probabilité d'une légère production de chaleur par l'embryon du poulet, du troisième au dixième jour de l'incubation. Cette production de chaleur devra sans doute être attribuée, partie au travail du cœur, aux mouvements des membres, aux contractions de l'amnios, partie au frottement du sang sur les parois des vaisseaux, mais au fond, seulement aux oxydations dues à l'oxygène enlevé à l'air ambiant. Il découle déjà d'une observation que j'ai fréquemment faite, que la chaleur ainsi produite doit être plus grande vers la fin de l'incubation que dans les premiers temps. Dans les derniers stades du développement, les œufs contenant un embryon vivant présentent à la main une chaleur plus élevée que les œufs non développés, ou que ceux dans lesquels l'embryon est mort depuis longtemps.

CHALEUR DU FŒTUS DE MAMMIFÈRE.

Pour arriver à savoir si le fœtus dans l'utérus est plus chaud que la mère, Baerensprung introduisit son thermomètre, à travers une petite incision, dans la cavité abdominale jusqu'au diaphragme, puis dans la cavité pelvienne, enfin, après l'ouverture de l'utérus, dans cet organe, et même, dans deux cas, dans la cavité abdominale du fœtus. Pour sept lapines on obtint (en degrés centésimaux) :

État.	Cavité abd.	Cavité pelv.	Utérus.	Fœtus.
1. Non gravide.	38,75°	38,37°	38,50°	—
2. —	38,50	38,37	38,37	—
3. Gravide depuis 8 jours env.	39,56	39,62	—	—
4. Fécondée.	38,87	39,12	39,19	—
5. Gestation avancée.	39,25	39,37	39,50	—
6. — —	39,25	39,37	39,69	39,69°
7. — —	38,94	39,44	39,37	—

Une femelle de basset non fécondée présentait dans la cavité abdominale 38°,75, dans la cavité pelvienne 38°,62; une chienne de berger pleine présentait dans la cavité abdominale 38°,62, dans la cavité pelvienne 38°,87, dans l'utérus 39°,06; le fœtus présentait le même degré.

Chez les femelles non fécondées, la cavité abdominale a donc été trouvée plus chaude que l'utérus; chez les femelles pleines, l'utérus contenant le fœtus est au contraire plus chaud que la cavité abdominale, d'où il résulte que l'utérus renferme une source de chaleur.

Cela tend à se confirmer par un fait que j'ai constaté moi-même, à savoir que le fœtus dans l'utérus, dans le cas d'une diminution rapide de la chaleur propre de la mère, ne se refroidit pas aussi vite que la mère. Il importe peu, dans la considération présente, comment se fait le refroidissement. Des ligatures, l'arrosement par l'éther, l'immersion dans l'eau, le spray opèrent dans le même sens.

Le 14 janvier 1884, une femelle de cobaye dans un état de gestation avancée fut attachée sur le dos, à l'air. Incision du ventre et de l'utérus. Deux thermomètres sont introduits, l'un dans le rectum du fœtus, l'autre dans celui de la mère. Parmi les chiffres relevés dans un intervalle de une à deux minutes, les suivants sont dignes de remarque. La flèche ↑ signifie en augmentant, ↓ en descendant, ainsi que ci-dessus.

Heure.	Rectum de la mère.	Rectum du fœtus.	Observations.
9. 8	36,6	—	
9.11	36,1	36,2	
9.16	36,0	36,0	
9.21	35,8	35,9	L'humectation du cou et de la poitrine avec de
9.25	35,7	35,7	l'éther commence à 9h 22m.
9.30	34,8	35,4	La mère tremble.
9.33	34,3	35,2	Les poils portent de petites aiguilles de glace.
9.36	33,9	34,8	Tremblements.
9.47	32,3	33,9	L'animal s'agite quelque peu. L'humectation
9.50	31,5	33,5 ↓	avec de l'éther cesse. Arrosement avec de l'eau
9.52	31,3	32,7	à 40 degrés.
9.55	31,1	32,2	
9.58	30,9	—	Bain chaud à 42 degrés.
9.59	31,0	32,2	Le fœtus est extrait dans le bain, il crie et
10. 1	31,3 ↑	32,4 ↑	demeure en vie. Le placenta est très foncé.
10. 4	—	34,4 ↑	

Deux fœtus asphyxiés furent encore extraits; tous deux furent bientôt amenés à respirer. Poids des trois ensemble : 208gr,3.

J'obtins le même résultat par d'autres observations analogues, dans lesquelles il devint évident pour moi que la différence de température, qui existe entre la mère et le fœtus, s'accentue beaucoup lorsque la température de la mère diminue vite, par exemple :

Le 16 janvier 1884, on refroidit une femelle de cobaye pleine, en l'attachant sur une plaque de métal froide, l'air étant à 12°,2. Incision du ventre et de l'utérus. L'anus d'un fœtus est mis à nu; deux thermomètres comme plus haut.

Fœtus :	37,7	37,50	37,36	37,23	37,15	36,92	36,65
Mère :	—	36,61	36,23	36,08	35,97	35,77	34,40
Diff. :	—	0,89	1,13	1,15	1,18	1,15	2,2
Heure :	9.2	9.7	9.9	9.10	9.11	9.13	9.17

L'animal tremblait presque sans décesser et fut plongé ensuite, pendant une minute, dans de l'eau froide (7°,8). Il survint alors un brusque refroidissement du fœtus :

Fœtus :	34,17	33,81	33,33	33,25	32,93	32,58
Mère :	33,28	32,90	32,32	31,85	31,54	31,40
Différence :	0,89	0,91	1,01	1,40	1,39	1,18
Heure :	9.25	9.27	9.28	9.29	9.31	9.33

Alors l'animal mouillé et tremblant fut porté dans un bain à 35°,2 dont la température s'éleva graduellement. Le fœtus présentait à 9h 36m, 31°,9 et fut extrait à 9h 41m. Il était alors à 33°,1, le bain à 36°,6. La veine ombilicale était plus claire que les artères. Le fœtus, de même qu'un autre extrait à 9h 50m, fut amené à crier et à respirer d'une façon continue, mais ces deux fœtus, qui pesaient ensemble 157 grammes, ne demeurèrent pas en vie.

L'expérience démontre toujours qu'un fœtus peut, en trente-sept minutes, perdre dans l'utérus 5°,8 sans mourir et que, dans le cas d'un refroidissement grandissant de la mère, celui du fœtus va plus lentement.

La différence entre la mère et le fœtus peut donc aller jusqu'au delà d'un degré centésimal, quand, au moyen de la ligature, la temrature propre de la mère s'est abaissée rapidement, mais alors la température anale du fœtus tombe aussi d'une manière continue. Une femelle de cobaye pleine qui (le 16 janvier 1880) fut liée, vers 9h 38m, présentait encore à 3h 43m, 37°,4 comme maximum, seulement 35°,6 à 3h 56m, mais en même temps le fœtus, qui avait sa partie postérieure à nu, présentait 36°,1, par conséquent un demi-degré de plus que le rectum de la mère; dans les deux cas j'avais introduit mon petit thermomètre aussi loin qu'il était possible sans déterminer de lésion. L'anus du fœtus avait été élargi par une petite incision, qui ne pouvait, d'après mes essais de contrôle, avoir occasionné cette grande différence de température.

Les efforts que fit Cohnstein pour démontrer, au moyen de la méthode thermo-électrique, sur les lapines pleines, que la piqûre faite dans l'utérus détermine dans cet organe une température plus élevée comparativement à celle du vagin, prouvent que de toute façon cette lésion ne provoque qu'une petite élévation de la température. Cependant il découle des mesures prises sur le miroir du galvanomètre que l'utérus durant la gestation est régulièrement plus chaud qu'en dehors de la gestation. L'utérus gravide fut trouvé notablement plus chaud que le vagin, mais non l'utérus libre.

CHALEUR DU FŒTUS HUMAIN.

Je n'ai pas de données certaines sur la température des monstres qui viennent de naître non mûrs et des enfants venus avant terme, mais préservés du refroidissement. La température des nouveau-nés venus à terme, qui, immédiatement après leur naissance, avaient été enveloppés, aussi vite que possible, dans un linge chaud, et dans l'anus desquels un thermomètre avait été introduit sur une longueur d'environ deux pouces, fut trouvée par Baerensprung et par Veit six fois un peu plus élevée, quatre fois égale et six fois un peu plus basse que la température du vagin de la mère avant la délivrance. La délivrance effectuée, le thermomètre fut poussé jusque dans l'utérus. Si l'on compare la température du nouveau-né à cette température de l'utérus, immédiatement après la naissance, il découle des chiffres donnés par ces deux observateurs, que douze fois la température de l'enfant fut plus élevée malgré son refroidissement rapide, qu'une fois seulement il n'y eut pas de différence et que deux fois cette température fut plus basse. D'ailleurs toutes différences entre la mère et l'enfant sont si petites qu'on ne peut conclure de cette série d'expériences qu'une chose, à savoir que la chaleur propre de l'enfant nouvellement né n'est la plupart du temps qu'un peu plus élevée que celle de l'utérus immédiatement après la naissance. — Quant à la température de l'enfant non né, il n'en découle donc pas encore qu'il soit plus chaud que ses annexes, parce que la température de l'utérus après la naissance peut diminuer quelque peu et que celle du nouveau-né, immédiatement après, diminue réellement. Mais si l'on songe qu'à partir de l'expulsion l'enfant se refroidit très vite, d'un degré entier au bout de dix minutes et avant la section du cordon, de telle façon que tous les chiffres donnés pour les nouveau-nés doivent être trop bas, on en tirera la probabilité que normalement le fœtus humain est plus chaud que sa mère.

Des mesures de R. Schäfer (1863) il ressort que la moyenne de vingt-trois cas fut de 37°,8 pour la température anale des enfants nouvellement nés et avant la section du cordon, 37°,5 pour le vagin de la mère immédiatement après la délivrance; par conséquent il reste 0,3 à l'avantage de l'enfant qui eut dix-sept fois de 0°,1 à 0°,9 de chaleur de plus, deux fois près de 0°,2 de chaleur de moins que la mère, et quatre fois fut au même degré que cette dernière. On trouva :

	pour l'enfant	pour la mère
36,8—37,5	7 fois	14 fois
37,6—38,3	10 —	7 —
38,4—39,1	6 —	2 —

Schröder introduisit (1866), un thermomètre recourbé comme une sonde utérine, dans l'utérus de sept femmes enceintes, dans le dernier mois de leur grossesse, et trouva que la température de l'utérus était de 0°,1 à 0°,5 plus élevée que la température axillaire, et de 0°,05 à 0°,32 plus élevée que celle du vagin. Chez un enfant qui venait de naître, le rectum présentait 38°,43, le thermomètre ayant été introduit depuis trois minutes, tandis que l'utérus présentait 38°,2 de trois à dix minutes après l'accouchement. Ici encore il y a un excédent de 0°,2 en faveur de l'enfant.

De plus la température de l'utérus fut régulièrement trouvée plus élevée chez les femmes en travail que chez les femmes grosses et les accouchées, fait que Schröder attribue à juste titre à la chaleur dégagée, pendant les douleurs, par la contraction musculaire. Suivant Hennig, l'accroissement le plus élevé de la température, pendant une douleur normale, ne dépasse pas 0°,1, cependant il peut en survenir un échauffement du fœtus, attribuable aux douleurs. L'enfant peut donc, durant l'accouchement, avoir une température un peu plus élevée qu'avant le commencement des douleurs, cela est même probable, puisque la perte de chaleur doit s'atténuer lorsque la masse musculaire de l'utérus s'échauffe. Ces résultats furent confirmés dans un cas de présentation par le siège.

Pour quatre-vingt-cinq naissances normales, G. Wurster trouva la température du nouveau-né (le plus souvent avant la section du cordon), dans le rectum, quarante-cinq fois seulement plus élevée que celle du vagin de la mère durant tout le temps de l'accouchement et immédiatement après; il la trouva quatorze fois plus basse; dans les vingt-six autres cas, la température de l'enfant se comporta vis-à-vis de celle de la mère autrement avant la naissance qu'après. Tous les nombres sont compris entre 36°,5 et 38°,5; en réalité la température ne fut que six fois inférieure à 37°; au contraire elle fut quarante fois de 37°,5 et plus. La moyenne de 313 mesures prises, dans le vagin, dans les quatre-vingt-cinq naissances normales, est de 37°,3; *il y a par conséquent un excédent de* 0°,2 *en faveur du nouveau-né.*

La température moyenne du vagin s'éleva, après la naissance normale, à 37°,3; la plus élevée, pendant l'accouchement, fut en moyenne 37°,4.

L'évaluation de la température du nouveau-né exige la plus grande attention, parce que, comme nous l'avons dit, le refroidissement survient très vite et que la colonne de mercure tombe immédiatement après avoir en deux ou trois minutes atteint son maximum. Au bout d'un quart d'heure la moyenne de sa hauteur était de 35°,95 et dans la moitié des cas elle était au-dessous de 36°, 2; le minimum descendit à 34°, 4, et une fois, au bout de quatre heures, chez un enfant venu avant terme, à 33°,87 (Schröder).

Comme plus grand écart entre le rectum du nouveau-né et le vagin de la mère, Wurster trouva 0°,9.

Le résultat principal, à savoir que le nouveau-né, dans les accouchements normaux, a une température supérieure de 0°,1 à 0°,2, à celle du vagin de la mère, est corroboré par quelques observations pathologiques qui ont un certain intérêt physiologique. Ainsi dans une présentation par le siège, on introduisit le thermomètre dans le rectum de l'enfant non né; huit heures vingt minutes après le commencement des douleurs le thermomètre marquait 39°,4, le vagin 38°,9; et neuf heures après celles-ci, 39°,65, le vagin 39°,1. Cinq quarts d'heure plus tard, l'enfant présentait 39°,55, la mère 38°,8; un quart d'heure après eut lieu la naissance.

Deux fois encore Sommer releva la température du fœtus avant la naissance, dans le cas de présentation par le siège, et de fait pendant la période de l'expulsion, de manière à comparer entre elles la température rectale de l'enfant et celle du vagin de la mère. Dans le premier cas il obtint :

Heure.	Enfant.	Mère.	Différence.
9	37,5	37,3	0,2
11	37,3	37,0	0,3
12	37,3	37,0	0,3

Dans le deuxième cas l'enfant donnait 37°,9 et la mère 37°,7.

Dans une présentation par le siège, Alexeeff trouva dans le rectum de la mère 38°,5, dans celui du fœtus 39°,6 (dans deux évaluations), puis 38°,7 et 38°,6 et dans le vagin de la mère 38°,3. Dans un second cas de présentation par le siège le rectum du fœtus donnait 38°,6 et 38°,5 (dans cinq évaluations entre 12 et 7 heures), tandis que la mère donnait en même temps, dans le creux axillaire, 37° comme minimum et 37°,8 comme maximum. Dans un troisième cas, l'enfant présenta 38°,3 et 38°,2 dans le rectum ; la mère 37°,6 dans le rectum et le vagin ; dans un quatrième cas l'enfant donnait 38°,5 et la mère 37°,8. Donc la différence, dans les deux derniers cas, présente un excédent de 0°,7 C. en faveur du fœtus. Le premier cas est anormal avec des chiffres absolument élevés et une différence de + 1°,1 ; pour le deuxième cas, il nous manque des données sur les températures rectale et vaginale de la mère.

Les présentations de la face furent aussi mises à profit pour la mesure de la température. Alexeeff trouva, sous la langue de l'enfant, 38°,2 ; au bout d'une heure et demie, 38°,4 ; une demi-heure plus tard 37°,6 ; en même temps dans le rectum de la mère 37°,1, dans le vagin 37°,0, dans l'utérus, à côté de la tête de l'enfant, 37°,3. Dans deux autres cas de présentation de la face, la bouche de l'enfant donnait 37°,9 et 37°,8, l'utérus 37°,6, le vagin 37°,2. Dans un quatrième cas, la langue de l'enfant présenta 38°,1, l'utérus 37°,8.

Ces observations de grande valeur, touchant la surélévation de la température du fœtus avant le commencement des douleurs, ne sont pas suffisamment probantes, comme je l'ai objecté déjà, vu que, durant les contractions de l'utérus et immédiatement après, la température de l'utérus et du vagin — à cause de la chaleur dégagée par le fonctionnement musculaire, — s'élève en vérité de 0°,05 à 0°,6. Mais la grandeur de la différence plaide beaucoup en faveur d'une température plus élevée chez le fœtus.

En somme, la plus haute température anale observée chez le nouneau-né a atteint 40°,35. Mais l'accouchement n'était pas normal ; la température de la mère était de 40°,3 avant et 41°,6 après l'accouchement. L'enfant était un garçon très fort et plein de vie.

Plus important que ces observations pathologiques est, dans la question qui nous occupe, ce fait prouvé par Winckel, que la différence entre l'utérus gravide et le vagin donne de 0°,13 à 0°,19 en faveur du premier, tandis qu'entre le vagin et l'utérus non gravide il n'y a pas de différence de température, ou la température du vagin peut même, certes à un degré infime, être supérieure à celle de l'utérus. Quoi qu'il en soit, il n'est pas démontré encore que l'utérus gravide soit échauffé plutôt par le fœtus que par la seule augmentation de l'afflux sanguin de la mère.

En somme, il découle des observations que j'ai rassemblées ici, que le fœtus humain, dans le dernier mois de la grossesse, a constamment une température un peu plus élevée que les parties adjacentes de la mère. Mais la différence comporte tout au plus quelques dixièmes de degré; elle atteint difficilement un degré, comme l'affirme Hennig. La production de chaleur est donc fort petite chez le fœtus; mais il est à remarquer qu'une production de chaleur thermométriquement démontrée a lieu normalement.

A la suite de ce que nous venons de dire, l'idée de Cohnstein est digne d'attention, à savoir que, dans les cas où les indications ordinaires du diagnostic sont insuffisantes, on doit se servir du thermomètre pour se rendre compte si le fœtus vit ou non dans l'utérus. Si on introduit un thermomètre chauffé entre la paroi utérine et l'œuf, et si ce thermomètre indique une température plus basse que celle du vagin ou égale à celle-ci, il y a lieu d'établir le diagnostic de la mort du fœtus. En réalité les observations de Cohnstein et de Fehling prouvent l'utilité de cette expérience, laquelle cependant, lorsqu'elle ne doit servir qu'à reconnaître une grossesse, n'est pas sans danger : l'introduction du thermomètre pouvant interrompre avant le temps cette grossesse. En outre, dans certains cas pathologiques, l'utérus a souvent une plus haute température que le vagin.

L'important résultat physiologique, qui découle des évaluations faites par Fehling pour démontrer l'utilité pratique de la proposition de Cohnstein, consiste dans l'égalité de température de l'utérus et du vagin, constatée dans dix cas, avant l'expulsion des fœtus en décomposition, tandis que les évaluations prises, à titre de contrôle, sur des fœtus vivants donnaient les différences de + 0°,15; + 0°,2 (deux fois); + 0°,25; + 0°,3 C. en faveur de l'utérus et, par conséquent, du fœtus. Dans un cas (présentation par le siège, l'enfant étant mort depuis deux ou trois jours) l'utérus avait même 0°,1 C. de moins que le vagin. Mais une fois, la mère ayant la fièvre et n'ayant pas senti remuer le fœtus depuis trois semaines, la température de l'utérus était plus élevée (+ 0°,2) que celle du vagin. Par conséquent, l'égalité de température entre l'utérus et le vagin n'est pas la preuve mais simplement une cause de probabilité de la mort du fœtus, et encore une différence entre les deux organes n'est-elle même pas une preuve certaine de la vie du fœtus.

Les évaluations doivent, à cause de la faible différence de température qui est en jeu, être faites avec un soin extrême à l'aide de thermomètres recourbés et souvent contrôlés. La remarque de Fehling, qu'en tirant le thermomètre de l'utérus dans le vagin, il se produit toujours au début une petite diminution, lors même que les deux organes ont la même température, cette remarque pourrait faire soupçonner que l'égalité de température constatée dans l'utérus et le vagin n'est qu'apparente et que l'utérus est en réalité toujours un peu plus chaud, à cause de sa richesse en sang — même dans le cas d'un fœtus en décomposition — mais que le thermomètre n'y a pas séjourné assez longtemps. Le laps de temps de cinq minutes, pendant lequel il ne se modifia pas sensiblement, paraît, dans l'occurrence, quelque peu court. Cependant la petite diminution a pu être occasionnée par un retrait trop grand du thermomètre avant sa réintégration immédiate dans le fond du vagin.

Dans tous les cas il serait d'un grand intérêt d'avoir à sa disposition plus d'évaluations analogues prises sur des fœtus en décomposition. Elles pourraient nous fournir la preuve que la température plus haute de l'utérus gravide, à l'état de repos, n'est pas seulement due à un plus grand afflux de sang de la part de la mère, mais encore à la production de chaleur par le fœtus, preuve qui n'est presque exclusivement basée jusqu'ici que sur des expériences faites sur les animaux.

TEMPÉRATURE DU NOUVEAU-NÉ

Dans les évaluations prises sur trente-sept enfants immédiatement après la naissance (ils étaient probablement à terme et le cordon sectionné), Baerensprung trouva pour le rectum (comme dans tous les cas suivants) en moyenne 37°,8; le maximum était de 39°, et le minimum de 36°,6; sur trente, Schaefer trouva (immédiatement après la section du cordon) en moyenne 36°,7; Wurster, sur quatre-vingt-cinq (le plus souvent avant la section) 37°,5 en moyenne.

	W.	B.	S.
Les nouveau-nés ayant entre 36,4 et 37,0 étaient au nombre de	14,	5,	7
— — — 37,1 — 38,0 — —	61,	22,	17
— — — 38,1 — 39,1 — —	10,	10,	6

D'après ce tableau, sur cent cinquante-deux nouveau-nés, cent vingt-six présentaient plus de 37° immédiatement après la naissance.

Roger avait trouvé, dans peu d'observations, en moyenne 37°,2 immédiatement après la naissance; quelques minutes plus tard 36°,4. Wurster avait trouvé comme maximum du nouveau-né normal 38°,5; Schaefer 39°,1.

Un bain tiède diminue toujours la chaleur propre du nouveau-né. Dans vingt-deux cas, d'après Baerensprung qui n'indique pas la température du bain, la diminution fut en moyenne de 0°,98, le maximum étant de 1°,62 et le minimum de 0°,37. En général, c'est après le premier bain que la température est la plus basse. Après, elle monte, et elle atteint au bout d'un jour ou d'un jour et demi, 37°,5 en moyenne.

Chez seize nouveau-nés dont la température après la section du cordon variait entre 36°,8 et 38°,6, cette température s'abaissa, dans un bain au même degré que le nouveau-né, de 0°,4 à 1°,2; en moyenne de 0°,8; une fois seulement de 0°,2. Dans ce cas, la *vernix caseosa*, qui est mauvaise conductrice de la chaleur, existait en grande quantité.

Dans cinq cas, la température de l'eau du bain était d'un degré inférieure à celle du nouveau-né. Malgré cela, les mesures prises indiquaient de 0°,2 à 0°,8 en moins après le bain, en moyenne 0°,6. Les températures initiales variaient entre 36°,8 et 37°,8; il est probable qu'ici la diminution est occasionnée par la faible intensité des processus thermogéniques de l'enfant, ou par la dilatation des vaisseaux cutanés, cause d'une augmentation de perte de calorique immédiatement après le bain alors que, immédiatement après la naissance, elle doit être occasionnée en première ligne par la rapide déperdition de chaleur due à l'évaporation de l'eau de l'amnios.

Entre la sixième et la neuvième heure qui suivit l'accouchement, Schaefer trouva parfois 1°,5 de moins qu'immédiatement après la naissance; entre la dixième et la quinzième heure, il trouva fréquemment 0°,9 en moins; mais chez trois enfants, douze heures après l'expulsion, il trouva une température égale à celle qui fut constatée immédiatement après l'accouchement et chez deux, treize et dix-huit heures après la naissance 0°,8 de plus qu'immédiatement après celle-ci. L'absorption de nourriture est, pour l'élévation de la température, un facteur de la plus grande importance; mais, dans les cas exceptionnels dont il vient d'être fait mention, une plus haute température de la chambre, un emmaillotement plus épais ou toute autre circonstance passée inaperçue ont pu empêcher le refroidissement ordinaire.

Chez vingt et un nouveau-nés, Schaefer évalua, immédiatement après la naissance, avant la section du cordon et aussitôt après, la température rectale, les enfants se trouvant enveloppés dans une toile de lin. Il trouva, dans vingt cas, un refroidissement; dans un, la température demeura constante. Une fois seulement la diminution fut de 0°,8; en moyenne de 0°,3, soit 37°,9-37°,6. Certes on ne peut pas attribuer à la section même l'influence réfrigérante, puisque, d'après mes expériences sur les embryons d'animaux, la chaleur propre diminue rapidement à l'air, sans qu'il y ait sectionnement du cordon, quand on maintient la circulation placentaire.

C'est Karl Sommer qui fit les plus larges évaluations de la température des nouveau-nés, à l'Institut obstétrical de Dresde (1880). Elles confirmèrent à peu près tous les résultats fournis par les observateurs antérieurs. Ses évaluations furent obtenues toutes à l'aide d'un thermomètre introduit dans le rectum (sur une longueur de quelques centimètres); le thermomètre y séjournait jusqu'à ce qu'il ne montât plus ou, chose qui arrive fréquemment au bout de trois minutes déjà chez les nouveau-nés, jusqu'à ce qu'il commençât à descendre. L'introduction de l'instrument dans l'anus ne troublait point le sommeil des nouveau-nés. Le thermomètre y marqua environ 0°,4 de plus que dans le creux axillaire. Quand le thermomètre pénétrait dans le méconium, il se manifestait un besoin de défécation pendant lequel l'enfant criait, puis la température s'élevait de quelques dixièmes de degré centigrade. On expérimenta sur tous les enfants immédiatement après leur naissance et avant la section du cordon, après les avoir enveloppés dans des draps secs et chauds.

On obtint, comme moyenne totale, pour 101 nouveau-nés, 37°,72. Le minimum de 36°,8 ne se présenta qu'une fois, il en fut de même du maximum 38°,7.

Les nouveau-nés mâles donnèrent comme minimum 37°,34, les filles 37°,69.

On fixa aussi la température rectale des mères. Elle fut en moyenne de 37°,5 (minimum, un seul cas, 36°,6; maximum, un seul cas, 38°,5). L'enfant a donc à son avantage un excédent moyen de 0°,21. Nouvelle et importante est cette proposition de Sommer, d'après laquelle cet excédent augmente avec la taille de l'enfant. Car il est plus faible pour les enfants qui ont moins de 48 centimètres de hauteur que pour de plus grands. Si I indique les nouveau-nés de moins de 48, II ceux de 48 à 50 et III ceux de 50 centimètres et au-dessus, on a comme moyenne :

	Enfant	Mère	Différence
I	37,72	37,57	0,15
II	37,76	37,53	0,23
III	37,67	37,44	0,23

Par conséquent la température propre des nouveau-nés bien développés est un peu plus élevée que celle des faibles. Cependant l'enfant souffre de la fièvre quand la mère en souffre. Il présenta une fois 39°,3 alors que, peu de temps avant l'expulsion, la mère donnait dans le rectum 39°,2. D'ailleurs :

L'enfant fut plus chaud que la mère	80 fois
De la même température qu'elle	7 —
La mère fut plus chaude que l'enfant	14 —

Ou bien relativement à la maturité :

	I	II	III
	15 cas	46 cas	40 cas
L'enfant fut plus chaud	9 fois (60 %)	38 fois (82,6 %)	33 fois (82,5%)
La mère fut plus chaude	4 — (26,6 %)	6 — (13 %)	4 — (10 %)

Par conséquent, il faut admettre que, *quand le développement va en progressant, la production de chaleur en général va de même en augmentant.*

La plus grande différence observée en faveur de l'enfant fut de 0°,7.

La preuve la plus frappante que la chaleur du fœtus ne peut être communiquée exclusivement par la mère, est fournie par des accouchements gémellaires. Car, dans ces cas, Sommer trouva une fois 0°,3 de plus chez le deuxième que chez le premier enfant. Wurster avait trouvé 0°,2 de plus pour le second.

Sommer prit de nombreuses mesures de la température propre, dans les premières heures qui suivent la naissance. Le minimum ne fut souvent atteint qu'au bout de deux à quatre heures ; en réalité l'abaissement de la température était en moyenne de 1°,87 après le premier bain; chez des garçons la différence moyenne entre les températures d'avant et d'après le bain était de 1°,44; chez des filles 2°,29. Ici *les enfants bien développés éprouvèrent un refroidissement moindre que les petits* (maximum de l'abaissement 4°,1 une fois).

Il se confirme dans chaque cas que les nouveau-nés se refroidissent plus rapidement, à l'air comme dans l'eau, que les adultes, et que la température minima est plus basse et plus constante chez les enfants faibles et asphyxiés que chez les forts. Il résulte de là que la *perte de chaleur n'est pas seulement produite par la surface relativement plus grande de l'enfant.* Elle doit en partie être occasionnée par une plus *faible oxydation,* c'est-à-dire par une plus faible absorption d'oxygène.

Les oscillations de la température chez les nouveau-nés, dans les premiers temps qui suivent la naissance, peuvent paraître relativement faibles, malgré l'abaissement qui a lieu régulièrement au début, si l'on considère que, à ce moment, s'opèrent les plus grands changements que subira l'organisme, comme l'avance Baerensprung.

Il affirme aussi avec raison qu'après la naissance, l'enfant est obligé de produire lui-même d'un seul coup toute la quantité de chaleur qui lui est nécessaire. Cependant il fait erreur en croyant qu'avant la naissance le fœtus reçoit en majeure partie sa chaleur de la mère. La chaleur du milieu ambiant empêche, avant la naissance, son refroidissement, sans que pour cela il lui soit nécessairement fourni de chaleur par la mère — dans les derniers mois, — comme cela a lieu pour les os et les ongles. Au contraire, s'il est avéré — et le doute n'est plus permis à ce sujet, — que le fœtus est plus chaud que sa mère, *il doit céder de la chaleur à la mère*. Il est à considérer ici que les pertes de chaleur chez le nouveau-né sont énormes; donc le fœtus doit facilement céder de sa chaleur, quand l'utérus se refroidit. Un animal nouvellement né, petit, nu et mouillé, qui n'est pas, comme cela se passe d'ordinaire pour l'enfant, immédiatement enveloppé dans des corps mauvais conducteurs de la chaleur, se refroidit dans l'eau comme à l'air, dans l'espace d'une heure, à peu près jusqu'à la température du milieu et cesse de se mouvoir. On sait que la résistance au froid est beaucoup plus faible chez le nouveau-né que chez l'adulte.

Le 17 janvier 1880 j'enlevai à une femelle de cobaye, normalement arrivée aux derniers temps de la gestation, un fœtus qui fut enveloppé dans de la ouate, tenu au chaud dans une couveuse et nourri avec du lait de vache. Le petit animal était éveillé et se comportait tout à fait comme un nouveau-né. Le 20 janvier, plus de trois jours après, quand par conséquent son activité vitale et son aptitude à produire de la chaleur furent sans aucun doute fermement établies, je le couchai dans la chambre, sur de la neige, sans en entourer son corps, et marquai la température rectale :

Heure.	Rectum.	Observations.
3h 27m	38°,7	Déposé sur la neige.
— 50	28,0	Tremblements; vacillations; yeux ouverts.
— 51	27,2	Les tremblements s'arrêtent.
— 53	26,4	La respiration est encore fréquente.
— 54	25,6	Les yeux à moitié fermés.
— 54 1/4	24,9	Le réflexe de la cornée existe encore.
— 57	23,8	Somnolent.
— 59	22,4	Somnolent; la cornée réagit.
4h 00	21,6	Tranquille; la respiration est moins énergique.
— 01	21,0 ↓	Jusqu'à 20°,8.

A ce moment je touchai le petit animal; il s'allongea et mourut, car la respiration s'éteignit et tous les réflexes disparurent. Le cœur s'arrêta et, après l'ouverture du thorax, je ne pus provoquer aucune systole.

Cette observation démontre que, dans l'espace de trente-trois minutes, l'énorme refroidissement de 17° peut survenir, avant que mort s'ensuive, bien que l'animal ait inspiré de l'air depuis longtemps déjà, qu'il ait pris beaucoup de nourriture, l'ait oxydée et qu'il ait par conséquent produit plus de chaleur qu'il ne le pouvait avant la naissance. W. Edwards avait, dès 1824 déjà, fait des observations analogues sur des chiens nouvellement nés, sans avoir, en vérité, constaté un abaissement aussi rapide.

En général, le fœtus se refroidit plus vite dans un milieu froid et se réchauffe plus vite dans un milieu chaud, que l'animal adulte.

L'expérience suivante nous montre également quelle perte de chaleur fut éprouvée, sans dommage pour lui, par un fœtus presque à terme, en partie enfermé dans l'utérus, en partie libre, après un réchauffement préalable.

Le 11 janvier 1884, une femelle de cobaye, dans les derniers temps de sa gestation, attachée sur le dos par les quatre pattes, fut portée dans une solution de sel ordinaire à 0,6 p. 100, dont la température, durant le court laps de temps compris entre 2h48m et 3h12m, monta peu à peu de 36°, à 46°,2. La température de la cavité abdominale de la mère ne monta, durant ce même temps, que de 38°,3 à 39°; mais celle d'un fœtus dont la tête seule mise à nu se dressait dans l'eau à travers une incision faite à l'abdomen et à l'utérus, ne présenta dans l'arrière-bouche qu'une élévation de la température allant de 38°,4 à 42°,1. J'observai à l'aide de deux assistants :

Mère :	38,3°	38,4	38,5	38,6	38,7	38,7	38,8	38,9	39,0°.
Fœtus :	38,4°	38,5	38,6	38,9	40,0	40,3	41,3	41,6	42,1°.
Heure :	3.0[illegible]	3.03	3.05	3.06	3.08	3.08 ½	3.10	3.11	3.12.
Bain :	38,8°	39,2	—	41,3	43,6	44,4	45,5	46,1	46,2°.

Donc pour un fœtus qui se trouvait, en très grande partie, dans l'utérus en relation normale avec la mère, qui n'offrait aucun symptôme d'asphyxie, qui réagissait normalement aux excitations cutanées, la température augmenta, en dix minutes, de 3°,7, alors que celle de la cavité abdominale de la mère augmentait de 0°,7. A 3h13m la mère devint cependant remuante, le fœtus pendait dehors et marquait à l'air, sur un thermomètre introduit profondément dans l'arrrière-bouche, 43°,1. Il demeura alors, mouillé, à l'air jusqu'à 3h37m, se remua normalement et avec vivacité et fut plongé dans le bain à 42°,3, à 3h 9m, son rectum marquant 31°,1. Puis on nota :

Fœtus :	32,9°	34,1	35,6	36,5	37,7	38,1	39,4	40,1°.
Bain :	42,3°	42,6	42,6	42,3	42,3	42,3	41,5	41,4°.
Heure :	3.40	3.42	3.42⅓	3.42½	3,43	3.43½	3.46½	3,48.

Le fœtus, plein de vie, fut encore observé de minute en minute jusqu'à 3h55m. A ce moment sa température demeura au-dessous de 40°, sans dépasser 40.7, pendant que le bain tombait de 41,4 à 39,9. A partir de là, la température fœtale diminua aussi. L'animal resta en vie et fut vivace comme un nouveau-né normal.

Dans ce cas donc, le fœtus I :
s'était d'abord réchauffé de 38°,4 à 42°,1 en 10 minutes,
puis de 42°,1 à 43°,1 en peu de minutes,
ensuite il s'était refroidi de 43°,1 à 31°,1 en moins de 24 minutes ;
puis réchauffé de 31°,1 à 41°,4 en 11 minutes,
enfin, il s'était refroidi de 41°,4 à 40°,4 en 7 minutes,
puis il était revenu définitivement à son état normal sans avoir éprouvé le moindre effet préjudiciable.

Un deuxième fœtus, enlevé à 3h13, et qui inspira de l'air immédiatement, ne survécut pas à ces nombreuses et rapides variations de température. Au début, ce fœtus II resta dans l'utérus au fond de la cavité abdominale de 2h48m à 3h13m (la mère présentait 38°,3 à 3h2m), tandis que le bain montait de 36° à 46°,2. Puis :

Fœtus II	39°,7	38°,4	37°,3	36°,2	39°,2	33°,7	33°,5	33°,7	+
3 heures.	—	17m	18m	20m	22m	31m	32m	33m	35m
	Bain.	A l'air.	Bain.	A l'air.	Bain.	Bain.	Bain.	Bain.	Bain.
	44°,9		43°,7		43°,1	41°,7	42°,0	42°,8	44°,0

puis jusqu'à 3.31 à l'air.

La mort survint, bien que la différence de température ne fût que de 6°,2 (près de 12° chez le fœtus I); mais il y eut 8 changements (contre quatre pour le fœtus I).

Le 5 janvier 1884 je portai une femelle de cobaye, presqu'à terme et dont le rectum marquait 38°,4, dans une solution à 0,6 p. 100 de sel de cuisine à 37°,8. A 9h12m, le fœtus présentant 38°,4 ↑ fut extrait sous l'eau et rapidement délivré de l'amnios.

Il remuait. Puis :

Fœtus :	38,6°	40,7	41,0	42,1	43,2	43,7°.
Bain :	39°	42,6	43,8	44,5	45,5°	—
Heure :	9.21	9.25	9.26	9,27	9.28	9,29.
Mère :	—	39,4°	—	—	—	40.8°.

A cette température extraordinaire de 43°,7 le fœtus remua très normalement sous l'eau et répondit avec précision à de faibles excitations réflexes sans faire un mouvement respiratoire. Sa communication avec la mère par le placenta demeure intacte.

A 9h31m, je tirai le fœtus de l'eau, parce que sa température s'était élevée un moment jusqu'à 44°,9. Le petit animal respira à l'air et se refroidit énormément par l'évaporation de l'eau qui adhérait à son corps. A 9h45m il marquait 35°,3. Un deuxième et un troisième fœtus furent enlevés entre 9h31m et 32m, et amenés à respirer à l'air; mais il ne purent, comme le premier, être conservés à la vie, parce qu'ils n'étaient pas assez développés. Les trois fœtus pesaient ensemble 123 grammes.

Dans ce cas, un fœtus qui avait conservé ses rapports avec le placenta, qui ne respirait pas encore et demeurait sous l'eau, avait eu une élévation de température, en 8 minutes, de 5°,1 et avait atteint même, un instant, la température de 44°,9, puis avait respiré encore et s'était remué.

Il y a lieu d'en conclure que, dans l'utérus aussi, le fœtus s'échauffe toujours plus vite, lorsque la température du sang de la mère et de l'eau de l'amnios dépassent la température fœtale, non pas seulement par la conduction de la chaleur maternelle, mais probablement aussi par l'augmentation des processus d'oxydation chez l'embryon. Cependant cette dernière cause ne peut pas provoquer chez le fœtus, comme elle le fait après la naissance, une élévation de température durable, la fièvre et aussi l'hypothermie dans l'utérus ne peuvent se maintenir lorsque la mère se réchauffe après un long refroidissement. L'eau de l'amnios doit plutôt, comme bonne conductrice de la chaleur équilibrer celle-ci rapidement. L'expérience suivante nous montrera dans quel laps de temps la température du fœtus abaissée dans l'œuf remonte sans préjudice pour lui.

Le 4 février 1884, une femelle de cobaye à la fin de sa gestation, dont le rectum marquait 38°,3 fut plongée par moi une seule fois, à 4h10m dans de l'eau à 7° 1/2. Je la laissai ensuite se refroidir, (l'ayant exposée, toute mouillée, dans l'air de la chambre à 18° 1/2), par l'évaporation de l'eau adhérant à ses poils. Dans l'après-midi :

4h 14m, 37°,7 ↓ 4,16, mouvements du fœtus.
4 — 20 36 ,3 ↓ mouvements vifs du fœtus,
4 — 39 35 ,1 constants ; mouvem. du fœtus dans l'air chaud,
4 — 58 34, 6 l'animal essuyé dans l'étoupe et la ouate,
5 — 54 35, 5 ↑ mouvements du fœtus,
6 — 45 36, 9 ↑ l'animal est sec et alerte ; il est tenu chaudement pendant toute la nuit et présente, le 5 février vers 9h21m, 40°,2. Puis je le soumis à une pulvérisation d'eau à 13°1/2 qui ne dura que de 9h27m à 9h30m sans interruption. A 9 34m, il marquait déjà 38,5 ↓.

9h 45m, 37°,2 Mouvements du fœtus ;
— 58, 36°,2; Mouvements vifs du fœtus à 9h,57m. L'animal fut frotté alors jusqu'à ce qu'il fut séché; mais il marquait encore :

A 11^h15^m, $35°,7$ ↑, et à 12^h6^m, 35,5 ↑. Puis l'animal fut tenu chaud dans de la paille et de l'étoupe.

A 4^h6^m, $38°,5$, et à 6^h30^m, $38°,9$.

Le 6 février, à 9^h33^m, 39°, normalement. Il ne se manifesta aucune anomalie dans l'animal, les jours suivants.

Le 9 février, à 8^h50 le rectum présentait $38°,9$. De 8^h52^m, à 9^h2^m, il resta exposé à une pulvérisation d'eau à 14°. — A 9^h4^m il marquait déjà 37,9 ↓. Mouvements du fœtus. L'animal resta mouillé dans une grande caisse en verre avec de l'air à la température de la chambre.

9^h13^m, $36°,3$ ↓ et $9^h,49^m$, $35°,3$.
11^h20^m, $35°,3$ et $11^h,40^m$, $35°,1$.

Entre 6^h30^m et 8 heures du soir, l'animal mit bas quatre petits à terme et normaux sous tous les rapports, et donna, comme température rectale, $38°,2$. Tous les cinq animaux restèrent en vie.

Cette expérience instructive montre que le fœtus dans l'utérus, supporte, pendant un petit laps de temps, de grandes pertes de chaleur pourvu qu'elles ne durent pas longtemps.

La mère fut refroidie.

le 1er jour	de 38°,3	à 34°,6,	par conséquent de	3°,7	en 48	minutes.
2e	» 40°,2	» 36°,2	»	4°,0	» 37	»
3e	» 38°,9	» 35°,3	»	3°,6	» 59	»

de telle sorte que, d'après des expériences antérieures, les fœtus ont dû avoir été refroidis en même temps, pour le moins de deux degrés environ, car chaque fois il se passa plusieurs heures avant le retour de la température normale. Malgré cela, il ne survint aucune complication funeste, à moins qu'on ne considère comme telles la provocation des contractions utérines et la parturition qui a pu être accélérée par cette cause. Les nouveau-nés étaient très alertes. Ce qui prouve que, quand la température du sang de la mère s'abaisse considérablement, la température du sang du fœtus s'abaisse en même temps, mais d'une quantité plus faible que celle de la mère, et que le fœtus refroidi, mais intact dans l'utérus également intact, se réchauffe vite quand la mère se réchauffe, et peut bientôt venir au monde plein de vie. Il est donc facile aussi, grâce à des aspersions faites avec un peu d'eau, à une seule immersion dans l'eau froide pendant quelques secondes, au spray et à d'autres moyens, de refroidir rapidement de plusieurs degrés l'animal qui depuis longtemps inspire de l'air, et de le réchauffer de plusieurs degrés dans la couveuse portée à une température supérieure. Mais dans l'un et l'autre cas, le retour à la normale est plus difficile et plus long qu'avant la naissance, parce qu'il manque ici le phénomène d'équilibration dû au placenta et aux vaisseaux utérins et que l'eau de l'amnios, qui est bonne conductrice, est remplacée par l'air qui est mauvais conducteur.

Tous ces faits peuvent être appliqués aussi à l'enfant nouvellement né.

Comme déjà, sous le rapport de la quantité, l'enfant, dont la surface externe est plus grande, perd, pour un temps égal, relativement plus de chaleur, il a besoin d'être mieux protégé contre le refroidissement. Mais, abstraction faite de cela, le mécanisme régulateur du corps de l'enfant n'est pas non plus aussi parfait et les processus thermogéniques ne sont ni aussi variés, ni aussi complets que plus tard ; les mouvements, par exemple, sont moins nombreux à cause de la longue durée du sommeil.

D'après cela, le nouveau-né ne peut donc produire par lui-même toute la quantité de chaleur qui lui est nécessaire, que quand il est protégé avec le plus grand soin contre le refroidissement, comme c'est le cas pour tous les animaux à température constante — mammifères et oiseaux. — Ainsi s'efface la différence « extrêmement frappante » qui sépare le fœtus du nouveau-né et que doit niveler le phénomène de la respiration, suivant l'opinion de Baerensprung. Il ne faut pas oublier qu'avant la naissance, de l'oxygène est aussi consommé et qu'après la naissance l'air inspiré est échauffé dans l'enfant et expiré à peu près à la température du sang.

Si donc on ne trouve pas plus grand le refroidissement du nouveau-né, durant les premières minutes qui suivent la naissance, ce fait est dû, plutôt qu'au changement du cours du sang et qu'au nouveau mode d'absorption de l'oxygène, à cette circonstance que le refroidissement est empêché par un chaud emmaillotement et par la chaleur du lit de la mère ; pour les animaux, par la chaleur du nid, etc. Au reste quelques évaluations de Baerensprung montrent combien la chaleur du nouveau-né diminue après le premier bain chaud. Il trouva :

Nouveau-nés.	Immédiatement après la nais.	Après le bain.	Au bout de 12 heures.	Différence.
1	38,7	37,5	37,1	—1,6
2	39,1	37,4	37,1	—2,0
3	38,2	36,8	37,4	—0,8
4	37,9	36,5	36,6	—1,3
5	38,9	37,9	37,2	—1,7
6	38,2	37,7	37,0	—1,2
7	37,0	36,4	37,4	+0,4
8	37,4	36,2	37,4	0

D'après ce tableau, une demi-journée après la naissance, la température, dans six cas sur huit a donc diminué de 0°,8 à 2 degrés ; elle n'a monté que dans un cas, de 0°,3 et dans un autre cas elle a atteint à nouveau la hauteur initiale ; ce fait eut lieu, pour ces deux derniers cas, après une diminution de 0°,6 et de 1°,2 après le bain.

La chaleur innée, lorsque le bain était à la température du sang, diminua aussi de 1 à 2 degrés environ, dans l'intérieur chaud de la chambre de l'accouchée, chez le nouveau-né à jeun et bien emmailloté, dans la première moitié du premier jour, et c'est d'après A. Schütz dans le premier quart d'heure que la diminution est le plus rapide. Ce n'est que lorsque l'enfant a pris de la nourriture, que la production de sa chaleur propre s'établit notablement. Si, au contraire, immédiatement après la naissance, un enfant était porté dans de l'air humide à 39°, saturé de vapeur d'eau ou dans une couveuse, il se manifesterait probablement une élévation de la température plutôt qu'un abaissement. Il serait important de faire cette expérience sur l'homme, car on pourrait de cette façon apprendre à connaître la production calorique du nouveau-né à jeun.

D'après les évaluations prises par A. Schütz sur des nouveau-nés immédiatement enveloppés dans des couvertures chaudes, et dont il ne restait à nu que le nez, le thermomètre planté dans le rectum descend presque toujours, dans les deux premières heures à son degré le plus bas, jusqu'à 33°,6 au minimum et, — après le bain à 35°, — à 34°,9, en moyenne. D'ailleurs il fut démontré que, après les vingt-quatre premières heures, la disproportion entre la production et la perte de chaleur se nivèle à peu de chose près.

Mais d'après Andral, la température du nouveau-né baisse jusqu'à la douzième heure qui suit la naissance, même lorsqu'elle a été au moment de l'expulsion, sensiblement plus élevée que celle de la mère; cependant, d'après lui, ce n'est que dans la première demi-heure qui suit la naissance que la température tombe au-dessous de la normale de l'adulte, — fait qui, d'aucune façon, n'est vrai en général. Lépine constata ce refroidissement allant jusqu'au-dessous de la normale sur des enfants débiles, dans la première demi-heure ; et, d'après Förster et d'autres auteurs il est certain que, chez les nouveau-nés forts et lourds, cette diminution de la température après la naissance est, en général, plus faible. Dans le sommeil, la température propre du nouveau-né semble baisser. Elle monte avec les cris.

Tout cela tend encore à prouver que la production de la chaleur de l'embryon est due au processus de combustion.

Quoi qu'il en soit, l'affirmation d'Andral est sans fondement, quand il dit que la température de l'enfant plus élevée immédiatement après la naissance, provient de l'utérus, et non pas par conséquent, d'une source de chaleur propre au nouveau-né.

Sur six enfants nouvellement nés, Andral trouva, dans le creux axillaire :

Temps écoulé après la naissance.	I.	II.	III.	IV.	V.	VI.
0	38,4	38,3	38,2	38,1	37,8	36,7
15 minutes.	—	37,5		—	—	36,5
20 —	37,9	—	—	37,7	—	—
30 —	—	—	37,6	—	37,3	—
8 heures.	—	—	—	37,2	—	36,3
12 —	37,5	37,1	37,8	—	37,2	—

Si ces diminutions de la température étaient occasionnées seulement par la perte de la chaleur cédée par l'utérus au nouveau-né, il serait incompréhensible que le fœtus pût avoir régulièrement une température plus élevée que celle de la mère. Dans les cas en question, les mères n'avaient, d'après la donnée même d'Andral, qu'une température variant entre 37°,6 et 37°,9.

LA TEMPÉRATURE PROPRE DE L'EMBRYON PROUVE QU'IL EST LE SIÈGE D'OXYDATIONS

Le résultat le plus important, au point de vue physiologique, des nombreuses déterminations de la température, faites sur les embryons et les nouveau-nés, est ce fait que, règle générale, le fœtus, dans les stades avancés de son développement a une température un peu plus élevée que son milieu ambiant. Les embryons des oiseaux et des mammifères ressemblent aux amphibies, aux poissons et à beaucoup d'animaux d'un ordre inférieur adultes, en ce qu'ils ne sont qu'un peu plus chauds que le milieu environnant et qu'ils se refroidissent et se réchauffent très facilement avec lui, différant en cela des animaux à température propre adultes; car les premiers, c'est-à-dire les oiseaux et les mammifères, mettent bien plus de temps que leurs propres embryons à se refroidir au froid, à se réchauffer à la chaleur.

Cette différence et cette similitude sont le résultat du manque d'un appareil régulateur chez l'embryon. Chez l'animal qui a pris toute sa croissance, la température est maintenue à l'état constant, dans des limites étroites, grâce à la constance du rapport entre la production et la perte de chaleur. Chez le fœtus, au contraire, ce rapport ne reste constant qu'autant que les corps environnants les plus proches (l'eau de l'amnios, etc.), conservent dans l'utérus une température constante. Sitôt que l'utérus est abandonné par le fœtus, à terme ou avant le terme, il faut qu'il survienne une diminution de température chez le nouveau-né, à cause de l'évaporation de l'eau qui adhère à sa surface, évaporation qui exige une grande quantité de chaleur, parce que, au début, avant que la circulation et la respiration pulmonaires soient pleinement établies, il ne peut être absorbé que peu d'oxygène et, par conséquent, il ne peut se produire aussi que relativement peu de chaleur, étant donné que, grâce à l'expiration de l'air, il s'évapore de grandes quantités d'eau dans les poumons et qu'il y a encore absence complète de nourriture qui puisse être oxydée.

Auparavant il n'y avait pas d'évaporation d'eau à la surface de la peau ; la veine ombilicale, malgré l'absence de respiration pulmonaire, amenait assez d'oxygène; il n'y avait pas d'évaporation d'eau par l'expiration et le fœtus recevait assez de nourriture. Quant à combler le déficit et à satisfaire en même temps à des besoins multiples, le nouveau-né n'en est pas capable dans l'air ordinaire, même après une absorption abondante de lait; il ne l'est que quand il est enveloppé de corps mauvais conducteurs de la chaleur. Il est en conséquence absolument rationnel de laisser séjourner, des heures entières, dans la couveuse, des enfants venus avant terme et ceux qui viennent à terme mais qui sont débiles, procédé que j'ai employé, depuis des années, avec le meilleur résultat sur les animaux que j'ai extraits vivants de l'utérus pour les expériences physiologiques. Si l'on empêche la perte de chaleur qui suit la naissance, la production de chaleur du nouveau-né devient suffisante.

Pour démontrer maintenant que la température du fœtus s'élève par sa seule production de chaleur, par conséquent par le processus d'oxydation, lorsque la température du milieu reste constamment celle de la mère, il faudrait prouver d'abord qu'il existe dans le fœtus des produits capables de s'oxyder. La preuve de l'existence de ces produits dans le fœtus n'est pleinement fournie que pour l'embryon de l'oiseau par la détermination quantitative et comparative de l'acide carbonique. On n'a, pour les mammifères, que des observations complètement isolées.

Dans les muscles de neuf embryons de bêtes à cornes d'un développement très différent, F. Krukenberg trouva de l'*hypoxanthine ;* examinés au point de vue de la *créatine*, ils donnèrent sept fois un résultat positif, quatre fois, un résultat négatif. Les embryons observés mesuraient depuis la racine de la queue jusqu'à l'extrémité du mufle 865, 520, 460, 320, 290, 287, 190, 184, 180 millimètres; dans le plus petit et le plus grand on trouva à coup sûr de la créatine, de l'hypoxanthine, de l'inosite, et Krukenberg croit que les muscles du plus jeune embryon n'étaient relativement pas beaucoup plus pauvres en ces produits que ceux du fœtus presqu'à terme mesurant 865 millimètres.

Certes ces résultats ne prouvent pas encore par eux seuls la formation de produits oxydables dans l'embryon même, puisque la créatine aussi bien que l'hypoxanthine préexistantes pouvaient provenir du sang de la mère. Mais comme on a trouvé aussi dans l'œuf d'oiseau développé des matières cataplastisques, notamment de l'*acide urique* et de l'*urée*, et que le fœtus de mammifère ne peut pas produire beaucoup moins d'*acide carbonique* que n'en produit d'après l'expérience, un embryon d'oiseau d'un développement égal et d'une grandeur égale; il est bon de noter dès maintenant qu'il se forme, sans aucun doute, dans le fœtus, des produits capables de s'oxyder (Voy. les paragraphes où il est question de l'absorption de l'oxygène par l'embryon d'oiseau, le fœtus de mammifère, de l'acide urique, etc.).

SIXIÈME PARTIE

LA MOTILITÉ DE L'EMBRYON

CHAPITRE PREMIER

MOUVEMENTS DES EMBRYONS D'ANIMAUX

Dans le domaine de la physiologie de l'embryon, les mouvements que ce dernier exécute dans l'œuf sans excitation externe connue, rentrent dans les manifestations obscures. On les a désignés sous le nom de mouvements instinctifs, ou réflexes aussi, et même volontaires en partie, sans donner la preuve de leur similitude avec les mouvements analogues des êtres nés, et sans fournir un éclaircissement qui justifiât ces dénominations. C'est pourquoi, depuis plusieurs années, j'ai observé avec soin, durant les mois d'été, les mouvements des embryons des différents animaux et je donne ci-dessous avec critique, outre mes observations, une série d'observations antérieures qui se trouvent dispersées dans la littérature scientifique.

MOUVEMENTS DES EMBRYONS DES ANIMAUX INFÉRIEURS

Dans les nombreuses découvertes biologiques que l'infatigable Swammerdam (mort en 1685) a décrites dans son grand ouvrage

Die Bibel der Natur et rendu claires par de nombreuses figures, rentre aussi l'observation des mouvements pleins de vigueur que font, avant leur sortie de l'œuf, les embryons de différents gastéropodes.

Le savant zootome dit des œufs de gastéropodes qu'il a observés : « Les plus petits d'entre eux n'étaient pas plus grands qu'une pointe d'aiguille. Lorsque, dans un lieu obscur, je les exposais à une lumière et les observais, je voyais comme ils se retournaient assez vivement et avec beaucoup de grâce dans l'humeur contenue en dedans de la membrane appelée amnios... Chez d'autres gastéropodes nus, j'ai vu souvent le petit être caché encore dans l'œuf, apparaître à travers la coquille externe de l'œuf, bouger et se mouvoir d'une façon très jolie, avant d'arriver à la lumière du jour ».

Ces observations, dont je me suis moi-même démontré la justesse, demeurèrent longtemps inconnues. Car Leeuwenhoek fit à nouveau cette découverte. Il écrivit le 1er octobre 1695, dans ses lettres sur les mystères de la nature dévoilés, au sujet des œufs vivants des mollusques appelés en hollandais *Veen-Oesters* ou *Veen-Mosselen* : « Immédiatement je remarquai avec une grande satisfaction et un grand étonnement, comment ces mollusques non nés et renfermés encore dans leurs membranes se retournaient lentement, non pas certes durant un petit laps de temps, mais durant quelques trois heures... Ces mouvements rotatoires ne les rapprochaient nulle part de la membrane qui les renfermait; mais ils en demeuraient toujours à égale distance, absolument comme une boule que l'on voit tourner sur son axe. Dans ces circonstances, je voyais de l'animal tantôt la partie plate où je reconnus la forme et les parties les plus exiguës de la coquille, et compris comment celle-ci pouvait s'accroître, tantôt la partie étroite. En un mot, ce spectacle qui était supérieur à tous les autres en attrait, j'en jouis avec ma fille et le graveur, durant deux heures entières; et c'est chez chaque mollusque non né encore, observé par nous, qu'apparurent ces phénomènes qui surpassaient notre raison ».

Plus d'un siècle après, plusieurs observateurs diligents ont découvert à nouveau le phénomène de rotation de l'embryon; il est certain qu'ils n'avaient pas eu connaissance des observations des deux observateurs hollandais.

C'est ainsi qu'en 1815, S. Stiebel décrit dans sa dissertation inaugurale les mouvements rotatoires de la limnée (*Limnæus stagnalis*). Il distingua deux mouvements chez l'embryon, l'un autour de l'axe, l'autre circulaire; le premier, d'abord lent, plus tard rapide, commençait le quatrième ou le cinquième jour, était plus vif à la lumière solaire qu'à l'ombre; le second commençant le sixième ou le septième jour; puis les deux mouvements restèrent visibles simultanément pendant un certain temps.

Hugi observa en 1823, chez la même espèce de gastéropodes, aussi bien le mouvement autour de l'axe, autrement dit la rotation de l'embryon, mouvement rapide qui s'effectue bien quarante fois par minute, que le mouvement rotatoire lent « circulaire dans l'œuf ». Il vit cesser le premier mouvement lorsque la coquille devint apparente et remarqua ensuite que l'embryon allongeait souvent tête et pied hors de la coquille nouvellement formée.

Plus nombreuses sont les expériences de C.-G. Carus qui, dans plusieurs essais, particulièrement en 1823 et 1832, et sur diverses espèces de mollusques, sur des bivalves aussi (*unio*, *anodonta* et *limnæus*, ainsi que chez des *paludina*,) décrivit nettement les rotations de l'embryon dans l'œuf. Il croit que, chez certains d'entre eux, il n'y a en tout qu'une seule rotation s'effectuant dans un plan, dans une seule direction et avec une rapidité inégale; tantôt une rotation avait besoin pour s'effectuer de 18 à 80 secondes, puis, par exemple chez la *unio intermedia*, seulement de 15 à 16 secondes. De plus la rapidité rotatoire augmenta après le renouvellement de l'eau longtemps habitée; l'embryon se mouvait encore un certain temps, même quand on déchirait la membrane coquillière; le mouvement était alors plus irrégulier que dans l'œuf; tandis que P.-J. Van Beneden et A.-Ch. Windischmann observèrent plus tard, chez l'embryon de la *limax*, après la déchirure intentionnelle de l'enveloppe de l'œuf, la même régularité de la rotation qu'auparavant, rotation qui s'exécutait aussi dans l'œuf de la même façon, la tête en avant.

Ces observations, quand elles furent connues, firent grand bruit. Même un zoologiste expérimenté crut qu'il s'agissait non de gastéropodes, mais de rotifères, et il ne fut vraiment convaincu que quand Hugi lui eût montré le gastéropode sorti de son enveloppe. D'autres croyaient que c'était, non un embryon, mais un ver qui remuait dans l'œuf. Un observateur anglais n'en crut pas ses yeux et appela, pour s'en convaincre mieux, tous ses domestiques. Alors il prit l'embryon pour un entozoaire.

Depuis on a vu, chez tant d'embryons non seulement de nombreux gastéropodes, mais aussi d'autres animaux inférieurs, le mouvement rotatoire dans l'œuf si apparent, qu'il faut le considérer comme un phénomène très généralisé. L'explication de ce phénomène a été longtemps sujet à controverse.

Tandis que les premiers observateurs disaient avec modestie que ces phénomènes dépassaient de beaucoup leur raison, les nouveaux chercheurs abondaient sans réserve en explications dénuées de critique. C'est ainsi que Stiebel trouva une intéressante analogie entre le mouvement de l'embryon du gastéropode et celui des planètes, d'où dans une certaine mesure un lien entre la nature inorganique et la nature organique. Carus croyait que la polarité de l'endroit où se développent les branchies, provoquait cette rotation respiratoire qu'il supposait être la cause du mouvement.

La première explication exacte fut donnée (1827), par E. Grant qui observa avec plus de soin, chez les embryons de gastéropodes la rotation autour de l'axe et le mouvement circulaire dans l'œuf, et reconnut chaque fois comme cause, les cils vibratiles, de même qu'il avait attribué d'abord les mouvements des œufs entiers aux cils.

Ce mouvement des cils est la première manifestation de la vie chez l'embryon; il est visible fort longtemps avant le battement du cœur. Chez le *trochus* et la *nerita* les cils sont si longs et leurs oscillations si rapides, que l'embryon dans l'œuf est mû vivement autour de son axe propre. Quand il éclôt, il se trouve poussé à travers l'eau avec une grande rapidité. Avant que cet effet locomoteur se produise, la vibration intra-ovulaire a pour conséquence, chez beaucoup d'espèces, un afflux d'eau de mer, avec laquelle les embryons se trouvent en relation directe, grâce à une ouverture de l'œuf due à leurs propres mouvements. Alors l'eau apporte, pour une durée égale, plus d'oxygène à la respiration et plus de chaux pour la formation de la coquille.

Les vibrations ciliaires, pleines de vigueur, qui se manifestent très communément chez les mollusques céphalophores, sur divers points de la surface de l'embryon, sont, dans tous les cas, d'un grand intérêt physiologique par ce que grâce au phénomène de l'osmose à travers la membrane de l'œuf, elles doivent augmenter d'une façon notable l'absorption de l'oxygène atmosphérique diffusé dans l'eau et des sels qui y sont dissous. Le mouvement des cils produit déjà cet effet, serait-ce à un degré inférieur, avant que l'embryon se mette à tourner.

Chez l'embryon d'escargot des champs la rotation du vitellus, commence même avant sa formation, et dure, dépendant particulièrement des variations de la température, jusqu'à l'éclosion. Comme cause du mouvement circulaire qui est une espèce de mouvement de manège, et de la rotation autour de l'axe ou mouvement de roue, il ne faut pas supposer une sorte de mouvement de rames dont l'action serait à peine possible même chez des embryons très petits et ayant des cils longs et solides, mais regarder le courant de l'eau de l'œuf provoqué par les vibrations comme la cause principale de la rotation. En outre, Rabl vit (1879) des embryons de planorbes chasser de très bonne heure, avec des cils particulièrement grands qui vibraient au bord de l'ouverture buccale, de l'eau de l'amnios dans l'intestin, mais ce fait ne met pas nécessairement l'embryon entier en mouvement. Ici encore le mouvement circulaire de l'embryon n'est « d'abord que lent et timide, et bientôt plus rapide et plus vif ».

Dans beaucoup de cas, si ce n'est dans tous, cette rapidité inégale des mouvements a été observée au début et à la fin du développement intra-ovulaire.

Chez un *tritonia*, Sars vit, le dix-huitième jour, c'est-à-dire six jours après l'achèvement du processus de segmentation, quelques embryons se mouvoir circulairement et *lentement* dans l'œuf et cela grâce aux cils. Le vingt-cinquième ou vingt-sixième jour, ces mouvements sont pleins de vigueur. Le trentième ou trente et unième jour éclate la membrane de l'œuf, les embryons sortent et nagent rapidement avec leurs cils. Déjà cinq ou six jours auparavant ils allaient pêle-mêle avec une *rapidité extrême* dans toutes sortes de directions. D'ailleurs chacun de ces œufs contient plusieurs vitellus (de cinq à onze, comme chez l'*aplysia*).

Dans ce cas, comme dans beaucoup d'autres analogues, l'embryon nage au début comme une masse sans vie dans l'eau de l'œuf, et est emporté par le courant produit par la vibration lente des chocs ciliaires. Une fois que l'embryon est en rotation, cette même activité ciliaire suffit pour accélérer le mouvement, parce qu'elle est secondée par la force d'inertie de la masse de l'embryon. De plus les cils gagnent toujours en longueur, en force et en nombre. Mais comme il a été dit, ils ne peuvent dans aucun cas, étant donnée la trop grande masse de l'embryon, être considérés comme des instruments de locomotion qui, soit par la volonté développée dans l'intervalle, soit par un réflexe, opéreraient comme des rames. Il n'est pas nécessaire que tous les cils vibrent dans la même direction, car il ne pourrait toujours y avoir qu'une partie d'entre eux de neutralisée par l'action antagoniste d'une autre partie, si toutefois cet antagonisme existait. Il en est de même pour la rotation autour de l'axe. Seulement dans ce dernier cas il survient une plus grande rapidité rotatoire, parce que les résistances sont plus faibles.

Outre les rotations, il se manifeste encore chez les embryons de mollusques, des mouvements propres nombreux qui proviennent des contractions des fibres musculaires nouvellement formées. Déjà Everard Home vit dans l'œuf transparent, des embryons de la moule de rivière, ouvrir et fermer leurs coquilles en voie de formation (1826).

Leeuwenhoek vit aussi chez de petits embryons de coquillages marins, à travers l'enveloppe transparente de l'œuf, non seulement les mouvements mais ce fait que « par intervalles ils allongeaient leur corps en même temps qu'ils allongeaient davantage une certaine partie de leur corps où l'on remarquait alors une ouverture ronde, puis l'animal revenait à sa forme ovale ordinaire; mais immédiatement après, il reprenait le mouvement décrit sans quitter toutefois sa place, chaque embryon se trouvant enfermé dans une membrane. Chacun de ces mouvements fut exécuté en deux secondes environ. »

A ce sujet, Ernest-Henri Weber (1828) remarque à juste titre que ces mouvements observés chez les testacés (*pisciculos testaceos vulgares*) dans les premiers stades de la vie de l'embryon, ont de l'analogie avec le mouvement qu'il a constaté lui-même chez les embryons de sangsues. Il vit en effet que les tout jeunes œufs, en forme de lentilles et renfermant le vitellus, lesquels ne mesuraient encore qu'une demi-ligne de diamètre et étaient tout à fait transparents, étaient munis déjà d'une bouche et d'un canal en forme d'entonnoir qui allait de la surface au centre. Ce canal opérait des mouvements de déglutition, se contractait et s'allongeait. En outre les parties latérales de l'animal se contractent et s'allongent, si bien qu'il se manifeste sur lui des sinuosités qui, partant de la droite, ondulent semblables à des vagues, pendant des heures autour du vitellus entier.

L'embryon du planorbe lui aussi, comme le trouva Rabl, exécute, grâce à ses fibres musculaires, des mouvements propres dans l'œuf, tandis qu'il tourne grâce à ses cils. Ces mouvements se bornent, au début, presque exclusivement au pied, qui d'habitude est tiré en arrière du côté de la coquille. Rabl ne remarqua pas un rythme particulier, tel que d'autres l'ont affirmé; il trouva bien plutôt que les contractions se suivent d'une façon fort irrégulière, après des pauses tantôt longues, tantôt courtes, et avec une force tantôt plus grande, tantôt plus petite. Il n'observa pas davantage les contractions propres de la région cervicale, telles qu'elles se présentent chez d'autres gastéropodes; le gonflement de la nuque serait la conséquence du repos du pied, son aplatissement celle des contractions du même organe, d'où l'alternance rythmique des contractions de la nuque et de celles du pied occasionnée par les mouvements de ce dernier; d'ailleurs ce jeu de l'alternance serait important au point de vue physiologique, parce qu'il chasse le sang ou l'hæmolymphe dans les diverses parties du corps, remplaçant les organes de la circulation, de même que la rotation ciliaire rend possibles et favorise la respiration et même en partie l'assimilation.

Les mouvements de l'embryon de *nemertes* furent observés par Desor. Il vit du douzième au quatorzième jour, des mouvements du vitellus très lents et irréguliers, produits par les cils lesquels chassaient aussi le vitellus dans l'eau du côté de l'ouverture de l'œuf (contenant plusieurs vitellus.) Ce n'est que le vingt et unième jour que se manifestèrent les contractions actives et les allongements de l'embryon, complètement indépendants des mouvements vitellins. L'extension et la contraction de l'extrémité céphalique a lieu aussi dans l'œuf de la même manière qu'après son ouverture dans l'eau. L'animal « paraît commander entièrement à ses mouvements, et si on le voit nager de-ci, de-là et se heurter à différents obstacles, on est tenté de croire qu'il est doué, à un certain degré, de curiosité ». On ne peut mieux comparer le mouvement alternatif qui remplit et vide la cavité du corps de liquide vitellin ayant de l'analogie avec l'eau, qu'à la déglutition et au vomissement. Au reste, l'embryon porte à sa surface, des cils analogues à ceux de la membrane vitelline qui l'enveloppe, de telle sorte qu'après la disparition de cette dernière les échanges des liquides peuvent aussi avoir lieu passivement à sa surface par les vibrations des cils.

Pour ce qui concerne la rotation de la masse vitelline dans l'œuf du lapin, rotation également due aux vibrations des cils, voyez plus haut.

Chez de nombreux hétéropodes, Fol vit l'embryon tourner vivement dans l'œuf, longtemps avant son éclosion et grâce à ses cils vibratiles. Les cils moteurs se développent en dernier lieu autour de la bouche.

De même dans les œufs de l'oursin, l'embryon se remue, — et cela de douze à vingt-quatre heures après la fécondation, tantôt en tournant sur lui-même d'une façon continue, tantôt en changeant de position par saccades. Alors la membrane de l'œuf se déchire, l'embryon est placé dans l'ouverture et on aperçoit les cils nombreux, comme l'observa Derbès qui vit définitivement l'embryon se mettre en entière liberté et se mouvoir en avant, ainsi que tourner et osciller de côté et d'autre (soi-disant grâce aux cils agissant comme appareil locomoteur). Dufossé vit aussi avant l'éclosion, les cils se mouvoir et l'embryon faire des mouvements violents au bout de vingt-quatre à quarante-deux heures, si bien que la coquille de l'œuf en éclata.

Moi-même (en juin 1883), après avoir piqué, sous le microscope, une grosse clepsine, je vis une certaine quantité de jeunes clepsines qui adhéraient à sa partie inférieure, se séparer d'elle et se mouvoir avec une vivacité extraordinaire, de la même façon que les vieilles, mais avec plus d'énergie. Ce qui, en cela, paraît particulièrement remarquable, c'est ce fait que l'arrière-bouche exécutait immédiatement des mouvements de déglutition, comme chez la mère, et comme chez cette dernière aussi, même après sa séparation d'avec le reste du corps; c'était un mouvement *héréditaire* pur.

DES MOUVEMENTS DES EMBRYONS DE VERTÉBRÉS ALLOTHERMES

Dans les œufs de grenouilles, Swammerdam découvrit un mouvement circulaire de l'embryon.

« C'était un spectacle remarquable et beau, lorsque le fœtus, au cinquième jour, se mouvait, tournait et roulait sur lui-même dans l'eau de l'amnios. Car il était presque toujours en mouvement. »

Bischoff trouva dans la vibration des cils la cause de cette rotation. Dans des œufs de grenouilles il vit, quatre jours après le commencement du processus de segmentation, la tête, le ventre et la queue des embryons formés, et des vibrations ciliaires à leur superficie produites par des cils vibratiles extrêmement ténus et ayant la transparence du verre. Ils ne se mouvaient pas encore, mais au bout de deux heures et demie le premier embryon commença son mouvement de rotation. « Les rotations eurent lieu, la région dorsale en avant, non dans un plan horizontal, mais probablement en spirale, puisque, pour une même position de l'œuf, tantôt c'était le dos, tantôt le ventre qui occupait la partie supérieur. Le chorion était un peu ovale et n'avait pas sa forme altérée par la rotation de l'embryon allongé; bien mieux, lorsque le grand axe de l'embryon se trouvait dans l'axe transversal du chorion, on le voyait visiblement arrêté, se recourber plus fort et s'avancer lentement jusqu'à ce qu'il fût rentré dans le grand axe de l'œuf, où les mouvements étaient alors assez rapides. » Quand Bischoff plaçait un œuf dont l'embryon tournait, dans de l'eau froide, le mouvement se ralentissait beaucoup, mais s'accélérait de nouveau au réchauffement. De même la plupart des embryons s'immobilisaient quand survenait la fraîcheur du soir ; le lendemain matin, à la chaleur solaire, presque tous avaient repris leur giration. A ce moment, Bischoff ne vit pas encore de mouvements spontanés de tout le corps, et cependant, le même matin, beaucoup d'entre eux abandonnèrent l'enveloppe de l'œuf, c'est-à-dire avant l'écoulement du cinquième jour, à partir du moment où la segmentation du vitellus avait commencé.

Cette rotation des embryons de grenouilles dans l'œuf fut constatée aussi par Peschier (1817) avec la loupe, ainsi que par H. Cramer (1848) qui vit l'embryon tourner lentement et avec mesure comme autour d'un fuseau imaginaire qui lui aurait perforé le dos et le ventre. Il ne constata point les cils.

Pour les œufs de la *rana temporaria*, S.-L. Schenk trouva que le mouvement giratoire survient vers l'époque où l'on remarque le sillon dorsal, et continue sans interruption jusqu'à ce que l'embryon abandonne l'enveloppe de l'œuf. Dans le cas d'un réchauffement de 24° à 30°, l'embryon employait à une rotation moins de temps qu'auparavant, alors qu'une seule demandait de cinq à treize minutes. Quand l'embryon était plongé dans un acide extrêmement dilué, les mouvements cessaient vite. Schenk vit, à la surface des embryons, les cils vibratiles battre à la façon d'un fouet, mais non dans la même direction sur tous les points.

C'est grâce à ce fait que devient plus compréhensible l'irrégularite frappante des temps de la rotation. Cette dernière dura, dans deux cas, entre cinq et six, dans cinq entre six et sept, dans un entre sept et huit, entre huit et neuf, entre dix et onze, entre douze et treize minutes, probablement à la température de la chambre. La direction du mouvement était presque toujours telle que la tête de l'embryon se dirigeait vers la gauche, quand l'observateur partait de l'extrémité caudale; par conséquent en comparant le mouvement de la tête à celui des aiguilles d'une montre, en opposition avec le mouvement réel de ces aiguilles.

Moi-même j'ai observé cette rotation de l'embryon de la grenouille (en mai 1879 et avril 1880), particulièrement au point de vue de savoir si elle a en réalité une marche ininterrompue. Et j'ai trouvé que, abstraction faite de son arrêt constant à une basse température, il peut survenir encore une interruption sous l'influence de mouvements propres de l'embryon, longtemps avant sa sortie de l'œuf. Parfois l'embryon remue la tête avec des mouvements saccadés, et bien souvent je l'ai vu infléchir la tête du côté de la queue, une ou deux fois vers la gauche, puis une ou deux fois vers la droite, ensuite à nouveau vers la gauche, etc. Le passage de la courbure sinistro-convexe **C** à la courbure dextro-convexe **Ɔ** et vice versâ (Planche VII, fig. 1) se fit le plus souvent avec une rapidité telle que l'embryon prenait les formes ʃ et ʅ, puis les formes **C** et **Ɔ**; mais il s'attardait souvent, plusieurs minutes, dans la position aussi bien de la courbure à gauche que de la courbure à droite. Quand on ne retourne l'œuf que de 180° environ, — l'embryon étant en repos — il survient naturellement un changement identique de position, soit **C** au lieu de **Ɔ**.

Je fais observer pertinemment que ces mouvements propres remarquables surviennent longtemps avant l'éclosion, qu'ils sont facilement visibles à l'œil nu et qu'ils sont aussi tout à fait indépendants de la rotation qu'ils interrompent. L'observation des œufs transparents, à la loupe, permet d'ailleurs de constater sans aucun doute que l'embryon frappe de la tête la membrane de l'œuf et probablement la crève de la sorte. La larve ne peut s'allonger en ligne droite qu'après sa sortie de l'œuf. Puis on la voit continuer les mouvements d'extension et de contraction qu'elle exécutait dans l'œuf, sans quitter place. La tête s'infléchit soudain vers la queue tantôt à gauche, tantôt à droite. Si ces mouvements, qui alternent avec le choc direct de la tête contre la membrane de l'œuf, sont des essais que l'embryon exécute pour se mettre en liberté, la larve allongée qui vient d'éclore ne le continue peut-être que suivant une vieille habitude, comme le poulet éclos reprend volontiers, durant un certain temps, la position habituelle qu'il avait dans l'intérieur de l'œuf. Ou bien les mouvements de latéralité de la tête, sont-ils des essais en vue de la natation prochaine ?

Dans tous les cas ces courbures saccadées de l'embryon de grenouille dans l'œuf peu de temps avant l'éclosion, et hors de l'œuf peu de temps après l'éclosion, font tout à fait l'impression de mouvements actifs sans excitation externe connue. Elles partent sans exception de la tête et n'ont probablement lieu pour la première fois, que quand le développement morphique est allé assez loin pour que l'activité vitale puisse se continuer, même après la déchirure de l'enveloppe de l'œuf. Elles supposent l'existence certaine du système nerveux.

A l'inverse de ces mouvements actifs et énergiques, le plus rapides à la chaleur, mais déjà très vivaces à une basse température de chambre, la rotation continue, quoique troublée par lesdits mouvements, cesse immédiatement après l'éclosion, lors même que la vibration des cils, ainsi que j'ai pu m'en convaincre aisément, a encore lieu à la surface de la larve, — cette dernière aurait-elle elle-même été écrasée. Il appert de là que la rotation n'est pas directement produite par la flagellation des cils transparents à la surface de l'embryon, sans quoi la larve qui vient d'éclore devrait être de même chassée de sa place comme par des rames, ce qui n'est pas le cas. Un semblable travail de rames ne peut, dans le cas présent, être fourni par les cils, malgré leur activité, à cause de la masse de l'embryon, qui est trop forte comparée à la longueur des cils ; il en est ici de même que chez les embryons de gastéropodes. A l'encontre de cela, les cils doivent, en tant que vibrant en majeure partie dans une même direction, provoquer dans l'œuf fermé un courant grâce auquel l'embryon est emporté comme un corps mort, — de même que l'embryon garni de cils dans l'œuf du gastéropode, — lorsque le courant circulaire ou le courant en spirale est suffisamment accéléré par l'ensemble des chocs isolés.

De plus la rotation n'a pas toujours lieu dans la même direction. Dans deux œufs juxtaposés (3 et 5 de la figure 1, pl. VII) je vis l'un des embryons tourner dans le sens des aiguilles d'une montre, l'autre dans la direction opposée, à cause d'un mouvement rotatoire imprimé à l'œuf. Dans un troisième œuf, l'embryon changeant de position, changeait de même la direction de sa rotation, ayant subitement passé de la position sinistro-convexe à la position dextro-convexe. La direction du mouvement allant de la tête à la queue est seule constante. Définitivement je trouvai les données de Schenk incomplètes, même sous le rapport de la rapidité rotatoire. Car il n'est pas rare qu'elle soit plus grande qu'il ne dit (à 17° C. déjà). J'ai vu parfois une rotation s'exécuter presque en totalité dans l'espace d'une minute. Quand l'eau était à 34°, on en observait deux en 85 secondes; l'eau avait-elle 36°, jusque quatre en 65 secondes. Par contre à 13° on ne constatait qu'un seul mouvement très lent.

Il reste à trouver encore quelle est la température la plus favorable à la production, sans dommage, de la plus grande rapidité rotatoire. Mes expériences prouvent que la température maxima supportée par les cils est beaucoup plus élevée que celle que peut supporter l'embryon. Car à 32 et 33°, tous les embryons exécutaient ou des mouvements actifs de la plus grande vivacité ou des rotations. A 36°, les mouvements serpentins actifs diminuaient sensiblement, mais les mouvements giratoires s'accéléraient, à raison d'une rotation, par exemple, en 17 secondes. De 38 à 39° on n'apercevait plus un seul mouvement actif dans les œufs, mais les rotations continuaient comme devant. Même lorsque l'eau, dans laquelle se trouvaient les œufs, eut atteint 41°, grâce à l'addition d'eau chaude faite avec précaution, et que, sans aucun doute, tous les embryons furent devenus proches de la rigidité thermique, le mouvement giratoire se manifestait encore dans beaucoup d'œufs. Ce n'est qu'à 42° que ce mouvement se trouva arrêté partout.

Les expériences faites sur mon invitation par mon assistant, le Dr Otto Flöel, sur des embryons de grenouilles dans l'œuf, n'ont pas davantage fait connaître la température la plus favorable, mais démontrent très nettement l'influence accélératrice de la chaleur.

Je donne ci-dessous quelques-unes de ses observations.

4 avril 1882. — La durée de chaque rotation, chez six embryons, dans l'eau à 14°,6 (à une température atmosphérique de 13°,3) est de 20, 20, 14, 18, 16, 10 minutes, et varie beaucoup par conséquent, pour une même température, d'un individu à l'autre.

5 avril. — Dans de l'eau à 21°,5 (air 16°,9) chaque rotation durait, chez un embryon, environ 3/4 de minute, et cinq rotations eurent lieu sans mouvement actif. Un autre œuf mit à 24°, pour une rotation, 2 minutes 1/2; à 25°, une minute seulement.

6 avril. Dans deux œufs portés soudainement dans de l'eau à 35°, les em-

bryons exécutaient quelques mouvements actifs et mouraient. Un autre œuf donna les chiffres suivants (air 17°,5) :

Température de l'eau :	24°	25°	29°	31°	32°	33°	36,5°	40°
Durée d'une rotation (en secondes) :	180	140	60	40	35	45	45, 40, 40	—

La température fut portée soudain de 36°,5 à 40°, il s'ensuivit un arrêt.

6 avril. — Le réchauffement de l'eau de 26°,5 à 37°,8 eut lieu progressivement dans l'espace d'une heure, à une température atmosphérique de 17°,5.

Température de l'eau :	26°,5	27°	30°	31°	32°	33°	34°	36°	37°	37°,6	37°,8
Durée d'une rotation (en secondes) :	40	45	45	30	30	30	30	25	30	35	120

A 29° un mouvement actif plein de vivacité ; à 37°,8 une deuxième rotation d'une durée de sept minutes. Après un réchauffement à 40° et un refroidissement, survient la mort.

7 avril. Air 16°. Température de l'eau	13°	16°,5
Durée d'une rotation (en minutes) :	25	13

chez le premier embryon.

Chez le deuxième une rotation durait douze minutes, à 20°. Tous deux interrompirent l'expérience par l'éclosion, car exécutant des mouvements vifs, ils percèrent de la tête l'enveloppe de l'œuf. Mais ils abandonnèrent l'œuf sans exécuter un mouvement actif.

Des mouvements passifs et actifs tout à fait analogues à ceux de l'embryon de grenouille, ont été observés chez les embryons de beaucoup de *poissons* avant leur éclosion.

C'est ainsi que Rusconi constata que les œufs de brochet présentent, trente heures après la fécondation, une rotation passablement lente, qu'il attribua à la vibration des cils.

Dans les œufs de l'*alosa finta*, de Filippi vit, deux jours après la fécondation, se mouvoir les embryons dont quelques-uns abandonnèrent l'œuf le troisième jour.

Des embryons de saumon, qui étaient encore recourbés au point que la tête se trouvait presque en contact avec la queue, furent vus par Schomberg se contracter et s'allonger de temps en temps dans l'œuf.

Dans les œufs de la truite de rivière, je reconnus très nettement, sous un jour favorable, avec la loupe et même à l'œil nu, le quarante-troisième jour qui suivit la fécondation, de forts mouvements de la partie antérieure, des soubresauts de la partie moyenne et une courbure de la partie caudale supérieure. Le jour suivant, je vis aussi de forts mouvements spasmodiques latéraux de la tête et des rapprochements entre la tête et la queue sans cause externe appréciable dans l'œuf intact. Les yeux étaient déjà très foncés. Une pression rapide, exercée avec le revers d'un couteau sur l'œuf, provoqua, le quarante-sixième jour, un cinglement extraordinairement vif, de l'avant à l'arrière, de l'extrémité caudale, si bien que la pointe atteignait presque la partie antérieure de la tête. Ces mouvements énergiques se répétèrent souvent à la suite d'une excitation et doivent déjà s'appeler réflexes; car, le jour suivant, je pus non seulement forcer l'embryon, qui avait déjà une longueur totale de 10 à 11 millimètres, à dessiner de vigoureuses sinuosités et des figures en forme de huit, chaque fois que je piquais l'œuf, ou que j'exerçais une pression sur lui, mais je pus encore, en ouvrant l'œuf, laisser l'embryon s'échapper en même temps que la vésicule ombilicale, et dans l'eau ambiante cet animal embryonnaire se mouvait de la même façon que dans l'œuf, seulement à l'état de repos il était étendu tout de son long, comme les animaux sortis d'eux-mêmes, le cinquante-cinquième jour. Chaque attouchement du corps et de la queue occasionnait alors un nouveau mouvement. Cependant on ne constatait pas encore, à cette époque, de réflexes réguliers. Dans la plupart des cas la partie touchée ne fut pas repoussée, au contraire, la tête et la queue furent, comme dans l'œuf, rapprochées. Digne de remarque est, dans l'occurrence, la grande vitalité de l'embryon qui, durant des quarts d'heures encore après la cessation des battements du cœur, presque vide de sang, et après l'enlèvement de la vésicule ombilicale, continue sa marche dans une eau qui ne lui est pas favorable, sous l'influence de mouvements réflexes rapides, lorsqu'on le touche. Les truites écloses le cinquante-cinquième jour et après, bien que la lourde vésicule ombilicale les gêne, font de temps en temps de rapides mouvements en avant, jusqu'à ce qu'elles se heurtent à un obstacle, par exemple à un œuf de truite, et tournent aussi rapidement en rond, allant visiblement sans but. La force musculaire, qui est ainsi mise en jeu, doit être très grande, étant données la petitesse de l'animal (environ 1 centimètre) et la masse de la substance nutritive vitelline. Les *opercules* reçoivent aussi un mouvement de-va-et-vient très rapide, comme je l'ai remarqué (mouvement bien plus rapide que celui du cœur) mais, au début de la vie extra-ovulaire, ils ont des intermissions (courtes comme dans l'œuf intact).

Comme ces mouvements des opercules, que j'ai observés souvent dans l'œuf sont très fréquents, l'embryon doit avoir acquis déjà, longtemps avant son éclosion, une puissante faculté de se mouvoir.

Fig. 17.

Je donne à ce sujet quelques évaluations. A cause de la grande fréquence je ne comptais qu'à l'aide des douze premiers nombres et indiquais chaque douzaine par un trait sans regarder et sans lever le crayon. De la sorte je traçai des lignes en zigzag, obtenues durant des observations ininterrompues; puis je multipliais par 12 le nombre des traits.

Le quarante-cinquième jour (20 février 1882) qui suivit la fécondation (6 janvier 1882), quatre embryons de truites normaux et élevés dans mon laboratoire, me fournirent les chiffres suivants :

Œuf A. Embryon en partie sorti de l'œuf.

			En 1 minute.	
			Cœur.	Opercules.
10^h 20^m	Opercules....................	52 fois en 22 secondes		142
— 21	Cœur.........................	52 — 52 —	60	—
— 24	Mouvements vifs............	15 — 44 —	64	—
— 25	» »	13 — 12 —	65	—
— 27	Éclos davantage..............	14 — 12 —	70	—
— 28	Opercules difficiles à compter		—	—
— 29	Cœur.......................	31 — 19 —	97	—
— 31	»	50 — 36 —	83	—

10^h 40^m. Chaque attouchement provoque des mouvements violents. Des mouvements de cette sorte délivrent soudain l'embryon de la membrane de l'œuf. Après cela un attouchement si petit qu'il fût, provoquait également de violents mouvements de la queue.

			En 1 minute.	
			Cœur.	Opercules.
2^h 47^m	Opercules	64 en 15 secondes		256
	Cœur...	50 » 40 —	75	—

Œuf B non entièrement éclos :

2^h 45^m	Cœur....	50 en 38 secondes	79	—
— 54	Opercules	108 — 22 —		295
— 55	—	96 — 21 —	—	274

Œuf C vient d'éclore :

			En 1 minute.	
			Cœur.	Opercules.
3h 0m	Cœur...	31 en 34 secondes	55	
—	Opercules	96 — 30 —	—	192

Œuf D complètement éclos :

3h 5m	Cœur....	50 en 40 secondes	75	
	Opercules	108 — 20 —		324 !
	—	132 — 28 —	—	283
3h 8m	»	72 — 11 —	—	393 !

L'énorme rapidité de ces mouvements des opercules, dans l'œuf déjà, pendant l'éclosion et immédiatement après, rentre dans les manifestations les plus surprenantes que j'aie rencontrées dans mes recherches sur les mouvements de l'embryon. Je gardai les quatre jeunes truites A, B, C, D, pendant neuf jours encore, en vie (jusqu'au 1er mars) dans des verres de montre, séparées les unes des autres avec une feuille verte dans chaque verre pour leur fournir de l'oxygène, mais ces oscillations continuèrent sans interruption. Dans l'œuf, dans les derniers jours du développement, ces mouvements n'ont pas non plus de fréquentes intermittences d'une longue durée.

Chez un embryon de truite également éclos le quarante-cinquième jour après la fécondation, soit le 20 février, M. Sy nota, dans mon laboratoire, les fréquences suivantes des mouvements des opercules :

10h 39m	en 15	secondes	68	répondant à	272	par minute.
11h 10	— 25	—	120	—	288	—
— 20	— 40	—	200	—	300	—
— 32	— 25	—	104	—	250	—
— —	— 30	—	144	—	288	—
— 55	— 40	—	176	—	264	—

Les embryons de l'ombre (*thymallus vexillifer*) présentent, dans l'œuf intact et transparent, le même phénomène. Le Dr Flöel compta avant la rupture de l'œuf, dans l'un 180, dans un autre 280; après l'éclosion 300 mouvements des opercules par minute et 120 battements du cœur. L'eau était, dans les deux cas, à 11 degrés.

Chez ces embryons ont lieu fréquemment des chocs plus ou moins violents dans l'œuf, des mouvements actifs, si bien qu'il survient en même temps des rotations qui vont de la tête à la queue. Ces rotations non périodiques ont une durée fort inégale. D'après les expériences faites pour mon compte par le Dr Flöel, cette durée fut chez un œuf, le 15 avril 1882, dans de l'eau à 11° (l'air étant à 12°) pour une rotation de cette sorte : I, 3 minutes et demi ; II, 8 minutes ; III, 32 minutes. Entre temps eurent lieu parfois des mouvements énergiques avec des changements de position ou des moments de repos d'une durée de quelques minutes. Le nombre des chocs fut pour la rotation I de 68, pour la rotation III, de 152. Des différences analogues furent obtenues chez d'autres embryons d'ombres.

Ces rotations, aussi bien que celles qui sont provoquées par la vibration des cils chez les embryons de grenouilles et que je n'ai pas observées chez les poissons, sont dans tous les cas d'un grand avantage pour l'embryon dans l'œuf fermé, car elles tiennent continuellement l'eau de l'amnios en mouvement, par là des parties toujours nouvelles de l'embryon se mettent dans sa révolution rapide, en contact avec la membrane de l'œuf et peuvent, de l'eau ambiante, tirer de l'oxygène et peut-être lui céder de l'acide carbonique. Dans le même sens, mais avec beaucoup plus d'énergie, agissent les opercules, une absorption d'oxygène plus considérable correspondant à une période plus avancée du développement. Chez la grenouille, dont l'embryon quitte l'œuf bien plus tôt, une semblable progression des échanges d'eau paraît inutile. La couleur rouge clair de leur sang démontre qu'en réalité les embryons de truites et d'ombres absorbent de l'oxygène dans l'œuf ; on aperçoit facilement cette couleur dans le cœur, dans les gros vaisseaux du corps qui est transparent et particulièrement dans les vaisseaux omphalo-mésentériques.

Pour obtenir des éclaircissements sur la qualité des éléments contractiles qui provoquent tous ces mouvements dans l'embryon, il est important d'observer les modifications de la motilité — accroissement ou diminution — sous l'action de différents produits chimiques purs.

D'après des expériences antérieures, la strychnine et la morphine occasionnent rapidement à la température ordinaire, une incapacité de mouvement chez les embryons de grenouilles, mais dans ces expériences probablement l'acide sulfurique employé comme dissolvant était plus actif que les alcaloïdes. Cependant comme les embryons, après empoisonnement par la strychnine, se meuvent spasmodiquement dans l'œuf, et non après empoisonnement par la morphine, il peut être intervenu aussi une action toxique des deux alcaloïdes. Les expériences de Baudrimont et Martin Saint-Ange (1843) sont à reprendre.

A cause de la courte durée du temps d'observation, à chaque printemps, on ne put faire aussi, dans mon laboratoire, que peu d'expériences dans ce sens. Je trouvai cependant, et le Dr Flöel le confirma, que la mise des œufs d'ombres dans une solution aqueuse à 1 p. 100 de chlorure de potassium quelques jours avant l'ouverture de l'œuf, exerce une véritable influence sur l'embryon.

Durant un séjour de 6 heures dans une telle solution la durée des rotations mentionnées, provoquées par des chocs vigoureux, s'abrégea et les chocs devinrent plus violents. On obtint :

Durée des rotations	67	85	60	62 minutes.
Nombre des chocs	13	14	13	16 à 12°

Mais lorsque cet œuf eut séjourné vingt-quatre heures dans la solution de chlorure de potassium à 1 p. 100 de 18° à 11°, une rotation dura neuf minutes et le nombre des chocs beaucoup plus faibles de l'embryon pendant cette rotation, fut de 136, tandis que le cœur avait presque normalement 72 battements à la minute et les opercules 160. Replacé dans l'eau l'embryon, en vérité, changea parfois de position dans l'œuf resté intact, mais n'exécuta plus de chocs réguliers. Au réchauffement il ne manifesta pas de changements et mourut à 30°.

Un deuxième œuf d'ombre demeura deux heures dans 6 grammes de la solution de chlorure de potassium à 1 p. 100, de 8°,5 à 18°,5. Pas de rota-.ion; pas de chocs réguliers; dans des intervalles de quelques minutes, le vifs mouvements de l'embryon avec changements de position. Après six heures passées dans la solution à 12°,5 les opercules marquent 200 par ninute. Après vingt-quatre heures dans la même solution l'animal était nort.

Dans le troisième œuf — dans l'eau — les opercules, à 8°,5 et à 12°,5 présentent par minute 180 oscillations; au contraire, le jour suivant, après 'éclosion, 300 (pour 94 battements de cœur); puis dans l'eau à 11° encore !80 à la minute. Mais l'embryon mettait 42 minutes à accomplir une rotaion et exécutait, dans le même temps 100 chocs avant l'éclosion, à 12°,5.

Un quatrième œuf d'ombre se comporta dans 5 grammes d'une solution ı 1 p. 100 de chlorure de lithium, de 8°,5 à 18°,5, comme le premier dans a solution de chlorure de potassium et mit de lui-même, après six heures, ,2 minutes pour une rotation à 12°,5. Durant cette rotation eurent lieu !16 chocs et 240 oscillations des opercules en une minute, puis une pause;)2 battements de cœur par minute. Après vingt-quatre heures passées dans a solution 100 battements de cœur et 171 oscillations des opercules par ninute. Le jour suivant l'animal sortit de l'œuf dans l'eau à 18° et exé-:uta 300 oscillations des opercules et 120 battements du cœur par minute; ›orté ensuite dans 2 grammes de la solution à 1 p. 100 de chlorure de ›otassium, il présenta 302 oscillations des opercules et 140 battements de :œur, cependant au bout d'une demi-heure il n'y eut plus que 79 battenents du cœur par minute.

Un cinquième embryon d'ombre dans l'œuf, placé dans 3,4 grammes l'une solution à 1 p. 100 de chlorure d'ammonium, de 8°,5 à 18°,5, exécute ıu bout de six heures, 40 chocs pour une rotation, avec 80 battements de :œur et 200 oscillations des opercules par minute. Au bout de vingt-quatre heures l'embryon dans l'œuf intact fut trouvé mort dans la solution de sel ammoniac.

Un sixième œuf d'ombre fut observé dans de l'eau à 14°,5. L'embryon exécutait 150 battements de cœur par minute. On ajouta un peu de chlorure de potassium à l'eau. Immédiatement il se manifesta une grande agitation chez l'embryon, laquelle empêcha de compter les battements du cœur. Dans les vingt minutes qui suivirent, la fréquence du cœur fut par minute, de 132, 108, 90, 70, 0 et l'embryon ne se remit plus, une fois reporté dans l'eau.

Un septième œuf d'ombre marqua également dans de l'eau à 14°,5, 150 battements de cœur. Après addition d'un peu de chlorure de potassium cette fréquence augmenta quelque peu, puis diminua; durant les vingt-cinq minutes suivantes elle fut en effet successivement de 160, 156, 150, 85 1/2, 40 par minute. L'œuf fut alors porté dans l'eau et l'embryon se remit.

Un huitième œuf d'ombre donna de même dans de l'eau à 16°,5, 150 battements de cœur par minute. Après addition de chlorure d'ammonium il ne se manifesta pas d'accélération de la fréquence. Au bout d'une demi-heure, 60 battements de cœur par minute.

Une solution à 1 p. 100 de chlorure de potassium agit également vite, mais en la ralentissant, sur la rotation ciliaire décrite plus haut, qui a lieu dans les œufs de grenouilles contenant un embryon. Une goutte d'ammoniaque liquide versée dans le verre de montre arrête immédiatement ce phénomène.

De ces observations et d'autres qui furent également faites en grand nombre dans mon laboratoire, il découle que les éléments contractiles de l'embryon de poisson et de grenouille sont extraordinairement sensibles à de fort petites quantités de sels ayant une réaction neutre. Cette propriété paraît d'autant plus digne de remarque que Lereboullet, quand il ouvrait l'œuf, voyait l'embryon de truite, même avant l'achèvement des cellules ganglionnaires et des fibres musculaires, exécuter spontanément aussi bien des mouvements entiers que des secousses violentes de la queue. Déjà le dix-septième et le dix-huitième jour, il vit aussi le cœur battre lentement et irrégulièrement après l'ouverture de l'œuf. Il se confirme donc de nouveau que l'embryon se remue, avant la formation complète de ses fibres musculaires et des nerfs moteurs qui les innervent.

Moritz Nussbaum arriva au même résultat (1883). Il vit l'embryon de truite, coupé transversalement, contracter ses muscles intacts après l'attouchement de la moitié inférieure du sac vitellin, et, sous l'influence d'une excitation plus forte, secouer toute la moitié inférieure correspondante du corps, malgré la séparation du cerveau d'avec la moelle épinière. « Donc les nerfs partent de la moelle et transmettent, à l'attouchement, la sensation douloureuse », mais « les nerfs fonctionnent avant que les faisceaux se soient couverts du névrilème; à la périphérie ils demeurent sans myéline ».

Kupffer vit même l'embryon du hareng se remuer, le quatrième jour après la fécondation, lorsque le cœur commençait aussi à battre lentement, sans qu'on pût trouver encore des globules sanguins ou de l'hémoglobine, et le septième jour après l'éclosion, il le vit tourner le globe de l'œil. L'acte même de l'éclosion, il le décrit comme je l'ai observé chez l'embryon de truite : Pour la rupture il survient une déchirure en forme d'arc, de la membrane de l'œuf proche de la tête, celle-ci étant projetée contre la membrane par des efforts violents de l'embryon recourbé en anneau. Puis, grâce à d'autres mouvements d'extension, la tête se jette dans la déchirure et quelques poussées vigoureuses de la queue suffisent à le délivrer complètement. L'embryon avait exécuté auparavant de semblables mouvements dans l'œuf intact.

Les embryons de la salamandre terrestre, qui porte une année, se comportent tout autrement. Quand les oviductes sont ouverts sous l'eau, même une demi-année avant l'éclosion, les embryons brisent rapidement leur enveloppe transparente, nagent avec vigueur et attrapent les infusoires aquatiques qui se trouvent dans le voisinage. Ils se font remarquer autant par leur voracité que par leur habileté à saisir les animaux aquatiques en vie qu'ils avalent avec gloutonnerie. Il est peut-être sans exemple qu'un embryon exécute des mouvements aussi compliqués et aussi bien coordonnés, longtemps avant la fin de son séjour normal dans l'œuf, qu'il guette formellement les victimes qui nagent sans méfiance dans l'aquarium et qu'il se serve des organes de ses sens comme maints animaux developpés. Ce fait montre combien l'instinct pur peut devenir puissant et à quelle époque peu avancée entrent en jeu les impulsions motrices héréditaires. Même des embryons de salamandre, extraits, au milieu de décembre, du ventre de la femelle pleine, ont été conservés par moi à la vie, sous l'eau, durant des mois, bien que la fécondation des œufs ait eu lieu en mai et juin, et que la maturité ne dût survenir que dans les mêmes mois de l'année suivante, d'après l'opinion de Benecke. Suivant lui, dans la naissance naturelle, les jeunes pleins de vigueur se débarrassent de l'enveloppe de l'œuf tout comme les embryons venus avant terme ; ils n'ont que cet avantage sur ces derniers que, durant l'acte même de la naissance, la membrane de l'œuf éclate parce que la mère se lance, parmi les pierres, dans des passages étroits, comprimant de la sorte l'abdomen et provoquant l'expulsion. Les petites salamandres que j'ai tenues captives sous l'eau et qui naquirent sans intervention artificielle, furent mises au jour en mars, avril et mai. Il paraît donc que la fécondation des œufs n'a pas d'époque fixe ou que le temps de la gestation varie considérablement — probablement suivant le milieu, — étant long à la sécheresse et court à l'humidité.

En outre, l'embryon de salamandre non encore pigmenté, lorsque la première ébauche des ouïes se présente, à la tête, sous la forme de bourrelets plats et que la queue commence à se dessiner, est en état, déjà avant la formation de ses pattes, d'infléchir la tête latéralement et avec vivacité, lorsqu'on le touche ou qu'on le porte dans un autre liquide. Mais ce mouvement ne doit pas être rapporté à des excitations réflexes ; car, sans aucun doute, il a lieu aussi dans l'œuf (comme chez l'embryon d'oiseau).

Chez les vertébrés supérieurs, dans l'échelle, aux amphibies et aux poissons, la rotation de l'embryon dans l'œuf semble ne pas se présenter; et n'avoir pas été observé chez les reptiles.

Dans les œufs de lézard, l'embryon se développe longtemps déjà avant la ponte. C'est pourquoi il n'est pas surprenant que, dès le premier jour, Emmert et Hochstetter aient vu le cœur de l'embryon battre avec vigueur dans l'œuf pondu. Mais les embryons ne remuaient leur corps entier que faiblement dans les œufs les plus nouvellement pondus, plus vivement et d'une façon plus continue dans des œufs plus avancés; dans des œufs plus avancés encore, les petits étaient couchés en spirale, les extrémités rapprochées l'une vers l'autre, et longeant le ventre de près. Délivrés artificiellement, ils ouvrirent les yeux et se remuèrent comme des lézards à terme, éclos d'eux-mêmes. Cette délivrance commença par l'apparition de la tête.

On reconnaît en cela une certaine analogie avec la façon dont se comporte l'embryon d'oiseau.

Les embryons de la couleuvre à collier se rapprochent encore davantage de ces derniers. J'ai vu clairement (en septembre 1881), comment l'embryon mûr de la couleuvre à collier, dans l'œuf transparent qui venait d'être pondu dans l'eau, se mouvait sans la plus petite excitation externe, avec paresse et par intervalles d'abord, puis peu à peu avec vivacité, jusqu'à ce qu'enfin la tête fendît la membrane de l'œuf. Ces mouvements de l'embryon dans l'œuf, dans l'eau, au fond d'une cuvette en porcelaine, exécutés sans qu'il se soit produit une altération du milieu, ne peuvent être qu'innés. Ils sont impulsifs.

Une autre couleuvre à collier pondit, le 8 juillet 1882, dans un vase en verre, vingt-deux œufs blancs dont onze adhéraient fortement les uns aux autres. J'en ouvris quelques-uns pour voir les battements du cœur des embryons enroulés en spirale et petits encore; mais il ne fut pas possible, dans ce stade précoce du développement, de constater un autre mouvement, bien que le cœur battît aussi avec force et constance dans l'œuf ouvert.

L'éclosion des petits du *python bivittatus* fut observée par Valenciennes. Lorsque les œufs eurent été couvés de cinquante-six à soixante et un jours, la coque fut rompue et, à travers la déchirure, une petite tête de serpent apparut. Mais les petites bêtes demeurèrent encore durant un jour dans l'œuf, laissant passer tantôt la tête, tantôt la queue. Puis elles quittèrent l'œuf et rampèrent libres de côté et d'autre, se baignèrent déjà du dixième au quatorzième jour et saisirent plus tard, après avoir changé de peau, de jeunes moineaux comme les serpents adultes, — s'enroulant autour d'eux, les étouffant et les avalant. Là encore une fois, nous sommes en présence d'un cas d'hérédité d'un mécanisme nervoso-musculaire et d'un instinct de nutrition très compliqués.

DES MOUVEMENTS DE L'EMBRYON DANS L'ŒUF D'OISEAU

Nul sujet n'est plus apte que le poulet dans l'œuf à nous renseigner sur les conditions morphologiques des mouvements de l'embryon. Car, sous le rapport anatomique, le poulet est mieux étudié que n'importe quel embryon d'animal vertébré; certes, au point de vue physiologique on n'a fait que peu de chose. Les mouvement précoces en particulier n'ont été observés que rarement et incidemment. C'est pourquoi cette question demandait une épreuve nouvelle et approfondie.

Au point de vue historique, il faut remarquer tout d'abord que les premiers mouvements actifs du poulet n'ont pas été aperçus par d'autres auteurs avant le sixième jour de l'incubation.

Harvey (1651) écrit, à propos du sixième jour :

« Déjà le fœtus se remue et se courbe un peu et allonge la tête, bien qu'on ne trouve encore rien du cerveau en dehors du liquide aqueux et clair renfermé dans son enveloppe. Vers la fin de ce jour et au commencement du septième, on distingue les orteils des pattes, le fœtus produit l'impression déjà d'un poulet, ouvre le bec et piétine (*calcitrat*). »

D'ailleurs, c'est à Béguelin que revient vraisemblablement l'honneur d'avoir vu le premier les mouvements rhythmiques dans l'œuf de poule ouvert (au milieu du XVIIIe siècle). Il observa le battement du cœur dans un œuf en état d'incubation depuis le 5 juillet et ouvert le 7, donc au troisième jour de l'incubation, et le sixième jour « un mouvement flottant de tout le corps » qui lui parut être en harmonie « avec le battement du pouls veineux » parce que le mouvement d'incurvation des gros vaisseaux avec lequel survenait le balancement isochrone de l'embryon, était par erreur considéré par lui comme le pouls desdits vaisseaux. Le quatorzième jour « le mouvement flottant n'était plus si apparent, mais on remarquait par contre le mouvement de ses cuisses ». Le dix-septième jour il était encore en vie. « Ce poulet vécut quinze jours entiers dans sa coquille ouverte. »

Everard Home (1822) aperçut au bout de six jours les premiers mouvements des membres.

Karl-Ernest de Baer (1828) vit distinctement, le sixième jour, les premiers mouvements, des secousses de chaque membre, qu'il attribua au contact de l'air frais. Le septième jour, il vit les mouvements de pendule généraux occasionnés par les contractions de l'amnios. Par des excitations exercées avec une aiguille sur l'amnios, il put les accentuer, même les ramener quand ils avaient cessé. Le balancement produit par les contractions rhythmiques de l'amnios était très vif, le huitième jour; il l'était moins les jours suivants. Le onzième, le douzième et le treizième jour, les mouvements actifs de l'embryon furent aussi plus forts et ses changements de position nombreux.

Un poulet enlevé de l'œuf, du quatorzième au seizième jour, exécuta des mouvements respiratoires anhéleux. Baer croyait que le balancement de l'embryon sur le cordon ombilical comme sur une tige fixe n'était occasionné en partie, que par la propriété contractile de l'amnios, qui aidait aux mouvements de l'embryon, puisqu'il dit : « Il me semble indéniable (bien qu'absolument inattendu) que l'amnios est actif, dans l'occurrence; car ce n'était qu'après que l'amnios eût été le siège de forts replis, à l'une des extrémités de l'embryon, que celui-ci se mouvait, vers l'extrémité opposée, porté par le liquide; » et : « Ce qui me parut le plus étonnant, c'est que le balancement n'était pas produit par l'embryon seul, mais davantage encore par l'amnios qui se contractait, en faisant des replis, tantôt à un bout, tantôt à l'autre. Il me sembla, par conséquent, qu'il y avait dans l'amnios une sorte de pulsation irrégulière. »

Remak confirma à peu près ces données (1854). Mais il croyait que ce mouvement de pendule était non pas seulement favorisé par l'amnios, mais même uniquement dû à cette membrane. Il dit : « Le huitième jour on voit, immédiatement après l'ouverture de l'œuf, l'amnios animé de mouvements vifs ne durant que quelques minutes. Ce n'est qu'après leur cessation que commencent les vives contractions alternatives de la partie antérieure et de la partie postérieure de l'amnios, lesquelles produisent le mouvement de va-et-vient de l'embryon. La comparaison qu'en fait Baer avec les pulsations est vraie en ceci que, dans le fait, les alternances régulières rappellent la manière dont le cœur se comporte.

Les contractions alternatives des parties antérieures et postérieures ne se manifestent pas toujours nettement au début. Bien plus, souvent il se produit d'abord un mouvement violent et en forme de vagues, que remplace peu à peu la contraction calme et rhythmique. Cette dernière, pour une moitié de l'amnios, dure à peu près une seconde et se répète jusqu'à douze fois et plus. Quand elle a cessé ou s'est affaiblie, elle peut être rappelée encore plusieurs fois par des excitations faites avec une aiguille. Elle est interrompue par l'ouverture de l'amnios. Cependant on voit encore, à la loupe, dans des morceaux découpés, des mouvements spontanés et semblables à ceux de l'intestin, lesquels s'accentuent sous la piqûre d'une pointe d'aiguille. »

Grâce à un meilleur examen de l'amnios, Remak y découvrit de nombreuses fibres musculaires, mais qui ne se prolongeaient pas comme il s'y attendait, dans la paroi abdominale et s'arrêtaient à l'ombilic. A partir du dixième jour elles sont « moitié plus petites, car elles ont augmenté en quantité par leur division : » Remak ne trouva pas de nerfs dans l'amnios. Il confirma d'ailleurs les données de Baer, à savoir que la paroi du sac vitellin présente aussi des traces de contractilité, et pensa définitivement que des contractions aussi violentes de l'amnios, comme celles qui surviennent au contact de l'air, n'ont pas lieu dans des conditions normales, dans l'œuf intact.

Cependant Vulpian (1857) controuva cette dernière opinion; il vit, dans l'œuf non ouvert, la tête de l'embryon se mouvoir régulièrement de bas en haut et latéralement de droite à gauche suivant un arc, cela en opposant l'œuf à une flamme, la partie obtuse étant en haut. Les pauses entre les changements de position de la tête, qui se répétaient peut-être de dix à vingt fois par minute, étaient d'une durée irrégulière. Cette observation s'applique au sixième jour. Le huitième jour il vit ces mouvements peut-être un peu plus réguliers. Les jours suivants la transparence devint nulle à cause de l'opacité du poulet grandissant.

Vulpian attribue aux contractions de l'amnios les mouvements dans l'œuf intact. Mais il vit lui-même, le septième jour, en dehors de ces contractions, des mouvements propres de l'embryon, c'est-à-dire de brusques allongements des membres postérieurs. Du dixième au onzième jour il s'y ajouta des mouvements généraux et notamment des efforts d'inspiration. A cette même époque, parfois déjà le huitième et le septième jour, il trouva encore que l'allantoïde était contractile et excitable par électrisation. Même, le dix-huitième jour, sa contractilité fut, dans certains cas, encore plus accentuée que celle de l'amnios. Mais cette membrane conserverait jusqu'à ce dernier temps la faculté de se contracter tout comme l'allantoïde et se développerait, du douzième au quatorzième jour, à un plus haut degré que l'allantoïde.

Des données de cet ordre sur l'excitabilité électrique et mécanique des deux membranes sont d'un grand intérêt, puisqu'on a trouvé dans les deux des fibres musculaires lisses, mais non des nerfs.

Kölliker (1861) confirma, pour la couche fibreuse de l'amnios, l'existence de fibres musculaires à un seul noyau, qu'on désigne ici de préférence comme des cellules fibreuses contractiles; mais il ne put y trouver de nerfs, et avança encore que l'amnios, à aucune époque et chez aucun animal, ne possède de vaisseaux propres, et enfin qu'on ne sait rien des mouvements de l'amnios chez les mammifères.

Dans une communication que m'adressa par lettre M. de Kölliker, pour combattre l'hypothèse d'après laquelle les oscillations irrégulières sont dues aux contractions de l'amnios seules, lesquelles ont lieu du sixième au huitième jour, il démontre que, le septième jour, l'embryon exécute de faibles mouvements propres. Il croit (1879) que Baer également n'a pas sévèrement distingué les mouvements actifs du poulet, des mouvements passifs.

De ces découvertes faites par les observateurs les plus marquants il découle que les mouvements propres ne deviendraient visibles que le sixième et le septième jour et que les mouvements de pendule passifs ne le seraient également que ces mêmes jours.

Mais je me suis prouvé de la façon la plus claire que, dès le cinquième jour, le balancement de l'amnios peut avoir lieu, et que, ce même jour, l'embryon exécute, même avec le tronc, des mouvements propres ou actifs. Tantôt la moitié supérieure du corps s'allonge, tantôt la moitié inférieure. L'extrémité céphalique se rapproche aussi de l'extrémité caudale, de façon que, par l'éloignement qui succède à ce rapprochement, il survient un changement de courbure du corps comme celui qui existe entre ⊔ et ‿. Lorsque les œufs ont séjourné plus de quatre jours dans la couveuse à 38° et 39°, on peut être sûr de voir, dans la majeure partie des œufs, l'embryon se contracter activement de cette sorte, pourvu qu'on ouvre l'œuf avec précaution et qu'on évite tout refroidissement ou tout réchauffement précipités.

Il est facile alors de voir l'embryon, qui conserve plus longtemps sa chaleur vitale, se remuer, tandis que, à l'encontre de l'opinion de Baer, l'accès de l'air froid, à toutes les époques de l'incubation, a pour conséquence un arrêt des mouvements de l'embryon.

Il n'est point étonnant que, jusqu'ici, personne n'ait aperçu le cinquième jour les mouvements actifs du tronc, qui sont en réalité faibles mais parfaitement distincts. Jusqu'à ce moment l'embryon n'a été, en général, observé de plus près que par les morphologistes. Je ne sache pas, à part Harvey, de physiologiste qui se soit proposé comme étude les *fonctions* de l'embryon. Dans cette recherche, plus que dans toute autre, j'ai senti la nécessité de concentrer, dans l'étude des processus vitaux, toute mon attention exclusivement sur une seule question autant que possible formulée spécialement. Lorsqu'on ouvre un œuf en incubation, sans savoir très exactement ce qu'on veut voir particulièrement, il arrive facilement qu'on ne voie rien avec clarté et qu'on n'établisse rien à coup sûr. J'ai donc préféré sacrifier une plus grande quantité d'œufs pour observer avec précision chaque mouvement de l'embryon isolément, au lieu de saisir par le regard plusieurs manifestations du mouvement à la fois, à moins qu'elle ne se soient imposées d'elles-mêmes.

Ce n'est que de cette façon que, dans un temps relativement court, je suis parvenu à m'éclairer jusqu'à un certain point du moins, sur les phénomènes fondamentaux des mouvements de l'embryon, ayant, dans ce but, ouvert un demi-millier d'œufs.

D'ailleurs si Dareste s'était servi d'un éclairage ooscopique meilleur, il aurait probablement vu que les contractions de l'amnios et les mouvements propres de l'embryon commencent plus tôt qu'il ne le dit. J'ai constaté les deux phénomènes après le quatrième jour et avant le sixième; Dareste a vu, après le cinquième jour, la première contraction d'un embryon auquel l'amnios manquait, et plus tard les contractions de l'amnios.

Des observations accumulées m'ont prouvé que, sans exception, les mouvements actifs sont les premiers. Et ce résultat reçoit une confirmation éclatante par l'observation qu'a faite Dareste sur l'embryon très rare dépourvu d'amnios, de cinq jours, et remuant cependant.

Il s'agit, avant tout, de trouver la cause des contractions de l'amnios si difficilement explicables.

Les observations de Vulpian sur l'œuf translucide avaient déjà rendu très probable que ce n'étaient point les atteintes portées à l'œuf par son ouverture, qui avaient causé l'excitation. En perfectionnant l'expérience afin d'observer l'embryon sans endommager la coquille, j'ai reconnu sûrement que les contractions de l'amnios, à l'encontre de l'opinion de Remak, sont aussi violentes dans l'œuf intact que dans l'œuf chauffé et ouvert.

Le mode du mouvement, son rhythme, la grandeur de sa course, sa durée, sa fréquence sont les mêmes dans les deux cas.

Comme leur explication ne peut se faire qu'autant qu'on connaisse aussi les autres mouvements de l'embryon, il est bon au préalable de dresser un tableau chronologique des manifestations motrices du tronc, de la tête et des membres du poulet dans l'œuf.

Dans l'œuf de poule fécondé a lieu déjà, dès le premier jour, pendant que se parachève le feuillet moyen du blastoderme, un mouvement actif des éléments de formation, grands, sphériques, *granuleux* et déjà vus par Baer. Ces corps manifestent, en effet, comme Peremeschko l'a observé, au réchauffement à 32° et 34° C., dans l'œuf fécondé, couvé ou non, des changements de forme, des contractions et des expansions amiboïdes lentes, qui sont suivis de déplacements. Ils ont lieu dans la vésicule germinative. Il reste à trouver si ces éléments cellulaires contractiles se forment après la fécondation ou s'ils préexistent déjà dans l'œuf non fécondé. Leur nombre diminue après la formation des trois feuillets du blastoderme, si bien qu'au troisième jour on n'en trouve plus qu'un petit nombre.

Hensen admet aussi, dans l'œuf de la femelle du cobaye, une migration des cellules (du feuillet moyen).

Ces migrations cellulaires ont lieu, lors de la formation des feuillets du blastoderme, grâce aux mouvements amiboïdes du protoplasma ; elles sont favorisées aussi par les courants que provoquent les différences de température, et elles ont lieu, fort probablement, d'une façon régulière. Mais aucun des produits de différenciation auxquels ces déplacements donnent naissance, durant les premières vingt-quatre heures, n'a un mouvement propre. La première trace de l'embryon, la première strie primitive est immobile.

Bientôt après l'issue du *premier jour* on remarque souvent déjà le premier mouvement qui consiste en contractions et en expansions : le *punctum saliens* apparaît. Il a été longuement question de ce dernier phénomène dans la première partie de ce livre.

Aucun autre élément, le *deuxième jour*, ne manifeste de mouvement. Dans la corde dorsale particulièrement il n'y a pas trace de mouvement.

Les inflexions de la tête qui commencent souvent dès le deuxième jour et les courbures du corps qui n'ont pas lieu toujours à la fin du troisième jour, ainsi que les changements de position occasionnés par le processus de la croissance, qui se manifestent le *troisième jour*, n'ont point pour base la motilité active. Les observateurs s'accordent à dire que l'extrémité céphalique subit, le troisième jour, un mouvement de rotation, en ce qu'elle se trouvait, auparavant, la face tournée en bas et qu'elle repose maintenant sur le côté gauche; mais ce point manque encore d'éclaircissement; il en est de même pour la courbure de la tête et de la queue.

La courbure de la tête et du corps s'accentue le *quatrième jour*, au point que l'embryon, qui avait d'abord la forme d'une cornue, a dorénavant celle d'un fer à cheval, ce qui fait que le cœur se rapproche étroitement de la face. Cette position a comme conséquence un *mouvement de pendule* propre. En effet, on voit, vers la fin du quatrième jour, que la tête et la queue reçoivent un choc, isochrone à chaque battement du cœur, chez beaucoup d'embryons isolément, chez quelques-uns simultanément, de telle sorte qu'un mouvement de pendule des extrémités céphalique et caudale a lieu d'une façon isochrone avec les contractions du cœur.

J'ai moi-même observé, par minute, cent trente-neuf balancements de la tête seule dans la dernière heure de ce jour, alors que la courbure de la queue n'avait fait que commencer. Comme ce balancement était tout à fait isochrone aux contractions cardiaques, il était possible de compter les battements du cœur par les oscillations de la tête, par exemple, de l'œil pigmenté. Certes ce balancement est parfois si faible qu'il peut facilement passer inaperçu. De plus ce mouvement de pendule des deux extrémités du corps est purement *passif*, produit exclusivement pas le pouls du cœur, et sa fréquence est altérée par toutes les circonstances qui altèrent celle du cœur. Il est reconnaissable encore le huitième jour à chaque ébranlement imprimé au corps par le battement du cœur.

Parmi les autres observateurs, His paraît seul avoir vu ce mouvement de pendule. Il vit, chez un embryon enlevé de bonne heure, comment la tête reçoit une secousse à chaque systole du cœur et comment, à la suite de cette secousse, il se redresse quelque peu, pour se recourber en arrière quand survient la diastole. His remarque à bon droit que, comparée aux autres forces qui se manifestent pendant la formation du corps, la tension du sang dans les aortes est loin d'être petite et doit concourir à l'allongement des vaisseaux et au redressement du cou, aussi bien qu'au retrait du cœur.

Les premiers mouvement *actifs* de l'embryon se manifestent dans la première moitié du *cinquième jour*. Ce sont exclusivement des mouvements du tronc, des inclinaisons opposées des parties supérieure et inférieure du corps de l'embryon recourbé en fer à cheval, qu'on constate dans les premières minutes, quelquefois encore dans la douzième minute qui suit l'ouverture de l'œuf tenu chaud. Dans les intervalles a lieu, en outre, dans le même sens, l'oscillation sous l'influence du battement du cœur, oscillation qui ne peut dans aucun cas être confondue avec les mouvements actifs et les extensions soit de l'extrémité céphalique, soit de l'extrémité caudale, soit des deux à la fois, parce qu'elle est plus régulière et beaucoup plus fréquente et que ses amplitudes ne sont pas à beaucoup près aussi étendues. Les mouvements propres cessent immédiatement après l'extraction de l'embryon hors de l'œuf, mais non le mouvement de pendule cardiaque. De plus, les premiers ressemblent aux contractions et aux expansions observées chez les embryons d'amphibies et de poissons, mais seulement en ce que, chez l'embryon d'oiseau, les parties antérieures du tronc et de la tête sont tournées l'une vers l'autre et que les courbures du coprs ne sont alors, suivant la règle à cette époque, ni dextro-convexes ni sinistro-convexes.

Le cinquième jour ont lieu les mouvements du tronc, le plus souvent sans mouvement propre de la tête et de la queue. Après l'ouverture de l'amnios on voit, rarement toutefois, survenir des mouvements latéraux de la tête. Le *sixième jour* les membres ne sont encore remués avec le tronc que passivement : d'une façon bilatérale-symétrique. Ce n'est que le *septième jour* que se manifestent des mouvements asymétriques des membres isolément, mais la tête et la queue se meuvent encore à la rencontre l'une de l'autre. La tête fait souvent maintenant, sans aucun doute, des mouvements propres d'inclinaison.

Le *huitième jour* il survient des changements de position actifs, et des battements d'ailes. Les flexions et les extensions des extrémités sont très vives, particulièrement le neuvième jour et les suivants ; mais à partir du seizième elles diminuent. A partir de ce jour, ce ne sont que les mouvements propres, flexions ou extensions, qui paraissent troubler le sommeil, et des changements de position ne surviennent plus, durant les derniers jours, qui précèdent la rupture de l'œuf.

Tandis que tous ces mouvements actifs, inclinaisons et rotations de la tête, piétinement et battement des ailes, sont incontestablement automatiques (héréditaires), puis qu'ils ne sont provoqués par aucune excitation extérieure appréciable, — ils se produisent dans l'œuf fermé comme dans l'œuf ouvert, — il n'y a pas lieu de considérer le balancement de l'amnios comme un mouvement actif, mais pas davantage comme un mouvement purement passif.

Du cinquième au huitième jour ce balancement augmente avec une énergie croissante, à intervalles inégaux ; le plus souvent huit oscillations environ de l'embryon ont lieu en une demi-minute, autour de l'ombilic comme point fixe. On voit distinctement que l'embryon est jeté en avant et en arrière, les fibres musculaires se contractant à un bout du sac dans lequel flotte l'embryon, et chassant le fluide et le poulet à l'autre bout. Puis les fibres musculaires se contractant à ce dernier endroit, chassent l'embryon au point de départ et ce travail se continue pendant des minutes. D'après des observations fréquemment répétées, la cause la plus probable de ce balancement, c'est-à-dire des contractions de l'amnios, me paraît être le choc de l'embryon contre l'amnios, un mouvement réel de ruade exécuté par les pattes, que j'ai constaté plusieurs fois immédiatement avant le balancement. La diminution et la cessation des contractions de l'amnios sont causées sans doute par une diminution de son excitabilité laquelle, d'ailleurs, paraît atteindre son maximum le onzième jour. Plus tard, à partir du douzième jour, les oscillations deviennent plus rares et plus paresseuses. Le puissant mouvement de va-et-vient a fait place à une ondulation calme, jusqu'à ce que, dans les derniers jours de l'incubation, il n'y ait plus, règle générale, de balancement de l'amnios. Du reste la place manquerait.

Ainsi le merveilleux phénomène qui se produit dans l'œuf d'oiseau couvé (peut-être aussi dans l'œuf de la tortue, mais personne ne l'y a constaté encore) n'est ni absolument passif ni actif; mais l'embryon donne, par un puissant mouvement propre, le premier signal de la contraction; puis, grâce à celle-ci, il est passivement projeté contre la partie en repos de l'amnios, excite cette dernière, si bien qu'elle se contracte et repousse l'embryon, etc...

Il reste à savoir si la toute première contraction de l'amnios, qui a lieu le cinquième jour, naît aussi de cette façon; mais cela est vraisemblable, parce que les mouvements actifs se manifestent en premier lieu.

Aux mouvements actifs du poulet dans l'œuf appartient aussi la rupture de la coquille avant sa sortie. Dans les cas où, un jour ou deux avant la fin de l'incubation, le poulet piaule dans l'œuf parfaitement intact, il doit, comme Sacc (1847) l'a observé déjà, avoir percé du bec l'allantoïde et être entré dans la chambre à air. Par là il conquiert un grand espace pour ses mouvements et peut respirer plus d'air. Pendant ce temps la circulation allantoïdienne doit diminuer bientôt grâce à l'aspiration du sang par les poumons; et, durant la résorption du vitellus pendant en forme de hernie, résorption qui à la fin se fait avec une grande rapidité, le remplissage des vaisseaux omphalomésentériques doit aussi diminuer rapidement. Mais lorsque toute la masse sanguine (à l'exception de la petite quantité qui demeure dans l'allantoïde) circule dans le corps, alors grandit le besoin qu'a ce dernier du poumon qui finit par ne pouvoir plus se procurer, à travers la coquille, la quantité d'oxygène nécessaire. Il se manifeste donc un manque d'oxygène dans le sang, par conséquent une plus grande excitabilité du centre respiratoire, d'où des mouvements inspiratoires plus forts dus à l'excitation périphérique, telle que le frottement du corps contre la paroi intérieure de l'œuf, d'où enfin des contractions des muscles inspirateurs accessoires et des mouvements violents particulièrement de la tête, probablement des convulsions. La coquille devenue fragile se brise alors quand la petite pointe très aiguë qui termine le bec supérieur frappe sur la coque. A ce moment le besoin de respirer est passé, de l'air nouveau arrive en quantité pour l'inspiration, et, grâce à des mouvements étendus dus spécialement au retour du besoin de respirer, sous l'influence des mouvements de rotation de la tête, la rupture reprend, jusqu'à ce que l'œuf se sépare.

Spalding a avancé, à juste titre, que l'embryon de poulet ne donne pas de coups de bec avant l'éclosion, comme on l'a cru souvent, pour briser ainsi la coquille. En somme le poulet n'est pas, dans l'œuf, en position de donner des coups de bec, bien que maintes personnes le croient; il projette plus souvent avec force la tête qui est à moitié repliée sous l'aile, de telle façon que, le front étant en avant, la pointe du bec se heurte contre la membrane de l'œuf. Souvent cette dernière reste intacte au premier choc, tandis que la coquille même reçoit une secousse et qu'il s'en détache un morceau. Au deuxième, au troisième coup, la pointe du bec arrive souvent à l'air et souvent aussi le poulet se met à pépier vivement. Mais la plupart du temps, il se retourne dans l'œuf et recommence à projeter la tête. On peut voir en partie ces changements de position à l'embryoscope, aussi bien que les mouvements respiratoires, le vingtième jour, dans l'œuf complètement intact. Ainsi sont atteintes une deuxième, une troisième, une quatrième portion, avec détachement de petits morceaux de coquille, ou bien seulement avec fissures de la coque jusqu'à ce que, sur la moitié ou la circonférence entière de l'œuf la cohésion des petites parcelles de la coquille ait notablement diminuée. Maintenant il suffit d'un fort mouvement de l'animal pour faire se détacher les deux moitiés de la coque. Et entre elles deux gît, comme une image de l'impuissance, le petit poulet mouillé et ayant besoin de chaleur, qui piaule et se trouve, au début, dans l'impossibilité même de soutenir sa tête et de s'accroupir. C'est ainsi que je vis se faire normalement l'éclosion. Il ne peut être question ici de volonté.

Mais dans beaucoup de cas le poulet à terme, quand en réalité il ne pépie pas dans l'œuf intact, ne perce pas la cloison qui le sépare de la chambre à air; au contraire, il brise d'abord la coquille quand, par la diminution de la circulation allantoïdienne, il se trouve dans le cas de nécessité de respirer dont j'ai fait mention. J'ai vu, non rarement, des poulets qui avaient brisé l'œuf, le septum étant demeuré absolument intact. Même chose est mentionnée par Sacc qui admettait déjà ce que j'ai dit plus haut, à savoir que la coquille n'est pas frottée puis perforée par la corne du bec, mais brisée par le choc que produit la projection de la tête dans le besoin d'inspirer. Cependant il croit à tort que cela n'arrive dans l'œuf fermé que durant l'expiration (piaulement). Car, comme il a été dit, beaucoup de poulets éclosent sans avoir fait entendre leur voix. Et j'ai entendu ce pépiement intra-ovulaire avec tant d'intensité et de constance, il reprenait après des pauses si longues, toujours avec force avant la rupture de l'œuf, qu'on ne peut nullement, à ce stade, dire du poulet qu'il est en état d'asphyxie.

En général il ne survient pas de dyspnée, à ce moment, quand l'œuf est ouvert de l'extérieur, soit par l'observateur, soit par la poule qui reconnaît, à la voix dans l'œuf, que son travail d'incubation est terminé.

K.-E. de Baer indique encore, en dehors de ceux qui ont été décrits, deux modes plus rares de rupture de l'œuf. Le premier a rapport a la position anomale de la tête, le bec étant tourné vers l'extrêmité aiguë de l'œuf; dans ce cas le poulet perce plus vite la membrane de la coque et ne pépie pas avant sa sortie. L'autre mode a lieu avec la position normale de la chambre à air, lorsque la membrane de l'œuf est percée d'abord, mais au bord du septum, de façon que la pointe du bec n'arrive dans la chambre à air que plus tard, seulement même après le détachement d'une petite parcelle de l'écale. Il peut alors s'écouler presque vingt-quatre heures entre la première tentative de rupture et l'agrandissement sensible de l'ouverture.

Si, d'une façon normale, le temps est si long entre le premier essai de rupture et le détachement d'une seconde parcelle ou la fêlure de la coque calcaire, il y a lieu d'admettre que la membrane coquillière est devenue, par dessiccation, résistante et tendue, et que la force musculaire du poulet n'est plus suffisante pour la déchirer. Dans les établissements d'incubation artificielle, les poulets meurent très souvent de la sorte dans l'œuf insuffisamment brisé, et, dans ce cas, on trouve la membrane de l'œuf, par endroits, si étroitement confondue (collée) avec le duvet, qu'on ne peut pas quand ils sont secs les en séparer sans déchirure.

Enfin j'ai observé encore une manifestation des mouvements propre au jeune embryon de poulet, manifestation que je ne trouve mentionnée nulle part.

Lorsque, avec une aiguille, on écarte doucement du corps de l'embryon de poulet vivant, dont les orteils viennent de se distinguer les uns des autres, une des ailes futures ou une patte ou la queue, le membre, dès qu'il est lâché, rebondit, comme une lame de canif, dans sa position primitive. On peut, avec quelques précautions, répéter l'expérience plusieurs fois sur le même membre. Il ne s'agit nullement ici de mouvements réflexes, car, à cette époque, ni l'excitation électrique, ni la piqûre, ni le pincement, ni l'amputation des membres ne provoquent la plus petite réponse motrice; le mouvement de ressort n'est pas davantage un processus de l'excitation; mais, il a pour cause l'élasticité des tissus de l'embryon qui ne sont pas encore nettement contractiles; la preuve peut en être faite facilement par l'essai de la même expérience sur l'embryon extrait de son enveloppe et mort depuis peu. Le résultat est le même. Chaque fois la partie écartée revient, après sa mise en liberté, immédiatement ou au bout de quelques instants, à sa position primitive; il s'agit donc ici d'une force des tissus de l'embryon agissant dans le sens de l'accroissement en longueur des membres.

Pour ce qui concerne les rapports chronologiques qui existent entre les manifestations isolées du mouvement, que j'ai observées du deuxième au vingt-deuxième jour, sur le poulet dans l'œuf, je renvoie à l'appendice I où l'on trouvera aussi des faits plus précis sur l'excitation directe et indirecte des muscles de l'embryon, la tétanisation de ces muscles et d'autres particularités physiologiques tirées des procès-verbaux de mes observations et de mes expériences.

DES MOUVEMENTS DES EMBRYONS DE MAMMIFÈRES

Chez les mammifères en état de gestation on voit, vers la fin, lorsqu'on étend les animaux sur le dos, la paroi abdominale se soulever sous l'influence des mouvements du fœtus. Chez certains d'entre eux, par exemple chez les femelles de cobayes, il semble souvent qu'une vague parcourt tout le ventre, particulièrement lorsque, à la suite des mouvements du fœtus, une convexité de la paroi abdominale se produit plusieurs fois de suite. Si on pique une aiguille longue et fine dans le fœtus, on peut presque chaque fois, même à une certaine distance, reconnaître les mouvements. Ils sont très irréguliers, parfois vifs et rapides, puis à nouveau paresseux; souvent aussi on ne constate, durant plusieurs quarts d'heure, chez des femelles dans un état de gestation avancée, aucun mouvement du fœtus; puis soudain des trépidations de l'aiguille. On entend facilement aussi chez des femelles avancées, à l'aide du stéthoscope, les mouvements du fœtus, comme une crépitation et un craquement propres. Chez des femelles de cobaye cataplégiques j'ai trouvé très fréquemment les mouvements du fœtus d'une force sensiblement supérieure. Il n'est pas difficile d'extraire, par une incision du ventre et de l'utérus, un des membres du fœtus et de provoquer, en le pinçant, des réflexes intra-utérins. J'ai vu même la patte isolée se remuer vivement sans excitation artificielle.

Comme l'opinion suivante parut admissible, à savoir que les changements dans la proportion d'oxygène que contient le sang sont la cause des mouvements intra-utérins des membres, je cherchai surtout à savoir si les mouvements des quatre membres deviennent plus forts, lorsqu'il y a eu respiration prématurée dans l'œuf. Mais j'ai trouvé que, dans beaucoup de cas, les embryons, dans l'œuf intact, ne remuaient pas les pattes, lorsqu'ils faisaient des mouvements inspiratoires; que, par contre, dans beaucoup d'autres, ils remuaient les pattes, tandis que je tenais l'œuf intact dans ma main, avant le premier mouvement respiratoire, par conséquent comme dans la mère non ouverte; enfin que beaucoup de fœtus accomplissent en même temps aussi bien des mouvements d'extension et de flexion des membres que des mouvements respiratoires prématurés, lorsque l'utérus a été mis à nu. Dans l'utérus intact (dans un bain ayant la température du sang avec 0^{gr},6 p. 100 de sel ordinaire), je vis aussi les embryons de cobayes très loin de leur maturité mouvoir énergiquement les quatre membres, alors qu'ils ne pouvaient pas encore exécuter de mouvements respiratoires (l'un pesait 10^{gr},3, un autre 10^{gr},7).

Des embryons de cobaye presque à terme, dont la tête passait seule à travers une incision de l'utérus et qui inspiraient de l'air, la circulation placentaire se trouvant maintenue, ont exécuté, sous mes yeux, des mouvements fréquents et vifs, intra-utérins et extra-utérins, même quand la chaleur propre de la mère et du fœtus fut descendue jusqu'à 33 degrés. Ils se mettent en liberté, à l'aide des pattes et sans secours extérieur, et prennent souvent, immédiatement après la section du cordon, la position naturelle de cobayes plus avancés en âge.

Beaucoup d'expériences montrent aussi que toute diminution d'oxygène survenue dans le sang du fœtus ne provoque pas également des mouvements dans les membres. Cependant cela n'exclut pas une relation entre les deux phénomènes. Un fait que j'ai constaté, à savoir que l'asphyxie de la femelle pleine peut survenir sans mouvement apparent du fœtus, n'est pas imputable à une diminution de la proportion de l'oxygène, trop lente pour exciter les centres moteurs. Car on a vu des embryons de lapins, dans de l'air graduellement raréfié sous la cloche de la machine pneumatique, se mouvoir même convulsivement, durant un certain temps, et lorsque, dans l'air très raréfié, les mouvements eurent cessé, ils se répétèrent au retour de l'air.

D'après des observations faites sur des femmes, il parut vraisemblable que de fortes hémorrhagies chez les animaux devaient augmenter la vivacité des mouvements du fœtus.

De fait, quand la mort survient par hémorrhagie, l'effet est surprenant ; cependant il ne se produit que tardivement. Exemple :

Chez une femelle de cobaye à un degré avancé de la gestation, à laquelle j'avais tiré, sans discontinuer, des deux artères fémorales, 10 grammes entiers de sang, si bien que ses muqueuses en étaient devenues blanches, je vis, sept minutes après le début de l'hémorrhagie, le fœtus exécuter des mouvements plus violents que tous ceux que j'avais constatés ailleurs. Les soulèvements de la paroi abdominale diminuèrent cependant alors d'étendue, bien qu'ils fussent devenus d'une fréquence remarquable ; et quand, au bout de dix minutes, il ne se manifesta plus de mouvements du fœtus, j'enlevai le petit, cela dix-huit minutes après le commencement de la saignée. Il ne fit plus de mouvement avec les membres, mais exécuta des mouvements respiratoires qu'il cessa bientôt aussi. Par la compression du thorax on put faire sortir des narines une grande quantité d'écume : c'était de l'eau de l'amnios aspirée dans l'utérus.

Il est certain que, dans ce cas, l'hémorrhagie provoqua, dans l'utérus, des convulsions chez le fœtus presque à terme qui avait des dents déjà longues, des ongles et des poils, pesait 73 grammes et était long de $0^{m},148$; il exécutait en même temps des mouvements inspiratoires. Mais il se peut que la cause des convulsions n'ait pas été l'anémie du fœtus, vu que je trouvai, après sa mort, le cœur et les vaisseaux gonflés par un sang très foncé. Il est probable que ces convulsions n'étaient que des phénomènes concomitants aux grands efforts d'inspiration prématurés et que ces derniers étaient occasionnés par la diminution de la pression sanguine et du transport d'oxygène dans le placenta, grâce à quoi l'excitabilité du centre respiratoire se trouvait augmentée. Car j'ai souvent remarqué que, chez des femelles de cobaye à une période avancée de la gestation, la compression de la trachée, maintenue jusqu'à mettre la vie gravement en danger, entraîne de très violents mouvements du fœtus, et que ces mouvements continuent même encore durant plusieurs minutes, lorsque la mère ne peut déjà plus respirer ou est morte. De forts mouvements du fœtus survinrent une fois cinq minutes, une autre fois onze minutes après la dernière inspiration de la mère, alors que la fonction cardiaque de celle-ci était en voie de s'éteindre.

Qu'une diminution importante de la pression sanguine ait pour conséquence la mort rapide du fœtus, Max Runge le démontra également, certes sans diriger son attention sur l'augmentation prémortelle des mouvements intrautérins du fœtus.

Les mouvements autonomes des embryons de lapins, enlevés rapidement de l'utérus, presque à terme et respirant de l'air immédiatement sont tout aussi divers, irréguliers, asymétriques et arhythmiques que ceux des petits nés dans la règle et à terme. Parfois il survient de longues pauses, puis à nouveau paraissent être sans fin les flexions et les extensions, les mouvements rotatoires sur la ouate chaude, les projections de la tête en avant et en arrière, à droite et à gauche, en haut et en bas. Lorsque ces petits êtres deviennent plus tranquilles, ils exécutent cependant fréquemment des mouvements avec les jambes, lesquels semblent bien être faits dans le but de frapper sur quelque chose, comme s'ils comptaient encore rencontrer la paroi abdominale qui offrait précédemment une résistance à chaque extension. D'où le piétinement propre et la projection formelle des membres. En même temps ces animaux demeurent, sans résistance, dans la position qu'on leur donne, mais non sans mouvements, comme les animaux nés, saisis brusquement et effrayés.

Contrairement aux lapins qui naissent nus et aveugles, les cobayes qui viennent au jour avec une fourrure épaisse, les yeux ouverts et de longues incisives, même quand ils arrivent au monde une semaine avant terme (ayant neuf semaines environ) soit par l'opération césarienne, soit par avortement, sont plus vite capables de courir, de se redresser et de lever la tête. Mais au début ils demeurent tout à fait impuissants dans leur position, et ne se soulèvent qu'incomplètement, bien que, avant de pouvoir tenir la tête droite, ils lui fassent exécuter des mouvements de latéralité.

Deux fois (sur deux embryons de cobayes du même âge et pesant ensemble 173 grammes, que j'avais enlevés de l'utérus), je pus constater sans aucun doute que le fœtus mordait avec une force bien significative l'ongle de mon doigt poussé entre ses dents. Mais il est douteux que ce phénomène ait lieu dans l'utérus. L'un était extrait depuis dix minutes, l'autre depuis neuf minutes; le premier avait le cordon sectionné, le second ne l'avait pas. Dans un troisième cas, le fœtus qui venait d'être enlevé, mordit mon doigt avec force et d'une façon inattendue. Si on laisse les embryons de lapins (de léporides) se délivrer dans une solution physiologique de chlorure de sodium à la température du sang, on les y voit aussi, comme l'observa Zuntz, exécuter des mouvements grattants avec les pattes sur la région ombilicale et la tête, et avancer la langue comme pour lécher.

Ultérieurement je me suis convaincu à plusieurs reprises que le fœtus de cobaye presque à terme se meut tout comme à l'air lorsque, le laissant dans l'utérus, on le fait pendre, par une incision du ventre, hors de la mère, dans une solution physiologique de sel ordinaire à la température du sang, dans laquelle la mère elle-même est plongée à moitié et maintenue convenablement. Seulement il survient de fréquents intervalles de repos lorsque la circulation placentaire est maintenue. Je pus alors provoquer des mouvements réflexes par toutes sortes d'excitations cutanées, comme des pincements, des piqûres, sur n'importe quelle partie du corps, et ils étaient plus énergiques que les mouvements propres. Même j'ai vu, le dispositif de l'expérience étant identique, à plusieurs reprises, les embryons,à la suite du tiraillement d'un poil tactile, exécuter avec la patte antérieure du même côté le mouvement connu que l'animal fait pour se gratter, l'amnios étant intact. Mais quand l'excitation cutanée était très forte, il survenait souvent aussi des mouvements inspiratoires. Il n'en est pas moins possible de conserver à la vie un fœtus pareil lors même qu'il a aspiré beaucoup d'eau salée, pourvu qu'on le tienne ensuite chaudement dans l'air et que, par des secousses, on le débarrasse de l'eau aspirée.

Enfin, différentes fois, j'ai décapité d'un coup de bistouri rapide des cobayes non entièrement expulsés, avant que la tête fût arrivée à l'air, et j'ai vu comment la tête exécutait par elle seule, avec la bouche et les narines, durant cinq minutes encore, des mouvements respiratoires, particulièrement après le pincement d'une lèvre, et comment les membres du tronc séparé de la tête, au moins les pattes postérieures, s'agitaient, ainsi que ceux des fœtus intacts. Il se manifesta aussi chez eux des réflexes, tout comme si la décapitation n'avait pas eu lieu. Les poumons demeurèrent atélectasiques.

On voit, d'après ces faits, jusqu'à quel point les mouvements du fœtus sont indépendants de la respiration pulmonaire. Ils montrent aussi que les mouvements des membres, chez l'embryon, sont indépendants du cerveau, ce qui est déjà prouvé par les observations faites sur les nouveau-nés anencéphales humains et les expériences faites avec extirpation du cerveau, ainsi que les pratiqua d'abord O. Soltmann sur des animaux nouveau-nés. Si on enlève au chien nouvellement né les deux hémisphères ainsi que le corps strié, mais en conservant les couches optiques et les tubercules quadrijumeaux, tous les mouvements précédemment exécutés par l'animal, — même ceux de succion, — se manifestent sans altération après comme avant l'opération (Soltmann, 1876). J'ai même vu, dans les expériences faites après l'enlèvement du cerveau, se prolonger les mouvements des quatre membres ou pour le moins des pattes de derrière, chez les embryons de cobayes presque à terme extraits de l'utérus, comme chez les animaux non décapités qui servaient de contrôle; si bien qu'en recouvrant les têtes, personne ne put dire si ces derniers étaient également privés de leur cerveau ou décapités, ou s'ils étaient intacts.

Seulement Soltmann s'avance trop, en déclarant que les mouvements généraux du nouveau-né sont non seulement involontaires, — en effet, ils le sont — mais encore occasionnés exclusivement « par les forces externes agissant comme des excitations », alors qu'en réalité ils sont en majeure partie dus à des causes internes, comme cela a lieu chez l'embryon plus jeune qui n'est pas sensible encore aux excitations externes et se remue quand même, — c'est-à-dire qu'ils sont impulsifs ; il en sera question plus loin.

Du fait suivant découvert par Soltmann, à savoir que, chez le chien et le cobaye nouvellement nés, l'excitation électrique de l'écorce cérébrale ne provoque pas de mouvement musculaire, — tandis que ce phénomène a lieu déjà dans la deuxième semaine de la vie extra-utérine, — il découle immédiatement que l'excitation électrique de l'écorce cérébrale, chez le fœtus, ne provoquera pas non plus un effet moteur. Par conséquent, tant qu'il ne se manifeste pas de mouvement représentatif, durant la vie intra-utérine et immédiatement après la naissance, l'écorce cérébrale ne peut, en général, avoir d'influence sur les mouvements des muscles, que cette influence soit excito-motrice ou modératrice. En d'autres termes : la motilité du fœtus est indépendante de l'écorce cérébrale, contrairement à la motilité du nouveau-né, et la formation des centres fonctionnels moteurs dans l'écorce grise dépend, après la naissance, des impressions périphériques sensorielles.

En conséquence, il est absolument inadmissible que l'embryon ait une volonté, parce que, étant sans perception et sans mémoire distincte des sensations, cette volonté ressemblerait au couteau sans manche et sans lame.

Chez l'embryon de mammifère (et de l'homme) on doit d'autant moins admettre l'existence d'une volonté développée, que précisément l'influence modératrice des réflexes, qui est l'indice caractéristique de la volonté, fait le plus souvent absolument défaut. Par l'excitation électrique du cerveau, notamment des lobes antérieurs des hémisphères, Soltmann ne put provoquer aucune dépression des réflexes chez le chien nouvellement né, ces excitations ayant été faites sur les mêmes parties du cerveau que Simonoff (1866) avait trouvées cependant capables déjà de fonctionner chez les chiens de quelques semaines. Donc, chez le nouveau-né, — *a fortiori* chez l'embryon, — il ne part pas d'excitation du cerveau à la moelle qui puisse empêcher la marche des réflexes, comme l'avançait Soltmann. Il trouva en outre que des excitations périphériques même fortes, des ligatures et d'autres procédés empêchant, chez les adultes, la production des réflexes, demeuraient sans effet chez les animaux nouvellement nés, quand la moelle se trouvait sectionnée immédiatement au-dessous de la *medulla oblongata*, comme dans les expériences analogues faites par Lewisson (1869) sur des animaux adultes, qui déterminèrent une grande dépression des réflexes. La paralysie réflexe, enfin, que Lewisson provoqua par la compression de quelques organes comme les reins, l'utérus, ne se manifesta pas chez des chiens et des lapins nouvellement nés, ainsi que l'observa Soltmann. D'après cela, on peut considérer comme certaine l'absence de tout appareil d'arrêt des réflexes, même dans la moelle dorsale, chez le fœtus du chien et du lapin. Il est probable qu'il en est de même pour l'homme qui manifeste une grande propension à des convulsions dans les premiers temps de sa vie extra-utérine.

Cependant il n'est pas permis de généraliser cette découverte. Chez les cobayes nouvellement nés ou expulsés avant terme, j'ai indubitablement constaté déjà des signes d'arrêt des réflexes. En effet, lorsqu'on observe un animal qui n'a pas été touché, tandis qu'à des intervalles convenables, un bruit fort et court, éclate, on voit chaque fois les pavillons des deux oreilles se mouvoir fortement. Toutes choses égales d'ailleurs, si on soulève le petit animal en le saisissant fortement par la peau de la nuque, à l'aide de pinces ou d'un davier, le réflexe des muscles des oreilles ne se produit plus ou devient très faible, au bout de quelques instants, tout au plus après quelques minutes, au son rendu par le choc d'un marteau invisible. Chez les cobayes adultes, cette expérience se fait d'autant mieux qu'ils se tiennent en général complètement tranquilles, pendant une excitation périphérique forte, inaccoutumée, alors que le jeune animal continue à remuer les membres ou à crier. Mais de ce seul affaiblissement constant du réflexe de l'oreille, dans ce cas, il découle évidemment que, chez des cobayes encore mouillés qui n'ont qu'un jour et chez ceux qui ne sont extraits de l'utérus que depuis une demi-heure ou depuis plusieurs heures, et dont le cordon n'est pas encore sectionné, il existe une action modératrice du réflexe produite par une excitation périphérique puissante.

D'après d'autres expériences que je fis moi-même, cette action d'arrêt du réflexe ne se manifesta pas si nettement chez le nouveau-né, par exemple pour le réflexe de l'iris. Si on concentre avec une lentille la lumière du magnésium sur l'œil d'un cobaye nouvellement né, la pupille se rétrécit davantage quand on ne touche pas l'animal que quand on fait intervenir une excitation périphérique très violente; chez des cobayes adultes j'ai trouvé plus grande la différence de la dilatation pupillaire. Chez eux la pupille reste fort grande à la lumière vive, après le pincement de la peau. Il en est de même pour d'autres réflexes — sous l'influence d'excitations électriques et mécaniques de la peau ou de la muqueuse. — Il reste constant que les cobayes nouvellement nés qui, ainsi qu'on le sait, naissent plus développés que les chiens, les chats, les lapins et d'autres animaux, apportent avec eux, en venant au monde, un appareil modérateur des réflexes déjà capables de fonctionner.

Les expériences de Tarchanoff parlent aussi en faveur de cette opinion. Il trouva, en effet, que déjà chez des cobayes nouvellement nés, l'excitation des lobes antérieurs atténue les mouvements réflexes. Si l'on faisait de semblables expériences sur les embryons presque à terme qui viennent d'être enlevés de l'utérus, il devrait se rencontrer un moment où les mouvements réflexes ne peuvent être empêchés par une excitation centrale, comme chez des chiens, les chats et des lapins nouvellement nés.

La différence remarquable qui existe, sous ce rapport, entre les embryons (comparer à l'influence modératrice de l'excitation de la branche cardiaque du vague) ne peut être attribuée qu'à un développement inégal du cerveau. Les races *canis*, *felis*, *cuniculus*, *homo* n'ont pas encore, dans le cerveau, autant de rapports que la race *cavia*, entre les centres sensitifs et les centres moteurs, au moment de la naissance. Le cobaye se redresse, court, entend, voit, mord et se remue bien mieux que les autres un quart d'heure et une heure après la naissance.

J'ai parlé ailleurs des influences de cette grande différence du développement du système nerveux central sur le perfectionnement psychique après la naissance. Plus un animal peut exécuter de mouvements avant et immédiatement après sa naissance, moins il pourra apprendre de mouvements nouveaux, plus tard.

PROCÈS VERBAUX DES EXPÉRIENCES ET OBSERVATIONS ISOLÉES

Comme il existe, dans la bibliographie, peu de données sur les mouvements des mammifères nés à terme ou avant terme, je fais suivre une série d'observations spéciales dont j'ai pris note immédiatement après ou pendant mes expériences sur le sujet vivant. Elles devront servir de documents à ce qui précède et à quelques-uns des thèmes généraux suivants.

Le 5 février 1875 j'enlevai trois fœtus à une femelle de cobaye en état de gestation avancée. Avant leur sortie et l'amnios n'étant pas encore complètement écarté de leur tête, tous trois *poussèrent des cris;* ils avaient déjà des poils passablement grands, des dents, des ongles et les yeux ouverts avec un iris brun. Les trois cordons ombilicaux furent sectionnés, mais la ligature non opérée; ils séchèrent au bout de quelques jours. Ces animaux furent tenus au chaud d'abord dans de l'ouate, plus tard dans la couveuse. Durant les trois premières heures, ils remuèrent les quatre membres et la tête *sans aucune symétrie*, restèrent étendus dans les positions qu'on leur donnait sur le dos, sur le côté, sur le ventre, tout en remuant, le plus souvent, les pattes avec force, sans arriver à faire un mouvement coordonné. Ce n'est qu'au bout de trois heures qu'un de ces trois petits animaux alla un peu en avant, ramenant les pattes et s'accroupissant, pour se rouler à nouveau sur un morceau de drap doux; mais ce n'est qu'à partir du quatrième jour qu'il fut en état d'avancer régulièrement. Immédiatement après leur naissance anticipée et artificielle, les trois fœtus firent, à l'introduction d'un tube de verre dans leur bouche, des mouvements de succion, certes pas toujours, mais la plupart du temps. Il en fut de même pour des mouvements de morsure : l'ongle du doigt, introduit entre leurs dents, fut au bout d'une ou de deux heures déjà retenu avec une force remarquable. Ces animaux furent uniquement nourris, durant une semaine, de lait de vache chauffé, à l'aide de tubes en verre étirés; l'un d'eux mourut dès le 8 février. Les deux autres commencèrent, le 11 février, à ronger du pain blanc trempé dans le lait. Tout ce temps ils furent tenus chaudement dans la couveuse, enveloppés de ouate; cependant leur température n'atteignit point celle du sang. Le 8 février, ils ne burent point dans un vase de porcelaine à parois basses qu'on leur avait présenté avec du lait; mais ils en mordirent fortement les bords, bien que leur museau fût plongé dans le lait. Ils burent cependant, le 12 février, lorsque, ayant trempé eux-mêmes leur museau dans le lait, les lèvres s'en trouvèrent mouillées; le liquide fut alors aspiré et des mouvements de déglutition se manifestèrent nettement; cependant ils ne léchèrent point leurs lèvres. Le 12 février, je vis l'un d'eux, après avoir absorbé une grande quantité de miettes de pain blanc détrempées dans le lait, s'essuyer le museau à droite et à gauche avec les pattes de devant, comme ont l'habitude de le faire les cobayes adultes. Tout en mangean le pain blanc, ils rongeaient avec obstination les bords du vase, comme ils agissaient du reste, en général, pour tout ce qui arrivait à toucher leurs lèvres ou leur dents. Ce qui m'étonne beaucoup c'est que, le 12 février, l'un des deux animaux s'accroupissait encore fréquemment sous l'autre et exécutait avec le museau, contre la partie inférieure de son ventre, des poussées absolument identiques à celles qu'ont l'habitude d'exécuter contre le ventre de la mère les tout jeunes cobayes lorsqu'ils tètent. Mais les deux animaux n'avaient pas vu de mère. Certes, le 5 février, j'avais mis à leur proximité, durant trois quarts d'heures environ, une femelle de cobaye adulte; mais elle demeura accroupie sur ses pattes sans faire un mouvement, sans s'occuper en rien des trois petits venus avant terme, et ceux-ci se compor èrent exactement comme en son absence. D'après cela il semble que la recherche des mamelles n'est pas un fait fortuit, sans quoi les deux animaux ne les auraient pas cherchées l'un chez l'autre lorsqu'ils avaient de la nourriture à profusion.

Dans l'après-midi du 12 février je mis avec les deux petits, pendant un quart d'heure, une femelle de cobaye pleine. Elle ne s'inquiéta pas d'eux. Les petits continuèrent l'un sur l'autre leurs mouvements habituels en sa présence : poussées sur le cou, la poitrine, le ventre; ils s'efforcèrent aussi de passer à plusieurs reprises sous et sur la femelle, mais sans téter. Bientôt après, lorsque la femelle eût été éloignée, on présenta aux petits du pain et du lait qu'ils prirent gloutonnement. Ces animaux, ainsi qu'il a été dit, n'étaient pas encore arrivés à leur maturité; cependant l'un d'eux vécut plus de deux ans.

Le 7 février 1879 j'ouvris rapidement la cavité abdominale à une *cavia cobaya* pleine, dont les fœtus exécutaient des mouvements pleins de vigueur. Immédiatement trois fœtus vinrent à pendre de l'utérus dans un bain d'eau, à la température du sang, préalablement préparé; mais ils demeurèrent encore reliés à la mère. Je ne constatai alors, durant une minute environ, aucun mouvement chez deux d'entre eux; puis chez tous les trois des mouvements respiratoires avec ouverture de la bouche, même après leur séparation de l'utérus. Ce n'est que chez le premier que je crus apercevoir de faibles mouvements des pattes de derrière, avant le premier mouvement respiratoire dans l'œuf intact, après enlèvement de l'utérus. Cette expérience (comme la suivante) montre que la dyspnée peut survenir, sans de forts mouvements, chez des fœtus avant terme qui ont la faculté de se mouvoir déjà.

Le 3 janvier 1879, on ouvrit la cavité abdominale à une femelle de cobaye pleine. Immédiatement l'utérus avec un fœtus vint à pendre au dehors. Ce dernier exécuta des mouvements respiratoires qu'on reconnut parfaitement, à travers la paroi mince de l'utérus, à la bouche qui s'ouvrait largement et à la tête qui se rejetait en arrière. Après l'ouverture de l'utérus, ils devinrent plus fréquents dans l'œuf encore fermé. En outre il se manifesta, mais pendant un instant seulement, un mouvement de pendule dans les deux paires de pattes. Le fœtus extrait en second lieu se comporta de la même façon, sans cependant exécuter le moindre mouvement avec les pattes; le troisième était depuis longtemps mort dans l'utérus; le quatrième, quand je l'enlevai, était asphyxié. Ils n'avaient tous que peu de poils, les dents étaient tendres, leur longueur de la pointe du museau à l'anus était de 94, 100 et 103 millimètres. Ils moururent au bout de quelques minutes, n'ayant exécuté que des mouvements respiratoires. Cette observation montre que les mouvements des membres, chez des fœtus non à terme, s'éteignent très vite quand la respiration placentaire est troublée et que les mouvements respiratoires sont seul maintenus.

En janvier 1879, je vis, avant son enlèvement, un grand fœtus de cobaye remuer longtemps (d'après les soulèvements de la paroi abdominale), comme s'il s'allongeait, dans la mère intacte, dont il était du reste le seul fruit. Ayant ensuite ouvert la cavité abdominale, je laissai pendre au dehors l'utérus et vis, à travers sa mince paroi transparente, le fœtus accomplir un fort mouvement du tronc, sans exécuter le moindre mouvement respiratoire, comme ont l'habitude de le faire tous les jeunes embryons de poissons et de poulets, si bien que les membres, ceux de devant et ceux de derrière en même temps, changèrent passivement de position. Après la délivrance entière, c'est-à-dire après la section du cordon, et après l'entrée en jeu de la respiration atmosphérique, ces mouvements saccadés du tronc se répétèrent et les quatre membres se projetèrent réellement. Il ne fut plus douteux que ces mouvements étaient identiques à ceux qui avaient eu lieu dans l'utérus intact et dans la mère, et qu'ils étaient absolument indépendants de la respiration atmosphérique et d'une dyspnée intra-utérine. Après cinq minutes, ces mouvements devinrent plus rares et cessèrent complètement après douze nouvelles minutes. Vingt-deux minutes après l'extraction il ne se manifesta pas encore de réaction à de violentes excitations acoustiques, mais bien différents essais de sortir du décubitus dorsal. Les yeux sont ouverts. Maintenant les membres ont un mouvement propre asymétrique. A un attouchement rude et au dessèchement il survient des cris. Mais sept minutes plus tard l'animal conserve encore, pendant plusieurs secondes, la position qu'on lui donne, même la position de chaque patte isolément. Quand on attouche la conjonctive, l'œil se ferme lentement et incomplètement. Suspendu par une patte seulement, le petit animal agite séparément les trois autres. Une minute après cette expérience l'impuissance est, en général, disparue. Les membres ne conservent plus la position qui leur est donnée, mais reviennent immédiatement à celle de la demi-flexion. L'excitation acoustique ne provoque pas encore de réaction, 56 minutes après l'enlèvement; 57 minutes après l'extraction il se manifeste nettement des mouvements de mastication. Maintenant l'œil se ferme très vite sous le souffle ; certes, 65 minutes après, l'animal couché ne se leva pas encore de lui-même, mais se tint accroupi sur ses quatre pattes pendant une minute, quand je l'eus mis dans cette position, puis tomba, se releva tout seul au bout de quelques secondes et demeura dans sa position naturelle, exécutant avec les pattes de devant des mouvements asymétriques. L'expérience dut être interrompue. Mais elle montre avec quelle rapidité, après la naissance artificielle, les mouvements se font en vue d'un but. Le fœtus presque à terme mesurait d'ailleurs 150 milimètres du museau à l'anus.

Le 7 janvier 1879 j'enlevai de l'utérus, dans l'amnios intact, quatre embryons de cobayes vivants, ne mesurant en longueur que de 20 à 21 millimètres. Aucun ne remua. Même après leur mise à nu il ne se manifeste ni mouvement respiratoire, ni tout autre mouvement actif. De très jeunes embryons sont, après leur mise à nu, plus tranquilles que de plus âgés; mais il ne s'ensuit pas qu'ils ne remuent pas du tout dans l'utérus. Plusieurs fois j'observai aussi que de plus grands embryons intacts sont absolument immobiles d'une façon durable.

Il en fut ainsi, le 14 janvier 1879, pour trois fœtus d'une même femelle de cobaye. Le premier mesurait 81 millimètres, un autre 83, le troisième à peu près autant. Un seul exécuta dans l'œuf un mouvement respiratoire unique; aucun n'exécuta de mouvement avec les membres. Chez tous les trois le cœur battit longtemps encore après l'enlèvement et, en vérité, avec plus de force après qu'il eût été plongé dans de l'eau à la température de la main. Dans ce cas la motilité des embryons n'avait pas non plus été constatée avant l'ouverture de la cavité abdominale. Cependant ils étaient normaux et la veine ombilicale de l'un d'entre eux était, au moment de l'extraction, d'un rouge très clair : son estomac était gorgé d'un liquide jaune.

Les embryons de lapins du 15 janvier 1879, dont il a déjà été fait mention plus haut, exécutèrent dans l'œuf intact des mouvements irréguliers, non associés, tout à fait incoordonnés comme après la rupture de l'amnios dans de la ouate chaude à l'air. Mais il ne purent être conservés à la vie par un bain chaud, la tête restant libre ; leur longueur était de $0^m,105$ à $0^m,11$. L'estomac renfermait de l'eau de l'amnios.

Le fœtus de cobaye du 24 janvier 1879, dont il a été question également plus haut, se remuait vivement dans la mère (cataplégique) étendue librement sur le dos, de telle façon que presque chaque fois, quand un bombement de la paroi abdominale se produisait en un certain endroit, un soulèvement analogue avait lieu immédiatement après dans un endroit proche du premier. Dans l'utérus mis à nu, le fœtus exécuta des mouvements symétriques clairement visibles, en allongeant les pattes de devant d'abord puis celles de derrière. Ces mouvements dans l'œuf, en dehors de la mère, répondaient exactement aux changements qui s'étaient produits dans la paroi abdominale. Les pattes s'allongèrent, celles de devant ensemble, celle de derrière de même, puis se ramenèrent en arrière. Ce n'est que rarement que dans l'œuf il se produit des mouvements bilatéraux non simultanés ; mais après la section du cordon il se manifeste fréquemment des balancements intermittents de la patte antérieure gauche et de la patte antérieure droite, phénomène qu'on constate d'ailleurs fréquemment aussi chez le nouveau-né.

9 mars 1879. — Femelle de cobaye avancée. Mouvements vifs de droite et de gauche du fœtus, mais à de longs intervalles. J'enfonçai à droite dans le fœtus, sur une longueur de 3/4 de pouce, une aiguille à agrafe mesurant 1 pouce 1/2, de façon que l'agrafe pût se mouvoir en liberté ; aussitôt elle se mit à se balancer irrégulièremeut, avec une fréquence incalculable et avec des amplitudes très grandes et très petites. A gauche les mouvements de l'aiguille ne commencèrent que quelques secondes plus tard, puis avec une grande force, bien que par intervalles. En outre, des mouvements plus violents se manifestent déjà à gauche à la pression exercée avec la main sur le fœtus, probablement sur sa tête. Donc des cobayes non nés sont doués d'une excitabilité réflexe relativement grande.

Le 10 mars 1879, à 11^h 39^m, je vis la tête d'un jeune cobaye, dans la membrane de l'œuf, sortir du vagin d'une femelle presque à terme, observée depuis longtemps. Le petit à moitié délivré fit immédiatement dans l'œuf un mouvement respiratoire ; puis la mère expulsa entièrement par un effort la partie restante du petit et essaya de déchirer avec les dents la membrane de l'œuf. Dans l'occurence, ma présence sembla la gêner, elle s'enfuit dans un coin de sa cage et traîna derrière elle le petit étendu sur le dos et retenu par le cordon. Le petit fit entre temps des mouvements saccadés avec les pattes de devant. La membrane de l'œuf se déchira. Puis les mouvements respiratoires, rares d'abord, se produisirent en foule. Le petit ne *piaula* que quatre minutes après la naissance. Depuis le commencement ses yeux étaient ouverts. Déjà avant 11h 44m il faisait des mouvements vifs de la tête. A ce temps apparut le placenta. Il fut laissé sur place, la mère extrayant avec les dents un deuxième petit, — la tête d'abord suivant la règle ; à 10h47m il était arrivé au jour et *piaulait* incontinent. Il exécuta immédiatement aussi des mouvements vifs et saccadés avec les pattes de devant et la tête. A 11h 49, il fut traîné, tout comme le premier, par le cordon ombilical, à la suite de quoi celui-ci se déchira. La mère lèche avec ardeur le petit qui respire vivement, à 11h 49m. Ensuite la mère, sans se préoccuper des petits, dévore le placenta. D'ailleurs les deux petits se trouvent empêchés, dans leurs mouvements vifs et absolument irréguliers, par les restes du cordon ombilical et de la membrane de l'œuf qui se sont enroulés, comme des cordes, autour des pattes de derrière. A 12h 7m 1/2 la mère, en tirant sur le cordon, extrait avec les dents le deuxième délivre et commence aussitôt à le dévorer. Mais à 12h 9m apparut à l'entrée du vagin la tête d'un troisième fœtus, les yeux ouverts, dans la membrane de l'œuf intact. Je pris la mère dans ma main, la tins sur le dos et vis comment, à 12h 10m 1/2, le fœtus fut expulsé à la suite d'un mouvement brusque. Il était plus petit que les deux premiers, mais remuait comme eux, respira à 12h 12m, *cria* et exécuta des mouvements de piétinement qui achevèrent de dépouiller les restes de la membrane de l'œuf. Des moments de repos eurent lieu pour les trois petits, après l'interruption, pendant plusieurs minutes, des mouvements irréguliers des membres et de la tête; pendant ces repos ils conservèrent les positions qu'on leur avait données, sans que toutefois tous les membres en fussent devenus complètement immobiles.

L'attouchement de la conjonctive de l'œil provoquait, à 11h 57, chez le premier et le deuxième petit, la prompte occlusion des paupières, cependant chez le second le phénomène ne se produisit pas aussi vite que chez le premier, c'est-à-dire chez celui-ci dix minutes, chez celui-là quinze minutes après la naissance.

Outre le mouvement réflexe des pavillons de l'oreille, je constatai, avant 11h 57m, chez les deux petits, la sensibilité à la douleur, par conséquent dans les 18 premières minutes, probablement les 10 premières qui suivent la naissance. Car une compression légère d'une patte, exercée avec des pinces, provoqua régulièrement un cri.

Lorsque, après 2 heures 3/4, je revis les petits qui étaient restés entre temps avec la mère sur le foin dans leur cage, ils étaient tous trois sans respiration, froids et mouillés encore. Il était clair que la mère ne s'en était pas occupée. Je réussis à ramener à la vie le premier né, qui était aussi le plus grand, grâce à un bain d'eau à 38°, à son séchage dans de la ouate chaude, à une compression légère de la paroi pectorale. Cependant je ne parvins pas à le faire téter avec vigueur. Les premiers mouvements de succion, accompagnés de déglutition, eurent lieu à 4h 50. Les trois jeunes n'étaient pas tout à fait à terme, les griffes étaient petites et tendres, les dents petites. L'impossibilité dans laquelle ils étaient de s'avancer en courant, dès le début, et de se tenir droit, comme des cobayes à terme nouvellement nés, démontre qu'il s'agissait ici d'une *naissance prématurée* (provoquée sans doute par des piqûres faites le jour précédent).Cette expérience n'en est que plus importante sous le rapport des réflexes. Il ne fut pas possible de constater, sur les trois, la plus petite lésion, chose à laquelle on ne pouvait d'ailleurs s'attendre à cause de la ténuité de l'aiguille employée.

Le 9 décembre 1878, je vis, au moment de l'expulsion, une femelle de cobaye qui avait été tenue plus longtemps à l'écart. Le nouveau-né I mouillé se tenait déjà debout sur ses quatre pattes, lorsque j'arrivai à $2^h\ 45^m$, et tirai fort sur le cordon ombilical; II tout mouillé encore, sanguinolent et relié à son placenta déchire son cordon par extension en se retirant et reste ensuite dans le coin de la cage où il était né; tous les deux avaient l'iris d'un brun foncé. A $2^h\ 56^m$ apparut la tête du troisième fœtus (III). Celui-ci grinça des dents jusqu'à $2^h\ 59^m$, et *sortit alors du vagin en rampant;* il fut libre à 3 heures, fit entendre sa voix piaillante pendant 3 minutes, et tirailla l'amnios qui était encore collé sur lui et le cordon ombilical, si bien que la membrane se déchira et que le petit animal tomba de la table sur le sol dur. Il demeura immédiatement sans mouvement et sans respiration. A $3^h\ 4^m$ il respira de nouveau avec fréquence et ses quatre membres firent de violents mouvements de pendule. A $3^h\ 9^m$, les yeux de I et de II se fermèrent avec constance à l'attouchement, mais non avec autant de rapidité et d'une façon aussi complète que chez l'adulte.

A $3^h\ 12^m$, III s'est redressé de nouveau; il se retourne et rampe dans un coin. A $3^h\ 16^m$, I et II tremblent et grincent des dents. Dans ce cas les trois nouveau-nés étaient complètement à terme et secondèrent l'expulsion par des mouvements actifs; pour le moins III faisait l'effet d'un animal qui cherche à sortir d'une position désagréable, travaillant des pattes de devant à sa sortie du vagin.

Toutes ces observations ne doivent pas être considérées comme des cas isolés, mais comme des exemples de cas particuliers se répétant fréquemment. Ce n'est que la naissance normale que j'ai rarement vue chez les cobayes.

CHAPITRE II

MOUVEMENTS DU FŒTUS HUMAIN

On ne sait pas encore à quelle semaine de son existence le fœtus humain meut pour la première fois ses membres. Les bras et les jambes, ainsi qu'on le sait, apparaissent dans la quatrième semaine, les premiers un peu plus tôt que les secondes.

L'opinion commune qui veut que dans la dix-septième ou la dix-huitième semaine au plus tôt, dans la vingt-deuxième au plus tard, suivant la règle vers le milieu de la période de quarante semaines qui sépare la fécondation de la naissance, on constate les premiers mouvements du fœtus, cette opinion n'a de valeur que pour les mouvements déjà forts, le plus souvent ébranlants, de l'enfant, lesquels se laissent percevoir, sans que l'attention ait été dirigée particulièrement sur ce phénomène. Lorsqu'on appose la main, sans l'appuyer fortement, pendant un temps assez long et d'une façon continue, on peut constater, déjà avant la dix-septième semaine, des mouvements du fœtus très nets, mouvements qui ne peuvent être confondus avec ceux des intestins que par l'observateur inexpérimenté. Le fait, que les primipares constatent le plus souvent les premiers mouvements plus tard que les multipares, vient à l'appui de la considération suivante, à savoir que, grâce à une plus grande attention et à une épreuve manuelle répétée — apposition continue de la main — le moment des premiers mouvements du fœtus perçus extérieurement tombe dans le commencement du quatrième mois. Mais il est vraisemblable que l'embryon commence bien plus tôt encore à se mouvoir. Je suis convaincu que l'embryon de cinq ou six semaines se remue déjà, et on le verra un jour se mouvoir, quand on apportera plus de soin à l'observation des œufs avortés. Car, déjà chez l'embryon mesurant un pouce, le cordon ombilical se trouve quelque peu tordu. Dans la huitième semaine, la torsion en spirale est commencée régulièrement. D'où proviendrait-elle, si ce n'est des mouvements du fœtus? Chez les animaux multipares dont les fœtus ne peuvent pas se retourner du tout ou qui ne le peuvent qu'au début et, plus tard, seulement d'une manière incomplète dans l'utérus, le cordon ombilical n'est pas tordu. Du moins je n'ai jamais constaté chez eux une torsion en spirale (chez le cobaye).

Certes les moyens, pour arriver à la connaissance des mouvements de l'embryon, sont encore très imparfaits, quelque souhaitable qu'il soit, aux points de vue pratique et théorique, de fixer exactement le moment des premiers mouvements actifs. Outre l'apposition de la main sur la paroi abdominale à nu, on peut pratiquer encore le diagnostic par l'auscultation avec le stéthoscope (auparavant aussi avec le métroscope, tube auditif recourbé à angle aigu, qu'on introduit par le vagin jusqu'au col de la matrice) ou l'auscultation par l'application de l'oreille; mais l'observateur expérimenté seul distingue les bruits provoqués par les mouvements du fœtus, c'est-à-dire un craquement propre, des perceptions de sons qui sont le résultat des mouvement péristaltiques de l'intestin de la mère et d'autres mouvements. Le stéthoscope biauriculaire ou diotique est l'instrument de beaucoup le plus propre à ce genre d'expérience. Avec lui, mieux qu'avec le stéthoscope ordinaire, j'ai entendu les battements du cœur du fœtus chez les femmes enceintes. Le bruit du cordon ombilical, le pouls de l'aorte, le bruit de l'utérus, le bruit musculaire rendent à coup sûr l'observation difficile; cependant celui qui a perçu distinctement le bruit des mouvements du fœtus, dans les stades avancés, le constatera également à la fin de la première moitié de la grossesse. Pour caractériser ce bruit, il faut observer qu'on peut l'imiter jusqu'à un certain point, quand, comme m'en a fait part mon honorable collègue B. Schultze, on ramène en avant, sans appuyer fort, le pavillon de l'oreille de façon à en obturer le conduit auditif externe, tandis qu'on appuie légèrement le pouce sur le revers du pavillon et qu'à l'aide de l'ongle du pouce on gratte intérieurement et extérieurement à tour de rôle le bord de l'ongle d'un autre doigt. Ce son net et sec, comparable à un bruit crépitant, ressemble au son que produisent les mouvements du fœtus. Depaul croit avoir entendu, déjà avant la révolution de la quatorzième semaine, chez neuf femmes sur douze, ces bruits de frottement du fœtus en mouvement; je ne veux pas le contredire, puisque j'ai moi-même entendu des mouvements du fœtus, fort longtemps avant leur maturité, chez des femelles de cobayes (avec le stéthoscope) et que j'ai vu chez de très petits embryons de cobayes, dans l'œuf intact, des mouvements des membres, c'est-à-dire en un temps où le placenta n'avait en moyenne qu'un diamètre de 1 centimètre 1/2.

Comme ce bruit est d'autant plus faible que l'observation se fait plus tôt, et, par conséquent, sa constatation plus incertaine, la connaissance de la manière dont se comportent des fœtus intacts qui viennent au jour soit prématurément et naturellement, soit à la suite d'une intervention artificielle, est très importante pour arriver à la fixation du moment où ces mouvements se manifestent pour la première fois et pour juger le mode de ces premiers mouvements intra-utérins.

Sous ce rapport, une observation d'Erbkam (1837) est intéressante. Il sentit qu'un fœtus de quatre mois, qu'il extrayait par les jambes, exécutait nettement dans sa main des mouvements de va-et-vient; il coupa le cordon, en opéra rapidement la ligature et mit dans un vase d'eau chaude cet enfant qui exécutait, particulièrement avec les jambes, des mouvements saccadés continus. Les mouvements durèrent encore une bonne demi-heure : contraction des pieds et des bras, rotation de la tête d'un côté à l'autre, ouverture de la bouche comme pour respirer. Dès que l'eau devenue tiède fut remplacée par de l'eau chaude, les mouvements saccadés se renouvelèrent. Ce qui prouve qu'il s'agissait bien d'un fœtus de quatre mois, ce sont les affirmations de la femme, enceinte pour la quatrième fois, et « expérimentée dans l'art obstétrical », ainsi que les chiffres suivants : la longueur était de 6 pouces 1/2, le poids de 8 onces. Le sexe n'était pas reconnaissable. L'examen externe fit conclure à une fille, cependant la dissection laissa voir les testicules dans la cavité abdominale. Le placenta était « grand comme la paume de la main », le cordon ombilical long « d'environ » 8 pouces. D'après cela le milieu de la grossesse ne pouvait avoir été atteint.

Un deuxième cas fut observé par Zuntz, qui obtint un œuf humain, intact, âgé de quatre mois, un quart d'heure après l'expulsion, et chez lequel il sentit, en tâtonnant, des mouvements des membres du fœtus.

Comme l'âge avait été exactement fixé, cette expérience démontre qu'il y a des mouvements chez le fœtus déjà au bout de seize semaines. En outre, ce cas montre qu'un fœtus pareil possède une activité vitale importante, puisqu'il vécut quinze minutes dans l'eau de l'amnios sans oxygène. Les mouvements que le nouveau-né à terme exécute avec ses membres sont aussi indépendants de l'entrée en jeu de la respiration pulmonaire. Car souvent on voit des enfants qui viennent de naître, et n'ont pas respiré encore, « se remuer très bien; cependant ces mouvements ne sont jamais aussi vifs que ceux qui surviennent après l'arrivée du sang d'un rouge clair » (Bichat).

On pourait espérer obtenir un éclaircissement sur les causes des mouvements du fœtus avant la naissance, en comparant avec exactitude le nombre, la force, la rapidité, le déplacement, le sens des soulèvements de la paroi abdominale avec les états physiologiques et pathologiques de la mère. Bien que ce domaine n'ait pas été exploité jusqu'ici au point de vue scientifique, il n'en mérite pas moins d'être examiné à fond. Je n'ai trouvé, à ce sujet, qu'un petit nombre de faits.

Des médecins dignes de foi ont remarqué récemment que les mouvements du fœtus, chez des femmes d'une grossesse avancée, sont plus vifs après une grande hémorrhagie. Kussmaul décrit un cas semblable :

Une femme enceinte de six mois, à la suite d'une grande perte de sang par un large rameau de l'*arteria epigastrica*, tomba rapidement dans un état de grand épuisement et d'anémie. Quand l'hémorrhagie fut arrêtée, il survint des mouvements du fœtus énergiques et très incommodants, lesquels ne se modérèrent que dans le courant du deuxième jour, pour revenir à la normale, le troisième, avec le rétablissement progressif de la mère.

Il est à peine douteux que ces convulsions intra-utérines soient provoquées par la diminution de la pression sanguine de la mère, donc probablement par un défaut d'oxygène. De plus les mouvements du fœtus, quand la pauvreté en sang est chronique chez la mère, ne sont jamais spécialement vifs ou fréquents, et quand une saignée provoque un évanouissement de la mère, tout mouvement peut cesser chez le fœtus. C'est ainsi que Depaul rapporte qu'une femme sur laquelle on pratiquait une saignée, tomba dans un profond évanouissement et qu'à partir de ce moment il ne constata plus de mouvement du fœtus; plus tard elle accoucha d'un fœtus mort. La même femme se fit pratiquer intentionnellement une saignée dans le sixième mois de sa seconde et de sa troisième grossesses. L'effet fut le même : évanouissement profond, cessation des mouvements du fœtus, et pour la deuxième et la troisième fois il naquit, au bout d'un certain temps, un fœtus mort.

On a souvent affirmé que les modifications de la température du sang et de la paroi abdominale de la mère, par exemple un refroidissement provoqué par l'imposition de la main froide, peuvent provoquer des mouvements chez le fœtus. Quoi qu'il en soit une pareille influence, tout comme la dernière examinée, pourrait entrer en considération rien que par la constriction des vaisseaux.

A la suite d'une grande fatigue corporelle et de tourments, on a aussi observé une augmentation sensible des mouvements du fœtus dans le neuvième mois (Whitehead, 1867).

Trois semaines avant la naissance de l'enfant en bonne santé, il survint des convulsions. Au début de chacune d'elles, les chocs du fœtus, accompagnés d'un tremblement sensible, se succédèrent à des intervalles de quatre ou cinq secondes, diminuèrent ensuite en force et en quantité et cessèrent au bout de deux minutes. Un nouvel accès se manifesta au bout de quatre ou cinq minutes. La tête avait un rapide mouvement de va-et-vient, de vingt à trente fois sur le doigt explorateur, pendant une convulsion. Les accès durèrent cinq heures. Lorsqu'ils eurent cessé, il ne survint plus, jusqu'à la naissance, aucune convulsion du fœtus.

Si, dans le cas présent, l'influence de la très grande détente chez la mère qui pouvait à peine se remuer encore, peut être connexe aux convulsions du fœtus, il y a cependant des cas où une grande agitation, par exemple des ébranlements cérébraux de la mère, sont sans influence aucune sur les mouvements du fœtus. Que d'ailleurs une peur provoque facilement un avortement, cela rentre dans une autre catégorie de phénomènes. Peut-être s'agit-il aussi, dans le premier cas mentionné, de contractions de l'utérus.

Après une chute de la femme enceinte (d'une échelle, d'une chaise montée sur une table), on a constaté dans le troisième, le quatrième et le huitième mois des lésions intra-utérines, l'amputation des doigts, des orteils, d'un bras (lequel, à la naissance, partit avec le placenta) ; mais il n'est pas fait mention d'accroissement des mouvements du fœtus, en pareil cas.

De l'inégale vivacité des mouvements du fœtus, dans chaque mois séparément, on n'a rien trouvé qui s'appliquât à la généralité. Au début, lorsque l'embryon est entouré d'une quantité d'eau de l'amnios relativement grande, il pourrait se mouvoir avec plus de facilité ; mais précisément alors, — avant le quatrième mois, — on n'a pas constaté encore avec sûreté des mouvements des membres. Par contre les mouvements perceptibles des membres sont les plus divers chez le fœtus, lorsque, plus tard, le fœtus lui-même rend de plus en plus difficiles ses mouvements musculaires par sa rapide croissance propre et lorsque l'eau de l'amnios diminue relativement parce qu'elle est absorbée en plus grande quantité. De même que l'embryon de mammifère, l'embryon humain est étendu dans l'utérus, le plus souvent les jambes repliées en croix et les bras croisés sur la poitrine, et de fait il est à peine capable, plus tard, dans cette position, d'exécuter des mouvements qui lui permettent, sans provoquer une plus grande pression, une attitude autre que cette attitude accroupie. Mais dans cette attitude, à laquelle il est toujours forcé de revenir, parce que toute autre demande une plus grande place, il change, de la façon la plus diverse, son siège et sa position.

La position est donnée par la situation du grand axe du fœtus par rapport à celui de l'utérus; elle est, par exemple, une position droite quand les deux axes se confondent, et une position transversale, dans le cas contraire.

Le siège du fœtus dans l'utérus est donné par le rapport qui existe entre une certaine partie du fœtus, par exemple le dos, et les diverses régions de la paroi utérine pour une position donnée, c'est ainsi que pour la position droite le dos peut être en avant, en arrière, à droite, à gauche.

Ces distinctions ont peu d'intérêt en physiologie; mais, comme on le sait, elles sont d'une grande importance pour les accoucheurs. Cela explique la quantité respectable des recherches faites sur les modifications de la position du fœtus et de son siège. Mentionnons simplement ici que la cause de la position et du siège du crâne (avec la tête dans le petit bassin) survenant constamment normalement vers la fin de la grossesse, n'est toujours pas expliquée d'une manière tout à fait satisfaisante.

Un facteur essentiel, agissant en faveur de la présentation du sommet, dans les cas de beaucoup les plus fréquents, est toujours le poids. La tête est la partie la plus lourde du fœtus à terme C'est pourquoi, depuis Hippocrate, on a attribué la *culbute*, ainsi nommée, au nouveau centre de gravité du fœtus, après la révolution du septième mois. Le fœtus jusqu'à cette époque a eu des positions différentes et ne présentera plus dorénavant la tête que tournée en bas. Duncan ayant reconnu que c'était elle qui présentait le plus grand poids spécifique, cette considération fut confirmée par les expériences de Veit qui fit nager dans de l'eau salée d'un poids spécifique égal au leur une grande quantité de fœtus frais et morts, et vit que la tête arriva à se placer au-dessous du niveau de l'anus. Les fœtus prirent une direction oblique qui répondait à la position normale dans l'utérus, parce que leur centre de gravité (d'après Poppel aussi) est plus rapproché de la tête que de l'anus.

Si le poids est une cause majeure pour la direction de la tête vers le bas, on ne doit pas cependant considérer cette cause comme étant la seule. Simpson avance que le fœtus est amené par la pression de la paroi utérine, lorsqu'il se meut, à exécuter des mouvements réflexes, en ce qu'il est obligé de se soustraire à la pression ; par là le fœtus atteindrait, d'après lui, la position et le siège les plus commodes, qui exigent le moins d'espace et comportent la plus petite pression.

Lors même que cette hypothèse provoque des objections, notamment au sujet des excitations réflexes souvent très faibles et de la faible excitabilité réflexe du fœtus, elle est toutefois incomparablement plus vraisemblable que l'admission fréquemment reprise d'un certain instinct mystérieux. Sans doute il faut attribuer une grande influence à l'utérus même dont la forme doit influer beaucoup, à cause de la tension croissante de ses parois, sur la position du fœtus. Le plus souvent toutefois le poids devra entrer en ligne de compte.

Des faits favorables à cette opinion sont l'influence souvent constatée de la position et du siège de la mère sur le fœtus, puis le grand nombre de déterminations du centre de gravité et de la densité, ainsi que la circonstance suivante, à savoir que le plus souvent aussi, dans les fausses couches et les accouchements prématurés, la tête est expulsée la première, comme dans les accouchements normaux.

A ce point de vue, il faut particulièrement observer la position intra-utérine, le siège et l'attitude des acéphales à terme.

Les monstres sans tête sont, comme les anencéphales ou fœtus sans cerveau, d'un grand intérêt en physiologie, à cause de leurs mouvements, parce qu'ils montrent de quelle minime importance est la fonction cérébrale pour le développement et le mouvement avant la naissance. Dans la bibliographie il ne se trouve cependant que des données clairsemées sur les mouvements de pareils monstres qui demeurent rarement en vie quelques heures ou quelques jours, et meurent le plus souvent pendant l'expulsion ou immédiatement après, s'ils ne sont déjà mort-nés.

Mais ces cas peu nombreux sont par là même d'autant plus instructifs.

L'un des plus anciens mais des plus mal observés, est celui d'Emmerez (1667) : un fœtus à terme sans tête, qu'il disséqua, avait vécu quatre jours et s'était remué; à la place de la tête on vit « une masse ressemblant à de la chair ».

Lavergne parle d'un enfant mâle, qui avait à l'endroit du cerveau une masse d'un rouge clair, ressemblant à une tumeur, qui ne possédait que les deux tiers inférieurs du cervelet et la moelle cervicale « qui lui correspondait », et qui d'ailleurs était normalement conformé et à terme. Cet être poussa quelques cris faibles à sa naissance, respira assez franchement et remua les jambes. Il vécut trois jours et douze heures, sans prendre de nourriture.

Un fœtus anencéphale qui, avant la naissance, avait remué vivement, mourut de convulsions avec « des mouvements saccadés de la langue » au bout de deux minutes environ (Beck, 1826).

Un anencéphale de huit mois (observé par Strähler en 1834), avait, à la place du cerveau, une tumeur ronde et spongieuse, respirait irrégulièrement, il tomba dans des convulsions, ne prit pas de nourriture et mourut au bout de trente-huit heures. La dissection ne montra rien d'anormal dans la moelle cervicale ni dans la moelle dorsale. Mais toute la cavité cranienne était remplie de ce tissu spongieux.

F. Lallemand parle d'un enfant mâle sans crâne, né dans son huitième mois, et dont le cerveau et la moelle dorsale auraient été soi-disant détruits, mais qui remuait deux jours avant la naissance. Il n'est pas dit s'il vivait encore au moment de l'expulsion. Les nerfs périphériques et les muscles n'étaient pas dégénérés. Les mouvements intra-utérins auraient, par conséquent, été provoqués par une excitation pathologique centrale des nerfs moteurs qu'on put suivre à partir de leur point d'émergence. Mais il est probable qu'il existait encore un petit tronçon de moelle dorsale non constaté.

Le même observateur vit un enfant sans cerveau à terme ou non loin de son terme, qui vécut trois jours. Il criait fort, tétait quand on lui introduisait quelque chose entre les lèvres, déglutissait, mais il dut être nourri artificiellement parce qu'aucune nourrice ne voulait l'allaiter. Il remuait ses membres et pliait les doigts quand on lui mettait un corps étranger dans la main. Cependant les mouvements étaient plus faibles que chez un fœtus normal du même âge. On ne trouva pas de cerveau, mais la moelle cervicale existait (le bulbe et le pont de Varole).

Par contre, lorsque la moelle cervicale fait défaut en même temps que le centre respiratoire, les acéphales ne peuvent respirer avec les poumons. Ils ne vivent dans ce cas que jusqu'au moment de la naissance ou meurent immédiatement après.

Deux cas remarquables, observés en 1861 par Lussana, serviront de preuve :

Un de ces fœtus, fœtus femelle, fut mis au monde vivant, au commencement du neuvième mois; son cœur battait faiblement et s'arrêta au bout de deux minutes, sans qu'il se fût manifesté de mouvement respiratoire. La base cranienne n'était couverte que d'une membrane rouge, épaisse et résistante sans aucune substance cérébrale. La colonne vertébrale était normale. La moelle dorsale commençait au premier trou vertébral. L'autre fœtus, fœtus mâle, fut mis au jour le huitième mois et vivait encore pendant l'expulsion, bien qu'il ne criât pas et ne respirât point en somme. Après vingt minutes il avait encore des battements du cœur. Ici, comme dans le premier cas, le cerveau et le cervelet manquaient totalement, ainsi que les pédoncules et la moelle cervicale.

De l'existence de la circulation du sang, de la nutrition et de la « vie » qui doit se manifester par les mouvements des membres, il résulte simplement que ni le cerveau ni la *medulla oblongata* ne sont nécessaires au développement intra-utérin.

Il découle également de cette rare trouvaille que, sans la moelle, la respiration ne peut s'effectuer, et, d'après les cas mentionnés plus haut, qu'elle peut s'établir sans le cerveau, ainsi qu'on devait s'y attendre d'après les observations faites sur des animaux.

Parmi les cas nombreux d'acéphalie et d'anencéphalie décrits et réunis par Jean-Frédéric Meckel, il ne s'en trouve que peu avec des données exactes sur les manifestations de la vie. Et c'est précisément de ce point qu'il s'agit.

Chez un hémicéphale femelle, grand, gras, sans cerveau et à terme, qui vécut six heures, qui, par conséquent, respira et probablement remua les membres, il se trouvait, à la place du cerveau, une masse spongieuse molle non recouverte par la peau; cette masse était longue de dix-huit lignes, large de quatorze, épaisse de quatre à six et carrée; elle se perdait dans la moelle cervicale à l'endroit où commence la première vertèbre. Il serait intéressant de savoir si un pareil monstre meut la mâchoire inférieure, les yeux et les paupières.

Le monstre d'environ huit mois, bien nourri, né sans cerveau ni « moelle dorsale », et ayant deux visages, que décrit Eschricht paraît être mort avant la naissance. Il n'est pas possible de savoir, d'après les communications incomplètes faites sur ce monstre, s'il présenta des mouvements.

Il en est de même de l'anencéphale décrit par Svitzer, auquel il manquait aussi « la totalité du cerveau et de la moelle dorsale », alors que le cœur et le système vasculaire ne présentaient rien d'exceptionnel.

Par contre, l'anencéphale de C.-E. Lévy avait remué encore quatre jours avant la naissance. Il n'y avait chez lui soi-disant « nulle trace » de moelle. Malgré cela il y eut mouvements, circulation du sang, membres tout à fait normaux! Le fœtus bien nourri était assez proche de sa maturité.

Ce cas est au plus haut point digne de remarque, particulièrement parce que la formation du monstre « a dû avoir lieu dans une période très précoce de la vie embryonale »; les contractions musculaires qui n'avaient cessé que trois jours avant la naissance, auraient dû s'accomplir par conséquent, sans impulsion centrale, ce qui serait tout à fait problématique. L'auteur dépeint d'ailleurs des racines de nerfs sur et dans le canal médullaire ouvert. Donc il a dû rester probablement quelques traces de la moelle dorsale (comme dans le cas décrit plus haut).

En général, il faut tout d'abord tenir en suspicion tous les cas antérieurs dans lesquels, comme dans les trois derniers mentionnés, la moelle a dû faire défaut chez les fœtus vivants, à terme ou presqu'à terme. Car partout où la « vie », par conséquent la motilité de l'enfant avant la naissance peut être clairement constatée, il doit exister au moins une petite partie de la moelle dorsale.

J'ai parlé ailleurs des mouvements d'un anencéphale que j'ai observé moi-même (dans mon livre *L'âme de l'enfant*).

Il existe un fait remarquable touchant la manière dont se comportent avant la naissance, des fœtus microcéphales. En effet, la femme Becker (de Hanau), bien connue des anthropologistes allemands, mère de trois microcéphales et de trois enfants bien portants, me dit qu'après la naissance du premier microcéphale, elle prédisait chaque fois sans erreur si elle accoucherait d'un enfant pareil ou d'un enfant normal. Elle le reconnaissait à la vivacité extraordinaire des mouvements du fœtus ou à l'agitation de l'utérus; les heurts et les mouvements n'auraient, d'après elle, presque pas discontinué dans son corps, durant les derniers mois; ce qui fut cause de ses fréquentes douleurs et de ses malaises. Ces derniers phénomènes furent également constatés par Schaaffhausen et H. Gerhartz.

Cette mobilité intra-utérine paraît d'autant plus surprenante (elle est difficilement attribuable à l'utérus seul) que l'un des microcéphales (femelle) n'exécuta jusque dans la quatrième année qui suivit la naissance, et un autre (mâle) jusque dans la cinquième, en fait de mouvements propres, que de petites flexions et extensions du tronc et des membres, si bien que le premier n'apprit point à marcher avant la révolution de la quatrième année. Mais dans la huitième année, ainsi que je m'en suis convaincu, il était très mobile, comme les autres enfants microcéphales, et alourdi de nouveau dans sa quinzième année.

S'il était nécessaire d'une autre preuve pour démontrer que l'existence du cerveau et du cervelet n'est pas indispensable à la vie du fœtus, particulièrement au maintien de la motilité de ses membres, l'extirpation du cerveau pratiquée sur les animaux et dont il s'est agi plus haut en rendrait témoignage.

Dans certains cas de céphaloptripsie prématurée, on a observé également, après l'extraction, chez le fœtus humain, des mouvements des membres; cela est arrivé par exemple, en 1844, sous les yeux de Laborie, chez un fœtus mâle qui respirait et remuait les jambes, bien que tout l'hémisphère gauche eût été enlevé, l'hémisphère droit par endroit réduit en bouillie et en plusieurs points rempli de sang épanché. Il y eut un grand épanchement sanguin dans la cavité cranienne, particulièrement sur le *tentorium cerebelli*.

Cependant il manque, pour cette opération, des données plus exactes sur les parties conservées, tout comme pour les autres cas analogues venus à ma connaissance, cas de céphalotripsie avec continuation des mouvements des membres, chez le fœtus, pendant un court espace de temps après la naissance. Au point de vue de la physiologie, de pareilles recherches sont souhaitables parce qu'elles remplacent en partie les vivisections impraticables sur l'homme. Un seul mouvement des yeux, chez le fœtus, démontre que le *ner-*

vus oculomotarius ou le *nervus trochlearis* ou le *nervus abducens* a été conservé ; les mouvements des muscles de la face permettent de conclure à la non-lésion des fibres du nerf facial (ou du *trigeminus* moteur), de même que les mouvements respiratoires font conclure à l'intégrité de la pointe du *calamus scriptorius* avec les *nervi phrenici* ou *intercostales* ; et si la langue est encore mue, l'*hypoglossus* n'a pu être détruit complètement. Il en est de même pour la moelle. Toutes les données sur le manque *absolu* de la moelle avec l'existence actuelle ou immédiatement antérieure de mouvements des membres, ne peuvent être exactes. De pareilles affirmations sont directement réfutées par un simple réflexe, à la suite d'un simple pincement exercé sur des monstres nouvellement nés.

Si maintenant on rassemble toutes les observations faites sur les mouvements des membres chez le fœtus humain, on arrive aux propositions suivantes :

I. — Le fœtus remue les bras et les jambes longtemps avant la seizième semaine, probablement avant la septième ;

II. — Les fœtus à terme sans cerveau ni cervelet peuvent naître vivants et mouvoir leurs membres ; ils peuvent aussi respirer quand la *medulla oblongata* existe ;

III. — Les fœtus à terme sans cerveau et sans moelle cervicale avec la moelle dorsale peuvent certes naître vivants, mais non respirer. Il est vraisemblable qu'ils remuent les membres ;

IV. — Des modifications dans le corps de la mère, qui augmenteraient chaque fois, à coup sûr, la vivacité des mouvements du fœtus, ne se laissent pas constater, en dehors des influences pathologiques, toxicologiques, traumatiques, en général non physiologiques qui peuvent accentuer les mouvements du fœtus indirectement en provoquant des contractions utérines ou d'une façon inconnue ;

V. — Les mouvements propres du fœtus ont une influence bien moins grande sur sa dernière position et son siège, que son centre de gravité et que la tension de la paroi utérine, la forme de l'utérus, ainsi que la position et le siège de la mère.

VI. — Les premiers mouvements des membres, chez les nouveau-nés, sont indépendants de l'entrée en jeu de la respiration pulmonaire et toujours dépendants de la moelle dorsale.

Donc puisque le fœtus normal se meut, longtemps avant la formation de son cerveau et que les fœtus sans cerveau sont capables de se mouvoir de même, on peut en conclure que *les mouvements des membres peuvent avoir lieu aussi, sans intervention du cerveau chez le nouveau-né à terme et chez le tout jeune nourrisson* comme chez les animaux adultes auxquels Goltz avait enlevé le cerveau et approximativement comme chez les microcéphales Becker.

De fait, la ressemblance est très grande entre les flexions et les extensions des membres chez les fœtus de sept, huit et neuf mois, et celles des fœtus nés à terme. La différence n'est que quantitative. Les fœtus nés avant terme se meuvent plus lentement et plus rarement que les fœtus nés à terme, mais leur manière de se mouvoir est la même. Indubitablement les bras et les jambes sont fléchis comme dans l'œuf plus ou moins fortement. Longtemps après la naissance, l'enfant se tient dans la position accroupie qu'il avait auparavant. Il semble ne pouvoir s'habituer, durant les premiers jours ou les premières semaines, à sa nouvelle situation.

Le nouveau-né se meut, immédiatement après la naissance, de la même façon qu'il était habitué à le faire auparavant, abstraction faite de la respiration et du tremblement; mais comme il ne rencontre plus la résistance importante de la paroi utérine qu'il rencontrait avant la naissance, et que de plus il intervient de nouvelles excitations, les mouvements, les attitudes et les positions du corps subissent des modifications après la naissance. Il est étonnant que, malgré cet allègement extraordinaire et ces influences nouvelles, les enfants nouvellement nés, — contrairement à la plupart des mammifères, — reprennent pendant un temps très long, particulièrement pendant le sommeil, leur position intra-utérine lorsqu'on les livre à eux-mêmes; que ces enfants se meuvent d'une façon tout à fait analogue à celle de l'hémicéphale, mais avec plus de vivacité, et n'écartent que tard les mains et les pieds du tronc plus loin qu'ils ne le pouvaient avant la naissance. Le poulet nouvellement éclos ne conserve tout au plus que quelques heures sa position dans l'œuf.

Si, d'après cela, on cherche une explication à l'entrée en jeu des mouvements du nouveau-né humain, mouvements irréguliers, tout à fait sans but ou, considérés au point de vue de l'adulte, contraires au but, on devra exclure toute participation du cerveau et n'y voir que des mouvements analogues à ceux du fœtus.

CHAPITRE III

DISTINCTION DES MOUVEMENTS DU FŒTUS D'APRÈS LEURS CAUSES

Les mouvements exécutés par les embryons des différentes catégories d'animaux inférieurs, tout comme ceux des embryons des animaux supérieurs, avec lesquels ils sont, en partie, en concordance remarquable, sont loin d'être du même genre. C'est ce qui résulte clairement des rapprochements faits plus haut. Donc des causes diverses doivent intervenir dans la motilité des embryons; par conséquent, il faut ici, comme dans l'organisme parfait, distinguer par leurs causes les différents mouvements indépendants les uns des autres. D'après les considérations qui sont fournies ordinairement, on divise volontiers tous les mouvements organiques en volontaires et involontaires. Sans qu'il en ait été fait une critique particulière, ces deux sortes de mouvements ont été attribués au nouveau-né.

La difficulté de distinguer d'une façon nette et tranchée les mouvements volontaires et involontaires est sans doute si grande que, certains auteurs ont simplement nié cette distinction et dit que tous les mouvements volontaires ne pouvaient être considérés que comme des complexes très embrouillés de mouvements involontaires. Il manquait un signe positif qui se présentât sans exception et pour tous les cas dans une des deux classes et fît, pour tous les cas, défaut dans l'autre. Si, en réalité, un pareil critérium n'existe pas, c'est qu'il n'existe pas davantage une volonté, mais seulement des mouvements involontaires et des mouvements qui paraissent volontaires. Il ne s'agit donc de ien moins, dans cette distinction, que de sauver la libre volonté.

Aux mouvements involontaires incontestés de l'homme appartiennent, outre les changements de place purement *passifs* de l'organisme entier ou de ses parties, mouvements occasionnés par un choc, une poussée, un coup, etc., les mouvements provoqués par l'excitation artificielle directe des parties périphériques, lesquels doivent être désignés ici, vu leur courte durée, sous le nom de mouvements *irritatifs* (comme, par exemple, les contractions musculaires qui suivent l'excitation électrique, chimique ou autre, des fibres nerveuses des muscles correspondants), de plus les mouvements *réflexifs* ou réflexes dont la mise en jeu est soumise aux fibres nerveuses centripètes et centrifuges, reliant, grâce à des fibres intercentrales, deux cellules ganglionnaires au moins (chez l'homme). Certains mouvements *expressifs* ou d'expression (mimes, gestes, interjections) sont également involontaires, ainsi que dans un âge plus avancé, quelques mouvements *imitatifs* ou d'imitation et *essais* d'imitation. Car la manifestation de crampes chez les individus en bonne santé, qui voient fréquemment et dans un petit laps de temps des personnes prises de convulsions, est involontaire et en même temps imitative. Puis, sont involontaires tous les mouvements héréditaires que, dans un sens plus restreint, on désigne comme *instinctifs*, bien que, dans beaucoup de cas, ils *semblent* être le résultat d'une préméditation individuelle, d'une délibération, par conséquent d'une volonté. Comme tous les vrais mouvements instinctifs ont un but, les mouvements involontaires sans but, par exemple, de l'homme bien portant endormi, lorsqu'aucune excitation extérieure ne les provoque, ne peuvent être comptés parmi les mouvements instinctifs propres. Je les ai rassemblés dans un groupe spécial sous la dénomination de mouvements *impulsifs*, l'expression « automatique » n'étant pas assez précise. Ils n'ont pas de but et ne résultent jamais d'une délibération. Tous les mouvements volontaires ont, par contre, un but et découlent d'une délibération de celui qui les exécute, et cela de telle façon que toujours un motif connu et l'image du mouvement à exécuter sont présents au moteur psychique, durant l'exécution première, immédiatement avant la contraction des muscles en jeu. Je dois ici me ranger à l'avis de Griesinger et de C. Wernicke, dont le dernier déclare que les premiers mouvements de notre corps, les changements qui surviennent dans l'état de la musculature, fournissent aux sensations l'occasion de se manifester, sensations dont il demeure une image remémorative dans l'écorce cérébrale. Ces réminiscences de sensations de mouvements, d'images ou de représentations de mouvements, prennent place à côté des réminiscences des impressions sensorielles. Le mouvement volontaire se distingue du mouvement réflexe, en ce qu'il n'est pas le résultat immédiat et nécessaire d'une excitation « et qu'il doit son apparition aux images remémoratives de sensations antérieures que réveille accidentellement une excitation externe ». Cette désignation pourrait s'attribuer aussi à maints mouvements instinctifs. Mais les mouvements volontaires se distinguent de ces derniers mouvements et de tous les autres mouvements organiques » par la forme du mouvement délimitée, distincte, dessinée en vue d'un but, préformée, c'est-à-dire par l'existence de la représentation du mouvement à exécuter », représentation tenue en réserve dans l'écorce cérébrale, comme réminiscence de mouvements antérieurs, comme image du mouvement, en un mot comme le reste d'une sensation, et que provoque un motif. Par conséquent, sans l'écorce cérébrale il n'est pas de volonté chez l'homme. En outre, tous les instincts sont héréditaires; par contre aucun mouvement volontaire ne l'est.

Mais tous les mouvements volontaires supposent la préexistence d'un grand nombre de mouvements involontaires, sous la dépendance de la moelle dorsale. Et il est impossible d'apprendre de nouveaux mouvements, par exemple, ceux de la langue pour parler, s'il n'est pas demeuré disponible un grand nombre de restes de sensations de mouvements involontaires, auxquels l'écorce cérébrale a également participé.

Cependant, quel que soit le nombre de ces restes de sensations de mouvements intra-utérins qui demeurent au nouveau-né, et lors même que des impressions nouvelles pourraient réveiller le souvenir de ces mouvements, il ne se représente pas du tout le mouvement qu'il exécutera, et ses mouvements sont absolument sans but. C'est pourquoi on ne peut les compter au nombre des mouvements volontaires. Ils doivent donc être involontaires.

Mais comme il n'est pas pratique d'établir, en face des mouvements volontaires, un seul groupe de toutes les catégories de mouvements organiques mentionnés plus haut, principalement parce que certaines catégories de mouvements bien caractérisés, comme les mouvements imitatifs et expressifs, se manifestent en partie grâce à la volonté, en partie sans elle; que certains mouvements involontaires, comme les mouvements réflexes, peuvent être tout aussi bien exécutés, en partie, volontairement, et que maint mouvement volontaire d'abord peut, par sa répétition, devenir involontaire; nous devons chercher à distinguer les mouvements d'après les causes qui les produisent, qu'ils soient volontaires ou involontaires.

Tous les mouvements organiques sont invariablement provoqués ou par des causes externes (impressions, excitations venant de l'extérieur, changements d'état du milieu, forces extérieures) ou par des causes internes (sentiments, souvenirs, réminiscences, excitations internes, changements d'état de l'organisme, forces intérieures). Les premiers s'appellent *allo-cinétiques*, les seconds *auto-cinétiques*. Tous les mouvements de l'homme et des animaux supérieurs peuvent alors rentrer dans l'une des six catégories suivantes ou dans leurs combinaisons, en supposant que, pour chaque cas en particulier, la cause du mouvement immédiate ou la plus proche soit seule prise en considération.

I. — Mouvements allo-cinétiques.

Cause immédiate du mouvement *en dehors* des centres moteurs.

a) Mouvements *passifs* : une modification externe provoque le mouvement sans intervention des centres moteurs, ni de l'élément psychique, ni des muscles, comme dans l'organisme mort (par exemple, le transport);

b) Mouvements *irritatifs* : une modification externe agit directement sur les appareils moteurs (par exemple, une excitation sur les nerfs moteurs), de façon que les muscles entrent en activité sans mettre en jeu les centres moteurs ni l'élément psychique;

c) Mouvements *réflexes* : une modification externe agit indirectement (voie centripète) sur les tissus contractiles par l'intermédiaire des centres moteurs d'un rang inférieur, en excluant toujours les processus psychiques de la cause immédiate du mouvement.

II. — Mouvements auto-cinétiques.

Cause immédiate du mouvement *dans* les centres moteurs.

d) Mouvements *impulsifs* : une modification interne purement physique et centrale provoque les contractions musculaires sans excitation quelconque soit périphérique, soit psychique.

e) Mouvements *instinctifs* : une modification interne occasionnée par la mémoire héréditaire provoque, sans ou avec une cause périphérique qui la précède immédiatement et avec une certaine disposition psychique (coordination) des centres, les contractions musculaires.

f) Mouvements *représentatifs* : une modification centrale interne non héréditaire, mais occasionnée par une réminiscence individuelle provoque la représentation du mouvement (réfléchi) et cette représentation provoque les contractions musculaires.

D'après cela, il intervient dans la cause immédiate :

Des mouvements *passifs :* ni excitation périphérique, ni une modification centrale physique ou psychique;

Des mouvements *irritatifs :* une excitation périphérique sans modification centrale physique ou psychique;

Des mouvements *réflexes :* une excitation périphérique avec modification centrale physique mais non psychique;

Des mouvements *impulsifs :* ni excitation périphérique, ni excitation psychique, mais seulement une modification centrale physique;

Des mouvements *instinctifs :* une modification héréditaire centrale physique, puis psychique, en partie avec, en partie sans excitation périphérique immédiatement antérieure;

Des mouvements *représentatifs :* une modification non héréditaire centrale psychique, puis physique, en partie avec, en partie sans excitation périphérique immédiatement antérieure.

Tous les mouvements de l'homme et des animaux ou rentrent immédiatement dans une de ces six catégories, ou peuvent être compris dans leurs combinaisons ou en dérivent comme des mouvements modifiés par répétition, interférence réciproque et troubles de diverse nature, par exemple, toutes les imitations, les mouvements d'expression et toutes les contractions musculaires pathologiques, tous les mouvements de l'enfant.

Quelques-uns de ces derniers ont été étudiés avec soin déjà dans mon livre *L'âme de l'enfant* (2e édition, 1884), dans lequel on trouve également des détails sur les conditions organiques de chaque classe de mouvements, appuyés d'un schéma simple.

Les mouvements étant ainsi divisés, il manque au fœtus humain, au fœtus de l'animal et au nouveau-né, seulement les mouvements représentatifs auxquels appartiennent les premières imitations et les actes ou mouvements réfléchis, et qui ne réclament pas maintenant de plus amples développements. Les premières imitations n'ont pas lieu avant la révolution du premier trimestre; les premiers mouvements réfléchis sont dans le même cas.

Quant aux autres mouvements, il y a lieu de remarquer ce qui suit.

MOUVEMENTS PASSIFS DU FŒTUS

Le fœtus humain subit des mouvements passifs, régulièrement jusqu'au jour de sa naissance, sous l'influence externe de la locomotion de la mère, de la pression ou du choc contre les parties adjacentes à l'utérus, des modifications de la tension de la paroi utérine et spécialement du déplacement du centre de gravité, ainsi que des changements de position de la mère et, en dernier lieu, des douleurs. Lorsque la dimension de l'utérus est assez grande et que le frottement n'est pas trop fort, le crâne du fœtus prend, en général, une seconde position, quand la mère se couche, et reprend sa première, quand elle se lève, comme l'a observé Höning. Ces changements, purements passifs, sont indépendants des mouvements de l'enfant; il en est de même de la plupart des changements de position et de siège du fœtus, durant les dernières semaines de la grossesse, changements observés d'abord plus à fond par Valenta et B. Schultze (1868).

D'ailleurs, tous les embryons d'animaux subissent des mouvements passifs. Ceux-ci sont, les uns funestes ou indifférents à la vie et au développement de l'embryon, les autres d'une haute importance et même, dans certaines circonstances, indispensables à la vie et au développement.

Chez les animaux vivipares, les changements de place occasionnés par les mouvements locomoteurs de la mère appartiennent à la première catégorie; ces changements, lorsque les mouvements locomoteurs de la mère, —marche, course et autres, — se prolongent trop longtemps, sont trop accélérés, ou répétés trop souvent, peuvent, comme il a été vu fréquemment, devenir aisément funestes en provoquant une naissance prématurée, etc., par contre, chez les femmes enclines à avorter, des mois entiers de repos ont été, dans beaucoup de cas, trouvés favorables au fœtus. Cependant le mouvement musculaire, le travail corporel et la marche modérée et lente, doivent, en général, être considérés comme avantageux pour le fœtus, par là même qu'ils accélèrent la circulation générale du sang et en même temps celle de l'utérus, et que les contractions musculaires notamment favorisent le reflux du sang veineux dans le cœur et la ventilation dans les poumons.

Les mouvements passifs du fœtus dus à la respiration, qui entrent plus en considération chez la femme, à cause de sa fréquente position debout, que chez le mammifère, ces mouvements, dis-je, peuvent occasionner facilement une déchirure de l'amnios et un flux prématuré de l'eau, quand ils sont d'une trop grande force, par exemple, durant la toux ou le rire de la mère. Les forts mouvements passifs de cette sorte font, comme la version (par mise en position des femmes en travail, par manipulations), l'objet non pas de la physiologie du fœtus, mais de la science obstétricale.

Au contraire, à la seconde catégorie appartiennent divers mouvements passifs des œufs embryonnés dont il a déjà été fait mention, comme le tour que fait faire à l'œuf d'oiseau la femelle couveuse, le mouvement de natation et de flottaison passif des œufs de poissons dans les rivières, les lacs et les mers, le transport des petits œufs par le vent, l'entraînement d'autres par la pluie, d'une hauteur sèche dans la terre humide, de même que le roulement lent des œufs des animaux aquatiques sur le sable, et beaucoup d'autres ; et ces mouvements sont d'une grande importance pour la vie et le développement des embryons, parce que, dans beaucoup de cas, ce n'est qu'ainsi que l'embryon trouve, pour sa genèse et son éclosion, l'oxygène et l'eau nécessaires, et l'emplacement propice sous chaque rapport.

La rotation intra-ovulaire que provoquent les mouvements des cils vibratils, chez une quantité innombrable d'embryons d'animaux inférieurs, particulièrement de mollusques et d'amphibies, appartient à ces mouvements de l'embryon passifs et nécessaires. Car seule elle rend possible les échanges indispensables de l'air et de l'eau.

Enfin il faut y ajouter encore en partie les mouvements remarquables de pendule de l'embryon d'oiseau dans l'eau de l'amnios, puisqu'ils se maintiennent grâce aux contractions de l'amnios. Ils doivent favoriser le courant sanguin de l'embryon tour à tour dans la direction centripète et dans la direction centrifuge.

MOUVEMENTS IRRITATIFS CHEZ LE FŒTUS

Des mouvements irritatifs peuvent se manifester chez le fœtus de mammifère, lorsqu'un sang anomal de la mère porte des toxiques dans sa moelle dorsale ou qu'une modification soudaine s'introduit dans l'alimentation de cette dernière. Il peut survenir alors des convulsions intra-utérines. D'ailleurs, de tels mouvements convulsifs et anormaux ne sont pas provoqués par les deux poisons, l'acide prussique et la strychnine qui occasionnent, chez les adultes, de la façon la plus caractéristique, de la rigidité spasmodique, comme je l'ai établi (1870) sur des chiens, des cobayes et des lapins en les empoisonnant directement avec de l'acide prussique, et comme Gusserow l'a constaté pour le fœtus du lapin, en empoisonnant la mère et le fœtus avec de la strychnine. Par conséquent, les centres moteurs sur lesquels agissent les poissons convulsifs, et les nerfs moteurs périphériques avec leurs muscles ne sont pas, comme il est probable, suffisamment développés. Les mouvements du fœtus, dus à l'excitation immédiate pratiquée sur le parcours des nerfs centrifuges, ne se manifestent pas dans l'utérus normalement avant la naissance et sont rares aussi, comme on le sait, après la naissance.

Les mouvements irritatifs provoqués par l'excitation *artificielle* des nerfs et des muscles, chez l'embryon et le nouveau-né, et l'excitabilité motrice de l'embryon, qui s'y rattache forcément, n'ont été étudiés jusqui'ci que très peu, malgré leur grand intérêt physiologique.

Bichat déjà a trouvé que l'excitation mécanique et électrique des embryons de cobayes, excitation pratiquée en vérité sur les muscles striés, comme sur les nerfs moteurs et l'appareil nerveux central, provoque des mouvements avec d'autant plus de difficulté qu'ils sont plus jeunes, ce qui est parfaitement exact. Il a remarqué aussi l'extinction étonnament rapide de l'excitabilité motrice après la séparation des embryons de la mère. Plus le fœtus est proche de sa maturité, plus longtemps persiste, en général, l'excitabilité après son isolement, si bien qu'il est possible encore, durant un certain temps, de provoquer la tétanisation, alors que chez le fœtus plus jeune, comme je l'ai constaté souvent, cette propriété s'éteint immédiatement ou manque totalement.

Toutefois, ayant enlevé rapidement de l'utérus, des embryons de lapin, peu de jours avant la naissance imminente, et ayant pratiqué une excitation directement à l'aide de courants électriques interrompus sur la moelle dorsale, en y enfonçant les électrodes vernissés presque jusqu'à leur pointe, — extrémité de la course de la bobine secondaire du chariot inducteur ,— je constatai qu'il survint une extension spasmodique typique et, en réalité, un tétanos inspirateur avec une bouche largement ouverte et des membres fortement allongés. Plusieurs fois, le fœtus devint en même temps si dur que je crus, d'abord, qu'il avait acquis soudain la rigidité cadavérique. Mais chaque fois il revenait de ce tétanos extraordinaire qui avait duré jusqu'à vingt secondes. Donc, sous le rapport de l'excitabilité de sa moelle dorsale et de l'irritabilité de ses nerfs moteurs, le fœtus qui est proche de sa maturité ressemble bien mieux à l'animal né que le fœtus moins développé. Car il n'y a là qu'une différence de degré, en tant que le fœtus exige une excitation plus puissante, pour être tétanisé.

Le fœtus plus développé se distingue aussi du fœtus qui l'est moins, à ce point de vue qu'il devient paralysé sans avoir présenté de convulsions, comme je l'ai constaté, à la suite d'une injection sous-cutanée faite avec une solution de curare, semblable en cela à l'animal né. Seulement l'empoisonnement est plus lent. Un fœtus de lapin presqu'à terme, que j'enlevai de l'utérus, ne demeura sans mouvement qu'au bout de dix-sept minutes, à la suite d'une injection de 4 dixièmes de centimètre cube d'une forte solution de curare; le fœtus de contrôle qui avait été enlevé avec lui, mais non intoxiqué vécut encore plusieurs jours; par contre, un lapin adulte, auquel j'avais également injecté une dose moins forte de la même solution devint immobile au bout de cinq minutes. Donc, même peu de temps avant la naissance, la connexion des fibres nerveuses et musculaires n'est pas encore pleinement établie, car la résorption et la circulation ne peuvent être cause du retard apporté.

Chez des embryons de cobayes que je n'enlevai de l'utérus qu'après leur asphyxie, de façon qu'aucun moyen ne pût plus provoquer chez eux de mouvement respiratoire (tandis que l'embryon de contrôle, enlevé auparavant avec rapidité, respirait activement), un courant induit interrompu puissant provoquait chaque fois sans peine le tétanos des jambes, en opérant sur la moelle dorsale. Dans un cas, les (deux) embryons pesaient 33 grammes. Ils étaient asphyxiés, mais l'activité cardiaque et l'excitabilité réflexe existaient encore quoique considérablement diminuées; toutefois la propriété des muscles d'être tétanisés directement, comme le démontrèrent les expériences faites sur l'animal servant de contrôle, ne s'était pas, par contre amoindrie même à l'excitation cutanée. Elle ressemble donc à celle qu'on rencontre chez les amphibies.

Tout d'abord O. Soltmann prouva méthodiquement l'excitabilité motrice des animaux nouvellement nés (chiens, chats, lapins). Il arriva à ce résultat que, dans des circonstances autant que possible semblables, une même excitation électrique, pratiquée sur le nerf crural, produit un effet relativement bien moindre chez les nouveau-nés que chez les adultes, et qu'il faut pratiquer des excitations bien plus puissantes (la décharge d'un courant induit à l'ouverture) sur le nouveau-né que sur l'animal adulte, pour provoquer une contraction musculaire, en opérant sur le nerf moteur. De plus, le tracé musculaire des chats et des lapins nouvellement nés diffère complètement de celui des animaux plus âgés. La contraction du muscle se fait plus lentement, avec plus d'inertie; il s'attarde plus longtemps sur le point maximum de la contraction et a besoin de beaucoup plus de temps pour atteindre son extension. Aussi seize interruptions du courant par seconde suffisent-elles pour provoquer, chez le lapin nouvellement né, un tétanos complet, mais son tracé ressemble, de même que celui des secousses isolées, — dans le cas aussi d'une excitation directe des muscles, — au point de vue de la myographie, au tétanos du muscle fatigué de l'animal adulte.

Ces résultats des expériences de Soltmann méritent qu'on en fasse la preuve plus complète sur les muscles d'autres animaux extraits de l'utérus, avant le terme de la naissance normale. Des expériences connues, qui ne sont encore que partielles, il ne découle que la probabilité suivante, à savoir que les muscles des embryons ont une manière de se comporter qui ressemble plus à celle des muscles lisses des adultes qu'à celle des muscles striés, quand ils sont excités directement par l'électricité ou quand l'excitation part du nerf.

Mes expériences sur l'excitabilité électrique des muscles de l'embryon de poulet, expériences dont les résultats sont donnés par ordre chronologique dans l'appendice, sont en parfait accord ici avec les expériences précédentes. Car, dans ces cas, la lenteur de l'excitation électrique fut particulièrement manifeste.

Elles me donnèrent ce fait important que, *même après la manifestation des premiers mouvements de l'embryon, les excitations les plus fortes, électriques ou traumatiques, qu'elles se pratiquent sur le dos ou directement, ne provoquent pas de contractions manifestes.* Tout au plus reconnaît-on, à une légère modification du réflexe lumineux, une action minime de l'excitation. Mais, à partir du cinquième jour, augmente l'excitabilité électrique directe du tissu contractile de l'embryon, et, le neuvième jour, on peut obtenir, par excitation du dos, des extensions des quatre membres, phénomène durant lequel il y a à distinguer sévèrement l'*excitabilité* de *la faculté d'être tétanisé*. Car ce n'est que le quinzième jour qu'on peut tétaniser les muscles des pattes et des ailes. Et même alors ils se montrent encore paresseux à l'excitation électrique, comme des muscles fatigués d'individus nés. Les vaisseaux sanguins seuls réagissent tôt, en ce qu'ils se rétrécissent nettement à la suite d'une excitation forte et d'une durée d'une demi-minute, sous l'influence de courants induits interrompus, et qu'ils reviennent à la normale quand cesse l'excitation. Vulpian paraît avoir observé pareille chose sur les vaisseaux allantoïdiens veineux dans les cinq ou six derniers jours de l'incubation; il faut introduire ici également l'observation de Kölliker, de l'année 1848, qui vit se contracter vivement aussi bien les artères que les veines du cordon ombilical, à la suite d'excitations exercées à l'aide de courants électriques interrompus sur le tronc et les ramifications de ces vaisseaux dans des placentas frais de femmes. Dans tous ces cas de rétrécissement vasculaire à la suite d'excitations électriques, il se peut bien qu'il ne s'agisse que d'excitation directe des fibres musculaires lisses.

Enfin c'est un fait bien digne de remarque que cette contractilité de l'amnios, par conséquent de fibres cellulaires contractiles absolument dépourvues de nerfs, dans l'œuf d'oiseau couvé; c'est un phénomène dont il a été question déjà. Comme il n'existe pas, ici, de tissu musculaire strié non encore différencié, devant devenir plus tard riche en nerfs et en cellules ganglionnaires, comme pour le cœur de l'embryon dépourvu de nerfs, dans les premières phases du développement; mais bien un tissu exclusivement propre à l'embryon, lequel ne se différencie pas davantage, il en résulte le devoir de rechercher si l'amnios est formé en somme de véritables fibres musculaires lisses. L'excitabilité électrique et mécanique de cette membrane est bien établie. Si elle était formée de véritables fibres musculaires lisses, nous aurions une preuve de l'excitabilité propre de ces fibres, sans intervention des nerfs, preuve qui n'existe pas ailleurs. Car la musculature lisse de l'intestin du fœtus n'était plus, depuis fort longtemps, dépourvue de nerfs, lorsque je faisais mes recherches sur son excitabilité.

MOUVEMENTS RÉFLEXES DU FŒTUS

Que des mouvements réflexes du fœtus de mammifère et de l'homme, aient lieu, tout au moins à la fin du développement intra-utérin, le fait a été mentionné déjà. A cela se rapportent la pression qui survient à la suite du choc des membres contre la paroi utérine, la soudaine modification de la pression, l'excitation réflexe. Une autre excitation doit pouvoir prendre naissance dans l'utérus normalement avant la naissance, fœtus se touchant lui-même; mais il faut que l'excitabilité réflexe de l'embryon, dans un temps où agissent ces excitations toujours faibles, ait atteint déjà un haut degré et que la moelle dorsale se soit, par conséquent, différenciée amplement.

En effet, il n'est pas difficile de se convaincre de l'existence de l'excitabilité, par l'excitation artificielle électrique, mécanique, chimique et thermique de la peau d'embryons plus âgés de lapins et de cobayes. L'embryon de cobaye peut souvent encore être amené à exécuter des mouvements irréguliers avec ses membres, à la suite d'une forte compression exercée avec des pinces sur une de ses pattes, ainsi qu'à la suite de l'application, en un endroit quelconque de la peau, d'un fort courant induit interrompu même après l'asphyxie dans l'utérus de façon qu'aucune espèce d'excitation ne puisse, après son extraction, provoquer des mouvements respiratoires. Quand on l'extrait rapidement avant qu'il ait pu respirer, des excitations faibles, l'attouchement avec le doigt, peuvent déjà provoquer non seulement des inspirations, mais aussi des réflexes réguliers et irréguliers des membres, et certes ceux-ci avant celles-là. A différentes reprises j'ai établi ce fait.

Dans l'œuf fermé, des chiens et des chats mis au monde se meuvent souvent avec tant de force, comme le vit Kehrer, que la membrane de l'œuf se rompt, probablement parce qu'ils sont provoqués, d'une manière réflexe par leur contact inaccoutumé avec leur niche ou encore par le refroidissement, à hausser leur motilité impulsive intra-utérine; car, dans ces circonstances, il ne survient pas de mouvements respiratoires d'une façon constante.

De là découle aussi la preuve que les réflexes des membres, sont indépendants du réflexe respiratoire. Cette indépendance même a été observée chez l'homme. En effet, R. Olshausen remarqua que, dans le cas d'une asphyxie très profonde, lorsque le pouls fut remonté à la suite de la respiration artificielle, mais que le nouveau-né gisait encore sans mouvement et les yeux clos, le chatouillement de la plante des pieds provoquait déjà une action réflexe des muscles cruraux, avant qu'il fût possible de provoquer, par une excitation quelconque, des mouvements respiratoires; et Schultze observa que, chez les nouveau-nés asphyxiés, ranimés par sa manière d'opérer que l'on connaît, l'immersion rapide dans l'eau glacée non seulement développait davantage les mouvements respiratoires à leur début, mais provoquait encore, quand l'immersion était passagère, des flexions puissantes des membres, chez l'enfant jusque là comateux. Donc le refroidissement rapide rentre dans la catégorie des excitations réflexes motrices.

Au sujet de l'excitabilité réflexe du poulet dans l'œuf, laquelle est toujours grande, dans les derniers jours de l'incubation, pour les excitations électrique, thermique et traumatique, toutes mes expériences faites, bientôt après l'établissement des premiers mouvements actifs, le cinquième jour, donnèrent un résultat négatif. Ce résultat était en harmonie avec l'excitabilité extrêmement faible de toutes les parties de l'embryon, à cette époque, en dehors du cœur. Les jours suivants, jusqu'au dixième, étant donnée la vivacité des contractions actives et des changements de position maintenant plus divers, il devient très difficile de savoir si une piqûre, une coupure, un choc, etc., provoquent un mouvement réflexe ou si des excitations semblables demeurent sans effet. Dans tous les cas, l'excitabilité réflexe est plus faible avant qu'après l'établissement de la respiration pulmonaire; elle est minime avant que le bec ait la faculté de s'ouvrir, et nulle le cinquième et le sixième jour. Les mouvements actifs de l'embryon, qu'on constate à l'ooscope, à cette époque et plus tard, dans l'œuf intact, sont aussi peu d'essence réflexe que le balancement de l'amnios, en ce sens qu'ils seraient provoqués par des excitations externes; mais ils rendent plus difficile la constatation de l'action de ces dernières.

Cependant j'ai pu, par un procédé bien simple, fixer le temps approximatif où les premiers mouvements réflexes incontestables s'observent à la suite d'excitations pratiquées sur la peau. En effet, lorsqu'on laisse se refroidir, dans l'œuf chaud ouvert, l'embryon très mobile, à un point tel que, durant une demi-minute et une minute entière, il ne se manifeste plus de mouvement du tout, et si on fait ensuite intervenir des excitations cutanées faibles, on peut, dans le cas où elles sont suivies *chaque fois* d'un mouvement pendant un certain temps, considérer ce dernier avec droit et justice comme une réponse réflexe. Je pus ainsi, sur une grande quantité d'embryons de poulet, constater sûrement qu'il ne survient pas encore de mouvements réflexes, le huitième jour, mais qu'il s'en manifeste déjà souvent le douzième, bien que faiblement. Ils peuvent peut-être commencer le dixième, mais il est probable que le onzième seulement ils sont réguliers quoique faibles (voyez l'appendice).

Un mouvement réflexe important du poulet qui n'a pas encore respiré dans l'œuf par les poumons, est la première inspiration, la circulation allantoïdienne étant intacte. Il en a été question déjà à plusieurs reprises et il a été avancé qu'il ne survient pas de mouvement respiratoire, même chez le fœtus de mammifère, et qu'il n'en peut être provoqué artificiellement avant l'établissement de l'excitabilité réflexe.

Les mouvements réflexes de l'animal et de l'homme qui viennent de naître sont nombreux ; il en a été parlé déjà ailleurs, d'une façon détaillée.

MOUVEMENTS IMPULSIFS

Lorsque l'enfant nouvellement né tâtonne, sans but, avec ses mains, dans l'espace, qu'il exécute avec les jambes des mouvements tout à fait désordonnés, sans le plus petit motif externe et qu'il fait des grimaces sans raison plausible, quand, par exemple, il fronce le front, il exécute des mouvements *impulsifs*. L'enfant nouvellement né meut, comme l'enfant non-né, ses membres sans excitation externe et sous l'influence d'une impulsion interne qui lui est parfaitement inconnue. Cette catégorie de mouvements organiques qui se manifestent sans qu'il y ait eu, au préalable, une sensation quelconque, avant la première perception, et plus tard surtout pendant le sommeil, je l'ai nettement distinguée, tout d'abord, des autres mouvements, dans mon livre mentionné plus haut, et je l'ai reconnue comme la base du perfectionnement de la volonté. Ce sont les flexions et demi-extensions impulsives des membres, et non les mouvements réflexes bien moins nets, qui caractérisent avant tout l'état du fœtus et du nouveau-né. Les mouvements qui ont le plus d'analogie avec eux, sont ceux des mammifères à demi tirés de leur hibernation, qui n'ont pas atteint encore leur chaleur primitive. La marmotte particulièrement fait alors avec ses pattes les mêmes mouvements à peine définissables, incoordonnés, sans but, paresseux et, en même temps encore, saccadés ou battants, que le fœtus de mammifère et l'enfant né prématurément ou à terme. Il s'agit ici d'une sorte de décharge d'impulsions motrices accumulées, lesquelles, lorsque la moelle dorsale est suffisamment développée, provoquent la contraction des muscles aussi nécessairement que la vapeur d'eau, quand elle est assez surchauffée provoque l'explosion du récipient qui l'emprisonne. Ces contractions musculaires impulsives, complètement inconscientes et involontaires ne sont pas le moins du monde expressives; elles ne sont pas des mouvements d'expression. Certes on a attribué fréquemment ces derniers aussi bien au fœtus qu'au nouveau-né, — on a particulièrement voulu voir souvent dans le premier cri un indice de déplaisir ou une manifestation de douleur, — mais des considérations de cette sorte sont insoutenables. Car, pour exprimer par des mouvements musculaires, un état psychique quelconque, il est nécessaire avant tout que l'individu puisse distinguer cet état d'un autre. Or le fœtus n'est pas, somme toute, en situation d'avoir conscience des différents états de son esprit qu'il exprimerait ensuite par des mouvements de membres ou des jeux de physionomie. Car le siège des mouvements intellectuels est le cerveau. Or le fœtus sans cerveau remue également les membres. Il serait donc pour le moins arbitraire de considérer les mouvements des membres, avant la naissance, comme l'expression d'un déplaisir causé par une position incommode, même si le fœtus ne dort pas d'une manière interrompue. Et pour ce qui est du premier cri qui survient immédiatement après ou déjà durant l'expulsion, il n'est l'expression ni de la colère, ni de la douleur, ni du manque de secours comme beaucoup l'ont cru, car des nouveau-nés sans cerveau crient de même. Ce premier cri qui n'est qu'une série d'expirations bruyantes, quelquefois un éternument réel, ne peut être autre chose qu'un mouvement réflexe provoqué par une excitation périphérique puissante (par le refroidissement aussi) qui survient au moment de toutes les naissances. De même que, d'après la découverte remarquable de Goltz, une grenouille dépouillée de son cerveau coasse sous l'influence du frottement de la peau de son dos, et de même que, d'après mes expériences, des cobayes nouvellement nés poussent un cri aigu, quand on leur gratte le dos, de même probablement l'enfant nouvellement né crie, qu'il ait ou non son cerveau, parce que sa peau, pendant la naissance, éprouve une forte excitation mécanique et se refroidit fortement après cette excitation. Son premier cri est un cri réflexe.

La plupart des autres mouvements du nouveau-né sont impulsifs. En dehors de ceux que nous avons considérés déjà, il ne sera plus question que des *mouvements instinctifs*.

MOUVEMENTS INSTINCTIFS

Comme ces mouvements doivent être exécutés en vue d'un but certain, mais qu'ils sont exclusivement héréditaires et que le sujet n'a pas besoin de les connaître, on ne peut contester à l'individu non-né les mouvements instinctifs au sens propre du mot. Toutefois, l'affirmation que les mouvements du fœtus dans l'utérus sont instinctifs, parce qu'ils ont pour but de procurer au fœtus, dans l'espace le plus petit, la position la plus commode, n'est pas admissible, puisque cette position peut être obtenue, sans mouvements quelconques du fœtus, d'une manière toute passive, uniquement par le poids spécifique de la tête, la forme de l'utérus et la tension de la paroi utérine. Chez le nouveau-né, au contraire, il se manifeste déjà d'une façon régulière, des mouvements compliqués, en partie instinctifs, en partie réflexes, par exemple la succion avec ou sans mouvement de déglutition.

Au contraire de cet instinct héréditaire de la nutrition, tous les mouvements du tronc et des membres du fœtus et des enfants nouvellement nés ne sont pas instinctifs, mais bien — en tant qu'ils ne se produisent pas d'une façon tout à fait passive sans intervention quelconque de leur part, — impulsifs en première ligne, réflexes en deuxième ligne. Ce n'est qu'une ou plusieurs heures après la naissance qu'il survient d'une manière normale, des mouvements probablement instinctifs; beaucoup plus tard, des mouvements représentatifs, accompagnés de mouvements imitatifs, entremêlés; et, en dernier lieu, des mouvements purement volontaires; tandis que les contractions musculaires irritatives ne sont provoquées qu'artificiellement ou par hasard, aussi bien dans l'utérus qu'après la naissance.

Parmi les mouvements instinctifs qui se manifestent chez les mammifères, d'une façon normale, après la naissance, la succion qui peut se produire même sans attouchement des lèvres, pendant le sommeil, et la déglutition offrent de l'intérêt au point de vue physiologique spécial. La déglutition suit habituellement la succion du lait, mais avant la naissance et au début de la vie, elle représente en elle-même un mouvement purement réflexe.

Certes on n'a pas trouvé encore l'époque à laquelle le fœtus exécute les premiers mouvements de déglutition ; mais il n'est pas douteux qu'ils se produisent dans la seconde moitié de la grossesse. La controverse n'existe que sur les deux points suivants : ont-ils lieu d'une manière normale ou ne se produisent-ils que sous l'influence de la privation d'oxygène, dans le cas d'asphyxie intra-utérine « à un degré très léger » ? Cependant, dans le chapitre qui traite de la nutrition, c'est la première opinion qui a été donnée déjà comme très probable. La pénétration de l'eau de l'amnios dans l'estomac est un fait physiologique. Toutefois la donnée précédente ne contredit pas l'opinion d'après laquelle, dans l'utérus, la diminution seule de l'arrivée de l'oxygène par la veine ombilicale provoque des mouvements de déglutition. Les nouveau-nés exécutent souvent des mouvements de déglutition quand on leur ferme les narines pendant leur sommeil. De pareilles diminutions de l'arrivée de l'oxygène au fœtus, dans l'utérus, lesquelles sont faibles et passent vite, ne doivent pas être considérées comme des faits pathologiques, mais plutôt comme inévitables ; et elles peuvent se produire sans provoquer un effet funeste quelconque.

Dans tous les cas, rien n'empêche d'admettre que la déglutition, avec introduction de l'eau de l'amnios dans l'estomac, est une fonction propre en général, à tous les embryons des animaux supérieurs et de l'homme. Les enfants nés prématurément avalent, le premier jour de leur existence, le lait qu'on leur fait humer. Donc le fœtus, arrivé à un état de développement avancé, doit de même pouvoir déglutir dans le cas où il ouvre la bouche et où il pénètre de l'eau de l'amnios dans sa cavité buccale. Nul homme n'apprend d'abord à déglutir, comme il le fait quelque peu pour manger.

Mais comme six nerfs cérébraux et une grande quantité de muscles doivent être déjà non seulement différenciés mais aussi excitables, pour que l'acte parfait de la déglutition (par l'intermédiaire du centre dont le siège se trouve dans la moelle allongée) puisse avoir lieu, il ne peut être question de déglutition dans les premiers stades de l'embryon, c'est-à-dire avant le quatrième mois pour l'homme.

Même chose s'applique à l'action de téter.

Chez les mammifères, la faculté de téter, comme la déglutition, a été constatée souvent déjà, longtemps avant leur maturité. J'ai fréquemment fait sur des embryons de cobayes délivrés artificiellement et non à terme, l'expérience suivante : Ayant introduit dans leur bouche un tube en verre rempli d'un liquide quelconque ou même vide, j'ai constaté, dans la plupart de ces cas, une succion complète, lorsque les fœtus n'étaient pas trop jeunes, comme cela eut lieu aussi chez des fœtus de lapins viables, dès que le tube venait à toucher la langue. Le simple attouchement des lèvres ne suffit pas. Pourtant je vis, à différentes reprises, que des embryons de cobayes proches de la naissance, qu'on avait, après la rapide section du cordon, portés dans la couveuse, exécutaient les uns sur les autres de forts mouvements de succion. Ils saisissaient des lèvres et suçaient avec vigueur les replis de la peau et les pattes de leurs frères.

Chez le fœtus humain également, Schottin et O. Soltmann ont, à différentes reprises, observé une succion exercée sur le doigt, lorsque, pendant le toucher pratiqué sur des femmes enceintes, il tombait précisément dans l'ouverture buccale. Scheel avait constaté déjà le même phénomène, en introduisant son doigt dans la bouche de l'enfant nouvellement né. Chez un enfant dont la tête seule se trouvait expulsée, j'ai observé, à l'introduction d'une baguette d'ivoire, une succion bien nette.

Les cas suivants montrent que la succion, chez le fœtus humain, peut avoir lieu avant le complét développement normal intra-utérin :

T.-E. Baker parle d'un enfant qui, d'après le dire de la mère, était né deux mois et demi avant terme et qui, un mois et vingt jours après la naissance ne pesait qu'une livre trois onces. A cette époque, cet enfant long de quatorze pouces anglais pouvait bien téter, alors qu'au début, il avait refusé le sein.

L'enfant mâle, traité par J. Rodmann, et qui pesait également, — mais déjà trois semaines après sa naissance prématurée, — une livre treize onces, refusa le sein durant la première semaine et ne commença qu'à partir de la fin de la troisième semaine à prendre du lait de la mère par cuillerée; mais, dès le début, il se montra plein de vie, dès qu'il fut enveloppé dans de la flanelle et remis à la chaleur du lit. Deux femmes se relevèrent avec la mère pour lui conserver cette température, pendant deux mois, la privation de chaleur provoquant chez lui des convulsions. Cependant l'affirmation que cet enfant était né dix-neuf semaines après la conception, est infirmée rien qu'à cause de sa taille.

Mais les nouveau-nés mûrs avant terme ou presque mûrs ne tètent pas tous à l'attouchement des lèvres ou à l'introduction du doigt dans leur bouche. Il manque ici la sûreté mécanique qui caractérise les mouvements réflexes purs. Il est également digne de remarque que les mammifères nouvellement nés, en particulier les cobayes, n'opèrent pas tous la succion sur la baguette ou le tube directement introduits dans leur cavité buccale, et que le nourrisson malade, comme le nourrisson rassasié, ne tète pas ordinairement. Cette absence des mouvements de succion, chez ce dernier, ne peut en rien être attribuée à une fatigue des muscles intéressés ; car, lors même que ces muscles ont eu le temps de se remettre de leur dernier travail de succion, l'enfant se refuse souvent d'une manière absolue à téter. Il est bien plus probable que c'est une sensation de satiété qui agit ici comme déterminante, ainsi que cela se passe chez l'adulte quand, après un bon repas, il doit mastiquer à nouveau. Il doit donc exister là une certaine concordance avec l'acte de téter.

Certes l'acceptation d'un instinct particulier pour la succion n'explique pas grand'chose. Ce serait un instinct vraiment pervers que celui qui, en vérité, pousserait le nouveau-né, lorsqu'il a faim, à téter tout ce qui peut l'être, mais qui, assez fréquemment, l'en empêcherait à cause d'une légère rudesse ou seulement de la différence de l'objet que les lèvres doivent toucher lorsque, au lieu du sein habituel, on lui en présente un autre ou un biberon où il trouverait une nourriture plus abondante que dans le premier sein. C'est pourquoi il faut reconnaître à l'acte de la succion le caractère d'un mouvement réflexe, quand il répond immédiatement à une excitation périphérique. Toutefois une excitation de ce genre n'a pas lieu avant la naissance, bien que tous les mammifères qui, après la naissance, saisissent la mamelle avec la bouche, par conséquent tous probablement, à l'exception des cétacés et des pinnipèdes, puissent téter déjà peu de temps avant la naissance.

Dans tous les cas, de ce fait que des fœtus nouvellement nés, mûrs ou non mûrs, peuvent, à l'introduction dans leur bouche d'un objet approprié, exécuter des mouvement de succion, il découle non pas qu'ils tétent dans l'utérus, d'une façon normale; mais seulement que, longtemps avant la naissance, la voie réflexe qui part des extrémités nerveuses sensorielles dans la langue et dans les lèvres pour se rendre à la moelle cervicale et de là, par l'hypoglosse dans la langue, est formée et libre d'obstacles, c'est-à-dire qu'elle est praticable. Donc la succion est un mouvement héréditaire et non un acte réflexe pur. C'est pourquoi la succion des nouveau-nés et des êtres non-nés doit être appellée instinctive, d'autant plus qu'il peut se manifester aussi, très tôt, pendant le sommeil, des mouvements de succion sans excitation périphérique. Dans tous les cas, une intention n'est pas nécessaire.

Chez les uns, ce mécanisme de la succion qui au début est indépendant du cerveau, entre immédiatement en fonction avec une grande énergie, chez les autres d'un façon très imparfaite. Chez les fœtus de marsupiaux, relativement encore très peu développés mais étant cependant déjà, cette fonction est avantagée d'une façon merveilleuse sur tous les autres mouvements.

Après sa sortie de la mère, le fœtus du kanguroo, pendu à la mamelle, exécute des mouvements respiratoires longs et puissants et remue les membres quand on lui imprime un choc, comme l'enseigne Owen. Mais il est trop faible au début pour extraire du lait par une succion active; le lait lui est formellement injecté par les contractions musculaires de la glande mammaire, d'après les données du même observateur et de W. Rapp. Avec cela, on ignore comment le fœtus, que la mère tire avec la bouche de l'utérus et porte à une mamelle, se suspendra toujours dorénavant à la même. Comme, d'après Blainville, les fosses nasales sont ouvertes, présentant des trous ronds, et que la bouche n'est que juste assez grande pour saisir la mamelle, chez les tout jeunes marsupiaux, c'est peut-être le sens de l'odorat qui dirige le fœtus dans sa route obscure. Dans tous les cas, la respiration ne peut s'effectuer que par le nez, et il est certain qu'avec le développement de la musculature il se produit très rapidement des mouvements de succion actifs. Les jeunes kanguroos tètent encore, lorsqu'ils peuvent quitter la poche, et, avançant la tête hors de cette dernière, ils mangent de l'herbe en même temps que la mère; quand celle-ci se redresse, ils retournent à la mamelle. Ce phénomène dure, d'après Owen, jusqu'à ce qu'ils pèsent dix livres; d'après Home, jusqu'à ce qu'il soient âgés de neuf mois, si bien que fréquemment un nouveau fœtus, qui se suspend chaque fois à une nouvelle mamelle, tête en même temps que le fœtus qui est devenu grand. On ne connaît pas encore cette propriété de la mamelle (grosseur, forme, odeur?) qui ramène toujours le plus âgé des deux à la mamelle qu'il a utilisée au début et détourne le nouveau fœtus de celle-ci pour une mamelle non utilisée.

Outre les marsupiaux, il existe encore un groupe de mammifères qui injectent leur lait dans la bouche de leurs petits, à savoir les baleines, et peut-être tous les cétacés. Et en vérité il paraît que, règle générale, dans ce groupe, les petits n'arrivent pas à téter, de telle sorte qu'il existe des femelles de mammifères, qui répandent un véritable lait et qui n'allaitent pas leurs petits. Comme W. Rapp le remarque en effet, les cétacés n'ont pas une bouche faite pour téter. La cavité buccale est très longue; chez différentes espèces, elle a la forme d'un bec et les lèvres sont dures et se meuvent difficilement. De plus, la position élevée du larynx, organe qui chez les cétacés, monte jusqu'aux orifices postérieurs des narines et divise ainsi le larynx en deux canaux, l'un droit, l'autre gauche, est défavorable, comme l'a remarqué Hunter, au mécanisme de la succion. En effet, Rapp ne trouva point chez le marsouin, la glande mammaire libre sous la peau et l'épaisse couche graisseuse, mais recouverte d'un fort muscle cutané. Grâce à sa position entre ce muscle et ceux de l'abdomen, la glande peut être comprimée fortement, « si bien que le lait peut être injecté dans la bouche du petit animal, sans qu'il ait eu besoin de téter. » D'ailleurs, Aristote savait déjà qu'en réalité les jeunes dauphins étaient nourris de lait, mais qu'ils ne le tiraient pas de la glande par la succion. Il dit du dauphin femelle que ses mamelles n'ont pas de mamelons, comme celles des quadrupèdes, mais que le lait ruisselle d'un canal et est recueilli par le petit qui suit la mère. Il n'est pas acceptable que, dans cette alimentation, le lait pénètre dans l'estomac du petit sans se mêler à l'eau de mer.

Donc si, chez les marsupiaux, dans les premiers temps de la lactation, et chez les cétacés, pendant tout le temps de la lactation, le lait n'est pas recueilli par le petit, à l'aide de mouvements de succion, mais lui est injecté dans la bouche, il est possible que la glande mammaire, chez d'autres mammifères, se vide d'une façon analogue par la contraction de fibres musculaires lisses, et seconde ainsi les mouvements de succion qui, au début, sont souvent assez imparfaits.

En effet, j'ai vu, chez deux nourrices vigoureuses, s'échapper par jets puissants le lait du sein entièrement mis à nu et n'ayant pas été touché, quand, durant une paire d'heures, le nourrisson n'avait pas été mis à la mamelle. Bichat mentionne également que le lait, quand il est en surabondance, est éjaculé avec force, phénomène produit par une forte contraction des canaux lactifères.

En général, toutefois, la glande mammaire exige pour se vider, un travail musculaire important de la part du nourrisson qui doit établir une différence entre les pressions atmosphériques interne et externe de la cavité buccale, fait découvert par Pascal.

Enfin ces mouvements de succion sont héréditaires.

CHAPITRE IV

DE LA DIFFÉRENCE QUI EXISTE ENTRE LE NERF ET LE MUSCLE AU REPOS ET EN ACTIVITÉ CHEZ L'EMBRYON

Une des tâches les plus méritoires serait l'étude de l'appareil musculaire au repos d'abord, en activité ensuite et immédiatement après. Les différences déjà établies pour le muscle et le nerf, chez l'individu né, entre leurs propriétés électriques, élastiques, thermiques, chimiques et, au point de vue morphologique, à l'aide de l'examen microscopique, doivent être, sous le rapport de leur valeur, examinées toutes avec toutes les ressources de la méthode expérimentale physiologique moderne. J'aurais moi-même entrepris cette tâche si le manque d'un objet de recherche approprié ne m'en eût empêché.

Du moins, sous le rapport de la fixation du moment où, par exemple, des courants d'action se manifestent dans le muscle (et le nerf) du fœtus et où se produisent pour la première fois, dans la vie fœtale, les courants électriques inverses sur la coupe longitudinale et la coupe transversale, on ne peut expérimenter, avec la perspective d'un grand résultat, sur l'embryon de mammifère et d'oiseau. Car la plus petite atteinte modifie de la façon la plus rapide le tissu contractile. Toutefois on peut avancer avec sûreté que les forces électro-motrices ne lui font pas défaut dès l'abord, et il est probable que la découverte des substances, qui sont, dans le nerf et le muscle sectionnés, la condition des courants électriques les substances ÉLECTROGÈNES, chez l'individu né, pour les désigner brièvement, ne serait pas médiocrement facilitée par la mise à l'épreuve des tissus de l'embryon.

Des recherches sur les embryons des poissons électriques seraient à ce point de vue d'un intérêt tout particulier.

On ignore encore dans quel stade de leur développement les embryons du silure électrique (*malopterurus*), du gymnote électrique (*gymnotus*), de la torpille (*torpedo*), ainsi que des *mormyrus*, *tetrodon*, *trichiurus*, produisent une décharge électrique pour la première fois. Mais la perspective de déterminer exactement ce moment est bien petite, en face de la difficulté qu'on a à se procurer des œufs et des embryons de ces animaux. Certes, M. Marey me communiqua oralement qu'il savait de M. Pancieri que ce dernier avait trouvé électrique l'embryon de la torpille; cependant je n'ai, de cette part, rien appris de plus précis à ce sujet. Mais le savant le plus versé dans la connaissance des organes électriques, M. Babuchin (de Moscou), m'a dit (1884) que cette question le préoccupait depuis longtemps et que, d'après ses observations et ses expériences nombreuses, les embryons de la torpille, tant qu'ils ne sont pas pigmentés et tant que la vésicule ombilicale demeure visible, ne produisent pas de décharge électrique, bien qu'à cette époque ils se meuvent vivement depuis longtemps déjà. Ce n'est que quand ces poissons sont devenus gris et que le vitellus est résorbé, qu'il est possible de constater, à l'aide de nerfs de grenouilles, la décharge électrique. Alors on put reconnaître aussi le réseau nerveux — la ramification terminale des fibres nerveuses électriques, — réseau dont on n'apercevait rien auparavant. De plus, les plaques de l'organe électrique étaient extrêmement minces chez l'embryon de la torpille, à tel point que leur isolement se fit difficilement.

Toute observation plus ample sur la manière de se comporter de ces embryons serait, pour l'électrophysiologie, d'une grande importance, surtout qu'on ne peut plus douter, après les recherches excellentes de Babuchin, que l'organe électrique, chez la torpille, dérive de muscles transformés. On se demande avant tout dans quel stade du développement les nerfs électriques deviennent capables de fonctionner, et si l'organe électrique dont les piles, d'après l'observateur mentionné, n'acquièrent pas d'augmentation numérique chez l'animal au terme de sa croissance, fonctionne déjà avant que le nombre des piles, qui doit demeurer constant plus tard, soit atteint.

On sait de même fort peu de chose de la chimie des muscles et des nerfs de l'embryon, bien qu'ici on puisse plus facilement se procurer l'objet des expériences.

L'affirmation souvent répétée d'après laquelle le muscle embryonnal ne prendrait pas la rigidité cadavérique, démontre à elle seule déjà, toute l'imperfection des observations. Car j'ai vu très souvent la rigidité cadavérique chez les embryons de cobayes, leurs muscles, aussi bien dans l'utérus (par exemple, après l'empoisonnement de la mère par le gaz d'éclairage) qu'après l'extraction, devinrent rigides. Mais reste à savoir dans quel stade du développement du tissu musculaire celui-ci acquiert la propriété de devenir rigide Que chez le fœtus humain la rigidité musculaire ne puisse se produire avant le septième mois de la gestation, cela a été souvent affirmé, mais demeure toutefois très douteux ; je ne sache pas d'observations spéciales faites pour confirmer ce point. Comme, en général, un muscle devient plus facilement acide et rigide, après une activité soutenue qu'après un repos prolongé, il n'est pas invraisemblable que, dans le tissu musculaire de l'embryon, la coagulation de la myosine, caractéristique dans la rigidité musculaire, d'après les recherches de W. Kühne, se fasse plus difficilement et plus incomplètement que dans le tissu musculaire de l'individu né ; mais il n'en résulte nullement l'impossibilité, pour le tissu contractile de l'embryon, de devenir rigide à un moment quelconque de son développement.

Quant à la rigidité cadavérique du sang, c'est-à-dire sa coagulation, ce n'est que dans les tout premiers temps qu'elle n'a pas lieu chez l'embryon, à une époque où le sang mérite à peine ce nom et où il devrait bien plutôt encore être appelé hœmatolymphe.

Il a été donné plus haut déjà des particularités sur la chimie des muscles fœtaux et on y a fait présager leur valeur physiologique.

Il existe quelques déterminations quantitatives de Bibra pour les nerfs du fœtus, de Schlossberger pour ceux du nouveau-né. D'après eux, le cerveau non développé contient, en général, relativement plus d'eau et moins de matière extractive par l'éther que le cerveau développé ; et chez le nouveau-né, les différences qui existent sous le rapport quantitatif entre les différentes parties du cerveau ont généralement été peu ou point déterminées. Cependant de ce peu de chiffres et des autres observations chimiques faites incidemment, il ne découle rien de sûr touchant une différence entre les tissus nerveux et musculaires selon leur état de repos ou de fonctionnement. Ces deux tissus sont capables de fonctionner longtemps avant leur complexité morphologique et plus tard chimique. Et il est de toute vraisemblance que les cellules contractiles consument de l'oxygène durant la contraction. Certes le cœur de l'embryon peut demeurer actif un certain temps encore quand il ne reste plus une quantité appréciable d'hémoglobine oxygénée dans son sang ; et la ténacité vitale extraordinaire du muscle cardiaque chez l'embryon (de l'homme aussi) porte à croire que ce muscle — et probablement d'autres muscles de l'embryon — a à sa disposition la faculté de produire un travail considérable par rapport à sa masse.

SEPTIÈME PARTIE

LA SENSIBILITÉ DE L'EMBRYON

CHAPITRE PREMIER

LES CINQ SENS AVANT LA NAISSANCE

Le signe général et caractéristique de la vie de l'embryon est son isolement, sa séparation par la membrane coquillière, la coque, e sac fœtal, d'avec le milieu ambiant, qui réduisent au minimum 'effet des impressions sensorielles. Sous ce rapport, presque tous es embryons ont, avant leur maturité, une existence analogue à un sommeil sans rêve après la naissance. Mais, de même que dans le ommeil la fonction des sens et les phénomènes psychiques qui s'y 'attachent, font défaut, et non point la possibilité pour les organes les sens d'être mis en activité par des excitations assez intenses au moment du réveil); de même se passent les choses chez 'embryon, qui est excitable longtemps avant sa maturité. La grande lifférence qui existe entre les états qui précèdent la naissance et ceux qui la suivent, provient de ce que l'expérience manque à 'embryon et, qu'en conséquence, lors même que son appareil ner-'eux terminal serait déjà parfait à la périphérie et au centre, ce qui n'est pas le cas, la réaction produite par des excitations adé-quates serait nécessairement autre qu'elle ne le sera plus tard. Au point de vue physiologique et particulièrement au point de vue psychogénétique, il est important de rechercher à quelle époque, chez l'homme et l'animal, chaque organe des sens devient excitable, et comment se comportent en général le nouveau-né et le fœtus, à l'égard des atteintes, des attouchements, des excitations thermiques, électriques, chimiques; à l'égard des impressions du goût et de l'odorat; à l'égard du son et de la lumière. Bien que je renvoie, pour cette étude, à la première partie de mon livre sus-mentionné, « *L'âme de l'enfant* » (2e édition, 1884), je donne encore ci-après une série de faits qui se rapportent à la sensibilité du fœtus et mènent à quelques conclusions nouvelles.

LA SENSIBILITÉ DE LA PEAU AVANT LA NAISSANCE

La sensibilité superficielle, longtemps avant la maturité, est faible chez l'embryon. Mais, vers la fin de son existence intra-utérine, on constate déjà facilement, chez beaucoup d'animaux, une sensibilité notable de la peau. Si, après avoir observé une fois des mouvements chez le fœtus, on pique avec une aiguille très fine l'embryon d'une femelle de cobaye en état de gestation avancée, on peut être sûr de voir se manifester un nouveau mouvement. J'ai souvent fait cette expérience, d'abord pour montrer, sans entr'ouvrir la cavité abdominale, les mouvements du fœtus grâce aux oscillations parfois très rapides de la tête de l'aiguille; puis dans l'intention de préciser le moment où l'excitabilité réflexe de l'embryon devient perceptible. Mais comme des piqûres répétées provoquent facilement l'avortement, j'ai dû renoncer à faire mon épreuve de cette façon.

La palpation pratiquée sur le fœtus de cobaye avec le pouce et l'index, sans lésion, fut suivie déjà de nombreux mouvements de répulsion de la part du fœtus, de telle sorte qu'une forte pression agit comme une piqûre. Toutes deux sont des excitations réflexes et toutes deux peuvent provoquer, sans nul doute, une impression douloureuse, du moins peu de temps avant la naissance et sur un animal qui arrive au jour, assez développé.

Chez des embryons de lapins également, lorsqu'ils sont proches de leur terme, la sensibilité de la peau est aisément démontrable, immédiatement après leur extraction rapide de l'utérus. Parmi des cas nombreux, qu'un seul serve à la démonstration. Le 19 mars 1879 j'enlevai à une lapine, cinq embryons presque à terme, dans l'espace de cinq minutes. Tandis qu'avant l'ouverture de l'utérus ils avaient été d'abord sans mouvement, je vis déjà, à la préhension et après leur extraction complète, plusieurs d'entre eux exécuter immédiatement des mouvements avec leurs pattes. Quand le cordon fut sectionné, tous les cinq se remuèrent avec vivacité, au pincement d'une patte ou à l'excitation électrique d'un point quelconque de leur peau. L'excitation des nerfs cutanés, par une série de fortes décharges d'induction se suivant rapidement, est sans aucun doute douloureuse déjà, car les animaux poussèrent des cris si forts, pendant et peu de temps après l'excitation, qu'on dut s'étonner de la force de leur voix. Mais, bientôt après leur éloignement de la mère, ils ne crièrent plus. A la simple piqûre faite sur la peau avec la pointe d'une aiguille, au pointillage fait sur elle avec des acides minéraux énergiques et à la brûlure produite avec des baguettes de verre très chaudes, on entendit chaque fois des cris puissants ; mais les autres réponses réflexes des excitations cutanées douloureuses étaient tout à fait irrégulières et sans but. Ces petits êtres aveugles ne pouvaient échapper à la pince électrique et à l'aiguille, et leurs mouvements, vigoureux en vérité, mais complètement incoordonnés, de temps à autre comme accidentellement bilatéraux-symétriques et rampants, révèlèrent seulement qu'ils ressentaient la forte excitation cutanée, traumatique, électrique, thermique, chimique. En outre le refroidissement provoquait une diminution des mouvements moins énergiques qui avaient lieu, dès le début, sans excitation artificielle ; il semblait que les animaux s'endormaient ; tandis que le réchauffement poussait leur motilité jusqu'aux convulsions, la tête en particulier se projetant de-ci de-là et l'animal entier exécutant parfois des rotations. Non garantis, les embryons se refroidissent avec une très grande rapidité.

S'ils se sont comportés, dans les expériences mentionnées d'abord comme s'ils avaient éprouvé de la douleur, leur conduite plaisante, durant le réchauffement modéré, manifesta plutôt tout le contraire. On ne peut s'empêcher de croire que les mouvements drôles de ces embryons provenaient, comme les mouvements tout à fait analogues d'animaux plus avancés en âge, d'une certaine sensation de bien-être ou en étaient accompagnés.

En outre, il est digne de remarquer qu'une fois que l'excitabilité réflexe de la peau s'est manifestée, la durée du réflexe est beaucoup plus longue que chez l'adulte. Chez les embryons de lapins, dont la peau a été touchée ou brûlée avec des baguettes chaudes ou entamée par de l'acide sulfurique, il peut s'écouler une ou deux secondes entre le moment de l'attouchement et le mouvement réflexe. A ce retardement de la marche périphérique ou intercentrale du mouvement réflexe se relie la sensibilité plus faible des embryons à la douleur. Car, lors même que, d'après les expériences qui viennent d'être citées, des fœtus proches de leur maturité peuvent éprouver de la douleur, ce ne sont que les atteintes les plus violentes qui provoquent des cris violents et des réflexes d'une force proportionnelle. Des excitations plus faibles, qui affectent fortement l'animal né, demeurent absolument sans réponse chez des fœtus non à terme, et rien n'est plus erroné que la croyance à une grande excitabilité réflexe du fœtus de mammifère non à terme. Que cette excitabilité grandisse à coup sûr continuellement avant la naissance, le fait se reconnait déjà à la diversité croissante des mouvements du fœtus, chez des femelles pleines qu'on a palpées sans les molester, aussi à l'occlusion des paupières qui survient, à la suite de l'attouchement de la conjonctive, régulièrement mais lentement et incomplètement, chez des cobayes nés prématurément ou extraits, ainsi que je l'ai trouvé. L'attouchement seul du centre de la cornée ne provoque même pas un tressaillement; l'attouchement de la conjonctive ne provoque qu'une occlusion lente et partielle des paupières, parfois même chez des embryons de cobayes plus développés et pesant plus de 85 grammes.

Comme, par conséquent, l'excitabilité des nerfs cutanés du fœtus dans les derniers temps de son développement intra-utérin grandit beaucoup, mais qu'elle n'est pas aussi grande, immédiatement après la naissance, que plus tard, pour tomber de nouveau à l'entrée en jeu de l'activité cérébrale qui contrarie les réflexes, il devient d'un intérêt particulier de savoir si les moyens anesthésiques affaiblissent l'excitabilité du fœtus, par exemple le chloroforme, qui diminue et annule la douleur, chez l'individu né, après une forte excitation des nerfs sensoriels, et peut annihiler la motilité, dans le cas où la narcose est assez profonde. Je n'ai fait que peu d'expériences à ce sujet, mais ces expériences montrèrent clairement; 1° que la narcose chloroformique passe plus vite chez le fœtus de lapin extrait vigoureux et respirant l'air que chez l'individu né ; 2° que la simple inspiration d'un air contenant du chloroforme ne détruit pas facilement la motilité et la sensibilité; 3° qu'à l'arrosement de la peau avec le chloroforme, dans la couveuse, la sensibilité de la peau aux excitations les plus fortes, s'efface bientôt, mais reparaît rapidement. Par conséquent ce sont les nerfs sensoriels périphériques qui sont affectés, chez le fœtus, par le chloroforme, vivement par son application locale, très faiblement par son emploi interne, et ce n'est qu'en seconde ligne que la moelle se trouve influencée par l'agent anesthésique. Le cerveau ne joue pas encore ici un rôle appréciable. Des expériences semblables sur la toxicité d'autres substances, par exemple de l'alcool, chez le fœtus, promettent des résultats abondants.

Relativement à la sensibilité de la peau chez l'embryon de poulet il découle des faits déjà rapportés quand il s'est agi de son excitabilité réflexe, qu'elle manque totalement au début ou du moins qu'elle n'est démontrable par aucun moyen connu; car aucune excitation cutanée électrique, thermique, traumatique ne provoque une réponse réflexe, quelque grande que soit déjà la motilité à partir du cinquième jour, et quelque sensibles que se montrent déjà à ces mêmes excitations, le cœur à partir du troisième jour, l'amnios à partir du cinquième.

Je tiens ce fait pour l'un des plus importants dans tout le domaine le la physiologie de l'embryon, et j'ai fait un grand nombre d'observations et d'expériences avant de me convaincre que *la sensibilité de l'embryon se manifeste plus tard que la motilité*. Ce ne sont l'abord que des causes physiques internes qui provoquent des mouvements impulsifs, sans qu'il y ait d'excitation périphérique et sans que de pareilles excitations, lorsqu'elles se manifestent, puissent produire une action. Ce n'est que bien plus tard qu'on constate la sensibilité de la peau, grâce aux mouvements réflexes.

Avec ce phénomène constaté chez tous les embryons normaux, 'accorde, d'une façon remarquable, ce fait que des embryons (du apin) que j'ai chloroformés dans la couveuse, après leur extraction de 'utérus, la section du cordon et le dessèchement, exécutèrent souvent ncore, dans la plus profonde narcose, de nombreux mouvements, nais qu'il ne réagirent même pas aux excitations cutanées les plus uissantes (courants d'induction interrompus, qui projetaient une tincelle d'un millimètre de longueur d'un mors de la pince électrique à l'autre). Cependant la sensibilité reparut bientôt.

C'est donc la fonction motrice qui est la plus solidement établie.

Il a été fait peu de recherches au sujet de l'état de la sensibilité le la peau du *fœtus humain*. Chez des fœtus de huit mois, Kussnaul trouva, comme chez les nouveau-nés à terme, une excitabiité réflexe prononcée. Chatouillait-il la paume de la main, elle se ontractait et saisissait la barbe de plume qui servait à la chatouiller, e chatouillement de la plante du pied provoquait des mouvements e plus souvent vigoureux dans les jambes; les articulations du enou et de la hanche étaient le siège de flexions et d'extensions et es orteils écartés.

La grande sensibilité de la muqueuse nasale à l'attouchement 'était, par contre, pas établie encore, chez trois fœtus de sept mois, lusieurs jours après leur naissance; car le chatouillement ne prooquait que des réflexes douteux. Genzmer n'observa pas, sous ce apport, chez un fœtus de huit mois, une sensibilité plus faible que hez les nouveau-nés à terme. Mais bien qu'il éprouvât la sensibiité par des piqûres d'aiguille exercées sur le nez, la lèvre supérieure, la main, il ne constata aucun signe de malaise, souvent même aucun tressaillement léger; et cependant l'aiguille avait été plantée si profondément qu'une goutte de sang était apparue.

Les excitations cutanées qui ont lieu, d'une façon normale, dans l'utérus, et auxquelles n'appartiennent ni la piqûre, ni le chatouillement, sont occasionnées, soit par le contact de la paroi utérine pendant les changements de position du fœtus, soit par le contact mutuel des parties du corps. Ici entre aussi en considération le cordon ombilical.

Le heurt contre la paroi utérine, sensible durant toute la seconde moitié de la grossesse de la mère, a lieu dans toutes les directions; mais le fœtus doit être affecté d'une manière toute différente, selon qu'il exerce un choc (qu'il « heurte » ou « frappe » ainsi qu'il semble à la mère) contre des parties résistantes qui ne cèdent pas au piétinement, par conséquent, par derrière, ou contre les parties tendres qui lui cèdent, par conséquent, par devant où l'on aperçoit ses mouvements. La grande différence qui existe entre les résistances concourt, dans tous les cas, à donner au fœtus sa position finale. On peut à peine se refuser d'admettre l'opinion ancienne, d'après laquelle le fœtus se met dans la position où la pression sera le plus faible possible. Même après la naissance, l'enfant endormi et aussi l'adulte endormi remplacent fréquemment une position incommode par une plus commode, sans se réveiller et sans se souvenir après, le moins du monde, de ce changement. Sans l'acceptation de la sensation, si peu nette soit-elle, d'une pression externe, on ne peut s'imaginer comment il peut prendre cette position « la plus commode ». Et dans cette position, les membres peuvent toujours se fléchir et, dans une certaine mesure, s'étendre; ils peuvent pour le moins se fléchir plus ou moins. Mais il est invraisemblable que leur contact réciproque provoque une sensation, puisqu'au début, tant que la position change souvent encore, le sensorium doit, d'après les recherches précédentes sur l'excitation, être trop peu développé pour percevoir des excitations si faibles; et que, plus tard, quand le corps a pris sa position définitive, les membres également ne changent que peu leur position respective, si bien que ce sont presque toujours les mêmes points de la peau des bras et des jambes qui se touchent. On peut, par une simple expérience, se convaincre que, quand une partie du corps en touche une autre (sans être serrée avec force contre elle) pendant quelques minutes seulement, le contact n'est plus perçu. En effet, quand — un peu avant le sommeil ou après le réveil, — on s'accroupit d'une façon analogue à celle du fœtus et qu'on demeure sans mouvement, on perd bientôt toute connaissance de sa position parce qu'aucune sensation de contact ne persiste. Le plus petit mouvement volontaire oriente à nouveau sur la position de la partie remuée.

Comme, par conséquent, le fœtus est peu sensible au contact de sa peau avec ses propres membres, — autrement le nouveau-né endormi se réveillerait lui-même par ses propres mouvements, lesquels sont souvent puissants, — il n'est vraisemblablement pas en état d'éprouver d'autres sensations de pression que celles qui sont occasionnées par le choc contre la paroi utérine.

On ne sait pas si, en outre, l'attouchement des lèvres par les mains, fait qui pourrait se produire déjà longtemps avant la naissance, provoque une sensation et, par conséquent, une succion intra-utérine des doigts.

Les attouchements du cordon ombilical durent certes trop peu de temps pour donner lieu à des sensations, abstraction faite des cas anormaux, par exemple, des cas d'enroulement.

Il est prouvé par les expériences d'Högyes (1877) et par les miennes que, chez le fœtus de mammifère, la sensibilité de la peau, reconnaissable aux mouvements réflexes, peut durer encore quand tous les mouvements respiratoires (du petit animal excité prématurément soit dans l'œuf, soit après sa délivrance, dans une solution de sel ordinaire à 0,6 p. 100) ont cessé. Par là il est démontré à nouveau que l'excitabilité réflexe du fœtus, c'est-à-dire des nerfs cutanés centripètes et des cellules ganglionnaires sensorielles centrales, est indépendante de la respiration et, à l'inverse, ma théorie des premiers mouvements respiratoires, qui est basée sur la dépendance de ceux-ci vis-à-vis de l'excitabilité réflexe déjà mentionnée, par conséquent de la sensibilité de la peau, en trouve remarquablement étayée. Le fœtus seul, dont les nerfs cutanés fonctionnent ou sont aptes à fonctionner, peut exécuter des mouvements respiratoires. Asphyxie-t-on une femelle en état de gestation, ses embryons, souvent longtemps après que la mère a cessé de répondre aux excitations réflexes et après qu'ils ont eux-mêmes cessé tout mouvement respiratoire, exécutent des mouvements avec les membres et la tête, à la suite d'une excitation mécanique de la peau, pendant que les animaux à température propre adultes font, en vérité, souvent longtemps après l'extinction de la sensibilité de la peau, des inspirations isolées, dans la plupart des cas sans effet, mais ne manifestent pas de réflexes à l'excitation de la peau, quand la respiration a disparu, comme le font les amphibies.

Les observations font défaut au sujet des modifications de la sensibilité de la peau, chez l'embryon, suivant la nature de la peau et la quantité de *vernix caseosa*.

De même on ne sait encore rien touchant le *sens de la température* chez le fœtus de l'animal. Il est probable que, en général, ce fœtus n'a pas d'une façon normale, avant la naissance, des sensations de température, parce qu'il n'a pas occasion d'éprouver des variations rapides et notables de la température de sa peau, dans l'utérus et l'eau de l'amnios uniformément tempérée, et qu'en conséquence il n'est pas dans le cas de juger deux températures différentes, si déjà il est capable de juger. Mais même le refroidissement anormal ou le réchauffement anormal du fœtus de mammifère mis à nu, le premier fait occasionnant une diminution et le dernier une augmentation de la motilité, peuvent difficilement provoquer une véritable sensation de température, parce que le fœtus éprouve une modification de sa température en même temps sur tous les points et d'une quantité à peu près égale.

On n'a pas encore publié d'expériences sur la manière de se comporter des enfants nés avant terme, à l'égard des excitations *thermiques*. Il n'est pas admissible non plus qu'on puisse conclure de la diminution de la vivacité des nouveau-nés humains non à terme pendant un long refroidissement et de son augmentation durant un réchauffement, que le fœtus, dont la température depuis son origine jusqu'à la naissance reste à peu près constante, ait la *sensation du froid* ou la *sensation de la chaleur*. Dans l'utérus manque la condition principale à l'établissement d'une sensation de la température, à savoir un brusque changement de la température de la peau, et l'invraisemblance de la production, dans l'utérus, d'une sensation nette tactile ou thermique, grandit si l'on accepte la croyance d'après laquelle le fœtus dort; car les individus en état de sommeil sont peu sensibles au réchauffement et au refroidissement, et les enfants endormis se meuvent certes fréquemment à l'attouchement, mais n'en gardent pas le souvenir lorsqu'ils se réveillent bientôt après. Le simple refroidissement ou réchauffement réveille plus difficilement que les attouchements, les enfants endormis, comme les adultes.

Il en est de même de l'embryon d'oiseau dans l'œuf. Cependant une observation que j'ai faite souvent tend à appuyer l'opinion d'après laquelle l'embryon de poulet presque à terme distingue déjà le chaud et le froid. En effet, quand je refroidissais rapidement un œuf dans lequel le poulet piaulait déjà, sans avoir commencé à briser la coque, le pépiement devenait souvent beaucoup plus fort et plus continu, et, par contre, cessait tout à fait quand l'œuf était réchauffé. A l'augmentation locale de la température de la coque par la concentration des rayons solaires, à l'aide d'une lentille, le pépiement caractéristique reprenait à nouveau. Donc le poulet distingue, le vingtième et le vingt et unième jour, dans l'œuf intact, la chaleur et le froid.

La grande sensibilité des embryons de poissons et d'amphibies aux variations de température de l'eau ambiante fait présumer qu'ils peuvent être amenés très tôt (dans l'œuf) à exécuter des réflexes à la suite d'excitations thermiques.

LE SENS DU GOUT AVANT LA NAISSANCE

La meilleure preuve qu'un fœtus a déjà, un ou deux mois avant sa naissance, la *faculté* d'éprouver la sensation du goût, est fournie par les expériences de Kussmaul sur des fœtus nouvellement nés de sept et de huit mois. Il trouva qu'à l'arrosement de la langue avec une solution sucrée, il réagissent d'une toute autre façon qu'à l'arrosement avec une solution de quinine. Dans le premier cas ils relevaient les lèvres en forme de museau, serraient la langue entre les lèvres et commençaient à sucer et à déglutir avec plaisir. « Par contre, pour la solution de quinine, la figure se contractait. Aux degrés les plus légers de l'action produite par la solution de quinine les muscles élévateurs seuls des ailes des narines et de la lèvre supérieure se contractèrent; à des degrés plus intenses les muscles sourciliers et les muscles constricteurs des paupières se contractèrent aussi; ces dernières furent étroitement serrées et même tenues fermées un certain temps. Avec cela le pharynx éprouva des contractions convulsives, les enfants faisaient des efforts pour vomir, la bouche s'ouvrit largement, la langue se tira sur une longueur d'un pouce, et le liquide introduit fut le plus souvent expulsé en partie avec une grande quantité de salive. Parfois la tête fut vivement secouée comme cela se passe chez les adultes quand ils éprouvent de la répugnance. » Ces mouvements mimiques se manifestèrent chez plusieurs fœtus non à terme, de même que chez des fœtus mûrs, particulièrement chez un garçon qui était né au septième mois, et dont la peau rouge était encore couverte de duvet lanigineux, dont les mains étaient bleues et froides.

Genzmer également ne trouva pas la sensibilité du goût aux substances amères et acides, beaucoup plus obtuse chez les enfants nés jusqu'à huit semaines avant le terme normal, que chez les fruits à terme. En outre on constata sous le rapport de la vivacité de la réaction de grandes différences individuelles. Mais, d'après cela, il n'est pas permis de douter que la voie réflexe du nerf du goût, du moins des fibres nerveuses sensibles à l'amer et au doux, existe et soit praticable, deux mois déjà avant la naissance, jusqu'aux nerfs moteurs des muscles faciaux, lingaux, pharyngiens, masséters. Cette conclusion a d'autant plus de valeur qu'une occasion d'utiliser cette voie ou qu'une véritable sensation du goût peut difficilement survenir dans l'utérus.

Lors même, en effet, que l'eau de l'amnios ne resterait pas constamment la même, comme des auteurs antérieurs l'ont cru, et que par conséquent, elle pourrait pour cette raison éveiller, chez l'embryon, quelque sensation gustative, il n'est pas permis de mettre en compte, à titre de fortes excitations du goût, les changements qualificatifs et quantitatifs de l'ensemble de l'eau de l'amnios que déglutit le fœtus, quelle que soit la grandeur du champ qu'on leur reconnaisse, parce qu'ils se produisent avec une trop grande lenteur. La condition fondamentale de toutes les excitations nerveuses et de toutes les sensations, à savoir le brusque changement du milieu où aboutissent les extrémités excitables des nerfs, n'est pas réalisée, à moins qu'on ne croie le fœtus capable de distinguer s'il a dans la bouche l'eau de l'amnios aspirée ou le liquide propre de sa bouche (du mucus buccal ou même de la salive).

Une opinion pareille ne serait déjà pas autorisée par ce fait même que ni l'eau de l'amnios, ni le mucus buccal n'ont une grande saveur, et que les enfants nouveau-nés se montrent indifférents à des excitations gustatives *faibles*. De plus le fœtus produit très peu de salive.

Si cette considération rend improbable la production d'un *sensation* du goût ou seulement d'un réflexe du goût, avant la naissance, il n'est nullement douteux cependant que les extrémités des nerfs gustatifs sont, dans l'utérus, objectivement et faiblement excités par des excitations adéquates. L'eau de l'amnios contient en dissolution des matières d'une saveur alcaline, salée, et aussi, grâce à l'addition d'un peu d'urine fœtale, douce-amère et acidule. Lorsque, comme c'est le cas, cette solution coule très fréquemment sur la face dorsale de la langue, dans l'œsophage, les extrémités des nerfs gustatifs sur la langue doivent être faiblement excitées, et la réaction du nouveau-né à ces excitations gustatives, lorsqu'elles sont fortes, en paraît plus compréhensible. Peut-être lui vient-il une vague réminiscence des excitations intra-utérines accumulées.

Par contre, la production d'une sensation du goût par des excitations internes non adéquates, avant la naissance, n'est pas admissible. Car une pareille sensation est très rare chez l'adulte en bonne santé et à l'état de veille ; elle n'est pas fréquente non plus dans le rêve, et alors elle est produite par des réminiscences. Les hallucinations du goût, dans les maladies mentales et les empoisonnements (notamment par la santonine) sont relativement rares; et, bien que Magendie et moi-même ayons observé, chez des mammifères, des mouvements vigoureux de mastication, du lécher, de claquements des lèvres, de déglutition, à la suite d'une injection sous-cutanée d'une substance d'une saveur prononcée, il est probable qu'il s'agit ici d'une excitation adéquate des nerfs gustatifs par une voie insolite, c'est-à-dire qui part du sang.

L'occasion d'une semblable excitation gustative fait défaut aussi à l'embryon, quand la mère, ainsi que c'est la règle, ne l'éprouve pas elle-même.

Que, d'ailleurs, le cerveau ne soit pas indispensable à la production du réflexe du goût, chez l'individu né prématurément, cela a été démontré par une observation importante du professeur O. Küstner, qui vit l'anencéphale mentionné déjà, après qu'il lui eût badigeonné la langue avec de la glycérine faire la bouche en pointe. En même temps la langue fut portée entre les gencives, retirée et ramenée à nouveau, et ainsi de suite. Après le lavage de la bouche on lui mit du vinaigre sur les lèvres et la langue. Cette expérience eut pour conséquence l'ouverture de la bouche et la projection répétée de la langue. Avec cela, la face entière était cyanosée, la *conjunctiva bulbi* injectée des deux côtés. En effet, la fente palpébrale laissa voir le bulbe de l'œil des deux côtés jusqu'à environ la moitié de l'iris.

A cet anencéphale manquaient, d'après le rapport fait sur sa dissection par le professeur O. Binswanger, le pont de varole, les pédoncules, les tubercules quadrijumeaux et la partie postérieure de la portion moyenne du cerveau, toutes les parties de la substance grise (en dehors de petits restes des pôles antérieurs des deux lobes frontaux) et toute la région qui comprend les hémisphères.

Par conséquent, les réflexes du goût avec distinction de deux qualités du goût, la perception du doux et de l'acide, doivent pouvoir se produire sans le cerveau.

Un rapport détaillé a été donné ailleurs sur le sens du goût des nouveau-nés à terme.

LE SENS DE L'OLFACTION AVANT LA NAISSANCE

Comme, quand des fosses nasales sont remplies d'un liquide à odeur forte, il en résulte non seulement l'absence de sensation olfactive, mais encore un important amoindrissement de l'impressionnabilité aux odeurs, ainsi que E.-H. Weber l'a trouvé, il ne peut être douteux qu'avant la naissance les aérozoaires ne peuvent, par aucune excitation olfactive objective, éprouver une sensation de l'odorat; car, chez le fœtus, les fosses nasales ne contiennent, jusqu'à la naissance, aucune trace d'air. La condition fondamentale pour qu'il se produise chez l'homme, une sensation de l'odorat à la suite d'une excitation externe, c'est-à-dire l'inspiration de corps gazeux, fait absolument défaut. Les fosses nasales sont, comme la cavité buccale, avant la naissance, remplies d'eau de l'amnios, en tant qu'elles aient une ouverture.

Par contre, il existe la possibilité, pour le nerf olfactif, d'être impressionné par une excitation interne non adéquate. On pourrait penser ainsi que, chez le fœtus à terme, des changements survenus dans la circulation du sang ou dans la tension des tissus fussent capables de provoquer une olfaction subjective, tantôt par des excitations périphériques, tantôt par des excitations centrales. Mais ces sensations sont au plus haut point improbables, étant donné que, chez les adultes humains en bonne santé, de pareilles excitations internes du *nervus olfactorius*, à l'état de veille, rentrent dans la catégorie des plus grandes exceptions et que, particulièrement pendant le sommeil, elles ne se présentent pas souvent sans se rapporter directement à une substance odorante du milieu ambiant, d'après de nombreuses recherches que j'ai faites à ce sujet, et qu'enfin, lorsqu'elles ont lieu, elles proviennent de réminiscences personnelles, comme les autres rêves. Or l'embryon ne peut avoir de pareilles réminiscences d'odeurs. De plus les hallucinations olfactives, dans les maladies mentales et les empoisonnements (par exemple par la santonine), sont rares, comparativement aux hallucinations; enfin il est à considérer que l'embryon, même quand il est dans la possibilité d'éprouver une sensation quelconque du nerf olfactif, n'est pas dans une situation favorable à la production de ces excitations, à cause de la lenteur des changements qui pourraient agir comme excitants.

Donc, avant la naissance, il ne se produit pas, chez l'homme, de sensations olfactives.

Mais, pour le fœtus humain de huit mois (né avant terme), l'*excitabilité* de la première paire des nerfs cérébraux est avérée; car Kussmaul observa chez lui, pendant le sommeil, comme chez le nouveau-né à terme, quand les exhalaisons d'*asa fœtida* ou d'huile animale de Dippel pénétraient par inspiration dans le nez, des manifestations non équivoques de répugnance.

D'après cela, la *faculté* d'éprouver des sensations olfactives existe avant la naissance. Il manque toutefois l'occasion de la mettre en jeu.

Chez les embryons des hydrozoaires, particulièrement chez ceux des poissons, il doit en être autrement. Peut-être que chez eux, comme chez les adultes, les nerfs olfactifs peuvent être impressionnés par des excitations objectives; et le poulet qui, avant l'éclosion, respire de l'air durant des heures, peut très bien avoir le sens de l'olfaction, immédiatement après. Car souvent il exécute des mouvements de répulsion et de déglutition, quand on lui présente des corps volatils à odeur caractéristique, par exemple de l'acide propionique, de l'ammoniaque liquide, de la teinture d'iode, de l'acide acétique; souvent il secoue la tête avec énergie, quand l'excitation est forte, et frappe sur le verre qui contient la substance volatile. La déglutition à vide parle d'autant plus en faveur d'une excitation des nerfs gustatifs, qu'un poulet normal éclos avant le vingt et unième jour, et auquel j'avais bouché les ouvertures nasales, et qui avait présenté toutes les réactions mentionnées, les répéta, bien qu'avec moins de force, quoiqu'il ne pût plus respirer par les orifices des narines. Mais comme il répondait (par l'occlusion des yeux, la déglutition, le pépiement, les mouvements de la tête) plus lentement au thymol, au camphre et à l'*asa fœtida*, qu'après l'enlèvement de la graisse qui obstruait ses narines, l'intervention du nerf olfactif (et non pas seulement des filets nasaux du trijumeau) est fort probable. D'ailleurs, ces expériences ne peuvent se faire facilement sur des poulets âgés de deux à trois semaines, à cause de la vivacité de ces petits animaux. Si on les tient solidement liés, il survient aisément des obstacles aux réflexes, si bien qu'ils ne réagissent à aucune excitation olfactive.

Les fœtus de lapins et de cobayes, extraits de l'utérus peu de temps avant la naissance attendue, dont le cordon a été sectionné, et qui sont maintenus dans la couveuse, donnent, d'après mes observations, le plus souvent déjà au bout d'une heure, quand dès le début ils ont bien respiré, des signes non équivoques de leur faculté de sentir; mais se comportent individuellement, dans les mêmes circonstances extérieures, d'une façon dissemblable. Les uns rejettent formellement la tête en arrière, lorsque les vapeurs du nitrite d'amyle, de l'acide propionique, du chloroforme sont mêlées en petite quantité à l'air inspiré, et détournent énergiquement la tête, chaque fois qu'on essaie d'approcher du petit animal aveugle l'ouverture du flacon qui contient une de ces vapeurs; les autres, à la suite de l'impression inaccoutumée, font même entendre leur voix et se montrent très agités. Par contre, d'autres lapins également vifs, les frères des précédents, ne répondent aux excitations olfactives, qu'à des intervalles de plusieurs secondes, par de semblables mouvements réflexes, ou même sans aucune netteté. Même les lapins nés artificiellement avant terme, auxquels je fis respirer longtemps de l'air chargé de chloroforme, à tel point qu'ils en devinrent immobiles, réagirent toutefois, souvent immédiatement, par de rapides mouvements de la tête, au nitrite d'amyle dont j'avais fait pénétrer des vapeurs dans leurs narines avec l'air qu'ils respiraient. Mais déjà, dès le premier essai d'olfaction de cette sorte, il se produit d'habitude une diminution de l'excitabilité du nerf olfactif, diminution qui se manifeste par une plus longue durée du temps du réflexe et par l'absence de tout réflexe.

Il a été question ailleurs de la faculté de sentir des nouveau-nés à terme.

LE SENS DE L'AUDITION AVANT LA NAISSANCE

Tandis que les sens de la vision et de l'olfaction de l'embryon, dans l'utérus, ne peuvent être mis en activité par aucune excitation adéquate, on peut désigner plusieurs faits comme étant des excitants objectifs pour le sens de l'ouïe, faits qui peuvent être constatés les uns à l'oreille nue, les autres à l'aide du stéthoscope et du microphone, à savoir le pouls de l'aorte et le bruit continu du cœur de la mère, les bruits de l'utérus et de l'intestin de cette dernière par développement de gaz et mouvements péristaltiques, le bruit musculaire, de plus le bruit du cordon ombilical, le bruit du cœur fœtal, les bruits intermittents qui surviennent pendant les mouvements du fœtus. Il faut y ajouter la voix de la mère et les productions de sons extérieurs occasionnés par le frottement des habits et les attouchements du corps.

On pouvait donc se demander si le fœtus, déjà avant la naissance, reçoit quelque impression auditive de l'une ou l'autre de ces excitations auditives, et s'il n'est pas sourd (Portal).

Certes on ne peut réfuter absolument une semblable opinion, mais son invraisemblance ressort de la manière dont se comporte le nouveau-né à l'égard des impressions auditives.

En effet, la plupart d'entre eux sont, dans la première heure qui suit leur naissance, indifférents aux plus fortes excitations cutanées, et ne réagissent d'aucune façon aux bruits les plus sonores. En vérité, on aurait pu essayer de faire découler cette insensibilité de la soudaine transformation des milieux : auparavant le son était porté à l'oreille par l'eau de l'amnios, maintenant il l'est par l'air, et c'est ce conducteur plus mauvais du son, qui serait la cause de la surdité temporaire du nouveau-né. Mais il a été établi par plusieurs expérimentateurs que, avant la naissance, la caisse du tympan est remplie d'une masse résistante ou de tissu gélatineux et, plus tard, d'un tissu conjonctif mou, à un point tel qu'il ne peut être question d'une ouverture libre de la caisse ni du passage des ondes sonores à travers le tympan et les osselets.

Donc pour les sensations auditives contestables dans l'utérus, la tête seule, comme corps conducteur, demeure en considération. Mais comme, d'après mes observations sur des enfants qui entendaient bien, le tic-tac d'une montre et la vibration d'un diapason ne peuvent être perçus par la conductibilité de la tête, il est de toute invraisemblance qu'une excitation quelconque du nerf auditif se produisant par cette voie, entraîne déjà, avant la naissance, une sensation auditive.

De même, il est difficile qu'une impression pareille ait lieu dans l'utérus, à la suite d'une excitation interne.

Le fœtus humain n'éprouve, avant sa naissance, aucune espèce de sensation auditive; l'ensemble complexe de toutes les parties appartenant à l'organe de l'ouïe demeure sans fonction jusqu'après la mise en jeu de la respiration atmosphérique, de même que pour l'œil. Telle est l'affirmation qu'on peut émettre avec une probabilité qui frise la certitude.

Mais l'excitabilité du nerf auditif et la faculté de percevoir le son ou du moins de réagir d'une manière non équivoque aux excitations auditives, existent déjà un certain temps avant la naissance et s'affirment lorsque la respiration atmosphérique est exécutée de façon telle qu'il pénètre de l'air par la trompe d'Eustache dans l'oreille moyenne. Des embryons de cobayes non à terme, obtenus par un avortement provoqué artificiellement, ont été vus par moi, répondant comme des nouveau-nés à terme, mais plus faiblement, aux excitations auditives. Le réflexe caractéristique du pavillon de l'oreille, que j'ai décrit moi-même (1878), se manifesta chez le premier fœtus nettement dix-neuf minutes après la naissance et faisait défaut complètement encore quatre minutes après celle-ci. Chez le second on constata de même ce réflexe acoustique nettement après dix-neuf minutes; après seize minutes il n'en existait pas encore de trace ; chez le troisième il faisait défaut au bout de huit minutes. L'expérience se fit à l'aide d'un timbre sonore, par un coup porté avec une baguette de fer sur un petit entonnoir en verre appliqué tout contre l'oreille; ce coup fut répété, à partir de la naissance, de minute en minute, de telle sorte que je pus constater en pleine sûreté le moment de la première manifestation de ce réflexe de l'ouïe, surtout chez le deuxième fœtus, pendant que le premier-né était utilisé, comme réagissant déjà, pour le contrôle. Le pavillon de l'oreille manifesta, peu de temps après la production du son, un changement de forme momentané, le bord supério-antérieur se renversant sur la ligne médiane du corps et un tressaillement de cette partie du pavillon devenant pour le moins visible. Une chauve-souris incomplètement réveillée de son hibernation répondit par le même réflexe à tous les sons du diapason de 1000 à 37000 vibrations doubles par seconde.

Il résulte de ces expériences que le nerf auditif est excitable et que la voie réflexe est praticable du nerf auditif aux nerfs qui innervent les muscles de l'oreille, avant la fin de la première demi-heure de la vie extra-utérine, même chez les fœtus non à terme de la *cavia cobaya*. Ces fœtus en question étaient nés une semaine au moins trop tôt et n'avaient pas encore pris de lait ni exécuté de mouvements de succion. Avec l'établissement de la respiration pulmonaire le réflexe de l'oreille devint de plus en plus net. Chez deux embryons de cobaye du même âge, extraits de l'utérus et pesant ensemble 173 grammes, le réflexe était, 56 et 75 minutes après la naissance, si fort, qu'au début les animaux tressaillirent à chaque résonnance du verre et firent encore, après une très fréquente répétition de l'expérience, le mouvement du pavillon de l'oreille. Dans un autre cas, un fœtus réagit après quinze minutes environ, un fœtus né asphyxié, seulement après quarante minutes nettement. Chez des embryons de lapins enlevés de l'utérus non loin du terme, et répondant promptement à toutes sortes de réflexes, je n'ai observé, par contre, ni le réflexe du pavillon de l'oreille, ni toute autre réponse aux fortes excitations auditives, pendant les premières heures, ce qui étonne d'autant plus que le lapin adulte (de garenne) entend très clairement.

Or, déjà la croissance en force du mouvement réflexe et, comme je puis l'ajouter d'après mes estimations, le temps du réflexe qui devient bientôt plus court, malgré la constance de l'intensité de l'excitation, dans les premières heures de la vie, portent à croire que la voie réflexe chez le cobaye, n'est pas praticable avant la naissance.

Si, malgré cela, j'ai exprimé une fois l'opinion que peut-être certains mammifères, avant leur naissance déjà, pourraient entendre la voix de leur mère, je ne voudrais pas, maintenant que je dispose d'une expérience plus longue, donner du poids à cette possibilité. Peut-être la lionne rugissante peut-elle exciter par l'ébranlement le fœtus qu'elle porte dans l'utérus, mais une sensation de l'ouïe ne peut se produire, puisque malgré les conditions les plus favorables à une propagation du son jusqu'à l'oreille externe, les ondes sonores n'atteignent pas l'oreille interne du fœtus. Car la caisse du tympan ne renferme pas d'air, avant la respiration, et il est au plus haut point invraisemblable que la tête serve de conductrice.

Il en est autrement des oiseaux. Le poulet, très vite après son éclosion, répond à l'appel de la poule. Mais il a déjà, un ou deux jours avant le bris de l'œuf, respiré avec les poumons (jusqu'à quatre-vingt-dix fois par minute), et fait entendre sa propre voix plusieurs heures avant sa sortie de l'œuf.

D'autres détails ont été donnés ailleurs sur la possibilité d'entendre des nouveau-nés à terme de l'homme et des animaux.

Les recherches anatomiques passablement nombreuses faites, sur l'oreille des enfants nés prématurément ou à terme, par Wreden, Wendt, Trôltsch, Urbantschitsch, Moldenhauer, Lesser, et d'autres auteurs, montrent à l'unanimité, quel que soit leur désaccord sur les détails, que très souvent le caractère fœtal de l'oreille moyenne avec le tympan placé obliquement peut persister, longtemps après l'établissement de la respiration atmosphérique, et que d'un autre côté, à cause de la seule présence de l'air dans la caisse du cadavre, il ne peut être tiré dans aucun cas, de conclusions rétrospectives certaines sur la durée de la vie extrautérine. La preuve auriculaire n'a déja, au point de vue judiciaire, qu'une valeur d'ordre inférieur, par là même que, dans le cas d'absence d'air dans la caisse du tympan, de l'air a pu être inspiré, notamment si les trompes d'Eustache ne se trouvaient pas encore perméables.

LE SENS DE LA VUE AVANT LA NAISSANCE

Tous les mammifères sont, sans interruption, jusqu'à leur naissance, enfermés dans un lieu obscur, à tel point que, même dans le cas où leurs yeux seraient ouverts pendant leur vie intra-utérine, aucune sensation lumineuse ne pourrait être provoquée par une excitation adéquate des nerfs optiques. Car lorsqu'on se trouve dans un lieu complètement obscur, il est indifférent, pour la sensation de l'obscurité, qu'on ait les yeux ouverts ou fermés.

Certes la faculté de pouvoir soulever la paupière existe déjà avant la naissance. En effet, les enfants nés prématurément ouvrent souvent les yeux immédiatement après la naissance et distinguent, d'après les observations de Kussmaul (1879), le clair du sombre. Beaucoup de mammifères naissent par contre, comme on le sait, avec des paupières étroitement fermées, à savoir les chiens, les chats, les lapins, les souris, les chauves-souris. Chez l'homme les paupières, avant la naissance, ne sont plus accollées l'une à l'autre à partir du sixième mois.

Au contraire des mammifères, les oiseaux, qui sont couvés dans des nids ouverts exposés à la lumière solaire, éprouveront, déjà avant le bris de la coque, une excitation objective des nerfs optiques et une faible impression lumineuse ; il est surtout probable que, chez aucun oiseau, l'œil ne demeure fermé jusqu'à l'éclosion. Les œufs à écale blanche laissent facilement pénétrer les rayons solaires.

De même les amphibies, les poissons et d'autres animaux qui abandonnent l'œuf diaphane, munis d'yeux ouverts ou d'yeux recouverts de paupières translucides ou d'yeux sans paupières, doivent éprouver sous les rayons lumineux, avant leur éclosion, une excitation objective des nerfs optiques. Ici, l'excitation adéquate agit déjà sur l'organe embryonal, ce qui ne se rencontre chez aucun mammifère.

Mais il ne s'ensuit pas encore qu'il doive manquer aux fœtus des mammifères toute impression lumineuse avant la naissance.

Deux mois avant le terme normal de la naissance, non seulement la rétine est excitable mais l'enfant a aussi la faculté d'avoir des sensations lumineuses. Car un enfant venu au monde à sept mois, vingt-quatre heures après la naissance, dirigea à plusieurs reprises, durant le crépuscule, la tête, détournée de la fenêtre, du côté de cette dernière et du côté de la lumière même quand sa position était changée. Et chez un fœtus de huit mois, le changement des impressions lumineuses provoqua, bientôt après la naissance, la contraction et la dilatation de la pupille. De même, chez des cobayes extraits par moi peu avant le terme de la gestation, la pupille se contracta à la pleine lumière, et se dilata de nouveau à l'ombre. Au contraire, chez les cobayes extraits à une époque plus éloignée du terme normal de la naissance, la dimension de la pupille ne varie pas à la lumière directe du soleil et à l'ombre. Probablement qu'alors, les tubercules quadrijumeaux, le nerf optique, la rétine ne sont pas encore suffisamment développés. J'ai constaté cette absence de réaction chez des embryons ayant les orteils passablement durs, un poil épais, des ongles et un iris d'un brun sombre. La physostigmine et la nicotine agissaient alors déjà à la suite d'une application locale. Chez l'anencéphale que j'ai observé et auquel manquaient les tubercules quadrijumeaux, la lumière directe du soleil ne provoqua point le moindre changement de la pupille.

Les cobayes nouvellement nés et normalement mûrs se retirent dans les coins obscurs. Par conséquent les fortes impressions lumineuses doivent les incommoder bientôt après la naissance. Par contre chez l'embryon extrait artificiellement avant sa maturité et qui peut avoir les yeux largement ouverts, la lumière n'est pas aussi active. J'ai vu un pareil embryon tenir, au début, son œil largement ouvert à la lumière, ce qui, d'ailleurs, arrive aussi quand le développement est presque complet (dents durs, ongles longs, peau épaisse). Souvent, lorsque la lumière solaire directe ou la lumière vive du gaz agissait sur lui, j'ai vu l'embryon, extrait avec des paupières closes, serrer étroitement les paupières, ce qui parle en faveur d'une sensibilité à la lumière, avant la maturité. Chez tous les cobayes presque à terme, que j'ai extraits de l'utérus, j'ai trouvé l'iris d'un brun sombre. Dans ce cas le pigment de l'iris ne se forme donc pas après la naissance comme c'est le plus souvent le cas chez l'homme.

Des expériences semblables à celles qui ont été mentionnées plus haut démontrent que le rétrécissement de la pupille, sous l'influence de la lumière, ne se produit pas chez le fœtus presque à terme extrait prématurément, à la suite *de l'atropinisme provoqué avant la naissance*. Quand les pupilles de la mère en état de gestation avancée se trouvèrent dilatées à leur maximum et ne se contractèrent plus sous l'influence de la lumière solaire directe, je pratiquai l'extraction des fœtus presque à terme et trouvai, chez tous, les pupilles larges et insensibles à la lumière solaire directe. L'atropine déposée localement sur un œil, après la naissance, n'eut pour conséquence aucun agrandissement de l'ouverture pupillaire. Par conséquent, avant et après la naissance, l'atropine a une action mydriatique. Dans le premier cas mentionné plus haut les quatre animaux succombèrent la nuit suivante, et le lendemain matin toutes les pupilles sauf celle de l'œil qui avait été directement atropinisé après la naissance, se trouvèrent de nouveau contractées.

Si maintenant, longtemps avant la naissance, la rétine est excitable et la faculté d'être impressionnée par la lumière existe, sans que jamais un rayon lumineux ait pénétré dans l'œil, il est en quelque sorte possible que des excitations intra-utérines non adéquates puissent agir. De même que, chez l'individu né, une pression, un choc, même un accroissement de la pression intra-oculaire, peuvent provoquer des sensations lumineuses subjectives, les phosphènes, il pourrait également se produire, dans l'organe de la vision rendu peut-être particulièrement sensible, à cause du long repos chez le fœtus presqu'à terme, une excitation de la rétine à la suite d'une impression interne. Son champ visuel, pour peu qu'il soit éveillé, est noir, et ces ténèbres même provoquent déjà une sensation à la suite d'une faible excitation du nerf optique; mais, dans tous les cas, seulement lorsque cette sensation a été comparée à d'autres impressions lumineuses. Elle va de l'obscurité la plus grande à la lumière grise. Dans ce milieu obscur il se peut qu'il se produise des manifestations lumineuses subjectives par-ci par- là, pendant et avant la naissance, mais elles ne peuvent être qu'accidentelles et n'avoir aucune importance pour la preuve de la possibilité de la sensation lumineuse après la naissance, et elles font probablement défaut d'une façon normale à cause du profond sommeil intra-utérin. Jusqu'à la fin la faculté imparfaite de fonctionner du *tractus opticus* contrarie probablement aussi le transport de l'excitation de la rétine au centre, d'abord aux tubercules quadrijumeaux, puis aux couches optiques qui se parachèvent après la naissance. Il est à penser d'après cela que des enfants nés un ou deux mois trop tôt apprennent à connaître plus tard que les enfants à terme les faibles différences de lumière et de couleurs.

Il a été donné ailleurs des détails plus précis sur la sensibilité des nouveau-nés à terme à la lumière.

CHAPITRE II

SENTIMENTS COMMUNS QUI SURVIENNENT AVANT LA NAISSANCE

Les conditions de la manifestation de plusieurs sentiments communs paraissent exister en majeure partie, beaucoup de semaines déjà avant la naissance, chez le fœtus humain.

Certes, des réactions mimiques des nouveau-nés non à terme à l'introduction de substances amères dans la bouche, immédiatement après la naissance, il ne découle point qu'elles soient liées à un *sentiment de répugnance*, — le nouveau-né sans cerveau réagit lui-même au vinaigre d'une façon analogue — mais, il est vraisemblable qu'il se manifeste en même temps une espèce de *sentiment de déplaisir* d'un degré inférieur, et qu'il se produise un effet contraire, une espèce de *sentiment de plaisir*, à la suite de l'introduction dans la bouche d'une solution sucrée ou de glycérine. Mais alors on ne peut contester au fœtus la faculté de distinguer le plaisir et le déplaisir, et on n'est pas loin de donner comme compagnon invariable de tout mouvement de répulsion réflexe, un sentiment obscur de déplaisir. Cependant il est douteux que le fœtus, ne serait-ce même que dans les deux derniers mois, ait une occasion quelconque d'éprouver réellement du déplaisir. Car ce fait même qu'il déglutit, à cette époque, sa propre urine mêlée à l'eau de l'amnios, et qu'il se trouve serré presque de toutes parts, quand il se meut, ne serait pas lui-même suffisant pour provoquer la manifestion de ce sentiment de déplaisir, quand l'on songe qu'il s'y est habitué peu à peu, si le fœtus avait conscience de ces états. Il est probable que ce n'est qu'après la naissance que la première excitation du sentiment de déplaisir se produit. Pourtant des expériences précédentes il découle d'une façon non équivoque qu'avant ce moment la *faculté* de distinguer le plaisir du déplaisir existe, sans quoi les excitations faites sur la même langue, d'abord avec de la quinine, puis avec du sucre, ne provoqueraient pas des mouvements, conformes au but, de répulsion et de succion. Par conséquent, cette faculté est prénatale, héréditaire et, dans le sens propre du mot, innée.

Ce que nous venons de dire s'applique à la *faim*. C'est à tort qu'on a prétendu que l'individu non-né ne peut connaître la faim. Car d'où lui viendrait la nourriture suffisante, lorsque la mère a faim ou perd beaucoup de sang ? Quelles que soient les substances qui, dans le placenta, passent du sang de la mère dans les capillaires du fœtus, dans le but de nourrir ce dernier, leur quantité doit subir des variations d'après l'état de la nutrition de la mère. Du moins il est invraisemblable que le fœtus reçoive juste autant de matières nutritives, dans un temps donné, avant le repas de la mère qu'après : donc le fœtus doit pouvoir éprouver un besoin de nourriture plus grand dans un cas que dans l'autre. Cette condition de la manifestation de la faim, dans l'utérus, se trouverait remplie de la sorte. L'autre condition, en vérité, c'est-à-dire un sensorium capable du *sentiment de la faim* et du *sentiment de la satiété*, pendant que le fœtus dort, n'est pas admissible. Mais il pourrait être réveillé par une diminution continue de nourriture, comme par le besoin d'oxygène. Le fœtus ne connaît certainement pas la *soif*, entouré qu'il est sans interruption par l'eau de l'amnios. Mais il déglutit probablement, avec le besoin croissant d'eau qu'éprouve son corps à développement rapide, des quantités d'eau de l'amnios toujours de plus en plus grandes, parce que, à la suite de l'absorption par l'estomac, le vide étant comblé par l'eau de l'amnios « interne », demeurée dans l'œsophage et la cavité buccale, l'arrivée de nouvelles quantités d'eau de l'amnios « externe » est provoquée.

On ne peut contester au fœtus à terme le *sens musculaire*, puisqu'il se meut. Cependant on ne peut rien affirmer de plus précis à ce sujet. Le fœtus éprouve, sans nul doute aussi, de la *douleur*, mais seulement à un degré inférieur, puisque le nouveau-né ne réagit que faiblement aux excitations cutanées violentes, quand elles sont localisées. Mais comme des enfants nés prématurément et l'anencéphale répondent par de l'agitation et même des cris, à des excitations cutanées, étendues et fortes, par exemple, à un coup frappé avec la main, il est vraisemblable que le fœtus soit quelque peu capable d'éprouver de la douleur, lorsqu'il n'est pas trop peu développé.

CHAPITRE III

L'ÉTAT DE SOMMEIL ET L'ÉTAT DE VEILLE AVANT LA NAISSANCE

Est-ce que le fœtus humain dort d'une façon ininterrompue jusqu'à l'heure de la naissance? ou se réveille-t-il déjà de temps en temps avant celle-ci? Peut-il demeurer des heures éveillé dans l'utérus? Ce sont là des questions auxquelles il n'a pas été fait jusqu'ici de réponses satisfaisantes.

Mais il ne semble pas impossible de leur donner une réponse précise, en pesant avec soin les probabilités.

Quelle que soit la distance qui sépare les opinions concernant les causes du sommeil et la différence qui existe entre cet état et l'état de veille, on n'a pas été en désaccord sur ce fait que, dans le cas d'une absence aussi absolue que possible de toute excitation externe, dans une chambre obscure et silencieuse, sur une couche molle, dans une atmosphère pure, un homme bien portant et très fatigué par une grande tension du corps et de l'esprit s'endormira bientôt, et que des excitations fortes, comme une lumière éblouissante, un bruit violent, un lit de repos en pierre ou de mauvaises odeurs peuvent gêner le sommeil de l'individu fatigué. Mais il existe beaucoup de personnes en bonne santé qui, dans le cas d'une grande fatigue, s'endorment dans de pareilles circonstances; et tous ceux qui se sont privés deux fois seulement, de leur repos nocturne habituel, ne peuvent être empêchés par des excitations externes puissantes, intermittentes et continues, de s'endormir définitivement. Par conséquent, l'absence d'excitation externe est favorable, en général, au sommeil, mais non indispensable. La fatigue ou un état qui lui est analogue, qui résulte chaque fois d'efforts et se prépare pendant l'état de veille, — lequel est lui-même déjà une espèce d'effort — doit par contre être considéré comme la condition nécessaire du sommeil. Naturellement il ne découle en rien de là que le sommeil doive, dans chaque cas distinct, être la conséquence immédiate d'une fatigue. Car maintes personnes, souffrant d'une agrypnie obstinée, ne peuvent souvent s'endormir, malgré la fatigue et l'absence d'excitations extérieures. Chez ces personnes, l'excitabilité des nerfs est anormalement élevée, si bien que déjà les excitations internes occasionnées par la circulation du sang et les muscles, particulièrement par les bruits internes, les attouchements de la peau dus à la couche, les sentiments communs et les réminiscences des impressions sensorielles passées, suffisent à maintenir l'état de veille. Telle est la règle dans l'état pathologique de la fatigue excessive.

Si l'on accepte, en outre, que les individus non fatigués, qui se sont fortifiés par un sommeil naturel long et profond, ne peuvent, même en l'absence d'excitations extérieures, se rendormir que difficilement ou point du tout, on peut émettre comme certaines les propositions suivantes, touchant le sommeil ordinaire qui survient sans secours artificiel :

1° Les individus fatigués s'endorment facilement en l'absence d'une excitation externe violente ;

2° Quand la fatigue augmente (à la suite d'une veille de longue durée), le sommeil survient d'habitude, même quand se prolongent de fortes excitations ;

3° Après une fatigue excessive, souvent les individus ne s'endorment pas facilement, même en l'absence d'une excitation extérieure violente ;

4° Les individus non fatigués ne s'endorment pas facilement, même en l'absence d'une excitation extérieure ;

5° Tout état de veille est nécessairement lié à une fatigue soit des muscles, soit des organes des sens et du cerveau. Car tout état de veille exige une activité, et l'activité occasionne régulièrement la fatigue.

De toutes ces propositions, la troisième seule ne s'applique pas au fœtus, parce qu'il ne se trouve pas dans la possibilité de se mettre (par une tension continue) dans l'état de fatigue excessive. Les quatre autres restent à discuter.

D'abord, dans les premiers temps de la vie de l'embryon, l'état de veille ne peut être distingué de l'état de sommeil, parce que l'excitabilité des parties superficielles et des nerfs sensoriels dans leur ensemble, même s'il se produisait des excitations, ne s'est pas encore complètement établie. Pendant le développement, l'excitabilité s'accroît, comme je l'ai bien démontré, avec une rapidité toujours plus grande à mesure que s'approche le terme de la vie fœtale. Mais comme les excitations, en dehors de celles qui sont produites par l'attouchement, ne grandissent pas en intensité et en diversité, il n'existe pas de raison pour que le fœtus se fatigue par activité des sens ou même du cerveau. Car quelque vaste que soit le champ qu'on accorde aux impressions provoquées par l'attouchement, personne ne prétendra qu'elles puissent avoir pour conséquence, chez le fœtus, une activité cérébrale excessive. Les excitations thermiques font défaut totalement; de même les impressions optiques, acoustiques, olfactives ne peuvent en rien, et les excitations gustatives à peine, entrer en considération comme causes d'effort du sensorium fœtal. Les contractions musculaires sont faibles sous tous les rapports, à l'exception de l'activité cardiaque qui ne doit pas entrer en compte ici, et ne peuvent occasionner aucune fatigue importante.

Il pourrait sembler d'après cela que le fœtus, parce qu'il n'est fatigué ni par le fonctionnement des organes de ses sens ni par un travail musculaire, ne puisse arriver à s'endormir d'après la proposition IV. Cependant une pareille conclusion ne serait en rien justifiée. Car le cerveau éveillé est obligé de s'occuper de quoi que ce soit, — sans quoi il ne serait pas éveillé — ou bien d'impressions présentes ou bien d'impressions passées et des représentations appartenant aux effets de ces impressions, etc... Or d'où pourrait parvenir au fœtus ce sujet indispensable à l'état de veille? Il n'a aucune occasion, en dehors d'attouchements d'un caractère au plus haut point uniforme, d'éprouver une sensation de son état; ses mouvements sont peut-être en partie provoqués par ces attouchements; mais personne ne voudra, même dans ce cas, accepter que le fœtus, quand une fois ses membres ont été le siège de mouvements, réfléchisse à cette motion ou même s'en forge une nouvelle. Il n'existe rien qui pût maintenir l'état de veille, s'il était une fois provoqué de l'extérieur par des excitations insolites ou de l'intérieur par des altérations morbides et soudaines. Étant donné ce manque d'occupation, le fœtus doit tomber dans un état analogue au sommeil. Car la proposition V s'applique à lui comme à tout être vivant, proposition d'après laquelle l'état de veille exige une activité quelconque de parties capables de se fatiguer.

Mais cette affirmation d'après laquelle le fœtus dort toujours, ou est plongé dans un sommeil qui n'éprouve tout au plus que de très petites interruptions, ne contredit-elle pas la proposition IV? Un individu non fatigué, serait-ce un fœtus, peut-il dormir quand même profondément? On peut prouver qu'il n'existe aucune contestation à ce sujet. Le fœtus ne peut pas être comparé à l'homme né, non fatigué, c'est-à-dire à celui qui vient de se réveiller d'un sommeil réparateur. Car lors même qu'il ne se fatigue pas par des contractions musculaires propres et par une activité psychique propre, il existe d'autres raisons, dues à la rapide croissance de ses tissus et aux efforts de la mère nécessairement liés à son état de veille, pour rapprocher le fœtus de l'être fatigué après la naissance.

Touchant la croissance obscure des tissus de l'embryon on peut dire en toute sûreté qu'elle exige non seulement l'apport considérable de composés chimiques renfermant peu d'oxygène, mais encore, au même titre que ceux-ci, de l'oxygène qui est apporté au fœtus par le sang. Pour le travail musculaire et une certaine activité mentale il ne reste que très peu de l'oxygène du sang de disponible, étant données la rapidité de la croissance et, en même temps, l'absorption d'oxygène incontestablement rapide par les tissus de l'embryon. En cela, l'embryon ressemble donc à l'animal absorbé dans son hibernation et à l'individu né qui a envie de dormir, chez lesquels l'oxygène apporté n'est encore disponible qu'en partie infime pour le travail musculaire et cérébral, parce que, dans le premier cas, il est employé à la production de la chaleur, dans le second cas à l'oxydation des produits résultant des efforts préalables, c'est-à-dire des substances nées de la fatigue, comme j'en ai démontré, ailleurs, la probabilité. En réalité, Soltmann avait constaté déjà que les muscles des animaux non-nés se comportent d'une façon très analogue à celle des muscles fatigués d'animaux plus âgés (sous le rapport de leur manière de se comporter à l'égard des excitations).

L'objection suivante, à savoir qu'il n'est pas démontré que l'oxygène du sang soit nécessaire au développement des tissus, est de minime importance par là même qu'il est avéré que la sensibilité de tous les embryons à la privation d'oxygène est tout à fait extraordinaire. Déjà un vernissage partiel de l'œuf de poule en incubation, son arrosement avec de l'eau, une lésion des plus insignifiantes des vaisseaux allantoïdiens a pour conséquence un arrêt rapide du développement et la mort de l'embryon. Dans un instant on voit, chez le poulet qui a été enlevé de l'œuf avant le terme, le sang artériel prendre la couleur du sang asphyxique. En outre on ne connaît point de cas de croissance physiologique de tissus sans l'apport abondant d'un sang contenant de l'oxygène, aux parties qui s'accroissent. Lorsqu'il y a privation partielle d'oxygène, ce n'est pas la différenciation qui est retardée chez l'embryon, mais la croissance.

Celui qui, malgré cela, s'en tient à l'opinion d'après laqulle le fœtus n'a pas besoin d'oxygène ou n'a besoin que de quantités minimes de ce gaz, pour la croissance de ses tissus, comprendra difficilement l'existence régulière des produits de l'oxydation, particulièrement de l'urée, de l'allantoïne, de l'acide urique dans ses excrétions et, par conséquent, dans l'eau de l'amnios. Car ce n'est pas des mouvements musculaires seuls que peuvent provenir ces produits.

Pour l'adoption de cette opinion d'après laqulle le fœtus se comporte comme l'individu fatigué et qu'il est somnolent ou qu'il dort, ces produits ne sont pas sans importance, surtout dans les derniers temps de la maturité où ils sont abondamment déglutis avec l'eau de l'amnios et où, en conséquence, ils sont de nouveau résorbés en partie. Car, comme résultat des échanges matériels, on peut, dans les limites du possible, attribuer, pour le moins partiellement, auxdits produits une action entraînant la fatigue, tout comme aux produits directs des échanges matériels qui ont lieu dans le muscle de l'individu né en activité.

Dans tous les cas, il ne peut être contesté que les produits de la fatigue, qui se trouvent constamment dans le sang maternel et qui sont, en partie, facilement diffusibles dans l'état de veille de la mère, par conséquent quand elle éprouve des sensations et travaille, s'accumulent et doivent en partie passer dans le placenta avec les substances de la nutrition qui sont nécessaires au fœtus. Une preuve frappante, que des substances provoquant le sommeil non seulement proviennent par exosmose du sang de la mère, mais peuvent aussi agir comme narcotiques sur l'enfant, m'a été fournie par l'observation faite sur un nourrisson âgé de douze jours, qui dormit bien plus longtemps et bien plus profondément (respirant en même temps avec plus de force et de régularité qu'à un autre moment), quand il eut pris le sein, une heure après la narcose de la mère, narcose provoquée par le chloroforme et qui avait duré une heure. Comme, dans ce cas, l'action du narcotique diffusé dans les glandes mammaires et résorbé ensuite par l'estomac était éclatante, pourquoi les substances de la fatigne de la mère, qui normalement n'ont qu'à franchir une barrière dans le placenta, n'agiraient-elles pas directement, comme cause de fatigue, du sang sur le système nerveux central? Les expériences faites sur les nouveau-nés, après la chloroformisation des femmes en couches, semblent favorables à cette dernière opinion.

Il n'existe donc pas de contradiction. *Le fœtus se comporte comme l'individu fatigué, bien qu'il ne fasse pas d'efforts.* Il s'endort facilement dans l'utérus en l'absence d'excitations fortes (proposition I), s'il est une fois éveillé. Mais il n'a pas été, par là, répondu aux questions qui ont été posées au début.

En général, le fœtus se réveille-t-il ? peut-il être réveillé ? et demeurer éveillé?

L'enfant nouvellement né s'éveille tantôt à la suite d'un besoin de nourriture et d'autres excitations intérieures inconnues, tantôt à cause de l'humidité, du froid et d'autres excitations extérieures.

Or comme des fœtus de six mois et demi à dix mois peuvent être éveillés, — ils se réveillent par le fait même de la naissance prématurée, — il faut concéder au fœtus la faculté de pouvoir être éveillé dans le dernier tiers de la grossesse. Tout nouveau-né à terme est réveillé d'une façon normale par l'acte même de la naissance et cela, en réalité, grâce aux excitations extérieures qui sont très puissantes et se trouvent invariablement liées à cet acte. Mais, avant la naissance, de semblables excitations font absolument défaut.

Pourtant il n'est pas impossible que d'autres les remplacent, lesquelles réveillent le fœtus non-né ; certes, ce ne sont pas celles qui réveillent le nourrisson chez qui se manifeste, comme chez le fœtus, un coma physiologique. Mais un choc contre l'utérus gravide, une blessure du fœtus, une hémorrhagie abondante de la mère, peut-être aussi l'inanition de celle-ci, entraînent si souvent, comme le prouvent des observations faites sur les femmes et les animaux, un accroissement de la vivacité des mouvements du fœtus, qu'on ne peut pas considérer comme invraisemblable le réveil chez le fœtus. Certes ce n'est pas un état de veille, dans la pleine acception du mot, qui survient dans ce cas, puisque les organes supérieurs des sens sont en repos. Mais une certaine douleur peut être ressentie par le fœtus et réveiller ce dernier comme l'animal en hibernation et le nourrisson qui dort profondément dans une chambre silencieuse et obscure. Qui éprouve de la douleur est éveillé.

Par contre, il n'est pas acceptable que cet état de veille dans l'utérus dure longtemps, parce que la grande fréquence des excitations entraînerait bientôt la mort ou l'asphyxie ou parce que cette excitation violente aurait pour conséquence la fatigue et un sommeil nouveau (proposition II).

Il n'y a pas non plus de raison pour que l'homme, dans des conditions *normales*, se réveille avant la naissance, ne serait-ce qu'une seule fois, puisque le nouveau-né rassasié, comme l'animal en hibernation, a besoin d'une excitation forte pour se réveiller, que cette excitation est anormale dans l'utérus et que l'excitabilité du fœtus, dans des stades éloignés du terme, s'est montrée étonnamment faible.

HUITIÈME PARTIE

LA CROISSANCE DE L'EMBRYON

La croissance de l'embryon repose sur trois faits différents, mais entre lesquels, dans la règle, il existe un lien organique : 1° *l'accroissement en masse et en grandeur des cellules; 2 la segmentation cellulaire et l'augmentation numérique des cellules qui en est la conséquenee;* 3° *l'accroissement des substances intercellulaires.*

Bien qu'aucun de ces processus ne soit indépendant de la nutrition, que, sans aucun doute, tous les trois se trouvent accélérés par l'apport croissant des matières propres de la nutrition et qu'ils soient, dans des conditions défavorables à la nutrition, diminués (ralentis ou supprimés), on ne peut, quant à présent, assigner une cause à l'accroissement rapide du nombre des cellules et, par conséquent, de la masse de l'embryon dans l'œuf, dans des conditions de développement favorables. L'hérédité joue ici le principal rôle. Mais comme l'hérédité même n'est rien moins que clairement connue, il faut renoncer provisoirement à expliquer au point de vue mécanique le processus de la croissance organique. On n'a pas davantage, jusqu'ici, émis une hypothèse sérieusement discutable sur la cause de l'arrêt de l'accroissement en masse, au bout d'un certain temps. Mais le principe de la concurrence promet pour l'avenir, si l'on s'applique d'une façon soutenue à cette étude, un éclaircissement de la question principale, à savoir comment il se fait que chaque cellule ne dépasse jamais certaines dimensions. La physiologie spéciale de l'embryon ne peut s'occuper de cette question, parce qu'il manque encore trop de faits concernant les conditions de croissance des cellules et que la scissiparité des cellules, qui est précisément plus énergique chez l'embryon qu'elle ne le sera jamais plus tard, n'a été observée d'une manière détaillée que dans ces derniers temps.

Au contraire, la croissance en masse et en longueur des fœtus humains a été, depuis longtemps, soumise aux pesées et aux mesures. Le désir d'avoir à sa disposition le plus grand nombre possible de données détaillées *embryométriques*, — pour m'expliquer brièvement, — se trouve pleinement justifié. Sans elles, on n'arriverait jamais à construire la courbe de la croissance pour l'embryon. Cependant l'espoir qui s'y relie, de fixer avec exactitude l'âge d'après une longueur et une masse données de l'embryon, doit, dès l'abord, être considéré comme vain. Si quelqu'un voulait calculer exactement l'âge de cent nourrissons différents et ayant de un à neuf mois, d'après leur poids ou la longueur de leur corps, il faudrait considérer comme un fait du hasard la solution concordant, ne serait-ce qu'une seule fois, avec la réalité. Et cependant on nourrit encore l'espoir de pouvoir déterminer exactement l'âge du fœtus d'après sa longueur et son poids. Tout d'abord il s'agit de l'obtention d'un grand nombre d'évaluations qui soient absolument comparables entre elles, pour exprimer la croissance de l'embryon en fonction du temps. D'après les évaluations connues, qui ne sont pas précisément en grand nombre, on ne peut tracer que des courbes de croissance avec des valeurs minima et maxima, dont les limites sont très distantes les unes des autres, par conséquent au lieu de lignes, des bandes d'une inégale largeur, qui peuvent certes fournir déjà quelques conclusions générales sur la croissance de l'embryon, mais non permettre la détermination de l'âge dans chaque cas particulier. Quoi qu'il en soit, on ne connaît toujours pas l'intervalle de temps maximum qui peut séparer le moment du coït fécondant de celui de la fécondation de l'œuf, chez la femme. Or, l'âge de l'embryon ne peut être daté d'une manière exacte qu'à partir du moment de la fécondation de l'œuf.

Certaines données sur *la croissance du fœtus humain* ont été fournies notamment par Hecker, Hennig, His, Fehling, C. Toldt, Ecker et Kölliker.

Je donne, sous forme de tableau synoptique, quelques résultats numériques.

Ces nombres ne peuvent être qu'approximatifs dans leur ensemble d'après la nature du sujet. Les quantités ont été prises, pour le second mois, par Toldt, à l'aide d'un fil ténu et mouillé, appliqué directement sur le fœtus depuis le sommet du crâne, en passant par la ligne médiane du dos, jusqu'à l'extrémité du coccyx (la queue);

Longueur de l'embryon humain en centimètres.

Mois de la gestation	D'après Toldt (sur 200 sujets)	D'après Hennig (sur 100 sujets)	D'après Hecker	Extrêmes
1.	$1\frac{1}{2}$ (1,3)	($\frac{3}{4}$)	—	0,2—1,5
2.	$3\frac{1}{2}$	4	—	0,8—4
3.	7	$8\frac{2}{5}$	4—9	2—11
4.	12	$13\frac{1}{5}$	10—17	9,5—18
5.	20	$24\frac{1}{2}$	18—27	15—28
6.	30	$35\frac{1}{4}$	28—34	23—37
7.	35	$40\frac{1}{4}$	35—38	33—40,3
8.	40	$44\frac{1}{3}$	39—41	36—44,4
9.	45	$47\frac{1}{6}$	42—44	42—48,5
10.	50	(49)	45—47	45—52

les nombres d'Hennig sont empruntés par moi à sa courbe de la croissance publiée en 1879, et sont, par conséquent, plus inexacts. Les nombres d'Hecker ne peuvent, à cause de leurs grands écarts, être considérés que comme des évaluations approximatives dans chaque cas particulier. Les valeurs extrêmes sont empruntées en partie aux données de Panum.

Malgré leurs grandes différences, les deux premières séries concordent pour un résultat important, à savoir que c'est vers le milieu de la gestation que l'accroissement mensuel en longueur est le plus grand; d'après Toldt le sixième mois, d'après Hennig le cinquième. Si l'on divise la longueur absolue du corps, atteinte à la fin de chaque mois, par l'augmentation absolue du même mois, on obtient la *croissance mensuelle relative*, comme le montre le tableau suivant :

Mois de la gestation	Accroissement d'après T.		Accroissement d'après Hn.	
	absolu	relatif	absolu	relatif
1.	1,5	1,000	$\frac{3}{4}$	1,000
2.	2	0,571	$3\frac{1}{4}$	0,812
3.	3,5	0,500	$4\frac{2}{5}$	0,523
4.	5	0,417	$4\frac{4}{5}$	0,419
5.	8	0,400	$11\frac{3}{10}$	0,410
6.	10	0,333	$7\frac{3}{4}$	0,219
7.	5	0,143	5	0,124
8.	5	0,125	$4\frac{1}{12}$	0,093
9.	5	0,111	$2\frac{5}{6}$	0,059
10.	5	0,100	($1\frac{5}{6}$)	0,037

Quelque écart qui existe entre les valeurs moyennes dans cahque cas particulier, on reconnaît nettement que, d'après ces deux séries d'observations, *l'accroissement en longueur mensuel absolu* atteint son maximum entre la dix-septième et la vingt-quatrième semaine, donc peu de temps avant et après le milieu de la gestation; et que, de plus, l'accroissement en longueur mensuel relatif est le plus grand dans le premier et le second mois, en ce que l'embryon s'accroît, dans le deuxième mois, plus que de la longueur entière atteinte au bout des quatre premières semaines, ce qui ne se représente pas plus tard (voir le premier tableau). Un doublement de la longueur dans l'espace d'un mois ne se représente plus, en général, qu'une seule fois, c'est-à-dire au troisième mois (d'après les deux observateurs). Enfin, le deuxième tableau fait voir que, depuis le début jusqu'à la naissance, la rapidité de l'accroissement relatif en longueur diminue en réalité de mois en mois, mais très irrégulièrement.

D'ailleurs, avant le commencement de la deuxième semaine qui suit le rapprochement sexuel, il n'a pas encore été constaté de trace de l'embryon. L'embryon humain, décrit par Coste, embryon de la troisième semaine, avait déjà une longueur de $4,4^{mm}$.

L'embryon mesuré par Kölliker, embryon de la fin du premier mois, avait une longueur de 14 millimètres; le plus petit des embryons humains observés par His avait plus de 2 millimètres. D'après lui, les nombres correspondants suivants se correspondent :

Semaines :	$2-2^1/_2$	$2^1/_2-3$	$3^1/_2$	4	$4^1/_2$	5
Longueur de l'embryon :	2,2—3	3—4,5	5—6	7—8	10—11	13

Daprès Hamy, la croissance a lieu régulièrement depuis l'origine jusqu'à l'âge de 2 mois 1/2. A partir de ce moment, il appelle l'embryon fœtus et trouve pour le fœtus de

Mois.	$2^1/_2$	3	$3^1/_2$	4	5	6	7	8	9
Centimètres.	2,2	5,9	9,5	13,8	25,6	31,4	38,0	41,6	48,5

et pour le fœtus nègre de

Mois	4	5	6	7	8	9
Centimètres.	10,9	20,1	25,0	26,5	36,5	42,0

Dans la dernière serie, le nombre des cas particuliers observés fut plus petit que dans la première. C'est pourquoi on ne peut savoir encore si le fœtus noir s'accroît moins dans l'utérus que le fœtus blanc. Mais il découle encore des nombres ci-dessus, s'il est permis de tirer en somme une conclusion d'une si petite quantité d'évaluations, que, chez le dernier, le plus grand accroissement absolu en longueur a lieu dans le cinquième mois.

Si l'on compare l'accroissement en longueur avant la naissance avec celui de l'enfant né, on trouve que sa rapidité n'est atteinte à aucune époque de l'existence, ainsi que le démontre la comparaison des tableaux ci-dessus avec ceux que donne Quetelet dans son anthropométrie. Si on construit une courbe de la croissance d'après ces deux séries de nombres, la différence qui existe entre la rapidité de la croissance prénatale et celle de la croissance postnatale, devient bien plus claire.

L'enfant mâle qui vient de naître a, d'après Quetelet, de 43^{cm},7 à 53^{cm},2 de long. La moyenne, d'après lui, est pour des garçons belges de 50^{cm},0, pour des filles 49^{cm},4. Pour ces enfants, il trouva comme minimum 43^{cm},8 et comme maximum 55^{cm},5. Mais il ne dit pas si tous ces enfants sont venus à terme et si ses mesures proviennent de 50 garçons et de 50 filles, ou de 50 cas seulement.

Ahlfeld trouve comme moyenne de la longueur du corps des nouveau-nés, 50^{cm},5; Hecker, pour les enfants de la Haute-Bavière, trouva 51^{cm},2 (résultat de 985 observations). Hecker admet comme minimum 48, comme maximum il trouva 58 centimètres. Des évaluations prises incidemment par B. Schultze, à propos d'une autre exprérience sur des nouveaux-nés de la Thuringe, il résulte comme moyenne pour

	Min.	Max.	Moyenne.
28 filles	47	51,5	49,25
32 garçons	48	52,5	50,75

Par contre, Schröder ne trouva pour 364 nouveau-nés de Bonn que 49,0.

La moyenne de toutes ces moyennes donne 50,0 sans acception de sexe. En général, les individus femelles sont, à partir de la naissance, plus petits que les mâles.

Cette différence se montre constante aussi dans les évaluations d'Elsässer, Roberts, Casper et Liman, rassemblées par R. Thoma (1882), lesquelles donnent pour des garçons 49,8, 50,5 et 49,1; pour les filles 48,2, 50,0 et 48,2 centimètres comme valeurs minima et maxima et comme moyenne normale des nouveau-nés, évaluations basées sur 900 observations.

Parmi les enfants d'un poids et d'une taille insolites et appelés, pour cette raison, *plus qu'à terme*, il a toujours été trouvé plus de garçons que de filles.

La taille du fœtus, comparativement à celle de la mère, est tout aussi différente chez les différents animaux que la rapidité de leur croissance. Le chiffre extrême, par rapport à la grandeur relative, paraît d'après les évaluations de Weismann, être atteint par les daphnies, chez lesquelles, pour une mère d'une longueur de $2^{mm},3$ les petits mesuraient $1^{mm},8$ peu de temps après la naissance. L'expression « peu de temps » est indéterminée; mais d'autres évaluations donnent une relation semblable immédiatement après la naissance.

En outre, d'après le rapport N : M, où N représente le poids du nouveau-né à terme et M celui de la mère, il se manifeste de grandes différences, dans la même classe d'animaux et même, comme on peut s'en convaincre déjà sur des cobayes, chez un seul et même individu. J'ai trouvé, chez les cobayes, un fœtus pesant presque le quart du poids de la mère. Un autre mammifère quelconque donnera difficilement pour le rapport N : M une valeur aussi élevée. Mais il est probable qu'il varie beaucoup chez toutes les espèces animales.

Même chose s'applique à l'homme. Un enfant nouvellement né peut ne peser que de 1 kilo et demi à 2 kilos et être à terme cependant (et avoir 48 centimètres de longueur), un autre également à terme 5 et 6 kilos, et il est certain qu'une seule et même mère peut mettre au monde des enfants à terme d'un poids très différent, sans que son propre poids se soit modifié proportionnellement. Le nouveau-né le plus lourd paraît avoir été observé par Vysir; il pesait soi-disant $8^{kg},5$. A cause de sa taille, il ne survécut pas à la naissance.

Dans tous les cas, il n'est pas vraisemblable qu'un rapport constant existe entre la longueur et le poids du corps et le degré de maturité, même pour les enfants d'une seule et même mère, puisque les deux termes du rapport doivent être produits par plusieurs facteurs indépendants les uns des autres, comme la nutrition, les changements survenus chez la mère à la suite de grossesses antérieures, l'hérédité, la différence des pères, etc., etc.

Si l'on prend, maintenant, comme point de départ, de 48 à 50 centimètres pour la longueur du corps du nouveau-né à terme, on obtient, en moyenne, pour chacun des neuf mois de la vie intra-utérine, un accroissement en longueur s'élevant à plus de 5 centimètres; on obtient, par contre, pour chacun des neuf premiers mois de la vie extra-utérine un accroissement en longueur, représentant, en moyenne, moins de 3 centimètres. Car la longueur du corps de l'enfant d'un an ne peut être considérée comme étant en moyenne, d'après Quetelet, supérieure à 70 centimètres; d'après Zeising, supérieure à 76.

Ce qui montre combien la croissance en longueur est plus rapide avant qu'après la naissance, c'est ce fait que la longueur du corps du nouveau-né exige, pour se doubler, une durée de six ans (la longueur du corps de l'enfant de six ans va de 105 à 115 centimètres), et — abstraction faite de géants — ce phénomène ne se représente plus durant toute l'existence; tandis que 4 mois et demi suffisent au fœtus âgé de 5 mois et demi, pour doubler sa longueur, c'est-à-dire pour la faire monter de 25 à 50 centimètres, et cela, en réalité, après s'être doublé déjà en longueur, dans l'espace de moins d'un mois et demi, puisqu'en effet il est allé de 0m,125 à 25 centimètres. Si l'on part de la longueur de 1,5, atteinte au début de la cinquième semaine (au lieu de celle de 1,3 de His), la longueur du corps ne se double pas moins de cinq fois dans les trente-cinq semaines qui précèdent la naissance, puisque ce nombre est multiplié par 33.

Par contre, le nouveau-né humain ne peut pas quadrupler, durant toute sa vie, la longueur initiale de son corps. Il s'ensuit que l'alimentation, avant la naissance, doit être extraordinairement abondante, comparativement à celle qui suit la naissance.

Pour l'accroissement en volume, il existe des faits correspondants. Quetelet donne, pour le poids du garçon nouvellement né, 3kg,1 ; pour celui de la fille dans les mêmes conditions, 3 kilos. Il trouve, pour la majeure partie des enfants nouvellement nés, un poids allant de 3 kilos à 3kg,5. Hecker trouva pour 1096 nouveau-nés, la moyenne de 3kg,275 (garçons 3,31, filles 3,23); Schröder, pour 364 enfants nés à Bonn, seulement 3kg,179 (le plus lourd pesait 4kg,95; chez Hecker les deux plus lourds pesaient de 5 kilos à 5kg,5). Frankenhäuser obtint, pour 1488 nouveau-nés, la moyenne de 3 ,203, et, en réalité, pour 770 garçons, 3kg,261; pour 718 filles, 3kg,130. La moyenne de ces moyennes donne 3,25, sans acception de sexe. Veit trouva comme moyenne approximative 3kg,262 pour 2550 observations.

Pour la croissance en volume du fœtus, il est encore moins facile de calculer des moyennes ayant une valeur pouvant s'appliquer à la généralité des cas, que pour l'accroissement en longueur, parce que le nombre des fœtus pesés à un âge connu, est petit. Pourtant si on part de ce fait que l'embryon, au début de la neuvième semaine, ne pèse pas moins de 4 grammes, il en résulte déjà que, dans l'espace des trente-deux semaines suivantes, son poids est multiplié par 800 et que successivement il se double, dans l'œuf, neuf ou dix fois (neuf fois chez les enfants très légers, dix fois chez les enfants lourds). Par contre, l'homme né ne double d'habitude que cinq fois son poids initial de 3 kilos et quart à travers toute son existence et ne le multiplie que par 21 ou 22.

Quelques données plus rapprochées sur la croissance en volume du fœtus sont fournies par les pesées de Hecker et de Kölliker, dont les extrêmes sont réunis ici aux autres données. Le poids des placentas n'y est pas compris.

Mois	Maximum	Minimum	Moyenne	Kölliker
3	20	5	11	3—13
4	120	10	57 (41)	25—50
5	500	75 (112)	284 (222)	72—256
6	1280 (938)	375	634 (658)	265—489
7	2250	780	1218 (1343)	517—860
8	2438	1093	1569 (1609)	—
9	2906	1500	1971 (1993)	—
10	—	1562		—

Les nombres d'Hecker rassemblés ici ne s'appliquent qu'à des fœtus frais, ceux de Kölliker à des fœtus conservés dans l'alcool. Ces derniers sont par conséquent tous beaucoup trop petits. Il est vivement à souhaiter que d'autres évaluations soient faites avec meilleur contrôle de l'âge des fœtus. Cependant Thoma a essayé déjà, en s'appuyant sur les nombres connus, d'exprimer le poids en fonction de la longueur du corps.

Mais comme, dans ces cas, cette longueur avait été prise du sommet de la tête à la plante des pieds, et que les évaluations de chaque cas particulier s'écartèrent par trop les unes des autres sous le rapport de leur quantité absolue, il n'y a pas lieu d'entrer dans plus de détails à ce sujet. De même les conclusions tirées par Fehling des pesées d'Hecker, d'après lesquelles la croissance relative de l'embryon humain atteindrait son maximum dans le quatrième mois de la gestation, ne peuvent être considérées comme fermement établies.

Des pesées et des mesures de Fehling, il découle le tableau suivant dans lequel *m* signifie mâle, *f* femelle.

D'après ce tableau, l'accroissement en longueur du fœtus humain atteindrait, particulièrement du troisième au sixième mois, sa plus grande rapidité.

Tous les nombres de la troisième colonne, sauf ceux qui sont relatifs au huitième mois, se trouvent entre les extrêmes d'Hecker. Le minimum pour le huitième mois serait en conséquence 928 au lieu de 1093. Toutefois tous les nombres varient bien trop pour qu'on puisse en tirer des solutions générales ou des déterminations exactes de l'âge.

Longueur en centimètres.		Poids du fœtus frais.		Age du fœtus.
2,5		0,975		6e semaine
12 m	12,7....	36,5	46,5....	4e mois
13,5 m		56,5		4e mois
18,5 m		95,5		5e mois 1re moitié
18,5 m		104,7		5. » 1. »
19 f		156,8		5. » 2. »
21,5 m	21.....	244	200..	5. » 2. »
22,5 m		235,5		5. » 2. »
23 f		264		5. » 2. »
24 f		299		5. » 2. »
26 m		361,8		6. mois
30 f	29,8....	575	569,3...	6. »
33,5 m		771		6. »
34,5 f		910		7. »
34 m		832,9		7. »
36 f	34,9....	836	924....	7. »
35 m		1117		7. »
38 m		928		8. »
53,5 m		3294		mûr, mort-né

La diminution, peu étudiée encore, du poids du corps des nouveau-nés, avant la première absorption de nourriture, doit être considérée comme un phénomène physiologique. Car, lors même qu'avant la première prise du sein, il n'aurait été expulsé ni méconium ni urine, la grande perte d'eau due à la respiration pulmonaire qui commence immédiatement après la naissance et l'évaporation qui a lieu à la surface de la peau, seraient suffisantes déjà pour occasionner une diminution très notable du poids. Cette dernière est essentiellement différente de la diminution du poids du corps qui survient, durant les premiers jours de la vie, certes chez la plupart, mais non chez tous les nourrissons.

Chez cent enfants que H. Haake a pesés à Leipzig immédiatement après la naissance et les jours suivants, et qui tous sont désignés comme à terme et en bonne santé, le minimum, pour cinquante et un garçons, fut de $2^{kg},55$, le maximum de $4^{kg},2$; et pour 41 filles, le minimum fut de même $2^{kg},55$, le maximum $3^{kg},885$; la moyenne pour les garçons, de 3,259; la moyenne, pour les filles, de $3^{kg},183$. Non seulement il trouva le poids moyen des enfants femelles nouvellement nés et à terme plus petit que celui des mâles, mais encore la diminution de poids survenue régulièrement dans les (deux) premiers jours de la naissance plus petite, en moyenne chez les mâles que chez les filles, et l'accroissement de poids survenu le deuxième ou le troisième jour plus grand que chez les secondes.

Les pesées de Winckel, publiées un peu plus tard, donnèrent des résultats presque exactement concordants avec les précédents. Il pesa 100 enfants et trouva pour 56 garçons le poids moyen de 3kg,375, pour 44 filles 3kg,245, immédiatement après la naissance. (Au début on donne tous ces enfants comme nés à terme; plus tard on dit que sept d'entre eux seraient nés prématurément; les nombres en sont probablement quelque peu trop petits.) Le garçon le plus lourd pesa 4kg,166; la fille la plus lourde 4kg,041.

Les garçons sont donc, déjà à la naissance, un peu plus lourds, en moyenne, que les filles, comme Hecker l'avait trouvé également. Winckel constata en outre que tous les nouveau-nés, déjà dans l'espace des premières vingt-quatre heures après la naissance, diminuent en poids et, en réalité, de 116 grammes en moyenne. Cette diminution de poids dure ordinairement de deux à trois jours, et les garçons les plus lourds perdent habituellement moins que les filles. Des 100 enfants pris pour ces pesées, 93 étaient à terme, 7 nés prématurément. Ces derniers diminuèrent un peu plus que les premiers. L'augmentation de poids se montra aussi plus favorable, à partir du troisième jour, pour les garçons, tout à fait comme l'avait constaté Haake; cependant cette augmentation ne rentre plus dans le cadre de cet ouvrage.

Les causes de la diminution de poids immédiatement ou bientôt après la naissance, Winckel les trouve dans l'élimination de l'urine et du méconium, dans l'augmentalion des fonctions de la peau — il vit des nouveau-nés suer abondamment, peu d'heures après la naissance — dans l'enlèvement de la *vernix*, dans la diminution de la graisse sous-cutanée et dans le peu d'énergie de l'assimilation de la nourriture au début — comme Haake l'a trouvé aussi. Mais je vois, en outre, dans l'élimination d'eau par les poumons, élimination qui s'accroît extraordinairement à partir de la première inspiration, une cause principale de la perte de poids le premier jour; cette élimination doit, avec l'évaporation cutanée, être d'un grand poids dans l'occurrence.

Il existe des pesées de Hecker sur la *croissance du placenta de la femme*. Je tire de ses tableaux et rassemble ici les nombres concernant le placenta frais. Le poids est exprimé en grammes.

Mois	3	4	5	6	7	8	9	10
Maxima	59	135	365	594	625	812	(625)	(655)
Minima	20	55	60	155	(186)	186	312	343
Moyenne	36	80	178	273	374	451	461	481
Nombre	3	17	24	14	19	32	45	62

Par conséquent, le placenta s'accroît beaucoup plus lentement dans les derniers mois que dans les premiers.

Il existe également des nombres de Hecker concernant la *croissance du cordon ombilical*; il en appert que, chez l'homme, il s'accroît avec une grande régularité proportionnellement à la croissance du fœtus et qu'à partir du quatrième mois il est, en moyenne, toujours plus long que la longueur maxima du fœtus. Le tableau suivant, formé des nombres (en centimètres) de Hecker, montre clairement l'exactitude de ces rapports trouvés par lui :

Mois	3	4	5	6	7	8	9	10
Maxima	15	29	50	58	65	89	(89)	94
Minima	3,5	8	19	20	21	(30)	30	32
Moyenne	7	19	31	37	42	46	47	51
Longueur fœtale au maximum.	9	17	27	34	38	41	44	47

Ce n'est que dans le troisième mois que la longueur moyenne du cordon ombilical n'atteint pas la longueur maxima du fœtus. Mais le nombre de cas, pour cette époque, n'est que de dix, tandis que pour les sept autres mois ensemble, ce nombre est de 314.

Hensen a fourni, sur la croissance fœtale du *cobaye*, des évaluations précieuses desquelles il appert que du seizième au vingt et unième jour, par conséquent dans la troisième semaine, le poids du fœtus fait plus que se décupler, que dans la quatrième semaine pareille chose a lieu et que ce n'est qu'à partir de ce moment que l'accroissement en volume se fait avec plus de lenteur. Hensen trouva en grammes :

Jours	16	21	29	36	43	50	59	64	67
Minimum.	—	0,11	1,14	3,18	11,24	24,40	60,00	75,0	—
Maxim.	—	0,14	1,39	4,40	12,46	27,57	82,75	99,4	—
Moyenne.	0,01	0,12	1,23	3,66	12,08	25,39	65,69	83,99	87,2
Cas.	1	3	3	4	4	6	4	4	131

Avant la fin de la deuxième semaine qui suit le coït, il n'y a pas de trace de l'embryon, comme Bischoff l'a trouvé.

Des nombres ci-dessus et de quelques-uns que j'ai donnés, il découle pour les neuf semaines, durant lesquelles le fœtus de cobaye se developpe dans l'utérus, quand on les résume graphiquement avec la plus grande exactitude et qu'on prend les extrêmes aussi éloignés entre eux que possible, qu'un embryon pèse, dans la troisième semaine, moins de 0gr,2.

dans la 3e semaine	moins de 0,2 grammes.		
— 4 —	plus de 0,1	et moins de	1,5 gr.
— 5 —	— 1	—	— 4 —
— 6 —	— 3	—	— 12 —
— 7 —	— 9	—	— 28 —
— 8 —	— 21	—	— 72 —
— 9 —	— 40	—	— 120 —
Nouveau-né à terme.	— 70	—	— 149 —

C.-Ph. Falck nous fournit une série d'évaluations sur l'accroissement en volume et en longueur de l'*embryon de poulet ;* Falck a également pris de nombreuses mesures sur des parties séparées de cet embryon, aux différents jours de l'incubation, et comparé les résultats de ses évaluations embryométriques aux statistiques de mensuration également faites par lui sur des poulets au terme de la croissance. Il trouva que le poulet d'un œuf en incubation depuis vingt jours augmente cinquante-six fois de son poids, jusqu'à la fin de sa croissance. Les longueurs de la tête, du bec, de l'œil, de la patte, du tronc, etc., s'accroissent en se multipliant par les nombres allant de 1,6 à 6,5. L'accroissement en longueur de l'aile (1 : 6,5) est après l'éclosion, le plus grand, et celui du bec (1 : 2,2), de l'œil (1 : 1,6) et de la tête, le plus petit; pendant que l'accroissement en volume montre des différences bien plus grandes après l'éclosion. Les testicules du coq pèsent 756 fois plus que ceux du petit coq à terme prêt à éclore; les ovaires de la poule 870 fois plus que ceux du poulet immédiatement à terme; par contre, le cerveau ne pèse que quatre fois plus, le globe de l'œil que 5,8 fois plus, la moelle épinière que 18,7 fois plus, l'estomac que 41,2 fois plus, l'avant-bras que 233 fois plus.

Si l'on compare à cela l'accroissement en longueur et en volume de l'embryon, il appert, au point de vue de la longueur, ce fait remarquable dont Falck lui-même n'a pas eu connaissance, savoir que *durant la seconde moitié de l'incubation*, et plus exactement dans le temps qui s'écoule du dixième au vingtième jour de l'incubation, *plusieurs organes s'accroissent presque autant ou plus que durant tout le reste de la vie, et ce sont ceux-là précisément qui entrent tout d'abord en fonction, de la manière la plus complète, dans l'existence propre du poulet après sa sortie de l'œuf*, particulièrement le *cerveau*, l'*œil*, le *bec*, les *orteils*. Car on eut, pour dix poulets, en millimètres :

Jours d'incubation.	10	11	12	13	14	15	16	17	18	19	20
Long. du cerveau.	12	11	13	13	13,5	15	—	16	15	16	14
Larg. du cerveau..	12	11	11	12	11,5	12	—	14	14	14	14
Orteil le pl. long...	4	6	—	—	—	11	15	14	17	19	21
Bec.............	4	7	8	9	9,5	9	11	10	14	15	14
Globe de l'œil....	8	8	8	9	9,5	10	—	10	10,5	11	10

Le poulet au terme de sa croissance avait, en millimètres :

	Coq.	Coq de 20 jours comparé au coq.	Poulet de 10 jours comp. au p. de 20 j.
Long. du cerveau..	26	de 1 : 1,6 à 1,8	de 1 : 1,4 à 1 : 1,16
Larg. du cerveau..	25 (22)	1 : 1,8 (1,5)	1 : 1,3 „ 1 : 1,2
Orteil le plus long.	64	1 : 3	1 : 5,2
Bec..............	32	1 : 2,3	1 : 3,7
Globe de l'œil.....	19	1 : 1,7	1 : 1,3

Les différences, sous le rapport du cerveau et de l'œil, se montrent encore plus en faveur de l'embryon, quand on soumet aux évaluations, non le poulet de vingt jours, mais celui de vingt et un, à terme; non un coq pesant 1745gr,65, « qui rentre certainement dans le nombre des sujets les plus lourds », mais un coq ordinaire.

Dans tous les cas ces différences sont assez significatives pour qu'on puisse admettre comme certain ce fait que, durant la vie de l'embryon, les parties qui s'accroissent le plus vite sont précisément celles qui entrent le plus tôt en fonction après la naissance, tandis que celles qui, après la naissance, croissent le plus lentement, entrent aussi le plus tard en fonction : les organes sexuels.

Pour l'orientation, particulièrement en ce qui concerne la grandeur des embryons examinés dans l'appendice I, on pourra se servir encore du tableau synoptique suivant tiré des quarante-quatre procès-verbaux de Falck.

Poids et longueur de l'embryon de poule :

Jour.	Poids.	La plus gr. long. du p. allongé.	Largeur du tronc.
1.	—	—	—
2.	0,005; (0,06)	7	1
3.	0,01; 0,02; (0,2); (0,33)	6; 9	4
4.	0,04? (0,94); 0,12; (1,2); (1,3)	12	—
5.	0,18; 0,18	16; 16	—
6.	0,31; 0,5; 2,03	20; 18	8; 6
7.	0,73	26	7
8.	1,1; 1,86	30	6
9.	1,48; 1,61	42; 34	9
10.	2,33; 2,53	50; 40	8
11.	3,55; 6,72	62	8
12.	4,30; 5,1	75; 69	9
13.	5,50; 6,08	79; 66	9
14.	8,31; 9,76	85; 68	10; 12
15.	10,91; 1,11	95; 84	12; 21
16.	13,8; 14,05	115; 100	13
17.	15,8; 12,97	113; 112	10; 21
18.	18,6; 20,65	119; 140	14
19.	22,78; 23,96	134; 130	19
20.	31,20; 32,45	150; 135	19
21.	34,57 en moyenne.	140;	31; 33

Les nombres entre parenthèses sont de Pott.

Cinq poulets du 21e jour pesèrent :

29,6; 34,51; 36,33; 36,9; 37,22.

Dix poulets du 21e jour :

29,81; 32,23; 33,19; 36,77; 37,07.
31,66; 32,35; 35,45; 37,06; 38,50.

La moyenne arithmétique de ces quinze pesées prises sur des poulets frais du vingt et unième jour monte à 34gr,57, le minimum à 29gr,6, le maximum à 38gr,5. D'après cela, l'accroissement en matière, par jour, est *en moyenne*, chez le poulet dans l'œuf, du troisième au vingtième jour de l'incubation, au moins de 1gr,64 et au plus de 2gr,13, en moyenne de 1gr,92. Mais il y a lieu de distinguer ici, d'un côté, l'accroissement en matière par croissance réelle, c'est-à-dire par des phénomènes histo-génétiques; de l'autre, l'accroissement en poids par absorption de l'eau et résorption du jaune vers la fin de l'incubation. On ne peut encore établir un rapport numérique, ni construire une courbe exacte de la croissance. Cependant il découle de la courbe de l'accroissement en poids de l'embryon, préexistante, et que j'ai tirée seulement de la petite quantité de pesées faites par R. Pott (Planche VIII, fig. 3), comme des quarante-deux pesées de Falck, que, dans la première semaine de l'incubation, l'accroissement en volume quotidien de l'embryon est relativement très grand, mais petit d'une façon absolue; qu'il augmente de jour en jour dans la seconde semaine et trouve son maximum d'accélération dans la troisième. La courbe de la croissance de l'embryon de poulet monte d'une manière très régulière jusqu'au sixième jour; du sixième jusqu'au onzième, elle devient plus rapide; du onzième jusqu'au dernier jour de l'incubation plus rapide encore. Tout le temps elle demeure convexe du côté de la ligne des abcisses.

Une détermination plus exacte de la courbe qui exprime la croissance du fœtus ne peut être faite à cette heure, car il faut pour cela une plus grande quantité de pesées pratiquées avec beaucoup plus de soin que celles que nous avons en ce moment. Cependant les difficultés à vaincre, pour se procurer des données certaines sur ce sujet, ne sont pour ainsi dire que techniques; toute cette étude n'est faite qu'au point de vue *quantitatif* et nécessite à peine des méthodes et des principes nouveaux.

Tout autre est le mode de la croissance du fœtus, c'est-à-dire son analyse qualitative. Quand on songe que déjà la segmentation de l'œuf est une propriété héréditaire de ce dernier, que la première ébauche de l'embryon et, outre cela, sa rapide différenciation dans les stades plus avancés de son développement, même quand la croissance est ralentie, ne paraissent pas être basés nécessairement sur les principes de la mécanique qui ont été reconnus, jusqu'ici, comme universellement applicables, il faut nécessairement que ces principes soient modifiés. Avant tout, c'est un devoir impérieux pour les physiologistes de résoudre expérimentalement le grand problème du développement et d'étudier dans ses détails le *fait de l'hérédité*.

C'est à la physiologie perfectionnée de l'avenir qu'il reste à défricher ce terrain fécond. Le plus grand pas fait vers ce but, peu de temps après que Darwin eût approfondi l'étude générale nouvelle de l'évolution et de la concurrence vitale, l'a été, il y a bientôt vingt ans, par la découverte de Hæckel, laquelle a fait époque, savoir que le développement individuel ou ontogénétique, par conséquent le développement de l'embryon est dans ses grandes lignes, une évolution abrégée et, en vérité, modifiée souvent, mais encore reconnaissable, bref une évolution phylogénétique, autrement dit une évolution de la sériation animale. Ce qui a été, de-ci de-là, pressenti ou conjecturé, puis affirmé avec des enjolivements fantastiques et des défigurations philosophiques contre nature est en voie de devenir, grâce au génie morphologique de celui qui a fondé la théorie de la gastrula, un fait scientifique admis par tous, grâce aux luttes victorieuses soutenues contre les attaques des adversaires et grâce à leur conversion : j'entends la répétition dans l'embryon des tranformations de la série animale.

En attendant, la physiologie s'arrête devant ce fait sans le comprendre.

NEUVIÈME PARTIE

RÉCAPITULATION DES RÉSULTATS

Aussi bien l'étendue de ce livre que la grande quantité des observations et des expériences particulières qui y sont mentionnées rendent difficile la connaissance des fait généraux qui en sont déduits. Le lecteur sera donc désireux d'avoir un court aperçu de tout le livre, afin de pouvoir mieux s'orienter dans le domaine de la physiologie de l'embryon qui a été, pour la première fois, exposée ici dans son ensemble, et afin de pouvoir reconnaître ce qu'on sait déjà, ce qui est nouveau, ce qui devra être obtenu par des observations et des expériences poursuivies sur le fœtus vivant. Ce travail ouvrira des vues sur l'anatomie, la physiologie et la pathologie de l'homme, qui mettront en pleine lumière l'utilité de la méthode génétique.

Dans l'introduction la difficulté de l'entreprise a déjà été mise en avant. Le canevas existant d'une recherche méthodique des phénomènes de la vie, avant la naissance, ne pouvait, d'après la nature de la chose, traiter chaque fonction avec une égale quantité de détails, parce que, dans les limites du possible, il fallait tenir compte des matériaux authentiques dispersés à travers la bibliographie et que, en réalité, une grande partie de ces matériaux se rapporte à la circulation du sang et à la respiration, et une petite partie seulement à la nutrition et à la sensibilité dans la vie de l'embryon. Sur ces entrefaites, l'auteur s'est efforcé de vérifier, par ses recherches propres et celles qui ont été faites sous sa direction, les conditions et les particularités des fonctions physiologiques de l'embryon, de celles précisément qui avaient été d'abord le moins observées, la véritable connaissance des phénomènes vitaux de l'homme né et adulte ne pouvant être atteinte que si l'on suit la genèse de ces fonctions. Il résulte également pour l'esprit une grande satisfaction de l'étude approfondie du perfectionnement graduel de chaque fonction, depuis ce stade du développement de l'embryon, où elle n'est pas reconnaissable encore, jusqu'à sa maturité.

La principale difficulté provient ici du manque de grands embryons, de leur variabilité et de l'insuffisance des données détaillées morphologiques et, en particulier, histologiques pour les derniers stades du développement.

Les embryons humains vivants des premiers stades, les avortons, les monstres, particulièrement les anencéphales, les enfants nés avant terme, en vie, ne tombent qu'incidemment ou en petite quantité sous les observations des physiologistes, mais sont d'une importance particulière pour la connaissance des phénomènes vitaux de l'embryon. Ils peuvent remplacer la vivisection.

Certes il ne manque pas d'enfants à terme nouvellement nés; cependant de leur manière de se comporter on ne peut conclure que peu de choses pour l'être non-né, et souvent on confond le fœtus *nouvellement* né avec le nouveau-né, c'est-à-dire avec le nourrisson. Or, à aucune époque, l'homme ne subit de changements physiologiques aussi grands et, en partie, aussi dangereux pour la vie, qu'au jour de sa naissance.

Les phénomènes vitaux du fœtus constatables chez les femmes enceintes ne sont pas variés; sa motilité et son activité cardiaque sont presque les seuls signes de la vie directement reconnaissables avant la naissance, et les expériences qu'on peut faire sur le fœtus sans léser la mère, sont d'une étendue excessivement restreinte.

Donc pour étudier à fond la physiologie du fœtus, comme branche d'une connaissance indépendante, il faut se servir des animaux. En Europe, les mammifères qui sont favorables aux expériences, sont particulièrement le cobaye, la brebis, la chienne, la chatte, la lapine dont les fœtus sont recueillis par l'observateur dans un réceptacle spacieux contenant une dissolution de sel ordinaire à 0,6 p. 100 à la température du corps. Parmi les embryons d'oiseaux c'est le poulet qu'on a le plus souvent examiné, il a ce grand avantage de fournir l'âge exact lorsque la température d'incubation est maintenue constante.

La *couveuse* simple construite par l'auteur se montra, durant quinze années successives, plus apte que les appareils employés dans les établissements d'incubation artificielle, aux recherches scientifiques, celles-ci exigeant de fréquentes ouvertures et inspections de l'appareil d'incubation.

En dehors des œufs d'oiseaux on a encore examiné au point de vue physiologique particulièrement les œufs de serpents, de grenouilles, de poissons et de mollusques et de préférence les œufs à enveloppe transparente — particulièrement les œufs de poissons, ceux des ombres. Cependant leur petitesse, tout comme leur propension à se décomposer, rend les expérience très difficiles.

A l'examen et à l'excitation commodes des embryons des ovipares dans leurs œufs et au chaud, se prête la boîte à préparation construite par l'auteur et, à l'observation, sans déchirure de l'enveloppe — des œufs d'oiseaux embryonnés, avant tout non colorés, — se prête l'*embryoscope* ou *ooscope* conjointement avec l'*appareil servant à chauffer les œufs*. On peut également, avec de grandes précautions, suivre le développement embryonnal dans l'œuf ouvert et refermé avec du mica.

La plus grande difficulté de la compréhension des phénomènes vitaux observés, pour tous les embryons, provient du manque de recherches morphologiques faites sur le substratum en fonctionnement, une fois que l'embryon s'est développé. On ne connaît que très peu encore le développement des tissus musculaires et nerveux, les extrémités terminales des nerfs dans les muscles, les glandes et les organes des sens. Cependant on a mieux précisé, grâce à l'établissement de faits nouveaux d'une nature purement physiologique, les questions qui ont trait à l'histologie.

Les résultats réels se rapportent à la circulation, à la respiration, à la nutrition, aux sécrétions, à la production de la chaleur, à la motilité, à la sensibilité et à la croissance du fœtus dans l'œuf.

LA CIRCULATION DE L'EMBRYON

De toutes les fonctions de l'embryon, ce sont l'*activité du cœur* et le *cours du sang* qui ont été le plus souvent l'objet des recherches.

Pour ce qui est de la première on peut émettre la proposition suivante, comme ayant une valeur générale, savoir que, chez tous les embryons des animaux, le *cœur bat, dans les tout premiers temps, irrégulièrement*, aussi bien avec une force irrégulière qu'avec une fréquence et une rapidité irrégulières. Il lui manque absolument les régulateurs qui sont caractéristiques chez les vertébrés supérieurs complètement formés; et il est probable que, dans le cœur embryonnal, après le perfectionnement de ses fibres musculaires, chez l'homme et chez tous les animaux, ces fibres ne se contractent pas d'une manière isochrone. Par contre, le cœur d'embryons plus âgés, de mollusques, de poissons, de reptiles, d'oïseaux et de mammifères, bat, d'après les observations de l'auteur, avec une régularité et une force remarquables, les circonstances extérieures demeurant toujours les mêmes.

L'observation plus exacte, chez l'embryon de poulet, de ce fait que le cœur se remplit et se vide, quand il vient de se fermer et qu'il n'est pas encore cloisonné, nous apprend que la première systole, après la réunion des deux moitiés du cœur auparavant séparées, ne survient jamais qu'après la complète occlusion du cylindre cardiaque, ce qui doit se rapporter aussi au mammifère.

Ce fait que tous les cœurs d'embryons battent avec force, avant qu'on y puisse constater la striation des fibres musculaires et le tissu nerveux (cellules ganglionnaires et fibres nerveuses), laisse croire que les cellules contractiles de la poche cardiaque subissent une seule et même excitation avant chaque contraction; par contre, le transport de la contraction d'une cellule à l'autre est très invraisemblable. Cette excitation doit être recherchée dans le liquide dont le courant s'est déjà établi, grâce à des différences de température, avant la formation du cœur, liquide dont provient le sang, c'est-à-dire l'*hématolymphe* qui, au début, est encore sans couleur; car un obstacle à l'arrivée du sang dans le cœur embryonnal entraîne rapidement l'arrêt du cœur.

Le mouvement du sang dans le tout jeune cœur d'embryon s'effectue de telle manière qu'il entre par la partie postérieure (inférieure), à travers les veines omphalo-mésentériques et se trouve poussé vers la partie antérieure (supérieure), grâce à une contraction péristaltique de la poche cardiaque. De cette façon, le cylindre cardiaque ne provoque d'abord le courant que de l'aire vasculaire à l'ébauche de l'embryon. Le premier mouvement sanguin *cordipète* dans les vaisseaux n'est pas établi par l'activité cardiaque, mais s'effectue avant elle (grâce à des différences de température); le premier mouvement sanguin *cordifuge*, de l'ébauche de l'embryon jusque dans l'*area vasculosa*, n'est dû qu'à l'activité cardiaque.

La fréquence de tous les cœurs d'embryons vivants, observés jusqu'ici, est plus faible au début de leur activité que bientôt après. Il en est ainsi chez les mollusques, les poissons, les amphibies, les reptiles, les poulets et aussi les mammifères. Chez le poulet dans l'œuf, il résulte particulièrement, de nombreuses observations, que la fréquence du cœur augmente du deuxième au cinquième jour; elle peut même se doubler et grandir de 90 à 180 par minute, sans diminuer immédiatement après.

Beaucoup de faits nouveaux, non sans importance, ont été constatés durant l'étude de diverses influences exercées sur le cœur du poulet du deuxième au troisième jour dans l'œuf ouvert et tenu chaud, et sur le cœur de l'embryon de cobaye fraîchement mis à nu, ainsi que sur les cœurs d'embryons extraits :

Tous les cœurs d'embryons examinés jusqu'ici sont extraordinairement sensibles aux *changements de température*, et certes, on peut dire en général de tous ces cœurs, que leur fréquence diminue au plus léger refroidissement et augmente au plus léger réchauffement. C'est ainsi que chez les cœurs des embryons de mammifères (comme auparavant déjà chez ceux de poulets) on provoqua un arrêt complet par le refroidissement et des battements par un réchauffement subséquent. Le réchauffement peut occasionner une telle augmentation de la fréquence qu'elle n'est plus évaluable, mais non un tétanos du cœur, chez l'embryon vivant.

Ce qui est le plus remarquable, c'est la manière de se comporter du cœur embryonnal sous l'influence de l'*électricité*. Les courants d'induction interrompus peuvent, en effet, provoquer une systole durable, *un véritable tétanos du cœur*, sans suite fâcheuse. Le courant galvanique constant ne provoque, par contre, qu'une petite hausse de la fréquence; lorsqu'on évite tout refroidissement, on n'altère pas du tout la fréquence. Ces faits montrent que la manière de se comporter des jeunes cœurs d'embryons (de poulets et de mammifères) vis-à-vis des excitations électriques est fort différente de celle qui se manifeste quand l'organe est arrivé au terme de son développement; ils ne renferment encore, à coup sûr, aucun ganglion modérateur.

Le cœur de l'embryon se comporte encore d'une façon différente sous l'influence des attouchements, chaque contact de courte durée, pratiqué avec une baguette à la température du corps, provoquant une augmentation passagère de la fréquence. La disparition de l'eau de l'amnios par évaporation occasionne une diminution de la fréquence.

Un plus grand nombre d'essais d'excitation chimique ont enseigné que le cœur de l'embryon de poulet, avant qu'on eût pu reconnaitre la striation de ses fibres musculaires, était paralysé par les combinaisons potassiques employées à doses minimes, tandis qu'il demeurait indifférent à des solutions étendues de sels de soude ; mais le chlorure de sodium, porté en substance sur le cœur, provoque une rapide diminution de la fréquence. Il en est de même de l'hydrate de chloral, de l'aldéhyde, de l'atropine, de la nicotine, de la quinine, de l'ammoniaque, etc., en doses presque homœopathiques. La sensibilité du cœur d'embryon à l'excitation chimique (aux poisons cardiaques) est plus grande que celle de tout autre tissu contractile différencié,

Si on laisse mourir, dans l'œuf ouvert à l'air, l'embryon non empoisonné, il survient, avant l'arrêt définitif du cœur, *une augmentation de la fréquence prémortelle.*

Cette dernière rappelle l'augmentation passagère de l'excitabilité des nerfs qui meurent, chez l'animal, après sa naissance.

Le cœur extrait, déjà même celui de l'embryon enlevé de l'œuf, se comporte autrement que le cœur *in situ*, il manifeste, par exemple, une remarquable arhytmie. Il doit être envisagé comme un cœur mourant. On peut dire, en général, de celui-ci que, plus l'intervalle entre deux systoles est grand, plus longue est la durée de chaque contraction et plus complètement se vide le cœur.

La manière d'être physiologique du cœur embryonnal des oiseaux et des mammifères a une grande analogie avec celui des larves des insectes et, sous le rapport de la résistance de sa vie, avec celui des amphibies au terme de la croissance. Les cœurs des embryons de cobayes battent encore, lorsqu'on ne peut constater aucune trace d'oxygène dans leur sang, même dix minutes encore après la mort de la mère par asphyxie.

C'est à cette résistance qu'on doit de savoir que l'activité cardiaque de l'homme s'établit au commencement de la troisième semaine. L'étude du développemcnt nous apprend que le cœur ne bat pas avant la fin de la deuxième semaine, parce qu'à cette époque le cylindre cardiaque n'est pas fermé encore.

La découverte du bruit du cœur du fœtus, chez la femme enceinte (en l'année 1822), promit un butin physiologique plus riche que ce qu'on en a tiré jusqu'ici. L'importance pratique de cette découverte, pour la constatation de la grossesse à partir du cinquième mois, a mené, sans doute, à une grande quantité d'évaluations de la fréquence, grâce aux nombres établis pendant les auscultations ; mais elle a fourni peu de faits physiologiques nouveaux, eu égard à la peine qu'on s'est donnée. Sous le rapport de la méthode, beaucoup de médecins péchent de deux façons différentes : 1° au lieu d'ausculter à l'aide d'une seule oreille, on devrait se servir d'un stéstoscope binauriculaire ou diotique, parce que celui-ci permet d'entendre plus distinctement le bruit du cœur ; 2° au lieu de ne compter les battements du cœur, comme le font beaucoup de médecins, que pendant cinq ou dix secondes, il faut compter pendant 15 ou 20 ou 30 secondes au moins, et, pour le mieux, pendant une minute entière afin d'obtenir des résultats concordants.

L'acceptation de ce fait, que, dans toute la seconde moitié de la gestation, la fréquence demeure constante, n'est pas tout à fait exacte.

Presque toujours elle augmente d'une manière passagère à la suite des mouvements du fœtus, probablement parce que les muscles compriment les veines et que, par là, il pénètre en temps égal plus de sang dans le cœur.

Une critique approfondie des travaux nombreux faits pour résoudre la question suivante, à savoir si, avant la naissance, le fœtus femelle a une fréquence plus grande que le fœtus mâle, de telle sorte qu'on en puisse prédire le sexe, a montré que, en réalité, dans un très grand nombre de cas, la prédiction s'est réalisée effectivement, mais qu'elle ne s'est pas réalisée dans un très grand nombre de cas observés avec un soin spécial. Pour les fréquences nombreuses (environ la moitié de tous les cas) de 135 et 145 battements du cœur par minute, les deux sexes sont souvent également représentés; pour les fréquences élevées, au-dessus de 145, il se rencontre toujours encore environ un tiers de garçons; pour les fréquences basses, au-dessous de 135, un tiers de filles. Par conséquent, pour la prédiction du sexe de l'enfant nouvellement né, le nombre des battements cardiaques du fœtus, relevé sur la femme enceinte, ne peut être pris en considération dans des cas particuliers.

En outre la fréquence du cœur fœtale dépend précisément au moment des évaluations, de plusieurs facteurs qui ne sont pas connus. Elle augmente d'ordinaire avec la pyrexie de la mère et tombe à son plus bas degré physiologique, après un long repos du fœtus.

Une différence très importante entre l'activité cardiaque du fœtus et celle d'après la naissance, consiste dans l'indépendance de la première, du cerveau et de la moelle cervicale. On a constaté aussi l'activité du cœur chez l'anencéphale humain sans centre respiratoire.

Les premiers mouvements respiratoires de l'enfant normal qui vient de naître occasionnent d'abord une augmentation de la fréquence, considérable mais de courte durée, puis une diminution considérable de plus longue durée. Les excitations cutanées artificielles, exercées sur les enfants nés en état d'asphyxie pour les faire revenir à la vie, provoquent régulièrement une hausse rapide et importante de la fonction cardiaque ralentie. Il en est de même pour les fœtus de mammifères extraits prématurément de l'utérus et amenés artificiellement à respirer. Mais c'est le réchauffement dans la couveuse ou dans un bain à la température du corps qui favorise le mieux la hausse de la fonction cardiaque.

Une critique des données sur les variations de la fréquence du cœur fœtal, avant, pendant et après la naissance, a fait voir d'ailleurs que la fréquence qui précède les douleurs n'est que très rarement atteinte par les nouveau-nés endormis et qu'elle ne manifeste point de différence constante, le matin, l'après-midi et le soir, dans le cas d'absence de toute perturbation. Pendant les premières douleurs le nombre des battements du cœur fœtal augmente presque chaque fois; au contraire, au début et à la fin de chaque douleur il diminue, d'après plusieurs bons observateurs, pourvu que la naissance ne s'effectue pas irrégulièrement.

Cette diminution physiologique de la fréquence du cœur fœtal, pendant les contractions de l'utérus, a été expliquée de différentes façons. Une critique des hypothèses émises à ce sujet fait voir qu'il est de toute probabilité que les fibres modératrices du *nervus vagus* y prennent part, fibres dont l'excitation pourrait être provoquée d'une façon réflexe — par l'intermédiaire des nerfs cutanés — sous l'influence de la pression exercée sur la surface du fœtus, par la contraction musculaire de l'utérus. Car il appert des expériences connues de différents observateurs que, d'une façon normale, l'action modératrice du vague peut se manifester déjà peu de temps avant la naissance ou du moins durant cette dernière. Certes les diverses espèces d'animaux se comportent en cela d'une manière différente; de plus il est certain que plusieurs facteurs entrent en jeu au sujet des variations de la fréquence du cœur fœtal, pendant la naissance, lesquels peuvent se compenser en partie ou totalement : car, dans maints cas, l'activité cardiaque du fœtus demeure constante à travers tout l'acte de la naissance. Dans certains cas il survient aussi une accélération pendant les douleurs; dans d'autres une grande irrégularité (entre 100 et 200 battements par minute). L'augmentation de la fréquence qui survient entre deux douleurs s'explique par la chute de l'excitation du vague quand cesse la pression et quand le travail du cœur est facilité par la réouverture du système capillaire du placenta, que la compression doit rétrécir pendant les douleurs.

La très courte durée d'un battement du cœur fœtal, soit de 4 dixièmes de seconde et moins, permet d'affirmer que le repos du cœur entre la systole du ventricule cessante et la systole de l'oreillette commençante est plus petit que chez l'être né, non seulement d'une façon absolue, mais encore d'une façon relative.

En somme, des recherches existantes faites sur la fonction cardiaque chez l'embryon il découle, outre les faits allégués, que la constatation systématique, comparative et physiologique des conditions, sous lesquelles le *punctum saliens* des animaux les plus divers établit et maintient sa fonction, mettra en pleine lumière la connaissance la plus largement étendue de ce phénomène fondamental de la vie.

On a bien mieux étudié *le mouvement du sang dans l'embryon*, si bien qu'on a eu, ici, moins de faits nouveaux à décrire que de nombreux faits anciens à confirmer et d'erreurs nouvelles à réfuter en partie. L'hématolymphe circule dans tous les embryons avant qu'elle contienne de globules rouges du sang et, en vérité, elle circule chez tous irrégulièrement. Les mouvements du tronc de l'embryon aident essentiellement à la mise en train de la circulation du sang. La description de cette fonction, chez l'embryon de poulet et chez l'homme, se divise en trois parties, par rapport au développement du système vasculaire. La circulation vitelline (I) s'établit d'abord; la première, (Ia) avant la réunion des deux aortes primitives; la seconde, après cette réunion (Ib); et celle-ci est caractérisée par le courant dans le réseau de l'*area vasculosa*. Puis survient la seconde circulation, comme on la nomme, ou circulation allantoïdienne (II) qui, chez le fœtus de mammifère, répond à la circulation du chorion (IIa) et à la circulation placentaire (IIb); enfin s'établit la circulation du nouveau-né (III), qui commence avec la première inspiration. Chez l'homme, Ia s'établit à la fin de la deuxième semaine ou au commencement de la troisième; Ib, dans la quatrième ou à la fin de la troisième; IIa, avec la formation parfaite des vaisseaux ombilicaux, à la fin de la troisième ou au commencement de la quatrième; IIb, avec la formation du placenta, dans le troisième mois; III, avec la naissance. On ne peut s'attendre à une fixation plus exacte des époques.

De la critique des descriptions connues de la circulation du sang de l'embryon il appert que le mode de remplissage du cœur avec du sang a été, le plus souvent, représenté inexactement; car la *vena cava* inférieure déverse son sang, non par l'*atrium dextrum*, puis le *foramen ovale* dans l'*atrium sinistrum*, mais en même temps dans les deux oreillettes. Elle a deux embouchures, une embouchure inférieure droite pour l'*atrium dextrum* et une embouchure supérieure gauche pour l'*atrium sinistrum*, puisque son ouverture est partagée par l'*isthmus atriorum*.

Une analyse des phénomènes de la circulation fœtale nous apprend la nécessité de distinguer pour le moins neuf degrés d'hématose ou de vénosité et montre qu'une partie du sang le plus veineux, qui a passé une fois déjà dans la moitié inférieure du corps, revient à travers la veine cave inférieure, le ventricule droit, le conduit de Botal et l'aorte; et, chose plus remarquable, une partie du sang le plus artériel revient de la veine ombilicale par le cœur, l'aorte et les artères ombilicales, dans le placenta.

Pour les grandes modifications de la circulation qui surviennent après la naissance et dans l'œuf d'oiseau, à la fin de l'incubation, l'ampliation du poumon atélectasique est essentielle, en ce qu'elle occasionne par aspiration le remplissage plus complet des capillaires du poumon et, en même temps, l'évacuation du conduit de Botal. L'aspiration fait *tomber la pression sanguine dans l'aorte*, parce qu'il pénètre moins de sang, à cause de la ligature de la veine ombilicale, dans le *ductus Aranti* et la *cava inferior*, et de là dans le cœur; de telle sorte que le *ductus Botalli* s'oblitère complètement et que, de même, la résistance diminue dans les capillaires du corps. A la diminution de la pression sanguine dans l'aorte succède une très forte contraction des muscles circulaires des artères ombilicales, phénomène qui empêche l'hémorrhagie, même quand le cordon ombilical n'est pas lié (chez les animaux).

La revision des travaux faits sur l'influence que le sectionnement du cordon, hâtif et tardif, exerce sur l'enfant nouvellement né, montre qu'une quantité de sang plus ou moins grande (allant jusqu'à 100 grammes) pénètre du placenta dans l'enfant après sa sortie de la mère et cela principalement par l'aspiration des poumons, moins par la compression du placenta. Cette « transfusion physiologique » peut, dans les limites du possible, sauver la vie au nouveau-né faible; et au point de vue physiologique, le sectionnement tardif du cordon, après l'extinction du pouls ombilical de l'enfant est également de beaucoup préférable à la section hâtive, pour l'enfant fort; déjà parce que la masse de l'hémoglobine du sang, qui fixe l'oxygène dans les poumons pendant les premiers mouvements respiratoires, s'en trouve fortement augmentée.

LA RESPIRATION DU FŒTUS

Il y avait à résoudre, tout d'abord, deux problèmes dans ce domaine : 1° l'embryon produit-il, d'une façon normale, depuis le commencement de son existence, de l'acide carbonique en quantité pondérable, et a-t-il besoin d'un apport important d'oxygène? 2° comment ont lieu, d'une manière normale, les premiers mouvements respiratoires, immédiatement après la naissance? Les deux problèmes ont été beaucoup rapprochés de leur solution.

Pour ce qui est de l'apport d'oxygène, il est établi qu'il est nécessaire à l'embryon. Quand il se fait difficilement, l'embryon se développe lentement et imparfaitement; quand il se fait aisément, les organes de la respiration embryonale peuvent, chez les embryons des hydrozoaires (des amphibies), persister au delà d'une année; quand les embryons (des amphibies), qui respirent grâce à la peau, à l'intestin et aux branchies, ne peuvent arriver à l'air, les branchies se développent énormément et les poumons demeurent rudimentaires.

Non seulement l'embryon d'oiseau a besoin, pour sa croissance (plus encore que pour sa différenciation), de l'oxygène à l'état de gaz, mais il faut encore que l'air ambiant ne demeure pas stagnant pendant vingt-quatre heures, s'il doit rester en vie. Le poulet peut encore se développer normalement dans l'œuf, lorsque plus de la moitié de la surface de l'écale a été rendue imperméable par de la laque asphaltique; mais il faut que la laque soit distribuée en points ou en traits étroits, et non qu'une moitié continue de l'œuf se trouve recouverte. Dans un courant d'oxygène pur, le poulet se développe normalement; mais il se forme une hémoglobine oxygénée plus abondante; les téguments et l'eau de l'amnios deviennent rouges. Dans la formation de l'hémoglobine oxygénée dans l'embryon de poulet — le second jour — réside, en outre, une démonstration de l'absorption de l'oxygène, à partir du début. Car dans les œufs fermés hermétiquement à l'air, il ne se forme pas de cœur rouge.

L'absorption de gaz continue normalement de jour en jour, car la chambre à air s'agrandit continuellement. Elle ne se trouve pas toujours au pôle obtus; elle est parfois sur le côté, très rarement au pôle pointu. Dans les trois cas, il éclot des poulets à terme. Chez tous, les vaisseaux allantoïdiens veineux sont d'un rouge clair (ils contiennent de l'oxygène); les vaisseaux artériels sont plus sombres (pauvres en oxygène).

L'absorption d'oxygène, chez l'embryon de mammifère, est démontrée par la découverte faite en 1874; d'après elle, le sang de la veine ombilicale, recueilli d'après la méthode de l'auteur, donne le spectre de l'hémoglobine oxygénée, régulièrement et quand le contact avec l'air est absolument évité. On voit également dans le cas d'une ouverture de l'utérus rapide, mais soigneuse cependant, que *la veine ombilicale* est toujours au début, *d'un rouge plus clair que les artères ombilicales*.

Pour ce qui est de la production d'acide carbonique par l'embryon, aucune des expériences anciennes ne pouvait être probante, parce qu'on n'avait expérimenté que sur des œufs embryonnés ou parce qu'on n'avait pas trouvé, dans les recherches faites sur les œufs de contrôle non embryonnés, de l'acide carbonique parmi les produits de l'exhalation. Mais de nouvelles et profondes recherches expérimentales, faites d'après la manière de procéder mise en pratique dans l'analyse élémentaire, pour peser l'acide carbonique, ont montré que tout œuf couvé, qu'il ait été embryonné ou non, élimine de l'acide carbonique, et, en vérité, l'œuf en voie de développement beaucoup plus que celui qui ne l'est pas, à partir de la deuxième moitié de l'incubation. Dans la première moitié, l'élimination d'acide carbonique, tout comme l'absorption d'air, n'est pas différente de l'œuf développé à l'œuf non développé. Mais comme l'œuf de poule, en incubation et se développant, rend à l'air des quantités d'acide carbonique de jour en jour plus grandes, particulièrement dans la dernière semaine de l'incubation, et que, par contre, l'œuf couvé, mais non fécondé, n'en élimine guère plus à cette époque qu'à la fin de la deuxième semaine, il en découle indubitablement que *l'embryon d'oiseau, longtemps avant l'établissement de la fonction pulmonaire, produit de l'acide carbonique* qui est rendu à l'atmosphère sous forme de gaz. Il appert, de plus, que *le poulet dans l'œuf prend à l'air un peu plus d'oxygène qu'il ne lui en rend dans l'acide carbonique.* En moyenne, l'œuf de poulet fécondé perd dans les trois semaines de l'incubation de 3 à 4 grammes d'acide carbonique de plus que l'œuf non fécondé. Il produit aussi plus d'acide carbonique dans l'oxygène pur en mouvement que dans l'air atmosphérique et absorbe, dans le premier cas, plus d'oxygène que dans le dernier.

Dans tous ces cas, l'œuf d'oiseau, qu'il soit en voie de développement ou non, élimine, outre de l'acide carbonique, des quantités d'*eau évaporée* (vapeur d'eau). Une grande quantité de pesées faites pour fixer la valeur de cette vapeur, d'après une méthode nouvelle qui est également d'une excellente pratique pour la fixation de l'eau exhalée par des animaux plus petits, ont établi ce fait remarquable que, chez l'œuf de poulet couvé et se développant, *les quantités d'eau éliminées quotidiennement, en dehors des premiers et des derniers jours, sont presque équivalentes aux pertes de poids quotidiennes,* par conséquent que le poids des gaz (acide carbonique) éliminés par jour doit être le même que celui des gaz (air) absorbés dans le même temps. Mais l'œuf non développé et couvé élimine plus d'eau, particulièrement dans les derniers temps, que l'œuf développé — de 2 à 3 grammes de plus dans les vingt et un jours de l'incubation. — Abstraction faite du début et de la fin de l'incubation, *les pertes de poids sont d'une manière frappante, exactement proportionnelles au temps;* d'après cela il en est de même des pertes d'eau. Or l'embryon lui-même n'exhale pas d'eau dans l'œuf, avant l'établissement de la respiration pulmonaire, mais en enlève au reste du contenu de l'œuf. C'est ainsi que l'embryon d'oiseau, malgré l'importante diminution de poids de l'œuf, diminution due, jusqu'au dernier jour de l'incubation, à l'évaporation de l'eau, augmente continuellement en poids, tandis que la proportion relative d'eau contenue dans l'embryon diminue en même temps avec son développement, jusqu'à une certaine époque pour augmenter en dernier lieu quelque peu encore (par la déglutition plus abondante de l'eau de l'amnios).

Pour ce qui est de l'absorption d'oxygène et de la production d'acide carbonique, chez *le fœtus de mammifère* la différence du sang des artères ombilicales (avec moins d'oxygène et plus d'acide carbonique) et du sang de la veine ombilicale (avec plus d'oxygène et moins d'acide carbonique) a néanmoins été démontrée, ailleurs, par l'expérience gazométrique. En conséquence, il ne peut plus être douteux que *le fœtus de mammifère emploie une partie de l'oxygène à des oxydations*, j'entends l'oxygène qui provient du placenta et qui adhère à l'hémoglobine de ses globules sanguins; mais la quantité d'oxygène absorbée par l'embryon est relativement petite, comparée à celle qu'absorbe l'être né. Malgré la petitesse de ce quantum il faut considérer l'oxygène comme ayant une importance vitale fondamentale, depuis le commencement de l'embryogenèse, non seulement parce qu'il se consomme très vite, mais encore parce que la privation d'oxygène entraîne rapidement la mort ou une mort apparente.

Comment s'établit *le premier mouvement respiratoire* chez l'homme, le mammifère et l'oiseau nouvellement nés? A cette question l'auteur a répondu par une recherche spéciale et étendue, autrement que les observateurs anciens. Aucune des hypothèses émises jusqu'ici ne suffit aux faits nouveaux en partie établis par lui; car ni les opinions anciennes ni les plus récentes ne concordent avec *la respiration pulmonaire* observée par l'auteur, *tandis que la circulation et la respiration placentaires* (circulation et respiration allantoïdiennes) *sont intactes*.

Avant tout il a été établi que, en général, *aucun embryon n'est en état d'exécuter des mouvements respiratoires, s'il ne peut auparavant déjà répondre à les excitations cutanées d'une force suffisante, par des mouvements réflexes des membres*. Il est de plus certain que, dans aucun œuf, toute excitation cutanée ne fait défaut; bien mieux, que le fœtus, dès que ses nerfs cutanés sont suffisamment développés, éprouve, partie à la suite de mouvements propres, partie à la suite d'influences intra-utérines (attouchements, variations de tension), des excitations continues de beaucoup de nerfs centripètes.

De plus, on a démontré la proposition suivante émise par d'autres, savoir que de grandes quantités d'eau de l'amnios peuvent être aspirées, avant la naissance, sans préjudice pour le fœtus. Les excitations mécaniques (piqûres) peuvent, sans léser le fœtus, provoquer artificiellement des mouvements respiratoires prématurés de cette sorte. Mais des troubles légers apportés à la respiration placentaire ou allantoïdienne, provoquent aussi, sans excitation artificielle, des inspirations prématurées auxquelles le fœtus peut survivre.

C'est pourquoi, l'auteur, se basant sur ses expériences, émit cette proposition que *l'excitabilité du centre respiratoire à l'excitation cutanée grandit avec la diminution de l'oxygène dans le sang fœtal, jusqu'à une certaine limite, et diminue avec l'augmentation de l'oxygène*, si bien que, dans le premier cas, des excitations (cutanées) périphériques, déjà existantes, et insuffisantes pour qu'une inspiration ait lieu, peuvent devenir efficaces dans et hors de l'utérus, après que le sang de l'embryon est devenu veineux; et que, dans le dernier cas, les excitations perdent à nouveau leur action. Car, dans le cas d'une grande excitabilité, des excitations faibles suffisent ordinairement pour provoquer le même effet physiologique que de fortes excitations dans le cas d'une faible excitabilité.

Il découle, somme toute, des recherches de l'auteur que la première inspiration de l'être non-né et du fœtus mis en liberté a lieu : 1° à la suite d'une forte excitation périphérique artificielle; la respiration placentaire étant intacte : 2° à la suite d'un trouble de l'apport d'oxygène placentaire sans excitation artificielle, en ce que les excitations naturelles, toujours existantes ici, deviennent actives à cause de l'augmentation de l'excitabilité du centre. Dans la naissance normale, ces deux circonstances se rencontrent régulièrement: une excitation périphérique très forte due à l'acte de la naissance (le refroidissement aussi), et une hausse considérable de l'excitabilité centrale due à l'interruption de la respiration placentaire (ou allantoïdienne). Mais l'excitation périphérique est la plus importante, et elle est indispensable, tandis que la diminution d'oxygène n'a pas besoin d'avoir lieu dans toutes les circonstances, bien qu'elle se manifeste, d'une façon normale, à chaque naissance, souvent même durant celle-ci (pendant les douleurs), partie sans mouvements respiratoires, partie avec ces mouvements : le premier cas, quand les excitations périphériques sont trop faibles; le deuxième, quand elles sont suffisamment fortes.

La critique des hypothèses émises sur la cause de la première inspiration confirme pleinement cette explication, en ce qu'elle montre que non seulement aucun fait y relatif ne la contredit, mais encore que tous la corroborent. La pratique a démontré, depuis des siècles, l'action des fortes excitations cutanées sur des enfants nés en état d'asphyxie; l'expérience a prouvé leur peu d'action sur les animaux en état d'apnée et pourvus d'une grande quantité d'oxygène.

LA NUTRITION DE L'EMBRYON

Sous le rapport de la nutrition, tous les embryons se distinguent beaucoup des animaux nés, en ce qu'ils n'exécutent point de mouvements actifs ou n'en font que peu, dans le but de prendre de la nourriture, qu'ils aient ou non à leur disposition un vitellus nutritif — la nourriture leur affluant bien plutôt dans le sens littéral du mot. La permanence de ce courant exige une série de conditions extérieures, qui n'ont été que peu examinées. L'auteur a fait, à ce sujet, des observations multiples et réuni une quantité de données d'autres auteurs, desquelles dérive l'importance particulière de l'influence de la pression atmosphérique, de l'humidité, de la lumière, des mouvements de l'œuf et des lésions de l'embryon. Cependant, pour ce qui est de tous ces facteurs, on ne peut établir jusqu'ici nulles propositions générales qui donnent une conclusion plus exacte touchant leur rapport avec la nutrition de l'embryon. Il faut, avant tout, prendre en considération, ici, tous les faits conformes à un point de vue purement physiologique et vérifiés en très petite quantité isolément, ainsi que les propriétés héréditaires puissantes. Car, tandis que les œufs de beaucoup d'animaux articulés, desséchés dans une chambre à air raréfié, congelés ou surchauffés, peuvent survivre à ces états, ceux des amphibies sont très sensibles déjà à des variations faibles de la pression atmosphérique, au manque d'eau et aux changements de température; et l'œuf d'oiseau fécondé et couvé périt dans un air sec, bien qu'il doive éliminer de grandes quantités d'eau, rien que pour établir son développement. Néanmoins il appert des nouvelles recherches que les quantités d'eau exhalées, d'une façon normale, par l'œuf d'oiseau, peuvent être diminuées beaucoup par le vernissage partiel des œufs, sans troubler pour cela le développement de l'embryon.

Les expériences nombreuses, sur l'empoisonnement des embryons de différentes espèces, réunies jusqu'ici, montrent que certains poisons qui sont mortels pour l'être né, n'affectent que peu ou point du tout le fœtus non à terme, parce que le système nerveux central et périphérique n'est pas encore développé. A ces poisons appartiennent la curarine, l'acide prussique, la strychnine, pour n'en nommer que quelques-uns des plus violents.

L'action des chlorures alcalins sur le tissu contractile des embryons, action observée par l'auteur et ses élèves, a conduit, à ce point de vue, à la distinction entre les combinaisons du sodium et celle du potassium. Pour paralyser le cœur il faut que les premières soient en quantités beaucoup plus grandes que les secondes. Cependant toutes les données sur l'action des différents poisons sur la motilité des embryons ont besoin d'être encore plus amplement éprouvées.

Des conditions de la nutrition, pour le fœtus des mammifères, particulièrement de l'homme, deux surtout ont été étudiées de plus près par l'auteur : *le passage de matières, de la mère au fœtus et celui du fœtus à la mère.* La démonstration du premier phénomène a été faite, pour de nombreuses substances facilement diffusibles, par des expériences anciennes et nouvelles. Le *passage d'éléments morphotiques peut également avoir lieu*, particulièrement des microbes des fièvres intermittentes et récurrentes; mais chez l'homme le passage du poison variolique ne s'effectue pas régulièrement (c'est le contraire chez la brebis). Le *passage de corps solubles du fœtus à la mère* est également démontré par les expériences des auteurs anciens et par les nouvelles recherches de l'auteur, lesquelles, en particulier, font voir que la résorption dans le placenta dépend du volume et de la concentration de la solution.

Parmi les faits qui concernent les phénomènes intimes de la nutrition de l'embryon, il faut mettre en avant les suivants :

Les échanges matériels de l'embryon se distinguent, en général, des échanges qui s'effectuent après la naissance, en ce qu'il n'ont pas lieu sans un accroissement rapide en volume. Les phénomènes anaplastiques sont de beaucoup plus importants que les phènomènes cataplastiques. Avec cela, l'expérience faite, par d'autres déjà, sur les embryons de poissons, a montré que, chez les uns, la différenciation peut, par intervalles, s'arrêter sans que la nutrition s'en trouve interrompue; que, chez d'autres, la différenciation la plus intense peut avoir lieu durant le plus petit apport d'aliments. Le développement de l'embryon de hareng sans globules sanguins, sans hémoglobine, donc dans un certain sens, sans sang, est particulièrement digne de remarque.

Le vitellus nutritif est aussi bien une masse de nourriture capable d'être résorbée et apte à s'assimiler, masse prête à un emploi immédiat dans l'œuf qu'une provision pour le temps qui suit l'éclosion, particulièrement chez les poissons et les oiseaux. Les poulets peuvent, plusieurs jours après leur éclosion, vivre du seul jaune d'œuf renfermé dans leur cavité abdominale.

Les animaux articulés (les daphnies), nourris dans une chambre à incubation, par un organe analogue au placenta, les requins à vésicule ombilicale placentaire et les mammifères à placenta, doivent, par contre, bientôt après la naissance, recevoir une nourriture nouvelle, comme les jeunes amphibies.

A cette ancienne question, savoir si, chez l'embryon d'oiseau, la coque calcaire prend part à la nutrition, l'auteur a répondu négativement en se basant sur des expériences chimiques quantitatives, poussées très loin. Le *poulet qui vient d'éclore ne renferme pas plus de chaux que le contenu de l'œuf dont il s'est formé, il en est de même pour le phosphore.* Mais les coques des œufs non couvés renferment plus d'eau que ceux qui le sont. Cette eau ne sert pas à l'embryon, car elle s'évapore. Pour l'embryon d'oiseau dans l'œuf à écale dure, l'égalité $G = W + K - L$ est étroitement vraie, c'est-à-dire que la diminution de poids totale, par jour, est égale à la perte d'eau quotidienne W, autrement dit au poids de l'eau évaporée dans le même temps, plus la perte quotidienne d'acide carbonique K, moins l'air absorbé journellement L (particulièrement l'oxygène).

Comme le poulet dans l'œuf, ainsi que l'auteur l'a démontré le premier d'une manière incontestable, produit plus d'acide carbonique que l'œuf non fécondé mais également couvé, le poulet à terme doit contenir moins de substances sèches que l'œuf frais, ce qui arrive en réalité.

Pour ce qui est de la nutrition de l'embryon humain, il est certain qu'il déglutit, digère et absorbe de grandes quantités d'eau de l'amnios comme le poulet dans l'œuf, et qu'il en résorbe aussi par la peau, dans les premiers stades du développement. Tant que la cavité abdominale n'est pas fermée, l'eau de l'amnios pénètre directement dans presque toutes les parties de l'embryon et rend possible une absorption rapide de l'eau aux cellules embryonnales qui s'accroissent et se segmentent rapidement.

La vésicule ombilicale ne peut prendre part à la nutrition de l'embryon, chez l'homme, que durant les premiers mois, puisque d'ordinaire les vaisseaux omphalo-mésentériques s'étiolent. Il n'en est pas tout à fait de même chez les mammifères.

C'est le sang du placenta qui est la source d'alimentation de beaucoup la plus importante pour le fœtus humain, sang qui s'échange par osmose avec celui du fœtus dans les capillaires des villosités, de telle sorte qu'outre l'oxygène de l'hémoglobine des globules rouges du sang de la mère et outre l'eau, il passe, du plasma sanguin maternel des sinus placentaires, particulièrement de l'albumine et des sels (probablement aussi du sucre du sang) dans le fœtus, tandis que, du fœtus à la mère, il se diffuse des carbonates et quelques autres produits du métabolisme du fœtus. Un transport de leucocytes, du sang de la mère dans celui du fœtus, doit être considéré comme effectif; et ces leucocytes peuvent être chargés de globules graisseux.

De plus, pour la compréhension de la nutrition du fœtus, la preuve fournie par l'auteur est d'une importance particulière, savoir qu'il est impossible que le sang de la veine ombilicale fournisse à lui seul l'eau nécessaire, et que le sang du fœtus est bien plus concentré que ses tissus très riches en eau, particulièrement au début. Les tissus doivent donc emprunter constamment au sang de l'albumine, des sels et d'autres substances histogénétiques importantes; ils ont besoin pour cette fonction osmotique fondamentale d'un apport d'eau toujours nouveau, parce que sans cela ils se concentreraient bientôt comme le sang même de la veine ombilicale. L'embryon tire son excédent d'eau du liquide amniotique dégluti et résorbé.

On ne sait certes pas encore quelle est la composition et quelle est la signification physiologique du *lait utérin*, lequel a été considéré, dans les temps modernes, ainsi que déjà dans les temps anciens, comme une matière embryotrophique; mais l'opinion qui gagne en vraisemblance, c'est celle qui veut que ce produit propre de la sécrétion soit beaucoup plus répandu qu'on ne le croit d'ordinaire, qu'il puisse très bien aller de la sérotine dans le sang des capillaires fœtaux du placenta, en partie grâce à la migration des leucocytes, et qu'il contienne aussi des éléments propres à la nutrition.

Parmi les *produits des échanges matériels de l'embryon*, qui surviennent exclusivement dans ce dernier ou ne proviennent qu'en très petite quantité du sang maternel, la *glycogène* est d'une importance particulière au point de vue de la physiologie, glycogène qui se trouve, au début, en abondance dans presque tous les organes, et plus tard en quantité plus petite. Elle peut être considérée comme une matière de réserve, laquelle se transforme probablement, toujours de plus en plus, en acide carbonique et en eau, grâce aux processus d'oxydations croissants, avec la marche du développement. On a constaté également une production de graisse chez le fœtus. Elle augmente avec le développement. Enfin on a démontré également, en se basant sur des évaluations quantitatives antérieures, l'augmentation absolue et relative de l'albumine dans l'embryon.

Toute une série de matières bien caractéristiques dans l'embryon démontre qu'il survient, chez lui, constamment des synthèses et des décompositions véritables, notamment l'apparition de substances colorées de l'hémoglobine, de la bilirubine, du pigment de l'œil chez l'embryon d'oiseau complètement séparé de la mère, dont l'œuf ne les contient pas. L'augmentation relative des matières minérales dans les tissus de l'embryon, pendant le développement, doit, par contre, reposer surtout sur un emmagasinage des phosphates et des chlorures apportés tels quels.

En somme, l'examen critique des faits démontre en toute sûreté que, chez l'embryon, il se manifeste, dès le début, avec une intensité et une extension toujours de plus en plus grandes, des processus cataplastiques (de désassimilation), à côté des processus anaplastiques (d'assimilation) liés à la croissance dont la rapidité est sans exemple, de telle sorte que, indubitablement, il existe chez le fœtus, non seulement des échanges matériels propres, mais qu'un grand nombre des phénomènes chimiques, comme on peut le démontrer, ont lieu dans ses organes, phénomènes qui se manifestent exactement de la même manière, au point de vue qualitatif, dans l'organisme né.

Les changements qui ont lieu, sous le rapport chimique, immédiatement après la naissance, sont occasionnés chez l'homme par la cessation soudaine, de la part du placenta, de l'apport d'aliments, et de l'apport d'eau de la part de l'eau de l'amnios, ainsi que par l'établissement également soudain de la respiration pulmonaire. L'enfant nouvellement né se trouve mis de la sorte dans une situation dangereuse pour sa vie, laquelle est analogue à la situation de l'être né qui a froid, soif et faim et qui étouffe, et doit être comparée à celle des mammifères réveillés de leur hibernation.

LES SÉCRÉTIONS DE L'EMBRYON

L'examen de la fonction des glandes de l'embryon est d'un intérêt d'autant plus grand qu'il semble particulièrement apte à fournir en général une conclusion sur les conditions de la sécrétion, et qu'il démontre à nouveau que l'embryon possède toute une chimie propre.

La critique des observations publiées par plusieurs auteurs montre que, notamment sous le rapport des glandes digestives, une différence digne de remarque existe entre les divers animaux, différence qui repose probablement sur l'inégale rapidité du développement. Jusqu'ici c'est surtout chez le fœtus de mammifère qu'on a recherché les ferments de la digestion.

La ptyaline de la salive et du suc pancréatique manque complètement au fœtus humain et au nouveau-né, ou bien la ptyaline ne se rencontre chez celui-ci, qu'en très petite quantité, ce qui est important pour l'alimentation artificielle du jeune nourrisson. Certains mammifères herbivores ne peuvent non plus, au début de la vie, transformer l'amidon en dextrine et en sucre.

D'après les observations de l'auteur, une protéolyse doit avoir lieu dans le suc gastrique, chez le poulet et le fœtus de cobaye, longtemps déjà avant leur maturité, tandis qu'on ne put constater, pour d'autres animaux, par exemple, pour des chiens nouvellement nés, de pepsine dans le suc gastrique du fœtus. D'autres trouvèrent de la trypsine soit tôt, soit tard, ou n'en trouvèrent point du tout; la pancréatine qui émulsionne la graisse fut constatée dans le suc pancréatique des enfants et des chiens nouvellement nés. En général, la bile appartient aux produits les plus précoces de la fonction sécrétante du fœtus.

En somme, de l'apparition, chez le fœtus, de chaque zymase, apparition inégale au point de vue du temps et de leur abondance, il découle très probablement qu'elles ne lui arrivent pas toutes complètement formées de la mère; et la digestion énergique de l'albumine dans l'estomac du poulet montre, à elle seule, que la pepsine du moins peut se former, d'une manière tout à fait indépendante de la mère, dans les glandes stomacales encore incomplètement développées.

Il s'ouvre ici un vaste champ aux recherches nouvelles sur la sécrétion.

Les produits des sécrétions fœtales qui, avant la naissance déjà, sont non seulement sécrétés mais aussi éliminés, offrent un grand intérêt au point de vue physiologique et au point de vue de la médecine pratique, particulièrement ceux des glandes cutanées (*vernix caseosa*) et des reins. Les premiers démontrent que des processus chimiques intenses, intra-utérins, ont lieu dans les glandes sébacées de la peau qui provoquent la sécrétion d'une graisse pure; les derniers démontrent qu'un triage spécifique ou électif, précoce déjà, de certains éléments sanguins, a lieu dans l'embryon. Car une critique des découvertes physiologiques et pathologiques apprend que, indubitablement et d'une façon normale, de l'urine (ou un liquide qui lui est analogue) est non seulement sécrétée mais aussi excrétée par les reins fœtaux, et probablement auparavant déjà un liquide allantoïdien (par les corps de Wolff). Toutes les raisons émises contre ce fait sont sans valeur. C'est ainsi que l'absence fréquente des corps facilement diffusibles administrés à la mère, observée dans la première urine du nouveau-né, à côté de leur présence constatée dans la seconde et la troisième urine, longtemps après la section du cordon, s'explique par un préjudice porté à la fonction rénale durant la naissance.

Les cas de monstres humains sans reins ne peuvent rien démontrer contre la fonction sécrétante des reins normaux dans le fœtus normal; l'accumulation énorme d'urine ou d'un fluide qui lui est analogue, avant la naissance, lorsque l'urèthre est obturé, ne peut avoir lieu que grâce à la fonction rénale. Que beaucoup de fœtus naissent avec une vessie vide, cela n'a pas autant de poids que la constatation fréquente de l'urine dans la vessie fœtale, chez les animaux, après une rapide extraction. La transformation des benzoates en hippurates, dans le fœtus, après l'introduction des premiers corps dans la circulation de la mère, au moment de l'accouchement, l'élimination de l'indigo-carmin, dans les uretères du fœtus, après son injection sous-cutanée, et l'hémoglobinurie fœtale après une semblable injection de glycérine — faits depuis longtemps établis par d'autres auteurs — fournissent également des preuves en faveur de la possibilité, pour les reins fœtaux, de sécréter avant la naissance.

La constatation d'urée, d'urates, de chlorures dans le contenu de la vessie fœtale, parle dans le même sens.

Certes en démontrant la sécrétion de l'urine on n'a pas prouvé l'excrétion de l'urine avant la naissance; mais, pour différentes raisons, cette dernière est très probable; c'est surtout l'évacuation de l'urine, constatée immédiatement après la naissance, qui semble la prouver.

Parmi les autres produits de l'excrétion fœtale, c'est particulièrement le *méconium* qui est digne de nos recherches; il consiste, en éléments de la bile et en substances non résorbées qui proviennent de l'eau de l'amnios déglutie, dans les deux cas sans mélange avec des produits de la décomposition de l'albumine, comme cela arrive régulièrement dans l'intestin des êtres nés. Avant l'élimination de la bile le méconium fait défaut, et longtemps après son établissement, il s'accumule dans l'intestin grêle, si bien qu'en général, comme l'a trouvé l'auteur, l'*intestin grêle, chez les embryons non à terme, est bien plus gros que le gros intestin*, et que, chez les fœtus à terme, le contraire a lieu. La marche du méconium depuis le duodénum jusque dans le colon et le rectum, en passant par le jéjunum et l'iléum, les conditions de développement étant tout à fait normales, prouve également le *mouvement péristaltique du canal intestinal* observé, en outre directement par l'auteur, chez beaucoup d'embryons. L'excitation électrique, chimique ou mécanique de l'intestin embryonnal, dans une solution de sel ordinaire à 0, 6 p. 100, à la température de 38° C., permit à l'auteur de démontrer la contractilité des fibres musculaires lisses, circulaires et longitudinales. Il put démontrer leur propriété fonctionnelle dans le fœtus intact par l'injection de substances colorées dans l'estomac du fœtus encore dans l'utérus. Le fait, qu'alors un mouvement anti-péristaltique se manifeste, dérive de l'observation immédiate, ainsi que des sections pratiquées sur l'intestin, en un point quelconque, lesquelles furent suivies de l'expulsion énergique du contenu dans les deux directions. Mais ce qui explique que, d'ordinaire, chez le fœtus aussi, le mouvement anti-péristaltique n'est pas le plus puissant, c'est ce fait que le remplissage nouveau part toujours de l'estomac — grâce à l'eau de l'amnios déglutie — et du duodénum — grâce à une sécrétion biliaire dans ce dernier — de telle façon que la résistance la plus petite à la marche du méconium part d'en bas (de derrière) où le colon est encore vide au début.

D'ailleurs, il est établi que le mouvement péristaltique est beaucoup plus faible chez l'embryon que chez l'individu né. L'inspiration seconde la marche descendante du méconium, et des mouvements respiratoires prématurés occasionnent facilement une défécation intra-utérine.

Le fait suivant connu déjà et confirmé par l'auteur, savoir que l'intestin du fœtus frais ne contient pas de gaz, est important au point de vue de la médecine légale. Quand les poumons sont atélectasiques, tout le canal digestif doit être vide d'air, dans le cas où il n'y a pas de décomposition, parce que l'air n'est dégluti ou aspiré que durant l'inspiration. Un enfant dont l'intestin et l'estomac ne renferment pas de gaz du tout, aura presque toujours aussi des poumons qui surnageront sur l'eau, parce que ce n'est que dans des cas de grande faiblesse vitale que la déglutition et l'aspiration de l'air atmosphérique peuvent faire défaut pendant l'inspiration; et un enfant dont l'intestin contient de l'air n'a plus de poumons atélectasiques, à moins qu'on ait insufflé artificiellement de l'air dans l'estomac seul. La digestion de l'albumine de l'eau de l'amnios déglutie s'effectue donc, dans le fœtus, sans qu'il y ait développement de gaz. Il en est de même du poulet dans l'œuf. Car ce n'est qu'après l'établissement de la respiration atmosphérique, qu'elle ait eu lieu dans la coque calcaire encore intacte ou brisée déjà, que l'auteur trouva des bulles de gaz dans l'estomac; mais il trouva de l'albumine coagulée bien plus tôt.

L'épreuve critique des expériences nombreuses faites jusqu'ici sur l'eau de l'amnios, conduit à ce résultat certain qu'elle n'est pas excrétée exclusivement par le fœtus. Elle ne peut être la sueur fœtale, parce que les glandes sudoripares se développent tardivement et qu'il n'apparaît que le septième mois des canaux et des pores dans l'épiderme; elle ne peut être exclusivement l'urine fœtale, parce qu'on constate aussi de l'eau de l'amnios chez des fœtus dont les voies urinaires sont fermées. Le volume absolu de l'eau de tout l'embryon, en croissance permanente durant le développement, eau qui, comme l'a démontré l'auteur, ne peut absolument pas être fournie par le seul sang de la veine ombilicale, cette quantité d'eau montre qu'il est impossible, en somme, que l'embryon élimine toute l'eau de l'amnios. Il est bien démontré au contraire qu'il en absorbe une grande partie. La part qu'il prend à la production de l'eau de l'amnios ne peut donc être égale qu'à la différence toujours petite qui existe entre l'eau absorbée et l'eau fixée par lui, c'est-à-dire qu'elle équivaut, en substance, à la quantité d'urine éliminée dans l'utérus. A cela s'ajoutent les quantités d'eau qui proviennent, par transsudation, du placenta fœtal, du moins dans les premiers stades, les petites quantité d'eau qui proviennent quelque peu du cordon ombilical, et, notamment dans les derniers stades, la transsudation qui se fait plus abondamment du sang de la mère à travers les canalicules du chorion et de l'amnios. Il est certain que, d'après les expériences des meilleurs observateurs, des matières facilement diffusibles passent aisément et directement du sang maternel dans l'eau de l'amnios, à la fin de la gestation, sans passer par le fœtus; mais cela n'a pas lieu au début de la grossesse. Par conséquent la néoformation du liquide que le fœtus déglutit en quantité d'autant plus grande qu'il est plus âgé, peut fort bien provenir par transsudation du sang de la mère, et non par excrétion, du fœtus; car cette excrétion devrait diminuer la proportion d'eau absolue qu'il a atteinte déjà.

Une revision soigneuse de toutes les propriétés de l'eau de l'amnios, notamment de son accumulation, montre que rien ne s'oppose à cette théorie. Bien mieux, les considérations précédentes sur le sujet en question de l'étude mettent d'accord les données qui se contredisaient jusqu'ici.

Quant au liquide qui se trouve normalement entre l'amnios et le chorion, personne n'a prétendu qu'il provenait du fœtus : c'est précisément lui qui paraît apte avant tout à la néoformation de l'eau de l'amnios, quand le fœtus absorbe celle-ci en quantités de plus en plus grandes et déglutit en même temps sa propre urine.

LA PRODUCTION DE LA CHALEUR DE L'EMBRYON

La grande sensibilité des embryons aux variations de température, phénomène qui a été démontré pour les animaux inférieurs, par des expériences antérieures, a été également prouvée, avec plus d'exactitude, par l'auteur, pour le fœtus de mammifère. Il en découle qu'une augmentation considérable de la température de la mère provoque régulièrement une augmentation semblable chez le fœtus; mais de façon telle que celui-ci a constamment, jusqu'aux températures mortelles, une chaleur supérieure à celle de la mère et qu'il survit, dans certains cas, à une température de 42° et 43°C., même de 44°C. d'une courte durée; il survécut une fois à une température de 44°,9 C. Le fœtus de cobaye peut bien supporter, pendant dix minutes, plus de 42° dans l'utérus et dans la mère, ou dans l'utérus et dans une solution physiologique chaude de sel ordinaire, et même à l'état de liberté dans cette dernière solution, lors même qu'il est encore très éloigné du terme. Le poulet dans l'œuf survit également à une température de 42°, pourvu, toutefois, que cette température ne se maintienne pas des jours entiers. C'est particulièrement vers la fin de l'incubation qu'une pareille augmentation de la chaleur est dangereuse pour la vie du fœtus.

Le fait nouveau d'après lequel *nulle partie de l'animal gravide surchauffé n'a une température aussi élevée que celle du fœtus qu'il porte, et que la différence existant entre la mère et le fœtus augmente rapidement au réchauffement artificiel de la première*, — jusqu'à 2°,5 C. et 2°,9 C. en faveur du fœtus, — ce fait rend vraisemblable la production de chaleur dans le fœtus, phénomène affirmé souvent, et rend admissible l'opinion d'après laquelle c'est une hausse de la température qui occasionne la mort du fœtus, quand la mère est surchauffée d'une manière constante.

Mais *cette production de chaleur par le fœtus* est encore bien mieux démontrée par de nombreuses expériences de l'auteur, dans lesquelles la mère avait été refroidie d'après une méthode nouvelle employée par lui, c'est-à-dire par la pulvérisation d'eau (le spray). On constate régulièrement, dans ce cas, que le fœtus se refroidit beaucoup plus lentement que la partie la plus chaude de la mère. Avec la durée du refroidissement grandit la différence entre les températures rectales de la mère et du fœtus — elle peut dépasser 2°C. — parce que précisément le fœtus dans les membranes de l'œuf se refroidit beaucoup plus lentement que la mère, et cela en vérité, encore après l'ouverture de la cavité abdominale et de l'utérus de la mère, en vue de l'introduction d'un thermomètre dans le rectum du fœtus. Le refroidissement du fœtus de cobaye peut ainsi *in utero* comporter plus de 6 degrés en une demi-heure, sans entraîner la mort du fœtus, s'il est suivi d'un bain chaud.

Par contre, le fœtus de mammifère ne supporte pas des variations de températures soudaines et se répétant souvent à de courts intervalles, et, après sa complète mise à nu, il se refroidit à l'air froid avec une extraordinaire rapidité ; par exemple le fœtus de cobaye presque à terme et bien soigné pendant trois jours, périt sur de la neige à 17°, au bout de trente-trois minutes.

Nul embryon ne possède un mécanisme régulateur de la température. Il se forme bien plutôt d'une façon tout à fait graduelle, après la naissance, chez les mammifères qui viennent de naître et les oiseaux qui viennent d'éclore et qui ont au plus haut point besoin d'être protégés contre le refroidissement.

Il est établi, malgré cela, que très tôt déjà, l'embryon produit de la chaleur dans une certaine limite comme on devait s'y attendre, une fois son absorption d'oxygène et sa production d'acide carbonique démontrées. Dans les temps antérieurs, d'autres auteurs déjà avaient appuyé la preuve de la production de chaleur dans l'œuf de poule en incubation, sur la comparaison des températures d'œufs à embryons vivants et d'œufs à embryons morts, dans la couveuse graduellement refroidie, et sur cette constatation que les œufs non en état de développement sont, dans la même couveuse, un peu plus froids que ceux qui se développent. Pour cette expérience on dut introduire un thermomètre dans l'œuf. L'auteur a pu, sans léser les œufs, prédire avec sûreté, dans la seconde moitié du temps d'incubation, et par le simple attouchement, si un embryon s'y développait ou non. La grande sensibilité de la main humaine aux différences de température ne fit jamais défaut en ce cas. L'œuf dans lequel vit un embryon, est toujours sensiblement plus chaud que l'œuf voisin traité de la même manière, œuf non fécondé ou rendu incapable de développement par un secouement, ou contenant un embryon mort.

Il a été avancé déjà que le fœtus de mammifère, lorsqu'il n'est point trop jeune, a une température toujours un peu plus élevée que celle de la mère. La manière de procéder de l'auteur pour la démonstration de cette différence est basée sur l'établissement d'une espèce de présentation artificielle par le siège, de telle sorte que l'anus du fœtus se trouve mis à nu par une petite incision pratiquée dans le ventre et l'utérus de la mère, afin qu'on y puisse introduire un thermomètre étroit, pendant qu'un second thermomètre donne en même temps la température du rectum de la mère.

L'ensemble des évaluations faites par les meilleurs observateurs sur l'enfant, pendant et immédiatement après la naissance, ne laisse plus de doute au sujet de la proposition suivante, savoir que *le fœtus peu de temps avant la naissance, et tant qu'il est en vie, a une température plus élevée de quelques dixièmes de degré centigrade, et toujours d'un dixième pour le moins, que celle de la mère.* D'après cela on peut considérer comme prouvée la production de chaleur chez le fœtus humain, dans les derniers temps de la grossesse: car l'opinion d'après laquelle il ne survient aucun processus thermogénique dans le fœtus et d'après laquelle la différence qui existe entre les températures du fœtus et de la mère ne peut provenir que d'un apport de sang plus grand, est contredite par deux faits : la température plus élevée de l'œuf d'oiseau en voie de développement et séparé de la mère, et la petite différence de température en faveur de l'enfant qui vient de naître, différence constatée chez l'homme immédiatement après la naissance, l'enfant étant plus chaud que le sang de la mère. Conséquemment, *le fœtus doit, dans les derniers stades du développement, céder de sa chaleur à la mère.* C'est pourquoi l'utérus de l'animal en état de gestation est plus chaud que celui de l'animal qui ne se trouve pas dans cet état. Comme il est riche en sang, il protège le fœtus avant la naissance, contre un refroidissement au-dessous de la chaleur du sang de la mère, et son sang maintient normalement, grâce au nivellement de la petite différence, la température fœtale à un degré constant.

Par contre, immédiatement après la naissance, il survient d'ordinaire une diminution importante et rapide de la température de l'enfant, parce que cette enveloppe protectrice, qui se trouvait à la chaleur du corps, disparaît, que l'eau s'évapore sur la peau, que beaucoup d'eau est expirée chaude et que l'apport de nourriture est interrompu. Si le nouveau-né est porté sur-le-champ dans une couveuse, la diminution de température ne se produit pas; c'est pourquoi il faut beaucoup recommander la méthode qui consiste à maintenir dans des couveuses les nouveau-nés faibles, particulièrement les enfants nés prématurément, d'après les expériences faites par l'auteur sur des animaux.

La *source de chaleur* ne peut être autre chez le fœtus que chez l'être né, et doit par conséquent, être cherchée dans les processus d'oxydation. En effet on est arrivé déjà à constater divers produits de l'oxydation chez le fœtus, et en vérité, en dehors de l'acide carbonique, de l'urée, de l'acide urique et des sulfates.

Certes l'oxydation fœtale est faible, mais elle a lieu depuis le commencement et est fondamentale pour la vie du fœtus. Car l'interruption de l'apport d'oxygène provoque un arrêt rapide de ses phénomènes vitaux, et cela (pour l'œuf de poule) dans les stades les plus précoces déjà de l'embryogenèse.

LA MOTILITÉ DE L'EMBRYON

Les embryons de toutes les classes d'animaux ont des mouvements propres qui sont du plus haut intérêt en physiologie parce qu'ils s'effectuent en partie sans excitation externe quelconque constatable. L'auteur a nommé *impulsifs* ces mouvements observés par lui chez les embryons de poissons, d'amphibies, de reptiles, d'oiseaux et de mammifères, afin de les distinguer de tous les autres mouvements de l'individu non né et de l'être né. Ils les précèdent tous et forment le point de départ du développement de la volonté, après la naissance. L'auteur a donné leur caractéristique et leur rapport avec les autres sortes de mouvements observés chez le fœtus, dans son livre : « *L'âme de l'enfant*, observations sur le développement psychique de l'homme dans les premières années de sa vie » (Leipzig, 2e édit., 1884).

Il est facile de constater ces mouvements, chez des animaux invertébrés, notamment chez les mollusques dans des œufs transparents. Mais ils sont compliqués d'autres mouvements qui sont très répandus dans le règne animal, c'est-à-dire des *rotations* connues depuis des siècles, mouvements circulaires autour du grand axe et mouvements de roue autour d'un axe idéal soit dans un plan, comme en fuseau, soit en spirale. Ces mouvements à rapidité inégale, ont été observés par l'auteur en partie isolément, en partie simultanément dans l'eau de l'amnios de l'œuf intact, et, d'une façon normale aussi, chez les embryons d'amphibies anoures, ces mouvements reposent, comme cela a été établi à nouveau, non point sur des contractions musculaires, mais sur les mouvements des cils vibratiles. L'oscillation des cils à la surface de l'embryon est la première manifestation de la vie de l'œuf et s'établit notamment avant l'activité cardiaque. Elle est, à cause de l'accélération des phénomènes de diffusion, d'une grande importance pour la respiration et la nutrition de l'organisme en voie de développement et survit souvent un long temps à son existence dans le cas de mort subite.

Ces rotations sont interrompues, chez les embryons d'hydrozoaires par les *mouvements propres*, qui s'exécutent toujours rapidement, avant le développement complet des fibres musculaires. Ce sont en partie des extensions et des incurvations du tronc, des rapprochements de la tête et de la queue de l'embryon en forme de fer à cheval ou de C, en partie des incurvations saccadées d'une moitié du corps, ainsi que des heurts de la tête contre la membrane de l'œuf, qui ont lieu notamment chez les grenouilles et les poissons, à intervalles irréguliers, sans excitation extérieure constatable. Les poissons — du moins les truites et les ombres — exécutent, en outre, *un mouvement des opercules*, mouvement de vibration remarquable à cause de son extraordinaire fréquence, également pendant et après l'éclosion. L'étonnante énergie de ces vibrations qui peuvent s'effectuer plusieurs centaines de fois par minute, démontre à nouveau l'intensité des échanges matériels de l'embryon, même pour une température de peu de degrés au-dessus du point de congélation.

Les mouvements non périodiques de beaucoup de mollusques qui allongent la tête et le pied hors de la coquille à peine formée, ainsi que les mouvements intermittents d'ouverture et de fermeture des écailles des moules de rivière dans l'œuf; la déglutition vive, presque puissante des embryons de sangsues; enfin les rotations saccadées dues aux chocs et le bris des membranes de l'œuf définitivement occasionné par heurts, rotations, contorsions, allongements et par d'autres mouvements musculaires puissants; chez un très grand nombre d'animaux entièrement différents les uns des autres, d'une organisation inférieure et supérieure, et se ressemblant dans leur propriétés essentielles, ces mouvements exigent également beaucoup de recherches de la part de l'expérimentateur non moins à cause de la nature des sources de la force nécessaire à l'exécution du travail, qu'à cause du caractère nettement héréditaire de tout le mécanisme organique du mouvement. Ce fait d'après lequel, avant la différenciation morphologique de ce mécanisme en cellules ganglionnaires, fibres nerveuses et musculaires — abstraction faite absolument des os, des cartilages, des ligaments — il s'effectue déjà un très grand nombre de contractions et d'extensions énergiques, est une preuve frappante de l'insuffisance des théories du mouvement, chez l'animal en général; et le fait que beaucoup d'embryons mis artificiellement en liberté, avant leur complet développement dans l'œuf, peuvent se procurer de la nourriture par des mouvements actifs, en guettant, en chassant, en mordant, etc., force d'admettre une hérédité instinctive ou psychique d'une ténacité extraordinaire.

L'examen *de la motilité de l'embryon d'oiseau* donne le même résultat d'une façon très étendue. Durant des années entières, l'auteur a observé, pendant la saison d'été, avec une attention particulière, les manifestations du mouvement chez le poulet dans l'œuf, à chaque degré de son développement, et a établi plusieurs faits nouveaux. Il trouva tout d'abord que l'*embryon se meut bien plus tôt que les observateurs sans exception l'ont enseigné jusqu'ici*, c'est-à-dire dans la première moitié déjà du cinquième jour d'incubation, et cela, non seulement dans l'œuf chaud récemment ouvert, mais encore dans l'œuf complètement intact et translucide. Ces mouvements précoces sont déjà de deux sortes. Premièrement, l'embryon très petit encore remue le tronc (comme aussi, sans aucun doute, l'embryon de mammifère d'un degré de développement correspondant), en ce qu'il allonge la moitié tantôt antérieure, tantôt postérieure du corps ou rapproche, un instant, les extrémités céphalique et caudale. Deuxièmement, au cinquième jour déjà, s'établit un mouvement de va-et-vient caractéristique à l'embryon d'oiseau, dans et avec l'amnios, mouvement que l'auteur appelle, à cause de sa courte amplitude, *balancement de l'amnios*. A l'encontre de toutes les données antérieures, il a été établi que ce mouvement a lieu, à tous les points de vue, dans l'œuf intact fermé, tout comme dans l'œuf absolument encore à la température vitale et récemment ouvert; et que le contact de l'air froid n'augmente en rien ces mouvements et d'autres mouvements de l'embryon, mais les entrave au contraire. L'explication, vainement cherchée jusqu'ici, du balancement de l'amnios qui augmente rapidement en énergie dans les jours suivants de l'incubation et diminue à nouveau à partir du douzième jour, cette explication a été fournie par des observations exactes et des expériences nombreuses. Car on constate que l'embryon même donne, par un puissant mouvement propre, la première impulsion à la contraction de cette partie de l'amnios dont les cellules fibreuses en sont précisément excitées mécaniquement. Par la contraction locale de l'amnios l'embryon est lancé alors, d'une manière passive, à la partie opposée et en repos de la poche amniotique. Par là cette partie, excitée mécaniquement encore, se contracte et rejette en arrière l'embryon, et ainsi de suite.

Un autre mouvement purement passif se manifeste dans les extrémités céphalique et caudale de l'embryon, à partir du quatrième jour, grâce aux pulsations du cœur encore extrathoracique : mouvement de pendule, isochrone à la systole du cœur, des extrémités céphalique et caudale, l'une vers l'autre. Tandis que, dans la première semaine, les mouvements actifs du tronc disparaissent immédiatement après l'extraction de l'embryon de l'œuf, le *mouvement de pendule du cœur*, comme on peut le nommer brièvement, se maintient encore.

De plus, les quatre membres du poulet ont, avec le tronc, un mouvement bilatéral-symétrique exact, qui, le sixième jour, n'est encore que passif; le septième s'établissent des mouvements asymétriques et saccadés; les huitième et neuvième jours se manifestent des changements de position propres; les flexions et les extensions des membres, le battement exécuté avec les ailes deviennent plus nombreux et plus énergiques, sans excitation constatable.

Les mouvements de choc puissants du poulet à terme, avant et après le premier essai en vue de briser l'écale, ont été observés avec plus d'exactitude à l'aide de l'embryoscope; et ils prouvent qu'il ne s'agit pas là d'un « picotement »; il survient, bien plutôt, régulièrement, tandis que le poulet inspire de l'air dans l'œuf encore intact, des inspirations pulmonaires renforcées (besoin d'air dû, fort probablement, au manque d'oxygène), et la tête s'en trouve projetée en arrière, si bien que le tubercule tranchant de la face supérieure du bec déchire la membrane de l'œuf et que, si le mouvement a été assez fort, une fente se produit dans la coque calcaire qui se trouve immédiatement derrière la membrane et que l'évaporation de l'eau a rendu fragile. Alors cesse la dyspnée, et si, sous l'influence des mouvements circulaires du poulet et des chocs répétés du bec contre la membrane et la coque calcaire de l'œuf, la première fenêtre s'est bouchée en quelque sorte, au point de rendre difficile à nouveau l'accès de l'air, il survient de nouvelles fissures, jusqu'au partage total de l'écale.

Les mouvements du poulet encore mouillé et sans aide, lesquels succèdent aux précédents, n'ont pas un but aussi précis qu'on le croit d'ordinaire. Il se passe toujours plusieurs heures avant que l'animal puisse se tenir droit ou seulement lever librement la tête (Appendice I).

Les mouvements des embryons de mammifère ont été observés en partie dans l'utérus ou seulement dans l'amnios, dans un bain de sel ordinaire à 0, 6 p. 100 et à la température du corps. Chez l'animal intact en état de gestation, on peut, grâce à l'introduction d'une aiguille longue et fine, provoquer des mouvements fœtaux dans l'utérus, lesquels peuvent aussi être entendus aisément à l'aide du stéthoscope. Les mouvements du fœtus éprouvent une hausse importante à la suite de grandes pertes de sang de la mère et pendant l'asphyxie. Cependant les mouvements des membres du fœtus sont indépendants de la respiration pulmonaire, car ils ont lieu déjà avant que cette respiration se manifeste ; on peut aussi provoquer facilement des mouvements réflexes des jambes chez des fœtus asphyxiés, lorsqu'il ne se produit plus aucune respiration. *Mais il ne survient jamais de mouvements respiratoires, si les membres n'ont pu exécuter au préalable des mouvements réflexes.* Une diminution de la température maternelle jusqu'à 33° C. ne gêne pas le développement propre du fœtus de cobaye presque à terme, une incision étant pratiquée sur l'abdomen et l'utérus; et, onze minutes encore après la dernière inspiration de la mère, l'auteur a vu le fœtus se mouvoir vivement dans l'utérus.

Quand on ouvre, avec le plus grand soin, l'utérus, dans un bain physiologique de sel ordinaire, on voit, à travers les minces membranes, le fœtus de la *cavia cobaya* presque à terme et demeurant longtemps en état d'apnée, exécuter, à un faible attouchement, des mouvements réflexes pleinement coordonnés. Les fœtus exécutent même dans l'eau de l'amnios, avec les pattes de devant, les mouvements nécessaires pour *se gratter* et *se nettoyer*, sans un seul mouvement respiratoire, exactement comme des machines. Ils *mordent et tètent* immédiatement après leur délivrance. De plus amples expériences montrèrent que le fœtus meut ses membres aussi bien après l'enlèvement du cerveau ou la décapitation qu'auparavant. La bouche et le nez de la tête décollée exécutent encore, de leur côté, des mouvements respiratoires. Il en est de même des animaux qui viennent de naître. Le cerveau n'a pas encore d'influence sur ces mouvements ainsi qu'il appert également des expériences d'autres auteurs. Cependant on n'est pas en droit, par là, de conclure à l'absence de tout appareil modérateur des réflexes dans la moelle cervicale et la moelle dorsale. Bien mieux, l'auteur a pu constater sûrement, chez le cobaye nouvellement né, de véritables phénomènes modérateurs réflexes : 1° à la dilatation pupillaire sous la lumière du magnésium, aussitôt qu'une très forte excitation cutanée a eu lieu; 2° à l'arrêt du réflexe de l'oreille, découvert par lui, dans le cas d'un bruit fort, aussitôt qu'une partie quelconque de la peau de l'animal a été fortement comprimée.

Il est vrai en général, que plus est diverse la coordination des mouvements que l'animal, en venant au monde, est capable d'exécuter pleinement, moins il en apprend de nouveaux plus tard.

Ainsi, l'enfant reprend sa dernière position, lui qui après la naissance devra acquérir le plus grand nombre de mouvements nouveaux.

Il est vraisemblable que l'embryon humain meut ses membres avant la septième semaine. Il est vrai aussi, pour lui, que le cerveau et le cervelet, même la *medulla oblongata*, ne sont pas nécessaires à la production des mouvements des membres. Des fœtus anencéphales à terme, sans centre respiratoire, ont été mis au monde vivants. Par contre, aucun des renseignements donnés sur les enfants sans moelle dorsale, nés vivants, n'est digne de foi.

La diversité des mouvements musculaires qui se font régulièrement, déjà avant la naissance et qui, après elle, ont toujours une forme plus compliquée est, chez tous les vertébrés, beaucoup plus grande qu'on ne l'a cru jusqu'ici. Avant tout, ce fait d'après lequel, *même après l'apparition des premiers mouvements autonomes de l'embryon, les excitations électriques, raumatiques, thermiques, chimiques, directes ou réflexes, quelque puissantes qu'elles soient, ne peuvent provoquer des contractions nettes;* puis ce fait, également établi par l'auteur grâce à de nombreuses expériences, savoir que *les muscles des embryons, lorsqu'ils se contractent déjà à la suite d'une excitation artificielle, ne peuvent, avant longtemps encore, être tétanisés*, c'est-à-dire que l'excitabilité musculaire ne coïncide donc pas avec la faculté d'être tétanisé; enfin les phénomènes de succion et de déglutition, avant la naissance, forment des points de départ de recherches physiologiques nouvelles et pleines de promesses sur la contractilité, en général; sur la connexion des systèmes nerveux et musculaire en particulier.

Un essai que fit l'auteur, en 1881, pour classer tous les mouvements exécutés par l'enfant et l'animal nés, d'après les causes immédiates de ces mouvements, s'est si pleinement vérifié dans son application à l'être non né, qu'il nous faut en reproduire le principe.

Ou bien la cause immédiate d'un mouvement de l'animal, quand existe la faculté de l'exécuter, est externe, c'est-à-dire en dehors de l'organisme et étrangère à l'appareil moteur qui est en jeu, ou elle est interne, c'est-à-dire existante en lui et, en même temps, nécessairement active avec lui. Les mouvements de la première catégorie sont appelés *allocinétiques*, ceux de la seconde *autocinétiques*.

Chacun de ces deux groupes se divise en trois catégories différentes.

Le premier groupe embrasse tous les mouvements *passifs* qui s'exécutent sans une action physiologique quelconque du corps en mouvement. Ils sont d'une haute importance, particulièrement chez les embryons des animaux inférieurs dont les œufs flottent dans l'eau, se trouvent poussés en avant et tombent au fond ; chez le fœtus humain, ils sont d'une importance pratique dans la science obstétricale ; chez tous les animaux vivipares, ils se diversifient à la suite des mouvements de la mère ; chez les ovipares ils ne font jamais défaut. Le deuxième mode des mouvements allocinétiques, c'est-à-dire la contraction occasionnée directement par l'excitation des parties contractiles ou de leurs nerfs, est plutôt le sujet de l'expérience que de l'observation, étant donné qu'il ne se produit pas aisément, d'une façon normale, sans la mise à nu du fœtus. La meilleure appellation de ces mouvements qui surviennent à la suite d'une excitation périphérique directe est celle d'*irritatifs*. En troisième lieu, il faut compter encore, parmi les mouvements de ce groupe, tous les mouvements purement *réflexes*, qui exigent aussi bien une excitation périphérique, par exemple un attouchement, un refroidissement, que des causes immédiates, mais qui ne s'effectuent pas sans l'intervention d'un centre nerveux, même chez le fœtus, et qui se distinguent par l'absence de processus centraux psychiques ou physiques *avant* l'action.

Le second groupe au contraire, embrasse précisément les mouvements exécutés à la suite de processus centraux psychiques et physiques, et, avant tout, les mouvements psychogénétiques d'une importance particulière, que l'auteur avait désignés auparavant déjà (1880) sous le nom d'*impulsifs*, et qui se manifestent régulièrement, à une époque précoce, chez tous les embryons de vertébrés, secousses, flexions et extensions du tronc et beaucoup d'autres contractions et extensions qui s'y rattachent, chez l'animal nouvellement né, ou endormi, ou se réveillant de son hibernation. Ce n'est que bien plus tard qu'apparaissent les mouvements de la deuxième classe : des phénomènes psychiques héréditaires occasionnent, dans certaines conditions extérieures et intérieures, des mouvements coordonnés en vue d'un but et bien caractérisés, dont la cause s'attribue à l'*instinct*. On y rattache la première succion. La dernière subdivision des mouvements autocinétiques comprend les actions (motivées) coordonnées ou, dans le sens propre du mot, des actes, mouvements qui ne sont provoqués qu'à la suite d'une réminiscence après une expérience propre, et qui sont toujours *réfléchis* dans leur première exécution parfaite. Des six sortes de mouvement différents, c'est cette dernière seule qui ne se produit qu'après la naissance seulement, et lorsque les sens ont provoqué des expériences psychiques individuelles. Elle fait complètement défaut chez le fœtus.

Pour une étude et un éclaircissement plus complets de toutes ces différences, l'auteur renvoie à ses travaux antérieurs.

LA SENSIBILITÉ DE L'EMBRYON

Chez les embryons de toutes espèces, l'influence des impressions sensitives, eu égard à la vie postérieure, est minime, rien qu'à cause de leur isolement dans l'œuf. Mais les organes des sens se développent très tôt, et la démonstration de l'excitabilité de l'organe le plus riche en nerfs et le plus ancien, c'est-à- dire de la peau, a fait voir que, *longtemps avant que les embryons soient capables de vivre par eux-mêmes, l'excitabilité de leur peau existe*, étant donné qu'ils répondent nettement, souvent avec vigueur, par des réflexes d'abord de toutes sortes et incoordonnés, puis coordonnés, notamment à de fortes excitations électriques, traumatiques, chimiques ou thermiques (au refroidissement comme au réchauffement). Le fait que, sans exception, l'embryon se meut « de lui-même », longtemps avant que les excitations périphériques aient une action quelconque, c'est-à-dire, que la *sensibilité apparaît régulièrement plus tard que la motilité*, ce fait établi par l'auteur, grâce à de nombreuses expériences, est du plus grand intérêt théorique.

Certes, il n'est pas toujours facile de constater, chez l'embryon, l'existence d'une excitabilité des nerfs sensitifs, parce que c'est précisément pendant l'expérimentation, dans les conditions les plus favorables, que les mouvements impulsifs du petit être, sont d'ordinaire, très nombreux, si bien qu'on ne peut savoir si le mouvement qui succède à une excitation périphérique est une réponse réflexe ou s'il a pu survenir sans cette excitation; cependant l'auteur, dans ses expériences sur l'embryon de mammifère et d'oiseau, a opéré de manière à diminuer, par un refroidissement convenable de l'œuf, l'intensité des mouvements primordiaux, et à laisser agir les excitations réflexes. La sensibilité cutanée se manifeste toujours plus tardivement que l'excitabilité directe des tissus contractiles.

La séparation temporaire des nerfs et des appareils nerveux sensitifs et moteurs, qui, plus tard, fonctionnent ensemble, séparation reposant probablement sur une inégale rapididité de développement des cornes antérieures et des cornes postérieures de la moelle dorsale donne un intérêt particulier à la manière dont se comporte l'embryon à l'égard des procédés anesthésiques.

Il apparut ici, — particulièrement pour les fœtus de lapines, — que la narcose chloroformique, après l'établissement de la respiration pulmonaire (dans la couveuse), par l'inspiration d'air chargé de chloroforme, s'effectue difficilement, la motilité et la sensibilité ne s'éteignant pas facilement, que cette narcose se passe bien plus rapidement que chez l'être-né et que la sensibilité disparaît, il est vrai, bientôt, à l'arrosage complet de la peau avec du chloroforme, mais pour reparaître vite. La ventilation accélérée chez le fœtus qui respire de l'air et la température plus élevée de l'air dans la couveuse n'expliquent pas *l'action minime que les moyens anesthésiques ont sur le fœtus.* Ce fait repose vraisemblablement sur un développement plus faible des organes nerveux centraux. La faible sensibilité de ces derniers à d'autre poisons encore mérite un examen approfondi.

Parmi les sens liés au développement complet des nerfs cérébraux sensoriels, celui du *goût* est le premier constatable. Même un anencéphale (humain) distingue le doux et l'acide; et des cobayes nés prématurément peuvent, tout comme des enfants nés avant terme, distinguer immédiatement le doux des autres sensations gustatives.

Les sensations *olfactives* ne se manifestent qu'après la naissance, chez le mammifère; chez l'oiseau, immédiatement après l'éclosion.

Les mammifères ne peuvent *entendre* avant la naissance, et pendant les premières minutes ou les premières heures qui la suivent. Le réflexe de l'oreille, caractéristique chez le cobaye (et la chauve-souris), manque totalement au début, puis survient incomplètement et lentement à la suite d'un son fort, et se produit définitivement avec une rapidité de plus en plus grande. Mais le poulet entend déjà avant sa sortie de la coque.

La sensibilité de la rétine à la *lumière* existe déjà, chez l'homme, plusieurs semaines avant la naissance, comme le démontre la manière dont se comportent les enfants nés avant terme. Chez le fœtus animal presque à terme, les agents mydriatiques (atropine) agissent comme chez l'individu né; les agents myotiques (physostigmine) agissent même déjà avant que la lumière rétrécisse la pupille.

La manière dont se comportent les nouveau-nés à l'égard des excitations sensorielles a été examinée d'une manière complète en un autre endroit (*l'Ame de l'enfant*).

Parmi les sentiments communs on ne peut dénier au fœtus à terme un sentiment de plaisir et de douleur, le sens musculaire, et aussi la faim. Mais, après le complet développement des nerfs qui lui sont nécessaires à cet effet, il a à peine occasion d'éprouver des sensations et des sentiments violents, parce que de toute probabilité, il *dort*, dans les derniers temps de son développement, d'une manière presque ininterrompue, jusqu'à la naissance.

LA CROISSANCE DE L'EMBRYON

En dehors de l'augmentation des cellules en volume et en masse, ainsi que de leur multiplication par segmentation, il faut d'abord prendre en considération, pour toute croissance organique, et surtout pour la croissance rapide de tous les embryons, l'accroissement des substances intra-cellulaires qui a lieu régulièrement dans tout processus d'assimilation et de génération, — par conséquent l'accroissement des produits de la sécrétion et de l'excrétion des cellules embryonnaires.

Mais ce côté de la croissance, dû à des propriétés héréditaires, n'a pas encore été étudié en détail.

Les données sur la pesée et la mesure des embryons et de leurs parties, c'est-à-dire l'*embryométrie*, sont incomplètes aussi et ne suffisent pas, jusqu'ici, à la construction d'une courbe exacte de la croissance. Certes on pourrait, sans grande difficulté, se procurer des nombres plus concordants, si on voulait dans ce but, ne peser jamais que l'embryon bien frais et ses parties sans perte d'eau, — et non point surtout des préparations conservées dans l'esprit de vin et des fœtus décomposés, — et si on voulait toujours, en évitant absolument l'emploi du fil mouillé, prendre pour base la plus grande distance en ligne droite, entre l'extrémité céphalique (le sommet du crâne) et l'anus (l'extrémité de la chorde, le commencement de la queue); mais même dans le cas où l'on posséderait, par grandes séries, des nombres semblables, comparables entre eux il est vrai parce qu'ils sont de même valeur, on ne trouverait cependant pas exactement la loi de la croissance embryonnale, parce que la fixation de l'âge des fœtus humains n'est possible actuellement qu'avec des chances d'erreur relativement grandes.

Dans tous les cas, le temps qui s'écoule depuis le premier coït après la dernière menstruation ou depuis la cohabitation fécondante jusqu'à la naissance, c'est-à-dire jusqu'à l'expulsion du fœtus non à terme ou à terme, donne l'âge *maximum* du fœtus, parce qu'on ne sait pas combien il se passe de jours, chez la femme, à partir de l'entrée des spermatozoïdes dans l'utérus jusqu'à leur introduction dans l'œuf, et parce que, dans le cas où le fœtus naît mort prématurément ou à terme, il n'est pas toujours possible de savoir exactement à quel moment il est mort. Ce n'est que dans le seul cas qui est rare où, chez une femme toujours bien réglée, le coït a eu lieu immédiatement avant la menstruation imminente et où cette dernière n'a pas eu lieu alors, que l'opinion d'après laquelle la fécondation et le coït ont été presque simultanés peut être acceptée avec de très grandes probabilités. Une valeur *minima*, pour l'âge du fœtus, nous est fournie par le temps qui s'écoule entre le jour où pour la première fois les règles ne sont pas apparues, après le coït, et la naissance, mais seulement quand le fœtus est expulsé vivant encore. Mais comme ces fixations des temps maxima et minima ne peuvent être faites que rarement d'une manière exacte, et que la durée de la grossesse, au point de vue de la démonstration, n'est pas constante, quelle que soit la manière de compter, même chez une seule et même femme, on ne peut provisoirement donner d'une manière exacte et absolue la rapidité de la croissance de l'embryon, surtout pour les deux premiers mois. Elle n'est pas du tout constante, puisque, dans le cas de grossesse gémellaire, les fœtus d'un âge égal sont souvent d'un poids différent; la nutrition varie de l'un à l'autre.

Des mesures et des pesées existantes de fœtus humains il appert, mais d'une façon générale seulement, que l'accroissement absolu en longueur est le plus grand dans le cinquième et le sixième mois, et l'accroissement relatif dans le premier et le deuxième mois de la grossesse.

Pour les fœtus d'animaux, les évaluations individuelles nous font trop défaut encore. D'après celles que nous possédons le cobaye, dont on ne peut rien apercevoir encore avant la fin de la deuxième semaine, multiplie son poids par dix dans la troisième semaine et une nouvelle fois, dans la quatrième. Le poulet, dont l'âge est le plus exactement déterminé, montre ce phénomène digne de remarque, savoir que, du milieu de l'incubation jusqu'à l'éclosion, ce sont précisément les parties, — cerveau, yeux, bec, orteils, — qui fonctionnent le plus immédiatement après sa sortie de l'œuf, qui s'accroissent presque autant et plus que durant tout le reste de la vie, tandis que ce sont les testicules et ovaires qui s'accroissent le moins dans l'œuf et ne fonctionnent d'une manière indépendante qu'en dernier lieu.

Les causes de cette manière d'être propre ne pourront être trouvées que quand on aura précisé la signification vague de l'hérédité. Alors également on pourra entreprendre la tâche importante qu consiste à établir une loi de la différenciation, qui permette de reconnaître sûrement, à un seul indice de l'embryon, le degré de tout son développement. Il est établi que la différenciation dans l'œuf est un phénomène devenu constant grâce au nombre incalculable de ses répétitions, et caractéristique pour tout animal supérieur; et qu'elle est un phénomène physiologique qui a pour cause les qualités de l'œuf et du spermatozoïde qui y a pénétré.

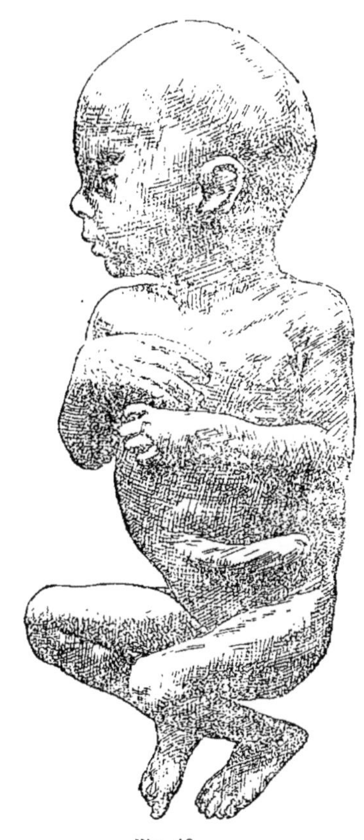

Fig. 18.

Mais le fait suivant est d'une importance égale, seulement il est moins connu, savoir que la différenciation et la différence individuelle qui existe entre les embryons frères du même âge, appartenant même à l'espèce humaine, ne sont pas seulement occasionnées par l'hérédité, c'est-à-dire par la nature des produits sexuels mâles et femelles qui se réunissent pour leur formation, mais sont encore indépendantes de la croissance, en tant que celle-ci est l'accroissement en taille.

Enfin l'aspect d'un fœtus humain, qui dans toutes ses parties se laisse déjà reconnaître comme tel, montre combien la croissance d'avant la naissance diffère de celle d'après. La figure ci-dessus, qui représente un fœtus femelle frais de près de cinq mois, photographié d'abord, puis reproduit sur le zinc, nous apprend, par exemple, que la moitié inférieure du corps est beaucoup moins développée que la partie supérieure, les hanches moins que les épaules, les jambes moins que les bras. La tête est relativement plus grosse, le bassin et le pied relativement plus petits que ceux du nourrisson et surtout de l'adulte.

Ces inégalités de l'accroissement en grandeur de l'homme, après une différenciation fort avancée, en partie achevée, longtemps avant la naissance, persistent dans les cas de croissance rapide ou lente, de nutrition bonne ou mauvaise dans l'œuf. Elles sont héréditaires, et varient avec chaque espèce animale; elles diffèrent même entre la souche d'une famille et celle d'une autre famille de la même espèce.

Ici la physiologie de l'embryon ajoute problème sur problème.

APPENDICE

I. — Observations physiologiques de l'auteur sur le poulet dans l'œuf depuis le premier jusqu'au dernier jour de l'incubation, et de la manière dont il se comporte après l'éclosion.

II. — Observations physiologiques de l'auteur sur les embryons de cobayes vivants, de différents ages.

III. — De la circulation du sang chez le fœtus de mammifère et de l'homme, par le Dr R. Ziegenspeck.

IV. — Bibliographie de la physiologie spéciale de l'embryon avec la liste des noms d'auteurs.

V. — Explication des planches.

APPENDICE I

Observations physiologiques sur le poulet dans l'œuf depuis le premier jusqu'au dernier jour de l'incubation, et sur la manière dont il se comporte après l'éclosion.

AVERTISSEMENT

Dans ce qui suit je rassemble, sur les manifestations du mouvement du poulet dans l'œuf, des faits exclusivement basés sur mes propres observations. Si d'autres auteurs font des communications analogues sur l'état d'autres embryons, on pourra établir avec plus d'exactitude les époques auxquelles ont lieu les premières contractions musculaires, les premiers mouvements réflexes, etc. Le tableau chronologique présent, qui est basé sur le résumé de l'examen de plusieurs centaines d'embryons de poulet, n'est qu'un commencement.

1er JOUR

L'embryon n'est pas encore reconnaissable.

2e JOUR

La systole et la diastole du cœur primordial commencent dans la deuxième moitié du deuxième jour — vraisemblablement déjà dans la première moitié. Les contractions du cœur, rares au début et irrégulières, plus tard fréquentes et rythmiques, provoquent la circulation omphalo-mésentérique. Mais le sang n'est point d'abord coloré en rouge, et la systole s'effectue bien plus lentement que plus tard.

3e JOUR

Les pulsations du cœur deviennent plus fréquentes, la circulation omphalo-mésentérique se perfectionne. A la fin de ce jour, le cœur, dans un œuf n'ayant plus la chaleur d'incubation, donna encore 91 battements par minute, cinq minutes après son ouverture. Dans un autre, pour un cas semblable (vaisseaux pâles), la fréquence n'atteignit que 56 par minute. Mais dans un œuf, à la chaleur vitale, elle peut, la première minute qui suit son ouverture, dépasser 150, du moins vers la fin de ce jour.

L'embryon ne fait pas encore de mouvements. L'inflexion de la tête qui commence souvent au second jour déjà, et la courbure du corps qui n'a pas lieu toujours à la fin du troisième, ainsi que le changement de position qui survient le troisième jour, phénomènes provoqués par le processus de la croissance, n'ont rien à faire avec la motilité.

Les courants induits interrompus n'ont pas d'action visible sur l'embryon en dehors de celle qu'ils exercent sur le cœur, et ils n'exercent même cette dernière que quand le cœur vient se placer dans l'espace intrapolaire. Dans ce cas, la fréquence augmente d'abord, et le tétanos du cœur se déclare ensuite.

Les courants constants n'ont, en général, aucune action appréciable, à moins que, dans le cas d'une intensité surélevée, il n'y ait production de gaz par l'électrolyse.

L'action des autres excitations (thermiques, mécaniques, chimiques) est reconnaissable aux variations de l'activité cardiaque.

4e JOUR

Les battements du cœur deviennent plus nombreux. Dans la vingtième heure, 3m et 11m après l'ouverture de l'œuf, on compte 120 battements par minute. Vers la fin de ce jour, je vis que la tête et la queue recevaient une secousse, à chaque battement du cœur, chacune d'elles isolément chez beaucoup d'embryons, chez d'autres toutes les deux à la fois, de telle sorte qu'un double mouvement de pendule opposé, isochrone avec le pouls, a lieu aux extrémités céphalique et caudale. J'en comptai une fois 130, une autre fois 139 à la minute, tandis que la tête, immédiatement après l'incurvation de la queue, se balançait seule, durant la dernière heure de ce jour. Les oscillations de la tête (des yeux) permettent de compter facilement les battements du cœur. Parfois cependant ils sont si faibles qu'ils passent aisément inaperçus.

Le quatrième jour, je vis, après une longue tétanisation provoquée pendant une minute et demie par de forts courants induits, se produire chaque fois une constriction passagère des vaisseaux, qui durait quelque peu après l'excitation.

L'embryon ne réagit pas du tout aux piqûres, aux pincements, aux incisions. L'échauffement a régulièrement pour conséquence un accroissement de la fréquence du cœur, et, quand l'évaporation de l'eau de l'œuf se trouve empêchée, il ralentit la diminution de la fréquence dans l'œuf ouvert. Le refroidissement diminue la fréquence du cœur et, conséquemment, le mouvement de pendule de la tête. Toutefois je comptai encore par minute 97 battements dans l'œuf ouvert, refroidi à l'air (au bout de six heures), et 125 au bout de quatre heures, dans l'œuf non réchauffé, mais non encore refroidi à l'air.

Avant la mise de l'œuf dans la couveuse, j'ai, à différentes reprises, enlevé un morceau de la coquille à peu près de la grosseur d'une pièce de cinq centimes, à la partie obtuse de l'œuf, et avec lui le morceau correspondant de la membrane de la chambre à air, et j'ai trouvé un développement normal au commencement du quatrième jour. Dans un cas pareil le cœur battait 109 fois; dans un autre, le cœur étant extraordinairement développé, 127 fois à la minute (dans la première heure de ce jour), tandis que dans l'œuf intact, la vingt-troisième heure, 101 battements avaient eu lieu. Donc l'enlèvement de morceaux de la coquille, au pôle obtus, ne gêne en rien le premier développement.

5e JOUR

Les *premiers mouvements actifs* de l'embryon se manifestent dans la première moitié de ce jour. Ce ne sont que des mouvements du tronc, des inclinaisons, à la rencontre l'une de l'autre, des moitiés antérieure et postérieure du corps de l'embryon qui se recourbe en forme de fer à cheval, dans les premières minutes (parfois encore pendant la douzième) qui suivent l'ouverture de l'œuf tenu chaud. Dans les intervalles a lieu en outre, à toute heure, l'oscillation qui est bien plus rapide et à laquelle le battement du cœur donne le même sens; cette oscillation ne peut être confondue avec les flexions et les extensions actives ou de l'extrémité céphalique, ou de l'extrémité caudale, ou des deux à la fois, et continue parfois encore, durant des minutes entières, dans l'embryon porté avec l'amnios intact sur un verre de montre chauffé.

A côté de ces deux manifestations de mouvements, parfois en même temps qu'elles, a lieu un mouvement passif de l'embryon, provoqué par les contractions de l'amnios maintenant fermé. C'est un balancement tantôt faible, tantôt fort, s'exécutant vite ou lentement, souvent à d'assez longs intervalles (8 en 25, en 33, en 46 secondes), souvent d'une façon tout à fait irrégulière, alors que les oscillations causées par le pouls du cœur (100 en 38, en 42, en 43, et aussi en 54 secondes) demeurent complètement régulières (dans l'œuf tenu chaudement et ouvert par le haut).

Il est hors de doute que les flexions et les extensions des parties antérieure et postérieure du corps, ainsi que les inflexions latérales de la tête, que j'ai vues bien plus rarement à la fin de ce jour, sont indépendantes de l'amnios; car mainte fois ce n'est qu'au début, bientôt après l'ouverture de l'œuf, qu'on voit le balancement de l'amnios, et ce n'est qu'après la cessation de ce phénomène que surviennent les mouvements de l'embryon. J'ai constaté encore ces mouvements après avoir fendu l'amnios et même quand la tête se trouvait à nu dans l'air. Dans ce cas il arrive souvent que la tête se meut latéralement du côté de la queue et en arrière (encore dans la neuvième minute qui suit l'ouverture). Mais si l'embryon est enlevé, tout mouvement cesse aussitôt, et son sang prend la teinte sombre du sang asphyxique.

Malgré cette motilité de l'embryon, l'excitabilité électrique de toutes ses parties est minime. Ce n'est qu'à l'aide de courants puissants induits, interrompus qu'il est possible parfois, à l'observation de l'embryon tout frais, de constater à la lumière directe du soleil une espèce de contraction, d'après une variation insignifiante des rayons réfléchis, après la première application du courant; par exemple, lorsque les petites électrodes de platine (reliées aux extrémités du chariot de la bobine d'induction) sont appliquées au-dessus des membres postérieurs sur le dos, on constate une contraction de la queue.

Les piqûres, les pincements, les incisions, exercés sur un endroit quelconque de l'embryon, demeurent absolument sans écho. Pourtant si l'on découpe un morceau de l'amnios avec précaution, il arrive que l'embryon s'infléchit avec plus de force et s'allonge à plusieurs reprises.

Avec les mouvements du tronc, les membres ne sont jamais remués que passivement. Dans certains cas ils semblent se mouvoir activement; lorsque, par exemple, l'avant-corps se meut, les ailes primordiales paraissent s'agiter et même se rapprocher. Mais plus on répète ces expériences pour savoir si les membres sont mus indépendamment du tronc, plus sûrement on arrive à se convaincre que, le cinquième jour, ni les ailes ni les pattes ne se meuvent activement.

L'opinion d'après laquelle les mouvements de la tête que j'ai aperçus le cinquième jour ne seraient pas physiologiques mais produits par l'action de l'ouverture de l'œuf, est détruite par ce fait même que j'ai constaté — non pas certes dans tous les œufs — dans la deuxième moitié du cinquième jour déjà, des changements de place arythmiques, dans l'œuf chaud intact, constatation que j'ai faite avec l'embryoscope, sur les yeux pigmentés, sous la lumière directe du soleil. Au commencement du cinquième jour, les yeux ne sont souvent pas assez foncés pour rendre certaines les observations ooscopiques, et la courbure de la queue n'est souvent qu'à son début.

De même, dans l'œuf récemment ouvert, l'observation n'est pas facile, au commencement du cinquième jour, sans intervention de la lumière directe du soleil. Toutefois dans la dix-huitième heure, mon embryoscope permet de voir, à coup sûr, les mouvements de la tête dans l'œuf intact.

Comme justification je donne le procès-verbal de quelques observations :

10ᵉ heure. Œuf nº 159. Mouvements actifs bien caractérisés, toutefois du tronc seul, et cela, à des intervalles de plusieurs secondes, des parties moyennes et postérieures; le cou se mouvait aussi de temps à autre, de sorte que, en regardant d'en haut le dos, il me faisait l'effet d'un ver ou d'un petit serpent en train de ramper, le mouvement partant de la nuque et allant, par-dessus le dos, à la queue. Dans ce cas ni le balancement de l'amnios ni le mouvement de pendule du cœur n'avaient lieu. Sept minutes encore après l'ouverture de l'œuf je comptai 100 battements de cœur par minute.

21ᵉ heure. Œuf nº 129. Mouvements actifs vigoureux du tronc. Au début également, balancement irrégulier dû aux contractions de l'amnios. Les oscillations de la tête et de la queue, isochrones au battement du cœur, sont nettes. Elles sont interrompues de temps en temps par les extensions actives du tronc, pendant lesquelles la convexité de l'embryon diminue pour se rétablir à nouveau, même 12 minutes encore après l'ouverture de l'œuf. Dans la première minute, le cœur battit 100 fois en 46 secondes; dans la septième, 100 fois en 45 secondes. Après 24 minutes, il bat encore régulièrement; après 3 heures 1/2, à 14°, il bat bien plus lentement; mais après 4 heures, il bat au réchauffement comme au début, bien que l'œuf reste découvert et qu'il ne demeure pas trace de mouvements actifs et d'excitabilité électrique de l'embryon.

23e heure. Œuf n° 148. Balancement nettement caractérisé, provoqué par les contractions de l'amnios, qui se contracte visiblement, d'abord à une extrémité, puis à l'extrémité opposée, et fait flotter l'embryon en avant et en arrière, l'ombilic faisant l'office de point fixe. En même temps oscillations très nettes de la tête, isochrones aux battements du cœur. J'observais l'embryon du dos. A peine l'avais-je extrait avec l'amnios intact, que son sang prit la couleur du sang asphyxique et l'embryon mourut.

Dans un autre œuf (n° 151) de 23 heures, le balancement de l'amnios se manifestait aussi typiquement. Dans la première minute qui suivit l'ouverture, 8 balancements eurent lieu en 25 secondes; après 3 minutes, 8 en 33 secondes avec grande régularité. Après 5 minutes, l'amnios s'arrêta et l'embryon ne fit pas de mouvement; mais le mouvement de pendule passif dû au battement du cœur eut lieu 100 fois encore en 42 secondes, lorsque j'eus fendu l'amnios, 10 minutes après l'ouverture de l'œuf; 18 minutes après cette ouverture, l'électrisation du dos, entre les membres postérieurs, provoqua une contraction de la queue, qui ne fut pourtant que très faible. La température de l'œuf était, 2 minutes plus tard, encore de 38 degrés.

24e heure. Œuf n° 131. Au début, peu de contractions énergiques de l'amnios. Puis survinrent des mouvements actifs vigoureux de l'embryon. La tête fut mue à plusieurs reprises latéralement; la moitié postérieure du corps fut isolément tournée du côté de la tête et isolément aussi allongée par intervalles. Même après l'incision de l'amnios, lorsque la tête se trouva à nu, eurent lieu ces mouvements; 9 minutes après l'ouverture, la tête se recourba vers la queue, de telle sorte que l'embryon subit des courbures dextro-convexes lesquelles se manifestaient aussi lorsque l'extrémité caudale se recourbait vers la tête. Le mouvement de pendule du cœur est très net. Mais lorsque j'enlevai l'embryon, 11 minutes après l'ouverture, il était privé de mouvement. Le cœur seul battait encore.

Dans un autre œuf (n° 156) de la dernière heure du cinquième jour, le balancement de l'amnios était faible et irrégulier : 8 balancements en 40 secondes, dans la première minute qui suivit l'ouverture, puis un repos. Il survint un mouvement actif du tronc, les extrémités céphalique et caudale de l'embryon recourbé en fer à cheval s'étant rapprochées. Au bout de 24 minutes, lorsque j'essayai d'exciter l'embryon et l'amnios sous la piqûre d'une aiguille, il ne se manifesta pas de mouvement. Mais ayant découpé un morceau dans l'amnios, je vis l'embryon se recourber avec plus de force et passer à plusieurs reprises de la flexion à l'extension, tout en conservant la forme U. L'arrachement de la tête fut ici, comme dans d'autres cas, sans effet.

Un troisième embryon (œuf n° 161) de la même heure put être porté par moi avec les vaisseaux sur un verre de montre chaud, où l'oscillation des extrémités céphalique et caudale se continua avec le rythme cardiaque (100 en 38 secondes). Aucune excitation électrique ne peut provoquer une contraction en un point quelconque de la surface.

Chez un quatrième embryon (n° 163) du même âge, je vis une violente contraction de la partie moyenne du tronc, au point que les ailes primordiales s'en rapprochèrent et parurent se secouer; 4 minutes après l'ouverture de l'œuf, le mouvement de pendule de la tête continuait avec le pouls du cœur.

Enfin il reste à observer encore que des œufs violemment secoués peuvent contenir aussi, le cinquième jour, des embryons vivants; et que, après l'enlèvement d'une partie de la coquille et de la membrane correspondant à la chambre à air et l'occlusion du trou avec du papier, avant l'incubation, j'ai vu de même le développement se continuer normalement. Je vidai, au commencement, un œuf semblable (n° 67) du cinquième jour, avec l'embryon dans un vase en porcelaine chauffé et comptai encore 100 battements de cœur par minute; dans l'œuf (n° 231) au même moment (deux heures) je n'en comptai qu'un peu plus (100 en 53 secondes dans l'œuf n° 257).

6e JOUR

Dans les premières comme dans les dernières heures de ce jour, on voit, immédiatement après l'ouverture de l'œuf, lorsque l'embryon reste *in situ*, se produire une grande quantité de fois l'augmentation et la diminution de sa convexité, phénomènes aperçus déjà le cinquième jour — en ce que la tête se rapproche de la queue et s'en éloigne tantôt une fois seulement, tantôt plusieurs fois de suite (jusqu'à quatre fois), ainsi que cela se passe chez l'embryon de truite. Ce mouvement actif de l'embryon recourbé en forme de fer à cheval ne se produit jamais que dans une partie du corps, dans la moitié antérieure ou dans la moitié postérieure. Chacune d'elles s'allonge et se recourbe isolément, parfois si vite que les changements apparaissent comme des tremblements, plus souvent avec lenteur.

Je reconnus aussi avec l'ooscope, dans l'œuf intact, les mouvements de l'extrémité céphalique aux petites oscillations de l'œil déjà foncé; je les reconnus sûrement dès la première heure de ce jour.

Mais dans aucun cas je ne vis, même à la fin de ce jour, des mouvements actifs bien nets de chaque membre séparément. En effet, les membres sont remués passivement par les mouvements du tronc décrits, de telle façon que l'observateur, qui les voit pour la première fois, reçoit une impression telle que si les ailes et les pattes se mouvaient activement. Mais en réalité ils ne reçoivent le plus souvent leur mouvement de pendule que du balancement passif provoqué par les changements d'inflexion du corps. Je ne veux pas nier par là que les secousses des membres, qui se manifestent souvent en ce jour, soient basées déjà sur une certaine motilité propre de l'embryon; cette opinion n'a aucune valeur, à coup sûr, pour le cinquième jour; mais important est ce fait que, dans aucun cas, un membre seul n'est mu isolément, le sixième jour. Lorsque des secousses actives ou des mouvements passifs surviennent à la suite de contractions du tronc, les deux ailes ou les deux pattes sont toujours remuées en même temps et dans le même sens : bilatéralement-symétriquement.

En outre, dès le commencement du sixième jour tout comme à sa fin, on aperçoit déjà les mouvements de va-et-vient de l'embryon, qui sont occasionnés par les contractions de l'amnios; et, en vérité, je les aperçus avec l'ooscope aussi rapides et aussi forts dans l'œuf intact que dans l'œuf ouvert, soit huit balancements en 25 et 30 secondes; alors il survenait souvent une pause, et puis les oscillations reprenaient.

Enfin, dans ce jour, le mouvement de pendule de la tête est produit encore par le pouls du cœur; souvent aussi chaque battement du cœur soulève faiblement la queue en même temps que la tête; et le cœur, dans l'œuf récemment ouvert, se contracte avec régularité et grande vigueur : 100 fois en 40 et 48 secondes, en moyenne 136 par minute à l'état normal.

L'excitation traumatique ne détermina pas le moindre mouvement; ni le pincement ni des piqûres, exercés sur une partie quelconque du corps, pas même l'amputation d'une patte n'occasionna de réaction; même des excitations électriques puissantes n'eurent pour effet, dans les dernières heures de ce jour, que des contractions excessivement faibles, reconnaissables à un changement infime de la réflexion de la lumière des parties excitées. Après l'enlèvement de l'embryon, peu importe la partie du corps excitée aussi bien par l'excitation électrique que par l'excitation traumatique. Le cœur seul est influencé de la façon remarquable qui a été décrite.

A l'appui de ces faits je donne le résumé de quelques procès-verbaux :

1re heure. Œuf n° 68. — Deux rapprochements actifs entre les extrémités céphalique et caudale. En même temps les membres sont mus passivement. Cœur, 100 battements en 48 secondes.

Œuf n° 132. — Un mouvement actif analogue. En outre oscillations passives de la tête et de la queue dues aux battements du cœur.

Chez l'œuf n° 232 ces derniers sont particulièrement nets, plus forts et plus nombreux au réchauffement qu'à la chaleur ordinaire d'incubation, encore 25 minutes après l'ouverture et beaucoup de variations de température, 100 fois en 53 secondes.

2e heure. Œuf n° 70. — L'embryon se meut souvent déjà, allongeant et fléchissant séparément les parties céphalique et caudale, même encore après 7 et 8 minutes, si bien que les ailes primordiales paraissent se mouvoir activement; le même phénomène se présenta une fois pour les pattes.

Œuf n° 92. — Balancements réguliers de l'amnios : 8 fois en 25 secondes. Puis une pause. Ensuite 8 en 30 secondes. Balancement de la tête et de la queue dû au pouls du cœur; après 2 minutes, 100 en 45 secondes; 3 minutes plus tard 100 en 43 secondes; et 7 minutes plus tard encore, 100 en 53 secondes.

4e heure. Œuf n° 61. — Ouverture immédiate de l'amnios suivi de quatre mouvements énergiques du tronc se succédant rapidement, et provoquant chaque fois un rapprochement entre la tête et la queue. Les membres sont en même temps mus passivement. Cœur, 100 en 40, puis en 50, puis à nouveau en 40 secondes.

5e heure. — Œuf n° 184 et œuf n° 186 non ouverts laissent voir distinctement, grâce aux mouvements des yeux, sous l'ooscope, le balancement de l'amnios et les mouvements irréguliers de l'embryon.

20e heure. Œuf n° 113. — Secousses de l'avant-corps et de l'arrière-corps séparément. La décapitation ne provoque aucun mouvement. L'excitation électrique de la nuque occasionne des contractions faibles.

22e heure. Œuf n° 71. — Balancement nettement caractérisé de l'amnios avec pauses. Violentes contractions de la partie inférieure du corps. Le cœur bat, dans la première minute qui suit l'ouverture, 100 fois en 44 secondes; dans la onzième minute, en 56 secondes. Point de mouvements des membres. La tête et la queue se rapprochent l'une de l'autre et s'éloignent. Il est aussi vrai que ces mouvements sont propres, qu'il est sûr qu'ils n'ont pas lieu à la suite de n'importe quelle excitation artificielle. L'œuf était posé sur du sable chaud.

24e heure. Œuf n° 96. — Balancement remarquable de l'amnios accompagnant l'ouverture de l'œuf. Chaque excitation traumatique, même l'amputation, sont sans effet. Au début eurent lieu cependant des secousses des membres dont on doute si elles sont occasionnées uniquement par les mouvements du tronc ou si elles en sont déjà en partie indépendantes.

7e JOUR

Les mêmes manifestations de mouvements, observées le sixième jour sur l'embryon, s'aperçoivent le septième; mais elles sont alors plus nettes, plus nombreuses, plus énergiques, notamment les extensions et les flexions des moitiés supérieure et inférieure du corps, ainsi que les rapprochements et les éloignements de la tête et de la queue qu'elles occasionnent, ainsi que le balancement dû aux contractions de l'amnios, l'oscillation de la tête isochrone au pouls déjà très puissant des vaisseaux et produit par le battement du cœur, enfin les contractions par l'excitation électrique, lesquelles sont encore excessivement faibles, mais se produisent toutefois plus aisément dans la deuxième moitié de ce jour.

La caractéristique de ce jour est la première manifestation des mouvements vraiment propres de la tête et de la queue, ainsi que des quatre membres, mêmes des pattes; ces dernières ont, à la vérité, des mouvements rares et faibles, mais elles les ont réellement, ainsi que j'ai pu m'en convaincre sur les œufs ouverts on ne peut plus vite, et non refroidis.

Dans l'œuf non ouvert on constate de même avec facilité aussi bien les mouvements actifs irréguliers de l'embryon, que les mouvements passifs réguliers (8 fois en 35 secondes) tantôt faibles, tantôt extraordinairement vigoureux produits par les contractions de l'amnios, mouvements qui alternent avec des pauses : les deux phénomènes ont lieu également dans la première comme dans la deuxième heure de ce jour.

Quelques procès-verbaux éclairciront les détails :

1re heure. Œuf n° 73. — Extensions bien nettes de l'arrière-corps. Le cœur bat 100 fois en 39 secondes. Durant la tétanisation électrique le cœur s'arrête et recommence à battre après la cessation de l'excitation; puis secousse de la moitié postérieure du corps, mais non des membres. Les piqûres d'aiguille ne provoquent pas de mouvement réflexe ou contraction directe.

Dans un autre œuf (n° 80) le cœur battait 100 fois en 37 secondes; et chez un troisième (n° 94) à la même période d'incubation, le balancement produit par l'amnios était faible mais net, l'excitabilité de la substance abdominale était nulle, le tétanos électrique du cœur était facile à produire.

3e heure. Œuf n° 62. — Allongements très nets de l'arrière-corps. Flexions faibles des membres, si bien qu'on peut douter qu'elles fussent actives. Mais la tête s'inclinait et se redressait activement, abstraction faite du balancement de l'amnios qui cessa bientôt. Cœur, 100 en 45 secondes. L'amputation d'une patte, ainsi que la piqûre exercée sur le dos, demeura sans aucune réponse; de même chez un autre œuf (n° 93) dans lequel l'embryon présentait des secousses de la tête et du tronc, bien qu'on ne pût obtenir aucune contraction par des excitations artificielles, et qu'en outre les embryons eussent des oscillations de la tête isochrones aux battements du cœur.

15e heure. Œuf n° 99. — Violent balancement de l'amnios à des intervalles inégaux. Repos après déchirure de l'amnios à l'aide de pinces. Mouvements de la patte très faibles et rares. Ni l'amputation d'une jambe, ni la plus forte excitation électrique exercée avec des courants induits interrompus, n'eurent le plus petit écho sur l'embryon dans l'œuf ou hors de l'œuf.

Dans un autre œuf (n° 254) je vis avec l'ooscope, et sans l'avoir ouvert, un balancement régulier de l'amnios : 8 oscillations en 29 secondes.

19e heure. Œuf n° 116. — En 37 secondes, 12 mouvements de va-et-vient dus aux contractions de l'amnios à des intervalles inégaux. Durant ce balancement, flexions et extensions actives des jambes, mais qui cessèrent aussi, avec l'immobilité de l'amnios. Le pouls des vaisseaux, pendant les mouvements, bat 100 fois en 38 secondes. Un quart d'heure après la mise à nu, l'embryon et l'amnios étaient sans mouvement ; mais lorsqu'on eut tétanisé le dos, par l'électricité, immédiatement au-dessus des deux pattes, elles se soulevèrent très nettement, aussi bien la droite que la gauche. Au contraire, après l'extraction de l'embryon, on constata à peine à la tétanisation de la nuque, une altération des parties superficielles.

L'embryon d'un autre œuf (n° 111), dont le cœur battit 100 fois en 33 secondes, ne manifesta de même, immédiatement après l'extraction, que des secousses très faibles reconnaissables aux réflexions lumineuses lorsque les électrodes sous forme d'aiguilles furent appliqués sur le dos. Les excitations traumatiques demeurèrent sans résultat,

Un troisième œuf (n° 251) laissa voir, à l'ooscope, un balancement très net de l'amnios, sans que l'œuf eût été ouvert.

22e heure. Œuf n° 219. — Mouvements actifs vigoureux de la tête et de la queue, même après la séparation de l'embryon d'avec le reste du contenu de l'œuf, dans l'amnios intact, l'embryon étant relié à lui par une partie des vaisseaux allantoïdiens. Les mouvements de la tête, arythmiques et souvent infléchis, répondent pleinement aux mouvements vus avec l'ooscope, sous la lumière directe du soleil, chez d'autres œufs intacts (par exemple n° 170).

Les embryons, extraits de l'œuf avec le plus grand soin, vers la même époque, demeurent toujours momentanément sans mouvement, même lorsqu'on les préserve du dessèchement et du refroidissement. Le cœur perd même le plus souvent de son énergie immédiatement après l'extraction. Chez un embryon (n° 230) que j'enlevai de l'œuf, l'amnios intact ayant la transparence de l'eau, le cœur battit encore 22 fois en 15 secondes, puis il s'arrêta et se remit à battre, pendant le refroidissement, à des intervalles plus longs, et tandis que l'embryon, perdant en même temps sa transparence, devenait blanc ainsi que cela se passe chez tous les embryons de cet âge quand ils meurent à l'air ou dans l'œuf. Je trouve dans ce phénomène le commencement de la *rigidité cadavérique* des tissus de l'embryon.

8e JOUR

L'observation embryoscopique de l'œuf intact du 8e jour permet de constater une augmentation sensible de l'activité vitale et une extension des mouvements de l'embryon. L'arc que décrit le balancement de la tête, — phénomène dû aux contractions de l'amnios, nettement visible et souvent clairement délimité, — fut aperçu par moi à travers la coquille de l'œuf aussi bien que les mouvements de la tête absolument spontanés, se produisant à des intervalles irréguliers, ainsi que le battement des pattes. On put, comme dans l'œuf ouvert, reconnaître des mouvements de la tête latéraux et circulaires. A la chaleur ces mouvements augmentent généralement en diversité, dans l'œuf devenu tiède ils sont lents et s'arrêtent bientôt complètement, tandis qu'à l'aide de l'ooscope on voit les vaisseaux se contracter.

Dans l'œuf ouvert tenu chaud se manifestent tout d'abord les contractions complètes et énergiques de l'amnios. Ces contractions sont souvent très limitées et n'occasionnent pas toujours des mouvements de l'embryon, particulièrement lorsqu'elles se font lentement. On les reconnaît aisément aux diverses courbures et aux replis intermittents des vaisseaux sanguins, tandis que l'embryon gît tranquille ou que la tête seule est mue passivement par l'amnios qui se bombe par endroits.

On ne peut apercevoir des mouvements réflexes à la suite d'excitations traumatiques ou électriques, ni provoquer le tétanos des membres avec une excitation électrique directe ou indirecte, soit dans l'œuf, soit immédiatement après l'extraction.

A l'ouverture de l'œuf et quelques minutes après, quand on évite le refroidissement, le cœur bat 100 fois en 43, en 39, en 40 secondes; dans beaucoup de cas, ces battements occasionnent des oscillations isochrones du tronc. A un réchauffement considérable le cœur s'arrête, pour reprendre au refroidissement. A un refroidissement plus grand, le cœur s'arrête de nouveau.

Les mouvements saccadés actifs de la tête, rapides et lents, en partie circulaires, et ceux des membres postérieurs ainsi que des ailes, ont lieu encore durant le balancement de l'amnios, et même après la destruction de l'amnios, tout comme dans l'amnios intact au repos. On voit de même, dans ce cas, des contractions violentes du tronc qui s'infléchit à différentes reprises du côté de la tête. La moitié antérieure du corps s'infléchit aussi sur la moitié postérieure. Tous ces mouvements s'arrêtent, ceux des jambes et des ailes avec une rapidité spéciale, à un refroidissement minime, et s'accentuent à la chaleur.

Les changements de position actifs du tronc, qui ne sont visibles que dans l'œuf chaud, ne se manifestent que le huitième jour et paraissent avoir la tête pour point de départ.

Lorsqu'à l'aide d'une aiguille on écarte doucement un membre du tronc, il rebondit aussitôt, comme une lame de couteau, dans sa position première.

On peut, à l'aide de piqûres d'aiguille et de la chaleur, provoquer des contractions de l'amnios.

9e JOUR

A l'observation ooscopique, on voit dans l'œuf, dès le commencement de ce jour, des contractions souvent très vigoureuses de l'amnios, comme au huitième jour; et de plus, des mouvements actifs de la tête et un piétinement, ainsi que des incurvations isolées des gros vaisseaux durant ces mouvements.

Les observations suivantes mettront tout particulièrement en évidence la manière de se comporter de l'embryon mis à nu.

L'œuf non ouvert (n° 184) de la première heure de ce jour montrait, à la lumière solaire, un fort *mouvement circulaire de la tête*. A 11h15m avant midi il fut ouvert, sans effusion de sang. Mouvements circulaires de la tête, balancement de l'amnios, à 11h 16m. Les pattes se fléchirent jusqu'à 11h 22m, puis arrêt général. Soudain à 11h 23m, l'embryon commence à se balancer activement autour de l'ombilic : 8 fois en 32 secondes. Sans une grande exagération, on aurait pu croire qu'il cherchait à mieux se placer ou du moins à changer de position. Mais il ne peut en être question, car après avoir oscillé définitivement 6 fois en 26 secondes, avec une vigueur extraordinaire, en décrivant un arc de 80°, il survint une pause de plusieurs minutes dans le balancement de l'embryon. Maintenant l'embryon remuait en même temps la tête et les membres. Je vis alors comment, pendant le repos absolu de l'amnios, l'embryon allongeait avec une patte des coups du côté de ce dernier, et comment la partie atteinte se contractait bientôt après. Puis le balancement reprit à nouveau sans cette complicité active de l'embryon, lequel fut poussé formellement d'un bout à l'autre de la poche de l'amnios, comme s'il s'était projeté lui-même en avant et en arrière, quelque trompeuse que fût d'abord l'apparence. Plus tard je répétai, à plusieurs reprises encore, cette même expérience. Chaque fois que survenait le balancement de l'amnios, l'embryon avait au préalable frappé l'amnios des jambes ou de la tête, à l'avant ou à l'arrière, à droite ou à gauche. Au dessous l'ombilic demeurait toujour fixe comme pivot. Quand je laissais la température s'abaisser, les mouvements s'arrêtaient vite; quand la chaleur remontait à la température d'incubation, les battements des pattes reprenaient, et, à 11h 45m le balancement avait lieu comme auparavant; 11h 50m, 6 fois en 30 secondes. Pendant les contractions de l'amnios survenaient, dans l'œuf ouvert, de nombreuses *incurvations* et de nombreux *changements de position* des gros *vaisseaux allantoïdiens* et, par suite, des petits (ces mouvements étaient visibles aussi avec l'ooscope dans l'œuf intact), de telle façon qu'il sembla que des replis analogues à ceux d'un serpent se produisaient dans les veines rouges, pendant que le pouls des vaisseaux (à 11h 19m en 36 secondes 100 et à 11h 35m en 32 secondes 100) se continuait sans interruption. Enfin, à 12h 0m j'arrêtai mon observation, par une excitation électrique. Les résultats de l'excitation furent minimes sous tous les rapports : son action ne produisit ni tétanos ni secousse, mais simplement, à la partie supérieure, une altération du réflexe de la lumière.

Chez un autre embryon, n° 140, de la 20e heure, l'excitation électrique du dos eut comme suite une extension faible et courte des jambes, — sans tétanos. Ici encore les contractions des parties superficielles étaient extraordinairement faibles. Tandis que l'embryon demeurait immobile, l'amnios exécuta 8 fortes contractions en 60 secondes avec inflexions des vaisseaux, particulièrement à l'extrémité aiguë où ne se tenait pas l'embryon. Le cœur mis à nu présenta encore, après l'isolement de l'embryon sur un verre de montre chaud, 100 battements en 62 secondes. Il fut impossible, ni ici ni dans l'œuf, de provoquer, en n'importe quelle partie du corps, des mouvements réflexes.

Ce défaut de réflexes avec des mouvements propres vigoureux, particulièrement de la tête, est à constater dans tous les cas. Cependant les mouvements circulaires de la tête ne sont à considérer comme vraiment actifs que lorsque l'amnios est en état de repos. Car, pendant le balancement (chez l'œuf n° 188, par exemple, 8 fois en 45 secondes), je reconnus facilement que la tête était poussée en avant par la partie contractée de l'amnios. Toutefois la continuation des mouvements des ailes et des pattes démontre qu'il peut y avoir, sans doute aussi dans le même temps, des mouvements actifs.

La fréquence du cœur, soit 100 battements en 37 et 39 secondes, normalement, peut facilement être comptée d'après le pouls des vaisseaux.

Le pincement exercé sur un membre quelconque n'entraîne de réaction d'aucune sorte.

10e JOUR

Des mouvements propres de la tête, tantôt rapides, tantôt lents, une espèce de branlement de la tête, sont visibles dans l'œuf intact éclairé, tout étant en repos d'ailleurs. En outre, on constate un balancement particulièrement net et rythmique de l'amnios (par exemple dans la première et la huitième heure, 8 en 33 et en 31 secondes), même des flexions et des extensions vigoureuses des membres, grâce auxquelles ont lieu des changements de position et des allongements remarquables des vaisseaux.

Mêmes phénomènes dans l'œuf ouvert. Les pattes se remuent aussi. *Les quatre membres se meuvent isolément.*

L'excitation électrique, même appliquée sur le dos, ne leur donne qu'une activité excessivement faible. Par contre, le cœur, quand il vient à se placer dans la ligne droite qui relie les électrodes, est amené, comme jusqu'ici, à l'arrêt tétanique, et continue à battre après l'interruption de l'excitation (soit 100 fois en 31 secondes, à une température plus élevée, dans l'embryon mort en dehors de l'œuf n° 189).

Des rotations de la tête et du tronc, qui pourraient faire croire à une activité indépendante, sont occasionnées, en majeure partie, comme je l'ai vu clairement, par des contractions locales de l'amnios, avant et après le dixième jour. Mais la *tête et le tronc sont aussi mus latéralement* pendant le repos de l'amnios (particulièrement dans l'œuf n° 209).

Le cœur bat, dans un cas, 100 fois en 54 secondes (œuf n° 242), après la séparation en deux de l'amnios.

Je trouvai que les excitations traumatiques de toute sorte étaient encore sans effet. Si on l'extrait, l'embryon est presque toujours sans vie; on le constate à ce fait qu'il perd sa transparence (il devient rigide), même quand le cœur conserve son activité.

11e JOUR

Le onzième jour aussi, les mouvements de la tête sont faciles à reconnaître à l'aide de l'embryoscope, partie à la disparition et à la réapparition intermittentes de l'œil foncé, partie au va-et-vient de la tache sombre de haut en bas, de droite à gauche et *vice versa*, suivant la position de l'œuf éclairé. Entre temps, on voit aussi une flexion soudaine, un rapide rapprochement de la tête vers la queue, un battement des pattes et un balancemeut très soutenu provoqué par les contractions de l'amnios, cette membrane étant nettement délimitée.

Dans l'œuf ouvert et chaud, je vis deux fois, en dehors des mouvements de l'amnios et des inflexions de la tête et des membres, lesquels répondent pleinement à l'image ooscopique, des *mouve-*

ments de déglutition, du moins un mouvement d'ouverture et de fermeture du bec dans l'eau de l'amnios (œuf n° 3 de la cinquième heure). Étant donnée l'activité des mouvements de l'embryon tout frais, il n'est pas facile de distinguer si une piqûre ou un choc provoque ou non des mouvements réflexes. Quand l'embryon est devenu immobile, nul traumatisme, pas même une amputation ou la décapitation, ne peut produire le plus petit effet. Cet état est particulièrement surprenant le onzième jour où l'embryon bat formellement déjà des ailes et baisse et tourne la tête d'une manière tout à fait indépendante du tronc.

En somme les expériences parlent d'une façon décisive en faveur de l'existence d'une légère excitabilité réflexe. Car quand je refroidis faiblement, dans l'œuf ouvert, l'embryon plein de vivacité, il a l'habitude d'exécuter encore, après un attouchement rude, quelques mouvements incohérents ou de battement. Mais après l'extraction toute réaction cesse. Le balancement de l'amnios (8 fois en 28 secondes, dans la dernière heure, chez l'œuf n° 136) atteint, le onzième jour, sa plus grande énergie. Si l'œuf n'est refroidi que faiblement, il s'arrête pour reprendre à la chaleur. Mais les contractions de l'amnios survivent longtemps à la vie de l'embryon. Pouls en 36 secondes, 100.

12e JOUR

Sous un bon éclairage non seulement on reconnaît nettement, dans l'œuf non ouvert, les vaisseaux allantoïdiens; mais encore on en peut voir les pulsations. L'embryon devenu grand exécute toutes sortes de mouvements en partie saccadés, en partie lents, des ailes, des jambes et de la tête, qu'on reconnaît facilement à l'aide de l'embryoscope et qu'on voit absolument analogues après l'ouverture de l'œuf. Il s'y ajoute en grande quantité des contractions de l'amnios, locales et plus faibles, ainsi que des incurvations du tronc, si bien que la tête se rapproche de la queue et s'en éloigne. Vivacité très changeante.

Pouls des vaisseaux : 100 en 48 secondes. L'excitabilité électrique est en croissance. Car, à l'application des électrodes, sous forme d'aiguilles sur le dos, il survient des secousses violentes des membres, — point de tétanos, — et, après application du même courant sur les orteils ou sur la surface de la peau, on voit parfois des tressautements généraux du tronc comme une espèce de réponse réflexe. Il est à peine douteux que ces mouvements soient provoqués par l'excitation électrique périphérique. Si l'on électrise la nuque, le bec s'ouvre. Cet effet se laisse constater même plusieurs minutes après la disparition des mouvements actifs et après l'extraction de l'embryon. Il en est de même de la contractilité de la peau. Mais les excitations mécaniques sont partout sans effet. Malgré beaucoup d'essais faits pour provoquer un réflexe de l'embryon qui ne se meut plus qu'à grand'peine activement (tandis qu'il se refroidit dans l'œuf ouvert, la circulation restant intacte) par des excitations traumatiques, pincements, amputations, je n'ai pu constater avec sûreté un mouvement qui pût réellement être dénommé ainsi ; mais il est probable au plus haut point que le mouvement que provoque, après un repos de plusieurs minutes, une excitation puissante, est du mode réflexe (œuf n° 405).

13e JOUR

Tandis qu'au douzième jour encore l'observation embryoscopique ne présente pas de difficulté, les phénomènes sont déjà moins apparents à la fin du treizième, à cause de l'obscurcissement croissant. Cependant je pus encore, dans la quatorzième heure, reconnaître clairement le balancement caractéristique de l'amnios, et, dans la cinquième, les mouvements saccadés énergiques de l'embryon devenu foncé.

Dans l'œuf ouvert le balancement est visiblement plus faible ou plus lent qu'il ne l'a été jusqu'ici. L'oscillation véhémente a fait place à un balancement lent. Par contre, les flexions actives maintenant souvent asymétriques et les extensions des jambes et des ailes, ainsi que les mouvements des pattes et de la tête, sont extraordinairement vifs.

L'excitation électrique, appliquée directement sur le dos, provoque en vérité des contractions ; mais on ne peut obtenir de tétanos. L'application des électrodes sur les cuisses soulève les orteils ; leur application sur la peau de la tête, entr'ouvre l'œil. Cependant, avec les mouvements vifs des membres, immédiatement après l'ouverture de l'œuf, il est difficile de reconnaître comme tel le mouvement réflexe provoqué par un pincement, une incision, une piqûre ou par la brûlure faite sur une partie quelconque du corps avec l'étincelle électrique. A l'ouverture de l'œuf, le bec s'ouvre et se ferme à différentes reprises.

A l'enlèvement, l'embryon meurt vite et il ne survit, durant quelques minutes, qu'une légère excitabilité électrique de la peau. Cette circonstance sert à démontrer que l'excitabilité réflexe existe déjà le treizième jour. Quand je laisse l'embryon étendu dans l'immobilité, pendant quelques minutes, dans l'œuf ouvert, jusqu'à ce qu'il n'exécute plus de mouvements actifs ou jusqu'à ce que ces mouvements soient rares, — à cause de la diminution de la chaleur, — alors il est facile de provoquer à nouveau dans un certain stade et grâce à de légers attouchements, des mouvements, particulièrement dans les jambes. Dans la treizième heure, je vis une fois, chez l'animal au repos, un attouchement répété onze fois sur une jambe, avec une petite pointe, provoquer onze fois de suite une incurvation de l'animal. L'excitabilité réflexe existe donc bien maintenant.

La vésicule biliaire est gonflée de bile verte.

Le cœur bat cinquante-six fois en 40 secondes, par conséquent quatre-vingt-quatre fois seulement en une minute (observation isolée).

14e JOUR

L'observation embryoscopique devient plus difficile à cause de l'obscurcissement croissant. Cependant je reconnus facilement, en dehors des vaisseaux, des mouvements saccadés de la tête et des membres isolés, tantôt faibles, tantôt énergiques, ainsi que des changements de position remarquablement forts des vaisseaux allantoïdiens en même temps que ces mouvements.

Dans l'œuf ouvert, ces secousses de la tête et du cou cessent de même que le mouvement lent d'*ouverture* et de fermeture de l'œil qui se manifeste assez fréquemment. Même quand la circulation n'est troublée en quoi que ce soit, ce qui est reconnaissable à l'absence de tout mouvement inspiratoire tandis que fonctionnent les autres parties, particulièrement les pattes, le *tétanos* ne peut être provoqué par un courant d'induction, qu'on applique les électrodes soit directement sur les ailes et les cuisses, soit sur la moelle dorsale. A l'excitation électrique du maxillaire inférieur, près du larynx, il survient un mouvement d'ouverture du bec, et non à la simple pression ou à la simple piqûre. En général, l'excitation traumatique de toute sorte, et même la brûlure de la peau par l'étincelle électrique ne provoquent pas régulièrement un mouvement bien net; du moins, tant que durent les mouvements propres actifs, nul d'entre eux ne peut être considéré comme étant, à coup sûr, l'effet des excitations. Bientôt déjà, après leur cessation, l'excitation réflexe demeure sans résultat; cependant la surface du corps se trouve affectée par une forte excitation électrique, après que l'embryon a été enlevé. Ce n'est que quand, après son ouverture, on laisse l'œuf se refroidir jusqu'à ce qu'il ne se manifeste plus de mouvements ou qu'il n'y ait plus que des mouvements rares dans les membres, qu'on arrive à distinguer avec sûreté entière les réflexes d'avec les mouvements autonomes, comme au treizième jour.

15e JOUR

Image très nette, à l'ooscope, des vaisseaux allantoïdiens rouges diversement ramifiés. L'embryon, dont on ne peut plus reconnaître les parties isolément, se meut souvent soudainement à de longs intervalles.

Outre des mouvements actifs vigoureux des membres, on voit, à l'ouverture de l'œuf, des *mouvements respiratoires* énergiques. Le bec s'ouvre et se ferme.

Il est *possible de tétaniser* l'embryon par l'électrisation soit du dos, soit directe. Il y a extension des ailes et des jambes.

L'excitabilité est en croissance et elle ne tombe plus aussi vite que jusqu'ici, après l'enlèvement de l'embryon hors de l'œuf : car, par des excitations électriques puissantes soit du dos, soit directement, on obtient encore, lorsque depuis longtemps tous les mouvements actifs ont cessé, des mouvements tétaniques des quatre membres et des contractions de la peau. Toutefois l'excitabilité réflexe n'est plus, dans la plupart des cas, constatable à l'excitation électrique et traumatique. Chez le poulet qui se meut encore dans l'œuf, il n'est pas possible souvent, immédiatement après son ouverture, de constater sûrement une réponse à la compression d'une jambe ou d'une aile faite avec des pinces, à cause de la vivacité du poulet; mais cela est facile aussitôt que l'excitabilité a diminué.

L'amnios conserve parfois encore après la mort de l'embryon des contractions onduleuses. Le cœur continue à battre à l'air, après l'ouverture du thorax, par exemple quatre-vingt-deux fois à la minute (œufs n° 196).

16e JOUR

A l'ooscope on reconnait parfaitement encore des mouvements saccadés à la périphérie de l'embryon tout à fait opaque; et, en réalité, la masse sombre est, par intervalles, mue fréquemment et avec force, d'autrefois rarement et faiblement. Les membres ne sont que rarement reconnus isolément dans l'instrument, les vaisseaux sanguins rouges sont particulièrement nets. Souvent tout demeure en repos, probablement parce que l'embryon dort. Le pouls compté à l'aide de l'ooscope marqua une fois 170 et 180 à la minute.

L'excitabilité électrique augmente. Il est déjà plus facile en électrisant le dos, de mettre en mouvement les ailes et les jambes. Cependant l'excitabilité s'éteint rapidement après l'arrêt du courant sanguin des vaisseaux allantoïdiens, et les résultats des excitations sont alors faibles en majeure partie.

Quand on sort la tête le plus vite possible, il survient le plus souvent des mouvements respiratoires, mais ceux-ci ne deviennent énergiques que sous l'influence d'excitations périphériques puissantes, par exemple de compression et de piqûre des pattes. C'est ainsi que je vis, dans un cas, se succéder six fois de suite des inspirations profondes, une après chaque excitation périphérique; en outre des mouvements généraux du tronc, qui étaient peut-être déjà des *manifestations de la douleur*. Dans tous les cas, l'*excitabilité réflexe* sous l'action des excitations mécaniques est très grande en ce jour.

Chez le poulet de la fin du seizième jour, dont j'avais rendu le bec apparent en partie, du côté de la chambre à air, en enlevant le feuillet de la membrane coquillière, tout en épargnant l'allantoïde, il m'arriva de pouvoir provoquer, en touchant la peau avec une pointe d'aiguille, des mouvements respiratoires franchement réflexes. Ces inspirations, l'allantoïde étant presque intacte et la circulation allantoïdienne étant dans tous les cas énergique (avec du sang d'un rouge clair, sans hémorrhagie), ne sont en rien asphyxiques comme celles qui suivent l'enlèvement hors de l'œuf et les excitations fortes de la peau, elles ont lieu *seulement* à la suite d'une excitation périphérique. Dans ce cas, le bec ne s'ouvrit pas aussi largement que sous l'influence de l'excitation provoquée par le trouble de la circulation allantoïdienne. Il est donc sûr que, déjà à la fin du seizième jour, des mouvements respiratoires peuvent se manifester à la suite de l'excitation de la peau, sans vénosité du sang, mouvements qui augmentent de profondeur quand se déclare la vénosité.

17e JOUR

Malgré la grande obscurité qui règne sur le champ d'observation dans l'embryoscope, on reconnaît encore, à n'en pas douter, dans les dernières heures de ce jour, des mouvements actifs aux limites de l'ombre noire de l'embryon. A différentes reprises, l'embryon se contracte spasmodiquement quand je mets l'œuf dans une position favorable à sa transparence. Dans la plupart des cas, il est sans mouvements. Tant qu'il vit, les vaisseaux sanguins apparaissent toujours nettement avec la couleur rouge du sang artériel. Je reconnus le remplissage intermittent de ces vaisseaux.

A l'ouverture de l'œuf et à l'extraction rapide du poulet, celui-ci exécute énergiqnement et en grande quantité des mouvements respiratoires, ouvrant et fermant le bec et développant le thorax. Il survient en même temps des secousses de tout le tronc. Il était possible, quelques minutes encore après la dernière inspiration, de tétaniser électriquement la jambe par excitation des nerfs, les orteils mêmes purent être écartés les uns des autres de cette façon, mais au dos on ne put plus provoquer le tétanos des membres.

J'exposai, durant trois heures, un œuf de la 19e heure du 16e jour sur du sable à 18° C., à l'air d'une température égale, et l'ouvris seulement après. L'excitabitité réflexe de l'embryon refroidi n'était pas éteinte ; à la compression des pattes il survint des mouvements inspiratoires, en outre, les orteils et les ailes furent remués, et au réchauffement, les jambes. Donc le refroidissement dans l'œuf intact fut bien supporté.

Dans l'estomac une masse ressemblant à du blanc d'œuf.

Dans un cas, très rare sans doute, où il y avait absence absolue d'yeux, sans trace certaine d'un commencement de développement de ces organes, et où tout le développement de la tête et du tronc avait un retard considérable, l'embryon était étendu sans mouvement dans l'œuf ouvert; cependant il répondait, par des mouvements du tronc ou des jambes, à une forte excitation électrique des orteils. L'excitabilité réflexe électrique existait donc malgré l'imperfection du développement. Après l'enlèvement, les membres se laissèrent encore tétaniser par l'électrisation directe ou indirecte.

L'œuf avait été porté dans la couveuse le 3 mai, à 11[h] 15[m], et il fut ouvert le 19 mai à 3[h] 15[m].

18e JOUR

La délimitation de la chambre à air est encore intacte et aussi nette que jusqu'ici, et son accroissement est tout aussi facile à reconnaitre avec l'ooscope. Même le 18e jour, on peut encore reconnaître à la couleur rouge du sang, si l'embryon vit dans l'œuf intact. Par contre, les mouvements qui se manifestent dans l'œuf — secousses de la ligne periphérique obscure de l'ombre de l'embryon — rentrent dans les exceptions. Je n'ai pas vu fréquemment dans l'œuf intact les mouvements vifs d'une patte se maintenir. Ils paraissent dirigés vers la cloison de la chambre à air (Voy. planche VI, fig. 1).

A l'ouverture de l'œuf chaud (de la 1re heure), l'embryon, probablement endormi, se tient tranquille ou ne se remue que quelquefois. Après son enlèvement de la coquille, ce qu'il n'est pas possible de faire, en vérité, sans une perte de sang due à la lésion de l'allantoïde, il aspire de l'air, ouvrant à plusieurs reprises un large bec. Si de son mieux on préserve le poulet contre le refroidissement, on arrive facilement, par des excitations électriques puissantes partant du dos, à provoquer le tétanos des ailes et des extensions tétaniques des jambes. En même temps des mouvements respiratoires renouvelés. L'excitation électrique, du nerf crural, à travers la peau, occasionne un tétanos bien caractérisé de la jambe avec écartement des orteils. Même cinq minutes après l'arrêt de tous les mouvements actifs des membres, survenus dans les intervalles qui séparaient ces excitations, je pus provoquer, par l'excitation électrique du nerf crural mis à nu, un tétanos des muscles de la jambe qui dura une minute entière.

L'excitation de la peau aussi bien traumatique qu'électrique a comme résultat de forts mouvements réflexes, par exemple la contraction des jambes, battements de défense des jambes et mouvements d'inspirations renouvelés. Si on entr'ouvre, à la fin du 18e jour, la chambre à air et si l'on touche le feuillet intact de la membrane coquillière sur l'allantoïde, il survient très souvent un mouvement réflexe sans inspiration, pendant lequel les membranes demeurent intactes.

Dans l'estomac beaucoup d'albumen coagulé. L'embryon doit avoir, depuis longtemps déjà, absorbé, par des mouvements de déglutition, la majeure partie de l'eau de l'amnios.

Les yeux étroitement clos.

A propos de la première inspiration, il est digne de remarque qu'un poulet de la fin du 18e jour, sorti de la coquille, fit nettement, tandis que je laissais s'échapper du sang d'un vaisseau allantoïdien, des mouvements d'inspiration dans l'eau de l'amnios ; mais il est à observer que, dans l'occurrence, on ne peut éviter toute excitation mécanique (attouchement). D'ailleurs l'excitabilité réflexe est grande ; les mouvements propres sont peut-être un peu moins vifs que dans les stades moins avancés.

19e JOUR

A l'embryoscope on reconnaît fort bien dans l'œuf opaque, outre la chambre à air nettement délimitée et devenue plus grande, la place plus claire qui répond au reste du vitellus non encore résorbé, et, à cette place, souvent le mouvement saccadé d'une tache grise, c'est-à-dire des orteils. En outre, parfois déjà, dès l'issue du 18e jour, la perforation de la cloison de la chambre à air est atteinte, — probablement par le battement des pattes ou de l'une d'elles. — Car on voit quelquefois la périphérie de la chambre à air rompue en un point, tandis qu'un jour auparavant, dans le même œuf, elle était encore nettement délimitée. La partie du poulet irrégulièrement délimitée, qui fait irruption dans la chambre à air exécute alors, — déjà au début du 19e jour, — des mouvements respiratoires nets et rythmiques, dans un cas de 72 à 90 à la minute. Il ne fut pas possible de constater la plus petite ouverture de la coquille, sur n'importe quelle partie de l'œuf et, la nuit suivante, un poulet normal et plein de vigueur, s'en échappa sans secours artificiel, par conséquent avant la révolution du 20e jour.

Lorsqu'on extrait rapidement de l'œuf, sans qu'il intervienne de refroidissement, un poulet de 18 jours et quelques heures, on peut aisément se convaincre du grand progrès qu'a fait l'excitabilité réflexe. Dans un cas, je vis le poulet qui se remuait vivement pendant son extraction de la coquille de l'œuf, mais sans faire de mouvements respiratoires, répondre par une inspiration remarquablement profonde à chaque compression de la patte ou de l'aile. En même temps le bec s'ouvrit largement, la langue s'avança, le thorax se dilata; une fois, en outre, il survint un mouvement général du tronc. Je répétai huit fois de suite l'excitation et chaque fois eut lieu une inspiration. Tranquillité avant les excitations périphériques. Dans l'estomac une grande quantité d'albumine blanche coagulée.

Un autre poulet se comporta de la même façon.

20e JOUR

L'observateur expérimenté reconnaît sûrement à l'embryoscope, même le 20e jour, si le poulet vit ou non, cela aux mouvements saccadés des masses sombres sur le bord clair qui circonscrit la chambre à air. D'ailleurs la rougeur, constatable dans l'œuf intact, des vaisseaux périphériques de l'allantoïde peut aussi servir de critérium, il en est de même pour les mouvements respiratoires qu'on peut parfois déjà compter.

Cependant ces derniers ne sont pas aussi réguliers qu'après la cassure de l'enveloppe calcaire. Leur fréquence peut dépasser 90 à la minute, pendant des heures entières, avant que le poulet remplisse la chambre à air.

Si on ouvre l'œuf, on trouve grande l'excitabilité réflexe, puisque, à la compression légère d'une patte, il survient déjà des mouvements de tout le corps, et, en réalité, immédiatement après l'enlèvement de l'œuf. Bientôt s'éteint l'excitabilité réflexe traumatique et électrique, mais au bout de plusieurs minutes, les quatre membres sont encore facilement mis en état de tétanos soutenu par des excitations électriques puissantes et intermittentes partant du dos ou de la région abdominale. Dans l'estomac, de l'albumine s'est coagulée, elle est blanche comme la neige. Toutes ces données s'appliquent aussi au poulet arrêté dans son développement par l'abaissement de la température d'incubation, dans les premières heures du 20e jour.

Je pus débarrasser complètement de sa coque un poulet du commencement du 20e jour, sans qu'il fît un seul mouvement. C'est seulement lorsque je le dépouillai de l'allantoïde qu'il exécuta quelques mouvements faibles. Mais chaque fois que je piquai avec une aiguille une patte ou une aile, il survint une inspiration remarquablement profonde et le bec s'ouvrit largement. L'attouchement de la paupière provoqua des secousses vives de la tête ; à l'abaissement de la paupière on voit s'avancer la membrane clignotante. Cette observation confirme le progrès marquant de l'excitabilité réflexe, la dépendance des mouvements respiratoires de l'excitation périphérique et l'acceptation de ce fait qu'auparavant le poulet dormait profondément dans l'œuf.

Chez un autre poulet de la 5e heure du 19e jour, on put même enlever entièrement la coquille résistante sans léser en quoi que ce fût les membranes. L'animal se remua, mais ne fit même pas de mouvement respiratoire, lorsque, sans léser les vaisseaux allantoïdiens, je mis à nu la pointe du bec, en enlevant d'un coup de main heureux, un petit morceau de la membrane coquillière, — en somme il n'y eut pas effusion de sang ; — mais dès que j'eus piqué avec une aiguille l'une des deux cuisses, il survint une inspiration profonde, la première, avec incurvation de l'extrémité de la langue vers le bas et convexité de la partie supérieure; il en fut de même à la reprise de l'excitation, par conséquent tandis que la circulation allantoïdienne était intacte.

Quelques poulets commencent déjà à briser la coquille avant la révolution du 20e jour.

L'embryon n° 212 n'avait pas encore commencé son travail, à la 8e heure; à la 11e il avait chassé un morceau de la coque, lequel fut suivi, le 21e jour et à la 18e heure, d'un deuxième morceau du milieu de l'œuf, éloigné de 2 centimètres du premier. La 24e heure je délivrai l'animal de sa coque. Il resta en vie.

Un autre poulet (n° 436) avait, au bout de 19 jours et 23 heures, chassé un petit morceau de la coquille du milieu de l'œuf et commencé à respirer avec le bec, puisqu'il pépiait fort. A l'ooscope, on reconnut en même temps les mouvements respiratoires aux balancements de la cloison de la chambre à air, balancements isochrones aux mouvements respiratoires. Je comptai 100 respirations en 85 secondes, puis 50 en 45 secondes. La respiration est remarquablement régulière à la 3e heure du 21e jour. Au bout de 20 jours et 14 heures l'animal s'était délivré tout seul; en réalité, dans la 4e heure du 20e jour il n'avait chassé encore qu'un petit morceau de la coquille. Dans la 18e heure du 21e jour, le poulet demeura dans la position que je lui donnai, par exemple sur le dos, tremblant fort, ouvrant et fermant les yeux.

21e JOUR

Les poulets normalement développés brisent en majeure partie leur coquille avec la pointe du bec, le 21e jour, en éraflant la membrane de la coquille avec la protubérance aigue du bec, qui s'oblitère plus tard, et en frappant sur la coque. Beaucoup de poulets, après l'enlèvement artificiel de la coquille, peuvent être aussi conservés à la vie, dans ce même jour, lorsque l'allantoïde est devenue plus pauvre en sang. Mais les embryons qui ont été arrêtés dans leur développement par l'abaissement de la température d'incubation, et qu'on met à nu le 21e jour, meurent en majeure partie sur-le-champ, comme ceux qui ont été extraits de l'œuf, leur température étant normale, dans des stades moins avancés de leur développement.

Très souvent le poulet en se retournant brise la coquille sur deux points qui ne sont pas à égale distance des pôles, parfois d'une façon tout à fait irrégulière au milieu de l'œuf et sans avoir au préalable percé la cloison de la chambre à air; ou bien le poulet perce le chorion et frappe à la fois deux endroits de la coque très éloignés l'un de l'autre. Il n'est pas de règle, comme on le croit d'ordinaire, que le chorion soit percé d'abord, qu'ensuite l'air de la chambre à air soit inspiré, et qu'enfin l'enveloppe soit brisée. L'oxygène de la chambre à air est absorbé par l'hémoglobine des vaisseaux allantoïdiens et des vaisseaux omphalomésentériques qui se trouvent toujours sous la cloison, lesquels s'oblitèrent en dernier lieu à cette place lorsqu'ils ont atteint leur plus grand calibre.

Il est extrêmement digne de remarque que ces vaisseaux allantoïdiens sont encore fortement remplis, que le sang artériel et le sang veineux se distinguent encore par leur couleur et qu'on peut même encore reconnaître leur pouls, après que le poulet a percé, en un autre endroit déjà, l'allantoïde et la coque, et commencé à respirer l'air atmosphérique.

L'allantoïde restante et recroquevillée, mais contenant toujours du sang, est certes en quelque sorte le délivre du poulet; mais elle fonctionne, contrairement au placenta des mammifères, longtemps encore après l'établissement de la respiration pulmonaire, en ce que ses vaisseaux perdent toujours du sang par aspiration.

Si on laisse un poulet se délivrer tout seul de sa coquille dans la couveuse, on trouve presque toujours dans la coque abandonnée, outre l'allantoïde desséchée et la membrane coquillière, des fèces verdâtres (colorées par la bile), le méconium du poulet, et souvent une masse jaunâtre glutineuse. Rarement j'ai constaté, du moins en pareil cas, l'absence des fèces dans la coquille.

Description de quelques cas :

Le n° 268, peu avant la 22e heure du 21e jour, avait chassé le premier morceau de coquille, sans léser la membrane de la coque, vers 10 heures du matin, le 12 mai. Il pépiait rarement et faiblement dans l'œuf. A 11 heures pas de changement. Mais entre 11 et 12, des morceaux de plus en plus nombreux furent chassés sans désemparer parmi des piaulements plus nombreux et plus forts, le bec et une patte apparurent, et au moment où se terminait le 21e jour, à midi, le poulet avait écarté, par des mouvements violents, les deux parties de la coque qui ne tenaient plus ensemble que sur un seul point. Il resta quelques minutes, avec la partie postérieure du corps, dans l'une des portions de la coquille, présentant l'image de l'impuissance. Durant sa sortie, c'est-à-dire l'ouverture de la coque, les paupières se fermèrent à l'attouchement de l'angle de l'œil et non à l'approchement d'un objet.

Pendant 2^{h}1/2, le petit animal resta livré à lui-même dans la couveuse. Puis je lui présentai un morceau de blanc d'œuf. Il le frappa immédiatement et arriva à l'introduire dans le bec et à l'avaler; il se refusa à prendre un autre morceau. De plus le poulet tenait maintenant la tête en l'air et la tournait correctement pour suivre un objet qui se mouvait lentement autour de lui, par exemple un crayon. Cependant il s'accroupissait encore, incapable qu'il était de se tenir debout.

L'œuf n° 302 était intact le 2 juin au soir; le 3 juin au matin, dans la dernière heure du 21e jour, le poulet avait brisé, à égale distance des pôles, un morceau de la grandeur d'un franc, et demeurait étendu à nu, empêché par un commencement de dessèchement des membranes restantes, dans l'achèvement de sa mise en liberté. Il pépiait faiblement. Je délivrai tout à fait l'animal; mais, 20 minutes après, il gisait encore là dans son impuissance absolue et conservait la position qu'il avait prise dans l'œuf, imprimait à ses jambes, sous un attouchement, un mouvement de va-et-vient, pépiait et tremblait. Puis, le petit animal passa sur du sable, au fond d'un verre à boire élevé, dans la couveuse sombre, le soir, la nuit et le matin, c'est-à-dire 15 heures; ensuite il tint en général la tête droite, mais ne put encore se tenir sur ses orteils et becqueta en réalité des grains de sable, par conséquent dans la 18e heure du 22e jour.

J'ouvris l'œuf n° 191 dans la dernière heure du 21e jour. Le poulet remua avec vivacité et ouvrit plusieurs fois un large bec. Les yeux sont hermétiquement clos. L'excitabilité réflexe par électricité est grande. Dans l'estomac beaucoup d'albumine blanche coagulée.

Le poulet n° 212 piaula à la 18e heure, à l'attouchement de l'œuf déja percé en plusieurs endroits et heurta fréquemment contre la membrane de la coque mise à nu. Le pépiement était tantôt rapide ou lent, tantôt fort ou faible, dans la 19e heure; la respiration, soit 25 en 20 secondes, était reconnaissable au soulèvement et à l'abaissement de la tête dans l'œuf. Une demi-heure après, 36 respirations en 28 secondes. A un réchauffement plus grand, pépiement plus fort et plus long dans l'œuf, probablement manifestation de la douleur. Dans la 24e heure j'enlevai tout à fait la coquille. Il survint un pépiement plus puissant à l'attouchement rude, à la piqûre, à la compression, au refroidissement, même à l'intervention subite de la lumière, au réchauffement, au soulèvement à l'aide la main.

Les réflexes sont tous beaucoup plus forts que chez les poulets qui n'ont pas encore respiré l'air atmosphérique. — Le mouvement rapide d'ouverture et de fermeture du bec est aussi plus fréquent chez ceux-là, et indique vraisemblablement une déglutition ou un essai de déglutition. Car l'entrée plus abondante de l'air dans les poumons, après la brisure de la coque, occasionne probablement un dessèchement de la muqueuse et une nouvelle sensation qui pourraient provoquer des mouvements analogues à ceux de la gustation.

Un œuf mis dans la couveuse, le 30 juillet, à 9h50m du matin, fut trouvé par moi, le 19 août, à 3h15m de l'après-midi, brisé sur un point rapproché du pôle aigu. Je l'ouvris, mais je trouvai, comme d'ordinaire, la chambre à air au pôle obtus et, au pôle aigu, immédiatement sous la membrane de la coquille, l'allantoïde encore très riche en sang. Je délivrai totalement de sa coquille le poulet pépiant, et vis que le vitellus était entièrement résorbé, par conséquent après 20 jours, 5h29m. En réalité, dans ce cas, le poulet gisait normalement dans l'œuf, mais avait percé, longtemps avant l'oblitération des vaisseaux allantoïdiens (peut-être seulement par hasard) à l'aide de la pointe du bec, la coquille fracturée, cela en un point absolument inaccoutumé. A côté de cet œuf s'en trouvait un autre mis dans la couveuse, le 29 juillet, à 5h15m de l'après-midi, et dont un grand morceau se trouvait également brisé, le 19 août, à 3 heures de l'après-midi; mais son poulet n'avait pas du tout résorbé le jaune et était mort. Il avait essayé bien trop tôt de briser l'œuf et était mort longtemps avant la révolution de la 21e heure du 21e jour. Un troisième œuf, également mis dans la couveuse le 29 juillet, à 5h15m de l'après-midi, et qui se trouvait à côté des deux autres, donna par contre, dès le matin du 10 août, par conséquent après vingt jours et demi, un poulet normal qui se délivra tout seul.

On voit par là, l'inégalité du temps mis, lorsque les circonstances extérieures restent identiquement les mêmes, à la résorption du vitellus, à l'exécution des premiers essais de délivrance et à l'éclosion.

Le poulet n° 328, le 4 juillet à 9h1/2 du matin, c'est-à-dire dans la 23e heure du 21e jour, avait chassé du milieu de l'œuf un morceau de la coquille, si bien que le bec en apparut. Forts pépiements. Point de changement jusqu'au 5 juillet, 8 heures du matin; la membrane coquillière s'est seulement par dessiccation détachée de cette dernière. Il y avait danger que le poulet mourût d'un desséchement poussé plus loin. Je le mis devant une poule couveuse posée sur huit poussins âgés d'environ neuf jours. Elle se leva aussitôt, alla à l'œuf, le frappa du bec une seule fois et l'abandonna. Alors j'ouvris la coquille et replaçai devant la poule le poussin qui était resté dans sa position primitive. Elle s'en approcha, puis abandonna à nouveau avec ses poussins le petit animal impuissant, qui fut ensuite reporté dans la couveuse : 22e jour, 21e heure.

Œuf n° 395. — Placé dans la couveuse, le 29 avril, à 11 heures du matin; il est ouvert le 20 mai à 11h 1/4 du matin, par conséquent après la révolution du 21e jour. Lorsque j'eus enlevé un morceau de la coque, sans lever la membrane de l'œuf et l'allantoïde, j'observai chez le poulet, à de petits intervalles, des mouvements onduleux irréguliers. Ce qui prouvait que c'étaient des mouvements respiratoires, c'est le pépiement bientôt perçu, dans l'œuf où la membrane était complètement intacte. L'embryoscope laissa voir la grande chambre à air de tous côtés bien délimitée. De fait en enlevant davantage la coquille, je ne constatai nulle part une perforation de la chambre à air, mais je vis l'allantoïde riche en sang d'un rouge clair, et le vitellus gros encore comme une noix non résorbée. Après l'enlèvement de l'allantoïde, inspirations excessivement profondes, grand refroidissement. L'excitation artificielle de la peau provoque chaque fois une profonde inspiration.

Cette expérience démontre que, lorsque la circulation et la respiration allantoïdiennes sont pleinement intactes, ainsi que la membrane de la coque et la chambre à air, la respiration pulmonaire peut cependant commencer dans l'œuf, même avec un pépiement léger, et que l'inspiration gagne en profondeur quand l'allantoïde est lésée et qu'il intervient des excitations périphériques.

22e JOUR

Certains poulets à terme ne percent pas la coquille de l'œuf, pas même la chambre à air, et asphyxient; d'autres ne brisent pas la coque avant la révolution du 21e jour.

Dans la 15e heure du 22e jour (no 254), je vis une fois le vitellus pendre au dehors comme une hernie. Après l'enlèvement de la coque et de sa membrane, sans lésion de l'allantoïde, le poulet fit de profondes inspirations, qui se répétèrent à l'air, puis il mourut.

D'un œuf mis dans la couveuse le 25 juin, il sortit le 17 juillet, à 11h15m un poulet normal, par conséquent apres vingt-deux jours. A 11h17m il essaya en vain de lever la tête et le tronc; piaulements nombreux, mouvements sans but avec de longues pauses de repos absolu. Puis le poulet s'élance de côté et d'autre formellement, bat des jambes, remue vigoureusement les petites ailes bilatéralement, symétriquement, surtout quand on le prend dans la main. A 11h21m le corps se balance déjà sur son centre de gravité, mais la pointe du bec touche presque sans interruption le sol. Le poulet s'accroupit sur le tarso-métatarse; il tremble (à l'air plus froid). A 11h22m, après avoir plongé un instant son bec dans l'eau tiède, je vois survenir un grand nombre de mouvements de déglutition se succédant avec rapidité. A 11h25m les orteils sont en général encore recourbés mais non autant que dans l'œuf (Planche VI, fig. 2). A 11h33m grande excitabilité réflexe; des pépiements répondent presque à tous les attouchements; une lumiere intense provoque non seulement un rétrécissement de la pupille, mais encore de l'occlusion des paupières. A 11h35m quand dans le silence éclate un son fort, le petit animal se lève à demi; un ronflement produit le même effet. A midi, la tête se soulève davantage. A 4 heures la tête ne reste pas encore constamment soulevée; la position accroupie devient plus assurée. A 5h15m la tête est dorénavant maintenue en l'air. Les orteils restent tous allongés. L'animal demeura en vie et se tint, le lendemain matin, solidement sur les orteils. L'expérience montre que même le poulet éclos tardivement met encore six heures à balancer sa tête.

Œuf no 256. — Le poulet avait chassé du milieu de l'œuf, avant la 15e heure un morceau de la coque et pépiait fort quand on saisissait l'œuf avec la main. Dans la 21e heure j'enlevai l'écale totalement avec les membranes. Le vitellus n'est pas encore complètement résorbé. A chaque attouchement le poulet pépiait et, livré à lui-même, reprenait, trois heures après sa délivrance, chaque fois une position presque identique à celle qu'il avait dans l'œuf, ne pouvait se tenir droit, ouvrait et fermait à plusieurs reprises les yeux, ne les ouvrait pas toujours en piaulant, respirait très irrégulièrement, parfois avec violence, parfois avec profondeur, parfois enfin superficiellement, vite ou lentement, parfois encore point du tout durant des heures. A l'attouchement de la cornée et de la conjonctive la paupière inférieure se soulevait lentement. La peau est sensible à l'électricité. A en juger par le pépiement plus fort et par les mouvements réflexes plus vigoureux, l'attouchement pratiqué avec la pince électrique a dû provoquer de la douleur. A de forts bruits succèdent toujours des pépiements plus violents et parfois un mouvement de la tête. Pendant le pépiement la langue est à l'avant, serrée de près contre le palais et en même temps le maxillaire inférieur est abaissé énergiquement. Après la révolution de la 24e heure, on porte le poulet (256) enveloppé de ouate, dans la couveuse, afin de le dessécher; il y resta 14h1/2 (y passant la nuit).

Cependant, malgré son long repos, il ne put encore, dans la 15e heure du 22e jour, ni se soulever, ni se tenir debout, ni picorer. Il ferme les yeux avec la membrane clignotante et la paupière inférieure quand on l'attouche, et même quand on approche un objet sombre, sans attouchement, et à la distance de plus d'un demi-centimètre. Il fait de fréquents mouvements de déglutition, pépie à l'attouchement, revient toujours, quand on lui en laisse la faculté, à la position qu'il avait eue en dernier lieu dans l'œuf, c'est-à-dire sur le côté, tremble parfois de tout le corps, des jambes, des ailes, de la tête, paraît dormir le plus souvent. Au repos, la respiration est plus régulière, plus lente (20 en 25 secondes), mais est coupée de pauses en apnée. Les excitations par le son provoquent une réaction très violente. L'animal se redresse soudain et retombe ensuite dans sa léthargie. Posé sur les pattes, il ne peut tenir la tête droite ou dans une position médiane, même lorsque le bec lui sert d'appui. Dans la 16e heure, il fait des essais pour se soulever, mais avec peu de résultat. Le hochement de la tête faisait plutôt l'effet d'un mouvement exécuté pour picorer, surtout quand en même temps le bec s'ouvrait, ce qui arriva quelquefois aussi sans qu'il y eût de quoi picorer. L'animal se traîne sur le bréchet à quelques centimètres de sa position, mais se rendort maintes fois encore, particulièrement quand il ne se trouve pas dans un milieu très chaud, et tombe souvent à la renverse. Dans la 22e heure, il becquette, en s'orientant très correctement, les taches, les grains de sable, les lettres écrites, les objets quels qu'ils soient qu'on lui présente; le pépiement est plus fort et plus fréquent. A l'état de veille la tête est tenue levée, et il se produit par intervalles des essais de sautillement. Mais il ne peut encore se tenir sur les orteils. A une petite chute de la chaleur d'incubation, dans le milieu ambiant, il survient facilement un tremblement, bien que l'animal soit maintenant presque séché.

Puis, durant toute la nuit du 22e au 23e jour, je le laissai dans un vase lisse, de telle sorte qu'il n'y pût faire de tentatives pour marcher (seulement pour se mettre droit). Malgré cela, il put, au matin, c'est-à-dire au milieu du 23e jour, marcher sur ses orteils, la tête bien relevée, comme des poulets déjà grands, tomba cependant à la renverse plusieurs fois et revint à sa pose accroupie. Il becquette des points et des traits que je trace devant lui à l'aide d'un crayon, des grains de millet, les fentes dans le bois. Il est très étonnant de voir combien de fois la pointe du bec frappe sur la table, à côté des grains de millet. Le premier grain de millet fut, du premier coup, introduit dans le bec, en retomba, fut ressaisi après deux essais mal dirigés, et avalé. Le poulet fit six essais pour le second grain, sans pouvoir le saisir. Par contre il prit un grain de sable et l'avala. Il dirigea ses essais presque sur tout, et sur des surfaces de blancheur analogue, particulièrement sur les ongles de ses orteils. Dans la 16e heure, il peut se tenir debout sur les pattes, les allonger et faire en courant quelques pas; mais il tombe souvent, notamment sur le dos dans la pose accroupie ou sur le côté. Fréquemment les ailes font un mouvement symétrique, comme pour conserver l'équilibre. L'animal ne fuit pas l'odeur du thymol; mais, dans la fumée du tabac, il secoue vivement la tête comme pour la détourner; cependant il reste debout quand on lui présente un petit verre rempli de cette fumée.

Le 24e jour, ce poulet (n° 256) n'a pas encore pris de nourriture, et il pépie à de courts intervalles durant tout le jour, à l'état de veille.

Le 25e jour il n'a pas encore, isolé qu'il est complètement, pris d'autre nourriture que quelques grains de millet. Mais quand il fut placé à terre, *il courut* immédiatement avec une grande rapidité sur la longueur d'un mètre comme un poulet plus âgé, bien qu'il n'ait eu encore, à cause de l'étroitesse de ses récipients précédents (verre à boire, vase ou cloche en verre), l'occasion de s'exercer à la marche rapide ou à la course. D'un autre côté, l'animal continue à se *heurter* avec véhémence *contre le verre* de son récipient. Il n'a, par conséquent, pas compris que la résistance invisible était invincible. Le piaulement continue, à de petits intervalles, avec force, pendant toute la journée, lors même qu'il n'y a dans le laboratoire ni poussin ni poule. Mais le pépiement devint beaucoup moins fort et moins fréquent, lorsque, le 7 mai à 11 heures 1/2 du matin, dans la 16e heure du 25e jour, c'est-à-dire dans la 20e heure du 4e jour de son existence, il eut mangé, pour la première fois, le blanc et le jaune d'œuf cuits et hachés qu'on lui avait présentés. Il est à remarquer qu'en réalité le poulet qui entre temps, avait becqueté très souvent toutes sortes de buts, frappa dix fois et plus à côté du blanc d'œuf avant de s'en saisir. Certes il arriva souvent, les premières fois que le petit morceau de blanc fut introduit dans le bec et avalé. Conséquemment le jaune fut laissé de côté et le blanc totalement trié de l'ensemble. Mais comme des morceaux de jaune avaient été également introduits dans le bec, pour en retomber, il est prouvé que le poulet apprécie d'une manière différente le blanc et le jaune. De lui-même, le poulet n'avale pas d'eau; il ne le fait que quand on lui tient le bec dans ce liquide.

L'animal, quand on le saisit, ne cherche pas à s'échapper.

Le 26e jour il frappe du bec, à gauche, à droite, en avant, le cou bien dégagé du tronc.

Le 27e jour, — à compter du commencement de l'incubation, — il boit tout seul comme une poule adulte, en recourbant la tête en arrière ; il ne becquette plus le verre avec entrain, mais seulement lorsqu'on s'approche de sa cloche, contre sa cloison vitrée; il paraît ne plus dévorer ses propres excréments, ainsi que cela arrivait à plusieurs reprises, quelques jours auparavant, immédiatement après la défécation.

Le 28e jour (le 10 mai avant midi) il boit gloutonnement, pour la première fois, comme les poules déjà grandes, du blanc et du jaune d'œuf non cuit, qu'on lui présente. Le gésier parut alors jaune de l'extérieur et bien rempli.

Le 29e jour, c'est-à-dire le huitième de son éclosion, le poussin tombe souvent encore en essayant de courir, picore tout, souvent sans succès, fait que j'ai cependant observé aussi chez des poulets plus grands.

Le poussin n° 268 pépie et picore tous les objets d'une dimension convenable qui se trouvent à sa portée au commencement du 22e jour. Je plaçai devant cet animal, qui n'était âgé que de trois heures, un second (n° 256) de huit jours, celui dont il vient d'être question, et entre deux un jaune d'œuf. Immédiatement ce dernier frappa du bec le premier, évidemment dans une intention hostile et, à mon grand étonnement, celui-ci riposta au coup. Les deux poussins se frappèrent ainsi réciproquement la tête de leur bec, jusqu'à ce que le plus âgé des deux fût devenu seul maître du jaune d'œuf, le plus jeune ayant cessé de vouloir en enlever une partie. Quand j'eus rapporté le plus jeune dans un verre à boire profond, au milieu de la couveuse, il fit des efforts énergiques pour franchir le bord du verre.

Avant la révolution des 24 premières heures, il fit en hauteur un bond de 5 centimètres, marcha avec assez de sûreté, mangea de petits morceaux de blanc d'œuf et lutta à plusieurs reprises avec le poussin le plus âgé (n° 256). En leur caressant le dos, le 1er et le 9e jours, piaulements mécaniques comme dans l'expérience du coassement. De plus, le plus jeune avait, le premier jour, saisi en becquetant et avalé une partie de ses excréments, comme le jaune d'œuf. Tous deux sont excessivement sensibles au froid.

Le poussin n° 302 pépia énergiquement, le 22e jour, chaque fois que je promenai mes doigts à rebours sur son dos; par contre, il piaula irrégulièrement quand je caressai la tête, les ailes, etc.

Le poussin, dans l'œuf n° 457, n'avait brisé un petit morceau de la coquille qu'après la révolution du 21e jour et rien que ce morceau jusqu'après la 23e heure. Au bout du 22e jour 1/2 la cassure s'était étendue. Le 22e jour, on put compter très nettement, à l'ooscope, les mouvements respiratoires à l'oscillation de la cloison de la chambre à air; de fait, ils étaient très réguliers dans la 23e heure : 43 en une demi-minute. A la fin du 22e jour le poulet pépia dans l'œuf, d'une façon très alerte, comme au 23e jour. Je me convainquis, dans ce cas, que la cloison n'était pas percée. Par conséquent, le poulet ne respirait pas l'air de la chambre à air par le bec, mais seulement l'air atmosphérique.

Le poulet A ne commença de même à briser la coque que quelques heures après le 21e jour et ne continua sa besogne que vers la fin du 22e jour. C'est pourquoi j'enlevai, à ce moment, toute la coquille et je remarquai que la tête, après 1 heure 1/2, se soulevait pendant un petit laps de temps, qu'au bout de cinq heures il survenait des mouvements de déglutition très nombreux et se suivant de près, quand, pendant un instant, on arrosait le bec avec de l'eau, que des caresses exercées sur le dos et non sur la poitrine provoquaient chaque fois un pépiement, que, dans la 6e heure, un crayon en mouvement était exactement suivi par la tête. Mais sept heures après l'éclosion, le petit animal ne pouvait encore ni se tenir debout ni marcher, et ne se mouvait en avant qu'en glissant. De même, lorsqu'on le plaçait sur le dos, il n'arrivait qu'après beaucoup d'efforts inutiles à reprendre sa position naturelle parmi de nombreux pépiements. En outre, cet œuf n'avait pas été retourné une fois dans la couveuse; il avait été plongé, pendant les 22 jours du tiers ou de moitié dans le sable chaud, et sa partie inférieure n'arriva que quelques instants, directement à l'air, tandis qu'on expérimenta trois ou quatre fois à l'embryoscope — pour savoir si l'embryon vivait encore.

Chez l'œuf n° 394, qui fut mis dans la couveuse, le 29 avril, à 11 heures du matin, et qui n'avait reposé que sur du sable à 37° pendant le dernier tiers du temps de l'incubation, je ne trouvai la coquille brisée que le 21 mai, le poulet pépiant à l'intérieur. Je le délivrai entièrement et trouvai l'allantoïde presque vide de sang; il ne restait que par-ci par-là un vaisseau rouge; le vitellus était résorbé. Dans tous les cas le sang de l'allantoïde avait été totalement aspiré grâce à la respiration pulmonaire dans l'œuf.

Ces procès-verbaux, auxquels je pourrais ajouter beaucoup d'autres analogues, suffisent à réfuter cette ancienne opinion très répandue, d'après laquelle les poussins, immédiatement après leur éclosion, courent après la poule, se tiennent droits et exécutent correctement toutes sortes de mouvements équilibrés. Mais ils montrent en même temps que quelques heures suffisent à mettre en train les mouvements compliqués des yeux et du bec, comme chez la poule arrivée à la fin de sa croissance, de telle sorte qu'à ce point de vue le temps de l'étude est plus court que celui qu'ils emploient, par exemple, pour apprendre à courir, même à se tenir debout.

En outre, il découle des observations que j'ai rassemblées ici, que les poussins, immédiatement avant et après l'éclosion, se comportent de façons très diverses sous le rapport du temps, qui leur est nécessaire pour entrer en pleine possession de soi, mais se ressemblent absolument sous le rapport de la manière d'exécuter leurs nombreux mouvements héréditaires très compliqués.

APPENDICE II

OBSERVATIONS DE L'AUTEUR SUR DES EMBRYONS DE COBAYES VIVANTS

AVANT-PROPOS

Des expériences et des observations mentionnées dans le présent livre, mais non décrites, et que j'ai faites en grande partie particulièrement sur des embryons de cobayes, les unes pour ma propre orientation, les autres pour la démonstration, plusieurs ont été relatées brièvement dans des procès-verbaux, et ce sont des extraits de ces rapports sur les vivisections que je rassemble ci-dessous, parce qu'ils renferment beaucoup de faits dignes d'attention, qu'ils confirment les données du texte et qu'ils peuvent conduire à de nouvelles recherches dans ce domaine peu cultivé.

Les poids se rapportent à des fœtus bien frais sans placenta; les grandes lettres désignent chaque fois une femelle de cobaye pleine, qui porte le nombre de fœtus indiqué à côté; les chiffres romains donnent le rang d'ordre des fœtus observés, suivant la mise à nu. L'âge des embryons a été tiré du poids, d'après les données mentionnées plus haut; il est à remarquer ici que, chez le cobaye, avant la fin de la deuxième semaine qui suit le coït fécondant, l'embryogenèse n'est pas commencée et que fréquemment le poids et le degré de développement, en cas d'égalité d'âge — calculé à partir de la copulation, — sont très différents; c'est pourquoi la fixation de l'âge en jours, d'après le poids, n'est pas possible.

EMBRYONS DE LA TROISIÈME SEMAINE

POIDS DE L'EMBRYON : DE 0,027 A 0gr,127

A. Trois embryons : I pèse 0,127 grammes avec un placenta de 10 millimètres 1/2 de diamètre; II 0,099 grammes avec un placenta de 8 1/2 millimètres de diamètre, et III 0,027 grammes avec un placenta de 7 3/4 millimètres de diamètre. Les trois fœtus sont aussi très inégalement développés, bien que dans la même corne de l'utérus, I, longueur, *in situ*, 12 millimètres 1/2. Orteils point formés du tout. Le cœur, après le refroidissement de l'œuf, a encore à l'air, *in ovo*, 50 battements réguliers puissants en 40 secondes, par conséquent 75 par minute. D'ailleurs, aucun autre mouvement n'est constatable, en dehors d'un mouvement douteux du tronc à sa partie postérieure, dans le premier instant de la mise en liberté de la *decidua* dans de l'eau chaude salée. Les quatre membres, quand on les déplace, rebondissent en arrière avec vigueur. Yeux fortement pigmentés. Queue d'une longueur de 4 1/2 millimètres encore.

II. Pas le plus petit mouvement ni dans l'œuf dans une enveloppe chaude, ni à l'air. Le cœur, encore entièrement extrathoracique bat, rempli de sang, *in ovo*, 20 fois avec force en 13 secondes, soit 92 fois par minute. Les arcs viscéraux ont disparu. Point d'orteils encore. Yeux moins pigmentés.

III. Le plus grand diamètre de l'embryon, en forme de fer à cheval, *in situ*, est de 7mm,5. Impossible de reconnaître le plus petit mouvement. Les membres ne sont qu'ébauchés. Un arc viscéral existe encore. Allantoïde encore libre, de même dimension que le cœur encore complètement extrathoracique. Yeux encore moins pigmentés que ceux de II.

L'un de ces embryons pèse presque cinq fois autant que l'autre et se trouve proportionnellement plus différencié; cela démontre à nouveau l'impossibilité de fixer l'âge d'après le degré de différenciation ou le poids. D'après les données et les figures de Bischoff, ces embryons doivent provenir de la troisième semaine après le jour de la copulation, donc de la première de l'embryogénèse; III ne peut, dans tous les cas, avoir plus de 18 jours; I et II peuvent être plus âgés, mais non dépasser 21 jours.

POIDS DE L'EMBRYON : DE 0gr,05 A 0gr,16

B. Cinq embryons. I : membres encore en forme d'ailerons sans indications d'orteils. Yeux faiblement pigmentés. Longueur *in situ* 12 millimètres. Le cœur, tout à fait extrathoracique, bat vite et fort; les vaisseaux de l'embryon transportent du sang dans toutes leurs parties; mais, malgré l'observation faite dans les meilleures conditions, dans un bain à la chaleur du corps, on ne put constater un seul mouvement du tronc, et des excitations électriques demeurèrent partout — même à l'air — sans action aucune. Point de réflexes, point de contraction cutanée, point de changement de position. De même pour II; I et II pesaient ensemble 0gr,33, donc chaque embryon, en moyenne, 0gr,165. Par contre, III, remarquablement moins développé, pesait 0gr,05; les membres postérieurs ne sont ébauchés que comme moignons; yeux à peine pigmentés; la plus grande longueur de l'embryon en forme de fer à cheval, *in situ*, était de 7 millimètres. Le cœur extrathoracique battait avec vigueur; aucun autre mouvement dans l'œuf; et, en dehors de l'œuf, on ne put en provoquer par excitation électrique ou mécanique. Embryon IV encore une fois plus développé, mais n'ayant pas 22 jours (d'après la comparaison avec les constatations de Bischoff). Poids 0,155; plus grande longueur, *in situ*, 10 millimètres. Yeux pigmentés. Le cœur bat plus de 140 fois par minute. Tous les vaisseaux bien remplis, mais point de mouvements. Excitabilité électrique nulle. Il en est de même pour l'embryon V.

D'après le poids, I, II et IV devraient être de la 4e semaine; d'après le degré de développement, il n'ont pas encore 22 jours.

EMBRYON DE LA QUATRIÈME SEMAINE

POIDS D'UN EMBRYON : 0gr,59

C. — Quatre embryons pesant ensemble 2gr,37; I *remuait fort le tronc, in situ*. L'essai de tétanisation électrique ne donna point de contraction et ne produisit qu'une modification du réflexe lumineux, la région ayant été excitée superficiellement. Le cœur battit encore après la mise à nu à l'air, refroidi et presque vide de sang. Il s'arrêta en systole à l'excitation électrique, puis, au bout d'une pause, recommença à battre comme chez l'embryon de poulet cité plus haut. Les deux ventricules sont très nettement délimités l'un de l'autre. Systole des deux isochrone à l'œil. *Le rebondissement des membres* exactement comme chez le poulet *cité. Point de réflexes. Point d'inspiration.*

Orteils non encore séparés. Longueur en ligne droite, 16 millimètres, *in situ*.

Cet embryon est le plus petit embryon de cobaye, chez lequel j'aie constaté des mouvements en toute sûreté. Mais, d'après les constatations faites sur les embryons de poulet, qui se meuvent déjà, quand ils ne pèsent que 0gr,18, il est très probable que les cobayes de la 3e semaine s'allongent également et fléchissent le tronc. Seulement il n'a pas été possible, jusqu'ici, de le constater à coup sûr.

EMBRYON DE LA CINQUIÈME SEMAINE

POIDS DE L'EMBRYON : 1gr,59

D. — Un embryon. Celui-ci, immédiatement à sa sortie de l'œuf dans le bain à la température du corps, exécuta avec la moitié postérieure du tronc des incurvations sinistro-convexes lentes, remarquablement vigoureuses, remua aussi, d'une manière gracieuse, les pattes de devant et celles de derrière isolément. Après l'ouverture de l'amnios, j'excitai à l'air son dos — en tenant le petit animal au-dessus de l'eau — avec un fort courant électrique interrompu; et je remarquai qu'en réalité il ne survenait point de tétanos, mais bien après chaque excitation *des mouvements de la paire de pattes correspondant à la partie excitée.* De plus, on peut constater déjà, en toute sûreté, *des mouvements réflexes* localisés, ainsi que le recul de la patte dont les orteils ont été excités électriquement, et des mouvements réflexes généraux à la suite d'une excitation périphérique plus forte. Enfin la *peau* se montre *contractile* partout.

POIDS DE L'EMBRYON : 1gr,73

E. — Trois embryons de même grandeur : I pesait 1gr,73. Tous trois imprimaient dans l'œuf, observés dans l'eau chaude salée, un mouvement de pendule vigoureux à leurs quatre membres à la fois ou isolément; ils meuvent également le tronc et la tête; cette dernière d'une manière saccadée et latéralement, le mouvement étant sinistro-convexe et dextro-convexe. L'embryon nu est aussi mobile dans l'eau salée que dans l'œuf; mais, à l'air, tous les mouvements cessèrent bien vite; néanmoins l'excitabilité réflexe n'est pas douteuse, car une excitation provoquait encore un très faible mouvement des pattes et une *contraction de la paroi abdominale.* Les membres rebondissaient fortement quand on les écartait du corps.

Le *pouls du cordon ombilical* est net.

Orteils séparés. Queue a déjà subi la régression. Cœur nettement partagé en deux. Plus grande longueur *in situ* en ligne droite, chez I : 26mm,4.

POIDS DE L'EMBRYON : 2gr,25

F. — Quatre embryons imprimaient d'eux-mêmes, *in situ*, dans l'amnios très vivement aux pattes de devant un mouvement de va-et-vient; mais ils demeurèrent, à l'extraction, immédiatement sans mouvement à l'air, et ne se remuèrent plus à nouveau dans une solution chaude de sel ordinaire. Le rebondissement des membres est très net comme chez l'embryon de poulet. Les excitations électriques interrompues n'eurent qu'une action toute locale et faible. L'excitabilité réflexe ne peut être constatée sûrement dans ce cas, mais est très probable, parce qu'il survint, à la mise à nu à l'air, des mouvements plus forts de la peau de la région abdominale et de la face : *essais d'inspiration* tout à fait imparfaits, pendant lesquels la bouche reste fermée. Les membres postérieurs ne furent point remués.

Les doigts de toutes les pattes sont séparés. Longueur (dans la position intra-utérine, depuis le front jusqu'à l'anus de 27 à 28mm;2) 53mm, pour la mesure prise avec un fil mouillé appliqué sur l'animal, depuis le museau jusqu'à l'anus.

POIDS DE L'EMBRYON : $2^{gr},99$

G. — Cinq embryons : deux d'entre eux pèsent ensemble $5^{gr},98$. Dans l'œuf ils exécutèrent d'eux-mêmes *avec les pattes, des mouvements* extraordinairement vifs, en partie *bilatéraux symétriques, analogues à celui de pendule,* en partie de gauche et de droite *alternativement.* Les excitations électriques cutanées provoquent des réflexes incoordonnés nets. A l'air, les excitations cutanées mécaniques ont également une action pendant un peu de temps encore. Des mouvements respiratoires à l'air sont reconnaissables à la paroi abdominale (Mouvements diaphragmatiques).

Longueur en ligne droite, 31^{mm}.

POIDS DE L'EMBRYON : $3^{gr},33$

H. — Quatre embryons pesant ensemble $13^{gr},31$. Dans l'œuf, la veine ombilicale est d'un rouge clair. Mouvements asymétriques des quatre membres se maintenant très longtemps. Après la mise à nu à l'air des inspirations fortes mais rares, c'est-à-dire des contractions diaphragmatiques. Le cœur bat encore avec force pendant nombre de minutes, à la température de la chambre.

Il est impossible de provoquer, du dos, le tétanos des pattes, bien que les pattes, à l'excitation électrique du dos, changent de position, et qu'en conséquence il doive y avoir excitation des nerfs. Par contre, on put constater en toute sûreté l'excitabilité réflexe, puisque l'excitation électrique passagère d'un orteil d'une patte de derrière provoqua le recul de cette patte et un mouvement dans la patte de devant du même côté.

POIDS DE L'EMBRYON : $3^{gr},45$

I. Un embryon (de $3^{gr},45$ et d'une longueur de 33^{mm}, *in situ,* de 39^{mm} du front à l'anus après allongement) extrait dans les membranes et placé dans une solution chaude de sel ordinaire, exécuta déjà, tout à fait comme les fœtus plus âgés, *des mouvements de va-et-vient, surtout avec les pattes de devant des deux côtés de la tête,* alternant de droite et de gauche, il fit de même avec les pattes de derriere. La bouche *s'ouvrit* à l'air, mais l'excitabilité cessa aussitôt. Le placenta a 19^{mm} de diamètre.

EMBRYONS DE LA SIXIÈME SEMAINE

POIDS DE L'EMBRYON : $6^{gr},2$

J. — Quatre embryons dont un est petit, avec un amnios remarquablement épais, mal nourri, mort depuis longtemps ; les trois autres également grands, pesant ensemble $18^{gr},6$.

Mouvements impulsifs des quatre membres *in situ*, vifs, asymétriques; le tronc se mouvait en même temps dans l'œuf. *Réflexes puissants*, l'attouchement des orteils avec les pinces électriques ayant pour conséquence immédiate la contraction de la patte et souvent des mouvements généraux du tronc. A l'air, mouvements respiratoires nets, surtout de la paroi abdominale. Le cœur bat encore cinquante fois en 26 secondes, très régulièrement. La peau contractile au plus haut point.

POIDS DE L'EMBRYON : 6gr,93

K. — Un embryon avec un placenta normal; en outre deux placentas étiolés sans qu'il fût possible d'y constater des restes d'embryon.

Veine ombilicale d'un rouge très clair. Je vis, à travers la paroi utérine transparente, l'embryon imprimer à ses quatre membres un mouvement vif et constant de va-et-vient, et faire des mouvements saccadés et *de déglutition*. A l'air, la compression des orteils provoqua des réflexes nets, ainsi que de fortes inspirations, même après plusieurs minutes encore.

Tout l'intestin est incolore; après la mort du fœtus, l'*excitation mécanique provoque encore des contractions nettes de la partie excitée.*

Dans l'estomac, un liquide incolore; il en est de même de la vésicule biliaire. Paupières fermées étroitement.

Longueur en ligne droite, *in situ*, 46 millimètres.

POIDS DE L'EMBRYON : 7gr,70

L. — Trois embryons. Mouvements vifs, asymétriques des quatre pattes *in situ* dans l'œuf. L'un d'eux fut accompagné de l'ouverture de la bouche. Essai d'inspiration. *Impossible de tétaniser, du dos*; mais à l'attouchement des orteils avec les pinces électriques, la jambe se contracta; il existait donc un réflexe cutané. La peau se contracta nettement à la suite de chaque excitation électrique forte.

Les poils tactiles existent déja. Longueur en ligne droite du cobaye frais, *in situ*, 35 millimètres.

EMBRYONS DE LA SEPTIÈME SEMAINE

POIDS DE L'EMBRYON : DE 15gr,2 A 24gr,0

M. — Trois embryons : I pèse 22gr,9; II 24 grammes; III 15gr,2, donc une *différence de poids* de 57 p. 100 pour un même âge.

Chez ces fœtus observés dans l'eau (salée) à 38°, il survient tout seul des *mouvements de la langue et de la lèvre supérieure*. Il fut facile, grâce aux courants d'induction interrompus, de provoquer *du dos un tétanos permanent*, aussi bien des pattes antérieures que des pattes postérieures même encore après l'extraction à l'air. Après l'excitation électrique de la peau très contractile, *les réflexes sont plus nets dans les pattes de devant que dans celles de derrière.* Après des excitations cutanées puissantes, inspirations *in ovo.* Chez l'un, l'eau de l'amnios est jaune, mais non chez les deux autres.

Chez tous les trois, l'estomac était rempli d'un liquide d'un jaune verdâtre; dans le duodénum de I et de II un méconium jaune; non pas chez III. Chez I et II la vésicule biliaire est remplie déjà d'un liquide jaune. Orteils et poils tactiles très longs.

Les plus grandes longueurs en ligne droite, après l'allongement, depuis le museau jusqu'à l'anus, I 90^{mm}, II 90^{mm}, III 78^{mm},5; II, *in situ*, 62^{mm} depuis le front jusqu'à l'anus.

Ces animaux qui, à beaucoup près, n'étaient pas capables de vivre, n'exécutaient à l'air que peu de mouvements respiratoires.

POIDS DE L'EMBRYON : 19 GRAMMES.

N. — Page 136. Couleur du sang dans le cœur et le foie également rouge clair; mais sang sortant du foie, sombre.

POIDS DE L'EMBRYON : 22 GRAMMES.

O. — Trois embryons. P. 37. Activité cardiaque dépendante de la température.

P. — Trois embryons. P. 136. Inspiration prématurée, la veine ombilicale étant d'un rouge clair.

EMBRYONS DE LA HUITIÈME SEMAINE

POIDS DE L'EMBRYON : DE 24^{gr},8 A 37^{gr},7

Q. — Trois embryons : I petit, de 24^{gr},8; II, d'une moyenne grandeur de 34 grammes; III grand, de 37^{gr},6. Donc, pour le même âge, dans un même utérus, une différence de 12^{gr},9 ou presque de 50 pour 100.

Tous les trois exécutaient des *mouvements respiratoires à l'air;* III les fit forts et nombreux pendant 10 minutes environ. *Cependant les poumons ne surnageaient pas dans l'eau distillée;* au contraire, ils allaient au fond aussi vite que ceux des deux autres et avaient la même couleur rouge (atélectasique). L'excitabilité réflexe était facile à constater chez tous trois.

Le développement parut, malgré la croissance inégale, être presque le même chez tous trois : orteils et poils tactiles longs.

POIDS DE L'EMBRYON : 33 GRAMMES

R. — Trois embryons. Page 38 : Activité cardiaque dépendante de la température.

POIDS DE L'EMBRYON : 41 GRAMMES

S. — Trois embryons : Augmentation de la température. — Voir *température propre du fœtus.*

POIDS DE L'EMBRYON : 41gr,7 GRAMMES

T. — Trois embryons : Diminution de la température. — Voir *température propre du fœtus.*

POIDS DE L'EMBRYON : DE 44 A 45 GRAMMES

U. — Cinq embryons : Hausse de la température. — Voir *température propre du fœtus.*

POIDS DE L'EMBRYON : DE 46 A 51 GRAMMES

V. — Trois embryons : Hausse de la température. — Voir *production de la chaleur de l'embryon.*

POIDS DE L'EMBRYON : 51gr,5

W. — Deux embryons : Premiers mouvements respiratoires. — Voir *la respiration de l'embryon.*

POIDS DE L'EMBRYON : DE 53 A 54gr,7

X. — Trois embryons. I fut mis à nu, l'amnios étant intact, dans un bain de sel ordinaire à 0,6 pour 100 à 9h10m avant-midi. *Dès que la lumière du jour tomba sur l'œil mi-ouvert, il se ferma;* il en fut de même, plus tard, à l'attouchement (à travers l'amnios). A 9h13m je lui injectai dans la bouche 1/2cc d'une solution aqueuse du bleu d'aniline, à l'aide d'une seringue fine. *Aussitôt l'animal déglutit, la langue se meut, et il mâchonne* et exécute sur la bouche avec une patte de devant des *mouvements de grattage;* puis à nouveau le repos. A 9h17m injection de 1cc de la solution dans la bouche; mais une partie se mélange avec l'eau de l'amnios dans la poche amniotique intacte, si bien qu'après une troisième injection de 1cc la couleur nettement bleue de l'eau de l'amnios trancha avec celle de l'eau du bain, à 9h21m, et qu'une déchirure aurait dû être reconnaissable aussitôt. Mais cette déchirure n'eut pas lieu, bien que le grand fœtus s'*allongeât* entièrement à plusieurs reprises, comme un animal tiré du sommeil, et qu'il remuât aussi les pattes, quand la température du bain monta de 37° 1/2 à 39 degrés. L'amnios suivit tous les mouvements, même *les réflexes souvent violents* après attouchement des orteils, sans se déchirer.

A 9^h18^m le pouls du cordon ombilical présenta 60 battements en 23 secondes avec une entière régularité et sans interruption; à 9^h30^m, 60 en 22 secondes, donc constamment de 150 à 160 par minute. Mais les veines n'étaient, depuis le début jusqu'à la fin, guère plus claires que les artères. Malgré cela, le fœtus qui n'était en rien cyanosé et qui réagissait promptement à des attouchements très légers, *ne manifesta pas*, durant tout ce temps, *un seul mouvement respiratoire*, soit avec les orifices des narines, soit avec la paroi abdominale ou le thorax, pas même lorsqu'à 9^h31^m j'opérai soudain la ligature du cou avec un fil solide et que je sectionnai ensuite rapidement le cordon. Ce n'est qu'à la suite de cela que la bouche fit, à l'air, des mouvements d'inspiration, comme celle du fœtus décapité. L'excitation mécanique des pattes provoquait encore des mouvements réflexes. Le cœur battit longtemps encore, même après une double incision des ventricules. L'estomac était rempli de liquide bleu; les poumons normaux, complètement atélectasiques, n'étaient pas colorés; il est donc démontré que *le fœtus, dans l'eau de l'amnios, déglutit, sans inspirer prématurément*. En général, il ne survint, durant les 21 minutes qui séparèrent la mise en liberté dans l'eau et l'extraction, aucun mouvement inspiratoire si petit qu'il fût, parce que toutes les excitations violentes avaient été évitées.

Le fœtus II, qui avait remué déjà auparavant dans l'utérus, comme on avait pu le reconnaître à l'élévation de la paroi abdominale de la mère, fit irruption hors de la cavité abdominale à 9^h44^m. J'ouvris l'utérus et enfonçai, sous l'eau, une épingle à insecte dans son cœur. Celle-ci présenta 100 battements en 49 secondes; à 9^h47^m, 47 en 25 secondes, et, en réalité, le cœur battit régulièrement, tandis que le fœtus, non excité, demeurait immobile dans le bain à la température du corps; mais il n'était nullement cyanosé et répondait promptement à des attouchements légers, par des mouvements réflexes uniformes ou incoordonnés. Cependant, il ne survint point de mouvement respiratoire, et on ne constata point de dilatation des orifices des narines. Maintenant je comprimai le cordon ombilical, 9^h47^m 1/4. Il ne se manifesta pas alors, dans l'eau, de convulsions asphyxiques, mais, en tout et à de longs intervalles, 31 mouvements inspiratoires complètement distincts, les premiers plus forts, les derniers de plus en plus lents, jusqu'à ce que le repos absolu indiquât la mort à 6^h53^m. Alors on ne peut plus obtenir de réflexe à l'air, ni provoquer une inspiration. L'épingle plantée dans le cœur notait encore 50 battements en 32 secondes, donc 94 à la minute. Pendant l'asphyxie elle n'avait, par moment, fait aucun mouvement. Le fœtus pesait 53 grammes.

Cette expérience démontre que le fœtus en état d'apnée, mais non cyanosé, avec une excitabilité réflexe très grande, après l'arrêt du courant sanguin placentaire, exécutant des inspirations rares et superficielles — ici environ cinq par minute, — asphyxie sans la moindre convulsion, tant qu'il n'intervient pas de plus fortes excitations périphériques.

Le fœtus III manifesta de fortes contractions de l'intestin à la suite de l'excitation mécanique. Il pesait $54^{gr},7$. Chez lui, comme chez II, il existait déjà un méconium jaune dans le rectum ; donc le mouvement péristaltique avait lieu depuis longtemps. Chez tous deux, l'estomac contenait un coagulum bleu et un liquide d'un jaune verdâtre ; un liquide jaune dans la vésicule biliaire. *Chez II, la vessie renfermait beaucoup d'urine claire;* chez III elle est vide. La graisse des ligaments larges avait déjà beaucoup diminué.

EMBRYONS DE LA FIN DE LA HUITIÈME ET DU COMMENCEMENT DE LA NEUVIÈME SEMAINE

Y. — Quatre embryons : I 64 ; II 52,4 ; III 49,4 ; IV 56gr,2, donc encore une fois, pour un âge semblable, un poids très différent, et dans le même utérus. Je les extrayai dans un bain de sel ordinaire à 39°, et observai I dans l'amnios intact, les autres débarrassés de l'amnios. Tous les quatre se tinrent, non excités, dans un repos absolu, comme s'ils dormaient profondément, et sans faire le moindre mouvement respiratoire, bien que la veine ombilicale fût colorée tantôt en rouge clair, tantôt en rouge sombre. Mais dès que j'eus touché une patte, celle-ci se contracta rapidement (à la compression d'un orteil, même de l'orteil opposé). Le chatouillement du revers du pavillon de l'oreille provoqua (même l'amnios étant intact) des mouvements en quantité extraordinaire, rapides, presque violents dans la patte de derrière du même côté, *mouvements de grattage*, avec une précision toute mécanique. Ce mouvement caractéristique est donc sûrement héréditaire. L'œil mi-ouvert se ferma régulièrement à l'attouchement, une fois même à l'éclairage (dans l'amnios). Tous *ces mouvements réflexes* (incoordonnés) *survenaient promptement, sans le moindre mouvement respiratoire*. Après la compression du cordon ombilical il se manifesta, *à de longs intervalles, des inspirations isolées*, tant que les excitations périphériques artificielles firent défaut. Après le rétablissement du courant sanguin dans le cordon, il y a, de nouveau, *apnée* complète et grande excitabilité réflexe comme auparavant. J'observai ainsi les quatre fœtus dans le bain chaud, tandis qu'ils étaient reliés au placenta et à la mère pendant près d'une demi-heure. Le cordon fut alors sectionné rapidement, serré à l'aide de deux pinces à artères, ils furent portés dans la couveuse. Deux firent entendre leur voix immédiatement, les deux autres bientôt après. Ils étaient alors très vifs, furent pesés vivants, isolément, puis décapités. *Ici, la tête exécuta d'elle-même, durant des minutes encore, des mouvements inspiratoires puissants* (les poumons surnagèrent dans l'eau), et les pattes postérieures remuèrent exactement comme chez l'animal intact qui se tient droit ainsi qu'un cobaye à terme nouvellement né. Les pattes antérieures des fœtus décapités ne remuèrent qu'à l'attouchement ; elles n'avaient donc qu'un mouvement réflexe. Mais ce qui frappa le plus, c'est ce fait que *la tête décollée répondait au son, chez deux fœtus, avec autant de force ou même avec plus de force, par le mouvement du pavillon de l'oreille, que chez l'animal intact*, et cela, il est vrai, une demi-heure à peine après l'établissement de la respiration pulmonaire. Un fœtus ne répondait pas du tout à l'excitation auditive. On n'expérimenta point dans ce sens sur le quatrième; mais il servit à constater l'excitabilité de l'intestin. Cet organe se montra contracile en tous ses points, à l'excitation mécanique, immédiatement après sa mise à nu dans le bain chaud. Le rectum contient beaucoup de méconium déjà.

Cette expérience démontre que, grâce à une préparation faite avec soin, on peut observer le fœtus en état d'apnée, très longtemps, dans un bain à la température du corps, et qu'on peut l'amener, de différentes façons, la circulation placentaire étant maintenue, à exécuter des mouvements réflexes sans qu'il fasse le moindre mouvement respiratoire; elle montre également qu'une compression passagère du cordon ombilical, dans l'eau, est fort bien supportée sans excitation périphérique puissante, et qu'en particulier elle n'empêche pas le retour à l'apnée intra-utérine.

POIDS DE L'EMBRYON : 64 GRAMMES

Z. — Deux embryons : diminution de la température. — Voir *la production de la chaleur de l'embryon.*

EMBRYONS DE LA NEUVIÈME SEMAINE

POIDS DE L'EMBRYON : 69gr,4

T. — Trois embryons : diminution de la température. — Voir *la chaleur propre du fœtus.*

POIDS DE L'EMBRYON : 70 GRAMMES

Δ. — Trois embryons : premiers mouvements respiratoires. — Voir *la respiration de l'embryon.*

POIDS DE L'EMBRYON : 73 GRAMMES

Θ. — Un embryon : mouvements intra-utérins. — Voir *la motilité de l'embryon.*

POIDS DE L'EMBRYON : 78gr,5

Λ. — Deux embryons : diminution de la température. — Voir *la chaleur propre du fœtus.*

POIDS DE L'EMBRYON : DE 82 A 86gr,5

Π. — Trois embryons : diminution de la température. — Voir *influence de la température extérieure sur l'embryon dans l'œuf.*

POIDS DE L'EMBRYON : DE 92 A 96gr,5

Ξ. — Trois embryons : rapport entre la masse du sang total et la masse du sang placentaire. — Voir *la circulation de l'embryon.*

EMBRYONS DE LA 10e SEMAINE

Σ. — Un embryon : aspiration de l'eau de l'amnios. — Voir *la respiration de l'embryon.*

III

DE LA CIRCULATION DU SANG CHEZ LE FŒTUS DE MAMMIFÈRE ET DE L'HOMME

Par le Dr R. Ziegenspeck, de Iéna

Mon très honoré maître, M. le professeur Preyer, fait allusion, à plusieurs reprises, dans le présent ouvrage, à ma thèse inaugurale qui a pour objet plusieurs particularités de la circulation fœtale.

Mais comme mon exposé est peu connu et que le travail original n'est pas accessible à tous, l'auteur a bien voulu me demander d'en reproduire ici les faits les plus importants, en y ajoutant certaines données nouvelles qui ne sont arrivées à maturité qu'après l'impression entière de ma thèse.

DESCRIPTION DE L'EMBOUCHURE DE LA VEINE CAVE INFÉRIEURE DANS LES OREILLETTES DU CŒUR

Les vues que j'ai examinées viennent de Gaspard-Frédéric Wolff, le fondàteur de l'étude du développement. Il était, un jour, occupé à la recherche du *foramen ovale* des anciennes descriptions de Gallien. Ce foramen devait traverser le *septum atriorum* et, d'après l'opinion d'Harvey, le sang des *deux veines caves* devait se mélanger dans l'oreillette droite et une partie pénétrer, précisément à travers le foramen, dans l'oreillette gauche pour aller de là, mélangé avec le sang des veines pulmonaires qui provenait également, mais indirectement, de l'oreillette droite, dans le ventricule gauche et dans la partie supérieure du corps.

Or, il ne fut pas peu étonné lorsqu'il ne put, à l'aide d'une sonde, passer ni directement de l'oreillette gauche dans l'oreillette droite, ni de l'oreillette droite directement dans l'oreillette gauche, mais qu'il dût chaque fois retourner d'abord dans l'ouverture de la veine cave inférieure. Il en conclut que : le *foramen ovale n'est pas simple, mais double et que chacun des deux foramina est l'embouchure particulière d'une branche de la veine cave inférieure, fourchue à l'endroit de l'isthmus atriorum*.

Malgré cela, Haller, qui dominait alors en Allemagne dans les sciences médicales, s'en tint, après comme avant, à l'opinion de Harvey. Sabatier enseignait en France que la circulation fœtale ressemblait à un 8 : que le sang de la veine cave inférieure se déversait en totalité dans l'oreillette gauche, dès l'existence du *septum atriorum* et que la *valvula Eustachii* l'empêchait de pénétrer dans l'oreillette droite ; que le sang des deux ventricules ne se mélangeait en aucun point du corps; que le sang du ventricule gauche allait, par l'*arcus aortæ* dans la partie supérieure du corps, d'où il revenait, par la *vena cava superior*, dans l'oreillette droite; mais qu'il ne s'en écoulait pas une goutte de l'*arcus aortæ* dans l'*aorta descendens* qui n'était reliée à l'arc que d'une manière morphologique ; que le ventricule droit ne déversait encore rien dans les poumons, ni, par conséquent, à la partie supérieure du corps, mais qu'il envoyait la totalité de son sang à travers le tronc des artères pulmonaires, c'est-à-dire le *ductus arteriosus* (nommé à tort de *Botal*), dans l'*aorta descendens* dont la racine propre était le tronc des artères pulmonaires ; que ce sang traversait le placenta et la partie inférieure du corps pour retourner dans la veine cave inférieure dans la direction de l'*oreillette gauche* du cœur. Bichat enseigne la même chose, seulement il accorde qu'avec le développement du fœtus, le sang se déverse en quantité de plus en plus grande des artères pulmonaires, en passant par les poumons, dans le cœur gauche, et que, conformément à cela, un sang de plus en plus abondant passe de la veine cave inférieure dans l'oreillette droite, si bien que la circulation de l'adulte se prépare graduellement.

L'enseignement de Wolff, qui, d'après mon opinion, est le seul exact, parait n'avoir conquis aucun adhérent jusqu'ici, bien que Kilian et son élève Knabbe l'aient défendu au point de vue de l'hypothèse. Si l'on parcourt les livres dont on se sert, aujourd'hui, pour l'étude de l'anatomie, de la physiologie, de l'embryologie et de l'art obstétrical, on y trouve reproduites, tantôt la théorie d'Harvey, tantôt celle de Sabatier, tantôt les deux mélangées.

Pour me former une opinion personnelle, j'ouvris, sur des cœurs de fœtus de cobayes, la veine cave inférieure, d'abord sur la droite, puis sur la gauche. Dans la première expérience, la pointe de mes ciseaux pénétra dans l'oreillette droite; dans la seconde, dans l'oreillette gauche, et j'obtins à peu près l'image décrite d'ordinaire, seulement c'était presque la même dans les deux oreillettes. Dans un cas, un foramen parut aller à gauche; dans l'autre, à droite. J'ouvris alors, par derrière, la veine cave inférieure et parvins à découvrir l'image remarquable de la figure 19. J'examinai encore dix-sept fœtus de cobayes et obtins chaque fois le même résultat. La veine cave inférieure, dans la figure 19, est ouverte par derrière, et les lèvres de la fente sont tenues écartées par des épingles; elle montre l'endroit où la veine cave inférieure se partage en deux branches. J'examinai alors les cœurs de quatre fœtus humains conservés dans de l'esprit de vin et enfin celui d'un fœtus humain frais qui est représenté en grandeur naturelle dans la figure 1. En outre, j'examinai encore les cœurs de six fœtus de brebis frais et y constatai la même chose. Ici, la veine cave inférieure fut également ouverte et les lèvres de la fente furent tenues écartées avec des épingles et des pinces (comme dans la fig. 1). La cloison, qui apparaît au milieu, est l'*isthmus atriorum* tant discuté; des deux côtés se trouvent les ouvertures des branches de la veine cave inférieure. Le canal droit ne se prolonge plus bien avant dans l'oreillette droite; le canal gauche, par contre, va presque jusqu'au milieu du *septum atriorum*. Leur ouverture est en forme de fente, la paroi est d'abord musculeuse. Dans le cas dépeint, des faisceaux musculaires s'épanouissaient à gauche comme des *trabeculæ carneæ*, d'où ils passaient, par en haut et par en bas, dans le *septum atriorum*. Vers la fin, la paroi latérale de chaque canal est membraneuse, transparente et forme avec le bord libre un arc ouvert en avant. Je crus devoir appeler la portion membraneuse gauche *valvula foraminis ovalis*, la portion droite *valvula Eustachii*. Si la partie charnue de la

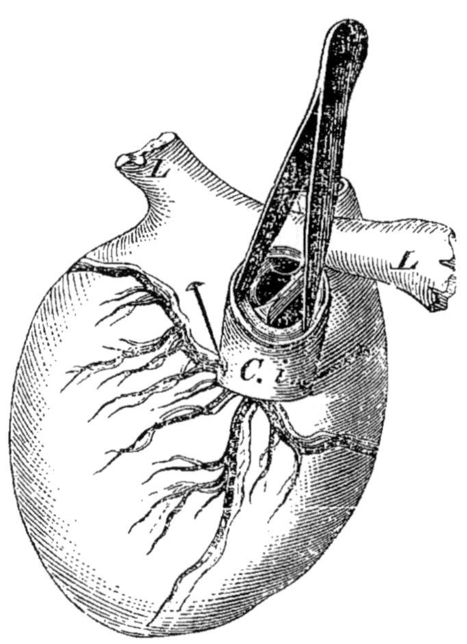

Fig. 19. — L L = veines pul.; C. *i* = v. cave inf.

branche droite n'est pas le *tuberculum Loweri*, je dois avouer que je n'ai pu le trouver.

Des recherches microscopiques plus exactes devront nous faire savoir si ces valvules, comme le croient Wolff, Kilian et d'autres, doivent être considérées comme le prolongement de l'*intima* de la veine cave inférieure dans le cœur. Il est du moins tout aussi vraisemblable que la bifurcation n'est pas une division de la veine même, mais représente bien plutôt, d'après des raisons morphologiques, une division née des éléments du cœur. La paroi latérale, aussi bien que la paroi médiane de l'ouverture en forme de fente, n'est pas, d'une façon évidente, distincte de la musculature du cœur. La paroi latérale est plus épaisse que la paroi des veines, et, comme cela a été affirmé plus haut, des faisceaux musculaires émergent dans l'ouverture. De plus, il y aurait encore à avancer que ce sont plutôt des éléments du cœur (faisceaux musculaires) qui paraissent passer sur la paroi des veines que le contraire. La veine cave inférieure présente en effet, à son origine, un renforcement de sa paroi, de la part de la musculature cardiaque; il émerge notamment un faisceau semblable, pareil à un conduit tubulaire, fort avant dans l'ouverture de la veine, lequel part de l'extrémité supérieure de l'*isthmus atriorum*.

L'*isthmus atriorum* est l'*extrémité postérieure affilée* du *septum atriorum* qui, par un arc ouvert en arrière, fait face à l'ouverture élargie de la veine cave inférieure, ici comme toutes les fois que des veines se divisent en deux branches. D'après mon opinion, les valvules qu'on trouve dans les deux *foramina ovalia* et les branches de la fourche (c'est ainsi que les nomme Wolff) de la veine cave inférieure, se forment de la façon suivante :

D'après Kölliker, les oreillettes ne sont pas encore cloisonnées jusque vers la douzième semaine de la vie fœtale. Ce n'est que vers cette époque qu'un repli, partageant en deux l'oreillette jusque-là commune, commence à s'allonger de la paroi de l'oreillette jusqu'à l'ouverture de celle-ci; c'est de ce repli que se forme, dans les stades plus avancés de la croissance, le *septum atriorum*. Mais *en même temps* que ce repli, à droite et à gauche de l'embouchure de la veine cave inférieure, la première ébauche des valvules apparaît aussi sous forme de repli. On n'est donc pas loin d'accepter que le *septum atriorum* et les valvules ont le même point de départ. Le premier repli, dont il s'est agi, s'étend jusqu'à l'ouverture de la veine cave inférieure, se partage en cet endroit et se prolonge encore des deux côtés. De ce pli unique, il s'en forme donc trois qui, projetés sur un plan, ont la forme d'un Y. Les trois plis ainsi formés croissent en partie ensemble et donnent naissance à l'image décrite plus haut. Les cas où il y a permanence de l'ouverture (comme on dit) du *foramen ovale*, et où, par conséquent, il existe pertinemment une ouverture entre les oreillettes droite et gauche, ne parlent qu'en faveur de cette hypothèse-ci; les trois replis ébauchés n'ont pas assez grandi à la rencontre les uns des autres, mais sont demeurés stationnaires en un point, ainsi que je les ai trouvés, dans deux cas, chez des fœtus du quatrième ou du cinquième mois.

Il est de toute probabilité que ce dispositif entier a, sur la circulation du fœtus, un effet régulateur.

LES FONCTIONS DE L'EMBOUCHURE DE LA VEINE CAVE INFÉRIEURE

Si la division en forme de fourche de la veine cave inférieure, à son embouchure, ne répond pas complètement, sous le véritable point de vue morphologique, au sens véritable du mot, le fait qui vient d'être décrit répond, au point de vue physiologique, parfaitement à cette expression. Donc, abstraction faite de la question anatomique, dont quelques points sont encore discutés, on peut, pour la compréhension de la fonction, s'en faire pour le mieux une image de la manière suivante :

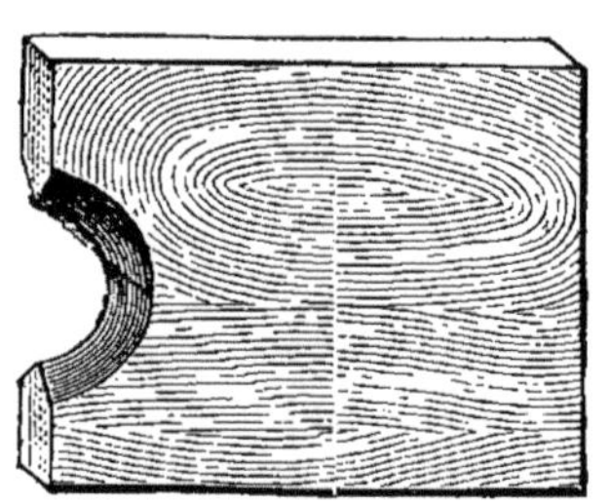

Fig. 20.

On prend une planche carrée, on fait, sur un des côtés, une entaille en forme d'arc, et on aiguise la planche, à l'endroit de l'arc (fig. 20); on a ainsi un schéma du *septum atriorum* avec l'isthme.

On prend, en outre, un tube de caoutchouc, on pratique une fente d'une certaine étendue avec des ciseaux, dans le sens de la longueur, on raccourcit l'une des moitiés de la partie fendue, on tient la planchette avec l'entaille tournée du côté de l'opérateur et on introduit l'arc dans la fente du tube, de façon que la portion raccourcie soit à droite et la partie la plus longue à gauche (fig. 21 et 22). Si, alors on colle les bords de la fente à la planchette, si on aiguise avec des ciseaux les bords de cette partie, libres et tournés en avant, et si on les coupe en forme d'arc concave en avant, on obtient une

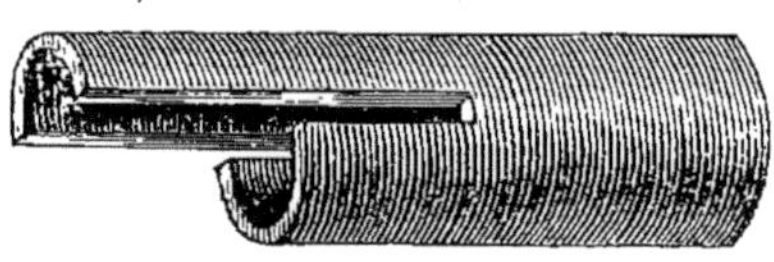

Fig. 21.

image assez exacte de l'état réel des *foramina ovalia*. Cette configuration peut se comparer, *grosso modo*, à un tube de verre en forme d'Y (fig. 23). Si, à l'aide de ballons en caoutchouc, appliqués en C et en B et pompant avec une égale force, on fait aspirer simultanément un liquide par l'orifice A, il en passera autant par C et par B, si les ballons sont également comprimés et si tous deux sont vides. Mais si, par exemple, le ballon en C a été comprimé plus fort, ou, bien mieux, si le ballon en B est demeuré à moitié rempli de liquide, il en passera beaucoup plus par l'embouchure C, et cependant le remplissage des deux ballons sera, plus tard, à peu près pareil.

Ce phénomène se représente également dans le cœur et doit avoir

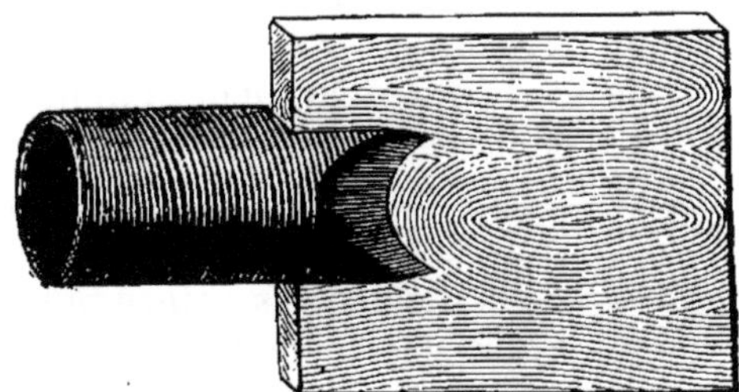

Fig. 22.

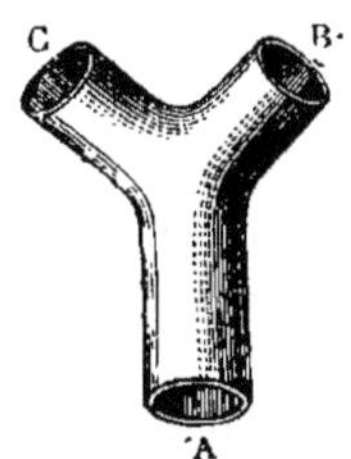

Fig. 23.

un effet régulateur, étant donné que chaque oreillette ne tire de la veine cave inférieure que la quantité de sang qui lui est nécessaire pour se remplir complètement. Si, par exemple, *intra partum*, le crâne de l'enfant est fortement comprimé, au point que la veine cave supérieure envoie plus de sang que d'ordinaire dans l'oreillette droite, il pénétrera naturellement moins de sang, peut-être point du tout, de la veine cave inférieure dans le cœur droit. Alors la *valvula Eustachii* entre en fonction, puis cette portion membraneuse du canal droit se trouve pressée avec son bord libre contre le *septum atriorum* et le sang de la veine cave inférieure ne peut plus entrer, devrait-il exercer une pression positive très prononcée. Le même phénomène a lieu dans l'oreillette gauche, quand celle-ci, grâce à une compression du thorax, est plus abondamment remplie par le sang des veines pulmonaires. Entre temps, il arrivera naturellement un excédent de sang de la veine cave inférieure dans l'autre moitié du cœur.

Pendant la systole de l'oreillette, les deux valvules fonctionnent de la même façon et empêchent le reflux du contenu de l'oreillette dans la veine cave inférieure.

Si l'on accepte qu'un certain degré de remplissage du ventricule constitue pour lui une excitation à se contracter, le fait ne sera possible que si chaque moitié du cœur reçoit à peu près en même temps cette impulsion. Il vient probablement de là aussi que, chez le fœtus, des troubles aussi importants de la circulation sont moins dangereux que chez l'individu né, et qu'avant tout, comme on l'a remarqué, ils disparaissent très rapidement.

Un avantage particulier naît encore de cette disposition, dans ce sens que les parties, tête ou poumons, le plus fréquemment atteintes par ce trouble, reçoivent précisément, pendant ce temps, en plus grande quantité le sang de la veine cave inférieure, riche en substances nutritives et en oxygène. Si, par exemple, la tête est comprimée, il passe plus de sang que d'habitude de la veine cave supérieure dans le cœur droit, la *valvula Eustachii* se ferme et force le sang de la veine cave inférieure à se déverser en majeure partie à gauche; et, il est vrai, il passe maintenant, dans l'unité de temps, d'autant plus de sang par l'embouchure gauche que l'oreillette droite en reçoit davantage de la tête. C'est le cœur gauche qui dessert la tête; celle-ci reçoit donc tout d'abord du sang artérialisé frais de la *vena cava inferior*. Comme les veines pulmonaires fournissent, après comme avant, les mêmes quantités de sang, le cœur gauche reçoit précisément d'autant plus de sang de la *cava inferior*, que d'un autre côté le cœur droit en reçoit davantage de la *cava superior*, et il est ainsi mis en état de vaincre la résistance (capillaire) périphérique que la compression augmente dans la tête.

Le même phénomène a lieu, en sens inverse, lorsqu'à la suite de la compression du thorax ou des mouvements respiratoires prématurés, il s'écoule plus de sang des veines pulmonaires.

CONCLUSIONS

Si on fait abstraction des considérations extravagantes de Galien et de celles des adversaires d'Harvey, il reste à réfuter, comme types de toutes les théories reproduites encore aujourd'hui dans les livres, l'enseignement : 1° d'Harvey et 2° de Sabatier. Le premier était basé sur une conception inexacte des conditions anatomiques. Personne n'acceptera la description anatomique existante, donnée comme exacte, et d'après laquelle le sang de la veine cave inférieure passe totalement, par la branche droite, dans l'oreillette droite, se mélange avec le sang de la veine cave supérieure et retourne en partie, par la même embouchure dans la veine cave, dans l'embouchure gauche et dans l'oreillette gauche. Kilian observe avec justesse : si même l'ancienne description anatomique était vraie, à *quel moment* le sang passerait-il de droite à gauche? Pendant la systole? Mais alors l'oreillette droite devrait être en systole, tandis que l'oreillette gauche se trouverait en diastole, ce qui est en opposition avec le fait réel, car l'activité fonctionnelle des deux moitiés du cœur est synchrone.

De même il n'existe *jamais* de circulation en forme de 8, comme le croit Sabatier dont les travaux sur la circulation fœtale sont, d'ailleurs, très méritoires. D'après Kölliker les poumons, et en même temps leurs vaisseaux, sont ébauchés déjà dans le premier mois; mais le *septum atriorum* ne se développe que dans le troisième. Il doit donc passer du sang provenant du ventricule droit, par les poumons, dans la portion gauche de l'oreillette commune, et là, se mélanger avec le sang des deux veines, bien avant que la séparation des oreillettes se soit effectuée. Il doit par conséquent se faire, sur une bien plus grande échelle, un mélange du sang qui arrive au cœur, dans ces stades primordiaux, que ne l'accepte Bichat, pour le fœtus à terme, et cela à un degré tout à fait inférieur (voir plus haut). Kilian a une opinion plus plausible sur le mécanisme de l'embouchure de la veine cave inférieure ; comme Bichat, il fait s'ouvrir la veine cave inférieure, à l'origine, tout à fait à gauche; mais, dans le courant de la croissance, elle doit, d'après lui, tendre à se développer de gauche à droite; cependant il demeure fidèle à Sabatier *en ce* qu'il ne fait point passer de sang par cette portion de l'aorte située entre la *subclavia sinistra* et le *ductus arteriosus*. Je voudrais, à cause de sa petitesse, nommer cet endroit *pars communicans* ou « portion intercalée » de l'aorte, parce qu'elle réunit l'*arcus aortæ* et l'*aorta descendens*, ou, pour parler plus exactement, parce qu'elle ne les sépare pas. Kilian s'appuie ici sur une découverte que fit Meckel dans une dissection où cette partie faisait défaut, et sur des injections expérimentales dans lesquelles des corps colorés, injectés dans les artères du cœur, n'arrivaient pas à se réunir en cet endroit. Il est probable que les corps injectés étaient insolubles dans l'eau et qu'une petite quantité de sang s'étant amassée là, empêchait la réunion; car, à travers la *pars communicans*, il passe, cela est de toute probabilité, une quantité de sang non insignifiante. Je m'occupe d'une façon aussi détaillée de l'affirmation de Kilian, parce qu'elle m'a conduit à une considération qui permet de juger la circulation du fœtus plus clairement que cela n'a été fait jusqu'ici.

Si pour la démonstration, on accepte qu'il est un temps, dans la vie fœtale, où les poumons n'existent pas encore, mais où le *septum atriorum* serait formé déjà, il ne passera naturellement pas de sang du cœur droit, à travers les poumons, dans le cœur gauche; mais le sang ira en totalité dans l'*aorta descendens*.

Donc, si on nomme A la masse de sang que la veine cave supérieure mène au cœur droit, et Z le supplément que le cœur droit tire de la veine cave inférieure, il passera A + Z du ventricule gauche dans l'*aorta descendens*, dans la partie inférieure du corps, dans le placenta, sang qui reviendra enfin, rassemblé dans la veine cave inférieure, au cœur. Cette masse sanguine se divise à l'*isthmus atriorum*, et la veine cave inférieure est réduite à céder de nouveau au cœur droit le supplément reçu Z, pour que la circulation ne soit pas troublée. Il reste A qui passe dans le cœur gauche et de là, en totalité, dans la partie supérieure du corps en passant par l'*arcus aortæ*, pour retourner dans la veine cave supérieure et l'oreillette droite où la circulation recommence à nouveau. Ce n'est que de cette façon qu'il serait possible que pas une goutte ne traversât la *pars communicans* et qu'en même temps la circulation ne fût pas troublée. Or, les poumons sont développés déjà *avant* le complet partage du cœur; par conséquent, il faut, en tous temps, qu'une certaine quantité de sang, appelée L, soit soustraite à A + Z, dans le tronc des artères pulmonaires, et que cette quantité, traversant les artères pulmonaires, les poumons, les veines pulmonaires, pour aller dans le cœur gauche, s'ajoute à A dans l'oreillette gauche. Le sang contenu dans l'*arcus aortæ* et la partie supérieure du corps, lequel sang provient du cœur gauche, devrait donc s'augmenter continuellement et progressivement de L, si cette même quantité de sang L ne s'écoulait pas à nouveau et ne passait, d'une manière continue, par la *pars communicans* dans l'*aorta descendens*, pour être rendue à la partie inférieure du corps.

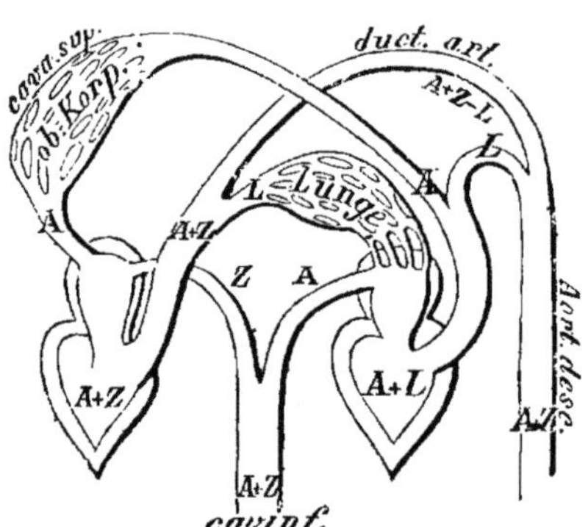

Fig. 24. — *ob. Korp.*; partie supérieure du corps; *Lunge*, poumons.

I. *Il passe donc exactement autant de sang* (*l*) *de l'*arcus aortæ *dans l'*aorta descendens, *en traversant la* pars communicans, *qu'il en passe du tronc des artères pulmonaires dans le cœur gauche en traversant les poumons.*

II. *De plus il passe précisément autant de sang, à travers l'embouchure gauche de la* veine cave inférieure, *dans le cœur gauche, qu'il s'en déverse de la veine cave supérieure dans le cœur droit.*

Bref, la circulation peut s'exposer de la manière suivante (fig. 24) :

Le volume de sang A+Z, du ventricule droit cède L, à travers les poumons, au cœur gauche, si bien que A + Z — L arrive à l'*aorta descendens* en passant par le *ductus arteriosus.*

A + L, du ventricule gauche passe dans l'*arcus aortæ*, A dans la partie supérieure du corps, L, de l'*arcus aortæ* dans l'*aorta descendens*, en traversant la *pars communicans*, de telle sorte qu'ici + L et — L s'équilibrent et qu'à nouveau A + Z doive aller dans la partie inférieure du corps et dans le placenta. De là, les deux masses de sang retournent par la *vena cava inferior*, A dans le cœur gauche, Z dans le cœur droit.

Le reste de la circulation sanguine de l'*aorta descendens*, dans ses rapports avec le placenta, le foie, etc., est si exactement décrit dans la *Physiologie de l'embryon* que je ne veux pas faire un travail de double emploi.

MODIFICATIONS DE LA CIRCULATION FŒTALE PRODUITES PAR LA NAISSANCE

Avec la première inspiration, A + Z se trouve aspiré en *totalité* du ventricule droit dans les poumons, d'où les veines pulmonaires le mènent au cœur droit. Le poumon ressemble, grâce à l'activité fonctionnelle des muscles respiratoires, à une éponge qui se remplit dans le ventricule droit et s'exprime dans l'oreillette gauche, et il s'y produit une pression positive; la valvule, comme on l'appelle, se ferme et obture le *foramen ovale* gauche qui, peut-être, ne se rouvre que quand les douleurs dues à l'expulsion impriment une poussée excessive au sang chassé du placenta. Le ventricule gauche envoie A + Z dans l' *arcus aortæ*, A passe dans la partie supérieure du corps, et il ne reste que Z pour la partie inférieure du corps; il se déverse dans l'*aorta descendens*. Par conséquent, la pression diminue tellement dans l'aorte, que le pouls des artères ombilicales disparaît, si bien que toute la circulation placentaire s'arrête. Le ventricule gauche est encore trop faible pour opérer une pression excessive dans le domaine vasculaire qu'il dessert. Les deux ventricules sont d'égale force, ce qui fait qu'il y a une pression égale sur les deux côtés du *ductus arteriosus;* il ne s'effectue pas, à travers lui, un courant, c'est-à-dire une équilibration de la pression; c'est pourquoi il s'affaisse.

Ces relations ont été exposées, d'une manière magistrale, par B.-S. Schultze, dans son livre sur la mort apparente des nouveau-nés (1870).

Ceux qui, comme Zuntz et Cohnstein, prétendent à l'encontre de Schultze, que ce n'est pas l'entrée en jeu des poumons qui occasionne l'occlusion des voies sanguines du fœtus, mais que, indépendamment des poumons, la contraction des muscles circulaires des parois vasculaires ferme les voies d'une façon active et provoque la circulation de l'être né, si bien que le pouls du cordon ombilical s'arrête, ceux-là doivent admettre que précisément au moment de la naissance, des faits identiques s'accomplissent d'après d'autres lois que celles qui les régissent avant et après la naissance.

Un vaisseau *en bon état et rempli d'un sang en mouvement* ne se contracte jamais spontanément d'une manière aussi locale et aussi complète, qu'il puisse interrompre la circulation. Le tonus des fibres musculaires circulaires et la tension du liquide se trouvent toujours en un certain antagonisme. Ce n'est que dans le vaisseau presque vide que la musculature acquiert l'excédent de force que nécessite une contraction semblable. Les essais que firent les expérimentateurs comme on les a appelés pour injecter un liquide à travers les artères ombilicales *quelque temps*(combien de temps ?) après la naissance, sont si inexactement décrits, qu'il n'est pas possible de savoir si toutes les causes d'erreurs ont été évitées. Il n'est pas rare qu'on observe une hémorrhagie des artères ombilicales chez les nouveau-nés, consécutive à des troubles de la respiration; et, sans exception, les artères ombilicales ne se rétrécissent qu'*après* la diminution de la masse sanguine (B.-S. Schultze).

Enfin :

Comme après la naissance, le système capillaire peut ne chasser que moins de sang qu'auparavant, dans l'unité de temps, dans le système veineux du corps, tant que la pression demeure affaiblie dans le système artériel, le sang poussé, après l'expulsion du fœtus, du placenta dans le système veineux, aussi bien par le retrait constant de l'utérus que par les douleurs qui l'accompagnent, trouve également dans le système veineux de la partie inférieure du corps l'espace nécessaire, sans qu'il survienne un trouble important.

Ce n'est qu'au bout de quelques jours que le ventricule gauche acquiert l'hypertrophie physiologique de sa paroi, qui le rend capable de suffire aux travaux qui lui incombent, et alors seulement la fréquence des battements cardiaques remonte approximativement à la hauteur qu'elle avait atteinte avant la naissance ; toutefois, durant le moment de l'insuffisance, c'est-à-dire dans les premiers jours qui suivent la naissance, il se manifeste une diminution de la fréquence, qui est même descendue, pendant le sommeil, au minimum de 78 battements que j'ai observé.

Une distinction aussi tranchée entre le sang artériel et le sang veineux, telle qu'elle se rencontre chez l'individu né, n'a donc pas lieu dans la circulation du fœtus. Incontestablement, Sabatier qui a donné une description aussi claire et aussi exacte approximativement de l'anatomie de la circulation fœtale, n'a été amené à donner à la circulation la forme d'un 8, qu'en cherchant une analogie entre la fonction fœtale et celle de l'être né. Il y a bien plutôt lieu de donner raison à Harvey qui compare la circulation fœtale à celle du poisson, en ce que le fœtus utilise *aussi bien deux cœurs qu'un seul.*

Les voies sanguines de l'être né sont donc parcourues par le sang *à côté* de celles qui servent à la nutrition propre des tissus fœtaux. C'est ainsi que le tissu des poumons se trouve nourri par les vaisseaux bronchiaux, après comme avant; mais à travers les vaisseaux qui, après la naissance, servent à l'échange des gaz, il passe également du sang auparavant, sans que ce dernier absorbe de l'oxygène, de même qu'il se meut une colonne de sang dans les parois intestinales, sans que ladite colonne ait alors la fonction de résorber qu'elle possède après la naissance.

IV

BIBLIOGRAPHIE RELATIVE
A LA PHYSIOLOGIE SPÉCIALE DE L'EMBRYON

Dans la série d'ouvrages suivants, les nombres entre parenthèses indiquent des travaux que je n'ai pas lus dans l'original. Plusieurs mémoires me sont parvenus trop tard pour être utilisés.

1. R.-E. GRANT : Die beweglichen Eier der Flustren. Zeitschrift für organische Physik v. Heusinger. Eisenach 1827. I, 411. 416 et 1828. II, 54, 55 (Mouvement des cils vibratiles dans les œufs).

2. R.-E. GRANT : Die Wimpern junger Gasteropoden und die Ursache der Spiralform einschaliger Schalthiere. Même endroit I, 264-628 et II, 419 (Rotations de l'embryon).

3. EVERARD HOME : Fortpflanzung der Auster und der Flussmuschel. Même endroit, 395 (Ouverture et fermeture de la coquille de l'œuf chez l'embryon).

4. T.-E. BAKER : Ein ausserordentlich kleines Kind. Même endroit I, 261 (Mouvements de succion avant la maturité).

5. C.-G. CARUS : Das Drehen des Embryo, im Ei der Schnecken. Ibidem II, 470 et *Acta nat. curios.* 1832. XIII, 2, 765.

6. CREPIN : Ein Pferdefötus, in dessen Magen Hufstuckehen gefunden wurden. Même endroit (Zeitschr. f. org. Ph.) II, 570, 571 (Mouvements de déglutition intra-utérins).

(7.) J.-C. GEHLER : *De iusto funiculi umbilicalis deligandi tempore.* Leipzig 1789.

8. EMMERT et HOCHSTETTER : Die Entwicklung der Eidechsen in ihren Eiern. Archiv für die Physiologie von Reil u. Autenrieth. Halle 1811. X, 86. 95. 100-104. 376 (Mouvements du tronc chez l'embryon dans l'œuf).

9. F. STIEBEL : Entwicklung der Teichornschhnecke. Deutsches Archiv für die Physiologie v. J. F. Meckel. Halle u. Berlin 1815. I, 424. 1816. II, 562 (Rotations de l'embryon dans l'œuf).

10. P.-A. BÉCLARD : Expériences qui semblent prouver que le fœtus aspire

de l'eau de l'amnios. Ibidem I, 154 (Mouvements respiratoires prématurés).

11. G. IAEGER : Koth- und Harn-Ausleerung bei neugeborenen Säugethieren. Ibidem 1817. III, 546.

12. EMMERT et BURGATZY : Schwangere Fledermäuse und ihre Eihüllen. Ibidem 1818. IV, 30. 33 (Chauves-souris nées aveugles).

13. LAVERGNE : Ein schädelloses Kind. Ibidem 309 (Cris avec absence de cerveau).

14. PORTAL : Über die Pupillarmembran, die Beschaffenheit der in den beiden Augenkammern enthaltenen Feuchtigkeit, den die Paukenhöhle beim menschlichen Fötus anfüllenden Schleim, woraus sich schliessen lässt, dass die Neugeborenen ei e Zeitlang weder sehen, noch hören. (Ibidem, 640).

15. F. LALLEMAND : *Observations pathologiques propres à éclairer plusieurs points de physiologie*. Extrait des Deutsches Archiv für die Physiologie, herausgeg. v. J. F. Meckel. 1819. V. 271-266 (Mouvements intra-utérins, la moelle dorsale et le cerveau étant lésés).

16. J. RODMAN : Geschichte eines zwischen dem 4 und 5 Monate geborenen u. aufgezogenen Kindes. Ibidem 1820. VI, 374-379 (Succions avant terme).

17. BLAINVILLE : Les parties génitales de la femelle et le fœtus des marsupiaux. Ibidem 450-453 (Les premiers mouvements de succion chez l'embryon du kanguroo).

18. J.-F. MECKEL : Eine merkwürdige Misgeburt. Ibidem 1822. VII, 1-22 (Urine fœtale).

19. A. GUSSEROW : Stoffaustausch zwischen Mutter und Frucht. Archiv für Gynäkologie. XIII, Cah. 1, p 17.

20. SWAMMERDAM († 1685) : Bibel der Natur. Leipzig 1752. S. 62. 77. 322. 75 (Mouvements des embryons d'escargots et de grenouilles dans l'œuf).

21. LEEUWENHOEK : *Opera omnia seu arcana naturæ. Lugd. Batav.* 1722. *Epist.* 95 du 1 oct. 1695 (Rotations de l'embryon de mollusques dans l'œuf).

22. ERNST HEINRICH WEBER : Swammerdam's Entdeckung, dass sich die kaum sichtbaren Keime der Schnecken im Eie um sich selbst drehen, zusammengestellt mit Leeuwenhoek's Entdeckung, dass dieselben Bewegungen bei den kleinen Keimen der Muscheln stattfinden, nebst einigen Bemerkungen über die Bewegungen an den Keimen der Blutegel. Archiv für Anatomie und Physiologie von J. F. Meckel. Leipzig 1828. 418-423.

23. ERNST HEINRICH WEBER : Entwicklung des medicinischen Blutegels. Ibidem 380-390. 406 (Mouvements de l'embryon de sangsue). Avec figures.

24. W. RAPP : Anatomie und Physiologie der Walfische. Ibidem 1830. 360. 361 (Mode d'absorption du lait par les cétacés nouvellement nés).

25. ARISTOTE : Histoire des animaux (ἱστοριαι περι ζωων). Édition d'Aubert et de Wimmer. Leipzig 1868. I, 279, et ailleurs.

26. WILLIAM HARVEY : *Exercitationes de generatione animalium*. Londres 1651 (Mouvements du poulet dans l'œuf; activité cardiaque chez le même; essais d'excitation sur le cœur de l'embryon).

27. KARL ERNST VON BAER : Über Entwicklungsgeschichte der Thiere. Beo-

bachtung und Reflexion. Königsberg 1828. I, 92. 107. 108. 124. 131. 136-138 (Mouvements du poulet dans l'œuf).

28. R. REMAK : Die Zusammenziehung des Amnions. Archiv für Anatomie, Physiologie und wissenschaftliche Medicin v. Johannes Müller. Berlin 1854. 369-373 (Balancement du poulet dans l'œuf).

29. VULPIAN : *La physiologie de l'amnios et de l'allantoïde chez les oiseaux. Mémoires lus à la Société de biologie.* Paris 1858. 2e série. Année 1857. IV, 269-278 (Le balancement du poulet dans l'œuf transparent. Contractilité des vaisseaux allantoïdiens).

30. ALBERT V. KÖLLIKER : Entwicklungsgeschichte des Menschen und der höheren Thiere. 2. Auflage. Leipzig 1879.

31. ALBERT V. KÖLLIKER : Entwicklungsgeschichte des Menschen. 1880 (Extrait de la 2e édition n° 30, avec quelques appendices).

32. JOHANN FRIEDRICH MECKEL : Handbuch der pathologiscnen Anatomie. Leipzig 1812. I, 237-245 (Enfants nés avant terme, vivant sans tête et sans cerveau).

33. JOHANN FRIEDRICH MECKEL : *Descriptio monstrorum nonnullorum.* Leipzig 1826. 3-8 (Avortons vivants).

34. LABORDE : *Sur quelques points de physiologie chez l'embryon et, en particulier, sur la physiologie du cœur au moment de sa formation. Gazette médicale de Paris*, 16 nov. 1878. 5e série. VII, 568 et 29 mars 1879. 6e série. I, 166.

35. R. WERNICKE : Zur Physiologie des embryonalen Herzens, *in* Sammlung physiologischer Abhandlungen. herausgeg. v. Preyer. Jena 1877. I, 232-283. Aussi Inaug.-Diss. Jena 1876 (Labor. Physiol. Iena).

36. TH. LUDW. WILH. BISCHOFF : Entwicklungsgeschichte des Kaninchen-Eies. 1842. 120. 122. 123. (Action du cœur chez l'embryon). 59 (Rotation de l'embryon de grenouille). 56 (Rotation du vitellus).

37. PESCHIER : Chemisch-physiologische Bemerkungen über den Froschlaich. Deutsches Archiv für die Physiologie, herausgeg. v. J. F. Meckel. Halle et Berlin 1817. III, 363 (Rotation de l'embryon de grenouille dans l'œuf).

38. M. RUSCONI : Über künstliche Befruchtungen von Fischen und über einige neue Versuche in Betreff künstlicher Befruchtung an Fröschen. Archiv für Anatomie, Physiologie u. wissenschaftl. Medicin, herausgeg. v. Joh. Müller. Berlin, année 1840. 187 (Rotation dans l'œuf de brochet).

39. SARS : Entwicklung der *Tritonia ascanii.* Bericht über die Versammlung Deutscher Naturforscher und Ærzte in Prag 1837. Prag 1838. 185.

40. E. HOME : Über die Erzeugungsart des Känguruhs nebst einer Beschreibung der Zeugungstheile desselben. Archiv für die Physiologie von Reil. Halle 1797. II, 397. 402. (Succion de l'embryon de kanguroo).

41. TH.-LUDW. WILH. BISCHOFF : Entwicklungsgeschichte des Hunde-Eies. Brunswick 1845. 46. 97 (Activité cardiaque de l'embryon de chien).

42. GELLÉ : *État spécial de l'oreille moyenne dans la période fœtale. Gazette médicale de Paris*, 24 août 1878. VII, 411. 412 (Faculté auditive du fœtus et du nouveau-né).

43. XAVIER BICHAT : Anatomie générale appliquée à la physiologie et à la médecine. Traduit par Pfaff. Leipzig 1803. II, 1re partie. 263-267-336 et 2e partie 244 (Excitabilité avant la naissance).

44. W. PREYER : Fruchtbewegungen während des Erschrecktseins. *In* des Verf. « Die Kataplexie und der thierische Hypnotismus ». Sammlung

physiologischer Abhandlungen, herausgeg. v. Preyer. Iena 1878. II, 1er fascicule, 89.

45. O. SOLTMANN : Einige physiologische Eigenthümlichkeiten der Muskeln und Nerven des Neugeborenen. Habilitationsschrift. Breslau 10 nov. 1877. 20 p.

46. O. SOLTMANN : Die Functionen des Grosshirns der Neugeborenen. Jahrbuch für Kinderheilkunde. Neue Folge. Leipzig 1879. IX, 106-148 Centralblatt für die medicinischen Wissenschaften. 1875, 209-210.

47. O. SOLTMANN : Das Hemmungsnervensystem der Neugeborenen. Jahrb. für Kinderheilkunde. N. F. Leipzig 1877, XI, 101-114 und 54. Jahres-bericht der schles. Gesellschaft für vaterländische Cultur. Breslau 1877 (Session Med. du 17 nov. 1876) 242-243.

48. PEREMESCHKO : Die Bildung der Keimblätter im Hühnerei. Sitzungsber, d. k. Akad. d. Wissenschaften. Vienne, 20 févr. 1868. LVII, 2e partie (Migration des cellules dans l'œuf).

49. V. HENSEN : Embryologische Mittheilungen. Archiv für mikroskopische Anatomie, herausgeg. v. Max Schultze. Bonn 1867. III, 501 Z. 18 v. 0. (Même sujet).

50. ADOLF KUSSMAUL : Untersuchungen über das Seelenleben des neugeborenen Menschen. Leipzig et Heidelberg 1859, 16-40.

51. M. KÜSTNER : *De placentæ solutione et de iusto funiculi umbilicalis subligandi tempore.* Breslau 1829.

52. A. GENZMER : Untersuchungen über die Sinneswahrnehmungen des neugeborenen Menschen. Inaug.-Dissertation (Sensations tactiles, 6-11; sens de la température, 11-12; sentiment de la douleur 12-13; sens musculaire 13-14; sensations gustatives, 14-17; besoin d'air, 17-18; faim et soif, 18-19; odorat, 19-20; ouïe, 20-21; sens de la vision 21-25; réflexes 25-28). Halle 1873. Réimpression avec appendices, 1882.

53. W. PREYER : Zur Physiologie Neugeborener. Kosmos, Zeitschrift für einheitliche Weltanschauung auf Grund der Entwicklungslehre. Leipzig 1878. III. Gehör (22-37), Gesicht, Geruch, Geschmack (128-132) Neugeborener.

54. G. WURSTER : Die Eigenwärme der Neugeborenen. Berliner klin. Wochenschrift. Nr. 37. 1869.

55. G. WURSTER : Beiträge zur Tokothermometrie mit besonderer Berücksichtigung des Neugeborenen. Inaug.-Diss. Zürich 1870.

56. A. GUSSEROW : Zur Lehre vom Stoffwechsel des Fötus. Archiv für Gynäkologie. Leipzig 1872. III., 2e fascicule. 231.

57. G. SALOMON : Der Glykogengehalt der Leber bein neugeborenen Kinde. Centralblatt f. d. med. Wiss. 1874. Nr. 47. S. 738-741.

57. SCHAAFFHAUSEN : Die mikrocephale Becker. Corresp.-Bl. d. Deutsch. Ges. f. Anthropologie 1877. Nr. 11. 135 (Motilité).

59. KUBASSOW : Wirkung der von der Mutter eingenommenen Arzneimittel auf die Frucht. Allgem. Wiener medicin. Zeitung. 7 déc. 1880 (Extrait).

60. L. SCHONBERG : Der Laich des Lachses und dessen allmähliche Entwicklung. Froriep's Notisen. Dec. 1826. XVI, 84 (Mouvements de l'embryon de saumon dans l'œuf).

61. H. GERHARTZ : Die Mikrocepalie und ihre Ursachen. Inaug.-Diss., Bonn 1874 (Motilité).

62. A.-F. HOHL : Veränderlichkeit der fötalen Herztöne, *in* des Verf. « Geburtshülfl. Exploration ». Halle 1883. 77.

63. B.-S. Schultze : Das Nabelbläschen, ein constantes Gebilde in der Nachgeburt des ausgetragenen Kindes. Avec 6 planches. Leipzig 1861.

64. Dulk : Die in den Hühner-Eiern enthaltene Luft. Schweigger-Seidel's Jahrb. der Chemie u. Physik. XXVIII (Journal de chimie et de physique. LVIII) 363-369. Halle 1830.

65. Josef Englisch : Angeborene Verschliessungen und Verengerungen der männlichen Harnröhre. Archiv f. Kinderheilkunde v. Baginsky, Herz u. Monti. Stuttgart 1881. II, 98-101.

66. Flourens : *La coloration des os du fœtus par l'action de la garance, mêlée à la nourriture de la mère. Comptes rendus de l'Ac. des sc.*, Paris, 4 juin 1850. L. 1010-1011.

67. Wolter : Versuche über den Uebergang fremdartiger Stoffe durch den Placentarkreislauf auf den Fötus. Deutsche Zeitschr. für Thiermedicin u. vergleichende Pathologie, VII, 3e fascicule, 193-210. Leipzig 1881.

68. S.-L. Schenk : Die Rotationem der Embryonen von *Rana temporaria* innerhalb der Eihülle. Archiv für die gesammte Physiologie des Menschen und der Thiere, herausgeg. v. Pflüger. Bonn 1870. III, 80-93.

69. Johannes Müller : *De respiratione fœtus*. Leipzig 1823. 1 Taf., 260 Stn. (et : De la physiologie du fœtus, dans la Zeitschr. f. Anthropologie de Nasse. 1824).

70. E. Gayot : *La culture intensive de l'œuf et son incubation*. Paris 1878. 54-69.

71. F. Hoppe-Seyler : Meconium, *in* des Verf. Spec. Physiol. Chemie, Berlin 1878. I, 332-340.

72. C.-Fr. Krukenberg : Embryonale Muskeln. Untersuchungen des physiol. Instituts zu Heidelberg. III, Heft 3 u. 4. 5 Stn.

73. M. Wiener : Ueber die Herkunft des Fruchtwassers. Archiv für Gynäkologie 1881, XVII, S. 24-44 und Breslauer aerztliche Zeitschrift. Nr. 14, 24. Juli 1880.

74. K.-F. Burdach : Die Physiologie als Erfarbrungswissenschaft. 2 Aufl. Leipzig 1837, II. 783 (Sens gustatif de l'embryon). 1838. III, 202.

75. Hermann Schwartz : Die vorzeitigen Athembewegungen. Ein Beitrag zur Lehre von den Einwirkungen des Geburtsactes auf die Frucht. Leipzig 1858. 308 Stn.

76. B.-S. Shutlze. Der Scheintod Neugeborener. Iena 1871. (De plus : Deutsche Klinik du 15 janv. 1859. p. 21-23 : De l'observation par l'auscultation des mouvements respiratoires dans l'utérus).

77. F. Hoppe-Seyler : Ursache des ersten Athemzuges. Zeitschr. f. physiolog. Chemie. herausgeg. v. Hoppe-Seyler. Strassburg 1879. III, 110.

78. A.-F.-J.-C. Mayer : Uebergang von Farbstoffen aus der Mutter in den Fötus. Deutsches Archiv für die Physiologie v. J. F. Meckel. Halle u. Berlin 1817. III, 503. u. Med-chirurg. Zeitung von Erhart. Salzburg. II, 431, u. IV, 140. 1817; auch Hufeland's u. Osann's Journal der praktischen Heilkunde, 1824. S. 97.

79. Bischoff : Lebenszähigkeit des Fötus der Warmblüter. Pflüger's Archiv f. d. ges. Physiologie. Bonn 1877. XV, 50-51 (activité cardiaque).

80. Pflüger : Lebenszähigkeit des menschlichen Fötus. Ibidem XIV, 628 (activité cardiaque).

81. Zuntz : Respiration des Säugethier-Fötus (Ténacité vitale du fœtus humain).

82. Bonnet : Eigenthümliche Stäbchen in der Uterinmilch des Schafes.

Deutsche Zeitschr. für Thiermedicin u. vergleichende Pathologie. VII, 3 Heft, 211-215. Leipzig 1881.

83. DARESTE : *Développement des végétations cryptogamiques dans l'œuf de la poule pendant l'incubation*, in *Gazette médicale de Paris*. 15 oct., 1881. p. 592-593.

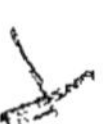

84. MAX RUNGE : Einfluss einiger Veränderungen des mütterlichen Blutes und Kreislaufs auf den fötalem Organismus. Archiv für experimentelle Pathologie u. Pharmakologie. X, 324 (32 Stn.). Leipzig 1879.

85. MAX RUNGE : Der Uebergang der Salicylsäure und des Jodkalium in das Fruchtwasser. Centralblatt für Gynäcologie 1877. Nr, 5. 3 Stn.

86. LABORDE : *Développement du cœur* (*Le Progrès médical*). Paris, 29 mars 1879. 244.

87. ALEXANDER HARVEY : *On the fœtus in utero inoculating the maternal with the peculiarities of the paternal organism* (*Monthly Journal of medical Science for oct.* 1849 *and sept.* 1850, d'après 342).

88. W. MOLDENHAUER : Die Paukenhöhle beim Fötus und Neugeborenen. Centralblatt für die med. Wiss. 1876. 906 (Extrait).

89. H. SCHMALTZ : Das Schleimpolster in der Paukenhöhle des Neugeborenen. Ibidem 1877. 524 (Extrait).

90. URBANTSCHITSCH : Aeusserer Gehörgang des Neugeborenen. Ebenda 1878, 39 (Ref.) u. Mittheilungen an dem embryolog. Institut v. Schenk. 1878. 2. Heft. 135.

91. JUL BÖKE : Untersuchung und Semiotik des Gehörorgans beim Kinde. Jahrb. für Kinderheilkunde. Leipzig 1878. XII, 356.

92. FLECHSIG : *Tractus opticus* beim Neugeborenen. Tageblatt der 45. Naturforscherversammlung, Leipzig 1872, 75.

93. EMMEREZ : Ein lebender Acephalus. *Philosophical Transactions II. for* 1667. Londres, p. 480.

94. R. THOMA : Grösse und Gewicht der anatomischen Bestandtheile des menschlichen Körpers. Leipzig 1882 (Croissance).

95. WIENER : Zur Physiologie der fötalen Niere. Breslauer arztliche Zeitschrift. 24 sept. 1881. Nr. 48.

96. BEGUELIN : Mémoire sur l'art de couver des œufs ouverts, à la flamme d'une lampe. Tiré du français par G. G. Crünitz. Magasin de Hambourg ou extraits tirés de l'Etude de la nature et, en général, des connaissances utiles, XIX, 118-156. Hambourg et Leipzig, 1757.

91. F. AHLFELD : Thätigkeit der fötalen Niere und Harnblase. Archiv für Gynäkologie. Berlin 1879. XIV, 287-294 u. 1872. IV, 161-165.

(99). PORAK : De l'absorption des médicaments par le placenta et de leur élimination par l'urine des enfants nouveau-nés. Paris 1878.

99. C. TOLDT : Altersbestimmung menschlicher Embryonen. Prager medicin Wochenschrift. 1879.

100. HENNIG : Wachsthumsverhältnisse der Frucht und ihrer wichtigsten Organe in den verschiedenen Monaten der Tragzeit. Arch. f. Gynäkologie. Berlin 1879. XIV, 314-318.

101. J. BERNSTEIN : Zur Entstehung der Aspiration des Thorax bei der Geburt. Pflüger's Archiv 1882. XXVIII, 229-242.

102. H. SCHWARTZ : Die auscultatorische Wahrnehmbarkeit intrauteriner Athembewegungen. Deutsche Klinik. 5 févr. 1859. S. 53-54.

103. PREYER : Embryoskopie. Sitzungsberichte der Jenaischen Gesellschaft

für Medicin und Naturwissenschaff. Sitzung vom 13 Juni 1879. Zeitschrift für Naturwissensch. Iena 1879. XIII, Suppl. II, 80-88.

104. Dareste : Sur l'absence totale de l'amnios dans les embryons de poule. Comptes rendus de l'Acad. d. sc. 23 juin 1879. LXXXVIII, 1329-1332.

105. Erasmus Darwin : *Zoonomia or the laws of organic life*. I. Londres. 1801. p. 190.

106. J.-F.-E. Aschmann : Ueber die Neugeborenheit. Würtzbourg 1842. p. 36-37.

107. O. Schiller : Nabelschnurtrennung bei Thieren und wilden Völkern. Inaug.-Diss. Berlin 1881.

108. F. Steinmann : Ueber den Zeitpunct der Abnabelung Neugeborener. Diss. Dorpat. 4°. 1881. 73 Stn., 4 Taf. (Ici une esquisse historique sur les travaux de Ribemont ainsi que de Budin).

109. Joh.-Heinr. Beck : Uber den ursprünglichen Hirnmangel. Nuremberg 1826. § 4.

110. A. Baudrimont et Martin-Saint-Ange : *Recherches sur les phénomènes chimiques de l'évolution embryonnaire des oiseaux et des batraciens*, in *Annales de chimie et de physique*, 3e série, XXI, 195-295. Paris 1847.

111. Bonnet : Zur Kenntniss der Uterin-Milch. Deutsche Zeitschrift für Thiermedicin. VI, 430-443. Leipzig 1880.

(112). Trew : *De differentiis inter hominen natum et nascendum*. 1736.

113. Bochefontaine : Action modératrice du nerf vague chez les nouveau-nés, *Gazette médicale*. Paris 1877. Nr. 22. 273.

114. Franz Albert Klamroth : Ueber Entstehung des Fruchtwassers. Diss. Berlin 1881, 8°. 24 Stn.

115. J.-F. Lobstein : *La nutrition du fœtus*. Strasbourg 1802. Traduction all. de Kestner. Halle 1804. 214 fig.

116. Foster et Balfour : Traits fondamentaux de l'histoire du développement. Traduction de N. Kleinenberg. Leipzig 1879. 71 fig.

117. Preyer : Gaswechsel und chemische Veränderungen des bebrüteten Hühnereies Sitzber. d. Jenaischen Ges. f. Med. u. Naturw. 19 mai 1882. S. 13-15. Zeitschr. f. Naturw. XVI. Suppl. Jena.

118. J. Bernstein : Entstehung der Aspiration des Brustkorbes bei der Geburt. Archiv für d. gesammte Physiologie d. Menschen u. d. Thiere. Bonn 1878. XVII, 617-623 (comparer n° 184 et 101, ainsi que 359).

119. C. Rabl : Entwicklung der Tellerschnecke. Zeitschr. für Morphologie, herausgeg. v. Gegenbaur. 1879. 588 (Cils vibratiles), 616 (mouvements propres), 631 (activité cardiaque).

120. Hugi : Bewegungen der Embryonen bei Limnaeus. Isis 1823. S. 214.

121. Strahler : Beobachtung eines An (en) cephalus. Schmidt's Jahrb. der Medicin VI. 97. 1835.

122. Depaul : Hörbarkeit der Fötusbewegungen. Ibidem XCIII, 258. 1857.

123. J. Whitehead : Convulsionem des Fötus im Uterus. Ibidem. CXXXVII, 181. 1867.

124. W. His : Herzthätigkeit des Vogelembryo, *in* des Vf. « Untersuchungen über die erste Anlage des Wirbelthierleibes » Leipzig 1868. 100. 101. 151.

125. Lejumeau de Kergaradec : Fötale Herztöne. Froriep's Notizen aus dem Gebiete der Natur- und Heilkunde. 1882. II, 191. 202-207. 250-255, III, 150. 304 (Bruits du cœur du fœtus).

126. DUGÈS : Fötale Herztöne. Ibidem III, 14-16. 237, 1882.

127. LIBERTIN : Fötale Herztöne und Uteringeräusch. Schmidt's Jahrb. d. ges. Med. 1837. XIV, 38-40.

128. J. QUADRAT : Zunahme der fötalen Herzfrequenz nach Kindesbewegungen. Ibidem XX, 55. 1838.

129. ALBERT SCHMIDT : Sauerstoff im Fötusblut und Unabhängigkeit der fötalen Herzthätigkeit vom Blutsauerstoff. 1874, *in* Preyer's Sammlung physiologischer Abhandlungen. Jena 1877. I, 131, 166. 127 (du laboratoire de physiologie d'Iéna). Comp. n° 231.

130. G. ADELMANN : Einfluss der Wehen auf die fötale Herzfrequenz. Schmidt's Jahrb. d. ges. Med. 1. Suppl. 312. 1836.

131. DEPAUL : Einfluss von Blutverlusten auf die Kindesbewegungen, Monatsschrift für Geburtskunde. 1862. XVIII (Influence des hémorrhagies sur les mouvements de l'enfant), Suppl. 33.

132. V. HÜTER : Der Fötuspuls, Ibidem, 23-26, 1862.

133. DUBOIS : Constanz der fötalen Herzfrequenz. Même endroit 42.

134. H. FEHLING : Stoffwechsel zwischen Mutter und Kind. Archiv für Gynäkologie. Berlin 1876. IX, 313-318 [et X, 392].

135. ZWEIFEL : Respiration des Fötus. Ibidem. IX, 291-305.

136. FRANKENHAEUSER : Benutzung der Herztöne der Frucht zur Diagnose des Geschlechts derselben. Monatsschrift für Geburtskunde und Frauenkrankheiten. Berlin 1859. XIV, 168.

137. ENGELHORN : Fötale Herzfrequenz. Archiv für Gynäkologie. 1876. IX. 360-369.

138. O. FRANQUE : Athembewegungen eines in vollen Eihäuten geborenen Kindes. Monatsschrift f. Geburtskunde. 1862. XVIII. Suppl. (Extrait).

139. LAVERAN : *The fœtal heart, The Lancet* (21 déc. 1878). Londres II, 899.

140. JOH. DOGIEL : Physiologie des Herzens der Larve von *Corethra plumicornis. Mémoires de l'Acad. imp. des sciences de Saint Petersbourg*, 7e série. XXIV, n° 10, juillet 1877.

141. HAAKE : Über den Werth der Frankenhäuser'chen Entdeckung, aus der Frequenz der Fötalherzschlage das Geschlecht des Fötus zu bestimmen. Monatsschrift für Geburtskunde und Frauenkrankheiten. Berlin 1860. XV, Heft 6.

142. BRESLAU : Über die Frankenhäuser'sche Entdeckung, das Geschlecht des Fötus durch Zählung der Herztöne erkennen zu können. Ibidem. 1860.

143. C. STEINBACH : Zur Diagnose des Fötalgeschlechts. Ibidem. 1861. XVIII, 428-446.

144. F.-A. SCHURIG : Vorausbestimmung des Fötalgeschlechtes durch Zählung des Fötalpulses. Ibidem 1863. XXI, 459.

145. ZEPUDER : Beobachtungen über den Werth der Frankenhäuser'schen Theorie. Österreichische Zeitschrift für praktische Heilkunde. IX. 1863, Nr. 2. 26-30 u. Monatsschr. für Geburtskunde. Berlin 1862. XIX, 371.

146. J. H. KNABBE : *Disquisitiones historico-criticæ de circulatione sanguinis in fœtu maturo, novis observationibus anatomicis exaratæ Diss. in. Bonnæ* 1834. 4°. 107 pp. 4 pl.

147. G. COLASANTI : Einfluss der Kälte auf die Entwicklungsfähigkeit des Hühnereies. Archiv für Anatomie, Physiologie und wissenschaftliche Medic. 1875. 477-479.

148. Rob. Pott : Die chemischen Veränderungen im Hühnerei während der Bebrütung. « Die landwirthschaftlichen Versuchs-Stationen. » XXIII, 203-247.

149. F.-A. Kehrer : Beiträge zur klinischen und experimentellen Geburtskunde und Gynäkologie. Giessen 1867. I, 2. Heft, 97-103 (Circulation fœtale), 169 (première inspiration). 1877. 6e fascicule, 19-48 (pouls fœtal).

150. Martin Saint-Ange : *La circulation du sang chez le fœtus de l'homme.* (L'auteur n'en a pas eu connaissance.)

151. Rob. Pott : Die Gewichtsabnahme und Respiration des Hühnereies. Fühling's landwirthschaftliche Zeitung. Berlin u. Leipzig. 29. Jahrg. 3. Heft. Maerz 1876. 178-190 (Complément du n° 148).

152. Eschricht : Gesichtsverdoppelung mit Mangel an Gehirn und Rückenmark. Archiv f. Anat., Phys. u. wiss. Medic. 1834. 268-272 (Motilité).

153. A. Retzius : Die Scheidewand des Herzens beim Menschen mit besonderer Rücksicht auf das *Tuberculum Loweri.* Ibidem 1835. 161-170.

154. C. Vogt : Untersuchung zweier Amniosflüssigkeiten. Ibidem 1837. 69-73.

155. Svitzer : Ein Hemicephalus. Ibidem 1839. 35-38.

156. P.-J. Vanbeneden et A.-Ch. Windischman : *Embryogénie des Limaces.* Ibidem 1841. 176-195 (Circulation du sang). Comp. n° 433, p. 162.

157. H.-L.-F. Robert : Hemmungsbildung des Magens, Mangel der Milz und des Netzes. Ibidem 1842. 57-60.

158. C.-E.-Levy : Misgeburt mit vollständiger Wirbelspalte. Ibidem 1045. 22-33. 2 planches.

159. G. Kunze : Bewegungen des Blutegel-Embryo. Ibidem 1846. 423-433.

160. J. Budge : Fünfwöchentlicher menschlicher Embryo. Ibidem 1847. p. 71-3 (Circulation).

161. J. Budge : Der *Ductus vitelli intestinalis* bei Vögeln. Ibidem. 14-16 (Nutrition).

162. H. Cramer : Zellenleben in der Entwicklung des Froscheies. Ibidem 1848. 20-77.

163. E. Desor : Embryologie von *Nemertes.* Ibidem 511-526 et 1849. 82-83.

164. Franz Müller : Das Nabelbläschen der Pferde-Embryonen. Ibidem 1849. 286-291.

[165.] Devergie et Hohl : Geburten kranker, misgestalteter und todter Kinder. 1850. S. 164 (Viabilité des monstres).

166. H. Meckel von Hemsbach : Die Verhältnisse des Geschlechts, der Lebensfähigkeit und der Eihäute bei einfachen und Mehrgeburten. Archiv f. Anatomie, Physiologie u. wissensch. Medic. 1850, 234-272.

167. Felix von Baerensprung : Temperatur des Fötus. Ibidem 1851. 126-142.

168. Adrian Schücking : Die Blutmenge der Neugeborenen. Ein Beitrag zur Abnabelungstheorie. Berliner klinische Wochenschrift. 29 sept. 1879. Nr. 39 et Centralbl. f. Gynäkologie. Nr. 12. S. 297. 1879.

169. Adrian Schücking : Zur Physiologie der Nachgeburtsperiode. Untersuchungen über den Placentarkreislauf nach der Geburt. Ibidem 1877. 14e année. 3-7. 18-21 et Centralblatt für Gynäkologie. Nr. 14. S. 341. 1879.

170. Illing : Einfluss der Nachgeburtsperiode auf die kindliche Blutmenge. Inaug.-Diss. Kiel 1877.

171. H. FRITSCH : Zur Theorie der Abnabelung. Centralblatt für Gynäkologie 1879. Nr. 16. S. 385-387 (Michaelis s'y trouve également cité).

172. ZWEIFEL : Wann sollen die Neugeborenen abgenabeldt werden ? Ibidem 1878. Nr. 1. Comp. Arch. f. Gynäkologie XII, 249.

173. HOFMEIER : Zeitpunct der Abnabelung. Centralbl. f. Gynäk. 1879. Nr. 18 und Zeitsch. f. Geburtsh. u. Gynäk. IV, 114. 1879.

174. ROB ZIEGENSPECK : Welche Veränderungen erfährt die fötale Herzthätigkeit regelmässig durch die Geburt ? Inaug.-Diss. Jena 1882. 8° (Tiré en partie de l'Institut de physiologie d'Iéna).

175. LUGE : Über den zweckmässigsten Zeitpunct der Abnabelung. Inaug.-Diss. Rostock 1879.

176. R. v. HAUMEDER : Über den Einfluss der Abnabelungszeit auf den Blutgehalt der Placenta. Centralblatt für Gynäkologie 1879. Nr. 15. S. 361-365.

177. WELCKER : Blutmenge des Neugeborenen. Zeitschrift für rationelle Medicin. 3. Reihe. IV, S. 145.

178. L. MEYER : Die Blutmenge der Placenta [Centralblatt für Gynäkologie 1878, n° 10 et 1879, n° 9].

179. M. WIENER : Einfluss der Abnabelungszeit auf den Blutgehalt der lacenta. Archiv für Gynäkologie. Berlin 1879. XIV, 34-42.

180. W. PREYER : Die Ursache der ersten Athembewegung. Sitzungsberichte der Jenaischen Gesellschaft für Medic. u. Naturwissenschaft. 6 février 1880, S. 17-20, aussi dans le Nr. 344.

181. LITZMANN : Die Blutentleerung der Nabelvene [Centralblatt für Gynäkologie. Nr. 12. 292].

182. J. STEINBERG : Gesammtblutmenge junger Thiere. Archiv für die ges. Physiologie des Menschen und der Thiere v. Pflüger. VII, 101-107. Bonn 1873.

183. W. PREYER : Quantitative Bestimmung des Hämoglobins und Gesammtbluts durch das Spectrum, *in* des Vf. « Die Blutkrystalle ». Jena 1871. 129. 131. 221-225 [Respiration placentaire, méthode pour la fixation des quantités d'hémoglobine et de sang des fœtus et des nouveau-nés. Sang placentaire].

184. L. HERMANN : Aufhören des atelektatischen Zustandes der Lungen bei der Geburt. Archiv für d. gesammte Physiologie des Menschen u. d. Thiere. Bonn 1879. XX, 365-370 (Comp. au n° 118).

185. E. SERRANNO FATIGATI : *Influence des diverses couleurs sur le développement et la respiration des infusoires*, in *Comptes rendus de l'Académie des sciences*. Paris. LXXXIX. 1er déc. 1879. 959-960.

186. B. RAWITZ : Lebenszähigkeit des Embryo. Arch. für Physiologie, herausgeg. v. E. du Bois-Reymond. 1879. Suppl.-Bd. 69-71 (Activité cardiaque).

187. EMILE YUNG : *Influence des différentes couleurs du spectre sur le développement des animaux*, in *Archives de zoologie expérimentale de H. de Lacaze-Duthiers*. Paris 1878. VII, 251-282. *Comptes rendus*, 16 déc. 1878. Comp. n° 266.

188. ROB. MACDONNELL : *Recherches physiologiques sur la matière amylacée des tissus fœtaux*. *Comptes rendus de l'Acad.* Paris 1865. LX, 963-965 [et Brown-Séquard *Journ. de physiol.* 1865. VI, 554-574]. Centralbl. f. d. med. Wiss. 1866. S. 214-216.

189. ROB. MACDONNELL : *Experiments regarding the influence of physical agents of the development of the tadpole* [Brown-Séquard, *Journ. de physiol.* 1859. II, 625-632].

190. JOHN HIGGINBOTTOM : *Influence of physical agents on the development of the tadpole, the triton and the frog*, in *Phil. Trans.* 1850. 431-436 et Brown-Séquard *Journ. de physiol.* 1863. VI, 204-210.

191. PHILIPEAUX : *Expérience montrant que si l'on fait prendre du sous-acétate de cuivre à une lapine pendant toute la durée de la gestation on trouve du cuivre chez les petits au moment de leur naissance. Gazette médicale.* Paris 1879. 13 sept. 471.

192. A. E. BURCKHARDT : Zur intrauterinen Vaccination. Deutsches Archiv für klinische Medicin, red. v. Ziemssen u. Zenker. XXIV, 506-509.

193. N. KNOX : *Amputation intra-utérine des doigts et des orteils. Gazette médicale de Paris.* 6e série I, 494, Paris, 27 sept. 1879.

194. A. LESSER : Zur Würdigung der Ohrenprobe. Extrait : Zeitschr. f. Ohrenheilkunde, herausgeg. v. Knapp u. Moos. VIII, 323-324. Wiesbaden 1879 et Centralbl. f. d. med. Wiss. 1879. 568.

195. A. WEISMANN : Die Dauereier der Daphnoiden. Zeitschr. f. wissenschaftl. Zoologie, herausgeg. v. Kölliker. 1879. 407-416. 437.

196. KARL MAGGIORANI : Einfluss des Magnetismus auf das befruchtete Ei. Allgem. Wiener medicin. Zeitung. 1879. Nr. 36 u. fg.

197. KARL HEINR. BAUMGAERTNER : Embryo der Forelle und des Frosches. Dans l'ouvrage du même auteur intitulé : « Beobachtungen über die Nerven und das Blut. » Fribourg 1830.

198. ROMANUS SCHAEFER : *De calore et pondere recens natorum.* Inaug.-Diss. Greifswald 1863.

199. PRÉVOST et DUMAS : *Développement du cœur* (Le cœur du poulet bat dans sa trente-neuvième heure). Froriep's Notizen 1824. VI, 209.

200. KARL SCHROEDER : Fötale Herztöne, *in* des Verf. « Schwangerschaft, Geburt und Wochenbett ». Bonn 1877. 17.

201. JEAN DE TARCHANOFF : *Les centres psychomoteurs des animaux nouveau-nés. Gazette médicale de Paris.* 13 juillet 1878. VII, 341-343.

202. O. LANGENDORFF : Entstehung der Verdauungsfermente beim Embryo. Arch. f. Physiologie v. E. du Bois-Reymond. 1879. S. 95-112.

203. O. HAMMARSTEN : Eiweissverdauung bei Neugeborenen. Beiträge zur Anatomie und Physiologie als Festgabe C. Ludwig gewidmet von seinen Schülern. Leipzig 1874. 116-129.

204. G. WOLFFHÜGEL : Die Magenschleimhaut neugeborener Säugethiere. Zeitschrift für Biologie. München 1876. XII, 217-225.

205. A. MORIGGIA : *Poteri digerenti del feto ed autodigestioni.* Centralbl. für die medicin. Wissenschaften. Berlin 1874, 349-350.

206. JUL. SCHIFFER : Die saccharificirenden Eigenschaften des kindlichen Speichels. Arch. f. Anat. Physiol. u. wissensch. Med. Leipzig 1872. 469-473 (Ritter de Rittershain également cité).

207. KOROWIN : Die fermentative Wirkung des pankreatischen Saftes und des Parotissecretes Neugeborener auf Stärke. Centrablatt für die medic. Wissensch. Berlin 1873. 261-262. 305-307.

208. ROB. POTT und W. PREYER : Über den Gaswechsel und die chemischen Veränderungen des Hühnereies während der Bebrütung. Pflüger's Archiv. Bd. XXVII. S. 320-271. 1 Taf. 1882.

209. B. BENECKE : Entwicklung des Erdsalamanders. Zoologischer Anzeiger, herausgeg. v. Carus. Leipzig 1880. Janvier.

210. A. WEISMANN : Abhängigkeit der Embryonalentwicklung vom Fruchtwasser der Mutter bei Daphnoiden. Zeitschr. für wissenschaftl. Zoologie. XXVII, 148-183. Vgl. Nr. 195.

211. C. CLAUS : Fortpflanzung der Polyphemiden. Denkschriften der math.-naturw. Académie impériale des sciences à Vienne XXXVII, 152. 1877.

212. A. RAUBER : Über den Ursprung der Milch und die Ernährung der Frucht im Allgemeinen. Leipzig 1879. 5-6. 15-25.

213. ARISTOTE : Zeugung und Entwicklung der Thiere (περι ζωων γενεσεως), übers, v. Aubert u. Wimmer. Leipzig 1860. 197. 347-349 (Lait utérin).

214. F. FONTANA : Blutkörperbewegung im Embryo. Archiv für die Physiologie von Reil. Halle 1797. II, 480.

215. H. FEHLING : Physiologische Bedeutung des Fruchtwassers. Archiv für Gynäkologie, redig. v. Credé u. Spiegelberg. XIV, 221-224. Berlin 1879.

216. W. REITZ : Passive Wanderungen von Zinnoberkörnchen von der Mutter in die Frucht. Sitzungsberichte der mathem.-naturwissensch. Classe. Académie des sciences à Vienne 1868. LVII, 2e partie, 10 et 1re partie.

217. DARESTE : *Suspension des phénomènes de la vie dans l'embryon de la poule. Comptes rendus.* Paris 1878. LXXXI, 1045-1048. LXXXVI, 723.

218. P. GRÜTZNER : Embryonaler Magensaft, *in* des Verf. Habilitationsschrift über Bildung und Ausscheidung des Pepsins. Breslau 1875. S. 30. Anm.

219. S.-L. SCHENK : Zur Physiologie des embryonalen Herzens. Sitzungsberichte der math.-naturw. Académie des sciences à Vienne 1867. LVI, 2e partie 111-115.

220. COHNSTEIN : Die Thermometrie des Uterus. Virchow's Archiv für patholog. Anatomie u. Physiologie und f. klin. Med. Berlin 1875. LXII, 141-143 u. Archiv f. Gynäkologie. Berlin 1872, IV, 547-549.

221. K. SCHROEDER : Fötus-Wärme. Virchow's Archiv. 1866. XXXV.

222. C. RUGE : Die Gebilde im Nabelstrang. Zeitschrift für Geburtshülfe und Gynäkologie. Stuttgart 1877. I, 1-21.

223. C. RUGE : Über Capillaren im Nabelstrang. Ibidem 253-259.

224. A. WERBER : Bemerkungen zum normalen Bau des Darms beim Neugeborenen. Berichte über die Verhandlungen der naturforschenden Gesellsch. zu Freiburg i. Br. 1865. III. Heft 3/4, 137.

225. F. LEVISON : Fruchtwasser. Jahresbericht üb. d. Leistungen u. Fortschritte d. gesammten Medicin v. Virchow u. Hirsch. Berlin 1874. 8. Jahrg. für 1873. II, 650 et Archiv für Gynäkologie 1877, IX, 517-519.

226. SCHAUENSTEIN et SPAETH : Übergang von Medicamenten in den Fötus. Froriep's Notizen. Jahrg. 1859. II, Nr. 17, 269-271.

227. F. v. PREUSCHEN : Die Ursachen der ersten Athembewegungen. Zeitschrift für Geburtsülfe u. Gynakologie. Stuttgart 1877. I, 353-365.

228. E.-F.-W. PFLÜGER : Respiration des Fötus. Archiv f. d. gesammte Physiologie d. Menschen u. d. Thiere. Bonn 1868. I, 61-68. 80-82.

229. HENNIG : Fötuswärme. Archiv für Gynäkologie. Berlin 1879. XIV, 367

230. C. HECKER et BUHL : Klinik der Geburtskunde. Leipzig 1861, u. 1864. II.

231. ALBERT SCHMIDT : Sauerstoffhämoglobin im Fötusherzblut. Centralblatt für die medicinischen Wissenschaften. 1874. Nr. 46, S. 726. (Laboratoire de physiologie à Iéna), Comp. n° 129.

232. R. OLSHAUSEN : *Asphyxia neonatorum* und Hypnotismus. Centralblatt für Gynäkologie. 1880. Nr. 8.

233. WILLIAM HARVEY : Circulation du sang chez le fœtus. Dans : *Exercitatio*

anatomica de motu cordis et sanguinis. Francfort 1628. 27, 28. 29, 33, 36.

234. Erbkam : Lebhafe Bewegung eines viermonatlichen Fötus. Neue Zeitschrift für Geburtskunde. Berlin 1837. V. 324-326.

235 Hermann Jungbluth : Beitrag zur Lehre vom Fruchtwasser und seiner übermässigen Vermehrung. Inaug.-Diss. Bonn 1869. 29 Stn. 1 Taf. et Virchow's Archiv. Berlin 1869. XLVIII, 523-524.

236. B.-S. Schultze : Die fötalen Gefässe bleiben bei Lösung der Placenta unverschrt. Jenaische Zeitschrift für Medicin und Naturwissenschaft. I, 2. Heft. 1864. 240.

237. B.-S. Schultze : Ueber die beste Methode der Wiederbelebung scheintodt geborener Kinder. Ebenda. II, 4. Heft, 1866. 451-465.

238. B.-S. Schultze : Zur Kenntniss von der Einwirkung des Geburtsactes auf die Frucht, namentlich in Beziehung auf Entstehung von Asphyxie und Apnöe des Neugeborenen. Virchow's Archiv. 1866 XXXVII, 2 Heft, 145-163.

239. B.-S. Schultze : John Mayow über Apnöe und Placentarrespiration, Jenaische Zeitschrift für Medicin und Naturwissenschaft. IV, 141-144, 1868.

240. B.-S. Schultze : Die Placentarrespiration des Fötus. Jenaische Zeitschrift für Medicin und Naturwissenschaft. 1868. IV, 541-552.

241. Hamy : *Taille du fœtus pendant la vie intra-utérine* (*Société de biologie.* Paris, 21 février. 1880.) *Progrès médical.* 8e année, n° 9, 28 février 1880. 170. Paris.

242. H. Fol : *Développement des hétéropodes. Archives de zoologie expérimentale par* Lacaze-Duthiers. Paris 1876. V. 122-123 (Rotations des cils vibratiles dans l'œuf).

243. Camille Dareste : *Anomalie des annexes de l'embryon.* Ibidem 193 (Respiration allantoïdienne).

244. F.-N. Winkler : Ursprung des Fruchtwassers. Archiv für Gynäkologie. Berlin 1872. IV, 252-254. Comp. Jungbluth. Ibidem 554.

245. H. Lahs : Ursache des ersten Athemzuges. Ibidem 311-321.

246. John Davy : *On the vitality of the ova of the Salmonidæ of different ages. Proceedings of the Royal Soc. London.* London 1857. VIII, 27-33.

247. P. Scheel : *De liquore amnii asperæ arteriæ fœtuum humanorum, cui adduntur quædum generaliora de liquore amnii. Diss. in. physiologica. Hafniae.* 1798. 66 et 78 pp.

248. G. Colasanti : Die Lebensdauer der Keimscheibe. Archiv für Physiologie, herausgeg. v. E. du Bois-Raymond. 1877. 479-488.

249. A. v. Troeltsch : Paukenhöhle des Fötus und Neugeborenen. Wiener medic Presse. 29 Febr. 1880. XXI, 282 (Extrait).

250. J. Gruwe : Studien über letzte Entwicklungsvorgänge im bebrüteten Vogelei. Inaug.-Diss. Greifswald 1878.

251. B. v. Anrep : Entwicklung der hemmenden Functionen bei Neugeborenen. Archiv f. d. gesammte Physiologie v. Pflüger. Bonn 1880. XXI, 79-89.

252. Langendorff : Der *nervus vagus* neugeborener Thiere. Jahresber. üb. d. Leistungen u. Fortschritte in d. gesammten Medicin, v. Virchow u. Hirsch. 14. Jahrg. für 1879. I, 1. 181-182. Berlin 1880.

253. Austin Flint : *Cause of the first Respiratory Act after Birth and of*

Respiratory Efforts in Utero (*American Journal of the Medical Sciences*), N. S. Philadelphie 1880. LXXX, 83-84.

254. N.-O. BERNSTEIN : Der Austausch an Gasen zvischen arteriellem und venösem Blute. Berichte der math.-phys. Classe der königl sächs. Gesellschaft d. Wissenschaften 1870. 124-129 mit 1 Taf. (Respiration placentaire).

255. A. MAYRING : Einfluss der Abnabelungszeit auf den Blutgehalt der Placenten. Inaug.-Diss. Erlangen 1879. 34 p.

256. CH. PORAK : *Le moment où il faut pratiquer la ligature du cordon ombilical* (*Revue mensuelle de médecine et de chirurgie.* 1878. Nr. 5, 6, 8).

257. FRIEDLAENDER : Die Placenta und Lungenblut-Circulation nach der Geburt (Berliner klin. Wochenschr. 1877. Nr. 27.)

258. ZWEIFEL : Untersuchungen über das Meconium. Archiv für Gynäkologie 1875. VII, 475-490.

259. J. ORTH : Bilirubinkrystalle bei Neugeborenen. Virchow's Archiv. 1875. LXIII, 447-462.

260. HAYEM : Quantité des corpuscules du sang chez les nouveau-nés (*Gazette hebdomad.* 1877. Nr. 22.)

261. H. FOL et St. WARYNSKI : *Sur la production artificielle de l'inversion viscérale ou hétérotaxie chez les embryons de poulet. Comptes rendus de l'Ac. d. sc.* Paris, 4 juin 1883. XCVI, 1675-6.

262. E. NEUMANM : Bilirubinkrystalle im Blute Neugeborener u. todtfauler Früchte. Archiv der Heilkunde, herausgeg. v. E. Wagner. 1867. VII, 170-173.

263. G. VIOLET : Die Gelbsucht der Neugeborenen und die Zeit der Abnabelung. Virchow's Archiv 1880. LXXX, 353-379.

264. B.-S. SCHULTZE : Zur Kenntniss von den Ursachen des *Icterus neonatorum.* Ebenda 1880. LXXXI, 176-180. Ibidem 1880. LXXXI, 176-180 (Addition au n° 263 sur l'Etiologie).

265. DAUZATS : *Recherches sur la fréquence des battements du cœur du fœtus.* Inaug.-Diss. Paris 1879. 193 p. (donne aussi la bibliographie).

266. E. YUNG : *Influences des lumières colorées sur le développement des animaux. Comptes rendus*, 30 août 1880. XCI, 440-441. Comp. n° 187.

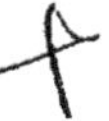

267. G. BISCHOF : Chemische Untersuchung der Luft, welche sich in den Hühnereiern befindet. Schweigger's Journ. f. Chem. u. Physik. XXXIX, 446-447. Nuremberg 1823.

268. A. MARTIN, C. RUGE et R. BIEDERMANN : Harn Neugeborener. Berichte der Deutsch. chem. Gesellsch. Berlin 1875. VIII, 1184-1191 (et Zeitschrift für Geburtshülfe u. Frauenkrankheiten I, 273 et. Martin u. Ruge, Verhalten von Harn u. Nieren Neugeborener. Stuttgart 1875).

269. E. NEUMANN : Bilirubin im Blute Neugeborener. Wagner's Archiv der Heilkunde. IX, 40-48. 1868 (Cristallisation après la mort).

270. C.-PH. FALCK : Beiträge zur Kenntniss der Bildung und Wachsthumsgeschichte der Thierkörper. Schriften der Gesellsch. zur Beförderung der gesammten Naturwissenschaften zu Marburg. VIII. Marbourg, 1857, 165-249.

271. AL. SCHMIDT : Peptische Wirksamkeit des Magensaftes vom neugeborenen Kalbe. Pflüger's Arch. für d. ges. Physiologie. Bonn 1876. XIII, S. 93. 102.

272. Sewall : Peptische Wirksamkeit des fötalen Magensaftes. *The Journal of physiology*. Londres et Cambridge 1878. I, p. 320-334.

273. Everard Home : *On the placenta. Philos. Transactions. Roy. Soc. London for* 1822. Londres 1812. II, 401-407. Avec 7 planches.

274. Everard Home : *On the changes the egg undergoes during incubation.* Ibidem. 339-356. Avec 10 planches.

275. William Prout : *Some experiments on the changes which take place in the fixed principles of the egg during incubation.* Ibidem. 377-400.

276. Karl Voit : Verhalten der Kalkschale des Hühnereies während der Bebrütung. Zeitschrift für Biologie. XIII, 518-526. 1877.

277. Karl Sommer : Körpertemperatur des Neugeborenen. Deutsche medicinische Wochenschrift. 1880. 6. Jahrg. Nr. 43-45, 569-573. 581-586. 595-598 u. Inaug.-Diss. Berlin 1880.

278. Roger : Temperatur der Kinder (*Arch. gén.* 4e série. 1844. Vol. 4-9).

279. W. Edwards : *De l'influence des agents physiques sur la vie.* 1824 (Chaleur propre de l'enfant; faible résistance des nouveau-nés au froid).

280. Foerster : Thermometermessung bei Kindern (Behrend's und Hildebrand's Journ. für Kinderkrankeiten. 39. Bd. 1862).

281. Neugebauer : Morphologie der menschlichen Nabelschnur. Inaug.-Diss. Breslau 1858 (p. 35).

282. Alexeeff : Temperatur des Kindes im Uterus. Arch. f. Gynäkologie. X, 141-144. 1876. Berlin.

283. R. Lépine : Temperatur des eben geborenen Kindes. *Gaz. méd.* 1870. Paris. *Mém. de la Soc. biolog.* I, 207-210. 1869.

284. Fehling : Temperaturen todter Früchte im lebendem Uterus. Arch. f. Gynäk. VII, 143-147. 1875. Comp. VI, 385i 1874.

285. Andral : *Sur la température des nouveau-nés. Comptes rendus.* Paris 1870. LXX, 825-829.

286. Rob. Pott : Respiration des Hühnerembryo in einer Sauerstoffatmosphäre. Pflüger's Archiv f. d. ges. Physiologie. 31. Bd. 268-279. 1 Taf. 1883 (Laboratoire de physiologie à Iéna).

287. Winckel : Temperaturstudien bei der Geburt und im Wochenbette. Monatsschrift für Geburtskunde. XX, 409-451. 1862 und XX, 1863.

288. C. Pilz : Normale Temperatur im Kindesalter. Jahrb. f. Kinderheilkunde. N. F. IV, 414-423. 1871.

289. V.-C. Vaughan und H.-V. Bills : *Estimation of lime in the shell and in the interior of the egg, before and after incubation,* in *Foster's Journal of Physiology.* I, 434-436. Londres 1879.

290. Geyl : Intrauterine Inspirationem. Archiv für Gynäkologie. Berlin 1880. XV, 388-389.

291. H. Ploss : Historisch-geographische Notizen zur Behandlung der Nachgeburtsperiode. Beiträge zur Geburtshülfe, Gynäkologie u. Pädiatrik. Festschrift. Leipzig, Engelmann. 1881. S. 12-31 (Ligation hâtive et tardive du cordon ombilical).

292. A. Schütz : Gewicht und Temperatur bei Neugeborenen. Mit 2 Taf. Ibidem. p. 165-194.

293. Opitz : Thätigkeit der Brustdrüse bei Neugeborenen. Ibidem. p. 195-198.

294. W. Moldenhauer : Physiologie des Hörorgans Neugeborener. Ibidem, p. 199-304.

295. Rud. Leuckart : Die Parasiten des Menschen. 2. Aufl. Leipzig u. Heidelberg, Winter, 1881 (Les embryons des vers solitaires remuent leurs crochets).

296. Wilh. His : Zur Embryologie der Säugethiere und des Menschen. Arch. f. Anat. u. Entwicklungsgeschichte, herausgeg. v. His u. Braune. Jahrg. 1881. 4. u. 5. Heft. Leipzig 1881. S. 303-329. 2 Taf.

297. J.-H. Chievitz : Lymphdrüsen im fötalen Zustande. Ibidem. p. 347-370.

298. M. Rusconi : *Histoire naturelle, développement et métamorphose de la salamandre terrestre.* Pavia 1854 (Respiration dans l'œuf, p. 40).

299. R. Bonnet in München : Die Uterinmilch und ihre Bedeutung für die Frucht (mit 1 Taf.). Beiträge zur Biologie als Fesgabe dem Anatomen und Physiologen Th. L. W. von Bischoff gewidmet von seinen Schülern ». Stuttgart, Cotta, 1882. S. 221-263.

300. F.-V. Birch-Hirschfeld in Dresden : Die Entsehung der Gelbsucht neugeborener Kinder. Virchow's Archiv. 87. Bd. Heft 1, 1-38. Berlin 1882.

301. Leo Gerlach : Künstliche Erzeugung von Doppelbildungen beim Hühnchen. Sitzungsber. der physikal.-medicin. Societät zu Erlangen. Sitzung vom 8 nov. 1880. 14 Stn.

302. Schrohe : Einfluss mechanischer Verletzungen auf die Entwicklung des Embryo im Hühnerei. Dissertation. Giessen 1862.

303. Panum : Physiologische Bedeutung der angeborenen Misbildungen. Virchow's Arch. Berlin 1878. LXXII, 69-91. 165-197. 289-324.

304. Dareste : *Production artificielle des monstruosités.* Paris 1877.

305. Rauber : Künstliche Erzeugung von Mehrfachbildungen. Virchow's Archiv. Berlin 1878. LXXIV, 113-118.

306. Geoffroy Saint-Hilaire : *Des différents états de pesanteur des œufs au commencement et à la fin de l'incubation* [*Journal complémentaire des sciences médicales.* VII. 1820].

307. Dareste : *Sur l'influence qu'exerce sur le développement du poulet l'application partielle d'un vernis sur la coquille de l'œuf*, in *Annales des sciences naturelles.* 4. sér. *Zool.* IV, 119-128. 1855, et *Comptes rendus de l'Ac. d. sc.* Paris 1855. 953. Vgl. Nr. 419.

[308.] Panum : Entstehung der Misbildungen in den Eiern der Vögel. Berlin 1860. Mit 12 Taf. 260 Stn.

309. Litzmann : Fötalleben. Im Handwörterbuch der Physiologie. Brunswick 1840. III, 1re partie 91-105.

310. J.-L. Prévost et A. Morin : *Recherches physiologiques et chimiques sur la nutrition du fœtus* [*Mém. de la Soc. de phys. et d'hist. nat. de Genève*, IX. 1841. 235-260. *Journ. de Pharm.* II. 1842. 304-311 lait utérin].

311. J.-L. Prevost et A. Morin : *De la nutrition dans l'œuf* [Ebenda. IX. 1846. 249-256. 321-327].

312. C. Fromherz und A. Gugert : Chemische Untersuchung des Fruchtwassers. Schweigger Journ. L (= Jahrb. XX). Halle 1827. 66-87. 187-207.

313. G. Owen Rees : *Chemical examination of the liquor amnii* [*Guy's Hosp. Rep.* III. 1838. 393-397].

314. W. Prout : *Liquor amnii of a cow* [*Thomson Ann. Phil.* V. 1815. 416-417].

315. J.-L. Lassaigne : *Analyse du méconium du fœtus d'une vache* [*Journ. de Méd.* V. 1819. 79].

316. Breslau : Das Fortleben des Fötus nach dem Tode der Mutter. Monatschrift für Geburtskunde. XXIV, 81-100. 1864.

317. Engel : Entstehung von Misgeburten durch äussere Bedingungen [Wiener medicin. Wochenschrift. 1865. Nr. 2-4].

318. J. Moleschott : Zur Embryologie des Hühnchens [In des Verf. Untersuchungen zur Naturlehre. 1866. X, 1-47].

319. E. Sertoli : Entwicklung der Lymphdrüsen. Wiener akad. Sitzungsberichte. Math.-naturw. Cl. 2. Abth. LIV. 1866. 2 Taf.

320. C. Hecker : Gewicht des Fötus in den verschiedenen Monaten der Schwangerschaft. Monatsschr. f. Geburtskunde. XXVII. 286-299. Berlin 1866.

321. Dareste : *Sur la viabilité des embryons monstrueux de l'espèce de la poule. Comptes rendus de l'Acad. des sc.* Paris. 96e vol., p. 1672-4. 1883.

322. G. Hartmann : Intrauterine Überfüllung der Harnblase. Monatsschr. f. Geburtskunde. XXVII, 273-279.

323. F.-A. Forel : Entwicklung der Najaden. Würzburg 1867. Inaug.-Diss. 40 Stn. 8°.

324. G. Albini : *Sulla determinazione del sesso negli animali* [*Rendiconto della r. Acad. Napoli.* 1867. VI, 260-275].

325. A. Rauber : Fötale Fruchtwasserbuchten. Centralbl. f. d. med. Wiss. 1869. 273-277.

326. J. Clouet fils : *De l'empoisonnement du fœtus* [*Journ. de chimie médicale.* 1869. V, 309-316]. Centralbl. f. d. med. Wiss. 1869. Nr. 50. S. 800.

327. Oken : Der Athmungsprocess des Fötus. Siebold's Lucina. III. 1806. 294-320 (Absorption d'oxygène par le fœtus dans le placenta).

328. M. Runge : Einfluss des schwefelsauren Chinins auf den fötalen Organismus. Centralbl. f. Gynäkologie. 1880. Nr. 3 et Centralbl. f. d. med. Wiss. 1880. 416.

329. Valentin : Künstliche Doppelbildung beim Hühner-Embryo [Repertorium f. Anatomie u. Physiologie. II, 161]. (n° 302 extrait).

330. Theodor Schwann : *De necessitate aëris atmosphærici ad evolutionem pulli in ovo incubito.* Berlin. Inaug.-Diss. 1834. 32 Stn. Müller's Archiv. 1835. 121-127.

331. Behm : Intrauterine Vaccination. Zeitschr. f. Geburtshülfe u. Gynäkol. VIII, 1-21. Stuttg. 1882 (Hassowitz, Spitz et Albrecht y sont aussi cités).

332. A. Russel Simpson : *Hydramnios and the source of the Liquor Amnii. Edinburgh Medical Journal.* Nr. 325. Juillet 1882. p. 33-38.

333. Martin Schurig : *Embryologia historico-medica.* 1732.

334. Fehling : Zur Physiologie des placentaren Stoffverkehars. Archiv für Gynäkologie. Berlin 1877. XI, 523-557 (Accroissement matériel du fœtus 524; échanges matériels entre le sang de la mère et celui du fœtus 537).

335. Prochownick : Das Fruchtwasser und seine Entstehung. Ebenda. XI, 304, 561.

336. N. Zuntz : Quelle und Bedeutung des Fruchtwassers. Pflüger's Archiv. Bonn 1878. XVI, 548.

337. Bollinger : Über die Bedeutung der Milzbrandbacterien. Deutsche Zeitschr. f. Thiermedicin u. vergl. Pathologie. 1876. II, 341 (Le fœtus n'est pas infecté).

338. Sacc : *Sur les modifications qui s'opèrent dans l'œuf de la poule pendant l'incubation*, in *Annales des sciences naturelles*. 3e série (Zoologie). VIII. Paris 1847. 150-192.

339. Derbès : *Le mécanisme et les phénomènes qui accompagnent la formation de l'embryon chez l'oursin comestible*. Ibidem. 91.

340. Dufossé : *Le développement des oursins*. Ibidem. VII, 1847. 46.

341. Ph. de Filippi : *L'embryogénie des poissons*. Ibidem. 66. 67 (E.-H. Weber 71).

342. W.-S. Savory : *An experimental inquiry into the effect upon the mother of poisoning the fœtus*. Sep.-Abdr. 1857.

343. W. Preyer : Verlängerung der Embryonalzeit bei Wirbelthieren. Sitzungsber. d. Jenaischen Gesellsch. f. Medicin u. Naturwissenschaft. 20 mai 1881. 2 Stn.

344. M. Runge : Ursache des ersten Athemzuges des Neugeborenen. Zeitschrift für Geburtshülfe und Gynäkologie. Bd. VI, Heft 2. 395-407. Stuttgart 1881.

345. W. Preyer : Die erste Athembewegung des Neugeborenen. Ibidem. Bd. VII. Heft 2. S. 241-253.

346. G. von Hoffmann : Sicherer Nachweis der sogenannten Uterinmilch beim Menschen. Ebenda. Bd. VIII. Heft 2. S. 258-286. 1 Taf. 1882 (Comp. n° 536).

347. M. Hofmeier : Die Gelbsucht der Neugeborenen. Ibidem. VIII. S. 287-353. 1882.

348. O. Küstner : Zur Kenntniss des Hydramnion. Archiv f. Gynäkologie. Bd. X. Heft 1.

349. P. Lussana : Zwei Fälle von gänzlicher Anencephalie. Schmidt's Jahrb. d. gesammten Medicin. CXVI, S. 31. 1862.

350. A. Budge : Lymphgefässe in der Allantois. Centralblatt für die medicinischen Wissenschaften. 1881. Nr. 34.

351. A. Budge : Lymphherzen bei Hühnerembryonen. Archiv f. Anat. u. Physiologie. Anat. Abth. 1882. 350-358.

352. J. Mourson et F. Schlagdenhauffen : Ptomaïn im Fruchtwasser. *Comptes rendus*. 30 oct. 1882. S. 793-794.

353. B. Gaspard : Einfluss der Temperatur auf die Entwicklung der Schneckeneier (*Helix pomatia*). Magendie's *Journal de physiologie expérimentale et pathologique*. II, 295. §. 20. Paris 1822.

354. Magendie : Übergang des Kamphers in den Fötus. Meckel's Archiv. III, 582. 1817.

355. H.-C. Chapman : Circulation beim Känguruh-Fötus. *Proceedings of the Academy of natural sciences of Philadelphia*. 17 déc. 1881. p. 468-471. 1 Taf.

356. W. Preyer : Das Embryoskop. Zeitschr. f. Instrumentenkunde. Mai 1882. S. 174-176.

357. L. Gerlach et H. Koch : Production von Zwergbildungen im Hühnerei auf experimentellem Wege. Biologisches Centralblatt. II, 681-686. 15 Jan. 1882.

358. C. Dareste : *Production du nanisme. Comptes rendus.* LX. 1865. 1214-1215 (Embryons nains dans l'œuf de poule à 42 et 43°).

359. L. Hermann : Das Verhalten des kindlichen Brustkastens bei der Geburt. Pflüger's Archiv. XXX, 276-287. 1883 (Comp. nos 118. 184. 101), et XXXIII, 198-210 1884 (K.-B Lehmann) et XXXV.

360. A. Vysin : Die Geburt einer ungewöhnlich stark entwickelten Frucht. Wiener medicinische Presse. 8 oct. 1882. Sp. 1297-98.

361. E.-H. Weber : Die Function der Leber beim Hühner-Embryo. *Annotationes anatomicæ et physiologicæ.* II, 241-246. 1851 (Ber. d. kgl. sächs. Ges. d. Wiss. 1850. S. 15).

362. H. v. Hoesslin : Hämoglobin und Blutkörper im Fötusblut. Zeitschr. f. Biologie. XVIII, 640-641. Munich 1882.

363. M. Wiskemann : Hämoglobin im Fötusblut. In des Verf. Inaug.-Diss. Freiburg 1875 u. Zeitschr. f. Biol. 1876. XII.

364. M. Hofmeier : Stoffwechsel des Neugeborenen und seine Beeinflussung durch die Narkose der Kreissenden. Virchow's Archiv. LXXXIX, 3. 493-536. 1882.

365. R. Bruce : *Resuscitation of the still-born infant. Edinburg Medical Journal.* Nr. 335. Mai 1883. S. 971-973.

366. Wiener : Zur Frage des fötalen Stoffwechsels. Centralbl. f. Gynäkologie. 1883. Nr. 26.

367. Rauber : Einfluss der Temperatur, des atmosphärischen Druckes und verschiedener Stoffe auf die Entwicklung thierischer Eier. Berichte der naturforschenden Gesellschaft zu Leipzig. 8 mai 1883. 16 Stn.

368. Pflüger : Einfluss der Schwerkraft auf die Theilung der Zellen und auf die Entwicklung des Embryo. Pflüger's Archiv. 1883, 31. Bd. S. 311-318. 32. Bd. u. 34. Bd. 1884.

369. Ernst-Heinr. Weber : Einfluss der Wärme auf die embryonale Herzthätigkeit. Wagner's Handwörterbuch der Physiologie. 3. Bd. 2. Abth. Brunswick 1846. p. 35.

370. W. His : Anatomie menschlicher Embryonen. I, mit Atlas, 1880. II, 1882. Leipzig.

371. Kehrer : Apnöe der Neugeborenen. Archiv f. Gynäkologie. Berlin 1870. I, 478-482.

372. W. Preyer : Die Seele des Kindes. Beobachtungen über die geistige Entwicklung des Menschen in den ersten Lebensjahren. 1. Aufl. 1882. 2. Aufl. 1884. Leipzig (Contient beaucoup d'observations sur des animaux non-nés ou nouvellement nés et des enfants nés prématurément).

373. R. Virchow : Gesammelte Abhandlungen zur wissenschaftlichen Medicin. 2. Aufl. Berlin 1852 (Thrombose des nouveau-nés p. 591 ; Acide urique chez le fœtus p. 833 ; Placenta p. 779 ; Ictère des nouveau-nés ; Bischoff p. 844).

374. v. Preuschen : Untersuchung eines frischen menschlichen Embryo mit freier blasenförmiger Allantois. Greifswald. 14 Stn. 1 Taf.

375. J. Straus et Ch. Chamberland : *Sur la transmission de quelques maladies virulentes de la mère au fœtus. Arch. de physiologie norm. et pathol.* de Brown-Séquard, Charcot, Vulpian, etc., 1883. 3e série. 1er vol. p. 436 p. 436-475. Paris.

376. Betschler : *Num a fœtu urina secernatur et secreta excernatur.* Berlin 1820.

377. J. Baart de la Faille : *De Asphyxia (vel morte apparente) et specia-*

tum neonatorum. Inaug.-Diss. Groeningen 1871. XIV. 336 Stn. (N'a qu'une importance historique).

378. F.-M. BALFOUR : Handbuch der vergleichenden Embryologie. 2. Bd. Übersetzt von B. Vetter. Jena 1880 u. 81 (Presque uniquement morphologique. Riches données bibliographiques).

379. HECKER : Placentarathmung (Verh. d. Ges. f. Geburtshülfe. Berlin 1853. VII, 145).

380. A. BORELLI : Über die Placentarathmung. In des Verf. *De motu animalium*. 2 B. Rom 1681. Propos. 117 u. 118, besonders S. 231.

381. PAUL BERT : *Résistance à l'asphyxie des animaux à sang chaud nouveau-nés. Soc. philomatique.* Paris, 27 février 1864. Dans *les mémoires de l'Institut*, n° 1578 du 30 mars 1864.

382. A.-W. VOLKMANN : Ursache der ersten Athembewegung. Müller's Archiv. 1841. S. 332. 340-346.

383. H. NASSE : Dasselbe. Handwörterb. d. Physiologie. 1842. 1. Bd. S. 212. Vierordt : Dasselbe. *Ibidem*. 2 vol. p. 913. 829.

384. JUL. MAUTHNER : Über d. mütterlichen Kreislauf in der Kaninchenplacenta mit Rücksicht auf die in der Menschenplacenta bis jetzt vorgefundenen anatomischen Verhältnisse. Sitzb. d. k. Akad. d. Wissensch. 3. Abth. April. 1873. 6 Stn. 1 Taf.

385. M. RUNGE : Einfluss der gesteigerten mütterlichen Temperatur in der Schwangerschaft auf das Leben der Frucht. Arch. f. Gynäkologie. XII. 1. Heft. 23 Stn.

386. WILH. PRUNHUBER : Über Entbindung verstorbener Schwangerer mittelst des Kaiserschnitts. Inaug.-Dissert. (Strasbourg). Munich 1875. 43 lith.

387. ALLEN THOMSON : Der embryonale Blutkreislauf bei Thieren. Froriep's Notizen. März 1831. Nr. 639 u. 640. Sp. 2-10. 17-26.

388. ERMAN : Gewichtsabnahme befruchteter und unbefruchteter Eier. Oken's Isis. 1. Bd. S. 122. 1818. Jena (Une lettre à Oken de l'année 1810). Comp. n° 419. p. 16.

389. DE VARIGNY : Einfluss der Salze des Seewassers auf die Entwicklung des Frosches. Biologisches Centralbl. 15 Aug. 1883. 3. B. S. 384. D'après les *Comptes rendus* de la société, séance du 2 juillet 1883 (Le chlorure de potassium agit comme poison).

390. PLOSS : Die Art der Abnabelung des Kindes bei verschiedenen Völkern. Deutsche Klinik, herausgeg. v. Göschen. 26 nov. 1870. Nr. 48 fg. S. 433 fg.

391. KRAHMER : Die Ursache der ersten Athembewegung, *in* des Verf. Handbuch der gerichtlichen Medicin. Halle 1851.

392. H. SCHWARTZ : Hirndruck und Hautreize in ihrer Wirkung auf den Fötus. Archiv für Gynäkologie. Berlin 1870. I, 362-382.

393. VIBORG : Bericht an die königl. dänische Gesellschaft über die Versuche, welche er mit der Ausbrut von Eiern in Gasarten, die zum Athemholen untauglich sind. angestellt hat, *in* des Verf. Sammlung von Abhandlungen für Thierärzte u. konomen. 4. Bd. S. 445.) Citirt nach Nr. 419. S. 18.

394. KARL DÜSING : Versuche über die Entwicklung des Hühner-Embryo bei beschränktem Gaswechsel. Pflüger's Archiv. 1883. XXXIII, 67-88. 1 Taf. (Laboratoire de physiologie à Iéna).

395. JULIUS BAUMGAERTNER : Der Athmungsprocess im Ei. Fribourg, 1861.

396. Wilh. Roux : Die Zeit der Bestimmung der Hauptrichtung des Froschembryo. Leipzig 1883. 8° Comp. 510.

397. Benicke : Übergang der Salicylsäure aus dem mütterlichen Blute in den Fötusharn (Zeitschr. f. Geburtshülfe u. Frauenkrankheiten, 1876. 1. B. S. 477). et. Tageblatt der 48. Versammlung Deutscher Naturforscher und Ärzte in Graz. 1875. p. 79. et. Arch. f. Gynäkologie. VIII.

[398]. Ercolani : *Sulla placenta e sulla nutrizione dei feti nell' utero.* Bologna 1869. *Accad. d. Sci. Mem.* III, 263-312. Bologna 1873.

399. Dohrn : Fötusharn. Monatsschrift für Geburtskunde. 1867. 29. Bd. 105-134.

400. J.-L. Prevost : *Le sang du fœtus dans les animaux vertébrés* (*Ann. des sciences natur.* 1825. 4° vol. 499).

401. J.-L. Prevost : Blutumlauf im Fötus der Wiederkäuer. Froriep's Notizen. Juni 1829, Nr. 17 des 24. B. Sp. 257-260.

402. J.-L. Prevost et J.-B. Dumas : *Les changements de poids que les œufs éprouvent pendant l'incubation* (*Ann. des sc. nat.* 4° vol. 47-56 1825).

403. J.-L. Prevost et H. Lebert : Erster Kreislauf und Herzhätigkeit bei Wirbelthieren. Froriep's Neue Notizen. Juni 1844. 30. B. 337-340 u. *Ann. d. sc. nat.* 1844 (Zool). 1. B. 193-225. 265-313.

404. J.-L. Prevost et Le Royer : *Les contenus du canal digestif chez les fœtus des vertébrés* (*Biblioth. univ.* 29. B. 133-139. 1825).

405. V. Mardner : *De respirationis ortu in neonatis.* Berlin 1861. In.-Diss.

406. John Reid : Injectionen der Hohlvene beim menschlichen Fötus. Froriep's Notizen. 43. B. 97-99. Jan. 1835.

407. C. Billard : Das Geschrei des Neugeborenen in physiologischer und semiotischer Beziehung. Ibidem, 19° vol. 119-128. Dec. 1827.

408. J.-A. Elsasser : Schreien vor vollendeter Geburt (7 Fälle) *Vernix caseosa.* Häutung. Pulsfrequenz Neugeborener, Schmidt's Jahrb. d. ges. Medic. 7. Bd. 206. 315-316.

409. Huber : Saugbewegungen des Fötus im Uterus. Ibidem, 19° vol. 62. 1838.

410. J.-B. Thomson : Frühzeitige Geburt (un enfant de cinq mois vivant). Ibidem. 20° vol. 201. 1838.

411. Valleix : Pulsfrequenz Neugeborener. Ibidem. 19° vol. 267. 1846.

412. Lados : Kann der Fötus im Uterus in gewissen Fällen Luft athmen? Ibidem. 19° vol. 87. 1838 et 2° feuille supplémentaire 232-233. 1840

413. John Marshall : Beweis, dass für die Embryobildung im Hühnerei Lufzutritt nothwendig ist. *London Medical Gazette for Nov.* 1840. *N. S.* 1. B. 242-245. Londres.

414. Voltolini : Die ersten Athembewegungen des Kindes. Schmidt's Jahrb. der ges. Medicin. 1859. 102. B. 285.

415. Robert Lee : Circulation des Blutes im menschlieben Ei während der ersten Monate. Schmidt's Jahrb, d. ges. Medicin. 3. Suppl.-Bd. Leipzig 1842. 18-19.

416. Joseph Towne : Beobachtungen über das bebrütete Ei. Ibidem. 17-18.

417. Lereboullet : Embryons des truites. *Ann. des sc. natur.* 4° sér. 1861. Paris. XVI, 153. 156. 169. 172. 174.

418. P. Giacosa : *Composition chimique de l'œuf et de ses enveloppes chez la grenouille.* I. Zeitschr. f. physiolog. Chemie. VII, 30-56. Strassburg 1883. Aussi *Arch. ital. de biologie.* Turin. II, 2.

419. Camille Dareste : *Sur l'influence qu'exerce sur le développement du poulet l'application totale d'un vernis ou d'un enduit oléagineux sur la coquille de l'œuf.* — *Ann. d. sc. nat.* (*Zool*). XV. 1861. 5-85 (*Mém. de la soc. biol.* Paris. IV. 1857. 117-132 (*Comptes rendus*). Il y est donné l'ancienne bibliographie des gaz dans la chambre à air. (Comp. N° 307.)

420. Camille Dareste : *Influence de la température sur le développement du poulet* (*Institut.* XXIV. 1856. 368-369.) *Comptes rendus.* LX. 1865. 74. et. LXIX. 1869. 286-289 et. 420-421, aussi 1856 et. 1857.

421. Paul Bert : *Sur le développement à l'air libre des œufs de grenouille* (*Mém. Soc. biol.* V, 23-24. Paris 1869).

422. Paul Bert : *Sur la résistance considérable que présentent les animaux nouveau-nés à l'action de certains poisons.* Ibidem. I, 263-264. Paris, 1870.

423. K.-E. v. Baer : Die Häutungen des Embryo. Froriep's Notizen. XXXI, 145-154. 1831.

424. Fr.-Will. Burdach : Die Fettbildung im embryonirten Schnecken-Ei. Inaug.-Diss. *De commutatione substantiarium proteineacearum in adipem.* Königsberg 1853. 5-9.

425. Eug. Rosshirt : *De Asphyxia infantum recens natorum.* Programm. Erlangen 1834 (Späte Abnabelung und Schwenken [*sursum ac deorsum agitare*] asphyktischer Neugeborener nebst Anblasen derselben empfohlen, jedoch offenbar mehr in der Absicht, durch Abkühlung die Hautnerven zu reizen, als in der, den Thorax zu erweitern, wie bei B. S. Schultze's Schwingen).

426. E. Jörg : Die Fötuslunge im geborenem Kinde. Schmidt's Jahrb. 1835 (Pour la première fois, ici, « Atélectasie »).

427. Ferd. Kindt : Über das erste Athmen. Schmidt's Jahrb. d. gesammten Medicin. VI, 261-262. Leipzig 1835 (Excitation cutanée provoquant d'une manière réflexe la première inspiration).

428. Hecker : Harnsäure-Infarct in den Nieren Neugeborener. Virchow's Archiv. 1857. XI, 217-235.

429. S. Gutherz : Die Respiration und Ernährung im Fötalleben. Iéna, 1846 (N'a qu'un intérêt historique).

430. Max Runge : Die Berechtigung des Kaiserschnittes an Sterbenden. Zeitschr. f. Geburtshülfe u. Gynäkologie. IX. 2. Heft. 1883.

431. C.-H.-A. Müller : Luftathmen der Frucht während des Geburtsactes. Inaug.-Diss. Marbourg 1869. 25 lith.

432. Jos. Scherer : Chemische Untersuchung der Amniosflüssigkeit des Menschen in verschiedenen Perioden. Zeitschr. f. wissenschaftl. Zoologie. 1849. I. 88-92.

433. Jos. Scherer : Entstehung der Amniosflüssigkeit. Verhandlungen der Würzburger Gesellsch. 1852. II, 2-10.

434. H.-A. Meyer : Abhängigkeit der Entwicklungszeit des Herings-Embryo von der Wasserwärme. Jahresbericht der Commission zur wissensch. Untersuchung der Deutschen Meere in Kiel. 4-6. Jahrg. Berlin 1878. 247-240. 4°.

435. V. Hensen : Nothwendigkeit der passiven Bewegung der Fischeier für die Entwicklung. Ungleiche Reife eben ausgeschlüpfter Fische. Kleinheit der Fischeier. Ibidem. 7-11 année. 2e partie. Berlin 1883. 311. 299-301.

436. H. Kronecker : Die Zwerchfellsathmung bei jungen Thieren. Verhandl. der physiologischen Gesellschaft zu Berlin. 25 Juli 1879. Nr. 20.

437. Kupffer : Der Herings-Embryo. Jahresbericht der Commission zur Untersuchung der Deutschen Meere in Kiel. 4, 5. u. 6. Jahrg. Berlin 1878. 25-35. 4°.

438. Joh. L. Schumann : *De hepatis in embryone magnitudinis causa ejusdemque functione cum in fœtu, tum in homine natu*, Berlin 1817.

439. H.-F. Kilian : Über den Kreislauf des Blutes im Kinde, welches noch nicht geathmet hat. Karlsruhe 1826. 4°. Mit zehn lithographischen Tafeln 220 Stn. (D'un intérêt historique).

440. Heinigke : *De functione placentæ*. Jena 1825 (Le placenta est en même temps l'organe de la respiration et de la nutrition).

441. Schenk : Einfluss des farbigen Lichtes auf das Entwicklungsleben der Thiere. Allgem. Wiener medicinische Zeitung. 5. April 1881. 153 et Centralbl. f. d. med. Wiss. 1880. 227-228..

442. Panum : Die Blutmenge neugeborener Hunde und das Verhältniss ihrer Blutbestandtheile verglichen mit denen der Mutter und ihrer älteren Geschwister. Virchow's Archiv. Berlin 1864. XXIX, 481-490.

443. Denis : Sang du fœtus. (Dans les « Recherches expérimentales sur le sang humain à l'état sain, du même auteur. Paris 1830).

444. Poggiale : *Composition du sang des animaux nouveau-nés* (*Comptes rendus de l'Ac. d. sc.* Paris 1847. XXV, 112. 200).

445. A. v. Bezold : Wassergehalt des fötalen Organismus (Zeitschrift für wissenschaftl. Zoologie. VIII, 487-524. 1857).

446. Albers : Übergang von Blausäure und Cyankalium von dem Mutterthiere auf den Fötus. Sitzungsber. d. Niederrhein. Gesellsch. f. Natur- und Heil-Kunde zu Bonn. 1859. 43 et 104. Verhandl. des naturhistor. Vereins der Preuss. Rheinlande u. Westphalens. 16. Jahrg. Bonn 1859.

447. Nieberding : Gesteigerte Harnsecretion des Fötus. Archiv für Gynäkologie. XX, 310-316. 1882.

448. O. Küstner : Même sujet. Ibidem. 316-317.

449. A. Gast. : Intrauterine Vaccination. Schmidt's Jahrb. der gesammten Medicin. Leipzig 1879. CLXXXIII, 201-212 (Underhill 201).

450. R.-J. Tellegen : Natürliche Pocken bei einem Neugeborenen. Ibidem. 1854. LXXXIV, 329.

451. J. Béclard : *Influence de la lumière sur les animaux* (*Comptes rendus de l'Acad. d. sc.* Paris 1858. 46e vol. 441-453).

452. Preyer : Geringe Empfindlichkeit neugeborener Säugethiere gegen Blausäure. In des Verf. « Die Blausäure physiologisch untersucht ». Bonn 1870. II, 53.

453. Scanzoni : Die Milchsecretion der Brustdrüsen bei Neugeborenen. Verhandl. der physik-med. Gesellsch. in Würzburg. Erlangen 1852. II, 300-303.

454. Schlossberger, Hauff et Guillot : Chemische Untersuchung der Hexenmilch. Referat im Jahresber. üb. d. Fortschritte der Chemie v. Liebig u. Kopp für 1853. Giessen 1854. 605.

455. Kölliker : Contractilität der Nabelgefässe und ihrer Aeste in der Placenta. Zeitschrift f. wissensch. Zoologie. Leipzig 1849. I, 258.

456. P. Jassinsky : Placenta. Virchow's Archiv. Berlin 1867. XL, 341-352.

457. Vierordt : Physiologie des Kindesalters. Tübingen 1877.

458. Breslau : Darmgase beim Neugeborenem. Monatsschr. f. Geburtskunde. Berlin 1866. XXVIII, 1-23.

459. GRÉHANT et QUINQUAUD : *Dans l'empoisonnement par l'oxyde de carbone, ce gaz peut-il passer de la mère au fœtus?* Centralbl. f. d. med. Wissensch. Berlin 1883. 798-799 (Extrait).

460. ZWEIFEL : Einfluss der Chloroformnarkose Kreissender auf den Fötus. Tageblatt der 49. Versammlung Deutscher Naturforscher u. Aerzte in Hamburg. 1876. 145-146. et Archiv für Gynäkologie.

461. E. GÓTH : Uebergang des Malariagiftes von der Mutter auf den Fötus. Zeitschr. f. Geburtshülfe u. Gynäkologie. Stuttgart 1881. VI, 22-23.

462. C. HASSE : Die Ursachen des rechtzeigen Eintritts der Geburtsthätigkeit beim Menschen. Ibidem. 1-9 (Avec une planche coloriée qui donne dans cinq schémas les transformations des propriétés du sang fœtal).

463. JOHANNES MÜLLER : Die Hai-Placenta. In des Verf. Handbuch der Physiologie des Menschen. II, 720-725. Coblenz 1840 et Abhandlgn. d. k. Akad. d. Wiss. zu Berlin a. d. J. 1840. Berlin 1842. 187-257. 6 Taf.

464. VITUS GRABER : Vergleichende Lebens und Entwicklungsgeschicte der Insecten. In des Verf. « Die Insecten ». II, 2. S. 432. München 1879.

465. B.-S. SCHULTZE : Asphyxie des Neugeborenen. Gerhardt's Handbuch der Kinderkrankheiten. II. 48 Stn.

466. F. AHLFELD : Fruchtwasser. [Deutsche Zeitschrift für prakt. Medicin. 1877. Nr. 43 (Cité dans le n° 366).]

467. HAUSSMANN : Geschichtliche Untersuchungen über die *Glandulæ utriculares*. Arch. f. Anat., Physiol. u. wissenschaftl. Medicin. Jahrg. 1874. Leipzig. 234-264. 756.

468. SPIEGELBERG : Die Placenta der Wiederkäuer [Zeitschr. f. rationelle Medicin. 1864. XXI, 165. (Lait utérin.)]

[469.] ESCHRICHT : *De organis quæ respirationi fœtus mammalium inserviunt. Prolusio academicia. Hafniæ.* 1837.

470. E. HERMANN et B. VOIT : Kalkgehalt der Schalen bebrüteter Eier. [Sitzungsber. der Bayr. Akad. d. Wiss. München 1871. I.] Centralbl. f. d. med. Wissensch. 1871. 666.

471. BAGINSKY : Magen und Darm des menschlichen Fötus. Virchow's Archiv. f. patholog. Anatomie usw. Berlin 1882. 89e vol. 64-94 avec 2 planches.

472. C. HECKER : Harnstoff im Pleurasaft eines todtgeborenen Kindes. Ibidem. 1856. IX, 306.

473. G. KRUKENBERG : Kritische und experimentelle Untersuchungen über die Herkunft des Fruchtwassers. Archiv f. Gynäkologie. 1883. XXII. 1re fascicule, 46 lith.

474. PETER MÜLLER (Bern) : Uebergang des Bromäthyl aus dem Blute Kreissender in die Ausathmungsluft des Neugeborenen. Berliner klinische Wochenschrift 1883. Nr. 44.

475. GERHARD LEOPOLD : Blutcirculation in der Placenta beim Menschen und Thiere verschieden. Uterusschleimhaut während der Schwangerschaf. Archiv für Gynäkologie. Berlin 1877. XI, 443-500, particulièrement 477-480.

476. JOULIN : Die *Membrana laminosa*, das Chorion und die Circulation in der Placenta zu Ende der Schwangerschaft. Monatsschrift für Geburtskunde. Berlin 1866. XXVII, 70-72.

477. SCHATZ : Die Quelle des Fruchtwassers. Tageblatt der 47. Versammlung Deutscher Naturforscher u. Aerzte in Breslau 1874. p. 86. 240. Aussi Archiv f. Gynäkologie. Berlin 1875. XI, 336-338.

478. A. Baginsky : Das Vorkommen von Producten der Fäulniss im Fruchtwasser und im Meconium. Archiv für Physiologie v. E. du Bois-Reymond. Suppl. Leipzig 1883. 48-50.

479. H. Senator : Das Vorkommen von Producten der Darmfäulniss bei Neugeborenen. Zeitschrift für physiologische Chemie v. Hoppe-Seyler. Strasbourg 1880. IV, 1-8.

480. E. Ungar : Können die Lungen Neugeborener, die geathmet haben, wieder vollständig atelektatisch werden? Vierteljahrsschrift für gerichtliche Medicin v. H. Eulenberg. Berlin 1883. N. F. XXXIX, 12-39, 213-240. (La réponse est affirmative dans le cas où de l'oxygène a été absorbé.)

481. A. Högyes : Lebenszähigkeit des Säugethier-Fötus. Archiv f. d. gesammte Physiologie des Menschen und der Thiere v. Pflüger. Bonn 1877. XV, 335-342.

482. Sousino : Diastatische Wirkung des Pankreas-Saftes und Darmsaftes bei Neugeborenen. Jahresbericht üb. d. Fortschr. der Thier-Chemie. Vienne 1874, II, 205-206.

483. Hans Bayer : Prüfung der Speicheldrüsen des Saugkalbes auf Anwesenheit eines diastatischen Fermentes und von Rhodankalium. Ibidem. Wiesbaden 1877. VI, 172.

484. Zweifel : Untersuchungen über den Verdauungsapparat des Neugeborenem. Berlin 1874.

485. Foerster : Meconium [Wiener medicinishe Wochenschrift. 1858. Nr. 32].

486. Schlossberger : *On the chemistry of fœtal life. Report of the* 25th *meeting of the Brit. Assoc. for the advancement of science held at Glasgow*. Sept. 1885. London 1856. II, 135 (Lait utérin. Estomac du fœtus de veau. Eau de l'amnios. Eau dansl e fœtus).

(487.) Elsasser : Untersuchungen über die Veränderungen im Körper der Neugeborenen. Stuttgart 1853.

488. S.-D. Carlile : Bestimmung des Geschlechtes vor der Geburt [*New-York Medical Record* XVII, 554. 20 mai 1880].

489. S. van Deaton : Dasselbe [Ibidem 679. 24 juin 1880].

490. W.-H. Wathen : Dasselbe [*Philadelphia Medical and Surgical Reporter*. XLII, S. 427. Mai 1880.]

491. Dujardin : Bewegungen der Tænia-Embryonen. Froriep's Notizen. 1838. VII, 289-912.

492. John Davy : Meconium und *Vernix caseoa* [*Transact of the medico-chirurg. society*. XXVIII, 189. 1844. Heller's Archiv. 1844. 171].

493. B. Demant : Fäulnissproducte im Fötus. Zeitschrift für physiologische Chemie. Strasbourg. 1880. IV. 387-388.

[494.] J. Hodann : Der Harnsäure-Infarct in den Nieren neugeborener Kinder in seiner physiologischen, pathologischen und forensischen Bedeutung. Breslau 1855.

495. J. Mayow : *De respiratione fœtus in utero et ovo. Opera omnia medico-physica tractatibus quinque comprehensa. Hagæ Comitum* 1681. *Tractatus tertius* 271-292.

496. G.-F. Schutz : *Experimenta circa calorem fœtus et sanguinem ipsius instituta*. Tübingen 1799. Inaug.-Diss.

497 Valenciennes : *Observations faites pendant l'incubation d'une femelle du Python bivittatus* (*Annales des sciences natur.* 2e série. Zool. Paris 1841. XVI, 65-72).

498. Fielder : Verhalten des Fötalpulses zur Temperatur und zum Puls der Mutter bei *Typhus abdominalis*. Archiv der Heilkunde von E. Wagner. 3. Jahrg. Leipzig 1862. S. 265-270.

499. L. Sallinger : Ueber Hydramnios im Zusammenhang mit der Entstehung des Fruchtwassers. Inaug.-Diss. Zürich 1875. 110 pages avec 1 planche.

500. Gassner : Die Menge des Fruchtwassers. Monatsschrift für Geburtskunde. XIX. 1862.

501. Tschernow : *De liquorum embryonalium in animalibus carnivoris constitutione chemica*. Inaug.-Diss. Dorpat 1858.

(502.) Albertoni : *Sui poteri digerenti del pancreas nella vita fetale*. Sienne 1878.

503. C.-G. Lehmann : Bestandtheile des Meconium. In desselben Lehrbuch der physiologischen Chemie. II, 2 Aufl. Leipzig 1853. 116-117.

504. Hecker : Gewicht und Länge der Kinder im Verhältniss zum Alter der Mütter. Monatsschrift für Geburtskunde. XXVI.

505. Ritter von Rittershayn : Gewicht des Neugeborenen. (Jahrb. f. Physiol. u. Path. des ersten Kindesalters. 1868 u. Oesterr. Jahrb. f. Pädiatrik. II, 1870).

(506.) Altherr : Dasselbe. Diss. Bâle 1874.

507. A. Majewski : *De substantiarum quæ liquoribus amnii et allantoidis insunt, rationibus diversis vitæ embryonalis periodis*. Inaug.-Diss. Dorpat 1858. 44 Stn.

508. J.-Ch. Huber : Meconium. Friedreich's Blätter für gerichtliche Medicin. 35. Jahrgang. 1884. S. 24-28-142-149.

509. J.-R. Tarchanoff : Ueber die Verschiedenheiten des Eierweisses bei befiedert geborenen (Nestflüchter) und bei näckt geborenen (Nesthocker) Vögeln und über die Verhältnisse zwischen dem Dotter und dem Eierweiss. Pflüger's Archiv f. d. ges. Physiologie. XXXIII, 303-378. Bonn 1884.

510. W. Roux : Beiträge zur embryonalen Entwicklungsmechanik. Breslauer ärztl. Zeitschrift. Nr. 6. März 1884. (De la prétendue influence régulatrice de la pesanteur sur le développement de l'œuf de grenouille.) Comp. n° 396.

511. G. Born : Ueber den Einfluss der Schwere auf das Froschei. Ibidem n° 8. Avril 1884.

512. O. Hertwig : Welchen Einfluss übt die Schwerkraft auf die Theilung der Zellen ? Iéna 1884. 1 planche.

513. M. Perls : Versuche über den Uebergang geformter Theile von der Mutter auf den Fötus (Verf. Lehrb. d. allgem. Pathologie. 1879). II, 264-267. (Expériences importantes, qui paraissent confirmer celles de Reitz. Comp. ce livre p. 216.)

514. M. Nussbaum : Reflexe beim Forellen-Embryo. Sitzungsber. der Niederrh. Gesellschaft für Natur. u. Heilkunde. 25 Juni 1883. p. 165. Bonn 1883.

515. D.-A. Spalding : *Instinct and acquisition*. In *Nature, a weekly journal of science*. London, Oct. 1875. XII, 507-508 (Rupture de l'écaille de l'œuf par le poulet.)

516. Maschka : Das Leben der Neugeborenen ohne Athmen. Monatsschrift für Geburtskunde. Berlin 1862. XIX, 380-381.

517. H. Haake : Die Gewichtsveränderung der Neugeborenen. Ibidem 339-354.

518. WINCKEL : Die Gewichtsverhältnisse bei 100 Neugeborenen. Ibidem 416-442,

519. BRESLAU : Kaiserschnitt nach dem Tode. Lebendes Kind. Ibidem 1862. XX, 62, 69. 355-396. Comp. plus haut n° 316.

520. H. FOL : *Sur l'anatomie d'un embryon humain de la quatrième semaine. Comptes rendus de l'Ac. d. sc.* XCVII, 1563-1566. Paris 1883. (Longueur de l'embryon 5,6^{mm}, en forme de C, de l'aorte encore incomplètement formée part une artère seule avec le *Ductus vitellinus.*)

521. G. KRUKENBERG : Experimentelle Untersuchungen über die Magensecretion des Fötus. Centralblätt für Gynäkologie. 1884. Nr. 22. 2 pp. (Après injection sous-cutanée d'iodure de potassium, ce corps chez les femelles, à la fin de la grossesse, passe dans l'eau de l'amnios et dans l'estomac du fœtus; chez les femelles dont la gestation est moins avancée, il ne passe pas dans l'eau de l'amnios, mais dans le liquide qui se trouve entre l'amnios et le chorion; ensuite l'estomac élimine dans le sang l'iodure de potassium absorbé.)

522. J. COHNSTEIN et N. ZUNTZ : Untersuchungen über das Blut, den Kreislauf und die Athmung beim Säugethier-Fötus. Pflüger's Archiv f. d. ges. Physiologie. XXXIV, 173-233. 1884. (Le nombre des globules rouges du sang et la quantité d'hémoglobine chez le fœtus de lapin, de cobaye, de chien, de mouton, forts petits d'abord, augmentent graduellement, mais n'atteignent, jamais ou rarement, avant la naissance, ceux de la mère sous un égal volume de sang; ils les dépassent, au contraire, après la naissance. Quand la ligature du cordon a lieu tardivement, il se rencontre plus de globules et d'hémoglobine que quand elle est faite prématurément. Après la naissance, il existe chez le nouveau-né plus d'hémoglobine que chez la mère (à cause de la concentration du sang due à la perte d'eau par respiration pulmonaire P.), sous un égal volume de sang et, le plus souvent aussi dans chaque globule de sang. En outre, dans les premiers jours qui suivent la naissance, il survient une diminution de la quantité relative de sang. La répartition de la masse totale du sang au fœtus et au placenta est variable : pour les fœtus les plus jeunes, le placenta en contient plus que l'embryon; le contraire a lieu pour des fœtus à terme. — La fréquence des pouls du fœtus de mouton est plus élevée chez les jeunes que chez les vieux, descend davantage encore après la naissance et diminue chez le fœtus, d'une manière passagère, après une saignée. Le maximum, pour le fœtus de mouton est 210 à la minute. — La pression du sang artériel semble augmenter avec l'âge du fœtus. Elle diminue passagèrement à la suite de pertes de sang. La pression du sang veineux est plus grande avant qu'après la naissance, la pression du sang artériel est moindre. La rapidité du courant sanguin dans l'artère ombilicale est très faible, la différence de tension, qui chasse le sang à travers les capillaires du placenta, est plus petite que celle qui agit dans les capillaires du corps des mammifères nés. — Le sang fœtal, particulièrement celui de la veine ombilicale, manifeste une plus rapide combustion d'oxygène que le sang de l'individu né, mais l'hémoglobine du fœtus fixe autant d'oxygène que ce dernier. Le sang de la veine ombilicale contient plus d'oxygène et moins d'acide carbonique que le sang des artères ombilicales (chez le fœtus de mouton). L'absorption totale d'oxygène, chez le fœtus, est, pour le moins, quatre fois plus petite que chez la mère, dans les premiers stades beaucoup plus faible que plus tard.)

523. B.-S. SCHULTZE : Ueber d. Wechsel der Lage u. Stellung des Kindes in den letzten Wochen der Schwangerschaft. Leipzig 1868. 23 Stn. F°.

524. HÖNING : Même sujet Schroeder's Lehrbuch der Geburtshülfe. Bonn 1870. p. 45-49 (2351 expériences sur 70 femmes grosses).

525. HEINRICH SCHMIDT : Die Secretion der Brustdrüsen bei Neugeborenen. Inaug.-Diss. Leipzig 1883.

526. FELIX WOLFF : Die Gewichtsverhältnisse der Neugeborenen. Inaug.-Diss. Munich 1883.

527. GUSTAV FRITSCH : Beiträge zur Embryologie von Torpedo. Archiv. f. Physiologie, her. v. E. du Bois-Reymond 1884. 74-78. Leipzig. 1 Taf.

528. SCHLOSSBERGER : Chemische Zusammensetzung der Nerven Neugeborener. In des Verf. Chemie der Gewebe. 1856. I, 2. Abth., 28. 55.

529. WIENER : Zur Frage des fötalem Stoffwechsels. Archiv für Gynäkologie XXIII, Heft 2. 32 Stn.

530. J. BERNSTEIN : Weiteres über die Entstehung der Aspiration des Thorax nach der Geburt. Pflüger's Archiv. XXXIV, 21-37. Bonn 1884. (L'aspiration, contrairement aux recherches d'Hermann, aurait lieu immédiatement après les premiers mouvements respiratoires. — Suite des n° 101 et 118.)

531. RUDOLPH ALBRECHT : Zwei weitere Fälle von Recurrens beim Fötus. Extrait de la Deutsche Medicinal-Zeitung. Berlin, 16 Juni 1884. 536-537.

532. MORIGGIA : *Alcune sperienze intorno al glucosio nell' organismo animale e più specialmente nel periodo della vita intrauterina. Reale Accad. dei Lincei.* Séance du 9. févr. 1873. Extr. : Centralbl. f. d. med. Wissensch. 1875. 154-155. (Le sang des embryons de chiennes, de femelles, de cobayes, de lapines, de chattes, de vaches contient dans tous les stades du développement, du sucre réduisant l'oxyde de cuivre; mais il n'en contient que des traces dans les premiers stades. Plus tard l'urine, la bile, le sérum péritonéal, l'eau de l'amnios contiennent du sucre. Ce sont particulièrement les muscles, les poumons, le cœur de l'embryon qui renferment du sucre; par contre les reins, la rate, le pancréas, les parotides, le placenta, la peau n'en renferment que des traces. Le cerveau ne renferme pas de sucre. Dans les premiers stades, le sucre provient vraisemblablement du sang de la mère).

533. LUDWIG JACOBSON : Entdeckung der Harnsäure in der Allantoisflüssigkeit der Vögel. Deutsches Archiv für die Physiologie von J.-F. Meckel. Halle 1823. VIII, 332-334.

534. BABUCHIN : Zur Begründung des Satzes von der Präformation der elektrischen Elemente im Organ der Zitterfische. Archiv f. Physiol., her. v. du Bois-Reymond. 1883. 239-254.

535. DUPÉRIÉ : *Sur les variations physiologiques dans l'état anatomique des globules du sang.* Paris 1878 (D'après le n° 529, les globules du sang sont relativement plus nombreux chez le fœtus).

536. WERTH : Stoffaufnahme in der Placenta. Archiv f. Gynäkologie. 1883. XXII, 233 (D'après le n° 529, en opposition avec le n° 346 du docteur v. Hoffmann).

537. V. HENSEN : Physiologie der Zeugung. In Hermann's Handbuch der Physiologie. VI. 1881 (On y trouve également les données de Panum sur la croissance fœtale).

538. T.-L.-W. BISCHOFF : Entwicklungsgeschichte des Meerschweinchens. Mit 8 Tafeln. Giessen 1852. 52 Stn. 4°.

539. T.-L.-W. BISCHOFF : Neue Beobachtungen zur Entwicklungsgeschichte des Meerschweinchens. Mit 4 Tafeln. Abhandl. der. k. Bayr. Akad. der Wiss. 2. Cl. X. 1. Abth., 117-166. Munich 1866. 4°.

540. T.-L.-W. BISCHOFF : Entwicklungsgeschichte des Rehes. Mit 8 Tafeln. Munich 1854. 36 lith. 4°.

541. V. HENSEN : Das Wachsthum des Meerschweinchenfötus. Arbeiten des Kieler physiologischen Instituts. 1868. 151-156. Mit 1 Tafel.

542. RAUBER : Schwerkraftversuche an Forelleneiern. Berichte der Naturforschenden Gesellschaft zu Leipzig. 12 Febr. 1884. (La force centrifuge agit, comme la pesanteur, dans le sens de l'orientation. La pression exagérée de 2 atmosphères interrompt le développement, le même effet est produit par un séjour dans une solution à 0,5 p. 100 de sel ordinaire. Les œufs de saumon supportent jusqu'à 1 p. 100.)

543. JGACUSHI MORITZI MIURA : Wirkung des Phosphors auf den Fötus. (Arch. f. pathol. Anatomie XCVI, 54-59. Après empoisonnement d'animaux en état de gestation, les fœtus manifestaient une dégénération graisseuse du foie.) Communication de la Société de chimie allemande. 1884.

544. B-.S. SCHULTZE : Schicksal des Frutchtwassers. Fortschritte der Medicin, herausgeg. v. C. Friedlaender. Berlin 1884. II, 181. (La rapidité de l'échange de l'eau de l'amnios dépend de la quantité déglutie par le fœtus. C'est pourquoi au début de la gestation, quand il ne se produit pas encore de mouvements de déglutition, les corps diffusibles introduits dans le corps de la mère, font défaut dans l'eau de l'amnios ; vers la fin de la gestation, ils y passent facilement).

545. FELIX PLATER : Vorzeitige Athembewegungen u. Abnabelung. In des Verf. *De origine partium earunque in utero conformatione.* Leyden 1641. (Mouvements respiratoires du fœtus des animaux nés dans l'amnios fermé. Ne pratiquer la ligature du cordon qu'après le déchirement de l'amnios. Les animaux déchirent l'amnios avec les dents).

546. JOURDAIN : *Sur la parturition du marsouin (phocaena communis). Comptes rendus de l'Ac. d. sc.* Paris 19 jan. 1880. 138-139 (Données problématiques sur l'absence du placenta et des membranes).

547. WERBER : Nabelblutungen Schmidt's Jahrb. d. ges. Medic. 1879, 184. Bd. S. 44 [La strangulation d'après Weiss, et les cris provoquent une hémorrhagie du cordon chez les nouveau-nés probablement sous l'influence de la diminution du champ pulmonaire, et, par suite hausse de la pression sanguine tombée (P.)].

548. A. COMELLI : Harnblasenhypertrophie und Harnretention beim Fötus bei grosser Fruchtwassermenge. Ibidem CLXXXVI, 262. 1880.

549. JOHN REID : Beziehungen der Blutgefässe der Mutter zu denen des Fötus. Froriep's Neue Notizen. XVIII. Juni 1841. 289-293. M. 6 fig.

550. FR. SCHWEIGGER SEIDEL : Uber die Vorgänge bei Lösung der miteinander verklebten Augenlider des Fötus (Virchow's Archiv. XXXVII, 228. 186).

551. A.-B. GRANVILLE : Uebergang des Rhubarbar aus dem mütterlichen Blute in das des Kindes, in das Fruchtwasser und in den Harn des Kindes (1834). Schmidt's Jahrb. d. ges. Medic. XV, 266, 1837.

552. CASP. FRIEDR. WOLFF : *De foramine ovali ejusque in dirigendo sanguinis motu observationes novæ. Nov. Comment. scient. Petropolit,* XX, 357. 1778.

AUTEURS CITÉS DANS LA LISTE BIBLIOGRAPHIQUE

(Les nombres se rapportent aux numéros de la bibliographie, pages 604 à 632.)

A

Adelmann. 130.
Ahlfeld. 97, 466.
Albers. 446.
Albertoni. 502.
Albini. 324.
Albrecht. 331, 531.
Alexeeff. 282.

Allen Thomson. 387.
Altherr. 506.
Andral. 285.
Anrep, v. 251.
Aristote. 25, 213.
Aschmann. 106.

B

Baart de la Faille. 377.
Babuchin. 534.
Baer, v. 27, 423.
Bärensprung, v. 167.
Baginsky. 471, 478.
Baker. 4.
Balfour. 116, 378.
Baudrimont. 110.
Baumgärtner, J. 395.
Baumgärtner, K.-H. 197.
Bayer. 483.
Béclard, J. 451.
Béclard, P.-A. 10.
Beck. 109.
Beguelin. 96.
Behm. 331.
Benecke. 209.
Benicke. 397.
Bernstein, J. 101, 118, 530.
Bernstein, N.-O. 254.
Bert. 381, 421, 422.
Betschler. 376.
Bezold. 445.
Bichat. 43.
Biedermann, R. 268.
Billard. 407.
Bills. 289.
Birch-Hirschfeld. 300.
Bischof, G. 267.
Bischoff, T.-L.-W. 36, 41, 79, 538, 539, 540.
Blainville. 17.
Bochefontaine. 113.
Böke. 91.
Bollinger. 337.
Bonnet. 82, 111, 299.
Borelli. 380.
Born. 511.
Breslau. 142, 316, 458, 517.
Bruce. 365.
Budge, A. 350, 351.
Budge, J. 160, 161.
Budin. 108.
Burckhardt. 192.
Burdach, F.-W. 424.
Burdach, K.-F. 74.
Burgätzy. 74.

C

Carlile. 488.
Carus, C.-G. 5.
Chamberland. 375.
Chapman. 355.
Chievitz. 297.
Claus. 211.
Clouet. 326.
Cohnstein. 220, 522.
Colasanti. 147, 248.
Comelli. 548.
Cramer. 162.
Crepin. 6.

D

Dareste. 83, 104, 217, 243, 304, 307, 321, 358, 419, 420.
Darwin, Erasme. 105
Dauzats. 265
Davy, J. 246, 492.
Deaton, v. 489.
Demant. 493.
Denis. 443.
Depaul. 122, 131.
Derbès. 339.
Desor. 163.
Devergie. 165.
Dogiel. 140.
Dohrn. 399.
Dubois. 133.
Düsing. 3 4.
Dufossé. 310.
Dugès. 126.
Dujardin. 491.
Dulk. 64.
Dumas. 199, 402.
Dupérié. 535.

E

Edwards. 279.
Elsässer. 468, 487.
Emmerez. 93.
Emmert. 8, 12.
Engel. 137,
Engelhorn. 137.
Englisch. 65.
Erbkam. 234.
Ercolani. 398.
Erman. 388.
Eschricht. 152, 469.

F

Falck, C.-Ph. 270.
Fatigati. 185.
Fehling. 134, 215, 284, 334.
Fiedler. 498.
Filippi, de. 341.
Flechsig. 92.
Flint. 253.
Flourens. 66.
Förster. 280, 485.
Fol. 242, 261, 520.
Fontana. 214.
Forel. 323.

Foster. 116.
Frankenhäuser. 136.
Franque. 138.
Friedländer. 257.
Fritsch, G. 527.
Fritsch, H. 171.
Fromherz. 312.

G

Gaspard. 353.
Gassner. 500.
Gast. 449.
Gayot. 70.
Gehler. 7.
Gellé. 42.
Genzmer. 52.
Geoffroy Saint-Hilaire. 306.
Gerhartz. 61.
Gerlach, L. 301, 357.
Geyl. 290.
Giacosa. 418.
Goth. 461.
Graber. 464.
Grant. 1, 2.
Granville. 551.
Gréhant. 459.
Grützner. 218.
Gruwe. 250.
Gugert. 312.
Guillot. 454.
Gusserow. 19, 56.
Gutherz. 429.

H

Haake. 141, 517.
Harvey, A. 87.
Harvey, W. 26, 233.
Hammarsten. 203.
Hamy. 241.
Hartmann, G. 322.
Hasse, C. 462.
Hauff. 454.
Haumeder. 176.
Hausmann. 467.
Hayem. 260.
Hecker. 230, 320, 379, 428, 472, 504.
Heinigke. 440.
Hemsbach, Meckel. 166.
Hennig. 100, 229.
Hensen. 49, 435, 537, 541.
Hertwig, O. 512.
Hermann, E. 470.
Hermann, L. 184, 359.
Higginbottom. 190.
His. 124, 296, 370.
Hochstetter. 8.
Hodann. 494.
Höning. 524.
Hoesslin, v. 362.
Högyes. 481.
Hoffmann, v. 346.
Hofmeier. 173, 347, 364.
Hohl. 62, 165.
Home, Everard. 3, 40, 273, 274.
Hoppe-Seyler. 71, 77.
Huber. 409.
Huber, J.-C. 508.
Hüter, V. 132.
Hugi. 120.

I

Illing. 170.

J

Jacobson, L. 533.
Jäger, G. 11.
Jassinsky. 456.
Jörg. 426.
Joulin. 476.
Jourdain. 546.
Jungbluth. 235, 244.

K

Kassowitz. 331.
Kehrer. 149, 371.
Kilian. 439.
Kindt. 427.
Klamroth. 114.
Knabbe. 146.
Knox. 193.
Koch, H. 357.
Kölliker, v. 30, 31, 455.
Korowin. 207.
Krahmer. 391.
Kronecker. 436.
Krukenberg, C.-F.-W. 72.
Krukenberg, G. 473, 521.
Kubassow. 59.
Küstner, M. 51.
Küstner, O. 348, 448.
Kunze. 159.
Kussmaul. 50.
Kupffer. 437.

L

Laborde. 34, 86.
Lados. 412.
Lahs. 245.
Lallemand. 15.
Langendorff. 202, 252.
Lassaigne. 315.
Laveran. 139.
Lavergne. 13.
Lebert. 413.
Lee. 415.
Leeuwenhoek. 21.
Lehmann, C.-G. 503.
Lehmann, K.-B. 359.
Lejumeau. 125.
Leopold. 475.
Lépine. 283.
Lereboullet. 417.

Le Royer. 404.
Lesser. 194.
Leuckart. 295.
Levison. 225.
Levy. 158.
Libertin. 127.
Litzmann. 181, 309.
Lobstein. 115.
Luge. 175.
Lussana. 349,

M

Mac-Donnell. 188, 189.
Magendie. 384.
Maggiorani. 196.
Majewski. 507.
Mardner. 405.
Marshall. 413.
Martin. 268.
Martin-Saint-Ange. 110, 150.
Maschka. 516.
Mauthner. 384.
Mayer, A.-C. 78.
Mayow. 495.
Mayring. 255.
Meckel, J.-F. 18, 32, 33.
Meckel v. Hemsbach. 165.
Meyer, H.-A. 434.
Meyer, L. 178.
Miura. 543.
Moldenhauer. 88, 294.
Moleschott. 318.
Moriggia. 205, 532.
Morin. 310, 311.
Mourson. 352.
Müller, C.-H.-A. 431.
Müller, Frantz. 164.
Müller, Joh. 69, 463.
Müller, P. 474.

N

Nasse, H. 383.
Neugebauer. 281.
Neumann. 262, 269.
Nieberding. 447.
Nussbaum. 514.

O

Oken. 327,
Olshausen. 232.
Opitz. 293.
Orth. 259.
Owen-Rees. 313.

P

Panum. 303, 308, 442.
Peremeschko. 48.
Perls. 513.
Peschier. 37.
Pflüger. 80, 228, 368.
Philipeaux. 191.
Pilz. 288.
Plater. 545.
Ploss. 291, 390.
Portal. 14.
Poggiale. 444.
Porak. 98, 256.
Pott, Rob. 148, 151, 208, 286.
Prévost. 199, 310, 311, 400, 404.
Preuschen, v. 227. 374.
Preyer. 44, 53, 103, 117, 180, 183, 208, 343, 345, 356, 372, 452.
Prochownick. 335.
Prout. 275, 314.
Prunhuber. 386.

Q

Quadrat. 128.
Quinquaud. 459.

R

Rabl. 119.
Rapp. 24.
Rauber. 212, 305, 325, 367, 542.
Rawitz. 186.
Reid. 406, 549.
Reitz. 216.
Remak. 28.
Retzius. 153.
Ribemont. 108.
Ritter v. Rittershayn. 206, 505.
Robert. 157.
Rodman. 16.
Rosshirt. 425.
Roger. 218.
Roux. 396, 510.
Ruge. 222, 223, 268.
Runge. 84, 85, 328, 344, 385.
Rusconi. 38, 298.

S

Sacc. 338.
Sallinger. 499.
Salomon. 57.
Sars. 39.
Savory. 342.
Scanzoni, v. 453.
Schaaffhausen. 58.
Schäfer, R. 198.
Schatz. 477.
Schauenstein. 226.
Scheel. 247.
Schenk. 68, 219, 441.
Scherer. 432, 433.
Schiffer, Jul. 206.
Schiller, O. 107.
Schlagdenhauffen. 352.
Schlossberger. 454, 486, 528.
Schmaltz. 89.
Schmidt, Alb. 129, 231.
Schmidt, Alex. 271.
Schmidt, Heinr. 525.

Schonberg. 60.
Schröder, K. 200, 221, 524.
Schrohe. 302.
Schücking. 168, 169.
Schultze. 63, 76, 236. 237, 238, 239, 240, 264, 465, 523, 544.
Schumann, J.-L. 438.
Schurig, F.-A. 144.
Schurig, M. 333
Schütz, A. 292.
Schütz, G.-F. 496.
Schwann. 230.
Schwartz, H. 75. 102, 392.
Schweigger-Seidel. 550.
Senator. 479.
Sertoli. 319.
Sewall. 272.
Simpson, A.-R. 332.
Soltmann. 45, 46, 47.
Sommer, K. 277.
Sousino. 482.
Spaeth. 226.
Spalding. 515.
Spiegelberg. 468.
Spitz. 331.
Steinbach. 143.
Steinberg 182.
Steinmann. 108.
Stiebel 9.
Strähler. 121.
Strauss. 375.
Svitzer. 155
Swammerdam. 20.

T

Tarchanoff, v. 201, 509.
Tellegen. 450.
Thoma. 94.
Thomson, Allen. 387.
Thomson, J.-B. 410.
Toldt. 99.
Towne. 416
Trew. 112.
Tröltsch. 249.
Tschernow. 501.

U

Ungar. 480.
Urbantschitsch, v. 90.

V

Valenciennes. 497.
Valentin. 329.
Valleix. 411.
Vanbeneden, P.-J. 156.
Varigni, de. 389.
Vaughan. 289.
Viborg. 393.
Vierordt, v. 383, 457.
Violet. 263.
Virchow. 373.
Vogt. 154.
Voit. 2 6, 410.
Volkmann, A.-W. 382.
Voltolini. 414.
Vulpian. 29.
Vysin. 360.

W

Warynski. 261.
Wathen. 490.
Weber, E.-H. 22, 23, 361, 359.
Weismann. 195, 210.
Welcker. 177.
Werber. 224, 547.
Wernicke. 35.
Werth. 536.
Whitehead. 123.
Wiener. 73, 95, 179, 366, 529.
Windischmann. 156.
Winckel. 2 7, 518.
Winkler. 244.
Wiskemann. 363.
Wolff, C.-Fr. 552.
Wolff, F. 526.
Wolffhügel. 204.
Wolter. 67.
Wurster. 54, 55.

Y

Yung. 187, 266.

Z

Zepuder. 145.
Ziegenspeck. 174.
Zuntz. 81, 3 6, 522.
Zweifel. 135, 172, 258, 460, 484.

TABLE DES MATIÈRES

INTRODUCTION

Nouveauté et importance de la physiologie de l'embryon.................... 1
Ses relations avec l'étude morphologique du développement............... 2
Le sujet de l'étude... 3
Fœtus normaux et anormaux de l'homme..................................... 3
Embryons des mammifères.. 6
Embryons des oiseaux... 8
Couveuse artificielle.. 9
Embryons des animaux inférieurs.. 10
Difficultés des recherches expérimentales................................ 10
Comment se comporte l'embryon de mammifère?.............................. 11
De l'embryon d'oiseau dans l'œuf ouvert.................................. 12
Instrument servant à cette recherche..................................... 12
Embryoscope.. 13
Observation de l'embryon dans l'œuf intact............................... 14
Chauffoir pour l'œuf... 15
Développement dans l'œuf ouvert.. 16
Délimitation de l'ouvrage.. 17

PREMIÈRE PARTIE

LE MOUVEMENT DU SANG DANS L'EMBRYON

Chapitre premier. — L'activité cardiaque de l'embryon................... 19
Des œufs des animaux inférieurs, des œufs de poissons et de reptiles....... 21
De l'œuf de la poule. — Moment du premier battement du cœur. — Irrégularité des premières pulsations. — Leur cause. — Leur fréquence. — Modification de la fréquence du cœur. — Par l'influence de la température. — Par l'excitation électrique. — Par l'excitation mécanique. — Par l'évaporation. — Par l'excitation chimique (poisons). — Par l'approche de la mort........................ 21
De l'œuf de mammifère. — Les premières pulsations. — Influence de la température.. 35
De l'œuf humain. — Les premières pulsations. — Les bruits du cœur du fœtus. — Leur fréquence. — Leurs variétés sous le rapport du sexe. — Des mouvements

du fœtus. — Du pouls de la mère. — De la température de la mère. — De l'âge du fœtus et de son poids. — Modification de la fréquence du cœur au moment de la naissance. — L'action modératrice du *nervus vagus*. — La faible durée du battement du cœur du fœtus.. 38

CHAP. II. — Circulation de l'embryon.. 66
Des œufs des animaux inférieurs, de l'œuf de la grenouille.................. 66
De l'œuf de la poule. — Circulation omphalo-mésentérique primitive. — Deuxième circulation omphalo-mésentérique. — Circulation allantoïdienne. — La circulation peu de temps avant la première inspiration........................ 66
De l'œuf des mammifères, de l'œuf humain en particulier. — Courants antérieurs au premier battement du cœur. — La circulation omphalo-mésentérique ou première circulation. — La circulation placentaire ou seconde circulation..... 71
La circulation immédiatement après l'établissement de la respiration pulmonaire. — Chez l'oiseau. — Chez le mammifère, l'homme en particulier.......... 87
L'influence du détachement du cordon sur la circulation du nouveau-né...... 91

DEUXIÈME PARTIE

LA RESPIRATION DE L'EMBRYON

CHAPITRE PREMIER. — La respiration dans l'œuf.............................. 102
Dans les œufs des animaux inférieurs. — Dans l'œuf des amphibies et des reptiles.. 103
Respiration de l'embryon d'oiseau. — Nécessité de l'oxygène en mouvement. — Empêchement partiel de l'accès de l'air sans arrêt du développement. — Développement dans le gaz oxygène pur. — Agrandissement de la chambre à air dans l'œuf. — Les gaz de l'œuf. — Évaluations quantitatives des gaz respirés par l'embryon d'oiseau. — Diminution du poids de l'œuf en incubation. — Oxygène absorbé par lui. — Production d'acide carbonique par l'embryon avant la fonction pulmonaire. — Son absorption d'oxygène. — Absorption d'eau par l'embryon. — Production d'acide carbonique de l'embryon dépendante de l'absorption d'oxygène.. 106
Respiration de l'embryon de mammifère. — Apport d'oxygène du placenta. — Hémoglobine oxygénée dans le sang de la veine ombilicale. — Petite quantité de l'oxygène nécessaire au fœtus. — Grande rapidité de sa fixation. — Vie durant le défaut d'apport d'oxygène. — Dissociation de l'hémoglobine oxygénée dans le placenta. — Production d'acide carbonique par le fœtus de mammifère..... 131

CHAP. II. — Les premiers mouvements respiratoires........................ 144
Mouvements respiratoires prématurés. — Aspiration intra-utérine de l'eau de l'amnios.. 145
Cause de la première inspiration. — Vénosité du sang. — Excitation cutanée. — Expression du placenta. — Mouvements respiratoires, la respiration placentaire étant intacte. — Alternance des respirations atmosphérique et placentaire. — Interruption de cette dernière sans asphyxie et sans respiration pulmonaire. — Augmentation de l'excitabilité du centre respiratoire durant la vénosité; diminution de cette excitabilité durant l'hématose. — Les excitations cutanées sont indispensables.. 149
Mode de respiration du nouveau-né. — Disparition de l'atélectasie. — Respiration thoracique et diaphragmatique.. 172
Fréquence de la respiration des nouveau-nés................................ 179

TROISIÈME PARTIE

NUTRITION DE L'EMBRYON

CHAPITRE PREMIER. — Conditions de la nutrition de l'embryon............. 181

Chez les ovipares. — Pression atmosphérique. — Humidité. — Lumière. — Électricité et magnétisme. — Repos de l'œuf. — Embryon intact. — Protection contre les substances nuisibles.. 181

Influence de certaines modifications du sang et de la circulation sanguine de la mère sur le fœtus. — Abaissement de la pression sanguine de la mère, dangereux pour la vie du fœtus.. 201

Passage de substances du sang de la mère dans le fœtus. — Passage d'éléments morphotiques.. 203

Passage de substances du fœtus dans la mère. — Sa dépendance de la masse et de la concentration des substances diffusibles........................... 216

CHAP. II. — Le métabolisme de l'embryon........................... 228

Nutrition des embryons des animaux invertébrés...................... 230

Nutrition de l'embryon de poisson................................ 233

Nutrition de l'embryon d'amphibie................................ 237

Nutrition de l'embryon d'oiseau. — Son indépendance de la coque calcaire. — Absorption d'eau.. 240

Nutrition de l'embryon de mammifère et de l'homme. — Déglutition et digestion de l'eau de l'amnios. — Sa résorption par la peau. — Part que prend la vésicule ombilicale à la nutrition de l'embryon. — Absorption de substances nutritives par la veine ombilicale. — Le lait utérin comme substance embryotrophique.. 250

Les produits des échanges matériels du fœtus. — Production et accumulation de la glycogène. — De la graisse. — De l'albumine. — Apport de substances anaplastiques et élimination de substances cataplastiques. — Substances minérales. 271

Influence de la naissance sur les échanges matériels du fœtus............. 280

QUATRIÈME PARTIE

EXCRÉTIONS DE L'EMBRYON

I. — *L'eau de l'amnios*.. 283

Étymologie. — Signification physiologique, quantité et composition. — Origine. — Passage de matières du sang maternel directement dans l'eau de l'amnios. — Du placenta fœtal dans cette eau. — L'eau de l'amnios avant la formation du placenta. — Part prise par les membranes de l'œuf et les vaisseaux ombilicaux. — Les reins fœtaux.. 283

II. — *La lymphe de l'embryon*.. 302

Mouvement de la lymphe. — Hématolymphe. — Cœurs lymphatiques......... 302

III. — *Sucs digestifs de l'embryon*................................ 304

La salive embryonnale. — Sa faible quantité. — Son action diastatique...... 305

Mucus buccal de l'embryon.. 306

Suc gastrique de l'embryon. — Son action peptique. — Présure......... .. 307

Suc pancréatique de l'embryon. — Son action émulsive et tryptique. — Son action diastatique.. 310

Suc intestinal de l'embryon.. 312

Bile de l'embryon.. 312

IV. — *Gaz de l'estomac et de l'intestin du nouveau-né*................. 313

Leur absence chez le fœtus. — Aspiration d'air à la suite de la première inspiration. 315

V. — *Le méconium*.. 316

La provenance de l'eau de l'amnios déglutie et de la bile. — Évacuation avant la naissance. — Mouvements instestinaux de l'embryon. — Modifications du calibre de l'intestin pendant le développement dans l'œuf. — Accumulation du méconium. — Absence d'albumine décomposée dans l'intestin fœtal........ 317

VI. — *Urine de l'embryon*.. 321

Fonction des reins. — Production de l'urine fœtale. — Excrétion de l'urine chez le nouveau-né. — Chez le fœtus. — Activité fonctionnelle des reins du fœtus. — Augmentation de l'urine fœtale. — Sécrétion des différents éléments de l'urine chez le fœtus.. 324

VII. — *Liquide allantoïdien*.. 336

Son analogie avec l'urine fœtale. — Provenance de ses éléments............ 336

VIII. — *Sueur de l'embryon*.. 337

Sa production tardive. — Transpiration des nouveau-nés.................. 337

IX. — *Vernix caseosa*.. 337

Son identité avec la matière sébacée de la peau. — Son mélange avec l'eau de l'amnios.. 338

X. — *Production de la sécrétion des glandes mammaires du nouveau-né*. 339

CINQUIÈME PARTIE

PR DUCTION DE LA CHALEUR DE L'EMBRYON

CHAPITRE PREMIER. — Influence de la température extérieure sur l'embryon dans l'œuf.. 341

Chez les animaux inférieurs. — Poissons. — Amphibies. — Chez le poulet. — Chez le mammifère. — Maximum de température supportable. — Refroidissement du fœtus plus lent que celui de la mère. — Minimum de température supportable.. 341

CHAP. II. — Chaleur propre du fœtus.. 358

I. — *Température de l'œuf de poulet en incubation*.................. 358

Œufs de poulet embryonnés plus chauds, *ceteris paribus*, que les œufs non fécondés, tant que vit l'embryon.. 360

II. — *Température du fœtus de mammifère*........................ 361

Utérus des animaux en état de gestation plus chaud que celui des animaux non dans cet état. — Fœtus plus chaud que la mère........................ 365

III. — *Température du fœtus humain*.. 364

Plus élevée que celle de la mère durant les derniers mois de la grossesse. — Petitesse de la différence.. 365

IV. — *Température de l'enfant qui vient de naître*...................... 369

Elle est, dans la majeure partie des cas, plus élevée que celle de la mère. — Diminution après la naissance. — Réchauffement de la mère par le fœtus avant la naissance. — Réchauffement et refroidissement du fœtus avant et après la naissance. — Influence du bain.. 374

V. — *La température propre de l'embryon démontre qu'il est le siège d'oxydations*.. 380

Absence, chez lui, d'un appareil régulateur de la chaleur. — Produits de la combustion.. 381

SIXIÈME PARTIE

MOTILITÉ DE L'EMBRYON

CHAPITRE PREMIER. — Mouvements des embryons d'animaux................ 383

I. — *Des mouvements des embryons des animaux inférieurs*............. 383

Rotations et mouvements propres dans les œufs de mollusques.............. 384
II. — *Des mouvements des embryons de vertébrés allothermes*.......... 390
Mouvements circulaires et changements de forme de l'embryon de grenouille. — Influence de la température. — Mouvements propres et réflexes de l'embryon de poisson. — Battements des opercules dans l'œuf. — Les chocs dans l'œuf. — Influence des sels. — Mouvements complexes des embryons de salamandres. — Motilité des reptiles dans l'œuf.. 391
III. — *Des mouvements de l'embryon dans l'œuf d'oiseau*.............. 403
Moment précis du premier mouvement de l'embryon de poulet. — Balancement de l'amnios. — Mouvement de pendule du cœur. — Mouvements actifs du tronc, des membres et de la tête. — Bris de la coque. — Rebondissement des membres soulevés.. 403
IV. *Des mouvements des embryons de mammifères*........................ 414
Leur indépendance de la respiration. — Leur augmentation à la suite des pertes de sang de la mère. — Leur indépendance du cerveau. — Réflexes et arrêt des réflexes.. 415
V. — *Description des expériences et observations isolées*............. 421

Chap. II. — Les mouvements du fœtus humain............................ 428
Temps précis des premiers mouvements. — Des différentes influences qu'ils subissent. — L'équilibre du fœtus. — Mouvement du fœtus sans tête ou sans cerveau. — Concordance des mouvements des fœtus et des nouveau-nés............. 429

Chap. III. — Division des mouvements du fœtus d'après leurs causes......... 440
Mouvements allocinétiques et autocinétiques. — Mouvements passifs du fœtus. — Mouvements irritatifs du fœtus. — Mouvements réflexes du fœtus. — Mouvements impulsifs. — Mouvements instinctifs.................................. 443
Chap. IV. — Différence entre le nerf et le muscle en repos et en activité chez l'embryon.. 461
Électricité embryonnale. — Chimie et rigidité cadavérique des muscles de l'embryon.. 461

SEPTIÈME PARTIE

SENSIBILITÉ DE L'EMBRYON

Chapitre premier. — Les cinq sens avant la naissance...................... 463
I. — *Sensibilité cutanée avant la naissance*............................ 464
Excitation cutanée. — Action des moyens anesthésiques. — Fonction sensitive plus tardive, chez l'embryon, que la fonction motrice...................... 464
II. — *Sens du goût du fœtus*.. 471
Faculté de distinguer les excitations gustatives, existant de très bonne heure. — Sans intervention du cerveau.. 471
III. — *Sens de l'olfaction avant la naissance*.......................... 473
Faculté de sentir existant avant la naissance. — Les nouveau-nés distinguent les odeurs.. 473
IV. — *Sens de l'audition avant la naissance*........................... 476
L'excitabilité des nerfs auditifs existe avant la naissance. — Réflexe du pavillon de l'oreille chez les nouveau-nés..................................... 476
V. — *Sens de la vue avant la naissance*................................ 479
Sensibilité de l'enfant né prématurément, à la lumière. — Dilatation et contraction pupillaire chez le fœtus.. 479

CHAP. II. — Sentiments communs avant la naissance........................ 483
Plaisir et déplaisir. — Faim et satiété. — Sens musculaire.................. 483

CHAP. III. — Le sommeil et l'état de veille avant la naissance............... 485
Absence de fatigue chez le fœtus. — Défaut d'impressions sensorielles et consommation d'oxygène durant la croissance. — Analogie du sommeil fœtal et de l'hibernation.. 486

HUITIÈME PARTIE

CROISSANCE DE L'EMBRYON

Embryométrie. — Croissance en longueur du fœtus humain. — Relative et absolue. — Longueur du corps des nouveau-nés. — Croissance en volume. — Poids des nouveau-nés. — Diminution de poids après la naissance. — Croissance du placenta et du cordon ombilical. — Croissance en volume du fœtus de cobaye. — Croissance de l'embryon de poulet. — La différenciation indépendante de la croissance.. 492

NEUVIÈME PARTIE

RÉSUMÉ

Circulation de l'embryon. — Respiration du fœtus. — Nutrition de l'embryon. — Sécrétions de l'embryon. — Production de chaleur par l'embryon. — Motilité de l'embryon. — Sensibilité de l'embryon. — Croissance de l'embryon....... 509

APPENDICE

1. Observations physiologiques de l'auteur sur le poulet dans l'œuf, du premier au dernier jour de l'incubation, et sa manière de se comporter peu de temps après son éclosion.. 546
2. Observations de l'auteur sur des embryons de cobayes vivants............ 580
3. De la circulation du sang du fœtus de mammifère et de l'homme, par le Dr R. Ziegenspeck.. 592
4. Bibliographie.. 604

Table des noms d'auteurs cités dans la bibliograhie........................ 632

Table des matières.. 637

Explication des planches et planches hors texte............................ 643

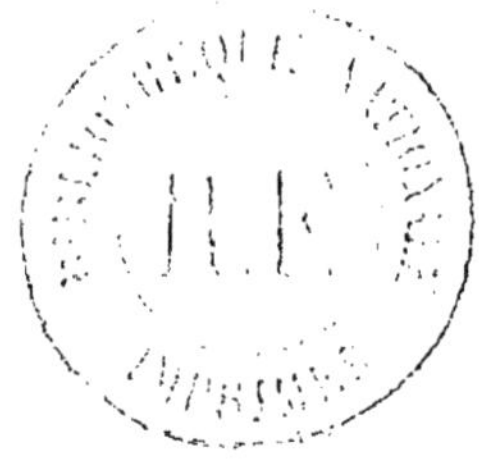

FIN DE LA TABLE

EXPLICATION DES PLANCHES

ET PLANCHES HORS TEXTE

PLANCHE I

Fig. 1. — Schéma de la circulation du sang de l'embryon de poule du troisième jour. Circulation vitelline primitive (p. 67). Le sang se dirigeant vers l'*area vasculosa*, avec un courant cordifuge est représenté par la couleur bleue, celui venant de l'*area* avec un courant cordipéte par la couleur rouge. Les flèches indiquent la direction du courant.

C. *Cor.*
A. P. *Arcus aortæ primus sinister et dexter.*
A. A. (*bis*) *Aorta abdominalis sinistra et dextra* qui s'unissent à la fin du troisième jour.
A. C. (*bis*) *Aorta caudalis sinistra et dextra.*
A. O. M. (*bis*) *Arteria omphalo-mesaraica sinistra et dextra.*
V. O. M. (*bis*) *Vena omphalo-mesaraica sinistra et dextra.*

Fig. 2. — Œuf de poule au troisième jour de l'incubation. Grandeur naturelle. L'embryon se trouve sur le vitellus jaune au milieu de l'*area vasculosa* qui est limitée par la veine terminale (*Sinus terminalis*).

Planche I.

Fig. 1.

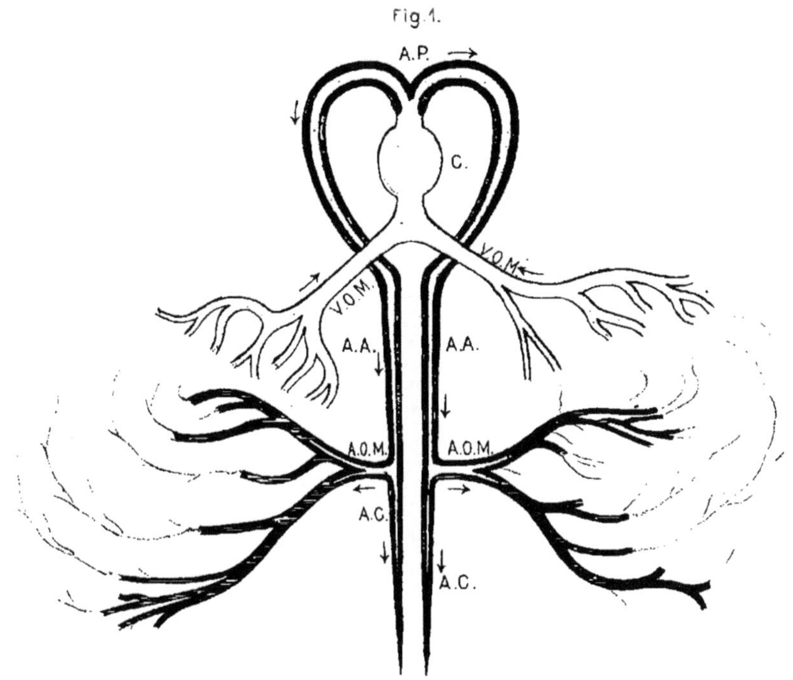

Fig. 2

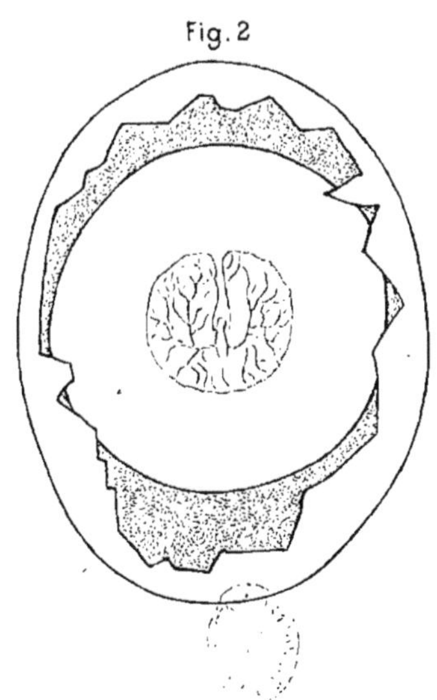

W. Preyer del

Lith. Th. Eismann, Leipsic.

Planche II.

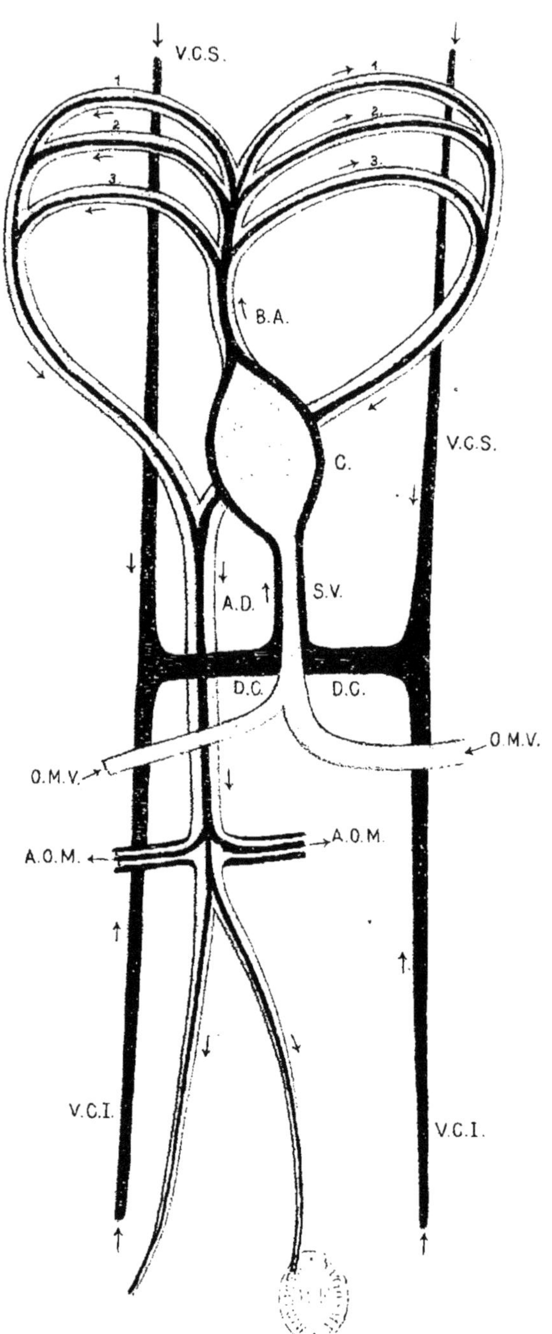

W. Preyer del.

Lith. Th. Eismann, Leipsic.

PLANCHE II

Schéma de la circulation du sang chez l'embryon de poule vers la fin du troisième et au commencement du quatrième jour de l'incubation (p. 71). Le sang revenant des tissus est représenté par la couleur bleue, celui revenant du sac vitellin, contenant plus d'oxygène et de substances nutritives, par la couleur rouge.

C. *Cor.*
B. A. *Bulbus aortæ.*
1. 2. 3 (*bis*). *Arcus aortæ primus, secundus, tertius.*
A. D. *Aorta dorsualis.*
A. O. M. (*bis*) *Arteria omphalo-mesaraica sinistra et dextra.*
V. C. S. (*bis*) *Vena cardinalis superior sinistra et dextra.*
V. C. I. (*bis*) *Vena cardinalis inferior sinistra et dextra.*
D. C. (*bis*) *Ductus Cuvieri sinister et dexter.*
S. V. *Sinus venosus.*

PLANCHE III

Schéma de la circulation artérielle de l'embryon de poule vers la fin de l'incubation, avant le commencement de la respiration pulmonaire. Le sang des veines caves et du corps embryonnal est représenté par la couleur bleue, celui revenant du sac vitellin et de l'allantoïde par la couleur rouge.

V. d. *Ventriculus cordis dexter.*
V. s. *Ventriculus cordis sinister.*
A. p. d. *Arteria pulmonalis dextra.*
A. p. s. *Arteria pulmonalis sinistra.*
D. B. d. } *Ductus Botalli dexter et sinister.*
D. B. s. }
A. d. *Aorta dorsualis.*
A. O. M. *Arteria omphalo-mesaraica.*
A. H. d. (*bis*) } *Arteria iliaca communis dextra et sinis-*
A. H. s. (*bis*) } *tra.*
A. U. d. } *Art. umbilicalis s. allantoidis dextra et sinis-*
A. U. s. } *tra.*
III. s. et IV. d. *Arcus aortæ tertius.*
IV. s. et IV d. } *Arc. aortæ quartus et quintus.*
IV. r. et V. l. }
C. i. d. et C. i. s. *Carotis interna dextra et sinistra.*
C. e. d. » C. e. s. *Carotis externa dextra et sinistra.*
C. c. d. » C. c. s. *Carotis communis dextra et sinistra.*
A. v. d. » A. v. s. *Arteria vertebralis dextra et sinistra.*
A. s. d. » A. s. s. *Arteria subclavia dextra et sinistra.*
A. i. *Arteria innominata sinistra.*

Planche III.

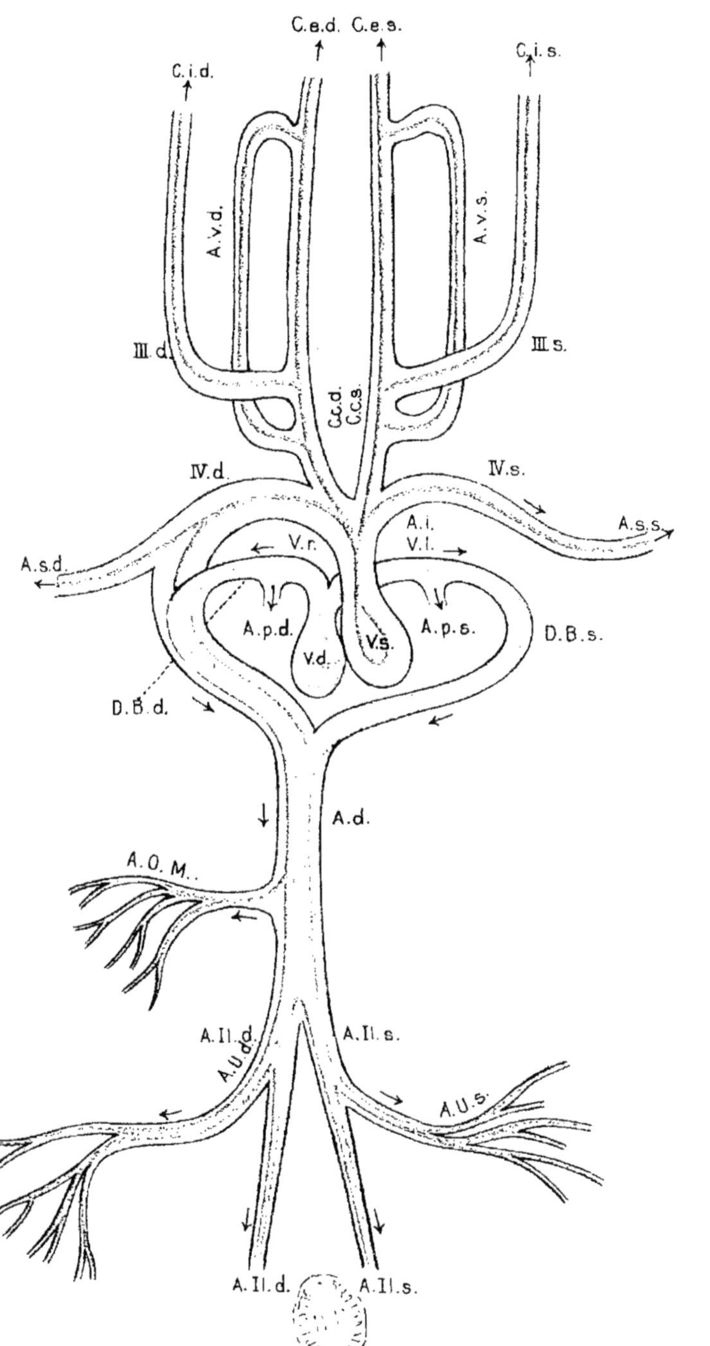

W. Preyer del.

Lith. Th. Eismann, Leipsic.

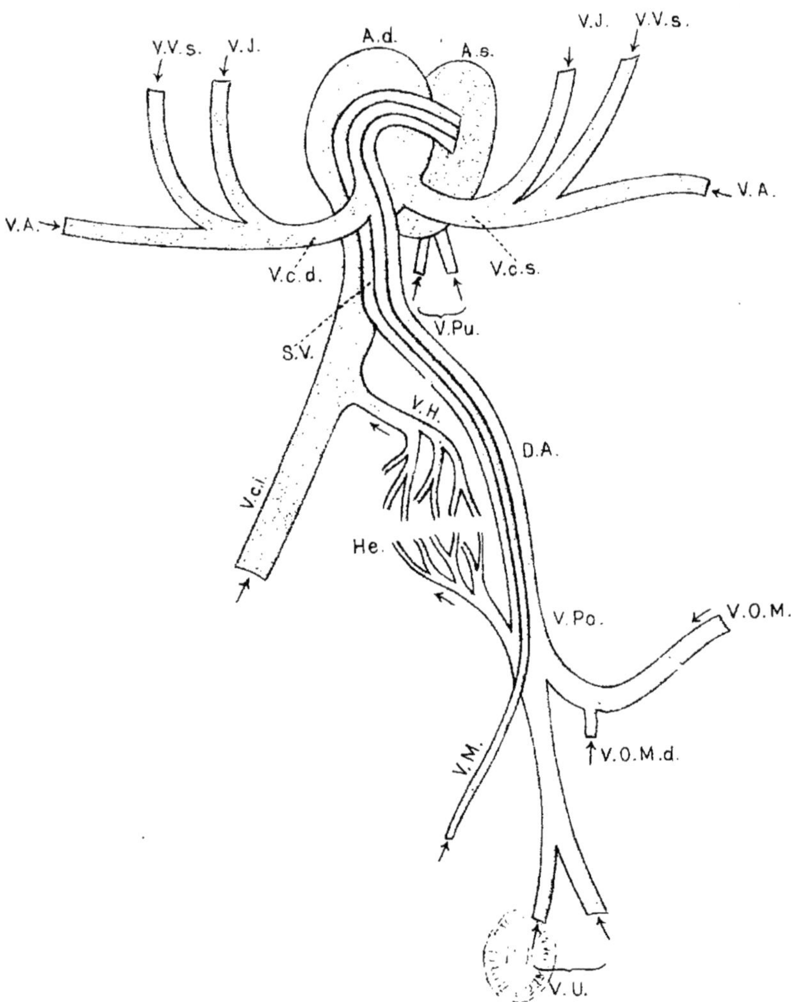

W. Preyer del.

Lith. Th. Eismann, Leipsic.

PLANCHE IV

Schéma de la circulation veineuse chez l'embryon de poule vers la fin de l'incubation, avant le commencement de la respiration pulmonaire (p. 78).

Le sang qui a passé par les tissus de l'embryon est représenté par la couleur bleue, celui venant du sac vitellin et de l'allantoïde, par la couleur rouge.

A. d. *Atrium dextrum.*
A. s. *Atrium sinistrum.*
V. c. d. et V. c. s. *Vena cava superior dextra et sinistra.*
V. c. i. *Vena cava inferior.*
V. pu. *Venæ pulmonales.*
V. J. (*bis*) *Vena jugularis dextra et sinistra.*
V. V. s. (*bis*) *Vena vertebralis superior dextra et sinistra.*
V. A. (*bis*) *Vena alaris dextra et sinistra.*
S. V. *Sinus venosus.*
V. H. *Venæ hepaticæ.*
He. *Hepar.*
D. A. *Ductus venosus Aranti.*
V. Po. *Vena portarum.*
V. O. M. *Vena omphalo-mesaraica s. omphalo-mesenterica.*
V. O. M. d. *Vena omphalo-mesaraica dextra.*
V. U. *Venæ umbilicales s. allantoidis.*
V. M. *Venæ mesaraicæ.*

PLANCHE V

Schéma de la circulation placentaire.
(p. 78 à 87.)

V. U. *Vena umbilicalis.*
A. u. (*ter*) *Arteriæ umbilicales.*
Vv. adv. *Venæ hepatis advehentes.*
Vv. rev. *Venæ hepatis revehentes.*
D. v. A. *Ductus venosus Aranti.*
V. port. *Vena portarum.*
C. i. *Vena cava inferior* avec un orifice double.
F. o. *Foramen ovale,* l'orifice supérieur (gauche) de la veine cave inférieure.
A. d. et A. s. *Atrium dextrum* et *A. sinistrum.*
V. d. et V. s. *Ventriculus dexter* et *V. sinister.*
A. p. *Arteria pulmonalis.*
V. v. p. *Venæ pulmonales.*
D. a. B. *Ductus arteriosus Botalli.*
A. d. et A. o. *Aorta descendens et abdominalis.*
A. m. s. *Arteria mesaraica superior.*
Il. comm. d. et s. *Art. iliaca communis dextra et sinistra.*
Il. ext. s. crur. s. *Art. iliaca externa s. cruralis sinistra.*
Hypog. s. *Arteria hypogastrica sinistra.*
A. Hypogastr. s. *Arteria hypogastrica dextra.*
A. crur. d. *Arteria cruralis dextra.*
A. a. *Aorta ascendens.*
V. c. s. *Vena cava superior.*

Planche V.

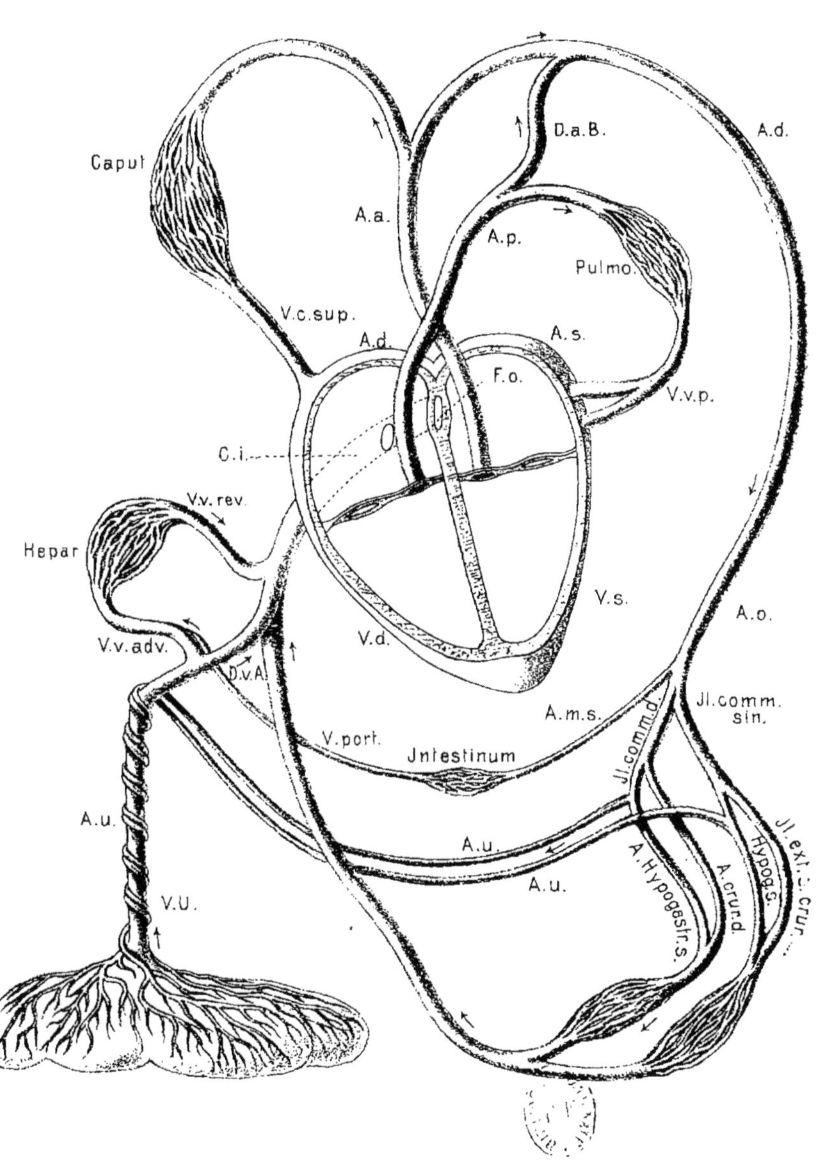

W. Preyer del.

Lith. Th. Eismann, Leipsic.

Planche VI.

Fig. 1.

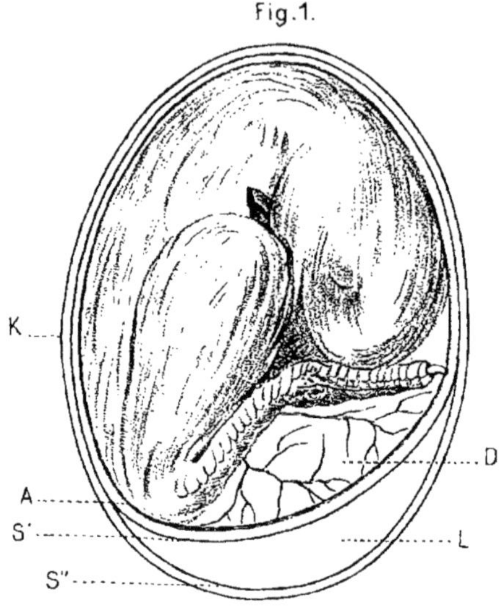

Fig. 2.

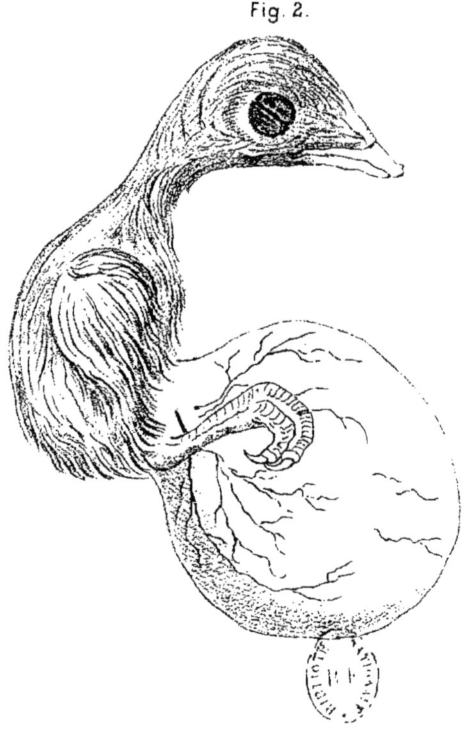

W. Preyer del.

Lith. Th. Eismann, Leipsic.

PLANCHE VI

Fig. 1. — Œuf de poule, couvé depuis dix-neuf jours et quelques heures. D'après nature. Grandeur naturelle.

K. Coquille calcaire.
A. Allantoïde.
S′. Lamelle intérieure (feuillet interne) } de la membrane blanche.
S″. Lamelle extérieure (feuillet externe) } de la membrane blanche.
D. Vitellus.
L. Chambre à air.

Fig. 2. — Embryon de poule de dix-huit jours et dix-huit heures sur une tablette d'ardoise. C'est pourquoi les diamètres du vitellus, excepté le diamètre transversal, sont plus grands que dans l'œuf. Les vaisseaux omphalo-mésentériques ont commencé à s'oblitérer.

PLANCHE VII

Fig. 1. — Attitudes des embryons de grenouille (*rana temporaria*) dans l'œuf peu de temps avant l'éclosion. D'après nature. Grandeur (linéaire) à peu près double.

Fig. 1-6. — Formes très fréquentes, alternantes.

Fig. 2 et 4. — Attitudes transitoires.

Fig. 3 et 5. — Attitude ordinaire, sur le même plan, la direction du mouvement rotatoire étant opposée.

Fig. 2. — Schéma du placenta vitellin du requin (*carcharias*), d'après une esquisse non colorée de Jean Müller (p. 236).

a. *Ductus vitellinus*.
b. Gaine du cordon ombilical.
c. Membrane interne de l'utérus, formant le placenta (rouge).
d. Entoderme du sac vitelin.
e. Ectoderme du même (sans vaisseaux).

A. *Arteria omphalo-mesaraica*
V. *Vena omphalo-mesaraica*
} se ramifiant avec des anastomoses dans les plis du *Placenta fœtalis* (P. F.) de sorte que le sang de la veine emporte de l'oxygène et des substances nutritives.

Planche VII.

Fig. 1.

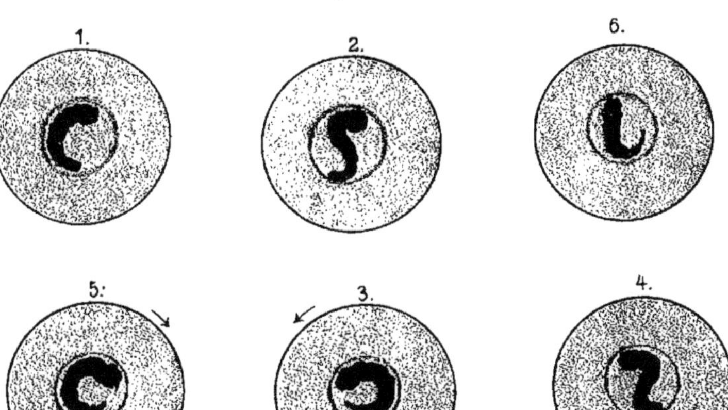

Fig. 2.

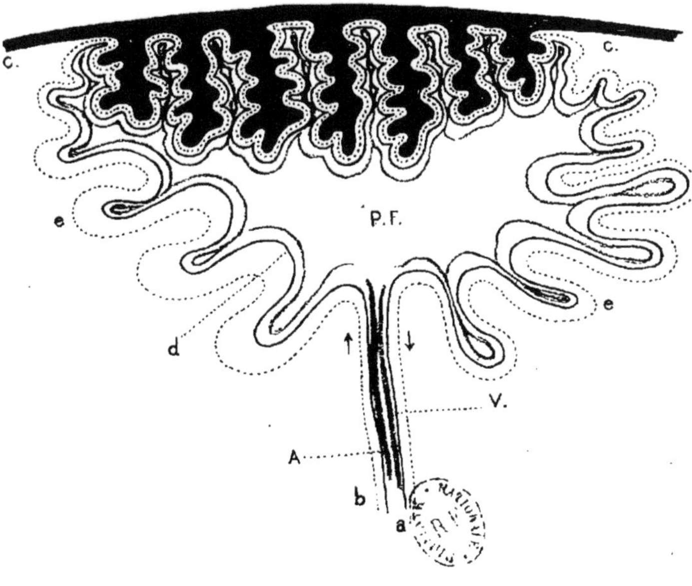

W. Preyer del.

Lith. Th. Eismann, Leipsic.

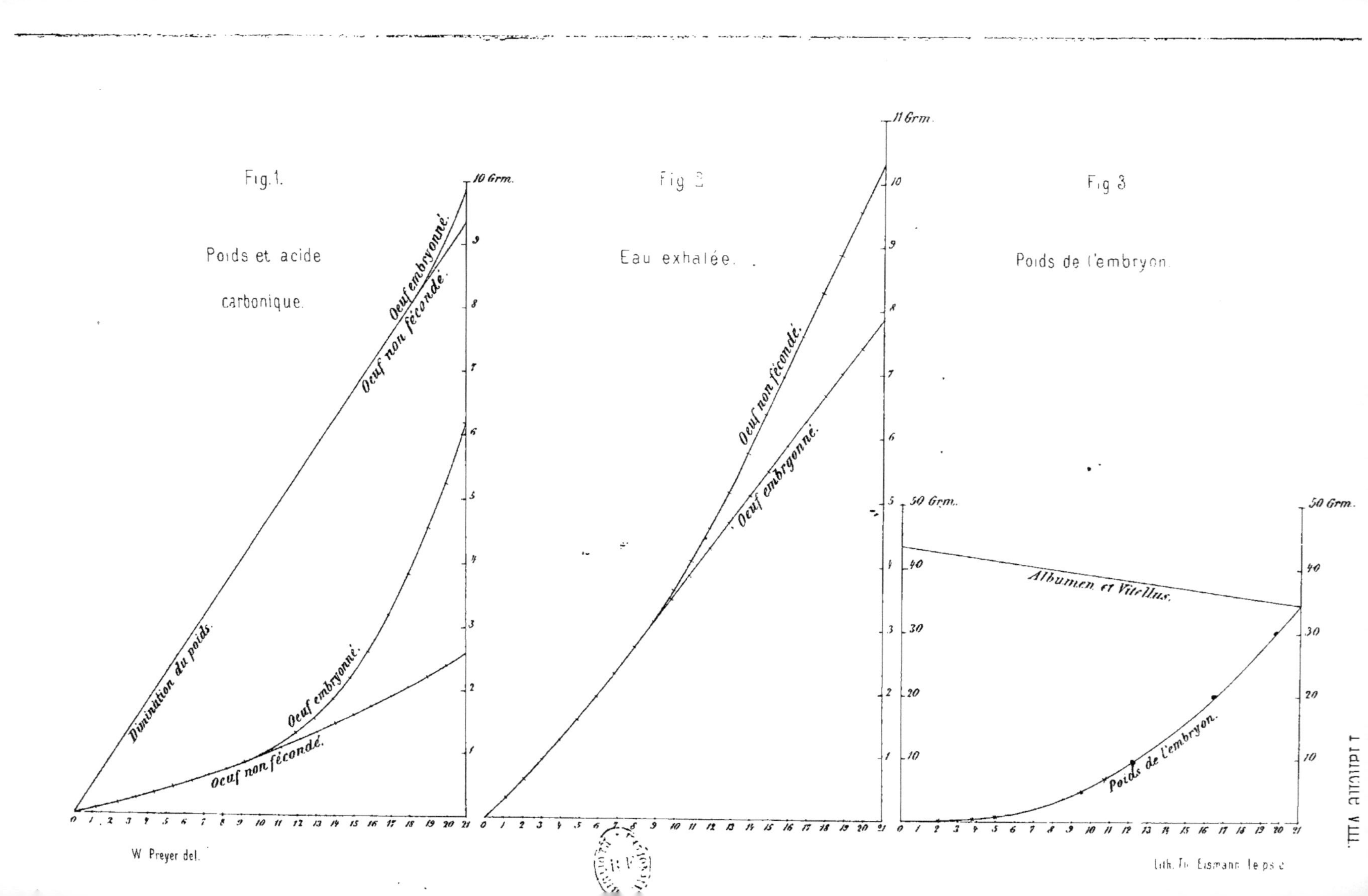
Planche VIII.
Fig. 1.
Poids et acide
carbonique.
10 Grm.
Oeuf embryonné.
Oeuf non fécondé.
Diminution du poids.
Oeuf embryonné.
Oeuf non fécondé.
Fig. 2.
Eau exhalée.
11 Grm.
Oeuf non fécondé.
Oeuf embrgonné.
Fig. 3
Poids de l'embryon.
50 Grm.
50 Grm.
Albumen et Vitellus.
Poids de l'embryon.
W. Preyer del.
Lith. Th. Eismann Leipzig

PLANCHE VIII

Les trois diagrammes se rapportent à l'œuf de poule couvé d'un poids initial de 50 grammes.

Les chiffres des abscisses indiquent les vingt et un jours de l'incubation, les ordonnées le poids en grammes.

Fig. 1. — La ligne bifurquée supérieure représente la diminution du poids de l'œuf fécondé et de l'œuf non fécondé (p. 122).

La ligne inférieure représente l'augmentation de la quantité de l'acide carbonique exhalé par l'œuf non fécondé et par l'œuf embryonné.

Fig. 2. — L'eau exhalée pendant les vingt et un jours de l'incubation par l'œuf fécondé et par l'œuf non fécondé (p. 124).

Fig. 3. — Le poids croissant de l'embryon dans l'œuf dont le poids total en même temps diminue continuellement (p. 121).

PLANCHE IX

Section transversale du placenta humain du cinquième mois d'après M. Léopold de Dresde.

Dans les *villi* (d'un bleu clair) se trouvent les capillaires unissant les ramifications terminales des artères ombilicales à celles de la veine ombilicale.

La *decidua vera* (*scrotina* ou *placenta materna*) est représentée par les parties d'un brun plus foncé que l'*amnios*. Les glandes utriculaires ont été indiquées par des lacunes blanches. Elles se trouvent dans toute la sérotine.

Les sinus sanguins maternels sont représentés par les parties rouges. Le sang y entre par les vaisseaux de la sérotine et en découle par les vaisseaux collectifs au bord du placenta. C'est dans ces sinus remplis de sang, auxquels manque l'endothélium, que s'immergent les *villi* du chorion, de sorte qu'ils sont entourés du sang maternel. A cet endroit l'oxygène et des substances nutritives passent à travers les parois perméables et vraisemblablement les leucocytes peuvent pénétrer ici dans le sang des vaisseaux capillaires fœtaux.

Planche IX.

Placenta & Uterus.
Amnion
Chorion
Reflexa
Sinus
Serotina
Muscularis
Leopold del.
Lith. Th. Eismann, Leipsic.

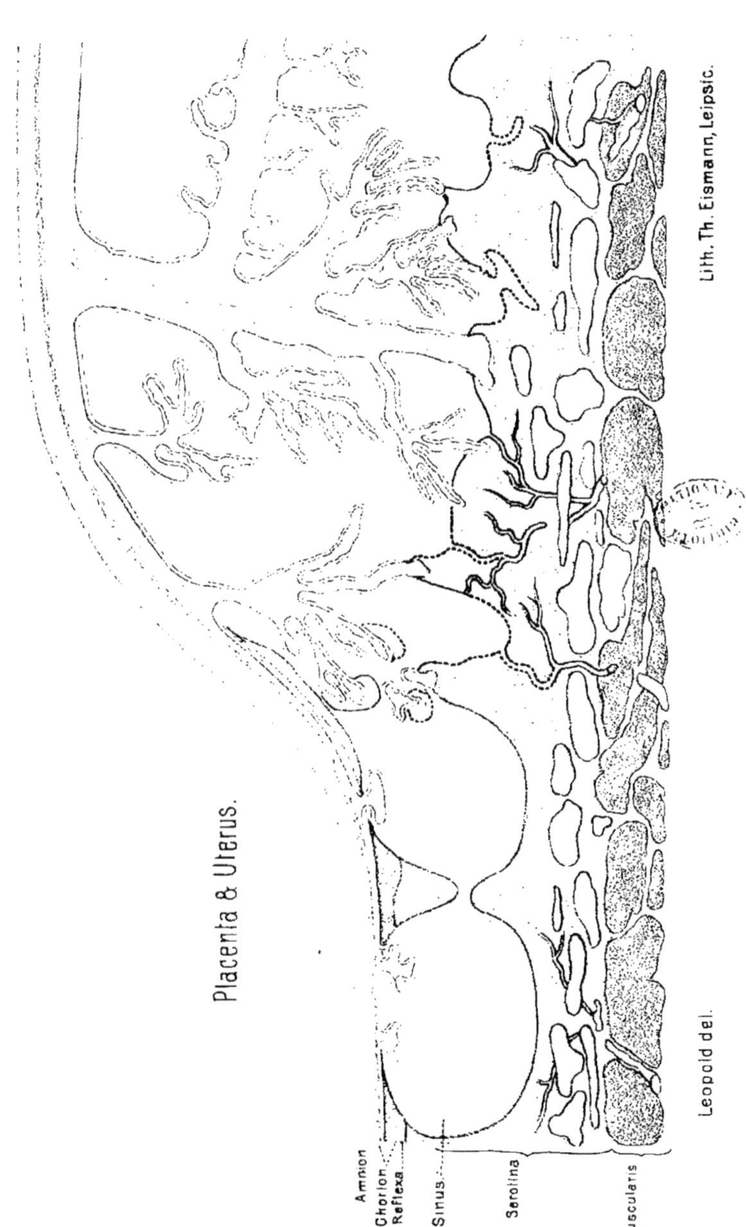

N° 68. — Janvier 1887.

BULLETIN TRIMESTRIEL

DES PUBLICATIONS NOUVELLES

DE LA

LIBRAIRIE FÉLIX ALCAN

SUCCESSEUR DE GERMER BAILLIÈRE ET Cie

108, boulevard Saint-Germain. — PARIS

Envoi franco, par la poste, de tous les livres portés sur ce Bulletin, contre un mandat sur la poste ou une valeur sur Paris.

Ce bulletin sera envoyé régulièrement à toute personne qui en fera la demande.

RÉCENTES PUBLICATIONS MÉDICALES ET SCIENTIFIQUES

LES BACTÉRIES

LEUR ROLE DANS L'ANATOMIE ET L'HISTOLOGIE PATHOLOGIQUES DES MALADIES INFECTIEUSES

(*Ouvrage contenant les méthodes spéciales de la bactériologie*)

PAR

A.-V. CORNIL	**V. BABES**
Professeur d'anatomie pathologique à la Faculté de médecine de Paris.	Professeur à l'Université de Budapest.

Deuxième édition, revue et augmentée.

1 fort volume in-8 avec 350 figures en noir et en couleurs dans le texte, et 4 planches en taille-douce et en chromolithographie, hors texte. . . . . 30 fr.

La première édition de cet important ouvrage a été rapidement épuisée. Bien que cette nouvelle édition paraisse un an seulement après la première, les savants auteurs ont dû ajouter un certain nombre de chapitres nouveaux, résultat de découvertes toutes récentes. On a dû rédiger un chapitre tout nouveau sur la méthode de M. Pasteur relative à la rage; aussi pour les ptomaïnes, puis pour la maladie des abeilles (le *foul brood*), pour l'acné du cheval, etc.

Tout le monde connaît la grande compétence de M. le professeur Cornil en ces matières. M. Babes, de Budapest, est allé s'initier pendant plusieurs mois aux méthodes de M. Koch, et M. Koch a bien voulu prendre connaissance des épreuves de cette édition. L'éditeur, de son côté, a remplacé toutes les figures des planches hors texte par des gravures en couleur intercalées dans le texte. On en a ajouté un grand nombre de nouvelles, qui sont de petits chefs-d'œuvre de précision. *Les Bactéries* sont devenues un des ouvrages les plus saillants de notre temps et c'est incontestablement un des plus utiles que nous possédions.

Nous n'avions aucun guide sur ces sujets difficiles et si nouveaux; méthodes et technique étaient éparses dans de nombreux mémoires. MM. Cornil et Babes ont tout groupé et ils ont élevé certainement un véritable monument à la science si moderne de la microbie. Pour les personnes qui voudraient avoir une idée du contenu de ce gros in-8°, citons rapidement les principaux titres de chapitres : Bactéries parasitaires et pathogènes; Ptomaïnes; Technique; Coloration des microbes; Culture; Classification ; Différents genres ; Concurrence vitale des bactéries ; Atténuation des virus; Lésions des tissus en rapport avec les bactéries pathogènes ; Maladies expérimentales; Maladies infectieuses; Choléra des poules; Charbon symptomatique, Peste bovine; Rougct du porc ; Acné contagieux du cheval, etc.; Inflammations des plaies liées à la présence des bactéries, furoncles, anthrax, gangrènes, etc. ; Pneumonies, diphthéries, fièvre typhoïde, fièvre jaune, choléra, pustule maligne; Morve, fièvres éruptives, microbes de la bouche; Grippe, goître endémique, parasites de la peau, verrues ; Tuberculose, lèpre, syphilis, rage, etc.

LES MICROBES

LES FERMENTS ET LES MOISISSURES

Par le Dr E.-L. TROUESSART

1 vol. in-8 de la *Bibliothèque scientifique internationale*, cartonné à l'anglaise, avec 102 fig. dans le texte . . . . 6 fr.

La théorie microbienne est à l'ordre du jour et cependant à part les livres savants de Duclaux, Koch, Sternberg, Klein, et l'important ouvrage de MM. Cornil et Babes, qui est le seul traité complet de bactériologie, elle n'avait pas encore été vulgarisée. L'auteur a donné une large place à la partie botanique trop souvent négligée dans les ouvrages de pathologie microbienne. A ce point de vue le lien étroit qui rattache les bactéries aux ferments et aux moisissures traçait en quelque sorte le plan adopté, passer de ce qui est visible à l'œil nu à ce qui n'est accessible qu'à l'aide du microscope.

RECHERCHES SUR LE CHOLÉRA

Par W. NICATI et M. RIETSCH

1 vol. in-8, avec 2 planches hors texte . . . . 5 fr.

Ce livre contient le résumé des expériences faites à Marseille par les auteurs, pendant les épidémies de choléra qui décimèrent cette ville en 1884 et en 1885. Ils sont arrivés à des résultats positifs concordant absolument avec ceux du laboratoire de Berlin.

On y trouvera une étude complète du bacille virgule, considéré comme micro-organisme pathogène du choléra indien. Les procédés de recherche et de culture, les caractères morphologiques des individus et des colonies, les expériences d'inoculation, la démonstration de la ptomaïne du choléra, identique dans les cultures et chez les cholériques, les conditions de vie du microbe dans les milieux extérieurs et les applications qu'on en peut déduire pour la prophylaxie forment autant de chapitres de cette intéressante étude.

LE MAGNÉTISME ANIMAL

PAR

A. BINET et le Dr Ch. FÉRÉ (de la Salpêtrière).

1 vol. in-8 de la *Bibliothèque scientifique internationale*, cart. à l'anglaise, avec fig. dans le texte. . . . . 6 fr.

Les expériences de l'école de la Salpêtrière ont donné au *Magnétisme animal* la place qui lui était due dans la science. La délimitation précise des trois états : *léthargie*, *catalepsie*, *somnambulisme*, et l'étude des phénomènes qui les accompagnent, ont ouvert la voie aux médecins et aux philosophes pour l'examen des faits psychologiques et pathologiques les plus curieux.

Il a semblé à la direction de la *Bibliothèque scientifique internationale* que le moment était venu de marquer l'état actuel de cette science; elle a confié la rédaction de ce livre à deux des élèves les plus distingués de M. le professeur Charcot, et de ses collaborateurs les plus assidus, qui ont pu expérimenter toutes les méthodes de magnétisme, reproduire toutes les expériences relatées par les magnétiseurs et les soumettre à une analyse critique et sévère.

Envoi franco contre mandat-poste.

TRAITÉ CLINIQUE ET PRATIQUE

DES

MALADIES DES ENFANTS

PAR

F. RILLIET et E. BARTHEZ

TROISIÈME ÉDITION

Entièrement refondue et considérablement augmentée.

PAR

E. BARTHEZ
Membre de l'Académie de médecine,
Médecin honoraire de l'hôpital Saint-Eugénie
(enfants malades, etc.).

A. SANNÉ
Lauréat de l'Institut, de l'Académie
de médecine et de la Faculté de médecine de Paris,
ancien interne des hôpitaux, etc.

TOME PREMIER : **Considérations générales, maladies du système nerveux, maladies de l'appareil respiratoire,** 1 fort vol. grand in-8 (1885). **16** fr.

TOME DEUXIÈME : **Maladies de l'appareil circulatoire, maladies de l'appareil digestif et de ses annexes, maladies de l'appareil génito-urinaire, maladies de l'appareil de l'ouïe, maladies de la peau,** 1 fort vol. grand in-8 (1887). **14** fr.

TOME TROISIÈME ET DERNIER : **Maladies aigues spécifiques (rougeole, scarlatine, variole, varicelle, roséole, oreillons, coqueluche, diphtérie, purpura, fièvre typhoïde, etc.), maladies générales constitutionnelles (rhumatisme, tuberculose, etc.)** (paraitra à la fin de l'année 1887).

Cet ouvrage, *couronné par l'Académie des sciences* et par l'*Académie de médecine*, était épuisé depuis plus de dix ans. La publication de cette troisième édition, retardée par la mort de M. Rilliet, a été reprise par M. Barthez, avec la collaboration de M. Sanné, auteur de travaux remarquables sur les maladies des enfants. La rédaction est tout entière de ce dernier ; il a utilisé les matériaux que lui a confiés M. Barthez avec les siens propres ; il a su tirer parti de la multiplicité des travaux modernes, pour transformer et présenter sous un jour nouveau beaucoup de chapitres qui l'exigeaient, et aussi pour joindre au livre un certain nombre de chapitres inédits.

HOMMAGE A M. CHEVREUL

A L'OCCASION DE SON CENTENAIRE

31 AOUT 1886

BERTHELOT. *Sur la préparation du gaz ammoniac.* — DEMARÇAY. *Sur la sensibilité de quelques réactions spectroscopiques.* — DUJARDIN-BEAUMETZ. *La formule atomique des corps et leurs effets thérapeutiques.* — A. GAUTIER. *Du mécanisme de la variation des êtres vivants.* — ED. GRIMAUX. *Deux lettres inédites de Lavoisier.* — G. POUCHET. *Les « produits » en anatomie générale.* — CH. RICHET. *Des mouvements inconscients.*

---

1 beau volume in-4 de 95 pages imprimé sur papier de Hollande. . . . . **5 fr.**

Envoi franco contre mandat-poste.

CLIMATOTHÉRAPIE

Par le Dr HERMANN WEBER

Traduit de l'allemand par les docteurs :

SPILLMANN
Professeur agrégé à la Faculté de médecine de Nancy.

DOYON
Médecin inspecteur des eaux d'Uriage.

1 vol. in-8, avec une préface de l'auteur pour l'édition française. . . . . **6 fr.**

Le livre de M. Weber remplit une lacune dans la littérature médicale française, en résumant les travaux publiés sur la *climatothérapie*, mais dispersés dans un grand nombre de monographies ou dans les recueils périodiques. L'ouvrage est divisé en trois parties. Dans la première, l'auteur étudie les facteurs ou éléments des climats : l'air et ses différences de composition, la température et ses variations, l'humidité atmosphérique (pluie, brouillards, neige), la lumière, la pression barométrique, l'électricité atmosphérique, etc. La deuxième partie contient la description des différents climats insulaires et côtiers, dans toutes les régions du globe, avec une exposition des caractères de chaque climat, ses avantages et ses inconvénients; puis une description des climats des plaines et des montagnes, non maritimes. Enfin, dans la troisième partie, M. Weber examine les indications et contre-indications des différents climats selon les diathèses et les maladies.

ÉTUDE CLINIQUE
ET ANATOMO-PATHOLOGIQUE
SUR LA VIEILLESSE

PAR

Émile DEMANGE

Professeur agrégé à la Faculté de médecine de Nancy.

1 vol. in-8 avec 5 planches hors texte. . . . . **4 fr.**

LA PEUR

ÉTUDE PSYCHO-PHYSIOLOGIQUE

Par A. MOSSO

Professeur de physiologie à l'Université de Turin.

TRADUIT SUR LA TROISIÈME ÉDITION ITALIENNE

Par Félix HÉMENT

Membre du Conseil supérieur de l'instruction publique.

Un volume in-18 de la *Bibliothèque de philosophie contemporaine*, avec figures dans le texte. . . . . 2 fr. 50

M. Mosso examine d'abord l'influence des émotions sur le cerveau, sur le système nerveux et sur la circulation sanguine, ce qui donne lieu aux phénomènes de pâleur, de rougeur, aux battements de cœur, à la respiration haletante, aux tremblements, etc., — phénomènes bien connus, mais encore inexpliqués pour les gens du monde. Il étudie ensuite la peur chez l'enfant, les songes, les maladies produites par la frayeur et la terreur, et enfin la transmission héréditaire et l'éducation au point de vue du développement et de la guérison de cette maladie. Car, suivant lui, et c'est sa conclusion, la peur est une maladie qu'il faut guérir.

AXENFELD et HUCHARD. **Traité des névroses.** 2e édition, augmentée de 700 pages, par HENRI HUCHARD, médecin des hôpitaux. 1 fort vol. in-8. 1882. 20 fr.

BARTELS. **Les maladies des reins**, traduit de l'allemand par le docteur EDELMANN: avec préface et notes de M. le professeur LÉPINE. 1 vol. in-8. avec fig. 1884. 15 fr.

BINZ. **Abrégé de matière médicale et de thérapeutique**, 1 vol. in-12 2 fr. 50

Envoi franco contre mandat-poste.

BOUCHARDAT. **Nouveau Formulaire magistral**, précédé de généralités sur l'art de formuler, suivi d'un Précis sur les eaux minérales naturelles et artificielles, d'un Mémorial thérapeutique, etc. 1886, 26e édition, revue et augmentée de formules nouvelles et d'une *Note sur l'alimentation dans le diabète sucré*. 1 vol. in-18, 3 fr. 50. — Cartonné à l'anglaise, 4 fr. — Relié. 4 fr. 50

BOUCHARDAT. **De la glycosurie ou diabète sucré**, son traitement hygiénique. 1883, 2e édition. 1 vol. grand in-8, suivi de Notes et documents sur la nature et le traitement de la goutte, la gravelle urique, sur l'oligurie, le diabète insipide avec excès d'urée, l'hippurie, la pimélorrhée, etc. 15 fr.

BOUCHUT et DESPRÉS. **Dictionnaire de médecine et de thérapeutique médicale et chirurgicale**, comprenant le résumé de la médecine et de la chirurgie, les indications thérapeutiques de chaque maladie, la médecine opératoire, les accouchements, l'oculistique, l'odontotechnie, les maladies d'oreille, l'électrisation, la matière médicale, les eaux minérales, et un formulaire spécial pour chaque maladie. 4e édition, 1883, très augmentée. 1 vol. in-4 avec 918 figures dans le texte et 3 cartes. Prix : Broché, 25 fr. — Cartonné, 27 fr. 50. — Relié, 29 fr.

CORNIL et BRAULT. **Études sur la pathologie du rein**. 1 vol. in-8, avec 16 planches hors texte. 1884. 12 fr.

DAMASCHINO. **Leçons sur les maladies des voies digestives**. 1 vol. in-8. 2e tirage. 14 fr.

DURAND-FARDEL. **Traité des eaux minérales** de la France et de l'étranger, et de leur emploi dans les maladies chroniques. 3e édition, 1883. 1 vol. in-8. 10 fr.

DURAND-FARDEL. **Les eaux minérales et les maladies chroniques**. Leçons professées à l'École pratique. 2e édition, 1885. 3 fr. 50

FERRIER. **De la localisation des maladies cérébrales**, traduit de l'anglais par H. DE VARIGNY, suivi d'un mémoire de MM. CHARCOT et PITRES sur *les Localisations motrices dans les hémisphères de l'écorce du cerveau*. 1 vol. in-8 et 67 fig. dans le texte. 6 fr.

KUNZE. **Manuel de médecine pratique**, 1883. 1 vol. in-18. 4 fr. 50

MARTINEAU. **Traité clinique des affections de l'utérus**. 1 fort vol. gr. in-8. 14 fr.

MURCHISON. **De la fièvre typhoïde**, traduit de l'anglais, par le Dr LUTAUD, avec Notes et introduction du docteur H. GUÉNEAU DE MUSSY. 1 vol. in-8 avec figures dans le texte et planches hors texte. 10 fr.

TAYLOR. **Traité de médecine légale**, traduit sur la 7e édition anglaise, par le Dr HENRI COUTAGNE. 1 vol. grand in-8. 15 fr.

PATHOLOGIE ET THÉRAPEUTIQUE

CHIRURGICALES GÉNÉRALES

PAR

Th. BILLROTH	**Alex. Von WINIWARTER**
Professeur de Pathologie chirurgicale à l'Université de Vienne.	Professeur de Pathologie chirurgicale à l'Université de Liège

2e édition française, complètement remaniée et très augmentée, traduite d'après la 12e édition allemande

Par le Dr O. DELBASTAILLE, Assistant à l'Université de Liège.

1 fort vol. in-8 avec 176 figures dans le texte. . . . . **20 fr.**

Il y a déjà plus de vingt ans que Billroth a publié la première édition de son Traité de pathologie et de thérapeutique chirurgicales générales. Cette édition traduite en français devint rapidement classique dans notre pays comme de l'autre côté du Rhin. Depuis la science a réalisé d'immenses progrès : l'anatomie et la physiologie pathologiques, et une science toute neuve, la bactériologie, ont bouleversé les théories les plus accréditées de la médecine générale et ont modifié les applications thérapeutiques qui en découlent.

Néanmoins, l'œuvre du célèbre professeur de Vienne a survécu à cette révolution scientifique. Grâce à la collaboration éclairée du Dr Professeur Alexandre von Winiwarter, à qui Billroth a confié le soin des éditions ultérieures de son livre, celui-ci constitue actuellement, plus encore qu'autrefois, une des productions majeures de la littérature allemande. On y retrouve l'érudition profonde, la clarté d'exposition et l'expérience personnelle qui ont tant contribué à la popularité de l'ouvrage.

Envoi franco contre mandat-poste.

De plus, les travaux marquants des littératures de tous pays y sont l'objet d'une étude attentive et d'une critique fine et judicieuse. On peut le dire : ces cinquante leçons constituent de véritables cliniques, embrassant un grand nombre de faits et témoignant des connaissances profondes et variées, ainsi que de l'expérience considérable des auteurs.

L'étudiant comme le médecin praticien y trouveront les renseignements les plus utiles et les conseils les plus sages : ce livre sera pour eux un guide précieux parmi tant de monographies disséminées.

ÉLÉMENTS DE

PATHOLOGIE CHIRURGICALE GÉNÉRALE

DEUXIÈME FASCICULE

Complications des lésions traumatiques. — Lésions inflammatoires.

Par F. TERRIER

Professeur agrégé à la Faculté de médecine de Paris,
Chirurgien des hôpitaux.

1 vol. grand in-8. . . . . 6 fr.

LE PREMIER FASCICULE : *Lésions traumatiques et leurs complications.* 1 fort volume grand in-8. . . . . 7 fr.

(Le 3e fascicule complétant l'ouvrage paraitra dans le courant de l'année 1887.)

LEÇONS DE CLINIQUE CHIRURGICALE

PROFESSÉES A L'HOPITAL SAINT-LOUIS

PENDANT LES ANNÉES 1879 ET 1880

Par le Dr PÉAN

Suivies : 1° Des observations recueillies dans le service de l'auteur du 1er janvier 1879 au 1er janvier 1881. — 2° De la statistique des opérations de gastrotomie pratiquées par lui du 1er juillet 1881 au 1er juillet 1883. — 3° De la troisième partie du catalogue de la collection des pièces anatomo-pathologiques de M. Péan, à l'hôpital Saint-Louis.

1 fort vol. grand in-8, avec 40 figures dans le texte et 7 planches coloriées hors texte (tome IV). . . . . 20 fr.

Les trois premiers volumes avec figures et planches hors texte se vendent chacun séparément. 20 fr.

NÉLATON

ÉLÉMENTS

DE

PATHOLOGIE CHIRURGICALE

Seconde édition complètement remaniée

PAR

MM. **JAMAIN, PÉAN, DESPRÉS, GILLETTE et HORTELOUP**

Chirurgiens des hôpitaux de Paris.

OUVRAGE COMPLET en six forts volumes grand in-8.

Illustrés de 795 figures dans le texte. — Brochés : **82** *fr. ; reliés :* **100** *fr.*

Cette seconde édition mise au courant de la science par des chirurgiens, anciens élèves de Nélaton, dont les noms sont connus et appréciés des savants et des praticiens, a conservé l'empreinte de l'esprit clinique de son illustre auteur ; le lecteur y retrouvera la méthode qu'il avait appréciée dans la première et que le succès a consacrée.

Envoi franco contre mandat-poste.

REVUE DE MEDECINE

PARAISSANT TOUS LES MOIS

DIRECTEURS : MM.

BOUCHARD
Professeur à la Faculté de médecine de Paris,
Médecin de l'hôpital Lariboisière,
Membre de l'Académie de médecine.

CHAUVEAU
Inspecteur général des Ecoles vétérinaires,
Membre de l'Académie des sciences.

CHARCOT
Professeur à la Faculté de médecine de Paris,
Médecin de la Salpêtrière,
Membre de l'Académie des sciences.

VULPIAN
Professeur à la Faculté de médecine de Paris,
Secrétaire perpétuel de l'Académie des sciences.

RÉDACTEURS EN CHEF : MM.

LANDOUZY ET **LÉPINE**

LANDOUZY : Professeur agrégé à la Faculté de médecine de Paris, Médecin de l'hôpital Tenon.

LÉPINE : Professeur de clinique médicale à la Faculté de médecine de Lyon.

REVUE DE CHIRURGIE

PARAISSANT TOUS LES MOIS

DIRECTEURS : MM.

OLLIER
Professeur de clinique chirurgicale
à la Faculté de médecine de Lyon.

VERNEUIL
Professeur de clinique chirurgicale
à la Faculté de médecine de Paris.

RÉDACTEURS EN CHEF : MM.

NICAISE ET **F. TERRIER**

NICAISE : Professeur agrégé à la Faculté de médecine de Paris, Chirurgien de l'hôpital Laennec.

F. TERRIER : Professeur agrégé à la Faculté de médecine de Paris, Chirurgien de l'hôpital Bichat.

(Septième année, 1887.)

Ces deux Revues, fondées en 1881, par les professeurs les plus éminents des Facultés de médecine et par les praticiens les plus distingués des Hôpitaux de Paris et de Lyon, ont acquis par la solidité de leurs travaux et par l'impartialité de leurs jugements une autorité incontestée dans le monde savant.

La Revue de Médecine s'attache à suivre le mouvement scientifique contemporain et, sans oublier que la clinique est le grand et meilleur champ d'observation, elle se préoccupe d'apporter dans l'étude des questions actuelles (maladies infectieuses, maladies parasitaires) l'appoint de la médecine expérimentale et de la pathologie comparée. Chaque livraison contient plusieurs mémoires originaux, des recueils de faits, une revue générale ou critique, des bibliographies et un index bibliographique des mémoires originaux publiés dans les journaux scientifiques de la France et de l'étranger.

La Revue de Chirurgie est le seul organe exclusivement consacré à cette branche de la science; elle publie, outre les mémoires originaux et les revues générales et critiques, des revues des sociétés savantes particulièrement de la *Société de chirurgie* et des *Congrès de chirurgie*, dont tous les travaux et toutes les discussions sont immédiatement analysés. Chaque fascicule se termine par des revues analytiques des travaux de chirurgie, publiés en France et à l'étranger, et par un index bibliographique, de sorte que l'on est certain de trouver dans ce recueil au moins l'indication de tous les travaux importants qui touchent à la chirurgie.

La *Revue de médecine* et la *Revue de Chirurgie*, qui font suite à la *Revue mensuelle de Médecine et de Chirurgie*, fondée en 1877, paraissent le 10 de chaque mois, chacune formant une livraison grand in-8 de 5 à 6 feuilles, avec gravures dans le texte.

PRIX D'ABONNEMENT :

Pour chaque Revue séparée.		Pour les deux Revues réunies.	
Un an, Paris	**20** fr.	Un an, Paris	**35** fr.
— Départements et étranger.	**23** fr.	— Départements et étranger.	**40** fr.

La livraison : 2 francs.

On peut se procurer les années parues au prix de l'abonnement pour Paris.

Envoi franco contre mandat-poste.

Toute commande de 100 fr. et au-dessus peut être payée en plusieurs termes échelonnés de mois en mois, ou autrement suivant les convenances de l'acheteur.

Le propriétaire-gérant : FÉLIX ALCAN.

Coulommiers. — Imp. P. Brodard et Gallois.

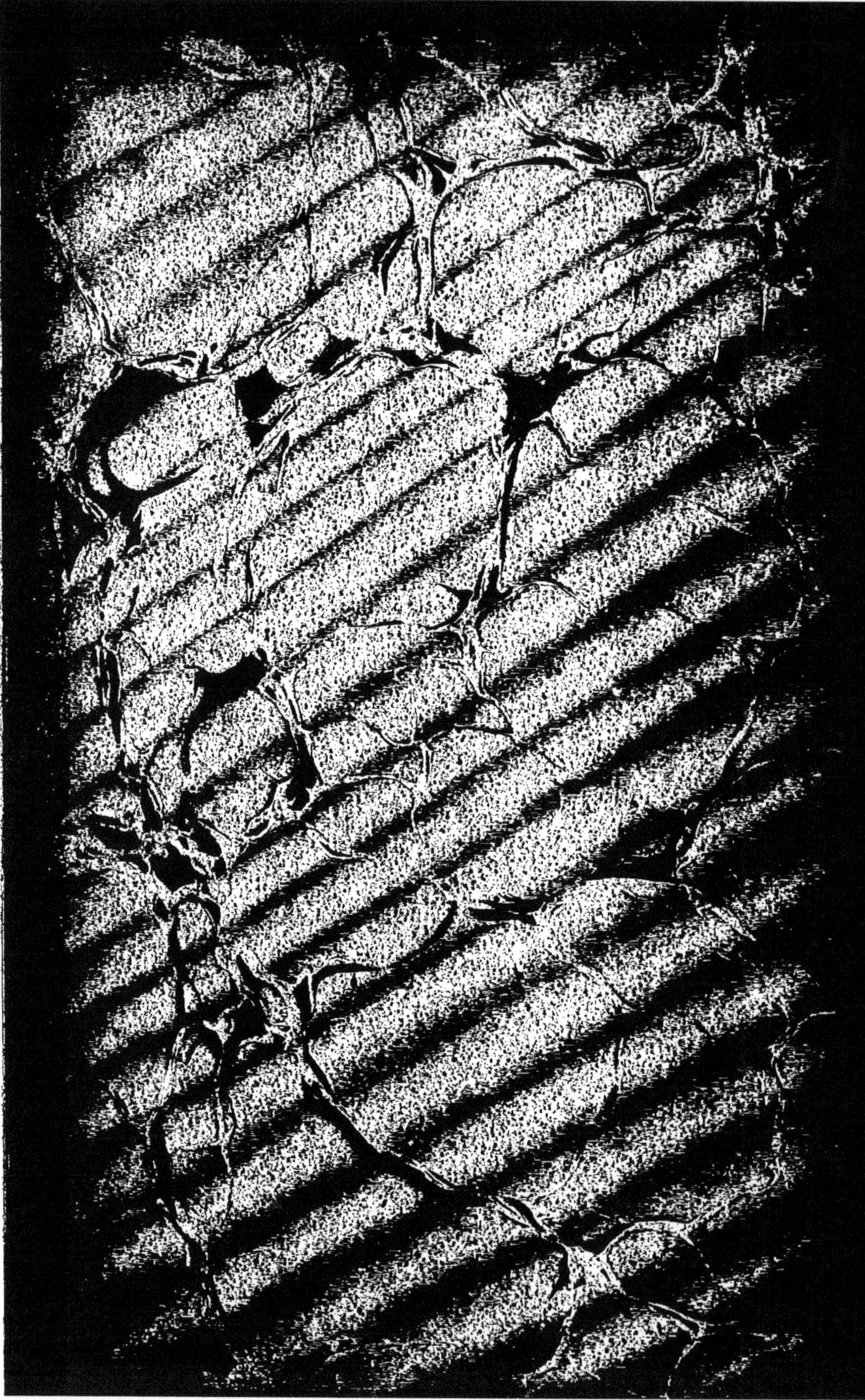

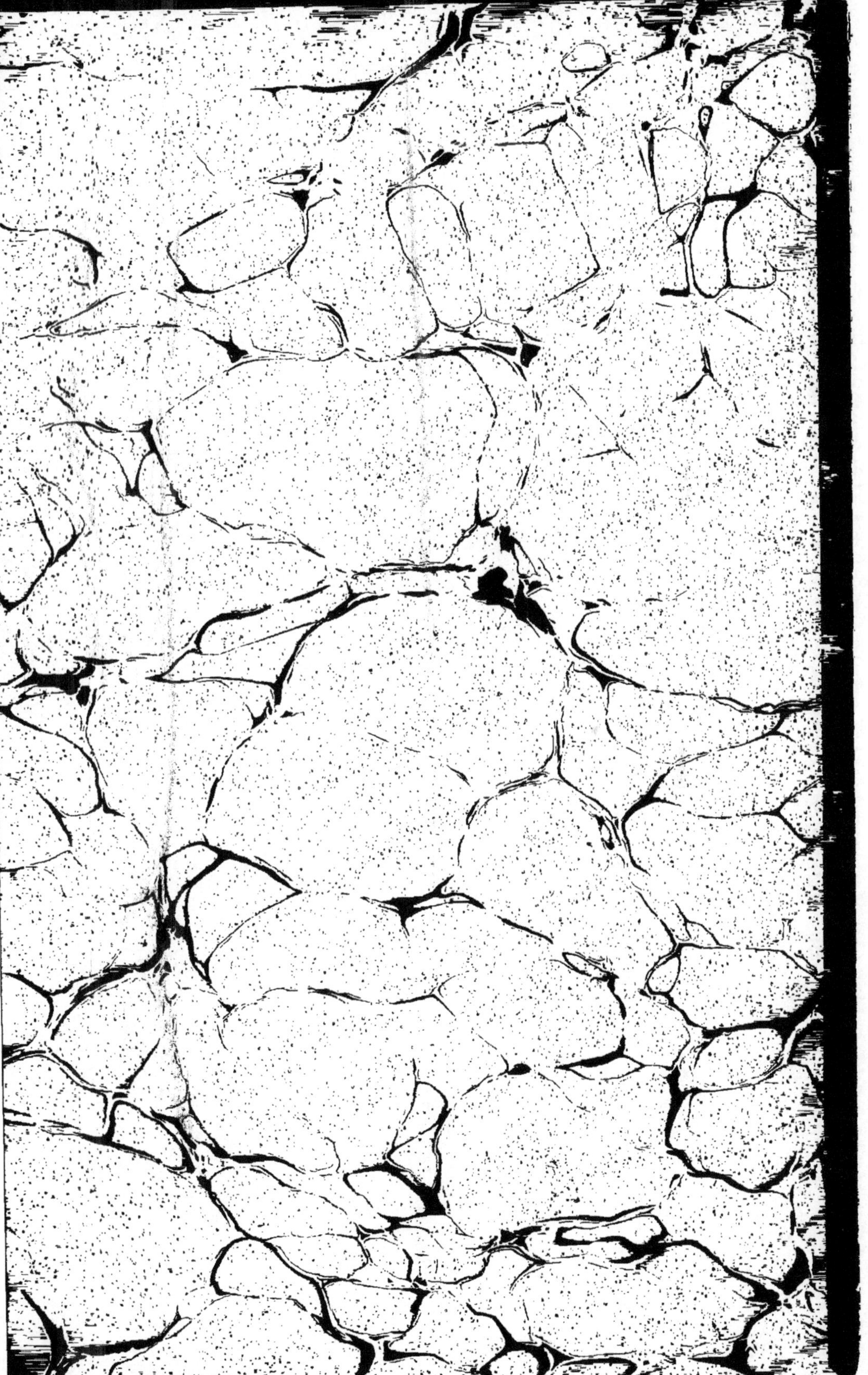

www.ingramcontent.com/pod-product-compliance
Ingram Content Group UK Ltd.
Pitfield, Milton Keynes, MK11 3LW, UK
UKHW021939200726
13856UKWH00005B/50